Fondamenti di medicina nucleare

Duccio Volterrani · Paola Anna Erba · Giuliano Mariani (a cura di)

Fondamenti di medicina nucleare

Tecniche e applicazioni

Presentazione a cura di
Luigi Donato

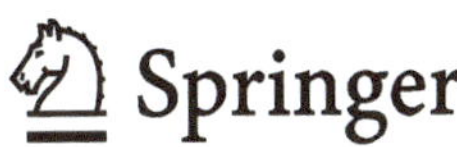
Springer

a cura di
Duccio Volterrani
Centro Regionale di Medicina Nucleare
Università di Pisa e AOUP
Pisa

Paola Anna Erba
Centro Regionale di Medicina Nucleare
Università di Pisa e AOUP
Pisa

Giuliano Mariani
Centro Regionale di Medicina Nucleare
Università di Pisa e AOUP
Pisa

I Curatori desiderano ringraziare
CIS bio S.p.A., COMECER S.p.A., GE Healthcare, GENESI MEDICAL IMAGING S.r.l.
per il supporto alla realizzazione dell'opera

ISBN 978-88-470-1684-2 ISBN 978-88-470-1685-9 (eBook)

DOI 10.1007/978-88-470-1685-9

9 8 7 6 5 4 3 2 1

Layout copertina: Ikona S.r.l., Milano

Impaginazione: C & G di Cerri e Galassi, Cremona
Stampa: Printer Trento S.r.l., Trento

Springer-Verlag Italia S.r.l., Via Decembrio 28, I-20137 Milano
Springer fa parte di Springer Science+Business Media (www.springer.com)

Questo libro è dedicato ai nostri maestri
e ai giovani dai quali, giorno dopo giorno,
continuiamo a imparare

Presentazione

Ho accettato volentieri la richiesta di Giuliano Mariani e dei suoi collaboratori di presentare questo manuale di medicina nucleare: si tratta di un'iniziativa interamente "pisana" e come tale si colloca nella sequenza di oltre 50 anni della storia della disciplina nella scuola di Pisa, dal minuscolo laboratorio nella Patologia Medica di Santa Chiara al Centro alla Scuola di Medicina Nucleare della Clinica Medica di Monasterio, al Centro Regionale di Medicina Nucleare, di cui Romano Bianchi è stato il primo direttore.

La scuola pisana è stata certamente uno dei principali incubatori della medicina nucleare, anche a livello internazionale: a Pisa nacquero la Società Italiana, la Società Europea e poi la Società Internazionale di Biologia e Medicina Nucleare e la città fu riferimento internazionale nel settore della modellistica matematica, degli studi cardiaci, polmonari e metabolici con traccianti radioattivi e della radioimmunologia.

A Pisa, soprattutto nell'Università e nel CNR, si sviluppò quella sinergia multidisciplinare che è e rimane caratteristica peculiare e primaria della medicina nucleare, incrocio di competenze mediche, biologiche, fisiche, chimiche e matematiche; quelli che allora erano incroci culturali pionieristici, ai quali concorsero con entusiasmo alcune delle maggiori figure dell'Università e del CNR, sono oggi diventate le conoscenze di base e gli strumenti operativi della medicina nucleare in tutte le sue applicazioni. L'obiettivo di Giuliano Mariani e dei suoi collaboratori è stato quello di raccogliere queste conoscenze e metodologie in una forma pregevole per linearità espositiva e completezza tematica, che ne renderanno particolarmente utile l'impiego soprattutto nelle attività formative.

Pisa, aprile 2010

Prof. Luigi Donato
Fondazione CNR/Regione Toscana "G. Monasterio"
Pisa

Prefazione

Pur avendo già da tempo acquisito vita indipendente e autonoma, la medicina nucleare mantiene tuttavia stretti legami con contesti specialistici diversi, in virtù delle sue importanti e fondamentali componenti fisiopatologiche e cliniche. L'ottica che ci ha guidati nello sviluppo di questo libro è stata quella di produrre un testo che costituisse un valido supporto conoscitivo e formativo per tutti gli studenti, gli specializzandi e gli specialisti che, a vari livelli durante il loro percorso formativo e la pratica clinica, si interfacciano con la medicina nucleare.

Per raggiungere i suddetti obiettivi, è stata scelta la strada di tradurre in forma scritta sistematica la pluridecennale esperienza di fisici, chimici, biologi, farmacisti, medici clinici e ricercatori che si sono formati nella "scuola pisana" e che, attraverso lo studio, la ricerca, l'assistenza al malato e la discussione degli aspetti chiave di ciascuna disciplina correlata, hanno contribuito alla complessa articolazione di conoscenze che rendono la medicina nucleare così dinamica e poliedrica.

Il libro è organizzato in due grandi sezioni. La prima (dal Capitolo 1 al Capitolo 16) espone il contributo delle scienze di base (fisica, biologia, chimica, radiofarmacologia e radiofarmaceutica, radiobiologia) alla medicina nucleare; abbiamo incluso in questa sezione anche le applicazioni terapeutiche, in considerazione dell'importanza per questo ambito clinico delle conoscenze in tema di radiobiologia e radioprotezione. La seconda parte (dal Capitolo 17 al Capitolo 33) è dedicata alle applicazioni diagnostiche della medicina nucleare, sia la cosiddetta convenzionale (basata cioè su radionuclidi che decadono con emissione di fotoni singoli), sia quella che rappresenta attualmente il settore in più vivace sviluppo (basata sull'emissione di positroni, cioè la cosiddetta *Positron Emission Tomography* o PET).

I primi capitoli del libro sono dedicati alla descrizione dei principi fisici (decadimento radioattivo, interazione delle radiazioni ionizzanti con la materia, strumenti di rivelazione e di misura della radioattività), la cui conoscenza è indispensabile per comprendere i meccanismi di produzione dell'immagine scintigrafica (sia a fotone singolo sia PET) e il funzionamento degli strumenti di imaging impiegati in medicina nucleare, come pure il controllo di qualità di tale strumentazione. Sono anche descritti i metodi di produzione dei radionuclidi impiegati nella pratica clinica e le nozioni fondamentali relative alla farmacocinetica e ai meccanismi di captazione e/o localizzazione di ogni radiofarmaco, aspetti propedeutici essenziali per una piena comprensione delle applicazioni cliniche descritte nei capitoli successivi. Oltre agli aspetti essenziali relativi all'organizzazione e al funzionamento di una moderna radiofarmacia (incluse anche le problematiche di tipo normativo e operativo per il controllo di qualità dei radiofarmaci), sono presentati i principi alla base dello sviluppo dei diversi protocolli di acquisizione e di elaborazione dei dati scintigrafici, sia con gamma-camera convenzionale che con strumentazione PET.

Ogni capitolo della seconda parte (Applicazioni diagnostiche) è dedicato a uno specifico apparato o sistema ed è organizzato secondo uno schema comune che introduce dapprima le nozioni fondamentali di anatomia e fisiopatologia, la cui conoscenza riteniamo non solo utile ma indispensabile per una piena comprensione della specifica applicazione diagnostica, sia essa basata sulla metodica medico-nucleare convenzionale (emissione di fotone singolo mediante gamma-camera) oppure sulla metodica PET. Oltre alla descrizione dei radiofarmaci e delle metodiche di esecuzione, elaborazione e interpretazione delle diverse indagini medico-nucleari diagnostiche impiegate nella pratica clinica (inclusa una presentazione in forma schematico-operativa), ogni capitolo discute il ruolo che l'indagine medico-nucleare riveste nel percorso del paziente con una determinata patologia, con particolare riferimento alle linee guida delle principali società scientifiche nazionali e internazionali. Ogni capitolo è corredato di una vasta iconografia originale tratta da casi clinici specifici, mediante la quale gli Autori esemplificano sia i quadri "normali" di ciascuna indagine scintigrafica, sia quelli patologici di più frequente osservazione. Infine, per ogni apparato o sistema tabelle riassuntive raggruppano schematicamente le indicazioni alla specifica indagine medico-nucleare diagnostica, i corrispondenti radiofarmaci, le modalità di acquisizione e di elaborazione delle immagini e i principali parameri operativi pratici.

Pisa, aprile 2010

Duccio Volterrani
Paola Anna Erba
Giuliano Mariani

Indice

Elenco degli Autori

Gino Becuzzi
Centro Regionale di Medicina Nucleare
Scuola di Specializzazione in Medicina Nucleare
Università di Pisa
Pisa

Nicola Belcari
Dipartimento di Fisica "Enrico Fermi"
Università di Pisa
Pisa

Gina Belmonte
UO Fisica Sanitaria
AOUS Policlinico Santa Maria alle Scotte
Siena

Elisa Biggi
Centro Regionale di Medicina Nucleare
Scuola di Specializzazione in Medicina Nucleare
Università di Pisa
Pisa

Giuseppe Boni
Centro Regionale di Medicina Nucleare
Università di Pisa e AOUP
Pisa

Roberto Boni
Centro Regionale di Medicina Nucleare
Università di Pisa
Pisa

Elisa Borsò
Centro Regionale di Medicina Nucleare
Università di Pisa
Pisa

Antonio Bottoni
Fondazione CNR/Regione Toscana "G. Monasterio"
Pisa

Laura Bruselli
Centro Regionale di Medicina Nucleare
Scuola di Specializzazione in Medicina Nucleare
Università di Pisa
Pisa

Roberta Cantini
Centro Regionale di Medicina Nucleare
AOUP
Pisa

Carmen Carpentieri
Istituto Superiore di Sanità
Dipartimento "Tecnologie e Salute"
Roma

Angela Gabriella Cataldi
Centro Regionale di Medicina Nucleare
Università di Pisa
Pisa

Claudia Ceccarelli
UO Endocrinologia 1
AOUP
Pisa

Serena Chiacchio
Centro Regionale di Medicina Nucleare
Università di Pisa e AOUP
Pisa

Stefania Ciuti
UO Farmaceutica
AOUP
Pisa

Fabiola Cocco
Centro Regionale di Medicina Nucleare
Scuola di Specializzazione in Medicina Nucleare
Università di Pisa
Pisa

Alfredo D'Abrosca
Centro Regionale di Medicina Nucleare
AOUP
Pisa

Ielizza Desideri
UO Farmaceutica
AOUP
Pisa

Alberto Del Guerra
Dipartimento di Fisica "Enrico Fermi"
Facoltà di Medicina e Chirurgia
Università di Pisa
Pisa

Bruno Dell'Anno
Centro Regionale di Medicina Nucleare
AOUP
Pisa

Michela De Scisciolo
Centro Regionale di Medicina Nucleare
Scuola di Specializzazione in Medicina Nucleare
Università di Pisa
Pisa

Fabio Di Martino
UO Fisica Sanitaria
AOUP
Pisa

Paola Anna Erba
Centro Regionale di Medicina Nucleare
Università di Pisa e AOUP
Pisa

Maria Evelina Fantacci
Dipartimento di Fisica "Enrico Fermi"
Facoltà di Medicina e Chirurgia
Università di Pisa
Pisa

Piera Fazzi
Pneumologia e Fisiopatologia Respiratoria
1° Universitaria
Dipartimento Cardiotoracico e Vascolare
Ospedale Cisanello
Pisa

Elena Filidei
Fondazione CNR/Regione Toscana "G. Monasterio"
Pisa

Enza Fommei
Dipartimento di Medicina Interna Università di Pisa
Fondazione CNR/Regione Toscana "G. Monasterio"
Pisa

Daniele Fontanelli
Centro Regionale di Medicina Nucleare
AOUP
Pisa

Assuero Giorgetti
Istituto di Fisiologia Clinica CNR
Fondazione CNR/Regione Toscana "G. Monasterio"
Pisa

Mariano Grosso
Centro Regionale di Medicina Nucleare
Università di Pisa e AOUP
Pisa

Federica Guidoccio
Centro Regionale di Medicina Nucleare
Scuola di Specializzazione in Medicina Nucleare
Università di Pisa
Pisa

Giorgio Iervasi
Istituto di Fisiologia Clinica CNR
Fondazione CNR/Regione Toscana "G. Monasterio"
Pisa

Elena Lazzeri
Centro Regionale di Medicina Nucleare
AOUP
Pisa

Luisa Locantore
Centro Regionale di Medicina Nucleare
Scuola di Specializzazione in Medicina Nucleare
Università di Pisa
Pisa

Alice Lorenzoni
Centro Regionale di Medicina Nucleare
Scuola di Specializzazione in Medicina Nucleare
Università di Pisa
Pisa

Gianpiero Manca
Centro Regionale di Medicina Nucleare
Università di Pisa e AOUP
Pisa

Sara Marcatili
Dipartimento di Fisica "Enrico Fermi"
Università di Pisa
Pisa

Giuliano Mariani
Centro Regionale di Medicina Nucleare
Università di Pisa e AOUP
Pisa

Luca Menichetti
Istituto di Fisiologia Clinica CNR
Fondazione CNR/Regione Toscana "G. Monasterio"
Pisa

Martina Meniconi
Centro Regionale di Medicina Nucleare
Scuola di Specializzazione in Medicina Nucleare
Università di Pisa
Pisa

Federica Orsini
Centro Regionale di Medicina Nucleare
Scuola di Specializzazione in Medicina Nucleare
Università di Pisa
Pisa

Italia Paglianiti
Centro Regionale di Medicina Nucleare
Università di Pisa e AOUP
Pisa

Daniele Panetta
Istituto di Fisiologia Clinica CNR
Pisa

Debora Petroni
Istituto di Fisiologia Clinica CNR
Fondazione CNR/Regione Toscana "G. Monasterio"
Pisa

Gianluca Picchi
Centro Regionale di Medicina Nucleare
Scuola di Specializzazione in Medicina Nucleare
Università di Pisa
Pisa

Rosanna Raschillà
Centro Regionale di Medicina Nucleare
Università di Pisa e AOUP
Pisa

Isabella Raugei
Neuroradiologia
Ospedale Civile di Livorno
Livorno

Piero A. Salvadori
Istituto di Fisiologia Clinica CNR
Pisa

Martina Sollini
Centro Regionale di Medicina Nucleare
Scuola di Specializzazione in Medicina Nucleare
Università di Pisa
Pisa

Oreste Sorace
Istituto di Fisiologia Clinica CNR
Pisa

A. Claudio Traino
UO Fisica Sanitaria
AOUP
Pisa

Francesca Vivaldi
UO Farmacia Ospedaliera
AUSL1 Massa Carrara

Duccio Volterrani
Centro Regionale di Medicina Nucleare
Università di Pisa e AOUP
Pisa

Parte I

RADIOATTIVITÀ, RADIOFARMACI E STRUMENTAZIONE

1 Cenni storici sulla radioattività naturale e artificiale

A. Del Guerra

Indice dei contenuti

1.1 Wilhelm Conrad Roentgen (Premio Nobel per la Fisica nel 1901)

La scoperta dei raggi X avvenne alla vigilia di Natale del 1895 da parte di Wilhelm Conrad Roentgen e l'annuncio ufficiale fu dato il 28 dicembre 1895. L'utilizzo dei raggi X per fini medici si diffuse rapidamente: in Europa numerosi ospedali li utilizzarono immediatamente per la diagnostica di traumi e fratture e per la localizzazione della pallottola nei soldati feriti durante la prima guerra mondiale. Anche se i raggi X venivano utilizzati senza conoscere bene gli effetti delle radiazioni ionizzanti e della loro interazione con la materia vivente, l'idea che potessero essere sfruttati per il trattamento dei tumori si fece subito concreta. Fin dal gennaio 1896 (entro un mese dall'annuncio della scoperta!) un elettroterapista di Chicago, Emil Grubbe, si avvalse dei raggi X per irradiare una donna con cancro recidivante della mammella, diventando di fatto il primo radioterapista della storia.

1.2 Antoine Henri Becquerel (Premio Nobel per la Fisica nel 1903)

Antoine Henri Becquerel stava effettuando nel 1896 una serie di esperimenti per investigare i fenomeni legati alla luminescenza e/o fosforescenza di alcuni materiali.

Fondamenti di medicina nucleare. Duccio Volterrani, Paola Anna Erba, Giuliano Mariani (a cura di)

In particolare, cercava un'eventuale relazione di questi fenomeni con l'emissione di raggi X, di cui era venuto a conoscenza pochi mesi prima (la presentazione dei lavori e delle radiografie effettuate da W.C. Roentgen era avvenuta all'inizio del 1896 all'Académie des Sciences). Durante i suoi esperimenti si accorse che sali di uranio posti casualmente accanto a lastre fotografiche, completamente protette dalla luce, ne provocavano l'annerimento. Ipotizzò che tali sali emettessero raggi sconosciuti che erano in grado di penetrare il contenitore della lastra, quindi molto simili ai raggi X. Aveva così scoperto il fenomeno della radioattività.

1.3 Marie e Pierre Curie (Premio Nobel per la Fisica nel 1903)

I coniugi Marie e Pierre Curie, nel proseguire gli esperimenti di Antoine Henri Becquerel, scopriranno due anni più tardi che i sali di uranio non erano i soli a emettere i raggi penetranti, ma che anche altre sostanze, come il torio, avevano la stessa proprietà. Marie Curie suggerì di definire queste sostanze radioattive (da *radium* = raggio). Nel prosieguo degli studi con un nuovo minerale, la pechblenda, i coniugi Curie riuscirono a individuare nuovi elementi, il polonio e il radio, la cui "radioattività" risultava molto più elevata di quella del torio. In particolare adoperando il radio, per la prima volta individuarono e classificarono tre tipi di radiazioni: la prima elettricamente carica positivamente, la seconda carica negativamente, e la terza neutra. A tali raggi furono associate le prime tre lettere dell'alfabeto greco α (alfa), β (beta), γ (gamma).

1.4 Ernest Rutherford

Ernest Rutherford, nel corso degli studi per la comprensione della struttura dell'atomo, scoprì che le particelle alfa penetrano solo per alcuni millesimi di centimetro nell'alluminio, mentre le particelle beta sono caratterizzate da un potere penetrante 100 volte maggiore. Utilizzando inoltre campi elettrici e magnetici, verificò con misure quantitative che in campo elettrico le particelle beta vengono fortemente deflesse verso il polo positivo, quelle alfa sono deflesse in misura minore verso il polo negativo, mentre la traiettoria dei raggi gamma non risente dell'effetto del campo. Ne deriva che le particelle beta hanno una carica negativa, le particelle alfa carica positiva (e massa maggiore delle particelle beta) e i raggi gamma sono elettricamente neutri. Gli studi di deflessione di tali particelle nell'attraversare sottili strati di materiale (fogli d'oro) portarono poi alla formulazione della struttura dell'atomo con un nucleo centrale di carica positiva, dove è concentrata quasi tutta la massa, ed elettroni dotati di carica negativa che ruotano attono a esso.

1.5 *International Commission on Radiological Protection* (ICRP)

Dopo alcuni decenni dalla loro scoperta, ci si rese conto che i raggi X potevano produrre effetti ben superiori a quelli ipotizzati, e si cominciò a capire che la "somministrazione" a fini medici non poteva essere prolungata e doveva essere regolamentata. Si iniziò il processo di valutazione del danno da radiazione proprio attraverso gli effetti più apparenti: l'insorgere di un eritema da raggi era considerato il tipico segnale di allarme. Tale indice di allarme era però solo un elemento qualitativo, e fu necessario attendere fino al 1928 per avere un'unità di misura standardizzata dell'intensità di un fascio di radiazioni, attraverso l'analisi della ionizzazione indotta. L'ICRP (International Commission on Radiological Protection) nacque nel 1928 per emanazione del Congresso Internazionale di Radiologia, con la denominazione originale di International X-ray and Radium Protection Committee. L'ICRP è ancora oggi un'emanazione della Società Internazionale di Radiologia, ma il suo raggio di azione copre non solo il campo strettamente medico, bensì tutti gli aspetti della protezione contro le radiazioni ionizzanti. La commissione rilascia raccomandazioni sui principi di base della radioprotezione. Queste raccomandazioni a loro volta sono recepite da altre organizzazioni internazionali e nazionali sotto forma di documenti scientifici specifici e, quindi, da organi di governo internazionali, nazionali e regionali, tramite leggi e decreti applicativi.

Letture consigliate

International Commission on Radiological Protection (1991) Annals of the ICRP, Vol 21/1-3. ICRP Publication 60: 1990 Recommendations of the International Commission on Radiological Protection. Elsevier, Amsterdam

International Commission on Radiological Protection (1996) Annals of the ICRP, Vol 26/2. ICRP Publication 73: Radiological protection and safety in medicine. Elsevier, Amsterdam

Principi fisici delle radiazioni ionizzanti e loro interazione con la materia

2

A. Del Guerra, D. Panetta

Indice dei contenuti

2.1 Struttura dell'atomo

La materia è composta da *atomi* (dal greco *átomos*, cioè indivisibile) di dimensioni pari a circa 10^{-10} m (= 1 Ångstrom). Le attuali conoscenze hanno permesso di abbandonare l'ipotesi di indivisibilità dell'atomo, avanzata dalla teoria atomistica dei filosofi greci Leucippo e Democrito: sappiamo ora che l'atomo è costituito da un *nucleo*, dotato di carica elettrica positiva, e da un "guscio" (*shell*) di *elettroni*, dotati di carica negativa. Nella materia ordinaria, in assenza di perturbazioni, le cariche elettriche del nucleo e degli elettroni sono tali da compensarsi a vicenda: l'atomo risulta quindi elettricamente neutro. Le differenze osservabili macroscopicamente tra le varie sostanze sono dovute alle diverse proprietà delle specie atomiche che le costituiscono, come la carica elettrica del nucleo, la massa e il raggio atomico.

La massa dell'atomo è quasi totalmente concentrata nel nucleo. Le dimensioni caratteristiche del nucleo atomico sono dell'ordine di 10^{-15} m (= 1 fermi); poiché l'atomo ha dimensioni tipiche di 10^{-10} m, si deduce che la maggior parte del volume occupato dall'atomo è costituito dal vuoto. Il nucleo è a sua volta costituito da protoni, dotati di carica elettrica positiva, e da neutroni, elettricamente neutri. Il numero di protoni nel nucleo di una determinata specie atomica si indica con la lettera Z e prende il nome di *numero atomico*; il numero di neutroni viene invece indicato con la lettera N.

Fondamenti di medicina nucleare. Duccio Volterrani, Paola Anna Erba, Giuliano Mariani (a cura di)

Si definisce *numero di massa*, e si indica con la lettera A, la somma del numero di neutroni e protoni contenuti nel nucleo:

$$A = Z + N \tag{2.1}$$

Gli atomi con uguale numero atomico, ma con un diverso numero di neutroni, vengono chiamati *isotopi*. Isotopi diversi dello stesso elemento hanno uguali proprietà chimiche, poiché hanno un uguale numero di elettroni, ma le loro proprietà fisiche sono generalmente diverse. Convenzionalmente, per una generica specie atomica X caratterizzata da numero atomico Z, l'isotopo con numero di massa A viene rappresentato con il simbolo ${}^{A}_{Z}X$. Spesso il pedice Z viene omesso, in quanto il numero atomico è univocamente determinato dal simbolo chimico dell'elemento. Ad esempio, i principali isotopi dell'idrogeno sono ${}^{1}H$ (prozio o idrogeno), ${}^{2}H$ (deuterio) e ${}^{3}H$ (trizio). Elementi con uguale A e con diverso Z vengono invece chiamati *isobari*.

La massa di un atomo è approssimativamente uguale alla somma delle masse delle particelle che lo costituiscono:

$$\mathrm{m}_{\mathrm{atomo}} \approx Z\mathrm{m}_{\mathrm{p}} + N\mathrm{m}_{\mathrm{n}} + Z\mathrm{m}_{\mathrm{e}^-} \tag{2.2}$$

dove m_{p} è la massa del protone, m_{n} la massa del neutrone e $\mathrm{m}_{\mathrm{e}^-}$ la massa dell'elettrone. Nell'equazione precedente, l'approssimazione deriva dall'aver trascurato il contributo dell'energia di legame di protoni e neutroni nel nucleo (si ricordi l'equazione di Einstein, $E = mc^2$, che esprime l'equivalenza tra massa ed energia). A causa di tale contributo, la massa di un atomo risulta di poco inferiore a quella calcolata con l'Equazione (2.2). Se si considera che gli elettroni hanno una massa molto piccola rispetto a quella dei protoni e dei neutroni ($\mathrm{m}_{\mathrm{p}} \approx \mathrm{m}_{\mathrm{n}} \approx 1800\ \mathrm{m}_{\mathrm{e}^-}$), l'Equazione (2.2) può essere ulteriormente approssimata:

$$\mathrm{m}_{\mathrm{atomo}} \approx Z\mathrm{m}_{\mathrm{p}} + N\mathrm{m}_{\mathrm{n}} \tag{2.3}$$

L'Equazione (2.3) esprime in formule il fatto che la massa dell'atomo sia quasi completamente concentrata nel nucleo. Nella Tabella 2.1 sono riportate la carica e la massa (espressa in kg e $\mathrm{MeV/c^2}$) di un protone, di un neutrone, e di un elettrone.

La massa atomica viene misurata con una speciale unità, l'*unità di massa atomica* (u) o *Dalton* (Da). Per definizione, 1 u è uguale alla dodicesima parte della massa atomica del Carbonio-12:

$$1\ \mathrm{u} = 1\ \mathrm{Da} = (1/12)\ \mathrm{m}_{^{12}\mathrm{C}} \tag{2.4}$$

Tabella 2.1 Principali proprietà fisiche delle particelle che costituiscono l'atomo

	Carica elettrica	Massa
Protone	$+1{,}602 \cdot 10^{-19}$ C	$1{,}673 \cdot 10^{-27}$ kg ($\approx 938{,}3$ MeV/c^2)
Neutrone	0	$1{,}675 \cdot 10^{-27}$ kg ($\approx 939{,}6$ MeV/c^2)
Elettrone	$-1{,}602 \cdot 10^{-19}$ C	$9{,}109 \cdot 10^{-31}$ kg ($\approx 0{,}511$ MeV/c^2)

2.2
Elettroni e livelli energetici

Per comprendere il moto degli elettroni attorno al nucleo, può essere utile partire dal modello atomico di Rutherford. In tale modello si assume che gli elettroni si muovano su orbite ellittiche attorno al nucleo, con un moto simile a quello dei pianeti intorno al Sole. Se si trascura l'eccentricità delle orbite, il moto di ciascun elettrone può essere assimilato a un moto circolare uniforme. In questo caso, la forza centripeta è rappresentata dalla forza di Coulomb, ovvero dalla forza elettrostatica attrattiva tra nucleo ed elettrone. Per un dato raggio r dell'orbita, l'*energia potenziale* dell'elettrone in un atomo con numero atomico Z è data da:

$$E_p = -\frac{1}{4\pi\varepsilon_0}\frac{Ze^2}{r} \tag{2.5}$$

dove il segno meno indica che l'elettrone viene attratto dal nucleo. Secondo la precedente equazione, l'energia potenziale (negativa) dell'elettrone aumenta all'aumentare di r, fino ad annullarsi quando la sua distanza dal nucleo diventa molto grande rispetto alle dimensioni dell'atomo. Si supponga ora di voler "estrarre" un elettrone dall'atomo, ovvero di portarlo da una distanza iniziale r dal nucleo (in cui l'energia potenziale è uguale a E_p) a una distanza finale molto grande, al limite "infinita" (in cui l'energia potenziale è nulla). Si supponga inoltre che l'energia cinetica dell'elettrone sia uguale nelle due posizioni, iniziale e finale; in tal caso, l'energia necessaria per estrarre l'elettrone è uguale a:

$$E_{finale} - E_{iniziale} = 0 - E_p = -E_p \tag{2.6}$$

Si deduce che per allontanare l'elettrone dall'atomo, cioè per *ionizzare* l'atomo, occorre fornire un'energia pari al valore assoluto di E_p. Per questo motivo, tale energia viene chiamata *energia di legame* dell'elettrone.

Il modello atomico di Rutherford è un modello classico: non può, infatti, spiegare molti fenomeni che possono essere descritti solo da un modello quantistico. Agli inizi del Novecento esso è stato sostituito dal modello di Bohr (modello semi-classico), il quale a sua volta è stato ulteriormente perfezionato dalla meccanica quantistica moderna. Nell'attuale modello atomico, ciascun elettrone si trova in un particolare *stato quantico*, contraddistinto da un determinato valore di energia e da altre grandezze fisiche (quali momento angolare e spin). Non tutte le energie sono permesse: sono disponibili solo alcuni valori "discreti" o, meglio, "quantizzati". Tali valori di energia rappresentano i cosiddetti *livelli energetici*, contraddistinti in modo univoco dal *numero quantico principale n*. L'energia posseduta dagli elettroni in ciascun livello energetico aumenta all'aumentare di n (Fig. 2.1). Per motivi storici (ereditati dalla spettroscopia), i livelli energetici con n = 1, 2, 3, 4, 5 vengono indicati rispettivamente con le lettere K, L, M, N, P. Per ciascun valore di n, gli elettroni possono assumere diversi valori del *numero quantico orbitale l*:

$$l = 0, 1, \ldots, n - 1 \tag{2.7}$$

Inoltre, per ciascun valore di l esistono $(2l+1)$ possibili valori del *numero quantico magnetico, m*. Infine, per ciascun m, gli elettroni possono assumere due diversi stati di spin. Ne deriva che, per ciascun valore di l, il numero massimo N_e di elettroni è dato da:

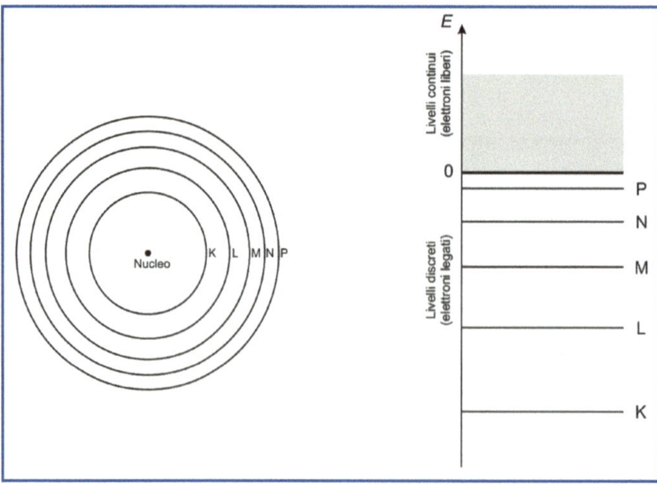

Fig. 2.1 *A sinistra*: rappresentazione schematica degli orbitali atomici. *A destra*: livelli energetici degli elettroni legati all'atomo (E <0) e liberi (E ≥0)

$$N_{e,l} = 2(2l+1) \tag{2.8}$$

Combinando le equazioni (2.7) e (2.8) e sapendo che la somma dei primi k numeri interi è uguale a $k(k+1)/2$, si trova che il massimo numero di elettroni in un dato livello energetico n è

$$N_{e,n} = \sum_{l=0}^{n-1} 2(2l+1) = 2n^2 \tag{2.9}$$

ovvero:
- $N_e = 2$ per gli orbitali di tipo K;
- $N_e = 8$ per gli orbitali di tipo L;
- $N_e = 18$ per gli orbitali di tipo M;
- $N_e = 32$ per gli orbitali di tipo N;
- $N_e = 50$ per gli orbitali di tipo P.

2.3 Principi fisici delle sorgenti di radiazione

La cessione di energia da parte della radiazione agli atomi del mezzo attraversato ne provoca l'eccitazione o la ionizzazione. Nell'*eccitazione*, l'energia ceduta è sufficiente soltanto a far passare l'atomo dallo stato fondamentale a un livello energetico eccitato. La radiazione ionizzante è invece in grado di produrre la *ionizzazione* (espulsione di un elettrone) degli atomi del mezzo attraversato.

Si dicono *radiazioni direttamente ionizzanti* le particelle cariche (elettroni, protoni, particelle α, ioni) la cui energia cinetica è sufficiente a produrre ionizzazione per collisione. Si dicono *radiazioni indirettamente ionizzanti* le particelle prive di carica elettrica (neutroni, fotoni) che, interagendo con la materia, possono mettere in moto particelle direttamente ionizzanti o dar luogo a reazioni nucleari.

Un mezzo biologicamente significativo esposto in un campo di radiazioni ionizzanti diviene sede di una serie di processi, originati dal trasferimento di energia dalle radiazioni al mezzo, che si manifestano con vari effetti. È necessario mettere in relazione gli effetti prodotti con le caratteristiche fisiche del campo di radiazione e con quelle del mezzo irraggiato. Per fare ciò, si devono conoscere le caratteristiche dei vari tipi di particelle e radiazioni, le loro interazioni con la materia attraversata, e le grandezze fisiche e unità di misura utilizzate per descrivere le caratteristiche dei campi di radiazione e dei mezzi materiali, relativamente alle interazioni con le radiazioni ionizzanti.

2.3.1
Radiazioni e onde

Il termine *radiazione* viene di solito usato per descrivere fenomeni apparentemente molto diversi tra loro, quali l'emissione di luce da una lampada, di calore da una fiamma, o di raggi X da una macchina per diagnostica medica. Caratteristica comune a tutti questi fenomeni è il trasporto di energia nello spazio in assenza di un mezzo di propagazione materiale. L'energia può essere trasportata nel vuoto o in mezzi materiali attraverso *onde elettromagnetiche*, ovvero da oscillazioni del campo elettrico e del campo magnetico che si propagano nello spazio. Le onde elettromagnetiche sono caratterizzate da una velocità costante nel vuoto:

$$c = 2{,}99729 \cdot 10^8 \text{ m/s} \tag{2.10}$$

La *frequenza* di un'onda elettromagnetica, indicata con il simbolo ν, è definita come il numero di oscillazioni del campo nell'unità di tempo, in una data posizione dello spazio. La *lunghezza d'onda*, indicata con λ, è la distanza che intercorre tra due posizioni consecutive di massima intensità di campo (picchi) a un dato istante (Fig. 2.2). La relazione che correla velocità, frequenza e lunghezza d'onda è:

$$\nu = \frac{c}{\lambda} \tag{2.11}$$

Si supponga ora di voler fare interagire un'onda elettromagnetica con un atomo. Affinché l'atomo possa essere ionizzato a causa dell'interazione con l'onda, è necessario che quest'ultima abbia una lunghezza d'onda simile alla dimensione dell'atomo. Si deve avere, quindi, $\lambda \approx 10^{-10}$ m. La frequenza di una tale onda può essere calcolata con

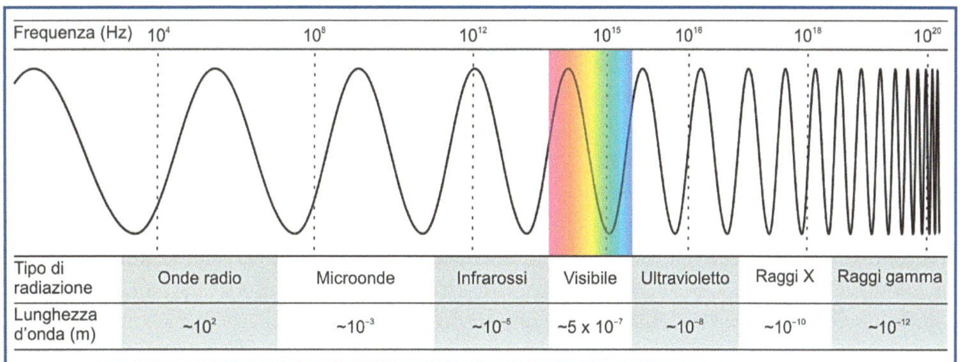

Fig. 2.2 Spettro elettromagnetico

l'Equazione (2.11), ottenendo $\nu = c/\lambda \approx 3 \cdot 10^{18}$ Hz. Se si considera che la frequenza della luce visibile è dell'ordine di 10^{14} Hz (circa 10 000 volte minore), si deduce che non è possibile ionizzare gli atomi con questo tipo di radiazione.

È utile riformulare il concetto appena esposto in termini di *energia* trasportata dalla radiazione elettromagnetica. Le onde elettromagnetiche si propagano in "pacchetti", chiamati *fotoni*, che possono essere trattati come particelle di energia pari a

$$E = h\nu \tag{2.12}$$

dove $h = 6{,}62 \cdot 10^{-34}$ J·s è la costante di Planck. Questa relazione mette in evidenza il dualismo onda-particella, postulato dalla meccanica quantistica: un fotone è dotato sia di proprietà ondulatorie che corpuscolari. Affinché un fotone possa ionizzare un atomo, è necessario che la sua energia sia maggiore o uguale all'energia di legame degli elettroni atomici coinvolti nell'interazione.

Per esprimere numericamente le energie in gioco nei processi di ionizzazione ed eccitazione, è conveniente utilizzare una speciale unità di misura chiamata *elettronvolt* (eV). L'elettronvolt è definito come l'energia cinetica acquistata da un elettrone che viene accelerato da una differenza di potenziale elettrico di 1 V. Si ricordi che l'energia cinetica acquistata da una carica elettrica che viene accelerata da un campo elettrico uniforme e costante è data da:

$$E_c = q \cdot \Delta V \tag{2.13}$$

quindi, sapendo che la carica dell'elettrone è $q_e \approx 1{,}602 \cdot 10^{-19}$ C, utilizzando l'equazione (2.13) e la definizione di elettronvolt, si ottiene il seguente valore di conversione:

$$1\ eV = 1{,}602 \cdot 10^{-19} C \cdot 1\ V = 1{,}602 \cdot 10^{-19} J \tag{2.14}$$

2.3.2
I decadimenti nucleari

Gli elementi che si trovano in natura possono essere stabili o instabili. Un atomo è *stabile* se il suo nucleo non subisce trasformazioni spontanee. Ciò significa che in un atomo stabile il numero di protoni e neutroni contenuti nel nucleo rimane immutato nel tempo, a condizione che esso non venga bombardato con radiazioni tali da poter indurre delle trasformazioni nucleari. Esistono in natura anche atomi *instabili*, in cui il nucleo subisce spontaneamente delle trasformazioni. Tali trasformazioni nucleari spontanee vengono chiamate *decadimenti*. I decadimenti nucleari sono sempre accompagnati dall'emissione di qualche forma di radiazione; per questo motivo gli elementi instabili vengono anche detti *radioattivi*. In seguito a una o più trasformazioni, un nucleo radioattivo decade sempre in un nucleo stabile, che può appartenere a una specie chimica uguale o differente da quella iniziale.

Il decadimento nucleare è un fenomeno probabilistico. Non è possibile determinare l'istante in cui un dato nucleo instabile subirà una trasformazione, ma si può descrivere quantitativamente l'evoluzione temporale di un insieme molto grande di nuclei mediante la seguente *legge del decadimento radioattivo*:

$$N(t) = N_0 e^{-\lambda t} \tag{2.15}$$

Nell'equazione precedente, N_0 rappresenta il numero di nuclei radioattivi contenuti nel materiale (campione) considerato a un dato istante iniziale $t_0 = 0$; $N(t)$ rappresenta il numero di nuclei radioattivi contenuti nel campione dopo un tempo t dall'istante iniziale ovvero il numero di nuclei che al tempo t non ha ancora subito alcuna trasformazione; λ è la *costante di decadimento*, che rappresenta il numero medio di decadimenti nucleari che avvengono nell'unità di tempo. La costante λ è una caratteristica di ogni isotopo radioattivo e non dipende dalla quantità di materia contenuta nel campione radioattivo in esame. Essa ha le dimensioni dell'inverso del tempo e si misura in s^{-1}. L'Equazione (2.15) esprime in formule il seguente concetto: il numero di nuclei non trasformati, contenuti in un dato campione di materiale radioattivo, diminuisce esponenzialmente nel tempo.

Si definisce *vita media* di una data specie nucleare, l'inverso della costante di decadimento:

$$\tau = 1/\lambda \tag{2.16}$$

La vita media indica il tempo medio che intercorre tra la produzione (sia essa naturale o artificiale) e il decadimento di un dato nucleo radioattivo. Questo tempo varia sensibilmente da isotopo a isotopo e può assumere valori compresi tra frazioni di secondo e miliardi di anni. Un'altra quantità utilizzata frequentemente, strettamente correlata alla vita media, è il *tempo di dimezzamento* o *emivita*, indicato con $t_{1/2}$, che indica il tempo necessario ad avere un dimezzamento del numero di nuclei radioattivi contenuti nel campione (Fig. 2.3). Dall'Equazione (2.15) si ricava:

$$t_{1/2} = \tau \cdot \ln 2 \tag{2.17}$$

Poiché ln2 è uguale a 0,693, $t_{1/2}$ è sempre minore di τ.

Si definisce *attività* del campione il numero medio di decadimenti nucleari che avvengono in esso nell'unità di tempo. In accordo con la definizione, l'attività coincide con il tasso di variazione (cioè la derivata) di $N(t)$, cambiato di segno:

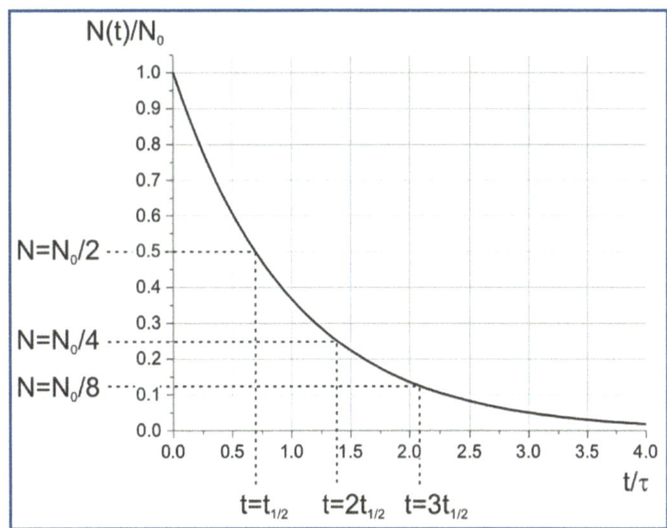

Fig. 2.3 Legge del decadimento esponenziale. N_0 è il numero di nuclei radioattivi contenuti in un campione all'istante iniziale $t_0 = 0$; $N(t)$ è il numero di nuclei non trasformati al tempo t; τ e $t_{1/2}$ indicano rispettivamente la vita media e l'emivita della specie nucleare considerata

$$A(t) = -\frac{dN(t)}{dt} = \lambda N_0 e^{-\lambda t} = \lambda N(t) \tag{2.18}$$

L'unità di misura dell'attività è il *Becquerel* (Bq). Un'attività di 1 Bq corrisponde a una trasformazione nucleare (disintegrazione) al secondo. Un'altra unità di misura dell'attività, di interesse storico ma anche molto utilizzata nella pratica, è il Curie (Ci), definito come l'attività di 1 g di Radio-226. La conversione tra Bq e Ci è ottenuta mediante la seguente equivalenza:

$$1 \text{ Ci} = 3{,}7 \cdot 10^{10} \text{ Bq} \tag{2.19}$$

Esistono vari tipi di decadimento nucleare. Il *decadimento* α consiste nell'espulsione spontanea di particelle α da parte di nuclei pesanti, caratterizzati da un eccesso di protoni. Quella α è una particella pesante carica positivamente, formata da due protoni e due neutroni, analogamente a un nucleo di elio-4 (^{4}He). Alcuni esempi di radionuclidi α-emettenti sono ^{226}Ra, ^{222}Rn e ^{210}Po. I *decadimenti* β^- e β^+ consistono rispettivamente nell'emissione di un elettrone (e^-) e di un positrone (elettrone positivo, indicato con e^+) da parte di un nucleo. Alcuni elementi che subiscono decadimento β sono ^{89}Sr (β^-) e ^{18}F (β^+). Il *decadimento* γ consiste nell'emissione di un fotone da parte del nucleo in uno stato eccitato. I fotoni emessi nel decadimento γ sono fisicamente indistinguibili dai fotoni (o più comunemente *raggi*) X, sebbene questi ultimi vengano prodotti da processi di diseccitazione degli elettroni atomici anziché nucleari. Spesso si ritiene erroneamente che i fotoni X abbiano energie generalmente più basse rispetto ai fotoni γ; invece, la distinzione tra fotoni di tipo X o γ si basa solo sul meccanismo con cui essi sono stati generati (atomico o nucleare) e non sull'energia da essi trasportata.

2.3.3 Sorgenti radioattive naturali e artificiali

Come detto in precedenza, gli isotopi radioattivi raggiungono la stabilità mediante l'emissione di radiazioni. Tali isotopi possono essere naturalmente presenti nelle rocce, nell'atmosfera o in acqua, oppure possono essere prodotti artificialmente. Nel primo caso, vengono classificati come *sorgenti naturali di radiazioni*. Alcune sorgenti naturali di interesse in campo radioprotezionistico sono l'Uranio-238 (^{238}U), il Potassio-40 (^{40}K), il Radio-226 (^{226}Ra) e il Radon-222 (^{222}Rn). In particolare, il ^{222}Rn costituisce una delle principali fonti di rischio da radiazioni per la popolazione, in quanto è un gas incolore e insapore che, emanandosi dal sottosuolo, può raggiungere concentrazioni elevate in scantinati e locali poco ventilati. Gli isotopi radioattivi presenti nelle rocce vengono detti *sorgenti primordiali* di radiazione, in quanto sono stati prodotti in eventi cosmici al momento della formazione della Terra. Altre radiazioni di tipo naturale sono le *radiazioni cosmiche* e le *radiazioni cosmogeniche* (essenzialmente Trizio e Carbonio-14), prodotte dall'interazione delle radiazioni cosmiche con i nuclei stabili presenti nell'atmosfera.

Le principali proprietà di tutti gli isotopi noti, siano essi stabili o instabili, naturali o artificiali, sono organizzate nella *Tabella dei nuclidi*. In questa tabella, i vari nuclidi sono ordinati in una matrice in cui le righe sono caratterizzate da un uguale numero di protoni e le colonne da un uguale numero di neutroni. Procedendo da sinistra verso destra si succedono valori crescenti di N, mentre procedendo dal basso verso l'alto si hanno valori crescenti di Z. Gli isotopi stabili nella Tabella dei nuclidi formano la cosiddetta *curva di stabilità*. Osservando tale curva, si nota che per elementi leggeri ($Z < 20$), la maggior parte dei nuclei stabili contiene un ugual numero di protoni e neutroni e si trova, quindi, vicino alla retta $Z = N$. Per elementi più pesanti si ha una deviazione da questa simmetria e i nuclei stabili risultano essere quelli con un eccesso di neutroni (Fig. 2.4).

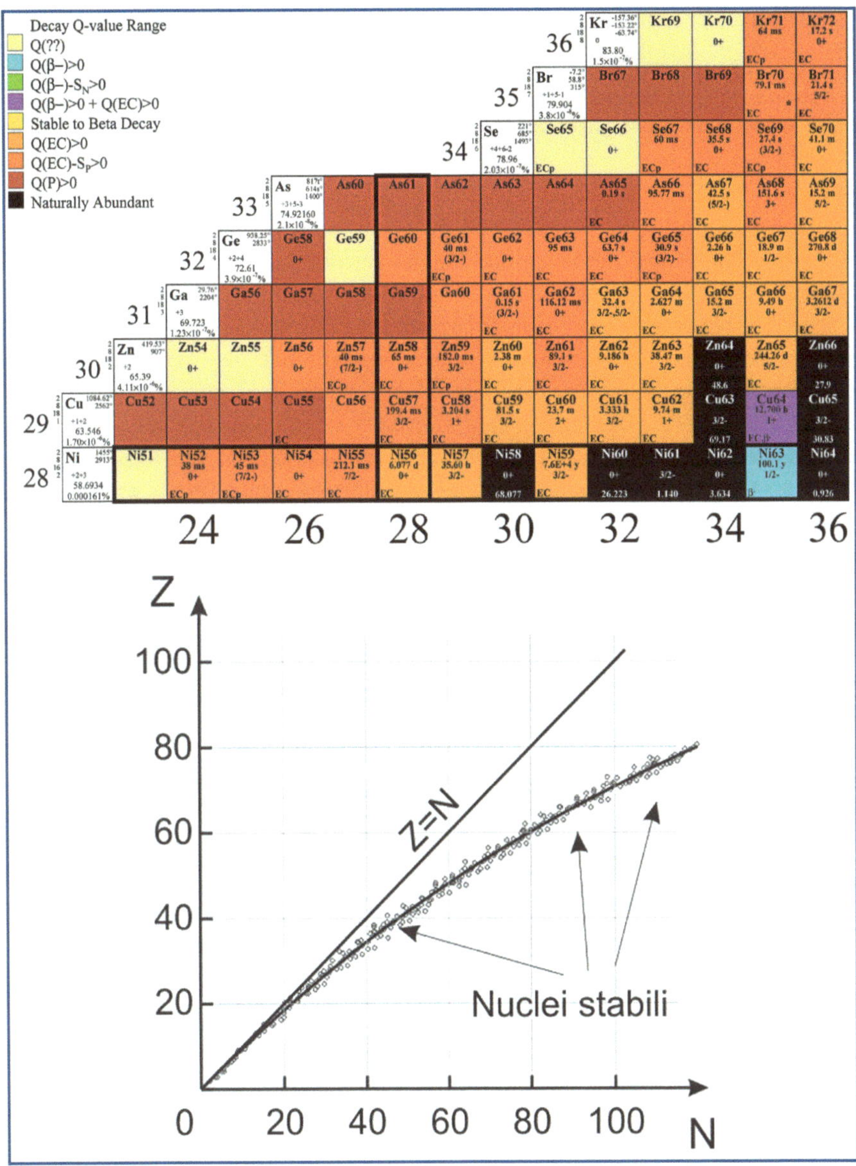

Fig. 2.4 *In alto*: dettaglio della Tabella dei nuclidi (Riprodotto da: Table of Radioactive Isotopes – *http://ie.lbl.gov/toi/pdf/chart.pdf*). *In basso*: curva di stabilità. All'aumentare di Z, i nuclei stabili sono caratterizzati da un eccesso di neutroni

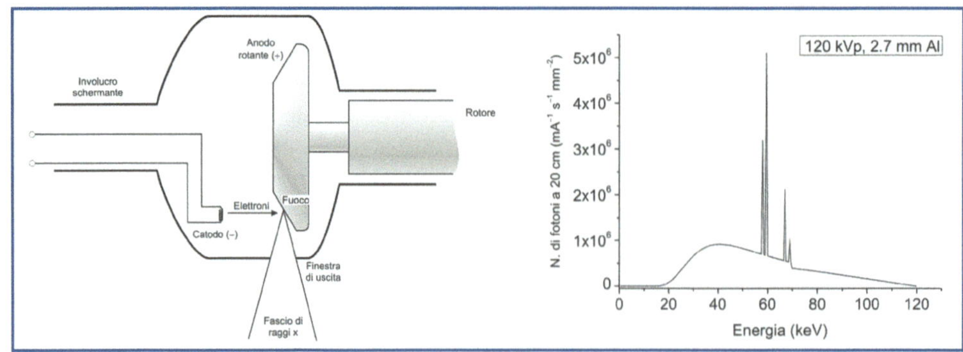

Fig. 2.5 *A sinistra*: schema costruttivo di un tubo radiogeno. *A destra*: spettro della radiazione emessa nel caso di anodo in tungsteno, con una tensione di 120 kV e una filtrazione di 2,7 mm di alluminio

Le sorgenti naturali di radiazioni sono di scarso interesse in campo medico. I radioisotopi naturali hanno vite medie troppo lunghe per poter essere utilizzati in modo sicuro in campo terapeutico o diagnostico e, inoltre, è difficile ottenerli con i livelli di purezza necessari per questo tipo di applicazione. È preferibile produrre artificialmente i radioisotopi desiderati utilizzando acceleratori di particelle che permettono di *attivare* in modo controllato i nuclei contenuti in un opportuno bersaglio. Una sorgente di radiazioni artificiale molto comune in campo medico è il *tubo radiogeno*, utilizzato in radiodiagnostica per produrre i raggi X (Fig. 2.5). In un tubo radiogeno gli elettroni emessi per effetto termoionico da un catodo sono dapprima accelerati da una differenza di potenziale elettrico (tipicamente dell'ordine di 40-140 kV, a seconda del campo di applicazione) e, in seguito, bruscamente frenati nella collisione con un anodo di metallo pesante. Il catodo è costituito da uno o due filamenti di tungsteno che vengono riscaldati per effetto Joule a temperature di 1500-2600 °C. L'anodo può essere costituito da tungsteno o molibdeno (quest'ultimo è utilizzato per i tubi destinati alla mammografia) ed è realizzato in modo da ottimizzare la fuoriuscita dei raggi X dalla finestra di uscita e massimizzare la dispersione termica. I raggi X sono emessi in seguito al brusco frenamento degli elettroni sull'anodo; lo spettro della radiazione emessa è composto da una componente continua (radiazione di frenamento) e da un'altra discreta o "a righe" (emissione caratteristica del materiale anodico). Nel caso di sorgenti utilizzate in Tomografia Computerizzata (TC), i tubi radiogeni devono essere in grado di sopportare consistenti carichi di lavoro. In questi casi l'anodo viene fatto ruotare molto velocemente, in modo che il fascio elettronico non colpisca sempre la stessa zona di metallo: ciò evita il surriscaldamento di un'unica zona del disco e favorisce la dissipazione termica.

2.4 Interazioni delle radiazioni con la materia

Come già detto in precedenza, le radiazioni ionizzanti sono in grado di provocare la ionizzazione (ovvero l'espulsione di un e^-) degli atomi del mezzo attraversato. È possibile distinguere i diversi tipi di radiazioni ionizzanti in:

- *radiazioni corpuscolari*, costituite da particelle subatomiche cariche (α, β, protoni e ioni) e neutre (neutroni) che si muovono con elevate energie cinetiche;
- *radiazioni elettromagnetiche* (fotoni X e γ), prive sia di massa che di carica elettrica, che si propagano alla velocità della luce.

Un altro tipo di suddivisione può essere applicato in relazione alle interazioni con la materia. In questo senso possiamo distinguere i vari tipi di radiazione in:
- *radiazioni direttamente ionizzanti*: particelle cariche (elettroni, protoni, particelle α, ioni) che interagiscono direttamente con gli atomi del mezzo che attraversano e la cui energia cinetica è sufficiente per produrre ionizzazione per collisione;
- *radiazioni indirettamente ionizzanti*: particelle prive di carica elettrica (neutroni e fotoni) che, interagendo con la materia, possono mettere in moto particelle direttamente ionizzanti o dar luogo a reazioni nucleari.

Nel successivo paragrafo verranno descritti i meccanismi con cui le radiazioni indirettamente (fotoni) e direttamente (particelle cariche) ionizzanti interagiscono con la materia attraversata.

2.4.1 Interazioni dei raggi X e γ

I fotoni X e γ sono interessati da diversi meccanismi di interazione con gli atomi della materia attraversata, la cui *sezione d'urto* (cioè la probabilità di occorrenza) è funzione dell'energia dei fotoni e del tipo di materiale attraversato. I principali meccanismi di interazione per queste radiazioni sono l'effetto fotoelettrico, l'effetto Compton, e la produzione di coppie.

2.4.1.1 *Effetto fotoelettrico*

L'effetto fotoelettrico consiste nell'espulsione di un elettrone atomico da parte di un fotone (Fig. 2.6). Affinché questo fenomeno abbia luogo, è necessario che l'energia del

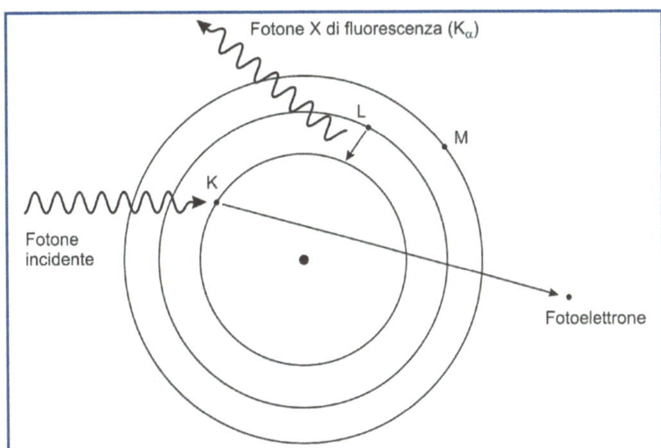

Fig. 2.6 Effetto fotoelettrico

fotone sia maggiore di quella di legame dell'elettrone interessato dall'interazione (tipicamente un elettrone interno, K o L). Successivamente alla collisione, il fotone scompare e la sua energia viene completamente ceduta all'elettrone espulso, la cui energia cinetica finale K_{e-} è uguale a:

$$K_{e-} = h\nu - E_l \tag{2.20}$$

avendo indicato con $h\nu$ l'energia del fotone e con E_l l'energia di legame dell'elettrone nell'atomo. L'orbitale atomico lasciato vuoto dal fotoelettrone in seguito alla sua espulsione viene successivamente occupato da un elettrone atomico appartenente a un orbitale a maggiore energia. Questo processo è accompagnato dall'emissione di un fotone X di fluorescenza. La probabilità che un fotone di energia E_γ subisca effetto fotoelettrico è proporzionale a Z^4/E_γ^3. Tale effetto è quindi predominante per basse energie dei fotoni e per elevati Z del materiale attraversato. Al variare dell'energia dei fotoni incidenti, la probabilità che essi subiscano effetto fotoelettrico presenta delle discontinuità, o *edge* (Fig. 2.7). Queste discontinuità si hanno in corrispondenza delle energie di legame degli elettroni nei vari orbitali. Ad esempio, il *K-edge* per un dato materiale si trova in corrispondenza dell'energia di legame degli elettroni K. Fotoni con energia inferiore al *K-edge* non possono subire effetto fotoelettrico sugli elettroni K, in quanto non hanno energia sufficiente per espellerli dall'atomo. La stessa argomentazione vale per gli *L-edges* e *M-edges*.

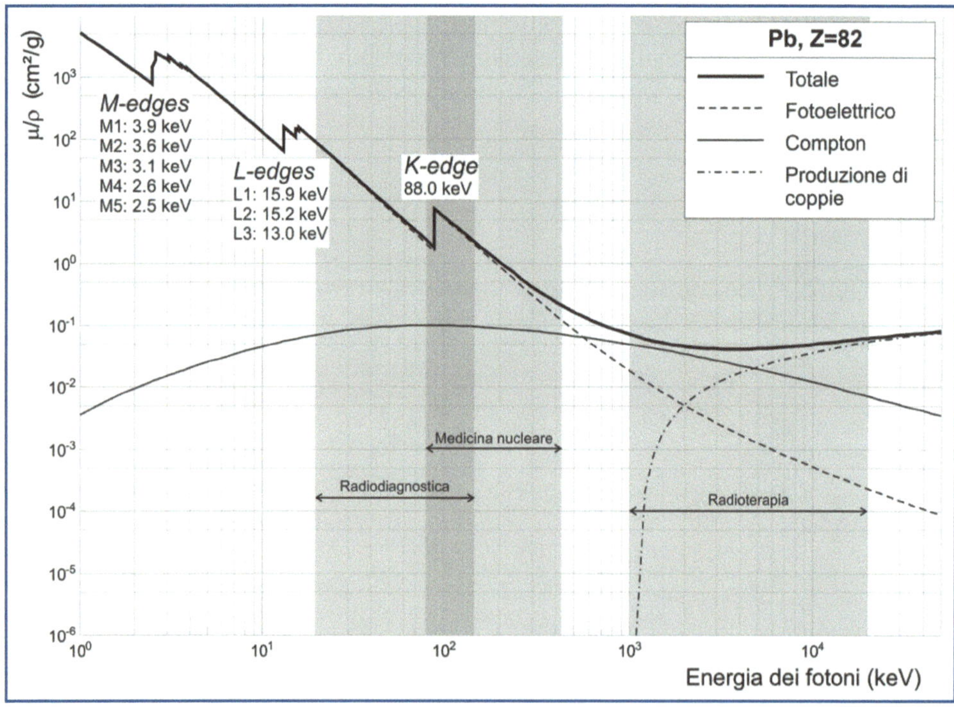

Fig. 2.7 Coefficiente di attenuazione massico del piombo, in funzione dell'energia. Le discontinuità (*edge*) nella curva relativa all'effetto fotoelettrico corrispondono alle energie di legame degli elettroni K, L e M. Sono anche indicati gli intervalli energetici tipici di interesse in radiodiagnostica, in medicina nucleare, e in radioterapia

2.4.1.2
Effetto Compton

L'effetto Compton consiste nella collisione tra fotone ed elettrone atomico. Questo tipo di interazione interessa maggiormente gli elettroni poco legati all'atomo, ovvero quelli degli orbitali più esterni, per i quali si assume che l'energia di legame sia trascurabile rispetto a quella del fotone incidente. Successivamente alla collisione, l'elettrone viene espulso dall'atomo e il fotone è diffuso a un angolo diverso da quello di incidenza. L'energia finale del fotone è minore di quella iniziale, poiché parte di essa è stata trasferita all'elettrone durante l'urto. L'effetto Compton è predominante a energie intermedie, e la sua sezione d'urto è approssimativamente proporzionale a Z.

Si supponga che l'energia cinetica e la quantità di moto dell'elettrone siano inizialmente nulle e che la direzione di propagazione del fotone incidente, dotato di energia $h\nu$, sia parallela all'asse x (Fig. 2.8). Successivamente all'urto, il fotone e l'elettrone sono diffusi rispettivamente ad angoli θ e ϕ. Imponendo la conservazione dell'energia e della quantità di moto, si ottengono le seguenti equazioni:

$$h\nu + m_e c^2 = h\nu' + (m_e c^2 + K_e) \quad \text{(conservazione dell'energia)} \tag{2.21}$$

$$h\nu/c = (h\nu'/c)\cos\theta + p_e \cos\phi \quad \text{(conservazione della quantità di moto lungo } x\text{)} \tag{2.22}$$

$$0 = (h\nu'/c)\sin\theta + p_e \sin\phi \quad \text{(conservazione della quantità di moto lungo } y\text{)} \tag{2.23}$$

Nelle precedenti equazioni, $h\nu'$ rappresenta l'energia del fotone dopo l'urto, K_e e p_e rispettivamente l'energia cinetica e la quantità di moto dell'elettrone dopo l'urto, $m_e c^2$ l'energia a riposo dell'elettrone. La quantità di moto del fotone è uguale a $h\nu/c$ prima dell'urto e, di conseguenza, è uguale a $h\nu'/c$ dopo l'urto. Risolvendo simultaneamente le equazioni precedenti si ottiene la seguente relazione tra energia iniziale, energia finale e angolo di diffusione del fotone:

$$h\nu' = \frac{h\nu}{1 + \left(\frac{h\nu}{m_e c^2}\right)(1 - \cos\theta)} \tag{2.24}$$

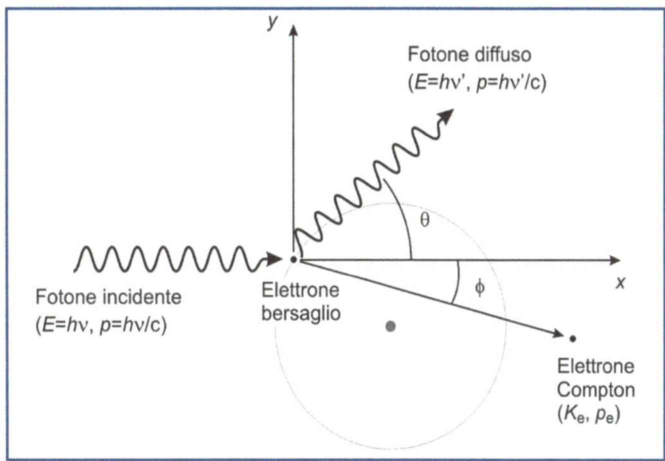

Fig. 2.8 Effetto Compton

2.4.1.3
Produzione di coppie

Nella produzione di coppie un fotone (di energia sufficientemente alta, come verrà chiarito nel seguito) interagisce con il campo elettrico di un nucleo atomico "creando" una coppia elettrone-positrone (Fig. 2.9). Questo fenomeno è in accordo con la relazione di Einstein E = mc^2, secondo cui l'energia può essere trasformata in materia e viceversa. In seguito alla formazione della coppia, il fotone scompare in quanto la sua energia iniziale è stata completamente ceduta alle particelle create. Affinché il processo possa aver luogo, è necessario che l'energia del fotone incidente sia maggiore o uguale all'*energia a riposo* delle due particelle create:

$$h\nu \geq m_{e-}c^2 + m_{e+}c^2 = 2m_{e-}c^2 = 1022 \text{ keV} \tag{2.25}$$

La produzione di una coppia e$^+$e$^-$ è quindi un *processo a soglia*: per energie dei fotoni incidenti inferiori a 1022 keV (detta energia di soglia per la produzione di coppie) questo processo non può avere luogo, in quanto l'energia disponibile è inferiore alla massa-energia della coppia elettrone-positrone. Nel caso limite in cui l'energia del fotone sia uguale a quella di soglia, le particelle prodotte avranno entrambe energia cinetica e quantità di moto nulle, mentre la quantità di moto del fotone incidente verrà trasferita al nucleo. In questo caso, tutta l'energia disponibile è stata utilizzata per materializzare l'elettrone e il positrone. La probabilità di avere produzione di coppie diventa significativa a energie molto più alte della soglia (Fig. 2.7) e l'energia in eccesso viene convertita nelle energie cinetiche dell'elettrone e del positrone (e in quantità trascurabile al nucleo), ripartite in modo tale da rispettare la conservazione dell'energia e della quantità di moto totali. Per tale motivo, questo tipo di interazione non è di interesse in campo radiodiagnostico, dove le energie in gioco sono sempre inferiori all'energia di soglia. La produzione di coppie è invece l'effetto predominante, insieme all'effetto Compton, in radioterapia, dove i fotoni utilizzati hanno di solito energie comprese tra 1 MeV e 18 MeV.

2.4.1.4
Coefficiente di attenuazione lineare

Si vuole ora descrivere in modo quantitativo l'interazione di un fascio di raggi X o γ con la materia. Si consideri un fascio di N_0 fotoni che incide su un dato spessore L di mate-

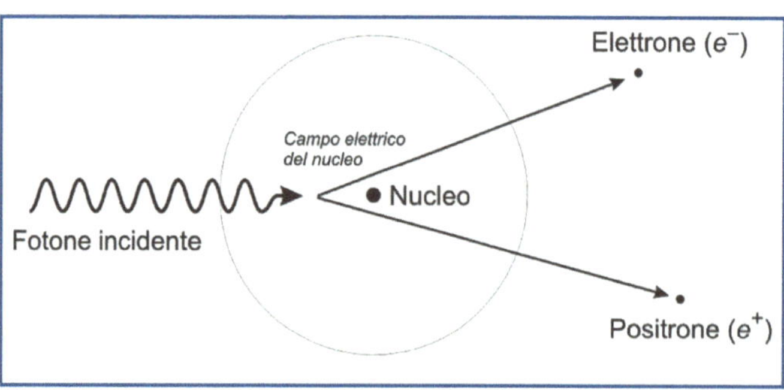

Fig. 2.9 Produzione di coppie

riale noto (Fig. 2.10). Si indichi con μ la probabilità, per unità di spessore, che un fotone interagisca con un atomo secondo almeno uno dei meccanismi descritti sopra: questa grandezza prende il nome di *coefficiente di attenuazione lineare*. Il coefficiente di attenuazione lineare ha le dimensioni dell'inverso di una lunghezza, e la sua unità di misura nel Sistema Internazionale è il m^{-1}; esso è funzione delle sezioni d'urto dei vari processi di interazione dei fotoni con la materia, quindi è funzione dell'energia dei fotoni incidenti e del numero atomico e della densità del materiale attraversato. Il rapporto μ/ρ tra coefficiente di attenuazione lineare e densità del materiale prende il nome di *coefficiente di attenuazione massico*, la cui unità di misura nel SI è il m^2/kg. In Figura 2.7 è riportato il grafico del coefficiente di attenuazione massico del piombo, in funzione dell'energia.

Si consideri ora uno spessore infinitesimo dx di materiale. La probabilità che un fotone interagisca con un atomo in questo spessore è uguale a μdx. Dopo aver attraversato tale spessore infinitesimo, il numero di fotoni che non hanno subito interazioni diminuisce, quindi, di una quantità infinitesima pari a

$$dN = -\mu N dx \tag{2.26}$$

Integrando entrambi i membri dell'equazione precedente su tutto lo spessore L, si ottiene il numero N di fotoni che hanno attraversato l'intero spessore senza subire alcuna interazione:

$$N = N_0 e^{-\mu L} \tag{2.27}$$

L'equazione precedente viene chiamata *legge di attenuazione esponenziale*. Utilizzando l'Equazione (2.27), è possibile calcolare lo spessore di materiale necessario ad attenuare il fascio incidente di una quantità desiderata. Essa risulta quindi di fondamentale importanza nella progettazione delle schermature utilizzate in tutti gli ambienti interessati dall'uso di sorgenti di raggi X o γ. A titolo di esempio, si supponga di voler progettare una barriera che riduca l'intensità di un fascio di fotoni monoenergetici di una quantità pari a $T = N/N_0 = 10^{-5}$. Lo spessore L necessario a ottenere una tale attenuazione può essere calcolato risolvendo la seguente equazione:

$$T = N/N_0 = e^{-\mu L} = 10^{-5}$$

da cui si ottiene, svolgendo

$$\ln (e^{-\mu L}) = \ln (10^{-5})$$

$$-\mu L = -5\ln 10$$

$$L = (5\ln 10 \,/\, \mu) \approx 11{,}5 \,/\, \mu$$

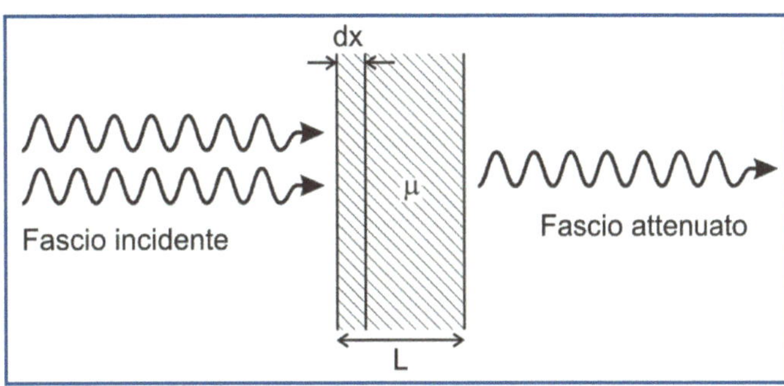

Fig. 2.10 Attenuazione di un fascio di fotoni in un materiale

È importante ricordare che il calcolo appena svolto è valido solo nel caso di fotoni monoenergetici; nel caso di fasci con distribuzioni energetiche più complesse, come quelli prodotti da tubi a raggi X (Fig. 2.5), questo tipo di calcolo è valido solo in forma approssimata, in quanto esso non tiene conto della dipendenza del coefficiente di attenuazione dall'energia.

Una quantità molto usata in radioprotezione è lo *spessore emivalente* (SEV), definito come lo spessore necessario per dimezzare il numero di fotoni del fascio incidente. In modo analogo, viene definito come *spessore decivalente* (SDV) lo spessore di materiale necessario a ridurre l'intensità del fascio primario di un fattore 10.

2.4.2
Interazioni delle particelle cariche

Nel paragrafo precedente si è visto quali sono i meccanismi con cui i fotoni, privi di carica elettrica, interagiscono con la materia. In seguito a queste interazioni vengono sempre prodotti elettroni secondari, i quali a loro volta interagiscono con gli atomi circostanti provocandone la ionizzazione. La quantità di ionizzazione prodotta nella materia da un fascio di fotoni X o γ è quasi interamente dovuta alle interazioni degli elettroni secondari. Per questo motivo, la comprensione dei meccanismi di interazione delle particelle cariche con la materia è importante non solo nel caso in cui il fascio primario sia costituito da particelle α, β o ioni.

A differenza di quelle neutre, tutte le particelle cariche risentono del campo elettrico generato dagli elettroni e dai nuclei degli atomi presenti nella materia attraversata. È quindi impossibile che esse attraversino uno spessore di materiale, per quanto sottile, senza subire interazioni di tipo elettrostatico (o *coulombiane*). A ogni urto, le particelle cariche del fascio di radiazione producono eccitazione e ionizzazione nella materia attraversata, riducendo progressivamente la loro energia fino ad arrestarsi. L'energia media persa dalle particelle del fascio per unità di lunghezza viene chiamata *potere frenante* del mezzo, e si indica con la lettera S:

$$S = -\frac{dE}{dx} \tag{2.28}$$

Il potere frenante dipende in modo complesso dal tipo di particella, dalla sua velocità, e dal tipo di materiale attraversato. In particolare, nel caso di particelle cariche pesanti (protoni, α, ioni) si ha:

$$S \propto \frac{NZz^2}{v^2} \tag{2.29}$$

dove Z è il numero atomico del mezzo, N è il numero di atomi per unità di volume, mentre z e v sono rispettivamente il numero atomico e la velocità della particella. Nel caso di particelle ionizzanti leggere (elettroni e positroni) si ha:

$$S \propto \frac{NZ}{v^2} \tag{2.30}$$

con analogo significato dei simboli.

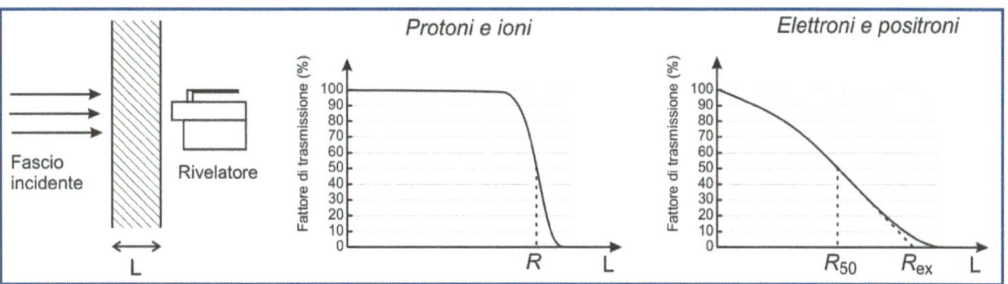

Fig. 2.11 Fattore di trasmissione per particelle cariche in funzione dello spessore attraversato e definizione di *range*. Il riquadro di sinistra rappresenta schematicamente il processo di misurazione del fattore di trasmissione. Nel caso di particelle leggere (*a destra*), il *range* R_{50} è definito come lo spessore per cui il fattore di trasmissione è uguale al 50%, mentre il *range* estrapolato R_{ex} è definito come lo spessore ottenuto proiettando sull'asse delle ascisse la retta tangente alla curva di trasmissione nel punto L=R_{50}

È stato detto che le particelle cariche perdono progressivamente la loro energia negli urti nella materia, fino a fermarsi. Di conseguenza, esse possono attraversare solo uno spessore finito di materiale, in funzione dell'energia, del tipo di particella, e del tipo di materiale. Si definisce *range*, indicato con la lettera R, lo spessore medio di materiale che una particella carica deve attraversare affinché essa perda tutta la sua energia cinetica (Fig. 2.11). Il concetto di *range* non è applicabile alle particelle neutre, poiché l'intensità di un fascio di fotoni non può mai essere ridotta a zero, se non dopo avere attraversato uno spessore infinito, come si deduce dall'Equazione (2.27).

La collisione coulombiana anelastica non è l'unico meccanismo con cui le particelle cariche possono perdere energia. La decelerazione subita durante gli urti provoca l'emissione di radiazione elettromagnetica (raggi X) detta *radiazione di frenamento* o *bremsstrahlung*, da parte delle particelle cariche coinvolte. La componente di energia persa dalle particelle sotto forma di radiazione di frenamento viene chiamata *perdita di energia per irraggiamento*. Le perdite per irraggiamento sono relativamente minori di quelle per collisione e risultano trascurabili nel caso di particelle cariche pesanti. Il rapporto tra perdite per irraggiamento e per collisione aumenta nel caso di particelle leggere (elettroni) e per elevati Z del materiale attraversato. Per questo motivo è conveniente utilizzare materiali ad alto numero atomico (tungsteno o molibdeno) per gli anodi dei tubi radiogeni, in cui la radiazione di frenamento costituisce la principale componente di emissione. Di contro, nel caso in cui si voglia schermare un fascio di elettroni minimizzando l'emissione di radiazione di frenamento, occorre utilizzare materiali con basso numero atomico (ad es., polietilene o altri tipi di plastiche).

Letture consigliate

Knoll GF (ed) (2000) Radiation detection and measurement, 3rd edn. John Wiley & Sons, New York

Krane KS (ed) (1987) Introductory nuclear physics. John Wiley & Sons, New York

Marengo M (ed) (2001) La fisica in medicina nucleare. Pàtron, Bologna

Stabin MG (ed) (2007) Radiation protection and dosimetry: an introduction to health physics. Springer, New York

Caratteristiche generali dei radiofarmaci

3

P.A. Erba, F. Orsini, R. Cantini, G. Mariani

Indice dei contenuti

3.1 Introduzione generale sui radiofarmaci

Per radiofarmaco si intende qualsiasi medicinale che, quando è pronto per l'uso a scopo medico (diagnosi e/o terapia), include uno o più radionuclidi (nuclei radioattivi) incorporati. Questa definizione generale supera quindi la vecchia distinzione fra "tracciante" (termine originariamente riservato a molecole marcate di interesse biologico impiegate in genere per studi metabolici *in vitro* o *in vivo*) e "indicatore" (riservato, invece, a molecole marcate per uso diagnostico).

Proprio mediante l'impiego di radiofarmaci specifici, l'imaging medico-nucleare permette di valutare aspetti funzionali e/o processi biochimico-metabolici che si verificano a livello di organo, tessuto, e perfino cellulare; un radiofarmaco è, in genere, costituito dalla combinazione di un radionuclide (responsabile del segnale rilevabile dall'esterno del corpo) con un composto che determina le proprietà biologiche della molecola.

Oltre che in base alla loro struttura chimica, al meccanismo di localizzazione e all'eventuale azione terapeutica, i radiofarmaci sono talvolta classificati in base al tipo di visualizzazione "positiva" o "negativa" che possono produrre nella specifica applicazione diagnostica. In particolare, un radiofarmaco indicatore positivo si accumula elettivamente dove ha luogo il processo patologico, evidenziando direttamente la sede dell'alterazione metabolica specifica; al contrario, un radiofarmaco indicatore negativo si accumula nel parenchima normale e funzionante di un organo e, quindi, il processo patologico risulta evidenziato come un difetto di captazione. Non si tratta tuttavia di una distinzione rigidamente fissa dato che, a seconda delle diverse applicazioni, alcuni radiofarmaci possono comportarsi sia da indicatori positivi che negativi. Ad esempio, in ambito tiroideo il radioiodio o il ^{99m}Tc-Pertecnetato sono indicatori negativi nel caso di patologia nodulare non funzionante (noduli cosiddetti “freddi”), ma diventano invece positivi nel caso di iperfunzione tiroidea (di tipo nodulare oppure diffuso); inoltre, alcuni radiofarmaci utilizzati per la scintigrafia miocardica di perfusione (tipicamente il ^{99m}Tc-Sestamibi, ma anche il ^{201}Tl-Cloruro) sono indicatori negativi quando un loro difetto di captazione riflette un deficit di perfusione miocardica, ma diventano positivi quando sono impiegati per localizzare lesioni focali ipermetaboliche (come gli adenomi paratiroidei oppure altre lesioni tumorali). Infine, anche il radiofarmaco PET [^{18}F]Fluoro-2-deossiglucosio ([^{18}F]FDG) può essere utilizzato come indicatore negativo (ad esempio, per visualizzare aree di sostanza grigia con ridotto metabolismo nello studio del Sistema Nervoso Centrale) oppure positivo (per visualizzare lesioni neoplastiche con aumentato consumo di glucosio).

I radiofarmaci sono impiegati in quantità inferiori di molti ordini di grandezza rispetto a quelli utilizzati per i mezzi di contrasto in radiodiagnostica e non devono pertanto essere confusi con questi ultimi. In particolare, nel corso di un singolo esame TC con mezzo di contrasto la quantità di iodio somministrata per via e.v. corrisponde a circa 60-100 grammi, cioè anche più di mezza mole; questa grossa quantità di mezzo di contrasto radio-opaco (che è necessaria per attenuare il fascio di raggi X che attraversa un certo distretto corporeo) può indurre variazioni nei sistemi biologici dell’organismo tali da configurare un vero e proprio effetto farmacologico legato alla massa, come variazione dell’osmolarità plasmatica, vasodilatazione e possibile nefrotossicità (in certe condizioni), fino a vere e proprie reazioni di intolleranza e/o ipersensibilità anche gravi. Al contrario, le quantità ponderali di radiofarmaco somministrate arrivano raramente ai pochi milligrammi; più spesso si tratta di frazioni di milligrammo, quantità in genere non sufficienti a causare alcuna perturbazione del sistema biologico in studio. Tuttavia, reazioni di idiosincrasia possono (seppure come evento estremamente raro) verificarsi anche in seguito alla somministrazione di tali minute quantità di sostanza; inoltre, pur se molto raramente e soltanto per alcuni radiofarmaci somministrati a scopo terapeutico, le quantità di sostanza possono raggiungere livelli prossimi a quelli potenzialmente in grado di indurre una variazione di funzione nel sistema biologico interessato. È questo il caso della [^{131}I]MIBG (^{131}I-MetaIodoBenzilGuanidina, impiegata per la terapia del feocromocitoma e del neuroblastoma), per la quale una dose terapeutica di 5,55 GBq corrisponde a una massa di 750 μg di principio biologicamente attivo ed è quindi necessario, durante e per un certo periodo dopo la somministrazione, monitorare i parametri vitali principali (pressione arteriosa e frequenza cardiaca). Inoltre, la somministrazione di radiofarmaci costituiti da macromolecole eterologhe (come gli anticorpi monoclonali marcati, che in massima parte sono di origine murina) può stimolare nel paziente una risposta immunitaria con produzione di anticorpi umani contro le proteine di topo (i cosiddetti *Human Anti-Mouse Antibodies* o HAMA), la cui presenza aumenta il rischio di reazioni collaterali avverse in caso di successiva nuova somministrazione.

La maggior parte dei radionuclidi impiegati in medicina nucleare sono gamma-emittenti e il loro uso permette di produrre immagini scintigrafiche planari o tomografiche per emissione di fotone singolo (*Single Photon Emission Computed Tomography*, SPECT).

Tabella 3.1 Principali caratteristiche fisiche dei radionuclidi più frequentemente utilizzati per la diagnostica medico-nucleare convenzionale

Radionuclide	Natura chimica	$T_{1/2}$	Energia γ (KeV)	Note
^{123}I*	Alogeno	12,8	159	Emissione anche di β^- a bassa energia (elettroni di Auger)
^{131}I	Alogeno	196,8	284, 364, 637	Emissione anche di β^- con energia 606 Kev
^{125}I*	Alogeno	1440	35	Emissione anche di β^- a bassa energia (elettroni di Auger)
^{99m}Tc	Metallo di transizione	6	140	Elevata reattività chimica
^{111}In*	Metalloide	67,9	171, 245	Emissione anche di β^- a bassa energia (elettroni di Auger)
^{67}Ga*	Metalloide	78,3	93, 184, 300	
^{201}Tl*	Metalloide	73	72, 135, 166, 167	

* Decadimento anche per cattura elettronica, con emissione secondaria di un raggio X caratteristico

I principali radionuclidi per applicazioni diagnostiche sono gli isotopi dello iodio, del tecnezio, dell'indio, del gallio e del tallio. Le caratteristiche fisiche più rilevanti dei radioisotopi dello iodio (che comprendono comunque anche un isotopo che decade con emissione di positroni, lo Iodio-124), come pure degli altri radionuclidi più frequentemente impiegati per la diagnostica medico-nucleare convenzionale, sono schematicamente riassunte nella Tabella 3.1.

Oltre che in base alle caratteristiche fisiche del radionuclide costitutivo (numero di massa, tempo di dimezzamento, tipo di emissione della radioattività), un radiofarmaco può essere definito e classificato secondo altri fattori, come la sua forma chimica (ad esempio, ioduro di sodio, NaI), la radioattività alla data e ora specificata (con multipli del Becquerel, Bq, come unità base, ma spesso anche con i corrispondenti sottomultipli del vecchio sistema basato sul Curie, Ci), l'attività specifica (cioè il rapporto fra radioattività e quantità del radiofarmaco effettivamente presente nella preparazione, espressa raramente in milligrammi o suoi sotto-multipli, più correttamente in moli: MBq/nmole oppure MBq/μg), la concentrazione radioattiva (ovvero il rapporto fra radioattività e volume della soluzione del preparato, ad esempio: MBq/mL) e, infine, il volume totale della soluzione.

Un radiofarmaco può essere costituito da un radionuclide semplicemente in forma ionica, come lo Iodio-123 o lo Iodio-131 somministrati sotto forma di ioduro di sodio, o anche come il Tecnezio-99m pertecnetato ($^{99m}TcO_4^-$) così come è eluito in soluzione fisiologica da un generatore di Molibdeno-99. Altri esempi sono rappresentati dal Gallio-67 citrato, oppure dal Fluoro-18 fluoruro, dallo Stronzio-89 cloruro o anche dal Tallio-201 cloruro e dal Rubidio-82 cloruro. L'impiego diagnostico e/o terapeutico di questi radionuclidi in forma ionica è possibile perché alcuni di essi sono semplicemente i radioisotopi (chimicamente del tutto identici) di un elemento nativo che è un normale costituente di un certo sistema biologico (come nel caso del radioiodio o del fluoruro) oppure perché sono elementi chimicamente analoghi di altri nativi, normali costituenti del sistema biologico (come lo Stronzio-89, analogo del calcio, oppure come il Tallio-201 o il Rubidio-82, entrambi analoghi del potassio ma emittenti γ e β^+, rispettivamente, e quindi impiegati per applicazioni rispettivamente SPECT e PET).

Tuttavia, nella maggior parte dei radiofarmaci attualmente in uso il radionuclide ha semplicemente la funzione di consentire (tramite la sua emissione γ o β^+) la localizzazione scintigrafica della distribuzione del radiofarmaco stesso all'interno del corpo oppure l'esplicarsi di una certa azione terapeutica (tramite la sua emissione β^- o, più raramente, particelle α), mentre le caratteristiche di distribuzione e localizzazione in determinati distretti dipendono dall'essere incorporato in una struttura molecolare più complessa dotata di una sua propria farmacocinetica e farmacodinamica (destino biologico).

La reazione chimica mediante la quale un radionuclide è inserito nella struttura di un radiofarmaco più complesso è la cosiddetta "reazione di marcatura". Tale marcatura può avvenire per sostituzione diretta di un atomo nativo della molecola originale con un isotopo radioattivo; per esempio, sostituendo un atomo di iodio nativo (Iodio-127) della L-Tiroxina (ormone tiroideo che contiene normalmente 4 atomi di iodio) con un atomo di Iodio-131, si ottiene un tracciante radioattivo identico alla L-Tiroxina originale, la cui distribuzione e destino metabolico all'interno del corpo sono pertanto identici a quelli della stessa L-Tiroxina prodotta dalla tiroide. L'esempio più attuale di radiofarmaci analoghi a quelli ottenuti per sostituzione riguarda la preparazione per applicazioni PET, in cui atomi non radioattivi presenti in posizioni specifiche nella struttura di alcune sostanze di interesse biologico (come aminoacidi, altri metaboliti, oppure anche farmaci) sono sostituiti, mediante particolari sintesi radiochimiche a partire da opportuni precursori, da atomi emittenti β^+ (rispettivamente, l'Ossigeno-15 al posto dell'Ossigeno-16 nativo, il Carbonio-11 al posto del Carbonio-12 nativo, l'Azoto-13 al posto dell'Azoto-14 nativo e così via). Poiché il radiofarmaco che si produce in questa condizione è chimicamente identico alla sostanza di partenza (si tratta quindi di un vero "tracciante"), una volta somministrato al paziente, subisce esattamente tutte le tappe metaboliche tipiche della sostanza nativa. Questi radiofarmaci sono estremamente interessanti per applicazioni metaboliche dato che, con opportune acquisizioni e valutazioni farmacocinetiche, permettono di determinare il consumo regionale della sostanza specifica (ad esempio, studio e quantificazione della cinetica del glucosio utilizzando il glucosio marcato con Carbonio-11). Tuttavia, tali indagini sono in genere molto complesse, perché è necessario correggere la concentrazione radioattiva registrata in corrispondenza di un certo tessuto per i metaboliti intermedi e terminali ancora marcati che si formano durante la degradazione metabolica del radiofarmaco (metaboliti a loro volta caratterizzati da determinate cinetiche di distribuzione e di accumulo).

Dal punto di vista della simbologia radiochimica, la presenza in una certa molecola di un radionuclide come elemento costitutivo (in sostituzione di un elemento nativo) è indicata racchiudendo il radionuclide stesso fra parentesi quadra, per esempio: [^{11}C]Colina, [^{11}C]Glucosio, [^{13}N]Ammoniaca, [^{11}C]Timidina, [^{18}F]Fluoro-2-deossiglucosio ([^{18}F]FDG), [^{18}F]Fluorouracile, [^{125}I]Iodo-2'-deossiuridina ecc.

Quando non si può effettuare una marcatura che conduca alla formazione di una molecola del tutto equivalente a quella biologicamente attiva desiderata, un radiofarmaco può essere marcato sostituendo un gruppo funzionale (ad esempio, $-OH^-$ oppure $-CH_3$, ma anche semplicemente -H) con un radionuclide (ad esempio, in forma chimica di ioduro o fluoruro) o un gruppo chimico che contenga il radionuclide (ad esempio, $-^{11}CH_3$) che presentino dimensioni e carica elettrica simili a quelle dei gruppi originali, ma soprattutto posizionati in una parte della molecola tale da non influenzarne il destino biologico in maniera significativa (cioè in una zona non biologicamente attiva) (Fig. 3.1).

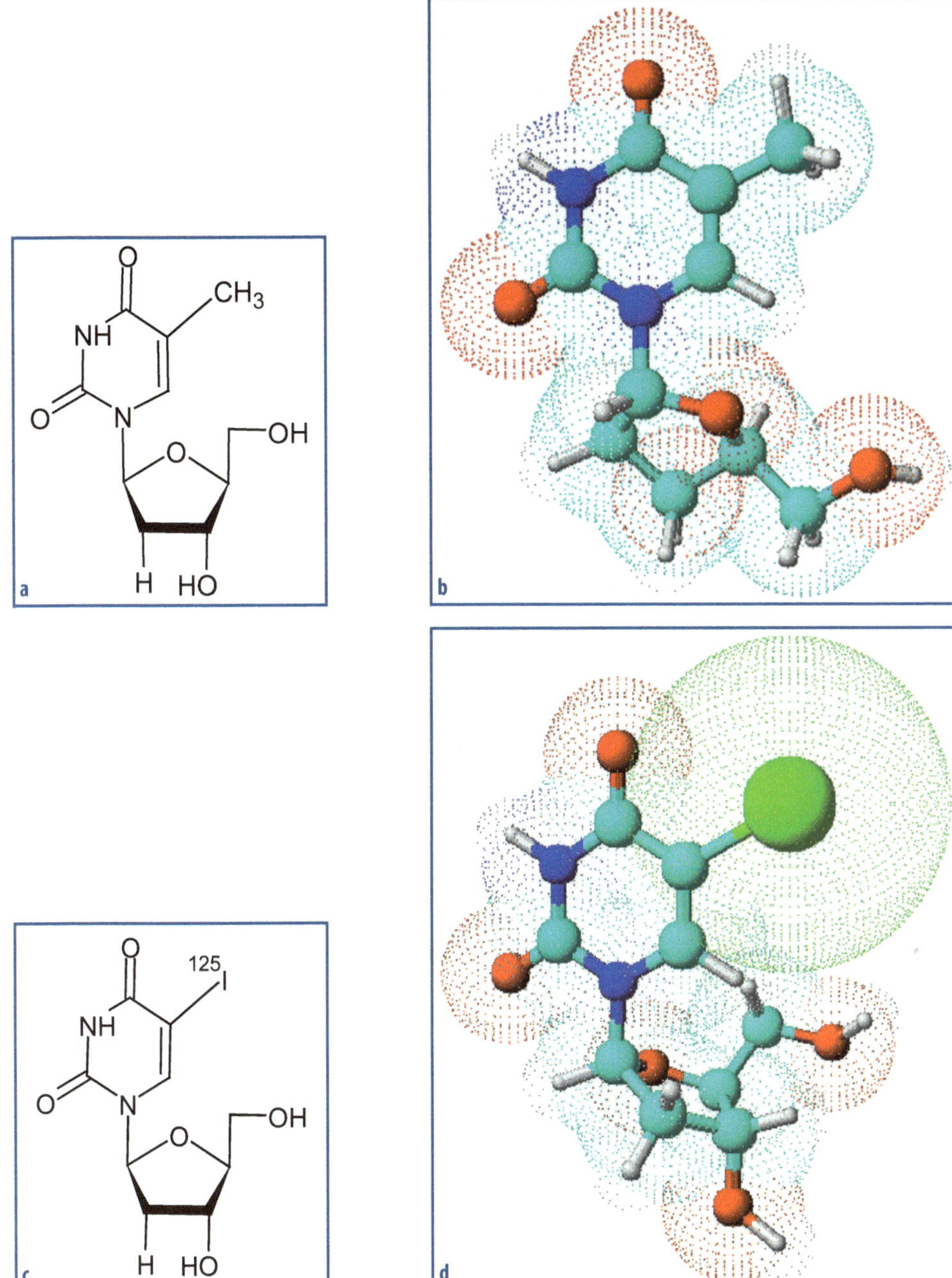

Fig. 3.1 a-d Formula di struttura (**a**) e corrispondente rappresentazione tridimensionale (**b**) della timidina, base costitutiva del DNA. Sostituendo il gruppo -CH_3^- con un atomo di Iodio-125, si ottiene il tracciante radioattivo 5[^{125}I]-2'-deossiuridina, rappresentato in **c** e **d**, rispettivamente come formula di struttura e in rappresentazione tridimensionale. Anche se non identico, questo tracciante ha una struttura e un comportamento biologico simili a quelli della timidina come substrato della timidin-chinasi, mentre il tracciante iodato non prosegue ulteriormente nel successivo destino metabolico; la sua incorporazione *in vitro* o *in vivo* può essere quindi utilizzata (seppure con alcune limitazioni) per stimare l'entità della proliferazione cellulare

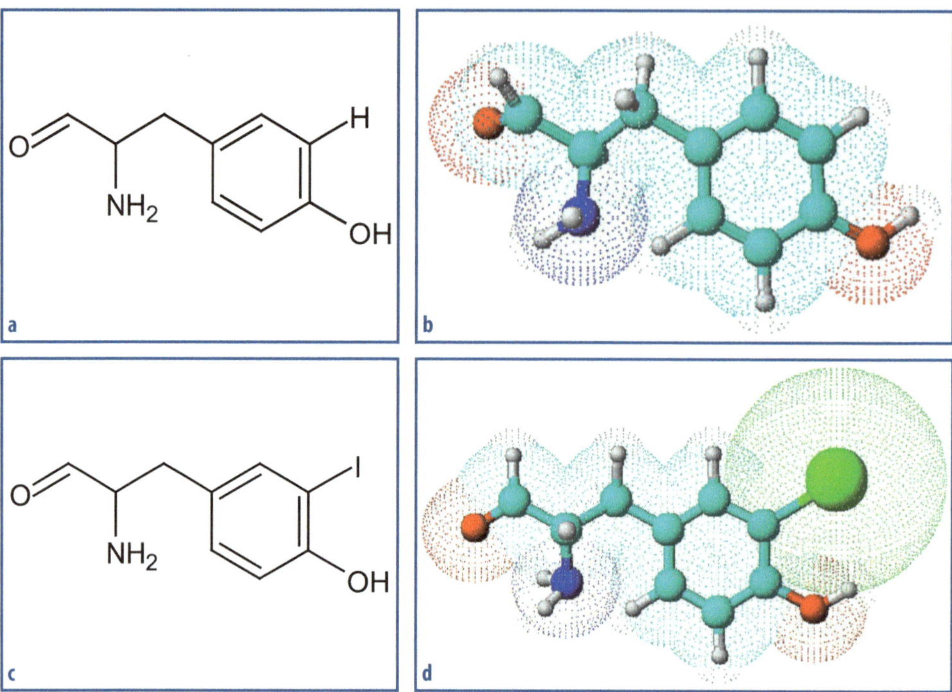

Fig. 3.2 a-d Formula di struttura (**a**) e corrispondente rappresentazione tridimensionale (**b**) della tirosina, aminoacido di cui sono particolarmente ricche molte proteine (ad esempio, la sieroalbumina). Sostituendo un atomo di idrogeno adiacente al gruppo -OH⁻ con un atomo di radioiodio, si altera solo di poco la struttura dell'aminoacido stesso (corrispondenti rappresentazioni **c** e **d**); se poi l'aminoacido marcato è parte di una macromolecola molto più complessa (ad esempio, la sieroalbumina è composta da circa 580 aminoacidi), è poco probabile che ne risulti alterato il comportamento biologico; tale macromolecola può quindi essere utilizzata quale tracciante radioattivo per studi metabolici *in vitro* e *in vivo*

Questo tipo di marcatura è tanto più facile quanto maggiori sono le dimensioni molecolari, evento comune in macromolecole proteiche. È spesso sfruttata a questo scopo la presenza fra gli aminoacidi costitutivi della molecola originale di una tirosina (in posizione spazialmente "esposta") (Fig. 3.2), che risulta facilmente marcabile mediante radioiodazione; in questo caso, pur essendo la struttura finale del peptide leggermente diversa da quella della molecola originale (avendo una iodotirosina al posto di una tirosina), le caratteristiche biochimiche della molecola stessa (ora divenuta un radiofarmaco) non sono molto diverse da quelle della proteina originale. Un esempio di questa metodica è rappresentato dalla marcatura con radioiodio della sieroalbumina umana, molto utilizzata in passato sia per studi metabolici sia come indicatore intravascolare. Quando non sono disponibili nella molecola gruppi reattivi per l'introduzione del radioiodio, la marcatura può avvenire mediante legame con un radionuclide metallico (chelazione), cioè tramite preventiva funzionalizzazione della molecola mediante inserimento di un opportuno gruppo chelante, il quale a sua volta è in grado di legare il radionuclide di interesse (ad esempio, il Tecnezio-99m, l'Indio-111 ecc.). Dal punto di vista della simbologia radiochimica, i radiofarmaci marcati con queste reazioni (cosiddette di addizione) sono indicati con il simbolo del radionuclide (non racchiuso fra parentesi quadra) unito con un trattino al nome cosiddetto "triviale" della rimanente porzione del radiofarmaco: ^{131}I-Albumina, ^{99m}Tc-Fitato, ^{99m}Tc-Macroaggregati di Albumina, ^{99m}Tc-Pirofosfato, ^{111}In-Pentetreotide, ^{68}Ga-DOTA-TOC e così via.

Molti dei composti radioattivi sviluppati per le iniziali applicazioni della medicina nucleare (come radiofarmaci oppure come traccianti per studi metabolici) erano basati sulla marcatura con radioiodio (in particolare: ^{131}I per le applicazioni *in vivo*, ^{125}I per le applicazioni *in vitro*). L'introduzione di un atomo di iodio in una molecola complessa può avvenire mediante diversi meccanismi, che possono essere basati sul radioiodio come ione I^- oppure come specie chimica I^+, a seconda della tecnica di marcatura:

- scambio isotopico;
- sostituzione nucleofila;
- sostituzione aromatica elettrofila;
- somma di doppio legame.

Lo *scambio isotopico* consiste nella sostituzione, ad esempio, di un atomo di iodio non radioattivo, già presente nella struttura originale della molecola, con un atomo di iodio radioattivo. All'equilibrio, l'entità di tale scambio è direttamente proporzionale al rapporto molare fra substrato che deve essere marcato e radioiodio; un rapporto iniziale di 1:1 tra radioiodio e substrato porta, in teoria, all'incorporazione del 50% del radioiodio, mentre con un rapporto di 20:1 dovrebbe essere marcato il 95% del substrato. La reazione di marcatura per scambio isotopico è agevolata dalla presenza di sali di rame(I) e dall'ambiente riducente, mentre l'assenza o la presenza di ossigeno influenzano diversamente le diverse reazioni. Tipicamente, la reazione di marcatura per scambio isotopico produce radiofarmaci con bassa attività specifica.

La *sostituzione nucleofila* è la sostituzione di un gruppo funzionale presente nella struttura della molecola originale (come lo ione bromuro o nitrato) con un radionuclide in forma anionica (ad esempio, ioduro, fluoruro, cianuro); è una metodica largamente utilizzata per la marcatura di composti alifatici e può essere effettuata anche con substrati aromatici. Tipicamente conduce a prodotti caratterizzati da radioattività specifica elevata.

La *sostituzione elettrofila aromatica* con radioiodio è un metodo molto efficiente basato sulla sostituzione di un atomo di idrogeno (in un composto aromatico ricco di elettroni) con un atomo di radioiodio, che però deve essere sotto forma di I^+ come specie reattiva. Inizialmente sviluppato per la radioiodazione dei residui di tirosina nelle proteine, la tecnica è ampiamente usata per la marcatura di molecole contenenti nuclei aromatici ricchi di elettroni. Le reazioni sono efficienti, hanno luogo in condizioni di pH blande (che non causano quindi denaturazione delle molecole da marcare) e generalmente procedono a temperatura ambiente in presenza di ossidanti. Le condizioni della reazione di marcatura devono essere rigorosamente controllate (ad esempio, in termini di pH); durante la reazione può prodursi una miscela di isomeri indesiderati. La trasformazione dello ione ioduro I^- nella forma reattiva I^+ avviene mediante ossidazione in presenza di agenti ossidanti (come cloramina-T, dicloramina-T, IODOGEN™ [Thermo Fisher Scientific Inc., Waltham, MA], N-bromosuccinamide, lattoperossidasi/H_2O_2), generalmente in condizioni di pH vicino alla neutralità.

Per la marcatura di proteine prive di residui amminoacidici direttamente marcabili con radioiodio (tirosina, istidina) e di altre macromolecole nelle quali questi residui non siano facilmente marcabili in condizioni di reazioni tali da non causare denaturazione, può essere utilizzato il reagente di Bolton-Hunter: N-succinimidil-3-(4-idrossifenil)-propionato. L'anello fenolico di questo estere è attivato per la radioiodinazione elettrofila, e l'estere attivo N-idrossi-succinamide permette la reazione di coniugazione con i residui amminici presenti nella proteina (spesso quelli della catena laterale della lisina).

La marcatura con ^{99m}Tc può essere eseguita tramite due diverse procedure: il metodo diretto e quello indiretto. Il *metodo diretto* sfrutta, per legare il radiometallo, le capacità coordinanti degli atomi di zolfo presenti nella struttura delle molecole. Infatti, questi atomi svolgono in genere una funzione strutturale, sostenendo l'architettura molecolare attraverso la formazione di gruppi disolfuro -S-S- disposti a ponte fra i segmenti principali delle macromolecole. Tuttavia, questi gruppi possono anche legare il metallo, allorché i ponti disolfuro vengono in parte spezzati, attraverso la conversione degli atomi di zolfo in gruppi tiolici liberi -SH. Un metodo relativamente semplice è quello detto *pre-tinning*, nel quale si utilizza Sn^{2+} in elevata concentrazione, con il duplice scopo di generare gruppi disolfuro liberi e di ridurre il pertecnetato. Un altro sistema (meno denaturante per la struttura delle molecole da marcare) è basato sull'uso di sostanze riducenti, che hanno la capacità di scoprire i gruppi sulfidrilici senza provocarne una frammentazione; un agente frequentemente utilizzato a questo scopo è il dimercaptoetanolo ($HS\text{-}CH_2CH_2\text{-}SH$). I gruppi -SH così generati possono coordinarsi al radiometallo, se quest'ultimo si trova in uno stato di ossidazione ridotto. È possibile eseguire questa marcatura facendo reagire il ^{99m}Tc-Pertecnetato con pirofosfato o con MDP in presenza di ione stannoso; si forma in tal modo un complesso debole, che può facilmente scambiare il radiometallo con gruppi donatori molto più forti, quali i tioli. Con questo metodo, le rese di marcatura non raggiungono mai valori elevati; inoltre, non è possibile controllare con precisione le regioni della molecola cui il radiometallo si lega, dato che questo legame di coordinazione può essere instaurato anche con NH_2, COOH, OH (soprattutto se questi ultimi sono in forma ionica).

Nel *metodo indiretto* (solitamente definito "per coniugazione"), la marcatura si ottiene attraverso l'impiego di un chelante bifunzionale (in modo analogo a quanto avviene per la marcatura con ^{111}In): i chelanti bifunzionali sono così denominati proprio perché sono costituiti da due parti sostanziali: un gruppo chelante capace di legare stabilmente il radiometallo (A) e un gruppo molecolare in grado di legarsi selettivamente alla molecola (B). I due gruppi sono più o meno distanziati tra loro da un frammento centrale chiamato *linker* (C), che permette talvolta di ridurre l'ingombro sterico del gruppo chelante sulla molecola coniugata, limitandone così l'effetto sull'attività biologica. La procedura consiste nell'aggiungere il ^{99m}Tc-Pertecnetato in presenza di $SnCl_2$ alla molecola da radiomarcare già legata all'agente chelante bifunzionale; in alternativa, per evitare che possa prevalere la marcatura per via diretta (legame debole) senza sfruttare il chelante, si può procedere complessando prima il ^{99m}Tc al chelante e, successivamente, legando questo complesso marcato alla macromolecola (ad esempio, un anticorpo).

Anche per la marcatura di radiofarmaci con ^{111}In si fa spesso ricorso ad agenti chelanti (ad esempio, DTPA [*Diethylene Triamine Pentaacetic Acid*] o DOTA [acido 1,4,7,10-tetra-azociclododecano-1,4,7,10-tetra-acetico]) legati a gruppi bifunzionali che fanno da ponte tra l'atomo di indio radioattivo e la macromolecola (Fig. 3.3). A questo scopo le macromolecole da marcare sono in genere fornite già coniugate all'agente bifunzionale ed è sufficiente aggiungere ^{111}In-cloruro in soluzione debolmente acida per marcare il radiofarmaco.

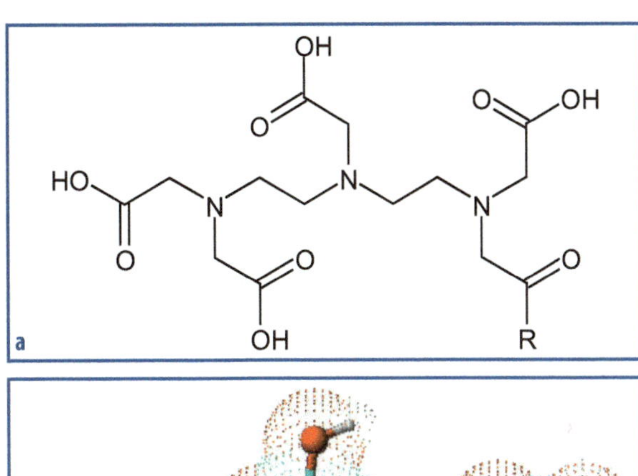

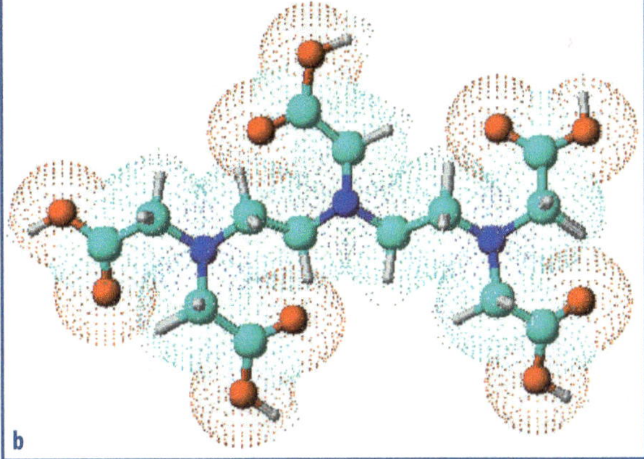

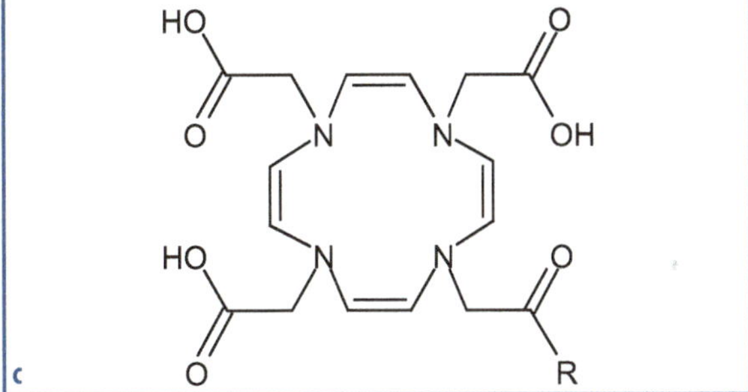

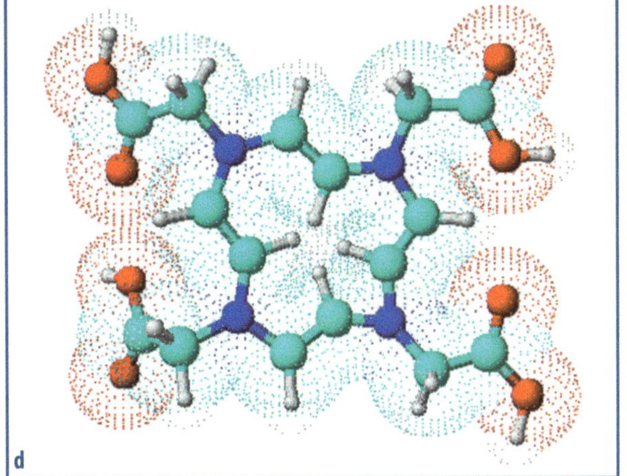

Fig. 3.3 a-d Formule di struttura e corrispondenti rappresentazioni tridimensionali dei chelanti DTPA (**a** e **b**) e DOTA (**c** e **d**). In entrambe le molecole, il simbolo "R" rappresentato in basso a destra indica genericamente una macromolecola alla quale si è legato il gruppo e che quindi, dopo introduzione del radionuclide, costituisce un radiofarmaco. Tale radionuclide è più spesso il ^{99m}Tc nel caso del DTPA (ma talora anche ^{111}In), mentre diversi radiometalli possono essere efficientemente chelati dal DOTA (ad esempio, ^{111}In, ^{68}Ga, ^{90}Y, ^{177}Lu ecc.). La chelazione del radionuclide avviene in genere a temperatura ambiente quando si utilizza DTPA (che è una molecola con struttura "aperta"), mentre nel caso della marcatura con DOTA (che è una struttura "chiusa" il cui sito di chelazione è lo spazio circoscritto dai 4 atomi di azoto) è in genere necessaria un'incubazione a 100°C; la marcatura con DOTA è generalmente più stabile nel tempo di quella con DTPA

Il Gallio-68 (prodotto generalmente *in loco* da generatore $^{68}Ge/^{68}Ga$) è un emettitore di β^+ con un'abbondanza dell'89,1% e un'emivita fisica di soli 68,3 minuti; questo radiometallo si presta alla marcatura di diversi radiofarmaci utilizzabili nella diagnostica PET (come alcuni analoghi della somatostatina), impiegando preferenzialmente DOTA come agente chelante già legato al peptide.

Infine, l'Ittrio-90 (^{90}Y) è un radiometallo con crescenti applicazioni per terapia medico-nucleare, in virtù della sua emissione di particelle β^- ad alta energia (2,3 MeV, con range di percorso nei tessuti fino ad alcuni mm). Anche in questo caso l'agente chelante bifunzionale utilizzato per la marcatura di analoghi della somatostatina è il DOTA, mentre per la marcatura di macromolecole più complesse (come anticorpi monoclonali per radioimmunoterapia) può essere impiegato un chelante bifunzionale specifico (il tiuxetano).

3.2 Principi generali di distribuzione/localizzazione dei radiofarmaci

I radiofarmaci che si ottengono dopo radiomarcatura con ^{99m}Tc coprono l'85% delle indagini diagnostiche di un reparto di medicina nucleare. Questo radionuclide è molto utilizzato perché: (a) pur se la sua breve emivita (6 ore) ne limiterebbe in via teorica l'uso, è prodotto *in loco* da un generatore disponibile in commercio (generatore Molibdeno/Tecnezio, $^{99}Mo/^{99m}Tc$) che qualsiasi servizio di medicina nucleare può facilmente gestire nel laboratorio di radiofarmacia perché l'emivita fisica del progenitore (^{99}Mo) è di 66 ore; (b) è caratterizzato da una chimica abbastanza standardizzata che permette una marcatura veloce e stabile nel tempo di molti farmaci; (c) ha una emissione ottimale per la rivelazione mediante gamma camera (i cui cristalli di NaI(Tl), nello spessore utilizzato per questa strumentazione, presentano un'efficienza di rivelazione ottimale per energie γ comprese fra 100 e 200 KeV).

Le informazioni diagnostiche fornite dalle immagini scintigrafiche derivano dalla caratteristica distribuzione all'interno del corpo di un radiofarmaco, generalmente iniettato per via endovenosa (più raramente la somministrazione avviene per via orale o interstiziale). I parametri principali che determinano le informazioni scintigrafiche sono la velocità di scomparsa dal circolo, l'accumulo, la ritenzione, e la clearance (o *washout*) a livello di uno specifico tessuto di interesse. Alterazioni dello stato di funzione fisiologica in determinati distretti corporei si riflettono in variazioni di questi parametri (soprattutto la ritenzione e/o la dismissione del radiofarmaco nel tessuto/organo in esame). Ad esempio, l'incremento di accumulo di radioiodio in un nodulo tiroideo è indice di un'aumentata produzione di ormoni tiroidei da parte del nodulo stesso, la ridotta captazione in una regione miocardica di un radiofarmaco di flusso suggerisce una necrosi determinata da un precedente infarto o da una ischemia critica e così via.

La maggior parte delle modificazioni indotte da uno stimolo patogeno può essere dimostrata attraverso l'impiego di radiofarmaci; nella sequenza di eventi fisiopatologici che caratterizzano una malattia, le alterazioni biologico-metaboliche si manifestano tipicamente in una fase molto precoce, prima che si verifichino modificazioni di forma, dimensioni e/o struttura del tessuto/organo. Tuttavia, a questa spiccata sensibilità dell'indagine medico-nucleare per alterazioni precoci della malattia raramente corrisponde un'altrettanto rilevante specificità per una determinata malattia. Per esempio, l'aumentato metabolismo cellulare del glucosio in un specifico distretto corporeo (che in medicina nucleare è valutato con metodica PET mediante l'impiego di un analogo del glucosio marcato con ^{18}F) può indicare la presenza di cellule neoplastiche ad alta attività proliferativa, ma anche una condizione di intensa flogosi (per incremento del consumo da parte dei granulociti neutrofili).

Le caratteristiche chimico-fisiche di un radiofarmaco sono il principale fattore che ne determina l'accumulo e la ritenzione nei diversi tessuti dell'organismo, in condizioni sia normali che patologiche. Per semplicità, è possibile classificare i radiofarmaci in base al principale meccanismo che è responsabile delle specifiche proprietà di distribuzione.

Il *principio di diluizione o localizzazione compartimentale* è alla base delle applicazioni dei radiofarmaci non diffusibili ed è sfruttato per le determinazioni della massa eritrocitaria (emazie marcate con ^{51}Cr), del volume plasmatico (^{125}I-Albumina) e del volume ematico circolante, come pure per lo studio della frazione di eiezione cardiaca e dei sanguinamenti gastroenterici occulti (mediante l'impiego di emazie marcate con ^{99m}Tc). Queste metodiche si basano sul principio della diluizione di una certa attività (o massa) di sostanza nota (radioattiva) in un volume di distribuzione ignoto. Misurando il grado di diluizione della radioattività nel volume, è possibile calcolare il volume ignoto (o massa).

La distribuzione regionale della perfusione di un organo può essere valutata mediante l'impiego di particelle radioattive che, a causa delle loro dimensioni, sono intrappolate meccanicamente nel letto capillare di alcuni organi (principio della microembolizzazione); questo è il meccanismo in base al quale, dopo loro somministrazione per via e.v. sistemica, i macroaggregati di albumina marcati con ^{99m}Tc (^{99m}Tc-MAA) sono fisicamente bloccati nel letto arterioso dei capillari polmonari (si visualizzano così soltanto le regioni di parenchima polmonare con normale perfusione, mentre quelle a valle di una ostruzione causata, ad esempio, da malattia tromboembolica non sono evidenziate dal radiofarmaco). Il meccanismo di intrappolamento meccanico è sfruttato anche per la terapia delle neoplasie epatiche primitive o metastatiche, iniettando microsfere radiomarcate con ^{90}Y direttamente nel vaso arterioso tributario di tali lesioni maligne.

Un esempio di radiofarmaco che sfrutta il meccanismo del *chemioadsorbimento* è rappresentato dai difosfonati che sono impiegati per lo studio della patologia scheletrica (^{99m}Tc-HDP o ^{99m}Tc-MDP), che si accumulano in corrispondenza della matrice dei cristalli di idrossiapatite di calcio di recente formazione o nella matrice ossea amorfa.

I leucociti marcati con ^{99m}Tc-HMPAO o con ^{111}In-Ossina (per lo studio dei focolai flogistici), le piastrine marcate con ^{111}In-Ossina (per la valutazione dei trombi) e i globuli rossi danneggiati dall'esposizione al calore marcati con ^{99m}Tc (per lo studio del sequestro splenico) rappresentano esempi di radiofarmaci che si accumulano in un distretto corporeo come conseguenza di uno o più specifici *stimoli chemiotattici*.

Molti radiofarmaci si accumulano nelle cellule attraverso *meccanismi di trasporto transmembrana* (semplice, facilitato, o attivo). Il trasporto attraverso la membrana può essere rappresentato dalla semplice diffusione di una sostanza (in genere lipofila, in grado di attraversare facilmente il doppio strato fosfolipidico della membrana cellulare) che da un compartimento a concentrazione maggiore (extracellulare) tende a localizzarsi in un compartimento a minore concentrazione (intracellulare). In genere questo meccanismo di trasporto è completato da una tappa metabolica intracellulare, durante la quale il radiofarmaco si lega a metaboliti polari o a complessi carichi, a componenti citosoliche (come nel caso della ^{99m}Tc-Tetrofosmina) oppure ai mitocondri (come del caso del ^{99m}Tc-Sestamibi). Questo processo impedisce la fuoriuscita dalla cellula del radiofarmaco quando, dopo un certo lasso di tempo, il gradiente di concentrazione si inverte rispetto alla condizione iniziale a causa della ridotta concentrazione nel compartimento extracellulare conseguente ai processi di clearance della quota di radiofarmaco che non è entrato nel compartimento intracellulare. Esistono, tuttavia, sistemi transmembrana che trasportano sostanze varie (fra cui alcuni farmaci e radiofarmaci) fuori dalla cellula, con consumo di energia (il cosiddetto sistema della Glicoproteina-p o della *multidrug resistance*). Un esempio di radiofarmaco il cui accumulo intracellulare è basato sulla diffusione facilitata è l'analogo del glucosio marcato con ^{18}F (il [^{18}F]FDG), attraverso un sistema di trasportatori del glucosio denominato $GLUT_{1-5}$); anche i radiofarmaci anioni lipofili non polari impiegati per lo studio della funzione epatobiliare si accumulano negli epatociti attraverso trasportatori di membrana presenti sulla superficie e sono poi coniugati ed escreti nella bile. Il trasporto attivo (che richiede cioè impiego di energia sotto forma di ATP o di un gradiente elettrochimico degli Na^+ o H^+) è quello che permette allo ione ioduro ($^{123}I^-$, $^{124}I^-$, $^{125}I^-$, ^{131}I) e ad altri anioni ($^{99m}Tc\text{-}O_4^-$) di entrare nella cellula tiroidea attraverso uno specifico trasportatore transmembrana, il cosiddetto *symporter* sodio/iodio (NIS). Anche l'accumulo intracellulare dei radiofarmaci in forma ionica $^{201}Tl^-$ e $^{82}Rb^-$ (entrambi analoghi del potassio) è facilitato dalla pompa transmembrana sodio/potassio, che è particolarmente attiva nelle cellule che fisiologicamente vanno incontro a frequenti fenomeni di depolarizzazione e ripolarizzazione (come tipicamente i miocardiociti). Il meccanismo di fagocitosi è, invece, responsabile dell'accumulo dei nanocolloidi di albumina marcati con ^{99m}Tc nei macrofagi del sistema reticoloendoteliale (che in ambito epatico assumono un fenotipo denominato come "cellule di Kupffer").

Alcuni radiofarmaci si accumulano in un determinato distretto intracellulare dopo interazione con uno specifico enzima (ad esempio, fosforilasi) che trasforma chimicamente il radiofarmaco originario in un metabolita intermedio, incapace di riattraversare la membrana cellulare in senso inverso, accumulandosi così a livello citoplasmatico in quantità proporzionale all'attività dell'enzima (intrappolamento metabolico). Esempi di radiofarmaci caratterizzati da questo meccanismo sono lo stesso [^{18}F]FDG (dopo che il sistema $GLUT_{1-5}$ ha facilitato il suo ingresso nella cellula) e il ^{99m}Tc-ECD (a valle dell'idrolisi dei gruppi esterici, utilizzato per studi di perfusione cerebrale). Un radiofarmaco può anche interagire con i sistemi enzimatici agendo come substrato competitivo rispetto a quello nativo endogeno; in questo caso il radiofarmaco compete con il substrato endogeno per lo stesso sito catalitico dell'enzima, permettendo così l'accumulo del prodotto della reazione (radiomarcato) nella cellula. I due più importanti esempi sono la deossitimidina e la colina (marcate con ^{11}C o con ^{18}F), substrati rispettivamente della timidina-chinasi e della colina-chinasi.

Un ulteriore sistema cellulare con il quale i radiofarmaci possono interagire è quello dei *recettori* presenti sulla superficie della membrana cellulare. I radiofarmaci che si accumulano con *meccanismo recettore-mediato* competono con il ligando endogeno recettore-specifico per il legame con lo stesso recettore; per poter essere utilizzati (a scopo diagnostico o terapeutico) questi radiofarmaci devono possedere un'alta specificità di legame (nano-molare) che, data la limitata disponibilità del numero di siti di legame, dipende principalmente dall'attività specifica della preparazione radiofarmaceutica. Se l'attività specifica è bassa, aumenta la quantità di farmaco non marcato per unità di radioisotopo; è quindi possibile che i siti recettoriali di legame raggiungano la saturazione e che la qualità delle immagini si riduca. Il più tipico esempio di radiofarmaci che si accumulano attraverso questo meccanismo è dato dagli analoghi radiomarcati della somatostatina.

Alcuni radiofarmaci hanno come target di legame sulla superficie cellulare proteine endogene presenti in condizioni fisiologiche oppure espresse durante la trasformazione patologica di un tessuto, con un *meccanismo immunologico* o di *affinità non recettoriale*. L'esempio più noto tra questi radiofarmaci è quello degli anticorpi radiomarcati (o loro frammenti ingegnerizzati) rivolti verso antigeni espressi sulla superficie delle cellule neoplastiche (ad esempio, il CEA o l'antigene CD20) o verso epitopi di glicoproteine dello stroma tumorale. Appartengono a questa categoria anche i peptidi radiomarcati impiegati per lo studio dell'apoptosi cellulare (potenzialmente utili nello studio della risposta alla terapia antiblastica) o delle placche beta-amiloidi presenti nella malattia di Alzheimer oppure ancora delle molecole associate alla formazione di neovasi (neo-angiogenesi) che caratterizza le lesioni neoplastiche, come le av-integrine (a_vb_3 e a_vb_5).

Infine, anche se ancora in una fase di ricerca preclinica, si segnalano radiofarmaci (quasi esclusivamente per impiego PET) che permettono di monitorare il successo di una *trasfezione di materiale genetico* in un sistema biologico. Perché questo sia possibile, nel vettore di trasfezione è integrata, oltre allo specifico gene, una sequenza che permette di codificare per un target definito che sarà legato in modo selettivo dal radiofarmaco; la visualizzazione scintigrafica di tale legame dimostra l'avvenuta incorporazione nel genoma dell'ospite e la successiva produzione dello specifico segnale.

3.3
Il Tecnezio-99m nella diagnostica medico-nucleare

A causa di alcune sue favorevoli caratteristiche fisico-biochimiche, il Tecnezio-99 metastabile (^{99m}Tc) è il radioisotopo più ampiamente utilizzato per la diagnostica medico-nucleare convenzionale (cioè quella basata su emissione di fotone singolo). Esso emette infatti radiazione γ pura con energia ottimale per la visualizzazione con gamma camera; inoltre, a causa della sua breve emivita e dell'assente emissione di particelle β, comporta una bassa esposizione dosimetrica per il paziente.

Ogni radiofarmaco marcato con ^{99m}Tc costituisce un composto di coordinazione, cioè un complesso formato da un metallo di transizione a cui sono legate (coordinate) molecole che prendono il nome di leganti. Il tecnezio costituisce il metallo di transizione, mentre i leganti possono essere singoli atomi come cloro, bromo, ossigeno, azoto, oppure vere e proprie molecole, come ammoniaca, acqua, ossido di carbonio, amminoacidi, che in determinate condizioni si legano al metallo. In un complesso, il metallo è in grado di formare un numero notevole di legami con altrettanti leganti (numero di coordinazione o coordinazione del metallo). Ad esempio, il tecnezio può formare complessi con numeri di coordinazione 4, 5, 6 o 7 (i più comuni sono 5 e 6). Un'importante proprietà dei composti di coordinazione è costituita dalla loro geometria molecolare. Ogni complesso può essere, infatti, descritto da un particolare solido geometrico, che si ottiene congiungendo idealmente le posizioni occupate dai vari atomi dei leganti coordinati al metallo e assegnando a quest'ultimo la posizione centrale all'interno della figura geometrica risultante. Le geometrie ottaedrica e piramidale a base quadrata sono quelle che si ritrovano più frequentemente nei complessi di tecnezio utilizzati come agenti diagnostici. Un altro parametro molto importante che caratterizza un composto di coordinazione è costituito dal numero (o stato) di ossidazione del metallo; tale parametro è il principale responsabile della geometria del complesso, poiché la configurazione elettronica del metallo nello stato di legame (stato di ossidazione) segue precise regole spaziali. La conoscenza dello stato di ossidazione permette di determinare la carica elettrica totale del complesso e, inoltre, di stabilire quale sia il metodo di marcatura più efficace per giungere alla preparazione di un determinato radiofarmaco.

Il requisito fondamentale di un legante per potere essere marcato con ^{99m}Tc è di possedere nella sua struttura molecolare un insieme adeguato di atomi capace di legarsi stabilmente al centro metallico. Il radionuclide ^{99m}Tc è normalmente ottenuto (mediante eluizione con soluzione fisiologica del generatore $^{99}Mo/^{99m}Tc$) sotto forma di anione pertecnetato ($[^{99m}TcO_4]^-$), uno ione in cui l'atomo del metallo è legato a quattro atomi di ossigeno formando una struttura molto compatta e geometrica tetraedrica con stato di ossidazione +7. Il pertecnetato costituisce lo stato di ossidazione più elevato raggiungibile da questo metallo e rappresenta la specie chimica del tecnezio più stabile in soluzione acquosa. Per preparare un radiofarmaco a partire da $[^{99m}TcO_4]^-$ è necessario rimuovere gli atomi di ossigeno legati al metallo attraverso un agente riducente e sostituirli con quelli coordinati dei nuovi leganti. Durante questo processo, lo stato di ossidazione del tecnezio subisce una riduzione, assumendo valori inferiori a +7. Come specie riducente è generalmente utilizzato lo ione stannoso (Sn^{2+}), che è introdotto in soluzione acquosa sotto forma di sale di cloro ($SnCl_2$). Tale metodo di marcatura può essere facilmente applicato in condizioni fisiologiche impiegando una quantità relativamente bassa di $SnCl_2$ per ottenere la completa riduzione del tecnezio a partire dall'anione pertecnetato (questa piccola quantità non crea problemi né di solubilità nella preparazione né di tossicità per il paziente). La rimozione degli atomi di ossigeno nell'anione $[^{99m}TcO_4]^-$ avviene attraverso la formazione della specie $Sn(OH)_4$ e di altre simili, in cui lo stagno si lega all'ossigeno del gruppo OH^- allontanandolo dall'atomo di tecnezio che è, quindi, libero di coordinarsi al legante (che deve essere presente contestualmente al fine di evitare la formazione di un colloide di tecnezio ridotto). Il legante deve presentare un'elevata capacità coordinante nei confronti del tecnezio, in modo che stabilizzando fortemente il metallo garantisca la stabilità della marcatura. La reazione deve essere condotta in assenza di ossigeno, in modo da non consentire il ricostituirsi dell'anione pertecnetato o di una specie ossigenata secondaria, quale il biossido di tecnezio (TcO_2) che, essendo poco solubile, tende a formare particelle colloidali.

Il ^{99m}Tc decade a ^{99}Tc per transizione interna con un $T_{1/2}$ di 6,02 ore, emettendo radiazioni γ da 140 keV. In accordo con quanto riportato nelle diverse Farmacopee, il ^{99m}Tc può essere ottenuto sia da ^{99}Mo di fissione sia da ^{99}Mo di attivazione, sotto forma di soluzione di pertecnetato di sodio. Il $^{99m}TcO_4^-$ è ottenuto da un generatore $^{99}Mo/^{99m}Tc$ realizzato su una colonna cromatografica a scambio ionico. Un generatore è un sistema dove un radionuclide "padre" caratterizzato da un'emivita lunga decade in un nuclide "figlio", anch'esso radioattivo, a minore emivita. L'isotopo figlio può essere separato dal padre attraverso una soluzione salina e utilizzato per preparazione di radiofarmaci.

Il generatore $^{99}Mo/^{99m}Tc$ è costituito da una colonna cromatografica dove è presente il radionuclide "padre", ^{99}Mo (con $T_{1/2}$ di 67,7 ore) sotto forma di anione molibdato ($^{99}MoO_4^{2-}$) adsorbito sull'allumina (Al_2O_3). La colonna è collegata all'esterno da due tubi che terminano in due aghi fissati in due cavità poste sulla parte superiore del generatore. Facendo passare attraverso la colonna una soluzione fisiologica di NaCl (eluente), gli ioni cloruro si scambiano con gli ioni pertecnetato, solubili in tale soluzione; il molibdato è invece insolubile in soluzione fisiologica e rimane quindi adsorbito sulla colonna. Si ottiene così una soluzione (eluato) di pertecnetato di sodio ($Na^{99m}TcO_4$). Per eluire il ^{99m}Tc è sufficiente infilare uno dei 2 aghi in un flaconcino in vetro con tappo in gomma perforabile, contenente soluzione fisiologica sterile, e il secondo ago in un altro flaconcino, all'interno del quale è stato creato il "vuoto d'aria", inserito in un contenitore schermato (piombo o tungsteno). La depressione creata dal vuoto provoca lo svuotamento del flacone con la soluzione fisiologica che "eluisce" la colonna trasportando con sé il solo ^{99m}Tc che, al termine dell'eluizione, sarà tutto contenuto nel secondo flacone.

Poiché il ^{99}Mo decade (con un'emivita di 67,7 ore) a ^{99m}Tc, che a sua volta decade a ^{99}Tc con un'emivita di circa 6 ore, fra una eluizione e l'altra nella colonnina sono quindi presenti, in equilibrio fra loro, sia il ^{99}Mo che il ^{99m}Tc. Immediatamente dopo l'eluizione, la colonna contiene invece solo ^{99}Mo; tuttavia, il suo decadimento continua a procedere consentendo la formazione di nuovo ^{99m}Tc. Il processo di rigenerazione procede con andamento esponenziale: in circa un'emivita (6 ore) si rigenera il 50% del ^{99m}Tc, dopo 12 ore il 75% circa e dopo 18 ore il 90% circa. Dopo 4 emivite (24 ore) ^{99}Mo e ^{99m}Tc raggiungono nuovamente l'equilibrio e il generatore è pronto per essere nuovamente eluito. Ovviamente, poiché nel frattempo il ^{99}Mo è decaduto, non si otterrà più la stessa quantità di ^{99m}Tc del giorno prima, bensì circa il 70%. Inoltre, se trascorre lungo tempo fra un'eluizione e l'altra del generatore, durante quello stesso periodo si accumula una quantità significativa di Tecnezio-99, fenomeno che può causare problemi per alcune marcature nelle quali il rapporto fra agente riducente e tecnezio è critico.

La soluzione eluita, sterile e isotonica, può essere iniettata come tale (il pertecnetato è un radiofarmaco a tutti gli effetti e, pertanto, soggetto a periodici controlli di qualità) oppure può essere impiegata per la sintesi di più complessi radiofarmaci. La soluzione di $^{99m}TcO^-_4$ iniettabile deve essere sterile, isotonica per aggiunta di NaCl, di aspetto limpido e incolore, con un pH compreso fra 4 e 8 e con un'attività compresa fra il 90 e il 110% dell'attività di ^{99m}Tc dichiarata. La sua purezza radiochimica deve essere >95%, mentre le impurezze radionuclidiche non devono superare lo 0,15% per quanto riguarda il ^{99}Mo, e lo 0,01% per altri radionuclidi γ emittenti. Inoltre, la presenza di ione alluminio deve essere <2 ppm (ppm = parti per milione).

Attualmente esistono in commercio due tipi di generatori, denominati rispettivamente "a umido" e "a secco", entrambi confezionati con modalità tali da assicurarne la sterilità. Nei primi si presuppone che all'interno della colonna rimanga, tra un'eluizione e l'altra, una certa quantità di soluzione fisiologica, da cui il termine "a umido". Al contrario, nei generatori "a secco" si realizza, a eluizione avvenuta, un prosciugamento della colonna cromatografica. Si tratta di piccole differenze che possono determinare, nel caso del generatore a umido, il formarsi di piccole quantità di specie chimiche di tecnezio diverse dal pertecnetato, che non partecipano quindi ai processi di marcatura; inoltre, la persistenza di acqua all'interno della colonna potrebbe facilitare la crescita, fra una eluizione e l'altra, di batteri e, quindi, non garantire la sterilità del successivo eluato.

È opportuno ricordare che il pertecnetato può essere separato dal molibdato anche per estrazione con metil-etil-chetone (MEK), a partire da una soluzione acquosa contenente le due specie: il pertecnetato passa nella fase organica, mentre il molibdato rimane nella fase acquosa (generatore a estrazione liquido-liquido). Infine, il ^{99m}Tc può essere separato dal ^{99}Mo anche sfruttando il fatto che taluni composti del tecnezio sublimano a temperature molto più basse dei corrispondenti del molibdeno (generatore a sublimazione). Queste due ultime tecniche di separazione non sono comunque adottate per i generatori attualmente in commercio.

Letture consigliate

Ell PJ, Gambhir SS (eds) (2004) Nuclear Medicine in Clinical Diagnosis and Treatment, 3rd edn. Churchill Livingston, New York

Harbert JC, Eckelman WC, Neumann RD (eds) (1996) Nuclear Medicine – Diagnosis and Therapy. Thieme Medical Publishers, New York

Vallabhajosula S (2009) Molecular Imaging – Radiopharmaceuticals for PET and SPECT. Springer, New York

Radiofarmaci diagnostici convenzionali

4

F. Orsini, P.A. Erba, R. Cantini, E. Lazzeri, M. Sollini, A.G. Cataldi, G. Mariani

Indice dei contenuti

4.1 Introduzione

La disponibilità dei radiofarmaci diagnostici convenzionali è progredita negli ultimi quarant'anni circa attraverso notevoli mutamenti in ambito sia radiochimico in senso stretto, sia tecnologico e strumentale. Questa evoluzione (che continua tuttora) è stata guidata soprattutto dall'esigenza di sviluppare radiofarmaci idonei alla caratterizzazione di una gamma crescente di malattie e quanto più specifici possibile, tenendo comunque conto che il termine "specificità" assume in medicina nucleare un significato diverso da quello normalmente utilizzato per altre metodiche diagnostiche. Infatti, mentre la maggior parte delle indagini medico-nucleari è effettivamente in grado di distinguere lo stato di malattia da quello di non malattia, è in generale non molto spiccata la loro capacità di differenziare le diverse patologie; l'esempio classico è quello della scintigrafia scheletrica (nella quale patologie anche molto diverse fra loro, ad esempio neoplastiche o non neoplastiche, possono presentarsi con quadri scintigrafici simili); considerazioni analoghe valgono anche per le indagini PET in ambito oncologico, con le quali è praticamente impossibile differenziare i diversi istotipi neoplastici in base al solo quadro di ipercaptazione del radiofarmaco metabolico). Sono nel frattempo divenuti ormai obsoleti (e non più disponibili commercialmente) radiofarmaci come ^{131}I-Sieroalbumina umana (utilizzata in passato come indicatore intravascolare), ^{131}I-Macroaggregati di albumina umana (scintigrafia polmonare perfusionale), ^{131}I-Fibrinogeno umano (scintigrafia dei trombi intravascolari), ^{198}Au-colloidale e $^{111}InCl_3$ (scintigrafia epato-splenica e midollare), ^{75}Se-Metionina (scintigrafia pancreatica e paratiroidea, utilizzata in associazione con un secondo radiofarmaco), ^{197}Hg-Clormerodrina (scintigrafia renale), ^{111}In-Bleomicina (radiofarmaco oncotropo generale), vari radiofarmaci marcati con ^{113m}In (con applicazioni diverse), e altri ancora.

Un altro aspetto che ha guidato lo sviluppo di nuovi radiofarmaci diagnostici (oltre ad ampliare la gamma di patologie esplorabili) è stata la sentita esigenza di ridurre quanto più possibile il carico radiodosimetrico che ai pazienti deriva quando sono sottoposti a un'indagine diagnostica che implica l'utilizzo di radiazioni ionizzanti. A scopo esemplificativo, riportiamo nella Tabella 4.1 i principali valori radiodosimetrici (espressi come dose effettiva al corpo intero e come dose assorbita per unità di radioattività somministrata ai diversi organi, limitando l'elenco ai primi tre organi/tessuti in ordine decrescente) per i radiofarmaci diagnostici convenzionali più utilizzati nella comune pratica clinica.

4.2 ^{99m}Tc e radiofarmaci marcati con ^{99m}Tc

4.2.1 ^{99m}Tc-Pertecnetato di sodio

Il ^{99m}Tc-Pertecnetato ($^{99m}TcO^-_4$), che si ottiene in soluzione fisiologica direttamente eluendo il generatore ^{99}Mo/^{99m}Tc, può essere utilizzato come radiofarmaco vero e proprio. Infatti, dopo somministrazione per via e.v. gli ioni pertecnetato rimangono in equilibrio nel sangue, in parte liberi e in parte legati alle proteine plasmatiche; grazie alle loro piccole dimensioni, gli ioni liberi lasciano facilmente il compartimento vascolare e, migrando verso i liquidi interstiziali, abbassano la concentrazione ematica di pertecnetato, facilitando il rilascio della quota di $^{99}TcO_4^-$ legato alle proteine (si riduce così gradualmente nel tempo la visualizzazione delle strutture vascolari osservata nelle acquisizioni scintigrafiche precoci). Dai liquidi interstiziali gli ioni pertecnetato si accumulano nello stomaco, nella tiroide, nelle ghiandole salivari, nell'intestino, nei plessi coroidei, nelle mucose in generale (specialmente se dotate di ghiandole a secrezione esocrina), e nel rene (principale sede fisiologica di escrezione).

L'accumulo di $^{99}TcO_4^-$ nel parenchima tiroideo è mediato dal cotrasportatore sodio-iodio (*Sodium-Iodide Symporter* o NIS) una proteina transmembrana costituita da 643 aminoacidi disposti in 13 domini (con amino-terminale extracellulare e carbossi-terminale intracellulare), con un peso che, in funzione del grado di glicosilazione, può variare da 79 kDa a 90 kDa circa. Il NIS, che è localizzato sulla membrana basolaterale delle cellule tiroidee, è in grado di trasportare simultaneamente sodio e ioduri dallo spazio extracellulare all'interno delle cellule tiroidee con un rapporto stechiometrico di 2:1. Tale proteina (la cui espressione è regolata dal livello di ormone tireotropo, dalla quantità di ioduro nei liquidi extracellulari, dalla tireoglobulina, e da alcune citochine) è codificata da un gene sul

Tabella 4.1 Dosimetria dei principali radiofarmaci: sono riportate le stime dosimetriche al corpo intero e ai principali organi bersaglio per i principali radiofarmaci convenzionali utilizzati nella routine diagnostica medico-nucleare (valori medi calcolati da diverse fonti, approssimati per eccesso alla prima cifra decimale)

Radiofarmaco	Attività somministrata *MBq*	Dose effettiva in paziente di 70 kg *mSv*	Dose assorbita 1° organo critico	Dose assorbita 2° organo critico	Dose assorbita 3° organo critico
$^{99m}TcO_4^-$	185	2,2	Colon superiore 11,5	Parete stomaco 5,4	Tiroide 4,3
^{99m}Tc-MDP	740	4,4	Osso 46,6	Vescica 37,0	Midollo rosso 7,1
^{99m}Tc-HDP	740	4,4	Osso 46,6	Vescica 37,0	Midollo rosso 7,1
^{99m}Tc-DTPA	200	1,1	Vescica 13,0	Utero 1,6	Rene 0,9
^{99m}Tc-MAG3	185	1,3	Vescica 10,6	Colecisti 8,0	Rene 3,2
^{99m}Tc-DMSA	74	0,4	Rene 12,6	Vescica 1,4	Milza 1,0
^{99m}Tc-MAA (e.v.)	185	1,7	Polmone 12,4	Fegato 3,0	Vescica 1,9
^{99m}Tc-Nanocoll (interstiziale)	37	0,1	Sede di iniezione 444	Linfonodo 21,8	Fegato 0,6
^{99m}Tc-Fitato (e.v.)	185	2,6	Milza 14,3	Fegato 13,7	Pancreas 2,2
^{99m}Tc-ECD	740	8,1	Vescica 53,7	Colecisti 18,1	Colon inferiore 11,1
^{99m}Tc-HMPAO (e.v.)	500	4,7	Rene 17,0	Tiroide 13,0	Vescica 11,5
^{99m}Tc-HMPAO (leucociti)	200	2,2	Milza 30,0	Midollo rosso 4,4	Fegato 4,0
^{99m}Tc-Sestamibi	740	6,3	Colecisti 28,9	Rene 26,6	Colon prossimale 20,0
^{99m}Tc-Tetrofosmina (riposo)	740	5,3	Colecisti 36,3	Colon ascendente 22,2	Colon discendente 16,3
^{99m}Tc-Tetrofosmina (sforzo)	740	4,4	Colecisti 24,4	Colon ascendente 14,8	Colon discendente 11,1
^{99m}Tc-Mebrofenina	150	2,2	Colecisti 16,5	Colon superiore 13,8	Colon inferiore 9,3
^{99m}Tc-Depreotide	740	11,8	Rene 66,6	Milza 31,1	Testicoli 22,9
^{99m}Tc-Arcitumomab	740	9,1	Rene 74,2	Vescica 12,3	Milza 11,8
^{201}Tl-Cloruro	74	17,0	Testicoli 41,4	Rene 40,0	Colon inferiore 26,6
^{111}In-Pentetreotide	185	20,4	Rene 122,1	Vescica 88,8	Milza 70,3
^{67}Ga-Citrato	185	20,4	Osso 109,2	Colon inferiore 37,0	Midollo rosso 35,5
^{123}I-Hippuran	185	2,2	Vescica 20,4	Reni 5,0	Gonadi 1,5
^{131}I-Hippuran	74	3,9	Vescica 114,3	Ovaio 2,6	Tiroide 2,2
[^{123}I]MIBG	185	2,4	Fegato 12,4	Vescica 8,9	Milza 3,9
[^{131}I]MIBG	185	25,9	Fegato 153,6	Vescica 109,1	Milza 90,6
[^{123}I]FP-CIT	185	4,4	Vescica 9,9	Polmone 7,9	Colon inferiore 7,8
[^{123}I]IBZM	185	6,1	Tiroide 29,6	Vescica 13,0	Colon 11,8
^{131}I-Norcolesterolo	40	60,0	Tiroide 1160,0	Surreni 140,0	Fegato 44,0

cromosoma 19p12-13.2; una mutazione di questo gene che comporti una ridotta funzione del NIS può causare ipotiroidismo congenito. L'estrazione dello iodio dal plasma e la sua concentrazione nelle cellule tiroidee è un processo attivo e saturabile; poiché tale concentrazione avviene contro un gradiente elettrochimico (la concentrazione di iodio intracellulare è da 20 a 40 volte più alta rispetto a quella nel plasma), il processo richiede energia che è assicurata dal sistema ATPasico Na/K-dipendente.

Il $^{99m}TcO_4^-$ è trasportato ad opera del NIS dal compartimento extracellulare a quello intracellulare perché simula il comportamento dello ione ioduro, al quale è analogo per massa, dimensioni e densità di carica; tuttavia, una volta trasportato all'interno della cellula tiroidea il $^{99m}TcO_4^-$ non subisce le successive tappe del metabolismo dello iodio (organificazione e successiva incorporazione negli ormoni tiroidei), e tende infine a lasciare tale compartimento intracellulare.

Il $^{99}TcO_4^-$ circolante è escreto, sotto forma di acido pertecnico, a livello della mucosa gastrica; lo ione pertecnetato è infatti scambiato con lo ione carbonato presente sulla mucosa gastrica e secreto normalmente dalle cellule gastriche. Lo ione pertecnetato presente nel lume gastrico può a sua volta essere riassorbito per diffusione, qualora la sua concentrazione ematica sia inferiore a quella presente nel contenuto gastrico. Una parte di pertecnetato presente nello stomaco passa comunque nell'intestino, nelle cui porzioni prossimali è in parte riassorbito (con vari meccanismi di trasporto). L'elettiva concentrazione dello ione pertecnetato da parte delle cellule della mucosa gastrica è alla base del suo impiego per la ricerca scintigrafica di tessuto gastrico ectopico, per esempio nel diverticolo di Meckel.

Per la sua analogia chimico-fisica con i composti anionici fisiologicamente presenti nella saliva, lo ione pertecnetato è escreto inoltre anche dalle ghiandole salivari. Per questa proprietà, è il radiofarmaco di scelta anche per lo studio scintigrafico delle ghiandole salivari.

Lo ione $^{99}TcO_4^-$ non attraversa la barriera emato-encefalica integra, accumulandosi normalmente soltanto a livello dei plessi coroidei. Esso può invece diffondere in ambito cerebrale in caso di lesione della barriera emato-encefalica (causata, ad esempio, da tumori o altri processi patologici); questa proprietà è stata in passato sfruttata per la valutazione scintigrafica di integrità della barriera emato-encefalica, indagine attualmente del tutto abbandonata.

4.2.2
^{99m}Tc-Difosfonati

L'impiego di radiofarmaci osteotropi per valutare (e/o trattare) le patologie dell'osso ha avuto inizio con il ^{32}P-Ortofosfato e con ^{45}Ca (entrambi tuttavia β^- emittenti puri). Negli anni Sessanta, dopo l'introduzione dello scanner lineare, si cominciò a utilizzare radioisotopi dello stronzio, elemento analogo del calcio (^{85}Sr e ^{87m}Sr, sotto forma chimica di cloruro, entrambi γ-emittenti ma non disponibili su larga scala e con emissione di raggi γ di energia non ottimale); con notevole lungimiranza rispetto al successivo sviluppo di strumenti dedicati alla rivelazione in coincidenza dei raggi γ prodotti dalla reazione di annichilazione della particella β^+ con la particella β^-, fu anche proposto l'uso del ^{18}F-Fluoruro. Infatti, lo ione fluoruro è un importante normale microcostituente dei cristalli di idrossiapatite di calcio che costituiscono la componente minerale principale dell'osso, condizione che giustifica la rapida incorporazione del ^{18}F-fluoruro nella matrice ossea. Tutti questi composti utilizzati per i primi studi scintigrafici sono caratterizzati da un meccanismo di accumulo all'interno dei cristalli di idrossiapatite.

Negli anni successivi, con il sempre più ampio utilizzo del ^{99m}Tc e l'introduzione nella pratica clinica della gamma-camera di Anger, la ricerca di nuovi radiofarmaci osteotropi ha portato allo sviluppo di complessi facilmente marcabili con ^{99m}Tc. Il primo radiofarmaco commercializzato negli anni Settanta è stato il ^{99m}Tc-polifosfato, che ha non solo buone capacità di legarsi avidamente con i cristalli di idrossiapatite e di concentrarsi selettivamente nei siti di attivo rimodellamento osseo, ma possiede anche buone caratteristiche di biodistribuzione (soddisfacente *clearance* ematica e tessutale). Fu successivamente introdotto il ^{99m}Tc-pirofosfato inorganico che, contrariamente al polifosfato, è costituito da catene di gruppi fosfato più brevi; questa sua struttura evita l'accumulo del radiofarmaco a livello epatico e la formazione di particelle colloidali radioattive nel circolo ematico (eventi possibili con l'uso del ^{99m}Tc-polifosfato). Ulteriori studi portarono poi allo sviluppo e all'introduzione nella pratica clinica dei ^{99m}Tc-bisfosfonati (chiamati anche difosfonati), composti strutturalmente simili al pirofosfato inorganico nei quali però il legame covalente di due gruppi fosfati con l'ossigeno (legame inorganico Pi-O-Pi) è sostituito da un legame covalente con il carbonio (legame organico Pi-C-Pi); tale variazione rende la loro struttura estremamente resistente all'idrolisi delle fosfatasi e alle condizioni di acidità. Numerosi studi clinici riguardanti le diverse forme di difosfonati marcati hanno evidenziato le favorevoli caratteristiche (soprattutto una rapida *clearance* ematica che permette di acquisire immagini scintigrafiche ottimali già 2-3 ore dopo la somministrazione, rispetto alle 4-5 ore necessarie con il ^{99m}Tc-pirofosfato) dell'idrossi-etilen-di-fosfonato (HEDP) e, soprattutto, del metilen-difosfonato (MDP), che è ormai il radiofarmaco di più largo impiego per la scintigrafia ossea (Fig. 4.1).

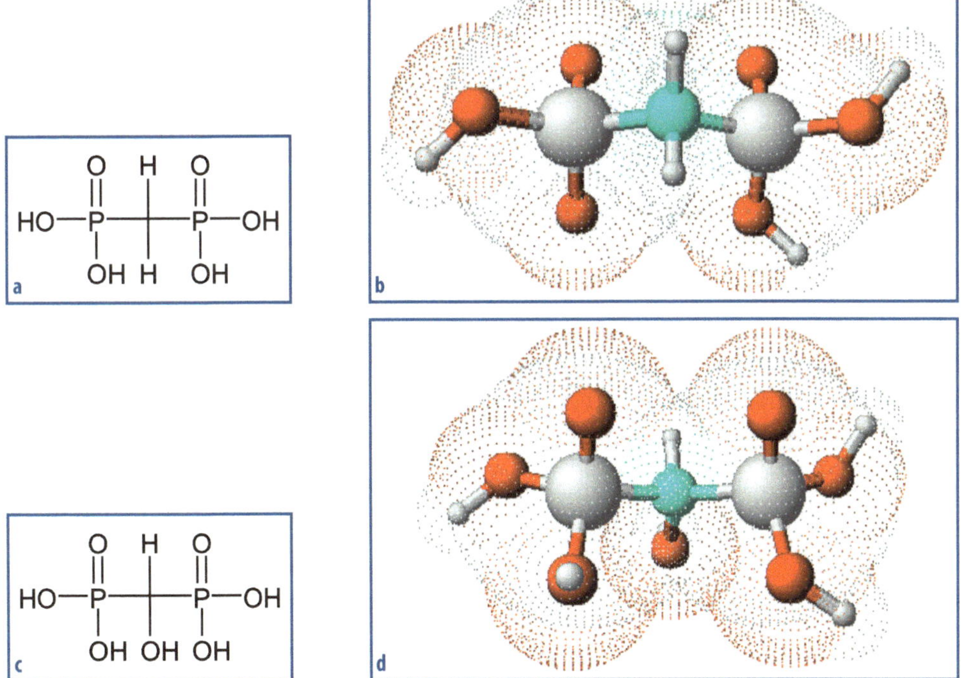

Fig. 4.1 a-d Formula chimica (**a**) e schematizzazione tridimensionale (**b**) dell'MDP. Formula chimica (**c**) e schematizzazione tridimensionale (**d**) dell'HMDP

I difosfonati organici rappresentano pertanto attualmente i radiofarmaci più utilizzati per lo studio scintigrafico dell'osso, in ragione della loro efficacia, economia, bassa dosimetria, e facile disponibilità.

L'accumulo dei difosfonati a livello dei principali siti di rimaneggiamento osseo è dovuto principalmente a un meccanismo di chemio-adsorbimento sulla superficie dei cristalli di idrossiapatite idrata, cioè quella di recente formazione. Lo stagno (presente nei kit di preparazione del radiofarmaco) e il ^{99m}Tc sono idrolizzati e si legano all'osso, separatamente o congiuntamente, sotto forma di idrossido di stagno e diossido di tecnezio. Probabilmente il ^{99m}Tc-MDP si lega in parte anche con la matrice organica (previa interazione con enzimi diversi), ma l'entità di tale legame non è ancora ben conosciuta. La captazione del radiofarmaco osteotropo nelle aree di rinnovamento e nelle lesioni con attivazione osteoblastica è legata non solo all'entità di tale attivazione, ma anche all'aumento del flusso ematico regionale.

Una volta iniettato per via e.v., il radiofarmaco si distribuisce rapidamente nello spazio extracellulare, e la captazione da parte del tessuto osseo ha inizio immediatamente. L'attività iniettata ancora presente in circolo dopo 30 minuti dall'iniezione è circa il 10% di quella iniziale, scendendo poi più lentamente fino a raggiungere l'1% circa 4 ore dopo la somministrazione. L'eliminazione avviene per via renale, con circa il 50-60% del radiofarmaco eliminato integro nelle prime 6 ore dopo l'iniezione.

L'attività somministrata di ^{99m}Tc-MDP è compresa normalmente fra 500 e 1100 MBq, utilizzando quantità più alte per i pazienti obesi e adottando formule standard per i bambini in funzione del peso corporeo (non inferiore comunque a 80 MBq).

Dopo la ricostituzione del kit liofilo con 2-8 mL di $^{99m}TcO_4^-$ (fino a un massimo di 15,4 GBq per flacone) è necessaria un'incubazione di 15 minuti a temperatura ambiente; il radiofarmaco così preparato è stabile fino a 8 ore.

4.2.3
^{99m}Tc-DTPA

Il ^{99m}Tc-DTPA (DTPA = acido dietilene-triamino-penta-acetico) è un composto chelato del ^{99m}Tc con peso molecolare di circa 500 Dalton e carica elettrica negativa (Fig. 4.2); è quindi una molecola di piccole dimensioni che ha la proprietà di diffondere facilmente negli interstizi e di essere soggetta a filtrazione attraverso il glomerulo renale in misura analoga alla quota di filtrazione del plasma che forma la pre-urina. Per quest'ultima proprietà (che assimila il suo comportamento a livello renale a quello dell'inulina), il ^{99m}Tc-DTPA è il radiofarmaco più comunemente utilizzato per studi renali di perfusione, funzione, e pervietà delle vie escretrici. Infatti, la sua principale caratteristica di eliminazione esclusivamente per filtrazione glomerulare (non soggetto quindi a secrezione e/o riassorbimento tubulare) rende il ^{99m}Tc-DTPA particolarmente idoneo per effettuare la scintigrafia renale sequenziale e per il calcolo del filtrato glomerulare (*clearance* renale). Poiché il suo legame con le proteine plasmatiche è soltanto del 3-5%, l'errore di calcolo nella determinazione della *clearance* renale è molto piccolo, praticamente trascurabile per le comuni indagini diagnostiche.

L'attività somministrata nell'adulto è di circa 200 MBq, ma in caso di ridotta funzione renale può essere necessario aumentarla a 370 MBq. Le attività consigliate per i bambini sono calcolate in funzione del peso corporeo come percentuali dell'attività per adulti.

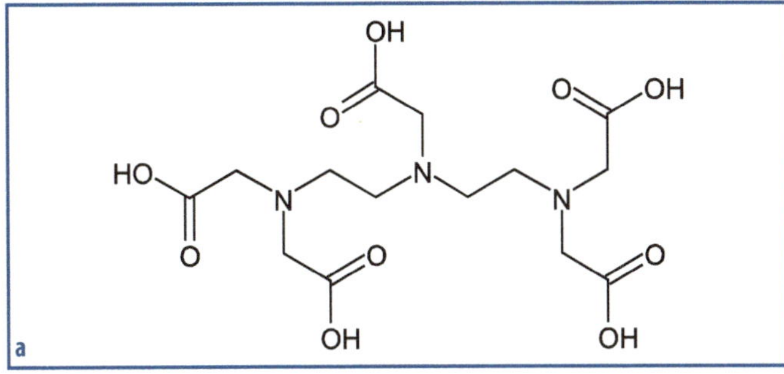

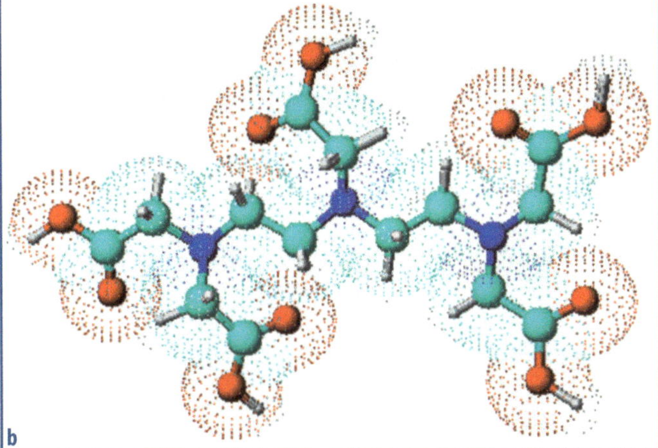

Fig. 4.2 a, b Formula chimica (**a**) e schematizzazione tridimensionale (**b**) del DTPA

In condizioni di perfusione normale, i reni ricevono circa il 25% della gettata cardiaca (12,5% per ogni rene). Il ^{99m}Tc-DTPA presenta una frazione di estrazione del 20% a ogni passaggio renale, che corrisponde praticamente alla frazione di filtrazione (quantità di pre-urina formata per unità di tempo espressa come percentuale del flusso plasmatico renale globale).

Il ^{99m}Tc-DTPA è utilizzato anche per la scintigrafia di ventilazione polmonare, mediante apposito nebulizzatore che produce un aerosol di goccioline radioattive. A causa della sua proprietà di non attraversare la barriera emato-encefalica integra, analogamente allo ione pertecnetato il ^{99m}Tc-DTPA è stato in passato utilizzato (prima dello sviluppo di radiofarmaci più idonei a questo scopo) per valutazione scintigrafica della perfusione cerebrale (mediante acquisizione dinamica planare di primo passo, nei primi 60-120 secondi dopo somministrazione di un bolo e.v. contenente fino a 740 MBq) e dell'integrità della barriera emato-encefalica (mediante acquisizioni statiche tardive, circa 1 ora dopo la somministrazione).

Oltre al principio attivo DTPA, il kit liofilo contiene cloruro stannoso, acido gentisico e cloruro di sodio, necessari per condizioni ottimali di marcatura. La ricostituzione avviene aggiungendo al flacone l'attività opportuna di $^{99m}TcO_4^-$ (massimo 11,1 GBq) in 2-10 mL di eluato e agitando il flacone fino a dissoluzione completa del contenuto; è poi raccomandata un'incubazione a temperatura ambiente per circa 15 minuti. Dopo ricostituzione del liofilo l'aspetto è quello di una soluzione acquosa incolore, da limpida a leggermente opalescente. Il radiofarmaco così preparato è stabile fino a circa 8 ore dopo la marcatura.

Il controllo di qualità per la purezza radiochimica è effettuato mediante cromatografia a strato sottile utilizzando strisce di fibra di vetro impregnate di gel di silice e impiegando cloruro di sodio (soluzione fisiologica) o metil-etil-chetone come solvente.

Si ritiene opportuno segnalare che, quando è necessario prolungare le acquisizioni scintigrafiche fino a tempi incompatibili con l'emivita fisica relativamente breve del ^{99m}Tc (6 ore), il DTPA può essere marcato, per uso diagnostico, anche con ^{111}In (emivita fisica 67,3 ore). Questa evenienza si verifica talora per alcuni studi sulla dinamica del liquor cefalo-rachidiano, come in corso di mieloscintigrafia, cisternoscintigrafia e ventricoloscintigrafia; si tratta di indagini rivolte a identificare eventuali ostruzioni al flusso del liquor cerebrospinale o perdite patologiche di liquido cefalo-rachidiano (ad esempio, oto-rinorrea o rinorrea), e cisti aracnoidali o poro-encefaliche. L'indagine si utilizza inoltre nello studio delle differenti forme di idrocefalo e per valutare la pervietà degli shunt impiantati per derivazione del liquor (ad esempio, nella cavità peritoneale). Per l'esecuzione di questi esami il radiofarmaco è somministrato mediante iniezione intratecale (lombare o suboccipitale); nel caso si utilizzi comunque il ^{99m}Tc-DTPA (per studi di breve durata, come nella valutazione di pervietà degli shunt di derivazione liquorale), l'attività somministrata negli adulti è di circa 200 MBq, quantità proporzionalmente ridotta nei bambini (3 MBq per kg di peso corporeo).

4.2.4 ^{99m}Tc-MAG3

Il ^{99m}Tc-MAG3 (MAG3 = mercapto-acetil-triglicerina, o Betiatide) è un radiofarmaco la cui struttura chimica contiene (oltre a una struttura coordinante per legare il ^{99m}Tc, che presenta 3 atomi di azoto e 1 di zolfo) un radicale anionico carbossile (-COO$^-$) e un atomo di ossigeno appartenente a un gruppo carbonile (C=O) o idrossile (OH), che determina il legame con uno specifico recettore localizzato nei tubuli renali (Fig. 4.3); a questo livello avviene quindi un'attiva secrezione del radiofarmaco, che ha già subito una parziale filtrazione a livello glomerulare. Il precursore "freddo" presente nel kit liofilo

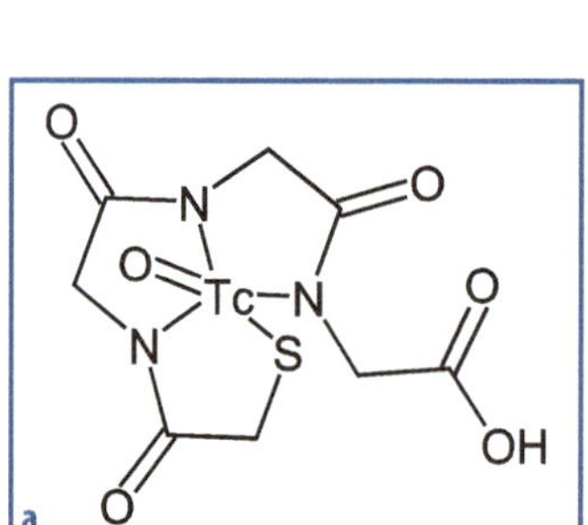

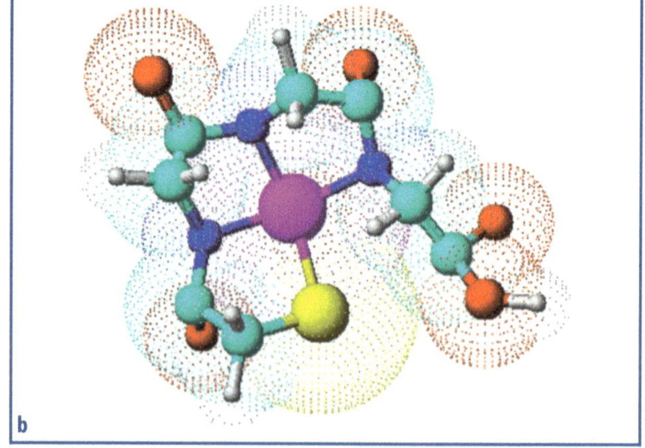

Fig. 4.3 a, b Formula chimica (**a**) e schematizzazione tridimensionale (**b**) del ^{99m}Tc-MAG3

è il benzoil-MAG3, contenente un anello benzoilico che protegge l'atomo di zolfo del gruppo coordinante il legame con il ^{99m}Tc. Nel procedimento di marcatura si perde l'anello benzoilico, liberando così l'atomo di zolfo e permettendo il legame con il ^{99m}Tc.

Il ^{99m}Tc-MAG3 ha ormai sostituito nello studio della funzione renale tubulare il ^{131}I-Hippuran, grazie alle migliori caratteristiche energetiche e dosimetriche legate alla marcatura con ^{99m}Tc rispetto a quella con ^{131}I. Dopo iniezione per via e.v., il radiofarmaco è infatti eliminato dal sangue soprattutto tramite secrezione tubulare (>90%, specialmente a livello del tubulo contorto prossimale), senza subire processi di riassorbimento tubulare; il restante 10% di eliminazione renale è invece dovuto alla filtrazione glomerulare. Una scintigrafia renale dinamica con ^{99m}Tc-MAG3 permette di determinarne la *clearance*, che esprime quindi la velocità di estrazione tubulare e permette di calcolare il flusso plasmatico renale per ogni singolo rene.

Nonostante un'elevata percentuale di legame con le proteine plasmatiche (80%), il ^{99m}Tc-MAG3 ha un alto indice di estrazione renale di primo passaggio (intorno al 60%), grazie al meccanismo di secrezione attiva citata sopra. Una piccola quota di escrezione del radiofarmaco avviene anche a livello epato-biliare e intestinale. La captazione da parte degli epatociti è indipendente dalla funzionalità renale ed è attribuibile alle proprietà lipofiliche del ^{99m}Tc-MAG3. Durante la marcatura si possono formare anche minime quantità (1-2%) di impurezze marcate con ^{99m}Tc, alcune delle quali si accumulano nel fegato e vengono anch'esse eliminate per via epato-biliare.

Il ^{99m}Tc-MAG3 è attualmente utilizzato come radiofarmaco di prima scelta in età pediatrica, nello studio del rene trapiantato, e nei soggetti con funzione renale compromessa. Infatti, nei pazienti con riduzione della funzione renale anche grave, l'elevata percentuale di estrazione permette di ottenere comunque buone immagini con un elevato rapporto bersaglio-fondo. L'attività somministrata nell'adulto varia da 100 a 185 MBq (2,7-5 mCi).

Per la ricostituzione del kit liofilo si deve utilizzare un volume massimo di eluato di 3 mL, contenente al massimo 1110 MBq di ^{99m}Tc; subito dopo la ricostituzione il flacone è posto in un bagnomaria a 100 °C per 10 minuti, allo scopo di rimuovere il gruppo benzoilico che protegge l'atomo di zolfo del gruppo coordinante per il legame con ^{99m}Tc. Dopo raffreddamento a temperatura ambiente, il radiofarmaco è pronto per la somministrazione ed è stabile per le successive 4 ore (anche se ne è raccomandata la somministrazione entro 1 ora dal termine della preparazione).

4.2.5
^{99m}Tc-DMSA

Il ^{99m}Tc-DMSA (DMSA = acido di-mercapto-succinico) è il radiofarmaco di scelta per effettuare la scintigrafia renale statica, che fornisce informazioni soprattutto relativamente alla morfologia e alla vascolarizzazione renale (Fig. 4.4). Oltre al principio attivo, il kit liofilo contiene cloruro stannoso di-idrato e inositolo, necessari a legare il ^{99m}Tc. La ricostituzione deve avvenire a pH compreso fra 2,3 e 3,5 per evitare la formazione di ^{99m}Tc-(DMSA)$_2$ (detto ^{99m}Tc-DMSA pentavalente o ^{99m}Tc(V)-DMSA), che ha caratteristiche farmacocinetiche diverse da quelle del ^{99m}Tc-DMSA; in particolare, il ^{99m}Tc(V)-DMSA è stato utilizzato per la caratterizzazione scintigrafica di pazienti con carcinoma midollare della tiroide.

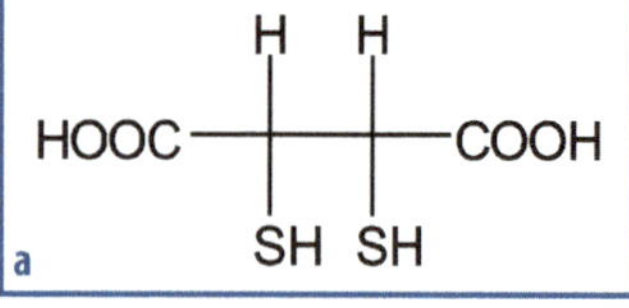

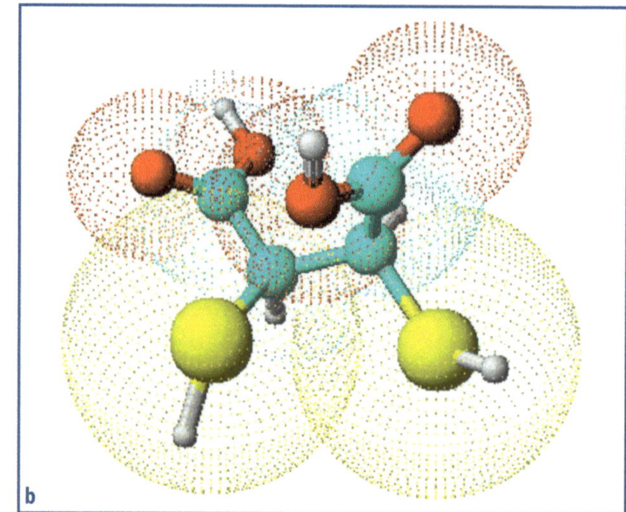

Fig. 4.4 a, b Formula chimica (**a**) e schematizzazione tridimensionale (**b**) del DMSA

Dopo iniezione e.v. il radiofarmaco si lega per circa il 90% alle proteine plasmatiche, e la sua frazione di estrazione renale è del 5% a ogni passaggio. Dopo 1 ora dalla somministrazione circa il 50% dell'attività somministrata si è legata all'epitelio dei tubuli contorti prossimali e dopo circa 3 ore si raggiunge la concentrazione corticale renale massima del radiofarmaco. Le acquisizioni per la scintigrafia renale statica sono infatti effettuate nell'arco di tempo fra 1 e 3 ore dall'iniezione, fornendo ottime immagini della corticale renale (con un rapporto di legame tra corticale e midollare renale di circa 22:1). Si verifica poi una lenta dismissione del radiofarmaco, tanto che 6 ore dopo la somministrazione il 34% dell'attività iniettata è ancora ritenuta a livello della corticale renale. Immagini molto tardive (6-24 ore) sono in genere acquisite soltanto in caso di ostruzione renale e la loro qualità risulta comunque non ottimale, soprattutto a causa della tardiva concentrazione del radiofarmaco anche a livello epatico, con un'intensità inversamente proporzione alla captazione e alla funzione renale.

La ricostituzione del kit liofilo è effettuata aggiungendo il quantitativo opportuno di ^{99m}Tc (massimo 3,7 GBq) in un volume di 5 mL di eluato (eventualmente utilizzando soluzione fisiologica, se necessario, per arrivare a questo volume), adottando la massima cautela per non introdurre aria nel flacone. Il flacone è quindi agitato per un minuto per disciogliere bene il contenuto e lasciato a incubare per circa 15 minuti a temperatura ambiente; il radiofarmaco così preparato è stabile per circa 4 ore. Il controllo di qualità si esegue mediante cromatografia su strato sottile con strisce di fibra di vetro impregnate con gel di silice, usando il metil-etil-chetone come solvente; il prodotto radiomarcato non deve contenere più del 2% di tecnezio libero.

L'attività standard iniettata di ^{99m}Tc-DMSA è di 74 MBq, pari a circa 1 MBq per kg di peso corporeo (dose minima 40 MBq); per indagini nei bambini è necessario ridurre l'attività iniettata in accordo con il peso corporeo.

4.2.6 Macroaggregati di albumina marcati con ^{99m}Tc

I macroaggregati di albumina (MMA) consistono in particelle di albumina umana di forma irregolare le cui dimensioni variano fra 10 e 90 µm, comunque non maggiori di 150 µm. Il numero di particelle varia da 1 a 16 milioni per mg di albumina aggregata. I macroaggregati di albumina umana sono ottenuti in sede industriale semplicemente portando alla temperatura di 80-90 °C per 30 minuti una soluzione di sieroalbumina. I kit in commercio contengono MAA in forma liofilizzata e stagno-cloruro di-idrato o tartrato, e acido cloridico o idrossido di sodio per equilibrare il pH.

I ^{99m}Tc-MMA sono utilizzati principalmente per la scintigrafia di perfusione polmonare; infatti, a causa delle loro dimensioni le particelle marcate rimangono intrappolate all'interno del primo letto capillare che incontrano, cioè quello polmonare, dopo iniezione per via endovenosa sistemica. L'attività standard somministrata in un adulto (74-185 MBq) contiene circa 100 000-400 000 particelle di ^{99m}Tc-MMA (che microembolizzano circa lo 0,1% di tutto il letto capillare polmonare, una percentuale trascurabile dal punto di vista emodinamico). Particelle di dimensioni maggiori a 150 µm occluderebbero invece arteriole di calibro maggiore, con possibili effetti emodinamici indesiderati.

Dopo somministrazione e.v., circa il 95% delle particelle si localizza nel letto polmonare, da dove sono poi rimosse con un'emivita effettiva di circa 2-3 ore grazie a una loro degradazione enzimatica in particelle di dimensioni sempre più piccole. Dopo questa frammentazione (che è facilitata anche dai movimenti meccanici polmonari), passano in circolo particelle più piccole che assumono le caratteristiche dei nanocolloidi e che sono quindi fagocitate dai macrofagi del sistema reticolo-endoteliale.

Un'ulteriore indicazione all'uso dei ^{99m}Tc-MAA è rappresentata dal loro impiego per fleboscintigrafia, mediante iniezione nel settore venoso di interesse (ad esempio, a livello della vena pedidia dorsale per valutare il circolo venoso degli arti inferiori). Il vantaggio nell'uso di questo radiofarmaco per la fleboscintigrafia rispetto ad altri (ad esempio, il ^{99m}Tc-DTPA, talora utilizzato anche a questo scopo) è che, a causa dell'arresto delle particelle nel letto polmonare, il distretto di interesse non subisce il ricircolo ematico del tracciante, per cui l'attività di fondo diminuisce molto rapidamente e si possono eventualmente effettuare somministrazioni multiple, come nel caso in cui si vogliano valutare in tempi successivi della stessa seduta scintigrafica i circoli venosi superficiale e profondo.

Un impiego recente dei ^{99m}Tc-MMA prevede la loro somministrazione interstiziale nella sede di una lesione (in genere tumorale o sospetta tale) come fase preliminare alla chirurgia radioguidata per la rimozione della lesione stessa. Infatti, a causa delle loro grandi dimensioni, le particelle di ^{99m}Tc-MAA non possono essere rimosse dalla sede di iniezione a opera del drenaggio linfatico, e forniscono quindi un'utile guida per l'uso intraoperatorio della sonda gamma secondo protocolli di localizzazione tumorale mediante tecnica ROLL (*Radioguided Occult Lesion Localization*).

La ricostituzione del radiofarmaco avviene aggiungendo fino a un massimo di 3,7 GBq in un volume di 1-10 mL al flaconcino contenente i MAA e gli eccipienti, e lasciando quindi a incubare per almeno 5 minuti a temperatura ambiente; il radiofarmaco così ricostituito è stabile per circa 12 ore.

4.2.7
Colloidi marcati con ^{99m}Tc

Dal punto di vista biologico, la definizione di “colloide” comprende una vasta classe di particelle con dimensioni comprese fra 1 nm e circa 4 μm. Queste particelle (denominate anche “micelle”) sono in genere rappresentate da detriti cellulari prodotti durante i normali processi di rinnovamento tessutale, da microrganismi e loro frammenti, o da prodotti dell’assorbimento intestinale (in particolar modo lipidi); eccetto che per questi ultimi (che sono soggetti al loro fisiologico destino metabolico come fonte di energia), tali colloidi sono in genere rimossi dal circolo mediante processi di fagocitosi messi in atto dai macrofagi, che sono distribuiti ubiquitariamente, ma concentrati maggiormente nel sistema reticolo-endoteliale di cui sono particolarmente ricchi il fegato, la milza, il midollo osseo e i linfonodi. I processi di fagocitosi sono facilitati da dimensioni comprese fra circa 2,5 nm e 1 μm, come pure da una carica netta negativa delle particelle e dalla loro opsonizzazione a opera di un gruppo di macromolecole che comprendono le frazioni C3, C4B e C5 del complemento, oltre ad alcune α- e β-globuline. Dal punto di vista radiofarmacologico, molti composti, sia organici che inorganici, possiedono proprietà colloidali.

Fra i radiofarmaci organici di questa classe, i colloidi di albumina sono costituiti da particelle di albumina di dimensioni variabili da 30 a 1000 nm circa (cioè da 0,03 a 1 μm). Marcati con ^{99m}Tc e utilizzati originariamente per effettuare la scintigrafia epato-splenica e midollare (dopo somministrazione e.v. sistemica), il loro uso più frequente è attualmente quello per la linfoscintigrafia (dopo iniezione interstiziale). L’applicazione più tipica della linfoscintigrafia costituisce la fase preliminare della biopsia radioguidata del cosiddetto “linfonodo sentinella”. Questa metodica permette di identificare il primo linfonodo drenante una massa tumorale (soprattutto tumore della mammella o melanoma cutaneo), dove è più probabile cioè riscontrare la presenza di metastasi linfonodali.

Una volta iniettato in sede peri-tumorale, il radiofarmaco è di dimensioni tali che può migrare dalla sede di iniezione lungo i dotti linfatici e raggiungere quindi il primo (o i primi) linfonodo(i) della catena linfatica drenante la regione tumorale (cioè il linfonodo sentinella). All’interno del linfonodo il ^{99m}Tc-colloide è poi fagocitato dai macrofagi, visualizzando quindi scintigraficamente la posizione del linfonodo stesso.

Un radiofarmaco ideale dovrebbe permettere una facile visualizzazione scintigrafica del primo (e solo di esso) linfonodo drenante la sede di iniezione, evento che si verifica con maggiore probabilità utilizzando radiocolloidi di dimensioni relativamente grandi (fra 200 e 300 nm circa). D’altra parte, particelle di queste dimensioni migrano piuttosto lentamente dalla sede di iniezione e pongono quindi problemi di tipo logistico-organizzativo (ad esempio, lungo tempo di occupazione della gamma-camera). Il radiocolloide più frequentemente utilizzato in Europa rappresenta un compromesso fra velocità di migrazione e ritenzione linfonodale, essendo costituito da particelle con dimensioni inferiori a 80 nm, che migrano facilmente attraverso il sistema linfatico ma non vengono efficientemente ritenuti nel linfonodo sentinella (visualizzando quindi più linfonodi lungo una stessa via linfatica, fenomeno che può creare poi qualche problema operativo in sede di ricerca intraoperatoria con sonda gamma).

Oltre ai nanocolloidi di albumina (commercializzati e utilizzati in Europa e in altre aree geografiche), altri radiocolloidi (prevalentemente inorganici) sono stati sviluppati e sono disponibili in commercio, come il ^{99m}Tc-solfuro colloidale (utilizzato soprattutto negli USA) e il ^{99m}Tc-solfuro di antimonio (impiegato soprattutto in Canada).

Il kit più usato in Europa contiene particelle di dimensioni così suddivise: 95% <80 nm; 4% dimensioni 80-100 nm; 1% dimensioni >100 nm. Il kit liofilo contiene nanocolloidi di albumina e cloruro di stagno. La ricostituzione avviene aggiungendo al flacone un volume di 1-5 mL di $^{99m}Tc\text{-}O_4^-$ con attività variabile da 185 a 5550 MBq (5-150 mCi). Durante la marcatura è importante rispettare il tempo, la modalità e l'intensità di agitazione e la temperatura (ambiente) per non influenzare le caratteristiche finali del radiofarmaco.

Le attività utilizzate per la ricerca del linfonodo sentinella variano in base alla patologia di base. Nel caso del tumore della mammella, si effettua in genere una sola iniezione contenente 18-37 MBq (circa 0,5-1 mCi) in un volume di 0,2-0,4 mL. Nel caso del melanoma cutaneo, si praticano in genere più iniezioni intradermiche pericicatriziali, ciascuna delle quali con attività di circa 7,4 MB (0,2 mCi) in un volume di 0,2 mL. L'attività totale iniettata non dovrebbe comunque superare i 74 MBq (2 mCi). Per la scelta finale dell'attività da impiegare si dovrà comunque tener conto del tempo intercorrente fra l'iniezione e l'entrata in sala operatoria del paziente; pertanto, all'aumentare del tempo d'attesa, si dovrà aumentare lievemente la dose iniettata per ovviare al decadimento fisico del tracciante, la cui concentrazione locale deve essere misurata in sede di intervento chirurgico.

Oltre all'utilizzo principale come radiofarmaci per linfoscintigrafia, i radiocolloidi sono comunque ancora utilizzati (anche se con frequenza molto inferiore rispetto al passato) per la visualizzazione scintigrafica di fegato, milza e midollo osseo. Infatti, dopo somministrazione per via e.v. sistemica, tutti i radiocolloidi sono rimossi dal circolo mediante processi di fagocitosi da parte dei macrofagi del sistema reticolo-endoteliale, che sono particolarmente abbondanti a livello degli organi di cui sopra. Oltre al ^{99m}Tc-solfuro colloidale e al ^{99m}Tc-nanocolloide di albumina, è opportuno ricordare la disponibilità anche del ^{99m}Tc-fitato, che possiede caratteristiche intermedie fra i primi due radiofarmaci.

Infine, anche se commercializzato con diversa denominazione (Venticoll, GE Healthcare, Olanda), il nanocolloide di albumina è utilizzato anche per la produzione di radioaerosol (sempre dopo marcatura con ^{99m}Tc), per effettuare la scintigrafia polmonare di ventilazione.

4.2.8
^{99m}Tc-HMPAO

Il principio attivo del radiofarmaco è l'esametazima, HMPAO o (RR,SS)-4,8-diaza-3,6,6,9-tetrametil undecano-2,10-dione bisozima (Fig. 4.5). Il kit liofilo (sigillato sotto azoto) comprende inoltre cloruro stannoso di-idrato (necessario per legare il ^{99m}Tc-pertecnetato) e cloruro di sodio.

Il radiofarmaco ^{99m}Tc-HMPAO è utilizzato per eseguire la scintigrafia cerebrale di perfusione (con acquisizione secondo la metodica SPECT), allo scopo di valutare le alterazioni di flusso ematico cerebrale regionale che caratterizzano alcune condizioni patologiche come la malattia di Alzheimer e altre forme di demenza, e le patologie cerebrovascolari in generale. Questo radiofarmaco è inoltre utilizzato per effettuare la marcatura *in vitro* dei leucociti autologhi per la visualizzazione scintigrafica dei focolai di infezione (vedi più avanti in questo Capitolo).

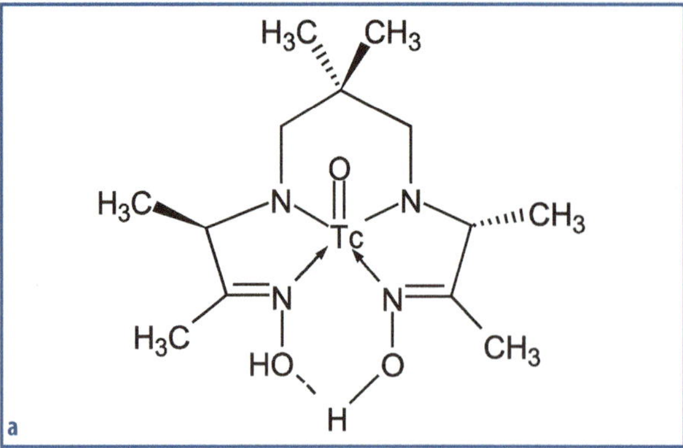

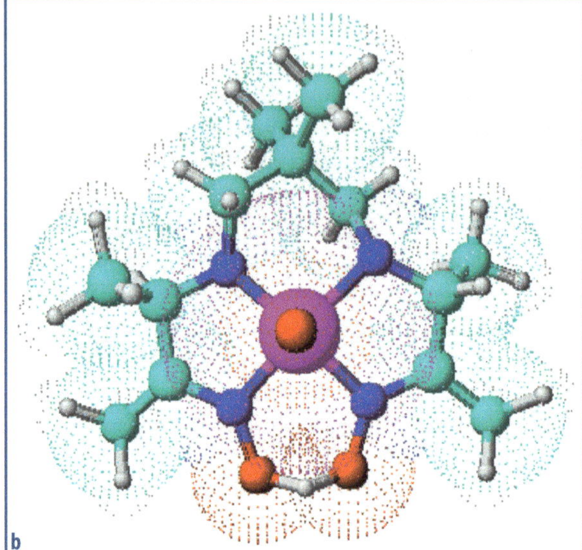

Fig. 4.5 a, b Formula chimica (**a**) e schematizzazione tridimensionale (**b**) del ^{99m}Tc-HMPAO

Il ^{99m}Tc-HMPAO è neutro e, dato che si tratta di un composto con basso peso molecolare e lipofilico, passa agevolmente attraverso la barriera emato-encefalica semplicemente seguendo il suo gradiente di concentrazione dal sangue (dove si verifica la concentrazione massima subito dopo l'iniezione) verso gli spazi extravascolari. Per questa sua proprietà e anche in virtù di una efficiente *clearance* renale ed epatobiliare (che rimuovono il 40 e il 20%, rispettivamente, della dose somministrata), il radiofarmaco è rapidamente rimosso dal circolo dopo somministrazione endovenosa. La captazione cerebrale raggiunge un picco massimo di 3,5-7% dell'attività iniettata entro un minuto dall'iniezione. Anche se nei due minuti successivi all'iniezione si verifica un *washout* dall'encefalo relativamente rapido (pari al 15% circa dell'attività cerebrale accumulata entro il primo minuto), la successiva fase di rilascio del radiofarmaco residuo a livello del sistema nervoso centrale è praticamente trascurabile per almeno 24 ore, per cui l'acquisizione scintigrafica può essere iniziata in un arco di tempo piuttosto flessibile (ad esempio, 30-60 minuti dopo l'iniezione), durante il quale non si verificano significative variazioni di concentrazione del ^{99m}Tc-HMPAO all'interno delle strutture cerebrali dove lo stesso radiofarmaco si è accumulato in funzione del flusso ematico regionale (eccetto naturalmente che per il normale decadimento radioattivo). Questa relativa stabilità della concentrazione intracellulare è dovuta al fatto che, una volta attraversata la membrana cellulare, il ^{99m}Tc-HMPAO subisce nell'ambiente intracellulare una trasformazione biochimica mediata dall'enzima esterasi, che ne cambia lo stato fisico-chimico trasformandolo da sostanza lipofilica in idrofilica, che quindi non può più attraversare in senso inverso la membrana cellulare.

L'attività standard di ^{99m}Tc-HMPAO somministrato per la scintigrafia cerebrale normale in una persona adulta di 70 kg è di 350-500 MBq, pari a 5-7,15 MBq/kg di peso corporeo. L'acquisizione delle immagini può iniziare già pochissimi minuti dopo l'iniezione endovenosa.

Il kit liofilo deve essere ricostituito con un volume di 5 mL contenente $^{99m}TcO_4^-$, con una concentrazione radioattiva ottimale fra 74 e 222 MBq/mL. La stabilità del radiofarmaco dopo ricostituzione è di soli 30 minuti, tempo entro il quale dovrebbe essere somministrato. Pertanto è necessario, prima della ricostituzione del radiofarmaco, aver già reperito l'accesso venoso al paziente, onde evitare ritardi della somministrazione.

4.2.9
^{99m}Tc-ECD

Il ^{99m}Tc-ECD (o ^{99m}Tc-Bicisato) è costituito da un gruppo Tc=O legante il derivato diestere ECD (etil-cisteinato-dimero), costituito da due residui cisteinici collegati da un ponte etilenico (Fig. 4.6). Nel complesso a carica neutra che ne risulta, l'atomo di ^{99m}Tc è

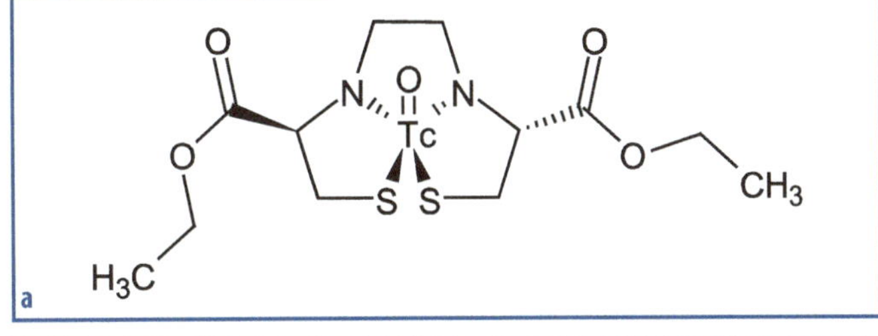

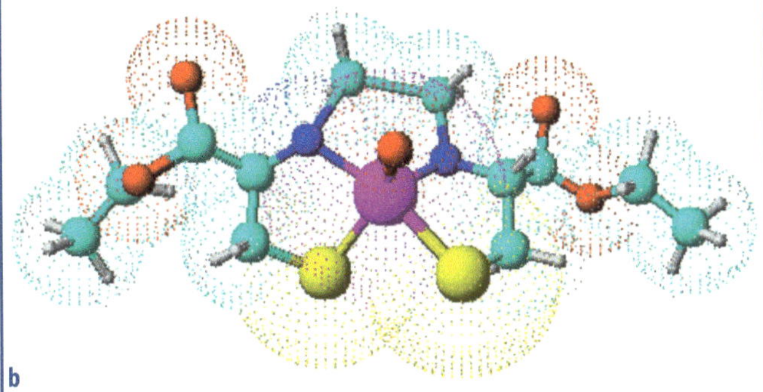

Fig. 4.6 a, b Formula chimica (**a**) e schematizzazione tridimensionale (**b**) del ^{99m}Tc-ECD

legato a due atomi di zolfo deprotonati e a due di azoto, di cui uno ha perso un protone. Il complesso neutro che ne deriva ha forma molecolare piramidale a base quadrata, con il gruppo Tc=O apicale. Il kit liofilo contiene bicisato di-idrocloruro e cloruro stannoso di-idrato e, dopo aggiunta del $^{99m}TcO_4^-$, si forma il complesso ^{99m}Tc-N,N'(1,2-etilendil)bis-L-cisteina dietilestere (^{99m}Tc-ECD).

Analogamente all'utilizzo del ^{99m}Tc-HMPAO, la scintigrafia con ^{99m}Tc-ECD è indicata per valutare anomalie di perfusione cerebrale regionale, con le stesse applicazioni cliniche.

Il ^{99m}Tc-ECD possiede caratteristiche chimico-fisiche analoghe a quelle del ^{99m}Tc-HMPAO, che gli permettono di attraversare la barriera emato-encefalica e poi anche la membrana cellulare per diffusione passiva seguendo un gradiente di concentrazione. In sede intracellulare il radiofarmaco subisce quindi un processo enzimatico in virtù del quale rimane intrappolato all'interno dei neuroni. Infatti, subito dopo il suo ingresso, il ^{99m}Tc-ECD è trasformato in ^{99m}Tc-ECM (carico negativamente), mediante un processo di esterificazione pH-dipendente che disattiva la componente lipofilica e gli impedisce quindi di diffondere attraverso la membrana cellulare in senso inverso di ritorno nello spazio extracellulare e nella circolazione generale. Il ^{99m}Tc-Bicisato può esistere in quattro forme stereochimiche distinte secondo la stereochimica della molecola di Bicisato. È stato dimostrato che solo l'isomero L,L subisce l'azione enzimatica sopra descritta con conseguente ritenzione intracellulare, mentre l'isomero D,D marcato con ^{99m}Tc attraversa la barriera emato-encefalica, ma non viene ritenuto o metabolizzato in misura rilevante. Pertanto, il radiofarmaco utilizzato è composto solamente dall'isomero L,L di ^{99m}Tc-ECD.

La captazione cerebrale e la ritenzione del ^{99m}Tc-Bicisato sono sufficientemente veloci da consentire l'acquisizione di immagini cerebrali SPECT a partire già da pochi minuti dopo la sua somministrazione per via endovenosa. Circa il 5% dell'attività iniettata si localizza infatti a livello cerebrale entro i primi 2-3 minuti dopo l'iniezione. L'eliminazione del ^{99m}Tc-ECD dall'SNC è molto lenta e pertanto la sua concentrazione encefalica non varia per almeno 6 ore dopo l'iniezione, lasso di tempo entro il quale può essere effettuata la scintigrafia cerebrale.

La *clearance* ematica del ^{99m}Tc-ECD è rapida, tanto che solo circa il 5% dell'attività rimane in circolo 1 ora dopo la somministrazione. Circa il 50% dell'attività iniettata è escreto per via renale nelle prime 2 ore, mentre a 24 ore si raggiunge un'escrezione urinaria del 75%. La parete della vescica urinaria costituisce quindi l'organo critico; tuttavia, la dosimetria può essere sensibilmente ridotta aumentando la frequenza di svuotamento vescicale.

Il radiofarmaco è ottenuto aggiungendo al primo flaconcino (contenente il bicisato cloridrato e l'agente stannoso) un volume di circa 2 mL di $^{99m}TcO_4^-$ con un'attività pari a 3,7 GBq (100 mCi). Successivamente si aggiungono al secondo flaconcino (contenente eccipienti), 3 mL di soluzione fisiologica e, dopo averlo leggermente agitato, si riporta il contenuto nel primo flaconcino contenente il principio attivo; tutte queste operazioni devono naturalmente essere effettuate con la massima cautela per assicurare la sterilità del prodotto finale. Il radiofarmaco così ricostituito (^{99m}Tc-N,N'(1,2-etilendil)bis-L-cisteina dietilestere o ^{99m}Tc-ECD), è stabile (e quindi iniettabile) per circa 8 ore se conservato a temperatura inferiore a 25 °C.

4.2.10
^{99m}Tc-Sestamibi e ^{99m}Tc-Tetrofosmina

Il ^{99m}Tc-metossi-isobutil-isonitrile (^{99m}Tc-Sestamibi) e la ^{99m}Tc-Tetrofosmina sono radiofarmaci lipofilici carichi positivamente (Figg. 4.7, 4.8), la cui captazione e ritenzione locale dipende dal flusso ematico regionale, dalla vitalità cellulare, dal potenziale di membrana cellulare, e dall'attività mitocondriale (quest'ultimo parametro è particolarmente importante per il ^{99m}Tc-Sestamibi).

La marcatura con ^{99m}Tc del Sestamibi avviene tramite il gruppo isonitrile, con una reazione che richiede la presenza di ione stannoso nello stato ridotto. Il ^{99m}Tc-Sestamibi

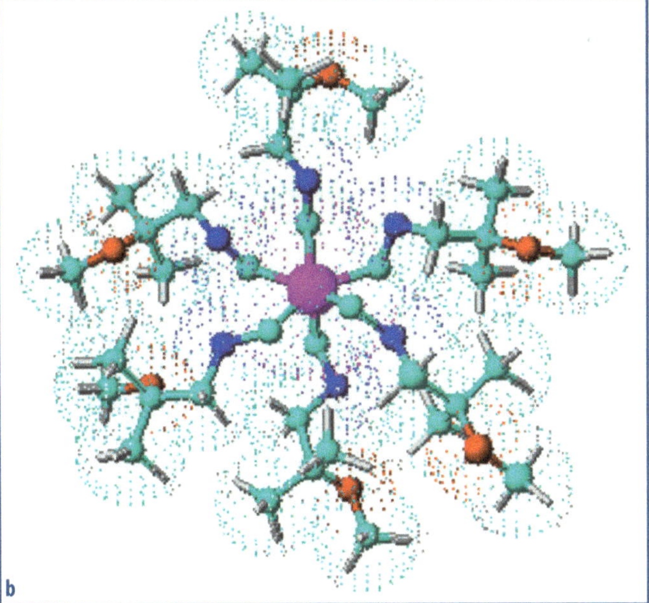

Fig. 4.7 a, b Formula chimica (**a**) e schematizzazione tridimensionale (**b**) del ^{99m}Tc-Sestamibi

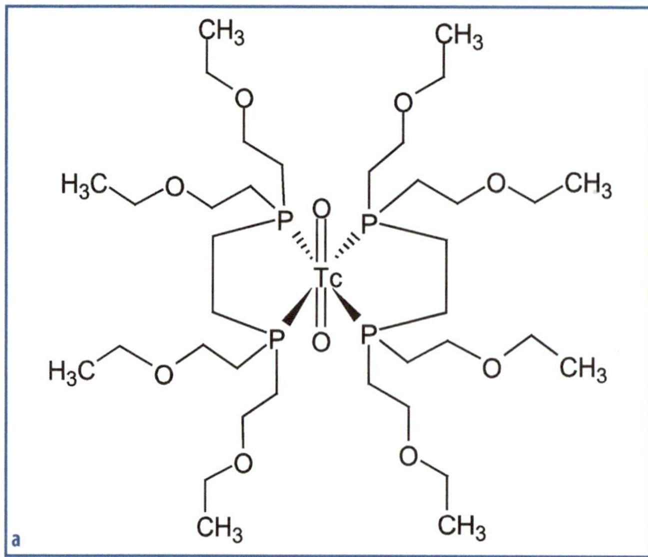

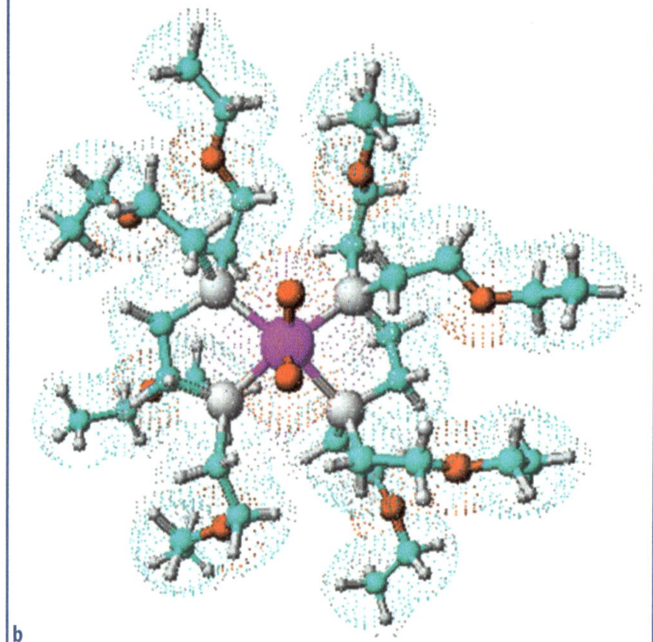

Fig. 4.8 a, b Formula chimica (**a**) e schematizzazione tridimensionale (**b**) della ^{99m}Tc-Tetrofosmina

è costituito da una struttura ottaedrica di sei leganti, al centro della quale si trova l'atomo di tecnezio.

La Tetrofosmina è invece una difosfina lipofilica con una struttura caratterizzata da un *core* di quattro atomi di fosforo leganti il ^{99m}Tc, stabilizzato da due atomi di ossigeno (O=Tc=O) e da due leganti difosfinici.

Una volta iniettati per via endovenosa, entrambi i radiofarmaci diffondono rapidamente negli spazi interstiziali extracellulari, quindi attraversano le membrane cellulari mediante diffusione passiva (e non tramite i canali cationici), con un meccanismo dipendente dallo stato metabolico delle cellule e in virtù della loro lipofilicità. Il sito di accumulo intracellulare del ^{99m}Tc-Sestamibi sono i mitocondri, mentre la ^{99m}Tc-Tetrofosmina è ritenuta a livello del citosol. La loro ritenzione all'interno delle cellule tumorali è legata alla perfusione e alla grandezza del gradiente elettrico, e l'entità di questa ritenzione riflette in generale la densità e la vitalità cellulare.

La ^{99m}Tc-Tetrofosmina e il ^{99m}Tc-Sestamibi sono stati introdotti nella pratica clinica con indicazione iniziale per gli studi di perfusione miocardica, con attività somministrate che per entrambi i radiofarmaci sono di 740 MBq (20 mCi) per ogni studio, almeno secondo il protocollo più comunemente impiegato della miocardioscintigrafia eseguita in due giorni diversi, rispettivamente dopo stress e a riposo.

Il ^{99m}Tc-Sestamibi è inoltre il radiofarmaco di scelta per la scintigrafia paratiroidea, anche se non esiste tuttora un radiofarmaco specifico che si accumuli soltanto nel tessuto paratiroideo iperplastico/iperfunzionante. L'impiego del ^{99m}Tc-Sestamibi per la scintigrafia paratiroidea (per la quale è somministrata un'attività di 370-740 MBq) è possibile perché, pur accumulandosi tale radiofarmaco inizialmente sia nell'adenoma paratiroideo che nel parenchima tiroideo (che è volumetricamente preponderante rispetto alle paratiroidi), esso è ritenuto nel primo distretto per un tempo relativamente più lungo rispetto al secondo. Questo *washout* differenziale permette pertanto di visualizzare (ed eventualmente di localizzare in sede operatoria tramite sonda gamma) il tessuto paratiroideo adenomatoso, mediante confronto fra le immagini scintigrafiche acquisite precocemente (a 10-20 minuti) e quelle acquisite tardivamente (a 2-3 ore) dopo somministrazione e.v. del ^{99m}Tc-Sestamibi.

Mentre l'impiego del ^{99m}Tc-Sestamibi e della ^{99m}Tc-Tetrofosmina è stato approvato anche per la mammoscintigrafia per valutazione di masse mammarie sospette (somministrando un'attività di circa 740 MBq), del ^{99m}Tc-Sestamibi è stata anche proposta l'applicazione per valutare scintigraficamente il grado di infiltrazione (con il corrispondente livello di attività metabolica) del midollo osseo nei pazienti con mieloma multiplo o con altre patologie (neoplastiche o non neoplastiche) che coinvolgono il midollo.

Dopo iniezione endovenosa, la ^{99m}Tc-Tetrofosmina subisce una rapida *clearance* ematica, tanto che meno del 5% dell'attività somministrata rimane in circolo 10 minuti dopo l'iniezione; responsabile di questa rapida *clearance* è il suo rapido accumulo a livello di molti parenchimi, compresi quello polmonare ed epatico. Circa il 65% dell'attività somministrata è escreta entro 48 ore dall'iniezione (il 40% per via urinaria, il 25% per via epato-biliare e, quindi, intestinale). La captazione miocardica è rapida e raggiunge un massimo pari a circa il 1,2% dell'attività somministrata, con tempi di ritenzione sufficientemente lunghi da consentire acquisizioni scintigrafiche del miocardio da 15 minuti fino a 4 ore dopo la somministrazione.

Anche il ^{99m}Tc-Sestamibi ha una rapida *clearance* ematica dopo iniezione e.v., tanto che solo l'8% dell'attività somministrata rimane in circolo 5 minuti dopo l'iniezione. L'eliminazione avviene sia per via epato-biliare (33% dopo 48 ore) che per via urinaria (27% dopo 24 ore). La captazione cardiaca è pari a circa l'1,5% dell'attività iniettata sotto sforzo e a circa l'1,2% se somministrato a riposo. L'emivita biologica a livello del miocardio è di circa 7 ore (sia a riposo che sotto sforzo).

Il kit liofilo contenente Tetrofosmina è ricostituito aggiungendo al principio attivo l'attività richiesta di $^{99m}TcO_4^-$ (in un volume di 4-8 mL, con concentrazione radioattiva massima di 1,5 GBq/mL) e lasciando a incubare a temperatura ambiente per circa

15 minuti. Il radiofarmaco così preparato è stabile per circa 12 ore se conservato a 2-8 °C.

Il ^{99m}Tc-Sestamibi è invece preparato aggiungendo al kit liofilo $^{99m}TcO_4^-$ (in un volume di 1-3 mL, con attività massima di 11,1 GBq) e agitando vigorosamente il flacone con rapidi movimenti dal basso verso l'alto per sciogliere bene il liofilo; il flacone è poi incubato a 100 °C per circa 10 minuti, mediante bagnomaria oppure apposito fornelletto elettrico (anche se non si tratta della procedura raccomandata dalla ditta produttrice, è riferito l'ottimo risultato anche della marcatura con forno a microonde). Il radiofarmaco così preparato è stabile per circa 10 ore.

4.2.11 Derivati dell'IDA marcati con ^{99m}Tc

I derivati dell'IDA (IDA = acido immino-diacetico) sono analoghi della lidocaina costituiti da anioni lipofilici con bassa affinità per le proteine plasmatiche. Fra le molteplici forme chimiche note, le principali sono: dietil-IDA, diisopropil-IDA, p-isopropil-IDA, p-butil-IDA e Mebrofenina. Tutti i radiofarmaci derivati da questi composti mediante marcatura con ^{99m}Tc sono caratterizzati da una rapida captazione epatocitaria seguita da altrettanto rapida escrezione biliare, e permettono quindi di valutare scintigraficamente la funzionalità dei meccanismi di captazione, coniugazione ed escrezione nelle vie epato-biliari. Nella pratica clinica si utilizza soprattutto la ^{99m}Tc-Mebrofenina, con formula chimica di acido N-(3-bromo-2,4,6 trimetilfenilcarbamoilmetil) immino-diacetico (Fig. 4.9).

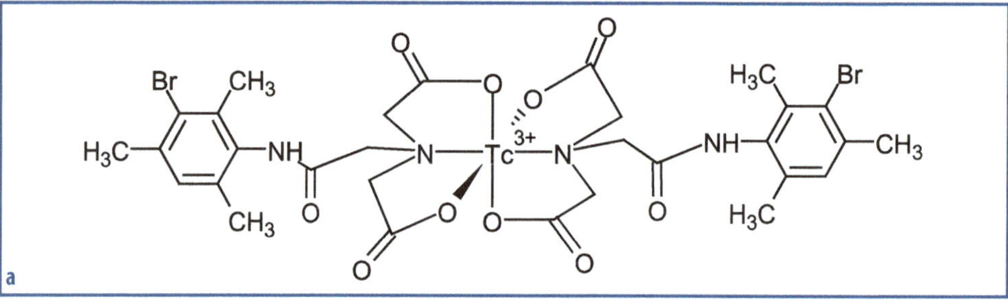

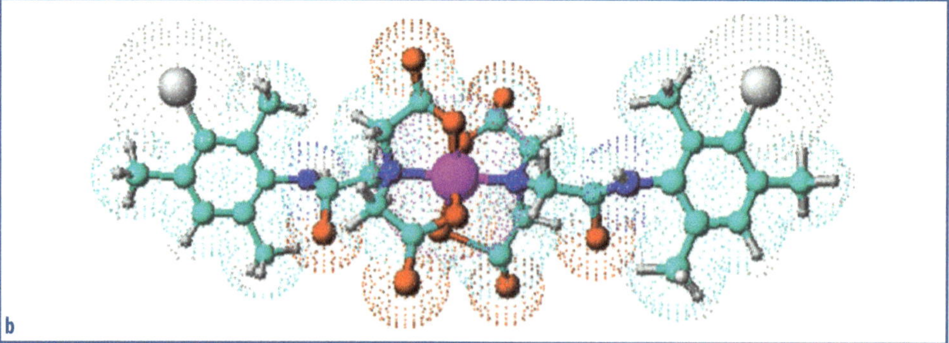

Fig. 4.9 a, b Formula chimica (**a**) e schematizzazione tridimensionale (**b**) della ^{99m}Tc-Mebrofenina

Quando presenti in circolo, questi radiofarmaci sono captati dagli epatociti mediante *carrier* non sodio-dipendenti situati sul versante ematico della membrana cellulare, con un meccanismo simile a quello che permette la concentrazione intracellulare (contro gradiente elettrochimico e di concentrazione) della bilirubina, degli acidi biliari e di altri anioni metabolizzati nel fegato mediante il sistema delle ligandine e di glicuronoconiugazione. Il legame dei derivati dell'IDA con i recettori per la bilirubina è circa 15 volte più forte di quello per la bilirubina stessa; pertanto, è possibile effettuare l'esame anche con elevati valori di bilirubinemia. All'interno degli epatociti questi composti sono resi idrosolubili tramite coniugazione con l'acido glucuronico e, quindi, escreti nella bile attraverso il versante biliare degli epatociti stessi. A causa del loro legame con le proteine plasmatiche e della bassa idrosolubilità, la quota di escrezione di questi radiofarmaci per via renale è molto piccola (<5%).

La ricostituzione del radiofarmaco avviene introducendo nel flaconcino 1-8 mL di $^{99m}TcO_4^-$ con un'attività di 37-1480 MBq (senza inserire un ago di sfiato, ma togliendo dal flacone un volume di aria uguale a quello della soluzione di ^{99m}Tc introdotta). Dopo un'incubazione di 15 minuti, il radiofarmaco così ricostituito è stabile fino a 6, se conservato a una temperatura non superiore ai 25 °C.

L'attività standard somministrata a un paziente adulto è di circa 150 MBq (4 mCi), fino a un massimo di 300 MBq. Per i bambini l'attività da somministrare è ridotta proporzionalmente al peso corporeo.

4.2.12
^{99m}Tc-Depreotide

Il ^{99m}Tc-Depreotide è un radiofarmaco recentemente introdotto in commercio per la diagnosi differenziale dei noduli polmonari in tumorali o benigni. Si tratta di un peptide sintetico facilmente marcabile con ^{99m}Tc (denominato anche con la sigla "P829") composto da 10 aminoacidi con la seguente sequenza: L-omocisteina-N-metil-L-fenilalanina-L-tirosina-D-triptofano-L-lisina-L-valina) (1→1')-solfuro, con 3[(mercaptoacetil) amino]-L-alanil-L-lisil-L-cisteinil-L-lisina (sale trifluoroacetato) (Fig. 4.10).

Questo radiofarmaco è stato originariamente sviluppato come potenziale analogo della somatostatina; infatti mostra buona affinità di legame con i recettori 2, 3 e 5 per la somatostatina. Tale specificità è conferita dall'anello formato dai primi 6 dei 10 aminoacidi costitutivi sopra riportati, mentre i rimanenti 4 svolgono la funzione di gruppo coordinante per legare il ^{99m}Tc. Dopo gli studi iniziali che avevano come target l'imaging dei tumori neuroendocrini, è emersa l'osservazione di un forte legame del ^{99m}Tc-Depreotide con i recettori espressi nel carcinoma polmonare a piccole cellule. Questo tumore (che appartiene comunque alla famiglia dei tumori neuroendocrini) esprime infatti un'elevata densità di recettori per la somatostatina di tipo 3, che sono invece scarsamente espressi dalla maggior parte degli altri tumori neuroendocrini. Il meccanismo di captazione del ^{99m}Tc-Depreotide da parte delle cellule tumorali non è comunque completamente chiaro, tanto che è stata avanzata l'ipotesi che il legame non avvenga propriamente con i recettori della somatostatina delle cellule tumorali, ma piuttosto con i linfociti infiltranti la massa tumorale.

Il flacone con il prodotto liofilo deve essere conservato in congelatore a temperature inferiori a -10 °C. Prima della ricostituzione è necessario riportare il flacone fino alla

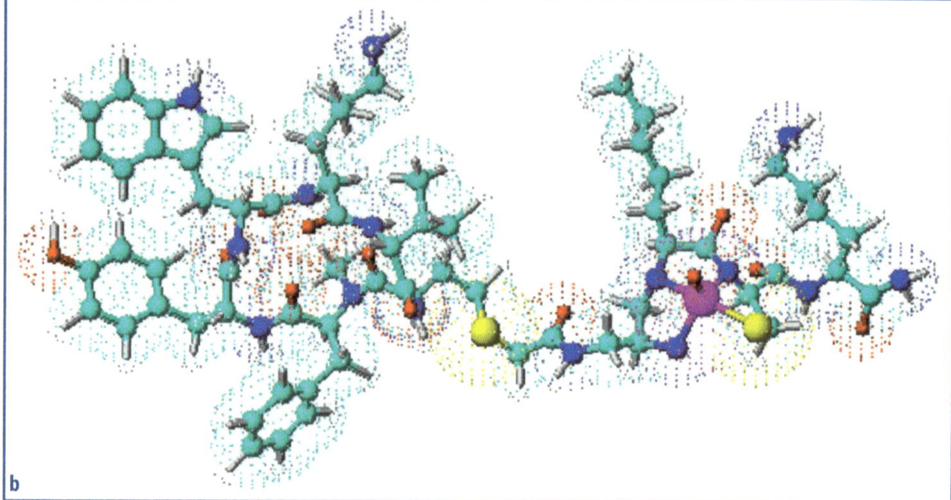

Fig. 4.10 a, b Formula chimica (**a**) e schematizzazione tridimensionale (**b**) del ^{99m}Tc-Depreotide

temperatura di 15-30 °C mediante bagnomaria in acqua bollente, tenendolo in un supporto verticale schermato con piombo; la marcatura avviene iniettando nel flaconcino schermato la quantità richiesta di $^{99m}TcO_4^-$ (fino a un massimo di 1,6 GBq) adeguatamente diluito con soluzione fisiologica fino al volume totale di 1 mL e agitando delicatamente per 10 secondi per assicurare la completa dissoluzione della polvere. È poi necessario continuare l'incubazione per altri 10 minuti nel bagno di acqua bollente, sempre mantenendo il flaconcino in posizione verticale, e poi lasciar raffreddare per circa 15 minuti a temperatura ambiente. Il radiofarmaco così ricostituito è stabile per 5 ore se conservato a una temperatura di 15-25 °C.

L'attività standard iniettata per via e.v. in un paziente adulto è di circa 555-740 MBq e le immagini scintigrafiche sono acquisite 3-4 ore dopo la somministrazione del radiofarmaco.

4.2.13
^{99m}Tc-Arcitumomab

Il ^{99m}Tc-Arcitumomab (CEA-Scan) è un anticorpo monoclonale diretto contro l'antigene carcino-embrionale (CEA), antigene tumore-associato tipicamente espresso dal carcinoma del colon-retto (ma anche da parte di molte altre neoplasie, sia del tratto gastroenterico che di diversi organi e/o tessuti). È costituito dal frammento IMMU-4 Fab' dell'anticorpo monoclonale anti-CEA, ma contiene anche una piccola quota di frammento F(ab')$_2$, (5% del totale) e tracce di frammenti delle catene H' e L (come residuo della digestione enzimatica dell'immunoglubulina intera).

Le indicazioni della scintigrafia con ^{99m}Tc-Arcitumomab sono costituite principalmente dalla valutazione dell'estensione della malattia (come complemento alle altre tecniche non invasive di imaging diagnostico), in pazienti con evidenza di recidiva e/o metastasi (soprattutto epatiche, ma anche addominali in generale e pelviche) da carcinoma del colon-retto con aumentati livelli sierici del CEA. Il CEA-Scan non è specifico per il carcinoma del colon-retto, poiché il CEA stesso è espresso anche da altre neoplasie dell'apparato digerente (esofago, stomaco, pancreas e tumori delle vie biliari), come pure dal carcinoma midollare della tiroide, polmonare, mammario, ovarico e uterino.

La ricostituzione del kit liofilo di ^{99m}Tc-Arcitumomab (che contiene 1 mg del frammento Fab') avviene aggiungendo al flacone $^{99m}TcO_4^-$ diluito con soluzione fisiologica fino a un volume totale di 5-10 mL. L'attività raccomandata per gli adulti è 750-1000 MBq di ^{99m}Tc-Arcitumomab. Dopo la marcatura il radiofarmaco ricostituito è stabile per 4 ore a temperatura ambiente (15-25 °C). L'infusione endovenosa del radiofarmaco dovrebbe essere praticata in un lasso di tempo di circa 30 secondi. Le immagini (planari e SPECT) sono acquisite in una fase relativamente precoce (dopo circa 2-5 ore dall'iniezione) e in fase tardiva (a 24-48 ore).

È possibile che dopo la somministrazione si manifestino reazioni di ipersensibilità, soprattutto in pazienti allergici verso prodotti di origine murina o che abbiano già effettuato una scintigrafia con ^{99m}Tc-Arcitumomab (che può aver stimolato la produzione di anticorpi umani anti-topo, o HAMA).

La cinetica del ^{99m}Tc-Arcitumomab è relativamente lenta, dato che 1 ora dopo l'infusione la quantità di radiofarmaco ancora circolante nel sangue è pari a circa il 63% dell'attività iniettata, mentre è del 23% dopo 5 ore e del 7% dopo 24 ore (la curva di concentrazione plasmatica mostra un'emivita finale approssimativamente di 13 ore). Circa il 28% della radioattività iniettata è escreto nelle urine durante le prime 24 ore successive alla somministrazione.

4.2.14
Anticorpi anti-granulociti marcati con ^{99m}Tc

Come alternativa alla scintigrafia con leucociti autologhi marcati (metodica che implica un complesso e laborioso processo di separazione e di marcatura in condizioni di sterilità e apirogenicità dei leucociti, come descritto più avanti), sono stati sviluppati alcuni radiofarmaci che, iniettati per via endovenosa, si legano ai granulociti; in tal modo la tecnica si configura come vera e propria marcatura *in vivo* di questa frazione leucocitaria. Si tratta di anticorpi monoclonali marcati, che permettono quindi di realizzare un'immunoscintigrafia dei focolai infettivi; questa tecnica ha il vantaggio, secondo la maggior parte degli Autori, di una maggior semplicità e sicurezza (sia per i pazienti che per gli operatori) rispetto alla marcatura *in vitro* dei leucociti. È tuttavia opportuno segnalare che, per quanto questa metodica abbia in generale una soddisfacente accuratezza diagnostica, sia la sensibilità che la specificità degli anticorpi anti-granulociti marcati sono generalmente inferiori rispetto a quelle della più complessa metodica basata sui leucociti autologhi marcati *in vitro*. Rispetto ai leucociti autologhi marcati, gli anticorpi anti-granulociti si concentrano maggiormente nel midollo osseo (anche in virtù delle loro dimensioni molecolari più piccole), potendo così evidenziare anche le aree fotopeniche alla scintigrafia con leucociti autologhi marcati, tipiche delle infezioni croniche dell'osso centrale. Tutti questi radiofarmaci anticorpali marcati con ^{99m}Tc si legano specificamente a glicoproteine di superficie dei granulociti neutrofili, ma anche alle cellule mielocitiche del midollo osseo. Sono attualmente in commercio e disponibili per l'uso clinico tre kit liofili per marcatura istantanea con il ^{99m}Tc che non differiscono sostanzialmente in termini di efficacia diagnostica: l'anticorpo intero BW250/183-IgG (Granuloscint®, CIS Bio International, Gif Sur Yvette), il frammento Fab' dell'anticorpo IMMU-MN3 (Leukoscan®, Immunomedics GmbH, Morris Plains) e l'anticorpo SSEA-1, una IgM anti-CD15 utilizzata in pazienti pediatrici (LeuTech®, Palatin Technologies, Princeton).

La marcatura del Leukoscan® (l'unico radiofarmaco di questa categoria autorizzato per uso commerciale in Italia) avviene in due fasi: 1) il liofilo è dapprima ricostituito aggiungendo 0,5 mL di soluzione fisiologica, 2) si aggiunge quindi 1 mL di ^{99m}Tc-pertecnetato (attività massima di 11,0 GBq, in un volume di 1 mL), agitando il flacone fino a dissoluzione completa del contenuto. È infine necessaria un'incubazione di circa 10 minuti a temperatura ambiente; dopo la marcatura, la soluzione deve essere ispezionata visivamente per verificare l'assenza di particelle in sospensione e/o di colorazione anomala (la soluzione deve essere limpida e incolore). Il radiofarmaco è stabile fino a 4 ore dopo la marcatura. La purezza radiochimica è controllata mediante cromatografia su strato sottile utilizzando strisce di fibra di vetro impregnate di gel di silice e acetone come fase mobile.

4.3 Radioiodio e traccianti radioiodati

Il radioiodio nelle sue diverse forme radioisotopiche è uno dei radionuclidi più precocemente introdotti nella pratica medico-nucleare. Infatti, oltre al suo utilizzo diretto nella forma chimica di ioduro (per tutte le applicazioni che riguardano le malattie tiroidee), questo radioalogeno è stato ed è tuttora utilizzato per marcare una serie di molecole più complesse, assumendo quindi le caratteristiche di biodistribuzione proprie dei radiofarmaci così ottenuti. La modalità più comune di marcare con radioiodio molecole complesse è realizzabile grazie alla possibilità di sostituire (mediante una reazione di ossido-riduzione) un radicale idrossilico ($-OH^-$) (presente, ad esempio, nella struttura dell'aminoacido tirosina) con lo ione I^- (che ha la stessa valenza e occupa spazialmente un volume simile a quello del radicale $-OH^-$); analogie di valenza e di volume dello stesso ordine valgono anche per la sostituzione con lo ione I^- di un radicale metilico ($-CH_3^-$), anch'esso presente in abbondanza in molte molecole di interesse biologico. A questo ampio spettro di applicazioni del radioiodio ha contribuito anche la disponibilità di radioisotopi con caratteristiche variabili, ognuno idoneo a impieghi diversi. In particolare, lo Iodio-131 (storicamente il primo disponibile per applicazioni mediche) è utilizzabile sia per scopi terapeutici (grazie alla sua emissione di particelle β^- di idonea energia) sia per scopi diagnostici (in virtù della sua emissione di raggi γ, anche se di energia non ottimale per rivelazione mediante gamma-camera); d'altra parte, lo Iodio-123 comporta un minor carico dosimetrico al paziente (sia per la sua breve emivita che per la sua emissione β^- con bassissima energia, i cosiddetti elettroni di Auger); inoltre, l'energia della sua emissione γ è ottimale per visualizzazione mediante gamma-camera. Infine, la disponibilità dello Iodio-124 (che decade emettendo positroni) ha aperto la possibilità di applicare alla più moderna metodica PET tutte le conoscenze biochimiche acquisite nei decenni scorsi con i radioisotopi convenzionali dello iodio. Come ultima annotazione, lo Iodio-125, che emette raggi γ di energia troppo debole (35 keV) per la visualizzazione mediante gamma-camera, almeno nell'uomo, è stato ampiamente utilizzato per indagini *in vitro* (ad esempio, per le misure di analiti mediante tecniche radio-immunologiche) e in questo ambito trova ancora importanti applicazioni, come pure per studi di biodistribuzione in modelli animali di malattia, in una fase precoce della sperimentazione dei radiofarmaci.

4.3.1 Ioduro di sodio

I radioisotopi dello iodio comunemente utilizzati nella diagnosi e nel trattamento delle malattie della tiroide (^{123}I e ^{131}I, somministrati come ioduro di sodio e presenti in circolo come ione I^- radioattivo) sono convogliati all'interno delle cellule tiroidee a opera del cotrasportatore Na^+/I^- (NIS), un meccanismo di trasporto attivo localizzato sulla membrana basolaterale delle cellule follicolari che permette l'entrata di iodio all'interno della cellula contro gradiente, sfruttando l'energia del gradiente elettrochimico del sodio. L'accumulo intracellulare di iodio è regolato dai livelli sierici dell'ormone TSH, secreto dall'ipofisi sotto lo stimolo ipotalamico del TRH. Gli ormoni tiroidei sono sintetizzati a partire dall'aminoacido tirosina contenuto all'interno delle molecole di tireoglobulina, prodotte dal reticolo endoplasmatico e dall'apparato del Golgi delle cellule tiroidee. Lo iodio intracellulare subisce un processo di ossidazione da parte dell'enzima tireoperossidasi, trasformazione che permette il suo legame all'aminoacido tirosina per formare molecole di mono-iodiotirosina e di-iodiotirosina. Queste due specie chimiche vengono poi combinate a produrre le forme definitive degli ormoni tiroidei (tri-iodiotirosina e tiroxina). Gli ormoni tiroidei sono poi secreti in circolo mediante pinocitosi, sotto lo stimolo da parte del TSH.

Tuttavia, lo iodio è captato anche da altri sistemi ghiandolari (ghiandole salivari, ghiandole sudoripare, ghiandole gastriche, placenta, ghiandola mammaria), un processo biologico che può determinare effetti collaterali indesiderati quando si utilizza il radioiodio (^{131}I) per la terapia ad alte dosi (ad esempio, in pazienti con carcinoma tiroideo differenziato derivato dall'epitelio follicolare). Infatti, in queste circostanze l'accumulo di ^{131}I a livello delle ghiandole salivari può provocare scialoadenite (talora con xerostomia persistente, per ridotta funzione salivare), mentre per accumulo nel distretto gastrico possono manifestarsi nausea, vomito e gastrite. Inoltre, la captazione di ^{131}I a livello placentare o da parte delle ghiandole mammarie (con successivo passaggio del radioisotopo nel latte) esporrebbe il feto e, rispettivamente, il neonato a un'inaccettabile dose di radiazioni.

Utilizzato per molti anni come unico radiofarmaco per indagini scintigrafiche in ambito tiroideo, il ^{131}I è attualmente impiegato a scopo diagnostico soltanto per due applicazioni, cioè per la misura di captazione come fase preliminare alla terapia (sia per ipertiroidismo che per tumore tiroideo differenziato) e per la scintigrafia corporea in pazienti già sottoposti a terapia primaria (intervento chirurgico e ablazione con ^{131}I del residuo tiroideo post-chirurgico) per tumore tiroideo differenziato. L'attività somministrata in questi due casi specifici è molto diversa, cioè soltanto 1,85 MBq (o 50 μCi) per la misura di captazione, mentre è di 185 MBq (o 5 mCi) per la scintigrafia corporea. In entrambi i casi il radiofarmaco è in genere disponibile come capsula somministrata per via orale, mentre in alcune situazioni numericamente più limitate (ad esempio, per pazienti in età pediatrica o con problemi di deglutizione) è disponibile anche in forma liquida, sempre per somministrazione orale; la forma iniettabile è riservata a casi con impossibilità quasi assoluta di deglutizione.

Come già indicato in precedenza, nelle più comuni applicazioni diagnostiche la scintigrafia tiroidea con radioiodio è stata ormai largamente rimpiazzata dalla scintigrafia tiroidea con ^{99m}Tc-Pertecnetato, che offre importanti vantaggi logistico-operativi, radiodosimetrici, e anche in termini di costo.

Il ^{123}I possiede in linea di principio caratteristiche ideali per la scintigrafia tiroidea, grazie alla sua breve emivita fisica (12,8 ore), all'assenza di emissione β^- con apprezzabile effetto radiobiologico, all'energia ottimale dell'emissione γ (159 keV) e all'elevata captazione da parte della ghiandola tiroidea rispetto al fondo. Tuttavia, alcune importanti limitazioni relative alla disponibilità e al costo fanno preferire al ^{123}I l'uso del ^{99m}Tc-pertecnetato, almeno per le più comuni esigenze diagnostiche; d'altra parte, in alcune circostanze specifiche l'uso del ^{123}I è ancora preferibile, ad esempio per pazienti in età pediatrica oppure in presenza di bassa funzionalità tirodea o ancora per la visualizzazione scintigrafica di ghiandole tiroidee ectopiche. Per la somministrazione del ^{123}I si preferisce in genere la soluzione sterile iniettabile per via e.v., anche se sono disponibili capsule di gelatina per somministrazione orale. L'attività standard somministrata per scintigrafia tiroidea in un paziente adulto del peso di 70 kg è di 12-15 MBq, con acquisizioni a 3-6 ore dopo la somministrazione.

4.3.2
Hippuran radioiodato

L'orto-ippurato (o Hippuran) è un analogo strutturale anionico dell'acido para-amino-ippurico (PAI), una sostanza presente naturalmente nell'urina (Fig. 4.11); come il PAI, l'Hippuran è escreto nelle urine grazie a un duplice meccanismo, dapprima per filtrazione glomerulare (responsabile del 20% della sua *clearance* renale), quindi per secrezione tubulare (responsabile del restante 80%). Il farmaco presenta un'elevata estrazione di primo passaggio, con una *clearance* renale globale pari a circa l'85% per ogni passaggio.

L'Hippuran può essere marcato con ^{131}I e in questa forma era utilizzato nel passato come radiofarmaco di scelta per la scintigrafia renale sequenziale. Oggi, tuttavia, per le caratteristiche energetiche e radiodosimetriche sfavorevoli del ^{131}I, è stato sostituito dai radiofarmaci marcati con ^{99m}Tc (vedi Paragrafo 4.2.4). È anche disponibile il radiofarmaco marcato con ^{123}I, il cui impiego rimane tuttavia molto limitato, essenzialmente per limitazioni logistiche e di costo.

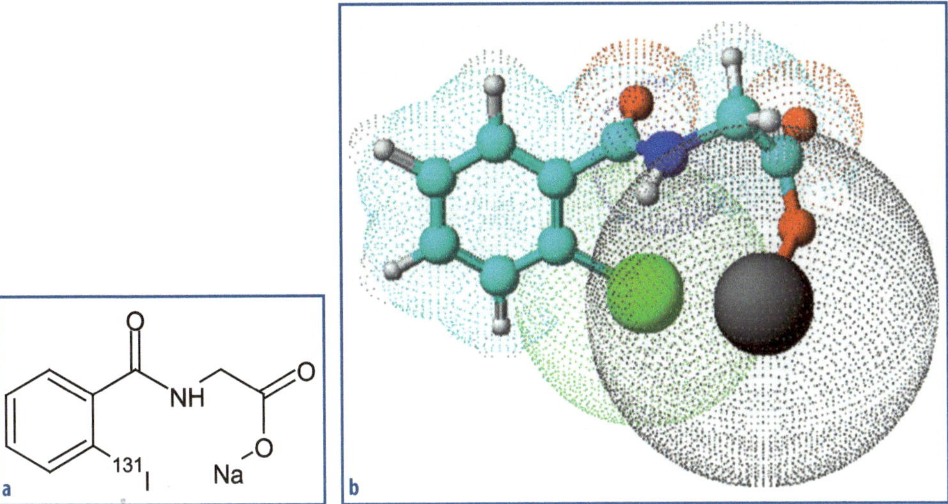

Fig. 4.11 a, b Formula chimica (a) e schematizzazione tridimensionale (b) del ^{131}I-Hippuran

Il radiofarmaco è iniettato come bolo endovenoso rapido, con attività standard per il paziente adulto pari a 74 MBq per il ^{131}I-Hippuran e a 185 MBq per il ^{123}I-Hippuran (attività ridotta proporzionalmente al peso per i pazienti in età pediatrica). Entrambi i radiofarmaci sono forniti come soluzione sterile e apirogena, già pronti per essere iniettati.

4.3.3
Meta-iodo-benzil-guanidina radioiodata

La meta-iodo-benzil-guanidina (MIBG) è costituita dalla combinazione del gruppo benzilico del farmaco anti-aritmico bretilium con il gruppo guanidinico della guanetidina (Fig. 4.12). Introdotta nei primi anni Ottanta per la visualizzazione dei tumori della

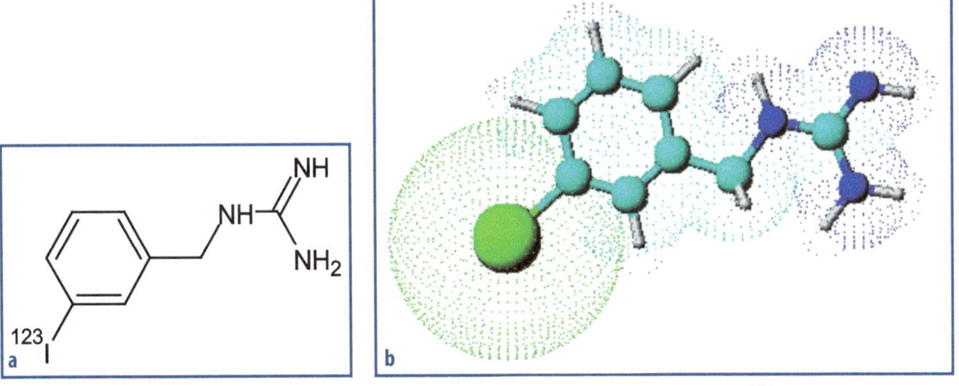

Fig. 4.12 a, b Formula chimica (a) e schematizzazione tridimensionale (b) della [^{123}I]MIBG

midollare surrenale, può essere marcata sia con ^{123}I (per uso soltanto diagnostico) che con ^{131}I (per uso sia diagnostico che terapeutico).

Come analogo strutturale delle catecolamine, la MIBG è captata dalle cellule cromaffini mediante la stessa via metabolica della noradrenalina, tramite un processo attivo ATPasi-dipendente. Immagazzinata inizialmente nei granuli citoplasmatici di secrezione, la MIBG è poi secreta per esocitosi; è quindi accumulata fisiologicamente nelle vescicole neurosecretorie localizzate a livello dei gangli del sistema simpatico, della midollare del surrene, e di tutti i tessuti a elevata innervazione adrenergica (miocardio, ghiandole salivari). Tali granuli liberano il loro contenuto mediante un processo di esocitosi stimolato dalla depolarizzazione di membrana legata al flusso di calcio. I tessuti patologici che accumulano MIBG sono i tumori neuroendocrini esprimenti recettori per la noradrenalina originati dalla cresta neurale.

L'intensità globale di captazione della MIBG (che non si lega ai recettori adrenergici post-sinaptici e non è degradata da enzimi coinvolti nel metabolismo delle catecolamine) è legata alla capacità di accumulo e *turnover* del radiofarmaco. Nelle immagini scintigrafiche, l'attività di fondo deriva da meccanismi di diffusione passiva aspecifici della MIBG presenti in tutti i tessuti (neuroendocrini e non), ma anche da una certa quota di radiofarmaco legata precocemente alle piastrine circolanti; captazione di intensità lieve-intermedia si osserva in fegato, milza, polmoni, ghiandole salivari, tiroide (con un contributo anche da parte dello ione I^- marcato prodotto *in vivo* durante la degradazione del radiofarmaco), mucosa nasale, colon, sistema muscolo-scheletrico, miocardio e utero. Poiché l'osso non è mai visualizzato fisiologicamente, eventuali captazioni focali o diffuse sono da considerarsi espressione di metastasi scheletriche e/o coinvolgimento patologico del midollo osseo.

Le principali applicazioni cliniche della scintigrafia con MIBG sono individuazione, localizzazione, stadiazione e follow-up dei tumori neuroendocrini e delle loro metastasi (feocromocitoma, paraganglioma, neuroblastoma, carcinoma midollare tiroideo e altre neoplasie originate dalla cresta neurale); la scintigrafia con MIBG è fondamentale anche per valutare l'intensità di captazione da parte delle lesioni tumorali (per pianificare eventuale terapia radiometabolica con alte dosi di ^{131}I-MIBG), come pure per valutare la risposta alla terapia stessa. Fra le applicazioni non oncologiche della scintigrafia con MIBG ricordiamo studi funzionali per la valutazione di iperplasia midollare surrenalica e per stimare il grado di innervazione simpatica del miocardio (campo di applicazione di crescente interesse), delle ghiandole salivari e del polmone.

La [^{123}I]MIBG è il radiofarmaco di scelta per applicazioni diagnostiche (soprattutto nei bambini), per la sua radiodosimetria più favorevole e per la migliore qualità delle immagini scintigrafiche rispetto alla [^{131}I]MIBG; considerazioni di costo portano tuttavia ancora a preferire, in alcuni centri, l'uso della [^{131}I]I-MIBG anche per applicazioni diagnostiche.

Dopo somministrazione mediante iniezione endovenosa, circa il 50% della radioattività somministrata è escreta con le urine nelle prime 24 ore, mentre il 70-90% della radioattività residua è eliminata entro 48 ore. Poiché la MIBG è escreta per oltre il 95% con le urine, la vescica e il tratto urinario sono sedi di intenso accumulo di radioattività: il restante 3% circa della MIBG somministrata è eliminato dall'organismo per via intestinale. Le ghiandole surrenali non sono normalmente visualizzate, ma nel 15% dei casi un lieve accumulo del tracciante può essere visibile a questo livello 48-72 ore dopo l'iniezione. Radioiodio libero nel circolo ematico può causare accumulo di radioattività nel tratto gastrointestinale, oltre che nella tiroide (se non adeguatamente protetta mediante somministrazione di soluzione di Lugol iniziando 24-48 ore prima della somministrazione del radiofarmaco e continuando per altri 3 giorni).

L'attività standard somministrata agli adulti è di 40-80 MBq (1,2-2,2 mCi) per la [^{131}I]MIBG e di 400 MBq (10,8 mCi) per la [^{123}I]MIBG, con attività ridotta in funzione del peso corporeo per i pazienti in età pediatrica. A causa di un certo effetto "massa" della MIBG marcata (soprattutto nel caso della terapia con [^{131}I]MIBG e/o di bassa radioattività specifica, che implica quindi iniezione di una quantità maggiore del principio attivo), la somministrazione di questo radiofarmaco può indurre liberazione in circolo di una certa quota delle catecolamine accumulate nei granuli secretori, con possibili conseguenze emodinamiche significative (crisi ipertensiva nei pazienti con feocromocitoma). È quindi opportuno adottare alcune cautele, come infusione lenta del radiofarmaco (nell'arco di 1-5 minuti, nel caso di procedura diagnostica, e nell'arco di 1-4 ore, dopo diluizione in 50 mL di soluzione fisiologica, in terapia), e monitoraggio dei parametri vitali (frequenza cardiaca e pressione arteriosa) per circa 1 ora dopo la somministrazione.

Poiché molti farmaci possono interferire con la captazione e l'accumulo della MIBG, è opportuno porre massima attenzione nell'assicurarsi che il trattamento sia sospeso per un adeguato lasso di tempo prima dell'indagine scintigrafica e/o dell'eventuale terapia MIBG (vedi Capitoli 16 e 28).

4.3.4
[^{123}I]FP-CIT

Il radiofarmaco (N-*f*Ö-fluoropropyl-carbometossi-3(4-iodofenil)-nortropano (o ^{123}I-Ioflupan, con nome commerciale DaTSCAN®, GE Healthcare Limited, Little Chalfont) è un analogo della cocaina, in cui il legame estere tra l'anello aromatico e il gruppo tropano è sostituito da un legame diretto carbonio-carbonio (Fig. 4.13). Il [^{123}I]FP-CIT è antagonista

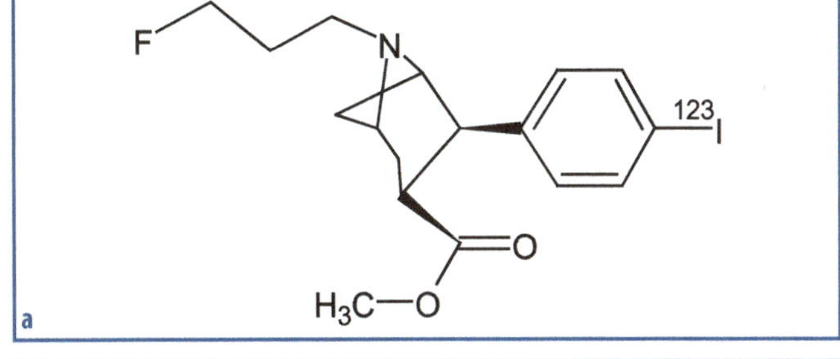

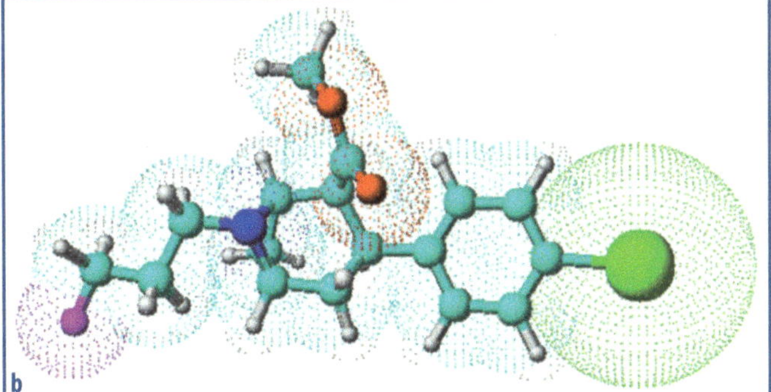

Fig. 4.13 a, b Formula chimica (**a**) e schematizzazione tridimensionale (**b**) del [^{123}I]FP-CIT

dei trasportatori della dopamina (DAT), a cui si lega con alta affinità. I recettori DAT sono presenti nelle terminazioni pre-sinaptiche dei neuroni dopaminergici e, in particolare, di quelli nigro-striatali. La scintigrafia con [^{123}I]FP-CIT permette quindi di valutare l'integrità del sistema dopaminergico nigro-striatale e rappresenta un marker biologico di degenerazione di questo sistema. Le principali indicazioni cliniche della scintigrafia cerebrale con [^{123}I]FP-CIT sono la diagnosi differenziale fra le sindromi parkinsoniane (correlabili al morbo di Parkinson idiopatico, all'atrofia plurisistemica e alla paralisi sopranucleare progressiva) e il tremore essenziale. Nel morbo di Parkinson, infatti, la perdita di neuroni dopaminergici è associata a quella dei trasportatori della dopamina, e la scintigrafia con [^{123}I]FP-CIT evidenzia deficit di captazione a livello dei nuclei della base. È inoltre indicata nella diagnosi differenziale fra demenza a corpi di Lewy (una variante del morbo di Parkinson con demenza precoce) e malattia di Alzheimer.

L'attività standard di radiofarmaco (da iniettare per via e.v.) è di 111-185 MBq, e l'acquisizione (SPECT) è effettuata 3-6 ore dopo la somministrazione. Poiché il radiofarmaco è marcato con ^{123}I (che si ritrova poi libero in circolo per effetto del catabolismo del tracciante), la captazione tiroidea di radioiodio deve essere preventivamente bloccata mediante somministrazione di soluzione di Lugol o di perclorato di potassio.

La captazione di [^{123}I]FP-CIT da parte dell'encefalo (il 30% della quale avviene a livello dello striato) è molto rapida: già 10 minuti dopo somministrazione e.v., circa il 7% dell'attività iniettata è presente nel tessuto cerebrale, per diminuire tuttavia al 3% dopo 5 ore. Anche l'eliminazione di [^{123}I]FP-CIT dal circolo ematico è rapida, tanto che 5 minuti dopo l'iniezione solo il 5% dell'attività del radiofarmaco è ancora presente in circolo. La principale via di eliminazione è quella renale (oltre il 60% dopo 48 ore), mentre per via intestinale viene eliminato circa il 15% dell'attività iniettata. Pur se molto raramente, sono stati segnalati alcuni effetti indesiderati come cefalea, formicolio, vertigini, aumento dell'appetito e dolore nella sede di iniezione.

Poiché il [^{123}I]FP-CIT è un radiofarmaco recettoriale, è necessario porre attenzione a eventuali interazioni con altri farmaci coinvolti nel sistema dopaminergico. Legandosi al vettore della dopamina, il radiofarmaco può infatti interagire con altri farmaci che formano con esso un legame a elevata affinità; le principali sostanze che possono dunque interferire con i risultati dell'esame con [^{123}I]FP-CIT sono anfetamina, benzatropina, buproprione, cocaina, e sertralina. È pertanto necessario sospendere tali farmaci per un lasso tempo sufficiente a completare il loro *washout* dal tessuto cerebrale.

4.3.5 [^{123}I]IBZM

La [^{123}I]IBZM (iodobenzamide o iolopride) è un radiofarmaco recettoriale che permette di valutare lo stato dei recettori post-sinaptici D2 della dopamina (Fig. 4.14). La principale indicazione clinica dello studio scintigrafico con questo radiofarmaco è per la diagnosi differenziale fra malattia di Parkinson idiopatica e altri parkinsonismi, nei quali la degenerazione comprende anche le strutture post-sinaptiche. Infatti, nella malattia di Parkinson si verifica una degenerazione degli assoni del sistema nigro-striatale e quindi dei recettori presinaptici, mentre i recettori D2 della membrana post-sinaptica non solo non sono ridotti, ma anzi, in risposta alla ridotta secrezione di dopamina, vanno incontro a un fenomeno di *up-regulation*. Al contrario, nelle altre sindromi parkinsoniane

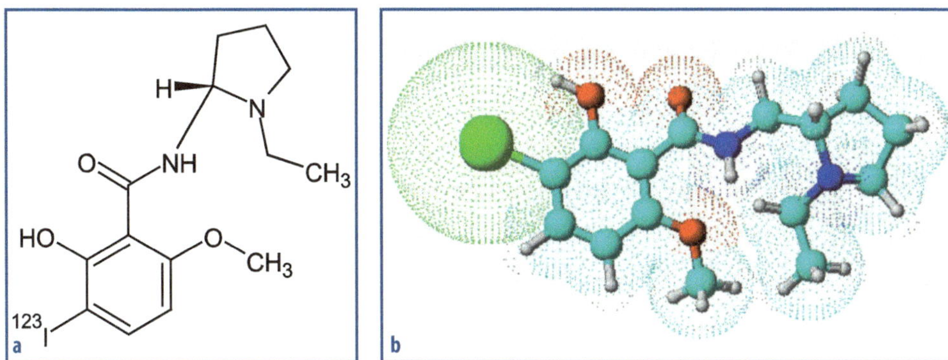

Fig. 4.14 a, b Formula chimica (**a**) e schematizzazione tridimensionale (**b**) della [^{123}I]IBZM

la neurodegenerazione colpisce entrambi i distretti. Per questo motivo, la scintigrafia cerebrale con [^{123}I]IBZM in pazienti con malattia di Parkinson mostra una captazione normale (o addirittura aumentata, per il fenomeno di *up-regulation* recettoriale post-sinaptico) da parte del nucleo caudato e del putamen. Viceversa, in pazienti con sindromi parkinsoniane la captazione del radiofarmaco è ridotta. La scintigrafia cerebrale con [^{123}I]FP-CIT è caratterizzata invece da ridotta captazione del radiofarmaco legante i recettori pre-sinaptici sia nella malattia di Parkinson che nelle sindromi parkinsoniane.

La scintigrafia cerebrale recettoriale con [^{123}I]IBZM è impiegata anche per valutare il blocco dei recettori D2 da parte dei neurolettici, come pure in pazienti con sospetta malattia di Wilson, corea di Huntington e adenoma ipofisario (patologia nella quale la presenza di recettori D2 può infatti influenzare la scelta della strategia terapeutica ottimale).

La scintigrafia con [^{123}I]IBZM è stata inoltre utilizzata anche in ambito extra-cerebrale, per valutare l'estensione di malattia in pazienti affetti da melanoma cutaneo. Infatti, questo radiofarmaco si accumula nelle cellule melanomatose, anche se con un meccanismo non ancora del tutto chiaro; oltre che per un aumentato flusso arterioso tipico della neoangiogenesi tumorale, le principali ipotesi di accumulo della [^{123}I]IBZM nel melanoma sono costituite da un suo legame con i recettori D2 (evidentemente presenti sulla membrana delle cellule melanomatose) e/o da una specifica interazione dell'IBZM con alcune strutture intracellulari (ad esempio, melanina e suoi precursori).

Il radiofarmaco è iniettato per via endovenosa e si lega alle proteine plasmatiche per circa il 75%; dopo alcuni minuti, solo circa il 3-4% riesce a passare la barriera emato-encefalica (BEE) grazie alle sue caratteristiche di lipofilicità, carica neutra, e piccole dimensioni. Gran parte del radiofarmaco in circolo è infatti rapidamente convertito in due metaboliti idrofilici e, pertanto, non più in grado di passare la BEE. La quota di radiofarmaco che supera la BEE è poi captata dalle strutture post-sinaptiche del sistema dopaminergico nigro-striatale, all'interno delle quali raggiunge un *plateau* di concentrazione dopo circa 40 minuti, conservando stabilmente questo livello fino a oltre 3 ore dopo la somministrazione endovenosa. Alcuni farmaci interferiscono con il suo meccanismo d'accumulo nel sistema nervoso centrale, in particolar modo sia agonisti che antagonisti della dopamina, ma anche neurolettici (cloropromazina, aloperidolo), farmaci vasoattivi e antiemetici centrali (vigabatrina, cinnarizina, flunarizina), cocaina e anfetamine.

L'attività standard somministrata è di circa 150-250 MBq in un paziente adulto con peso corporeo standard. L'eliminazione del radiofarmaco avviene tramite escrezione urinaria, nella misura di circa il 40% a 24 ore e del 60% a 48 ore. Analogamente a quanto avviene con l'uso di altri radiofarmaci radioiodati, è opportuna una preparazione del paziente per prevenire captazione tiroidea del radioiodio liberato nel corso della degradazione metabolica del tracciante.

4.3.6 ^{131}I-Norcolesterolo

Il ^{131}I-6-iodo-metil-norcolesterolo è un radiofarmaco con struttura chimica e comportamento biologico analoghi a quelli del colesterolo (Fig. 4.15). Questo radiofarmaco ha ormai completamente rimpiazzato il ^{75}Se-norcolesterolo, commercializzato in passato per la valutazione scintigrafica del cortico-surrene, ma che presentava importanti limitazioni sia in termini di energia dell'emissione γ che, soprattutto, di carico radiodosimetrico al paziente.

La scintigrafia con ^{131}I-Norcolesterolo è indicata per valutare lo stato funzionale del tessuto corticale surrenale, quindi per caratterizzarne le molteplici patologie; si tratta in particolare degli ipercortisolismi (malattia di Cushing), degli iperaldosteronismi e degli iperandrogenismi. È inoltre indicata, in caso di "incidentaloma" surrenalico, per la diagnosi di natura della lesione (metastasi surrenale da tumore primitivo in altra sede o massa di genesi cortico-surrenalica), come pure per identificare eventuali residui di tessuto funzionante dopo surrenalectomia, o tessuto cortico-surrenalico ectopico.

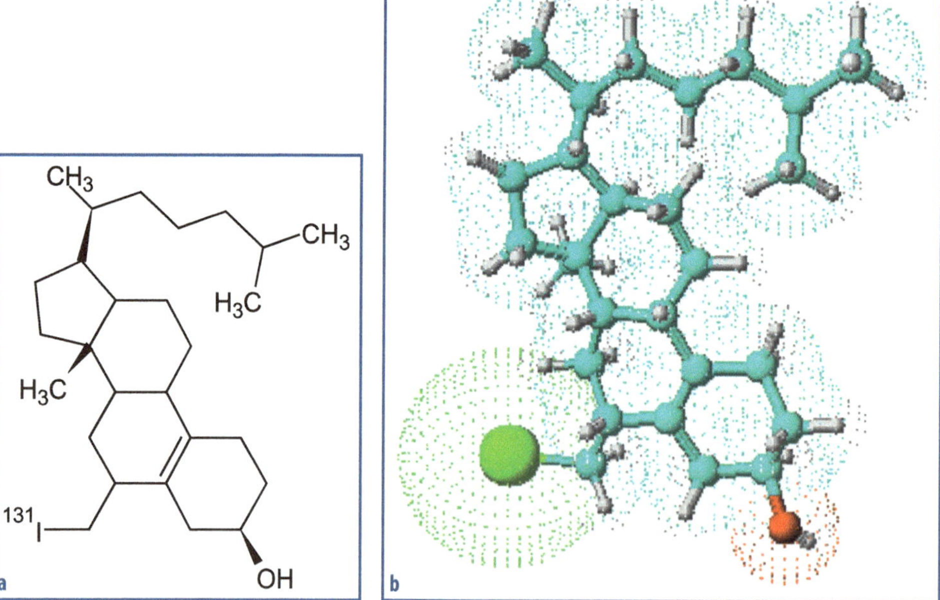

Fig. 4.15 a, b Formula chimica (**a**) e schematizzazione tridimensionale (**b**) del ^{131}I-Norcolesterolo

Come analogo del colesterolo il ^{131}I-Norcolesterolo, una volta somministrato per via endovenosa, è veicolato dalle lipoproteine plasmatiche ed è quindi attivamente trasportato all'interno delle cellule cortico-surrenaliche, dove è esterificato. Poiché la molecola esterificata è metabolicamente inerte, essa rimane "intrappolata" all'interno delle cellule cortico-surrenaliche. Questo fenomeno è alla base della visualizzazione scintigrafica della ghiandola, che avviene tuttavia piuttosto lentamente, tanto che le immagini scintigrafiche sono di norma acquisite a iniziare da 48 ore dopo la somministrazione fino a 5, e perfino 7 giorni. Questo lento accumulo del norcolesterolo nel cortiso-surrene rende indispensabile l'uso di un radioisotopo dello iodio con emivita fisica relativamente lunga (appunto il ^{131}I, con il suo $T_{1/2}$ di 8,02 giorni).

L'attività standard somministrata per la scintigrafia è di circa 37 MBq e, anche in questo caso, è necessario bloccare (mediante somministrazione di soluzione di Lugol) la captazione tiroidea del radioiodio liberato nel corso della degradazione metabolica del radiofarmaco.

4.4 ^{201}Tl-Cloruro

Lo ione talloso (Tl^+) è un catione monovalente con caratteristiche simili a quelle dello ione potassio (K^+) e di questo ione segue il continuo passaggio attraverso le membrane cellulari che si verifica durante gli eventi di depolarizzazione e di ripolarizzazione delle cellule eccitabili (tipicamente neuroni e cellule muscolari). In particolare, durante la depolarizzazione gli ioni Na^+ (più abbondanti nell'ambiente extracellulare) entrano all'interno della cellula in virtù sia di un gradiente di concentrazione sia di un'attrazione da parte delle cariche elettriche negative, che sono più abbondanti nell'ambiente intracellulare. Nella stessa fase, lo ione K^+, più abbondante all'interno della cellula, tende a uscirne in virtù di un semplice gradiente di concentrazione. Nella successiva fase di ripolarizzazione, la pompa Na^+/K^+ attiva a livello della membrana cellulare (con impiego di energia metabolica) tende a riportare gli ioni Na^+ verso l'ambiente extracellulare e quelli K^+ verso l'interno cellulare (lavorando quindi in entrambi i casi contro un gradiente di concentrazione e anche contro un gradiente elettrico nel caso di Na^+). Questi attivi scambi trans-membrana spiegano l'importante concentrazione intracellulare dello ione Tl^+, che simula quindi il destino dello ione K^+.

Oltre che tipicamente nelle cellule miocardiche, che vanno incessantemente incontro a continui eventi di depolarizzazione e ripolarizzazione, il radiofarmaco ^{201}Tl-cloruro tende ad accumularsi anche in altri sistemi cellulari metabolicamente attivi, come i tumori. Questo radiofarmaco è stato quindi impiegato per la scintigrafia perfusionale miocardica e come indicatore di vitalità cellulare nell'imaging tumorale, in particolare nella differenziazione del tessuto vitale da quello fibro-cicatriziale dopo radio- o chemioterapia. In passato è stato utilizzato inoltre per la scintigrafia muscolare (perfusione muscolare nei disturbi vascolari periferici) e nella scintigrafia paratiroidea.

Il radionuclide ^{201}Tl è prodotto da ciclotrone e decade con emivita fisica di 73,1 ore emettendo raggi γ con energia di 68-80 keV. Dopo somministrazione endovenosa, l'estrazione del ^{201}Tl-Cloruro dal sangue circolante da parte dei miocardiociti è molto efficiente (circa l'85% del radiofarmaco che arriva al miocardio per via ematica). Tuttavia, dato che nel frattempo si verifica anche una rapida *clearance* da parte di altri organi (soprattutto mediante escrezione renale, tanto che già dopo 5 minuti dalla somministrazione soltanto il 5% della dose iniettata è ancora in circolo), la quantità totale di ^{201}Tl accumulata nel miocardio 5-10 minuti dopo la sua somministrazione è soltanto il 4% circa della dose somministrata. Poiché lo ione Tl^{+} segue il destino dello ione K^{+}, dopo questa fase di rapido accumulo nel miocardio i continui processi di depolarizzazione e ripolarizzazione ne causano un *washout* con un $T_{1/2}$ di circa 4 ore, fenomeno definito della "ridistribuzione" che è alla base della possibilità di acquisizioni scintigrafiche tardive per valutare la reversibilità di eventuali difetti di perfusione visualizzati nelle acquisizioni precoci (che iniziano già 10-15 minuti dopo la somministrazione e.v.).

L'attività standard iniettata in un paziente adulto per la miocardioscintigrafia è di circa 110-150 MBq. L'eliminazione del radiofarmaco avviene principalmente per via renale, con un'emivita biologica nell'organismo intero di circa 10 giorni.

4.5 ^{111}In-Pentetreotide

La somatostatina (SST) è un peptide simil-ormonale di 14 aminoacidi prodotto a livello di diversi organi e/o tessuti (principalmente nel sistema nervoso centrale) che svolge fisiologicamente diverse funzioni biologiche, fra cui inibizione della secrezione di diversi ormoni come insulina e glucagone. Sui tumori neuroendocrini la SST ha un effetto inibente la crescita cellulare, la neoangiogenesi, e la risposta ai fattori di crescita tumorale (come il GH, la Bombesina e l'IGF-1). Sono stati identificati cinque diversi tipi di recettori per la SST, denominati $SSTR_{1-5}$ (il tipo 2 a sua volta suddiviso nei sotto-tipi 2a e 2b).

La SST nativa ha un'emivita biologica molto breve (3 minuti), che ne limita l'utilizzo sia come farmaco "freddo" sia come radiofarmaco per uso scintigrafico. Sono stati quindi sviluppati numerosi analoghi della SST che si prestano a un uso diagnostico-terapeutico medico-nucleare. Tra i vari analoghi, l'octreotide (peptide di 8 aminoacidi) possiede emivita biologica sufficientemente lunga e mantiene una attività biologica specifica molto simile a quella della SST nativa, ma con buona affinità limitata ai soli recettori 2 e 5.

Il DTPA-D-Phe^{1}-Octreotide (Pentetreotide) è stato sviluppato a partire dall'octreotide con l'aggiunta di un gruppo chelante (il DTPA) che permette di marcarlo con l'Indio-111 (radionuclide metallico prodotto da ciclotrone con emivita fisica di 2,83 giorni che emette raggi γ con energia di 172 e 247 keV, e raggi X di 23-26 keV). Si produce così il radiofarmaco ^{111}In-Pentetreotide (nome commerciale Octreoscan®, Mallinckrodt Medical, Petten), che conserva l'affinità di legame dell'octreotide per i recettori 2 e 5 della SST espressi sulla membrana cellulare, presenti in molti tumori di diversa origine, ma soprattutto nei tumori neuroendocrini (Fig. 4.16). La scintigrafia con Octreoscan® è pertanto indicata nella diagnosi, stadiazione e follow-up dei tumori primitivi e metastatici esprimenti i recettori della somatostastina, in particolare dei neuroendocrini gastro-entero-pancreatici (i cosiddetti tumori GEP) e nei carcinoidi. Seppur in misura minore, un aumento di espressione dei recettori per la SST si verifica anche nei tumori originati dalla cresta neurale (paragangliomi, carcinomi midollari della tiroide, neuroblastomi,

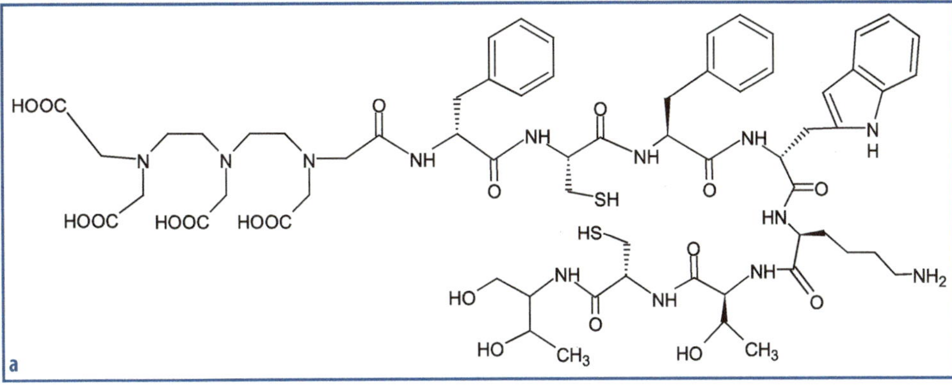

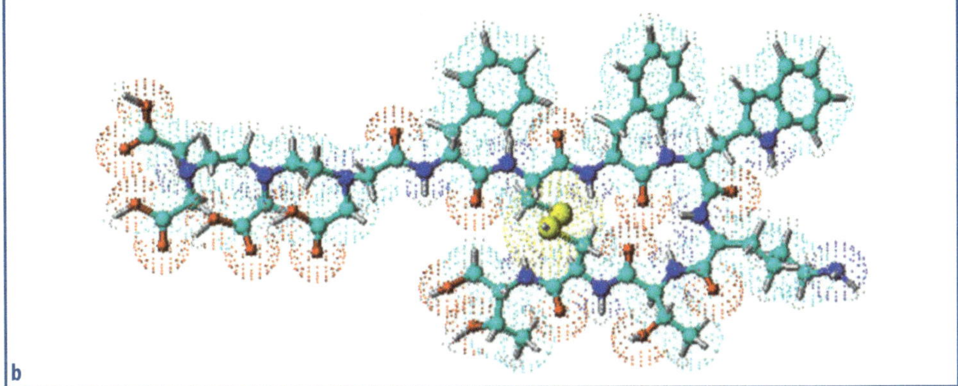

Fig. 4.16 a, b Formula chimica (**a**) e schematizzazione tridimensionale (**b**) del Pentetreotide

feocromocitomi), come pure nei tumori dell'ipofisi e nei meningiomi. Gradi diversi di espressione dei recettori per la SST si osservano anche in tumori non-neuroendocrini, come il carcinoma della mammella e in alcune patologie linfoproliferative (linfomi Hodgkin e non-Hodgkin); infine, anche in patologie non neoplastiche si può verificare aumentata espressione dei recettori per la SST, in particolare in corso di flogosi subacuta e cronica (specialmente se di tipo granulomatoso, come nella sarcoidosi).

L'Octreoscan® è eliminato principalmente per via renale (circa il 90% 24 ore dopo somministrazione per via e.v.); questa caratteristica condiziona una miglior valutazione delle lesioni addominali con acquisizioni tardive (24 o perfino 48 ore), dopo adeguata riduzione dell'attività di fondo in ambito addominale. Una frazione minore dell'attività iniettata (circa il 2%) è escreta per via epato-biliare e si ritrova quindi anche in ambito intestinale. Le immagini scintigrafiche mostrano captazione fisiologica soprattutto nella milza (circa il 2,5% dell'attività iniettata a 24 ore), nel fegato (2%) e nei reni. Nella maggior parte dei pazienti sono visibili anche la tiroide, l'ipofisi e l'intestino.

L'attività standard iniettata in un paziente adulto è di 110-220 MBq. Nei pazienti in età pediatrica l'attività iniettata è ridotta in funzione del peso corporeo o della superficie corporea. Il radiofarmaco è preparato *in loco* aggiungendo ^{111}In-cloruro al flacone contenente pentetreotide liofilizzato. È necessario utilizzare l'apposito ago contenuto nel kit, in quanto la soluzione di ^{111}InCl è fortemente acida e, utilizzando un comune ago, potrebbe far passare in soluzione tracce di metallo che si legherebbero al DTPA al posto dell'Indio-111, compromettendo così la resa di marcatura. Dopo incubazione per 30 minuti a temperatura ambiente, il radiofarmaco è pronto per la somministrazione (dopo eventuale diluizione con 2-3 mL di soluzione fisiologica per maggiore maneggevolezza).

4.6 ^{67}Ga-citrato

Dopo somministrazione per via endovenosa del ^{67}Ga-citrato, a pH fisiologico si forma in circolo lo ione $^{67}Ga^{++}$, elemento di natura metallica che presenta alcune analogie con lo ione Fe^{++}; circa il 90% dell'attività iniettata si lega alle proteine plasmatiche e, in particolar modo, alla transferrina (proprio per le analogie con lo ione Fe^{++}); la sua *clearance* ematica è pertanto piuttosto lenta. Anche se una certa quota del ^{67}Ga iniettato è eliminata precocemente per via renale (si tratta della porzione non legata alle proteine, ma allo ione idrossile formando $Ga(OH)_4$), la maggior parte del radiofarmaco è escreta per via intestinale (60%) ed epatobiliare (20%).

Il meccanismo di accumulo del ^{67}Ga nei tessuti è abbastanza complesso e non del tutto chiarito, tanto che esistono in proposito diverse teorie. Il principale meccanismo di accumulo nei siti tumorali e di flogosi sarebbe legato al complesso formato dal $^{67}Ga^{++}$ con transferrina, per la quale esistono recettori di membrana presenti ubiquitariamente, ma particolarmente espressi sulle membrane delle cellule tumorali e infiammatorie; infatti, sulle cellule in attiva proliferazione e attivazione metabolica si verifica una *up-regulation* (o iper-espressione) dei recettori per la transferrina per rispondere alle aumentate esigenze metaboliche (ricordando che lo ione Fe^{++} è componente indispensabile in alcuni processi enzimatici coinvolti nella produzione di energia). Pertanto, i tessuti a rapida crescita cellulare e con alti livelli di sintesi del DNA (come i tumori o le cellule dell'infiammazione) esprimono un più alto numero di recettori della transferrina, con conseguente aumento della captazione del ^{67}Ga.

Un certo accumulo di ^{67}Ga osservabile nelle acquisizioni scintigrafiche precoci potrebbe essere invece spiegato con una più rapida diffusione interstiziale del complesso $Ga(OH)_4$, che attraversando rapidamente l'endotelio potrebbe legarsi prontamente alla transferrina già legata ai suoi specifici recettori presenti sulla membrana cellulare. Pertanto, il ^{67}Ga può accumularsi nei tessuti con elevata attività mitotica e metabolica tramite una via veloce (mediata dal legame con lo ione idrossile e con la transferrina già presente sulle superfici cellulari) e tramite una più lenta (mediata dal suo legame con la transferrina circolante, che più lentamente arriva in contatto con i recettori).

Un meccanismo fisiopatologico di accumulo ancora più lento sarebbe invece indipendente dal legame del ^{67}Ga con la transferrina e sarebbe mediato dal suo legame con la lattoferrina, una proteina di cui sono particolarmente ricchi gli spazi extracellulari infiammatori e che ha un'affinità per i composti ionici maggiore di quella della transferrina. Sembra anche che il ^{67}Ga che raggiunge eventuali sedi di flogosi veicolato dalla transferrina plasmatica possa migrare dalla transferrina stessa verso la lattoferrina, che a sua volta si lega a recettori specifici presenti in particolar modo sulla superficie dei macrofagi. È stato dimostrato un aumento dei recettori per la lattoferrina anche nelle cellule linfomatose, e questo fenomeno sembra contribuire alla captazione in corrispondenza di tale tessuto per una percentuale di circa il 10-25% della captazione globale.

È stato infine ipotizzato un ulteriore meccanismo di accumulo del ^{67}Ga, attraverso il suo legame alla ferritina, una proteina deputata a costituire la riserva di ferro per la quale questo ione metallico ha elevata affinità, analogamente a quanto osservato per la transferrina e per la lattoferrina; diverse osservazioni indicano che la concentrazione di ferritina aumenta nelle sedi di lisi cellulare tumorale.

Anche se molti degli impieghi classici della scintigrafia con ^{67}Ga-citrato trovano attualmente valide alternative in radiofarmaci (convenzionali o PET) sviluppati più recentemente, sussistono alcune indicazioni cliniche per questa metodica, particolarmente per valutare il grado di attività dei linfomi (Hodgkin e non-Hodgkin) e della sarcoidosi, e per visualizzare focolai infettivi in alcune sedi particolari (ad esempio, le osteomieliti vertebrali).

L'attività standard di ^{67}Ga-citrato iniettata a un paziente adulto è di circa 185 MBq (attività maggiori migliorano la statistica di conteggio in corso di acquisizioni SPECT) e le acquisizioni scintigrafiche sono in generale eseguite a tempi relativamente tardivi (almeno 24 ore dopo la somministrazione e, talora, fino a 48 e 72 ore). Il fegato, la milza e il midollo osseo sono sedi di fisiologica captazione, mentre captazioni meno intense possono essere osservate nelle ghiandole lacrimali, salivari e mammarie. Il ^{67}Ga ha un'emivita fisica di 78,3 ore e decade emettendo raggi γ con multipli picchi di energia, rispettivamente a 93, 184, 300 e 394 keV.

4.7 Radiofarmaci per ventilazione polmonare

I molteplici radiofarmaci proposti per indagini scintigrafiche polmonari di ventilazione possono essere suddivisi in gas, aerosol, e pseudogas. In tutti i casi è indispensabile la somministrazione mediante sistema chiuso (boccaglio con pinza chiudi-narici) per evitare dispersione di gas o aerosol radioattivi nell'ambiente; nel caso si usi un gas radioattivo (che può comunque diffondere nell'ambiente nonostante le cautele sopra descritte), può essere opportuno eseguire l'esame in un locale con pressione leggermente negativa rispetto agli ambienti circostanti.

Fra i gas radioattivi più utilizzati ricordiamo lo Xenon-133, gas metabolicamente inerte e liposolubile (per quest'ultima proprietà è stato utilizzato in passato anche per misure di flusso ematico regionale in ambito cerebrale), che decade con emivita fisica di 5,3 giorni emettendo raggi γ con energia di 81 keV (è quindi opportuno l'impiego di gamma-camera con collimatore a fori paralleli per basse energie), che si accompagna a una certa emissione di particelle β^- con energia di 364 keV (fattore che limita l'attività somministrata, per contenere la radiodosimetria entro limiti accettabili). L'attività somministrata durante inalazione in un sistema chiuso è di 500-800 MBq e lo studio scintigrafico prevede l'acquisizione di immagini di *washin* (in un singolo respiro alla massima inspirazione), all'equilibrio con respirazione normale e, infine, di *washout* (dopo sospensione dell'erogazione di ^{133}Xe). L'uso di un radioisotopo diverso dello stesso gas Xenon (lo Xenon-127) presenta in linea teorica alcuni vantaggi rispetto al ^{133}Xe (emivita fisica di 36 giorni ed emissione di raggi γ con picchi energetici a 203, 376 e 173 keV, che permettono l'uso di collimatore a fori paralleli per medie energie e l'acquisizione di immagini di ventilazione anche dopo quelle di perfusione con ^{99m}Tc-MAA), ma è limitato a causa della ridotta disponibilità e dell'alto costo.

Il gas Kripton-81m (emivita fisica di soli 13 secondi) è ottenuto tramite eluizione dal generatore di Rubidio-88 con un flusso di aria, che è direttamente immessa nel circuito respirato dal paziente. Avendo un picco energetico γ a 190 keV, l'esame di ventilazione con ^{81m}Kr può essere eseguito praticamente in simultanea con l'indagine di perfusione con ^{99m}Tc-MAA.

Le particelle di aerosol radioattivo sono più facilmente disponibili nella pratica clinica perché marcate con radiofarmaci tecneziati normalmente utilizzati anche per studi scintigrafici di altri apparati. La permanenza delle particelle di aerosol a livello degli alveoli polmonari è più lunga rispetto a quella dei gas radioattivi – ed è pertanto possibile effettuare acquisizioni nelle diverse proiezioni dopo sospensione dell'erogazione. Queste particelle (ottenute semplicemente aggiungendo una soluzione (o sospensione) di radiofarmaco nell'ampolla di un comune nebulizzatore, hanno dimensioni variabili da 0,5 a 5 μm e si depositano a livello delle vie aeree in funzione delle loro dimensioni (minore diametro, maggiore distanza percorsa prima di depositarsi) e alla velocità di flusso dell'aria inspirata. Gli aerosol radioattivi più comunemente impiegati utilizzano come radiofarmaco tracciante il ^{99m}Tc-DTPA (diametro medio inferiore a 2 μm) o il ^{99m}Tc-Nanocoll (diametro medio inferiore a 1 μm con apposito nebulizzatore), mentre negli USA è spesso utilizzato il ^{99m}Tc-solfuro colloidale (diametro 2-5 μm). Mentre le particelle di ^{99m}Tc-DTPA in sospensione sono assorbite dalla membrana alveolo-capillare ed entrano in circolo (essendo quindi eliminate, dopo circa 50 minuti, mediante filtrazione glomerulare), quelle di radiocolloide subiscono un processo di rimozione dall'albero respiratorio mediante *clearance* muco-ciliare.

Gli pseudogas sono costituti da particelle di aerosol di dimensioni molto piccole (4-50 nm) che, analogamente ai gas inerti sopra descritti, raggiungono gli alveoli polmonari e si sedimentano sulla mucosa alveolare. Appartengono a questo gruppo il Technegas (eliminazione per via muco-ciliare e linfatica) e il Pertechnegas (eliminazione per trasporto alveolo-capillare) e, per alcuni aspetti, anche lo stesso ^{99m}Tc-Nanocoll (che per questo impiego è commercializzato come ^{99m}Tc-Venticoll).

4.8
Altri radiofarmaci

Nel corso degli anni sono stati sviluppati molti altri radiofarmaci oltre a quelli descritti nelle precedenti sezioni, alcuni marcati col ^{99m}Tc, altri con radionuclidi diversi dal ^{99m}Tc. Alcuni di questi radiofarmaci non sono più utilizzati su larga scala (perchè sostituiti da altri con maggiore specificità di legame o con carattistiche dosimetriche più favorevoli) oppure non sono in commercio in Italia/Europa, mentre altri non hanno ancora superato tutte le fasi di sperimentazione clinica. Riteniamo comunque opportuno descriverli, pur se succintamente, per tentare una certa completezza di trattazione che è tuttavia difficile ottenere, dato che il settore dei radiofarmaci convenzionali (cioè che decadono con emissione di fotone singolo) è tuttora in continua evoluzione, nonostante la crescente attenzione per i radiofarmaci PET.

Fra i radiofarmaci per indagini in ambito cardiaco (per la valutazione di pazienti con sospetta coronaropatia), ricordiamo traccianti di perfusione miocardica non in commercio in Italia o non ancora registrati per uso commerciale (come il ^{99m}Tc-Teboroxime, il ^{99m}Tc-Q12 e il ^{99m}Tc-N-NOET), traccianti di metabolismo miocardico (acidi grassi marcati con ^{123}I, molto utilizzati soprattutto in Giappone), radiofarmaci che si localizzano nelle aree di infarto miocardico acuto (come il ^{99m}Tc-Pirofosfato, ^{111}In-Anticorpi anti-miosina e il ^{99m}Tc-Glucarato), e composti con accumulo preferenziale in tessuto ipossico (il cui uso interessa potenzialmente anche altri distretti, ad esempio in ambito cerebrale o tumorale).

Per il distretto cerebrale, i primi radiofarmaci diffusibili in grado di attraversare la barriera emato-encefalica sono stati alcuni analoghi delle anfetamine (^{123}I-IMP e ^{123}I-HIPDM), utilizzati in passato per valutare il flusso ematico regionale. Oltre a indagini ormai obsolete sull'integrità della barriera emato-encefalica, di cui è già stato fatto breve cenno in altre sezioni di questo capitolo (mediante radiofarmaci non diffusibili come $^{99m}TcO_4^-$, ^{99m}Tc-DTPA, ^{99m}Tc-Gluconato), in alcune circostanze radiofarmaci utilizzati in prima istanza per altre indicazioni cliniche (come ^{99m}Tc-Sestamibi e ^{201}Tl-Cloruro) sono ancora impiegati per la caratterizzazione di vitalità di masse encefaliche (ad esempio, per distinguere esiti fibro-cicatriziali causati dal trattamento rispetto a recidiva di tumore cerebrale). Fra i traccianti cerebrali recettoriali si annovera, inoltre, il ^{123}I-Iomazenil (che si lega selettivamente ai recettori cerebrali delle benzodiazepine sulla membrana neuronale).

Fra i radiofarmaci più recenti, citiamo invece il ^{99m}Tc-Apcitide (che si lega con elevata affinità alla glicoproteina di membrana IIB/IIIA, espressa sulla superficie delle piastrine attivate), proposto per la visualizzazione di trombosi venosa di recente insorgenza (nome commerciale AcuTect, Diatide Inc., Londonderry).

Per indagini in ambito renale, oltre ai radiofarmaci già citati nelle precedenti sezioni, il ^{99m}Tc-Glucoeptonato è stato utilizzato per la scintigrafia statica, mentre per la valutazione del filtrato glomerulare mediante misure *in vitro* (cioè impiegando soltanto campionamento ematico, senza acquisizione scintigrafica) possono essere tuttora utilizzati il ^{51}Cr-EDTA (che rappresenta ancora il tracciante di riferimento per questa valutazione) e il ^{125}I-Iotalamato.

Infine, molti radiofarmaci peptidici sono in corso di valutazione per la visualizzazione e la caratterizzazione dei tumori neuroendocrini; si tratta in particolare sia di nuovi analoghi della SST con caratteristiche più favorevoli rispetto all'Octreoscan®, sia di analoghi di ligandi per altri recettori iper-espressi dai tumori neuroendocrini, come la bombesina, frammenti bioattivi della colecistochinina, peptide vaso-attivo intestinale ecc.

4.9
Marcatura di cellule e altri elementi figurati del sangue

Eritrociti (RBC, da *Red Blood Cells*), leucociti (WBC, da *White Blood Cells*) e piastrine possono essere marcati con radiofarmaci e utilizzati nella diagnostica per immagini. A parte la possibilità di marcare cellule con radionuclidi che emettono positroni (ad esempio, incubando *in vitro* leucociti con [^{18}F]FDG, per la ricerca di focolai di infezione), i radionuclidi più comunemente utilizzati sono attualmente gamma-emettitori come ^{99m}Tc e ^{111}In. Generalmente le cellule del sangue sono marcate *in vitro* e successivamente reiniettate al paziente, dove migrano ai vari distretti corporei in funzione del tipo cellulare e dello stato clinico del paziente. Ad esempio, in un individuo sano i granulociti migrano alla milza, al midollo osseo e al fegato, mentre in un paziente con un'infezione in corso essi migrano anche al focolaio infettivo, che risulta così visualizzato scintigraficamente. La marcatura degli elementi del sangue costituisce pertanto un utile metodo non invasivo per individuare alcune patologie, e può essere utilizzata anche per studi di cinetica cellulare. Al fine di comprendere le basi fisiopatologiche che giustificano l'utilità clinica delle indagini medico-nucleari con cellule marcate, si ritiene qui opportuno accennare brevemente ai tipi di cellule ematiche presenti nel sangue.

I globuli rossi (o eritrociti) sono cellule non nucleate con un diametro di 8,5 μm, prodotte nel midollo osseo a una velocità di circa 200 000 al giorno. Un eritrocita maturo rimane in circolo e svolge le sue funzioni di trasporto dell'ossigeno (grazie all'emoglobina in esso contenuta) per circa 120 giorni prima di essere distrutto dal sistema reticolo-endoteliale (milza, fegato e midollo osseo).

I granulociti sono cellule altamente differenziate che, una volta immesse nel sangue dalla loro sede di produzione nel midollo osseo, sono incapaci di dividersi, restando poi in circolo per circa 10 ore (con emivita media di 6-7 ore) prima di essere captati dal sistema reticolo-endoteliale; hanno un diametro di 12-14 μm (quasi il doppio di quello dei globuli rossi) e rappresentano la popolazione più numerosa fra tutti i leucociti, costituendone circa il 75%. Sono suddivisi in tre gruppi in base alle loro caratteristiche di colorazione (neutrofili, eosinofili e basofili); in condizioni normali, il 90% dei granulociti è costituito da neutrofili. Queste cellule partecipano al processo infettivo mediante i meccanismi della fagocitosi, chemiotassi e attivazione linfocitaria; se marcati con radionuclidi gamma-emittenti, il loro accumulo nel sistema reticolo-endoteliale e nei focolai infiammatori può essere pertanto rivelato come accumulo di radioattività mediante gamma-camere. Sebbene i granulociti siano le principali cellule infiammatorie circolanti, in genere si utilizzano per la marcatura popolazioni miste di leucociti che contengono soprattutto granulociti, ma anche linfociti, monociti e poche piastrine. La marcatura di una popolazione mista di leucociti è infatti una procedura più veloce e meno complessa di quella necessaria per marcare una popolazione pura di granulociti (vedi più avanti). Una volta migrate dal sangue nei tessuti, queste cellule non ritornano in circolo ma rimangono nella nuova sede di migrazione per circa 4 giorni, prima di essere distrutte dal sistema reticolo-endoteliale.

Le piastrine (cellule non nucleate di circa 3 μm di lunghezza che derivano dalla frammentazione dei megacariociti presenti nel midollo osseo) rimangono in circolo circa 10 giorni prima di essere eliminate dal sistema reticolo-endoteliale. A differenza dei granulociti, le piastrine lasciano il torrente ematico man mano che invecchiano. Una caratteristica delle piastrine è quella di aderire alle pareti danneggiate dei vasi sanguigni formando degli aggregati che impediscono il sanguinamento. Tale peculiarità è stata utilizzata con successo, utlizzando piastrine radiomarcate, per la valutazione scintigrafica delle trombosi.

Tutti gli elementi cellulari sopra descritti (eritrociti, leucociti, piastrine) non sono in grado di incorporare direttamente radionuclidi metallici in forma di semplici sali inorganici; è pertanto necessario ricorrere all'ausilio di molecole chelanti che veicolano i radionuclidi stessi all'interno delle cellule. In particolare, l'Indio-111 utilizzato nelle marcature cellulari è fornito sotto forma di cloruro di indio in tampone 0,04 M di acido idrocloridrico (un pH acido è infatti necessario per evitare l'idrolisi del sale di indio e la formazione di precipitato); analogamente a quanto già descritto a proposito del ^{67}Ga-citrato, se posto in incubazione con il sangue sotto forma di cloruro, acetato o citrato, l'Indio-111 si legherebbe alle proteine plasmatiche (soprattutto alla transferrina) anziché alle cellule. Anche il ^{99m}Tc-Pertecnetato non si lega direttamente alle cellule ma, se ridotto a valenza di +5 in presenza di Sn^{++}, forma un complesso stabile, ad esempio con HMPAO che è invece in grado di legarsi alle cellule.

L'approccio più utilizzato si basa pertanto sull'impiego di complessi lipofilici (formati dal sale metallico e da un agente chelante) che penetrano abbastanza facilmente nelle cellule per diffusione passiva. Gli agenti chelanti utilizzati con successo per la marcatura di leucociti e piastrine sono ossina e tropolone (che formano complessi lipofilici con ^{111}In) e HMPAO (che complessa il ^{99m}Tc). Lo svantaggio di tale approccio è che i complessi lipofilici non sono selettivi, ma diffondono all'interno di qualunque tipo di cellula; pertanto, se aggiunti al sangue intero marcherebbero tutte le cellule, in particolare i globuli rossi che ne costituiscono la componente più cospicua. Per marcare altre cellule come i granulociti, è quindi necessario isolarle dal sangue intero prima di aggiungere il complesso radioattivo per un'incubazione *in vitro*.

Pressoché tutte le metodiche che sono descritte qui di seguito implicano almeno due fasi: dapprima l'isolamento da un campione di sangue del paziente degli elementi cellulari da marcare, e poi la marcatura vera e propria; infine, la popolazione cellulare marcata è re-iniettata (o re-infusa) al paziente stesso. Naturalmente, tutte queste operazioni devono essere condotte con il rispetto scrupoloso delle norme di laboratorio tese a garantire le condizioni di sterilità e di apirogenicità del prodotto finale. Pertanto, tutte le manipolazioni devono essere effettuate in ambiente idoneo, in genere costituito da una cappa a flusso laminare sterile (a sua volta collocata in un locale che corrisponde a determinati requisiti per quanto riguarda le modalità di accesso al locale stesso, il ricambio d'aria, e così via). I materiali utilizzati (siringhe, provette ecc.) sono tutti prodotti sterili monouso; all'inizio della procedura l'operatore deve predisporre tutto il materiale occorrente per l'intera metodica all'interno della cappa a flusso laminare, in modo da ridurre al minimo la possibilità di contaminazione microbiologica. È anche raccomandato trattare accuratamente con alcool isopropilico al 70% qualsiasi materiale non sterile monouso necessario all'interno della cappa a flusso laminare (ad esempio, l'esterno del flacone che contiene l'agente radioattivo).

4.9.1 Eritrociti autologhi marcati con ^{99m}Tc

Le molteplici applicazioni di tecniche medico-nucleari basate sugli eritrociti marcati implicano diverse modalità di marcatura, a seconda della specifica applicazione e del lasso di tempo in cui l'indagine si svolge. Infatti, tecniche che richiedono misure protratte oltre le 24 ore (ad esempio, tempo di sopravvivenza degli eritrociti) non possono utilizzare la marcatura degli eritrociti stessi con ^{99m}Tc. Fra le diverse applicazioni ricordiamo la valutazione della massa eritrocitaria, della sopravvivenza e delle sedi di distruzione dei globuli rossi, l'identificazione di emorragie interne, gli studi di imaging cardiaco (in cui i globuli rossi marcati sono impiegati per tracciare il volume di sangue che attraversa le cavità cardiache durante il ciclo cardiaco) ecc.

Il principio della marcatura con ^{99m}Tc si basa sul trattamento preliminare delle emazie con ioni Sn^{2+} e sulla successiva aggiunta di ^{99m}Tc sotto forma di pertecnetato. L'agente stannoso è necessario perché il $^{99m}TcO_4^-$ diffonde liberamente attraverso la membrana degli eritrociti, mentre, una volta ridotto dagli ioni Sn^{2+} all'interno delle cellule, si lega alle catene β dell'emoglobina e viene quindi in questa forma legata ritenuto all'interno degli eritrociti. È anche importante rimuovere ogni eccesso extracellulare di Sn^{++} prima dell'aggiunta del $^{99m}TcO_4^-$, per evitare che il pertecnetato stesso sia ridotto a una forma che non è in grado di penetrare all'interno delle cellule, con conseguente riduzione della resa di marcatura. Anche se non è possibile stimare l'eccesso di agente stannoso circolante e la resa di marcatura per la metodica *in vivo* e sebbene esistano differenze fra le varie metodiche, 10-20 µg di agente stannoso per kg di peso corporeo dovrebbero essere sufficienti. Con i metodi di marcatura *in vitro* la quantità di ioni stannosi non è così importante, dato che un suo eventuale eccesso può essere lavato dalle cellule prima dell'aggiunta del ^{99m}Tc-pertecnetato.

Le due tecniche fondamentali per marcare le emazie con ^{99m}Tc (entrambe basate su semplici preparazioni commerciali) sono:

- marcatura *in vivo* (TechneScan® PYP®, Mallinckrodt Medical, Petten, Olanda);
- marcatura *in vitro* (UltraTag™ RBC, Mallinckrodt Inc., Maryland Heights, MO, USA).

La marcatura *in vivo* con TechneScan® PYP®, la tecnica più comunemente impiegata, prevede la somministrazione endovenosa preliminare del pirofosfato stannoso "freddo" contenuto all'interno del kit e precedentemente ricostituito con soluzione fisiologica. Circa 30 minuti più tardi (tempo necessario perché il pirofosfato si leghi ai globuli rossi), si somministra (sempre per via e.v.) un'attività di 555-740 MBq di $^{99m}TcO_4^-$; in questo modo, il ^{99m}Tc-pertecnetato si lega *in vivo* al pirofosfato già all'interno degli eritrociti, marcando così il 75% dei globuli rossi per almeno un'ora dall'iniezione. È stata anche descritta la tecnica di marcatura *in vivo* cosiddetta modificata che prevede, circa 15 minuti dopo la somministrazione del pirofosfato freddo, il prelievo con provetta eparinata di circa 5 mL di sangue; si aggiunge quindi alla provetta il $^{99m}TcO_4^-$, e si lascia a incubare la reazione di marcatura per 10 minuti a temperatura ambiente (circa 20 °C), prima di re-iniettare la preparazione al paziente. Questa tecnica è caratterizzata da una resa di marcatura migliore rispetto a quella prima descritta, ma implica anche una maggiore complessità e la necessità di osservare scrupolosamente le precauzioni di sterilità e apirogenicità durante l'incubazione per la marcatura nella provetta.

La marcatura *in vitro* con UltraTag® RBC prevede il prelievo di 1-3 mL di sangue venoso in una siringa contenente ACD come anticoagulante, e il successivo trasferimento al flacone contenente cloruro stannoso sterile e apirogeno in forma liofilizzata. Dopo circa 5 minuti si aggiunge il contenuto della siringa I (ipoclorito di sodio), che serve per neutralizzare l'eccesso di agente stannoso nello spazio extracellulare; si aggiunge quindi il contenuto della siringa II (acido citrico), che serve a neutralizzare l'eccesso di ipoclorito. A questo punto il flacone è posto all'interno di un contenitore schermato e si aggiunge la quantità necessaria di $^{99m}TcO_4^-$ appena eluito (da un minimo di 370 a un massimo di 3700 MBq), portato con soluzione fisiologica a un volume totale di 3 mL. Si lascia a incubare per 20 minuti a temperatura ambiente e gli eritrociti così marcati possono essere re-iniettati al paziente entro 30 minuti dalla preparazione. La resa di marcatura con questa procedura è superiore al 95%.

Calcolo della resa di marcatura:

1. Prelevare un'aliquota di 0,2 mL di sospensione marcata e aggiungere 2 mL di soluzione fisiologica.
2. Centrifugare a 150 *g* per 5 minuti e separare il supernatante dal pellet di eritrociti.
3. Misurare la radioattività della provetta contenente il pellet di eritrociti e annotarla come A2; misurare la radioattività della provetta contenente il supernatante e annotarla come A1.
4. L'efficienza di marcatura è calcolata in base alla formula: $[A2/(A1 + A2)] \times 100$.

Per gli studi di sequestro splenico si utilizzano le emazie marcate con ^{99m}Tc *in vitro* (o la metodica *in vivo* modificata), ma successivamente denaturate mediante incubazione a 50 °C per 30 minuti; dopo re-iniezione al paziente, gli eritrociti così denaturati sono rimossi dal circolo a opera della milza, che è quindi evidenziata scintigraficamente come sede di intenso accumulo delle emazie marcate.

4.9.2 Determinazione della massa eritrocitaria

La determinazione del volume eritrocitario (massa eritrocitaria reale) è indispensabile per la diagnosi di policitemia, una sindrome mieloproliferativa cronica che determina un aumento della massa degli eritrociti circolanti. È infatti necessario distinguere le policitemie con reale aumento della massa eritrocitaria dalle policitemie relative, in cui a un incremento del valore di ematocrito corrisponde una massa eritrocitaria normale (evento che si può verificare, ad esempio, per emoconcentrazione).

La determinazione della massa eritrocitaria mediante emazie marcate con Cromo-51 è un esempio di test di diluizione dell'isotopo; in questa applicazione, si somministra al paziente una quantità nota di emazie marcate e si confronta poi la concentrazione radioattiva di campioni ematici prelevati a distanza di 10, 20 e 30 minuti dall'iniezione con l'attività di aliquote standard del tracciante iniettato.

4.9.2.1 Marcatura dei globuli rossi con Cromo-51

La marcatura con ^{51}Cr si basa semplicemente sulla incubazione *in vitro* delle emazie con il radionuclide sotto forma di cromato di sodio. In questa forma chimica il ^{51}Cr si lega alle emazie ed è successivamente ridotto mediante un agente riducente, come l'acido ascorbico. Il protocollo operativo della procedura è qui di seguito descritto:

1. Introdurre 1,5 mL di ACD in una provetta Falcon sterile e apirogena da 50 mL.
2. Prelevare circa 11 mL di sangue al paziente in siringa eparinata.
3. Trasferire 10 mL nella provetta Falcon da 50 mL contenente ACD.
4. Trasferire il volume rimanente in una provetta Eppendorf, per determinare l'ematocrito del paziente.
5. Centrifugare la provetta Falcon per 10 minuti a 2470 *g*; al termine della centrifugazione, eliminare il supernatante (plasma) utilizzando una siringa e un ago da 18 G.
6. Agitare delicatamente il pellet e aggiungere goccia a goccia la soluzione ^{51}Cr (circa 3,2-5,1 MBq in 0,5-1 mL), continuando ad agitare.

7. Lasciare a incubare per 15 minuti a temperatura ambiente, sotto agitazione lenta.
8. Aggiungere 20 mL di soluzione fisiologica e risospendere le emazie.
9. Centrifugare la provetta Falcon per 5 minuti a 2470 *g*; al termine della centrifugazione eliminare il supernatante utilizzando una siringa e un ago da 18 G.
10. Ripetere i passaggi 8 e 9 (secondo lavaggio delle emazie).
11. Risospendere i globuli rossi marcati con circa 2 mL di soluzione fisiologica, mescolando bene per ottenere una soluzione omogenea.
12. Aspirare la sospensione in 2 siringhe da 5 mL. Contrassegnare le due siringhe come siringa "standard" e, rispettivamente, siringa con codice identificativo del paziente.
13. Misurare con il calibratore di dose l'attività di ^{51}Cr delle due siringhe.
14. Misurare la resa di marcatura specifica:
    - prelevare una goccia della sospensione marcata;
    - aggiungere 1 mL di soluzione fisiologica;
    - centrifugare per 5 minuti a 2470 *g* e misurare separatamente la radioattività nel pellet e nel supernatante; la resa di marcatura deve essere ≥95%.

Campionamento e conteggi:

1. Trasferire il contenuto della siringa "standard" in un pallone da 100 mL riempito a volume con soluzione fisiologica; tappare e mescolare bene capovolgendo più volte, quindi prelevare con una pipetta di precisione 1 mL dello standard così diluito in tre provette da conteggio.
2. Iniettare al paziente (generalmente in una vena del braccio) il contenuto dell'altra siringa.
3. Dal braccio opposto a quello della somministrazione delle emazie marcate, effettuare prelievi di sangue venoso (con siringa eparinata) dopo 10, 20, 30 minuti; segnare sul foglio di lavoro i tempi esatti del prelievo.
4. Prelevare con una pipetta di precisione 1 mL di sangue di ogni prelievo in provette da conteggio siglate con il tempo di prelievo.
5. Al termine dell'esame contare (impostando le condizioni di conteggio sul picco energetico del ^{51}Cr) gli standard e i campioni di sangue, per un tempo sufficiente a ottenere una buona statistica di conteggio; annotare i conteggi netti per il calcolo della massa eritrocitaria, che è determinata in base alla seguente formula:
    - volume eritrocitario (mL) = [(radioattività dello standard, cpm/mL) × (diluizione dello standard) × (volume iniettato, mL)]/(radioattività ematica a t_0, cpm/mL);
    - dove cpm = conteggio per minuto, e "radioattività ematica a t_0" è ottenuta per estrapolazione retrograda al tempo 0 dei conteggi nei campioni ematici prelevati a 10, 20 e 30 minuti.

4.9.3
Leucociti autologhi marcati

La maggior parte dei radionuclidi utilizzati per le marcature cellulari è costituita da elementi metallici che non possono essere incorporati nelle cellule come sali inorganici. È invece possibile realizzare tale marcatura utilizzando complessi formati da un sale metallico (ad esempio, ^{111}In-citrato) e un agente chelante (ad esempio, ossina), che per le loro caratteristiche di lipofilicità possono passare facilmente la membrana plasmatica e penetrare nella cellula per diffusione passiva. La modalità più semplice per marcare le cellule sarebbe quella di utilizzare un radiofarmaco che, iniettato in circolo al paziente, fosse in grado di marcare unicamente e selettivamente le cellule d'interesse. Come indicato in una precedente sezione di questo capitolo, questa procedura è stata solo parzialmente realizzata mediante gli anticorpi monoclonali marcati contro i granulociti (per indagini scintigrafiche di localizzazione delle infezioni), modalità che presenta indubbi vantaggi di praticità rispetto alla separazione e alla marcatura *in vitro* di specifiche popolazioni cellulari autologhe, vantaggi pratici cui corrispondono tuttavia prestazioni diagnostiche non ottimali. D'altra parte, i complessi lipofilici (cioè quelli non anticorpali) utilizzati per la marcatura cellulare non sono selettivi, ma diffondono in ogni tipo di cellula; pertanto, l'iniezione diretta di tali radiofarmaci nel paziente (o la loro aggiunta a un campione di sangue intero) si tradurrebbe soprattutto nella marcatura dei globuli rossi, data la spiccata preponderanza numerica di questi elementi rispetto agli altri elementi figurati del sangue. Ciò spiega il motivo per cui la tecnica prevede una fase preliminare di isolamento cellulare seguita dal processo di marcatura vera e propria (con successiva re-infusione nel paziente).

Come già indicato in precedenza, il radiofarmaco ^{99m}Tc-HMPAO è un complesso neutro e liposolubile che diffonde rapidamente attraverso la membrana cellulare e si lega alle componenti intracellulari senza alterare la vitalità della cellula. Una volta nell'ambiente intracellulare, questo complesso lipofilico è convertito mediante l'azione di agenti a elevato potere riducente (ad esempio, glutatione) in una forma idrofilica, processo che ne determina una sorta di "intrappolamento" biochimico all'interno della cellula stessa.

Anche il composto 8-idrossichinolina (Ossina) forma con un radionuclide metallico (in questo caso l'Indio-111) un complesso lipofilo e neutro, capace di attraversare le membrane cellulari. A differenza del caso precedente (^{99m}Tc-HMPAO), all'interno della cellula il complesso ^{111}In-Ossina si dissocia, favorendo così un forte legame fra ^{111}In e le proteine nucleari e citoplasmatiche e realizzando un tipo di intrappolamento biochimico diverso, con un legame stabile per almeno 24 ore.

Il protocollo operativo per la separazione e la marcatura *in vitro* dei leucociti autologhi è qui di seguito riportato in dettaglio, ricordando che tutte le operazioni descritte devono essere condotte in cappa a flusso laminare sterile e adottando tutte le cautele per assicurare non soltanto il rispetto delle norme di radioprotezione per il personale, ma soprattutto la sterilità e l'apirogenicità del prodotto marcato che sarà poi re-iniettato al paziente; la normativa più recente (tuttora in fase di definizione) prevede che il locale dove si svolge l'intera procedura sia classificato come "ambiente di classe D".

4.9.3.1
Separazione e marcatura dei leucociti misti con ^{99}Tc-HMPAO o con ^{111}In-Ossina

Per la separazione utilizzare preferibilmente provette di plastica ed evitare la formazione di schiuma facendo scorrere il plasma lungo la parete delle provette.

1. Utilizzando un ago butterfly 19G (21G per i bambini) prelevare 50 mL di sangue senza laccio emostatico con una siringa contenente 10 mL di acido citrico-destrosio (ACD) e mescolare delicatamente; nei bambini il volume del prelievo ematico è ridotto proporzionalmente al peso corporeo, con un minimo di 30 mL, mantenendo il rapporto di ACD al 20%, v/v.

2. Prelevare da questa siringa un'aliquota di 10 mL e centrifugarla a 800 *g* per 10 minuti; prelevare il sovranatante e trasferirlo in provetta, che è contrassegnata come CFP_1 (*Cell-Free Plasma*).
3. Aggiungere alla siringa con la quota maggiore di sangue 10 mL di HEAS-steril, evitando la formazione di bolle; miscelare bene capovolgendo ripetutamente la siringa, porre quindi la siringa in posizione obliqua su un supporto e lasciare sedimentare il contenuto per 30-60 min a temperatura ambiente.
4. Completata la sedimentazione, trasferire il sovranatante (premendo delicatamente sullo stantuffo della siringa) in una provetta sterile di plastica da 50 mL (contrassegnata come PRLP, plasma ricco di leucociti e piastrine) e centrifugare tale provetta a 150 *g* per 5 minuti.
5. Terminata la centrifugazione, aspirare il sovranatante e trasferirlo in una provetta contrassegnata come PRP (plasma ricco di piastrine) e centrifugarla di nuovo a 800 *g* per 10 minuti per ottenere un sovranatante contrassegnato come CFP_2.
6. Risospendere il pellet dei leucociti rimasti sul fondo della provetta PRLP con 1 mL di CFP_1.
7. Ricostituire un kit di HMPAO con 3 mL di ^{99m}Tc appena eluito a elevata attività specifica (1,1-1,5 GBq/mL o 30-40 mCi/mL) e lasciare a incubare per 5 minuti in agitazione lenta; al termine prelevare 1 mL (circa 1,1 GBq, o 30 mCi) per la marcatura; nel caso della marcatura con ^{111}In-Ossina, prelevare circa 37 MBq (1 mCi) del radiofarmaco, in un volume di 1 mL.
8. Aggiungere nella provetta contenente i leucociti 1 mL di ^{99m}Tc-HMPAO (oppure 1 mL di ^{111}In-Ossina) e lasciare incubare per 12-15 minuti a temperatura ambiente.
9. Aggiungere 4 mL di CFP_2; si opera in questo modo una specie di diluizione con plasma della miscela di incubazione, che praticamente arresta la marcatura dei leucociti.
10. Centrifugare a 150 *g* per 5 minuti.
11. Con una provetta Pasteur rimuovere il sovranatante e misurarne la radioattività (annotata come A1, dato che servirà poi per calcolare l'efficienza di marcatura).
12. Risospendere il pellet delle cellule marcate con 5 mL di CFP_1.
13. Misurare la radioattività della provetta e annotarla come A2; l'efficienza di marcatura è calcolata in base alla formula $[A2/(A1 + A2)] \times 100$.
14. Aspirare i leucociti marcati in una siringa da 10 mL e re-iniettare nel paziente.

L'intera procedura qui descritta ha una durata di circa 2 ore e il fattore condizionante principale è rappresentato dalla VES del paziente (più alto tale valore, minore la durata della fase 3, cioè quella della sedimentazione spontanea).

4.9.3.2
Separazione e marcatura di frazioni leucocitarie pure (granulociti) con ^{99m}Tc-HMPAO o con ^{111}In-Ossina

Per la separazione utilizzare preferibilmente provette di plastica ed evitare la formazione di schiuma facendo scorrere il plasma sulla parete delle provette.

1. Come al punto 1 del Paragrafo 4.9.3.1.
2. Come al punto 2 del Paragrafo 4.9.3.1.
3. Come al punto 3 del Paragrafo 4.9.3.1.
4. Durante la sedimentazione delle emazie preparare una provetta Falcon da 50 mL contenente circa 15 mL di Lymphoprep o simile.

5. Trasferire il sovranatante (LRPRP) delicatamente nella provetta contenente il Lymphoprep stratificandolo sulla superficie dello stesso. In questo modo si realizza un gradiente di densità fra il LRPRP e il Lymphoprep, in base al quale è possibile separare poi i granulociti come popolazione cellulare pura.
6. Centrifugare la provetta a 800 *g* per 20 minuti a temperatura ambiente (la centrifugazione a bassa temperatura può ridurre la separazione e provocare aggregazione cellulare).
7. Al termine della centrifugazione, il contenuto della provetta risulta stratificato come segue (dall'alto verso il basso): il sovranatante è composto da plasma ricco di piastrine (PRP, che è trasferito in una provetta così contrassegnata), nello strato intermedio si osserva un "anello" costituito da mononucleati, e sul fondo della provetta si ritrovano i granulociti e gli eritrociti residui.
8. Svuotare il sovranatante (cioè mononucleati e Lymphoprep), lasciando sul fondo della provetta il pellet di granulociti.
9. Risospendere delicatamente il pellet di granulociti con una pipetta aggiungendo 10 mL di soluzione isotonica di lavaggio (HBSS) e centrifugare a 150 *g* per 15 minuti per rimuovere i residui di Lymphoprep.
10. Durante questa fase di lavaggio, ricostituire un kit di HMPAO con 3 mL di ^{99m}Tc appena eluito a elevata attività specifica (1,1-1,5 GBq/mL o 30-40 mCi/mL) e lasciare a incubare per 5 minuti in agitazione lenta; al termine prelevare 1 mL (circa 1,1 GBq o 30 mCi) per la marcatura; nel caso della marcatura con ^{111}In-Ossina, prelevare circa 37 MBq (1 mCi) del radiofarmaco, in un volume di 1 mL.
11. Risospendere il pellet di granulociti con 1 mL di CFP_1.
12. Aggiungere nella provetta contenente i granulociti 1 mL di ^{99m}Tc-HMPAO (oppure 1 mL di ^{111}In-Ossina) e lasciare incubare per 12-15 minuti a temperatura ambiente.
13. Durante la marcatura centrifugare il PRP a 800 *g* per 10 minuti per ottenere il CFP_2.
14. Aggiungere alla provetta di incubazione con il radiofarmaco 4 mL di CFP_2; come già descritto sopra per la marcatura dei leucociti misti, quest'operazione praticamente arresta la marcatura dei granulociti.
15. Centrifugare a 150 *g* per 5 minuti.
16. Con una provetta Pasteur rimuovere il sovranatante e misurarne la radioattività (annotata come A1, dato che servirà poi per calcolare l'efficienza di marcatura).
17. Risospendere il pellet delle cellule marcate con 5 mL di CFP_1 aggiungendolo delicatamente lungo la parete della provetta Falcon.
18. Misurare la radioattività della provetta e annotarla come A2; l'efficienza di marcatura è calcolata in base alla formula $[A2/(A1 + A2)] \times 100$.
19. Aspirare i granulociti marcati in una siringa da 10 mL e re-iniettare nel paziente.

L'intera procedura qui descritta ha una durata di circa 3 ore e il principale fattore condizionante è rappresentato dalla VES del paziente (più alto è tale valore, minore sarà la durata della fase 3, cioè quella della sedimentazione spontanea).

4.9.3.3
Controlli di qualità per i leucociti autologhi marcati

I controlli di qualità eseguiti al termine di ogni processo di separazione/marcatura dei leucociti sono necessari per verificare che le cellule non abbiamo subito importanti alterazioni e per valutare l'affidabilità biologica del tracciante. Tali controlli possono essere così suddivisi:

- sperlatura: eseguito di routine;
- resa di marcatura: eseguito di routine;
- osservazione al microscopio ottico: eseguito di routine;
- test di vitalità al Trypan Blue: eseguito di routine;
- fisiologica distribuzione *in vivo* dei leucociti marcati: eseguito di routine;
- test di eluizione del tracciante: eseguito periodicamente;
- misura degli elementi figurati del sangue nelle singole fasi di marcatura: eseguito periodicamente;
- test di sterilità: eseguito periodicamente;
- test di apirogenicità: eseguito periodicamente.

Sperlatura. Controllo visivo, eseguito in controluce, che consente di escludere la presenza di macroaggregati e di individuare un'eccessiva contaminazione da parte di globuli rossi e fibrina.

Resa di marcatura. Questo parametro rappresenta la percentuale di radioattività legata alle cellule rispetto a quella totale impiegata, ed è calcolato secondo la formula sopra descritta. Un fattore importante che influenza la resa di marcatura dei leucociti (e anche dei globuli rossi quando non denaturati) è il pH della miscela di incubazione del radiofarmaco con la popolazione cellulare. Infatti, il valore di pH durante tale reazione dovrebbe essere tale da assicurare il massimo della vitalità cellulare (cioè intorno al pH fisiologico del sangue, che è circa 7,4) e, al tempo stesso, non compromettere l'efficienza di marcatura (dato che la diffusione transmembrana del radiofarmaco è ottimale a valori più bassi di pH); a causa della presenza di ACD (anticoagulante) nel plasma utilizzato durante l'incubazione di marcatura, il pH di tale miscela è circa 7,2, valore che rappresenta un buon compromesso fra le condizioni ottimali di vitalità cellulare e quelle di marcatura. Particolare attenzione deve essere inoltre dedicata a evitare la formazione di bolle durante le varie fasi di separazione e di marcatura, dato che la presenza di schiuma è un fattore negativo in qualunque reazione chimica e può comunque ridurre la vitalità cellulare e l'interfaccia di scambio durante l'incubazione delle cellule con il radiofarmaco. Tutte le metodiche di marcatura cellulare sono state ottimizzate e convalidate a temperatura ambiente (16-25 °C, anche per comodità operativa) e importanti scostamenti da tale condizione (ad esempio, a 4 o 37 °C) possono alterare in modo imprevisto i risultati delle varie procedure. La resa di marcatura con il ^{99m}Tc-HMPAO è generalmente inferiore rispetto a quella ottenuta con ^{111}In-Ossina. Ciò dipende dal diverso pH dei due radiofarmaci (9,0-9,8 e 6,5-7,5 rispettivamente) che influenza la diffusione dei complessi lipofilici attraverso la membrana cellulare. La resa di marcatura è inoltre direttamente correlata con il livello di globuli bianchi circolanti nel sangue del paziente (la cui conta dovrebbe essere superiore a 4000/μL) e con la neutrofilia (esiste tuttavia un *plateau* oltre il quale, pur aumentando il livello di neutrofili, la resa di marcatura non aumenta ulteriormente). Tenendo conto che tutta la radioattività non incorporata durante l'incubazione è rimossa con il sovranatante durante la fase di lavaggio e che tutta la radioattività somministrata è incorporata nelle cellule, anche una preparazione con una resa di marcatura bassa può essere somministrata con buon risultato diagnostico, a condizione che il numero delle cellule marcate sia adeguato.

Oltre ai fattori sopra citati (che riguardano la tecnica di separazione e marcatura dei leucociti), è opportuno ricordare che anche altri fattori (inerenti il paziente) possono influenzare la resa di marcatura. Infatti, al conteggio di leucociti (e granulociti neutrofili) circolanti si aggiungono gli indici di flogosi (cui la resa di marcatura è in genere direttamente proporzionale) e altri fattori che invece influenzano negativamente la resa di marcatura come possibili interferenze da parte di farmaci (ad esempio, la terapia con antibiotici dovrebbe essere sospesa almeno una settimana prima di eseguire l'esame) e recenti trasfusioni o trattamento con emodialisi per insufficienza renale.

Osservazione al microscopio ottico. Questa semplice valutazione consente di escludere la microaggregazione (non valutabile a occhio nudo) e l'eventuale attivazione cellulare con comparsa di pseudopodi (reperto associato all'inibizione della migrazione leucocitaria). È possibile eseguire tale controllo anche a fresco, senza colorazione del campione.

Test di esclusione del Trypan Blue. Si tratta di un test che esprime la percentuale di cellule vitali, basato sull'osservazione che le cellule con alterazioni di membrana sono permeabili al colorante (e risultano quindi "colorate" all'osservazione microscopica), mentre cellule con vitalità integra "escludono" il Trypan Blue; perché il test sia attendibile è necessario contare almeno 200 cellule. Le fasi del test possono essere succintamente così riassunte:

- miscelare delicatamente due uguali volumi, rispettivamente della sospensione di cellule marcate e di una soluzione 0,4% di Trypan Blue, per 30-60 secondi;
- prelevare con una pipetta Pasteur una piccola quantità della preparazione, metterla su una camera di Neubauer e coprirla con vetrino coprioggetti;
- valutare mediante conteggio al microscopio ottico la percentuale di cellule non vitali (positive alla colorazione) sul totale delle cellule presenti per campo;
- la vitalità cellulare deve essere >99%.

Test di biodistribuzione in-vivo. Si tratta di una valutazione globale sull'affidabilità dell'intera procedura di separazione e marcatura dei leucociti, stima che è sempre effettuata intrinsecamente, dato che il protocollo di acquisizione scintigrafica comprende pressoché costantemente un'acquisizione precoce circa 30 minuti dopo re-iniezione dei leucociti autologhi marcati (immagine cosiddetta di *blood pool*). Infatti, la biodistribuzione *in vivo* dei leucociti autologhi marcati è indice della loro integrità funzionale; fisiologicamente essi si localizzano precocemente in sede polmonare, epatica, splenica e midollare. In particolare, l'accumulo di radioattività a livello polmonare rappresenta circa il 10% dell'attività totale iniettata: i leucociti si distribuiscono rapidamente anche a livello del fegato (entro 10 e 15 minuti), sia per il processo di marginazione delle cellule marcate vitali, sia per la rimozione delle cellule danneggiate o dei frammenti cellulari (in quest'ultimo caso con considerevole aumento dell'attività di captazione). Il *washout* di radioattività splenica avviene tra 40 minuti e 24 ore dalla re-iniezione dei leucociti autologhi marcati, e tale riduzione di attività è proporzionale all'importanza dei focolai settici presenti. Generalmente l'accumulo di radioattività in ambito splenico è più lento, ma anche più intenso, di quello in sede epatica; infatti, a 4 ore dalla re-iniezione dei leucociti, il 19% dell'attività si localizza a livello della milza e il 12% nel fegato.

Per i dettagli in merito al controllo della funzionalità/vitalità leucocitaria dopo separazione e radiomarcatura, che è effettuato attraverso le acquisizioni di immagini precoci dei campi polmonari dopo circa 30 minuti dalla re-iniezione al paziente del preparato, per i tempi e le modalità di acquisizione delle immagini scintigrafiche (che dipendono sia dal tipo di marcatura sia dalla patologia del paziente) e per i dettagli sulle anomalie di distribuzione delle preparazioni di leucociti autologhi marcati, si rimanda al Capitolo 19.

Test di eluizione del tracciante. Test raramente applicato, che riflette accuratamente l'eventuale danno cellulare subito durante i processi di separazione e marcatura, effettuato su prelievi ematici a tempi prestabiliti dopo re-iniezione dei leucociti marcati. Misurata la concentrazione radioattiva in un campione ematico di volume noto (annotata come ConcRad, ad esempio, in Bq/mL), si stima l'attività totale circolante nel *pool* ematico (VolEm, pari a circa l'8% del peso corporeo) e si calcola quindi il *recovery* di attività iniettata ancora circolante a quel determinato tempo, come segue:

Recovery = [(ConcRad × VolEm)/Attività totale iniettata] × 100

Normalmente l'attività circolante è il 30-40% di quella totale, con un picco tra 30 minuti e 2 ore. In caso di danno cellulare, la percentuale di *recovery* è inferiore, poiché i leucociti danneggiati sono rimossi dal circolo a opera delle cellule del sistema del reticolo-endoteliale.

Test di sterilità. Questo test serve a garantire che il complesso procedimento di separazione e marcatura dei leucociti non abbia indotto contaminazioni batteriche nella preparazione finale che è poi re-iniettata al paziente. Per il suo costo e i suoi lunghi tempi di esecuzione, il test non fa parte dei controlli di routine, ma periodicamente è necessario verificare la sterilità delle superfici di lavoro e dei reattivi impiegati. Per il controllo dei reattivi (ad esempio, ACD) è necessario seminare in doppio (metodo diretto o dopo filtrazione su membrana) aliquote del prodotto su piastre di tioglicolato (per la ricerca di germi aerobi e anaerobi) e su terreni liquidi sabouraud (per la ricerca di muffe e lieviti). Si lascia poi incubare per una settimana a temperatura ambiente (20-25 °C) per la ricerca di funghi e a 37 °C per i batteri o, nel caso in cui si sospetti una contaminazione da specie batteriche a lenta crescita (ad esempio, del genere *Propionibacter*), per 10-14 giorni. Dato che tutti i passaggi del processo di separazione e marcatura devono essere eseguiti sotto cappa a flusso laminare sterile, è necessario verificare periodicamente le condizioni di lavoro attraverso il campionamento dell'aria e lo *smear* test. Nel caso si sospetti una contaminazione ambientale, lasciare aperta per 1 ora una piastra Petri contenente agar sangue. Se dopo 24-48 ore di incubazione non si riscontrano microrganismi, la superficie di lavoro è da considerare sterile. Per il controllo del preparato leucocitario, che è eseguito a posteriori a prova del fatto che tutto il processo è stato eseguito correttamente, si seminano aliquote della preparazione finale su piastra contenente agar-sangue e su terreno McConckey (per la ricerca di germi Gram-negativi), lasciando a incubare per 24-48 ore a 37 °C.

Test di apirogenicità. Questo test serve a verificare l'assenza di pirogeni nella preparazione finale, condizione che può essere garantita solo da una stretta osservanza delle norme di buona preparazione. I pirogeni, infatti, sono sostanze prodotte dalla crescita e dal metabolismo dei batteri; in particolari, i germi Gram-negativi producono pirogeni che, iniettati nell'uomo, agiscono sul centro termoregolatore dell'ipotalamo, causando aumento della temperatura corporea. L'apirogenicità dei materiali si raggiunge con riscaldamento a 180 °C per 4 ore. Normalmente, per valutare l'apirogenicità di qualsiasi prodotto iniettabile si usa il LAL test (*Limulus Amebocytes Lysate*), che si basa sulla capacità degli amebociti del *Limulus* di coagulare se sono presenti anche minime quantità di endotossine batteriche (0,25 ng/mL).

4.9.4
Separazione e marcatura di piastrine autologhe

Preparazioni di piastrine autologhe marcate con complessi lipofilici di ^{99m}Tc o ^{111}In possono essere utilizzate per:
- localizzazione di trombi arteriosi e/o venosi;
- caratterizzazione di arteriopatia cronica;
- sospetto rigetto di trapianto renale;
- valutazione di protesi vascolare arteriosa;
- indagini di imaging cardiaco;
- studi di cinetica piastrinica.

Per poter essere marcate con complessi non selettivi come ^{111}In-Ossina o ^{99m}Tc-HMPAO, le piastrine devono essere isolate dal sangue intero prima della marcatura, con un procedimento simile a quello che è utilizzato nella marcatura dei leucociti. Tuttavia, poiché le piastrine sono molto sensibili alla manipolazione che avviene durante la separazione e, quindi, facilmente si possono indurre alterazioni di funzione e vitalità che provocano la loro aggregazione, è necessario adottare accorgimenti particolari durante la procedura. Il metodo più comune per inibire l'aggregazione spontanea è quello di acidificare con ACD il plasma ricco di piastrine.

Il protocollo operativo per la separazione e la marcatura *in vitro* delle piastrine autologhe è qui di seguito riportato in dettaglio; si rimanda a quanto già specificato a proposito dei leucociti autologhi marcati per le precauzioni generali di sterilità, apirogenicità e protezione del personale.

1. Prelevare 40 mL di sangue venoso (volume standard, vedi sotto per eventuali variazioni) tramite ago 19 G in una siringa contenente 10 mL di ACD e 10 mL di HEAS-Steril; il volume di sangue da prelevare varia in funzione del conteggio piastrinico, come segue:
   - 40 mL con conta piastrinica >100 000/μL;
   - 80 mL con conta piastrinica fra 50 000 e 100 000/μL;
   - 120 mL con conta piastrinica <50 000/μL.
2. Trasferire il sangue così ottenuto in provetta/e Falcon da 50 mL sterili e apirogena/e e centrifugare a 150 *g* per 15 minuti a temperatura ambiente.
3. Recuperare il plasma sovranatante, ricco di piastrine, e ricentrifugarlo a 150 *g* per 10 minuti, per eliminare la contaminazione di globuli bianchi e rossi.
4. Recuperare con pipetta Pasteur sterile il plasma limpido sovranatante e centrifugarlo ulteriormente a 900 *g* per 20 minuti (per far sedimentare le piastrine).
5. Recuperare il plasma povero di piastrine (PPP, che servirà nei passaggi successivi) e acidificarlo con 10% di ACD (vol/vol).
6. Risospendere il pellet di piastrine con 1 mL di soluzione fisiologica.
7. Aggiungere alle piastrine 10-12 MBq (circa 300 μCi) di ^{111}In-Ossina (oppure 740 MBq di ^{99m}Tc-HMPAO) mescolando delicatamente fino a riportare in sospensione le piastrine.
8. Incubare per 10 minuti a temperatura ambiente.
9. Aggiungere 5 mL di PPP acidificato con ACD (vedi punto 5) e centrifugare a 900 *g* per 20 minuti (lavaggio della preparazione).
10. Rimuovere il sovranatante e misurarne la radioattività (annotata come A1).
11. Risospendere il pellet di piastrine marcate con 5 mL di plasma acidificato (vedi punto 5) pipettando delicatamente per riportare in sospensione le piastrine.

12. Misurare la radioattività delle piastrine marcate e annotarla come A2; l'efficienza di marcatura è calcolata in base alla formula [A2/(A1 + A2)] × 100.
13. Aspirare le piastrine marcate in una siringa da 10 mL e re-iniettare nel paziente.

Letture consigliate

Ell PJ, Gambhir SS (eds) (2004) Nuclear Medicine in Clinical Diagnosis and Treatment, 3rd edn. Churchill Livingston, New York

Harbert JC, Eckelman WC, Neumann RD (eds) (1996) Nuclear Medicine – Diagnosis and Therapy. Thieme Medical Publishers, New York

Vallabhajosula S (2009) Molecular Imaging – Radiopharmaceuticals for PET and SPECT. Springer, New York

Radiofarmaci per tomografia a emissione di positroni

5

A. Lorenzoni, F. Orsini, P.A. Salvadori

Indice dei contenuti

5.1 Radionuclidi emettitori di positroni

Oltre a radionuclidi gamma-emittenti, sono utilizzati per uso diagnostico anche composti che decadono mediante emissione di positroni (β^+) dal nucleo. La peculiarità cui è legato l'impiego in medicina nucleare di questi nuclei radioattivi è costituita dalla radiazione che origina dall'evento di annichilazione fra particella β^+ e particella β^-, che avviene dopo un certo percorso nella materia (denominato *positron range*), rispetto al punto esatto di emissione del β^+ stesso. Questa radiazione comporta l'emissione contemporanea di due raggi γ ad alta energia (511 keV) che si dipartono dal punto di annichilazione con un angolo di circa 180°, caratteristica che costituisce la base del principio fisico della rivelazione adottata in tomografia mediante emissione di positroni (PET) (vedi Capitolo 12).

In generale, sono emettitori di positroni i nuclidi caratterizzati da un basso numero di neutroni (quindi con un eccesso relativo di protoni) nella composizione nucleare degli elementi leggeri, ad esempio isotopi del carbonio (^{11}C, con $t_{1/2}$ = 20,38 minuti), dell'ossigeno (^{15}O, $t_{1/2}$ = 2,03 minuti), dell'azoto (^{13}N, $t_{1/2}$ = 9,96 minuti) e del fluoro (^{18}F, $t_{1/2}$ = 109,72 minuti), tutti con un neutrone in meno rispetto all'isotopo stabile più comune.

Dal punto di vista biochimico, i radiofarmaci marcati con questi radionuclidi emettenti di β^+ possono presentare caratteristiche ottimali, poiché l'incorporazione di atomi di Carbonio-11, Azoto-13 e Ossigeno-15, in sostituzione degli analoghi isotopi stabili, rende tali radiofarmaci chimicamente indistinguibili e quindi biologicamente identici rispetto alla loro forma nativa ("traccianti" biologici veri).

Fondamenti di medicina nucleare. Duccio Volterrani, Paola Anna Erba, Giuliano Mariani (a cura di)

Per quanto i radionuclidi più comunemente utilizzati nella diagnostica medico-nucleare siano rappresentati dal Fluoro-18 e dal Carbonio-11, ne esistono tuttavia diversi altri che possono essere oggetto di sviluppo (alcuni già in atto) nell'ambito della diagnostica PET. La Tabella 5.1 riassume le caratteristiche fisiche dei principali radioisotopi emettitori di positroni utilizzati per la diagnostica PET, mentre la Figura 5.1 riporta graficamente i parametri relativi al percorso che la particella β^+ compie nella materia prima di incontro al processo di annichilazione con la particella β^-.

Tabella 5.1 Radioisotopi per impiego PET

Isotopo	Emivita (min)	Attività specifica max (Ci/μmol)	Emissione β^+ (%)	Energia Max β^+ (MeV)	Produzione	Max percorso in acqua (mm)
^{18}F	109,8	1710	96,7	0,6335	$^{18}O(p,n)^{18}F$	2,4
^{11}C	20,4	9220	99,7	0,96	$^{14}N(p,\alpha)\,^{11}C$	4,1
^{15}O	2,03	91 730	100	1,7	$^{14}N(d,n)\,^{15}O$	8
^{13}N	9,98	18 900	100	1,19	$^{16}O(p,\alpha)\,^{13}N$	5,4
^{68}Ga	68,3	2766	87,7	1,899	$^{68}Ge/^{68}Ga$	9
^{82}Rb	1,25	150 400	95,5	3,36	$^{86}Sr/^{82}Ru$	14,1
^{86}Y	884	213	34,0	3,2	$^{82}Sr(p,n)^{86}Y$	5,2
^{124}I	4,18 giorni	31	23,3	2,13	$^{124}Te(p,n)^{124}I$	10,2

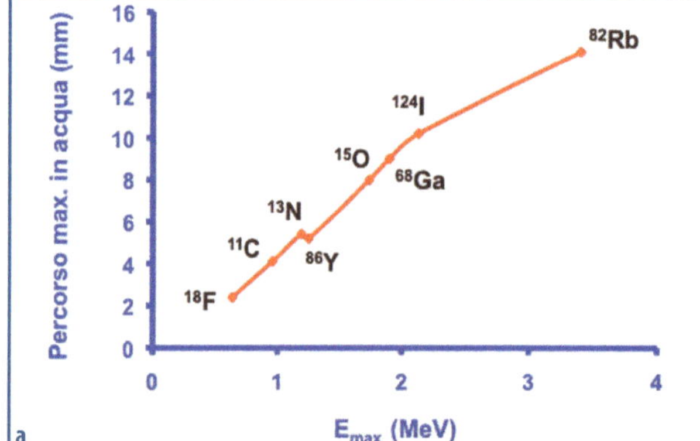

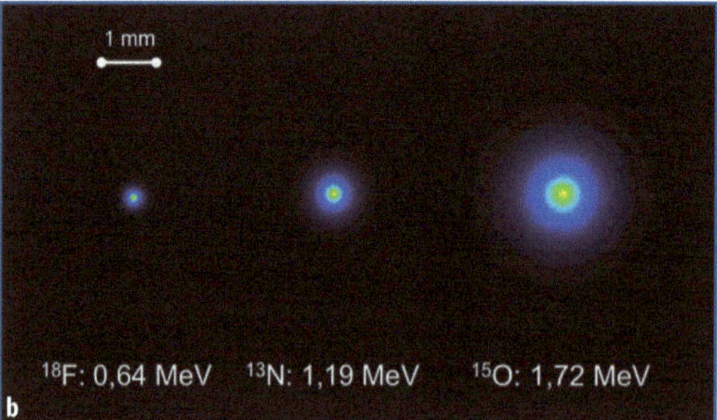

Fig. 5.1 a, b **a** Correlazione fra energia (espressa in MeV) e percorso massimo in acqua dei positroni (*positron range*) emessi da vari radionuclidi di interesse per applicazioni diagnostiche con metodica PET. **b** Rappresentazione esemplificativa del *positron range* (valore medio in acqua, espresso mediante scala a colori "arcobaleno" non lineare) per alcuni radionuclidi emettitori di positroni; anche se i valori dimensionali non sono esatti dal punto di vista quantitativo, lo schema è utile per confrontare i diversi valori di positron range, al cui progressivo incremento corrisponde un progressivo peggioramento della risoluzione spaziale. I dati riportati (**b**) sono stati gentilmente forniti dal Dr. Simon R. Cherry, Department of Biomedical Engineering, Center for Molecular and Genomic Imaging, University of California-Davis

5.1.1 Ossigeno-15 (^{15}O)

L'Ossigeno-15 è prodotto dal ciclotrone usando le reazioni nucleari $^{14}N(d,n)^{15}O$ o $^{15}N(p,n)^{15}O$, e ha un'emivita di 2,04 minuti, emettendo β^+ con energia massima di 1,72 MeV. A causa della sua brevissima emivita, i radiofarmaci basati su questo isotopo sono limitati a molecole semplici, come l'acqua ($H_2{}^{15}O$), l'ossigeno gassoso ($^{15}O_2$), e il monossido o il diossido di carbonio ($C^{15}O$, $C^{15}O_2$). Sempre a causa della breve emivita, sono necessarie somministrazioni di elevate attività, eventualmente ripetute a distanza di 8-10 minuti (ad esempio, per studi che comportino misure di attivazione in risposta a stimoli fisici o farmacologici). I gas radiomarcati sono impiegati nella valutazione del consumo di ossigeno, mentre l'acqua radiomarcata è utilizzata nello studio del flusso ematico, e il monossido di carbonio per la misura del volume ematico (*blood pool*).

5.1.2 Azoto-13 (^{13}N)

L'Azoto-13 è prodotto dal ciclotrone tramite numerose reazioni nucleari, quali la $^{13}C(p,n)^{13}N$ e la $^{12}C(d,n)$ ^{13}N ma, soprattutto, mediante $^{16}O(p,\alpha)^{13}N$. Questa reazione è eseguita utilizzando fasci accelerati di protoni su bersagli costituiti da acqua pura o da soluzioni di etanolo (solitamente 5 mM). L'etanolo è utilizzato per ridurre *in situ* (cioè nel target) la miscela di ^{13}N-nitrati/nitriti formatasi a seguito del bombardamento. Nel caso dell'irraggiamento di acqua pura, occorre procedere poi a un trattamento con reattivi riducenti (quali la lega di Devarda) della soluzione irraggiata. L'Azoto-13 ha emivita molto breve (10 minuti) e pertanto i radiofarmaci marcati con questo radionuclide sono utilizzati nella valutazione di processi biochimici che avvengono rapidamente. Sotto forma di ammoniaca radiomarcata ($^{13}NH_3$) l'Azoto-13 è impiegato come tracciante di flusso per la valutazione dell'ischemia miocardica. Al normale pH ematico, l'ammoniaca radiomarcata si trova in circolo prevalentemente sotto forma di ione ammonio ($^{13}NH_4{}^+$), che è attivamente trasportato all'interno delle cellule miocardiche mediante la pompa Na^+/K^+. Invece, la rimanente scarsa quantità di ammoniaca marcata circolante diffonde passivamente all'interno dei miocardiociti; una volta entrata, anche questa ammoniaca è convertita in ione ammonio dalla glutamina-sintetasi, rimanendo così intrappolata all'interno della cellula.

5.1.3 Carbonio-11 (^{11}C)

Il Carbonio-11 è generalmente prodotto mediante la reazione nucleare $^{14}N(p,\alpha)^{11}C$; ha un'emivita di 20 minuti e decade a Boro-11 stabile, con emissione di positroni per il 99,8%. Il Carbonio-11 può essere impiegato nella marcatura di numerosi composti, ma la sua emivita relativamente breve ne permette l'impiego solo per lo studio di processi metabolici e fisiologici con un'evoluzione temporale sufficientemente veloce (ad esempio, rapida cinetica di accumulo in un determinato sito di interesse). Il Carbonio-11 può essere utilizzato sotto forma di diversi precursori di sintesi dei radiofarmaci; tra questi, i più frequentemente usati sono il monossido e il biossido di carbonio (^{11}CO e $^{11}CO_2$), il cianuro (^{11}CN-) e lo ioduro metile ($^{11}CH_3I$).

5.1.4
Fluoro-18 (^{18}F)

Il Fluoro-18 è prodotto prevalentemente mediante bombardamento con protoni di acqua isotopicamente arricchita con l'elemento stabile Ossigeno-18 ($^{18}O(p,n)^{18}F$); generato in questo modo, il ^{18}F è in forma anionica (ione fluoruro) e può essere utilizzato per reazioni di sostituzione nucleofila (vedi Capitolo 3). L'irraggiamento di Neon-20 con deutoni e quello di Ossigeno-18 (gas) isotopicamente arricchito con protoni conducono alla produzione di Fluoro-18 molecolare ($^{18}F_2$) (in presenza di fluoro molecolare freddo), utilizzabile per reazioni di marcatura di tipo elettrofilo (vedi Capitolo 3). Con un'emivita di 109,8 minuti, il ^{18}F decade per il 97% con emissione di positroni (il restante 3% tramite cattura elettronica) a ^{18}O stabile. Il Fluoro-18 forma legami covalenti stabili con molti elementi e, in particolare, con il carbonio e può essere pertanto incorporato in una grande varietà di molecole organiche di interesse biologico e fisiologico. La qualità del fluoruro prodotta influenza notevolmente la sintesi radiochimica successiva.

5.1.5
Gallio-68 (^{68}Ga)

Il Gallio-68 (che ha un'emivita di 68 minuti) è prodotto dal generatore Germanio-68/Gallio-68; poiché il radionuclide genitore (^{68}Ge) ha un'emivita di 270 giorni, è possibile utilizzare *in loco* un generatore per periodi di circa un anno. Il ^{68}Ga decade per l'89% con emissione di positroni e per il restante 11% per cattura elettronica. Questo radionuclide di natura metallica è principalmente impiegato per la marcatura (mediante chelazione, ad esempio, con DOTA) soprattutto di substrati peptidici e tra questi in, particolare, degli analoghi della somatostatina.

5.1.6
Rubidio-82 (^{82}Rb)

Il Rubidio-82 (che ha un'emivita estremamente breve: 1,27 minuti) è prodotto dal generatore Stronzio-82/Rubidio-82 che, per ovviare ai limiti imposti dalla brevissima emivita del ^{82}Rb, è collegato direttamente al paziente mediante opportuni sistemi di eluizione/infusione. Poiché il radionuclide genitore (^{82}Sr) ha un'emivita di 25,4 giorni, è possibile utilizzare *in loco* un generatore per periodi di circa un mese. Il radionuclide ^{82}Rb (che decade per il 96% con emissione di positroni) è un analogo del potassio, impiegato pertanto, in virtù di questa analogia, in genere per la misura del flusso regionale miocardico (trasporto transmembrana mediato dalla pompa (Na^+/K^+).

5.2
Radiofarmaci per l'impiego PET

I radiofarmaci emettitori di positroni per impiego PET sono talmente numerosi che ne è praticamente impossibile un'elencazione completa, essendo peraltro questo un settore in continua espansione, soprattutto in ambito sperimentale; i radiofarmaci PET con più ampie applicazioni cliniche sono quelli che riguardano la diagnostica in ambito oncologico, cardiologico e neurologico. La Tabella 5.2 elenca i radiofarmaci di più ampio impiego, il loro campo di applicazione e il processo metabolico/fisiologico esplorato.

Tabella 5.2 Principali radiofarmaci PET

Branca medica	Radiofarmaco
Oncologia	
Metabolismo glucidico	[^{18}F]Fluoro-2-deossiglucosio
Metabolismo proteico e trasporto amminoacidi	
– Marcati con ^{11}C	[^{11}C]Metionina
	[^{11}C]Tirosina
	[^{11}C]Leucina
– Marcati con ^{18}F	^{18}F-Fluoroetiltirosina
	^{18}F-Flurofenilalanina
Fosfolipidi di membrana	[^{11}C]Colina e ^{18}F-Colina
Sintesi del DNA	^{18}F-Fluorotimidina
	[^{11}C]Timidina
Metabolismo osseo	[^{18}F]Fluoruro di sodio
Recettori della somatostatina	^{68}Ga-DOTATOC/DOTANOC
Flusso ematico	[^{15}O]Acqua
Ipossia	^{18}F-fluoromisonidazolo
	[^{18}F]FAZA
Consumo di ossigeno	[^{15}O]Ossigeno
Recettori estrogenici	^{18}F-fluoroestradiolo
Neurologia	
Metabolismo glucidico	[^{18}F]Fluoro-2-deossiglucosio
Flusso ematico	[^{15}O]Acqua
	[^{15}O]Butanolo
Sistema dopaminergico	
– Marcati con ^{11}C	[^{11}C]Raclopride
	[^{11}C]Metilspiperone
	[^{11}C]PE21
	[^{11}C]Cocaina e suoi analoghi
	[^{11}C]NNC 112
– Marcati con ^{18}F	^{18}F-Raclopride
	^{18}F-Fallypride
	^{18}F-Spiperone
	^{18}F-DOPA
	^{18}F-CFT-FP
Recettori serotoninergici	[^{11}C]MDAM
	[^{11}C]nor-β-CIT
	[^{11}C]DWAY
	[^{11}C]WAY
	[^{11}C]CPC-222
	[^{11}C]CNAD299
	[^{18}F]FCWAY
	[^{18}F]Fluoxetina/paroxetina
Enzimi MAO	[^{11}C]Doxepin
Recettori benzodiazepinici	[^{11}C]Flumazenil
	[^{11}C]PK 11195

(*cont.* ⟶)

(cont.)

Branca medica	Radiofarmaco
Sistema colinergico	
– Recettori muscarinici	[^{11}C]NMPB
	[^{11}C]Scopolamina
	[^{18}F]FP-TZTP
– Recettori nicotinici	^{18}F-2-A-85380
	^{18}F-6-A-85380
– Acetilcolinesterasi	[^{11}C]PHY
	[^{11}C]AMP
	[^{11}C]PMP
Recettori oppioidi	[^{11}C]Carfenatile
	[^{11}C]Diprenorfina
	[^{11}C]GR89696
Placca amiloide	[^{11}C]PIB
	[^{11}C]SB-13
	[^{18}F]FDDNP
	[^{18}F]AV-45
	[^{18}F]AV1/ZK
Cardiologia	
Metabolismo glucidico	[^{18}F]Fluoro-2-deossiglucosio
Ciclo degli acidi tricarbossilici	[^{11}C]Acetato
	^{18}F-Fluoroacetato
	[^{11}C]Acido piruvico
Perfusione	[^{15}O]Acqua
	[^{13}N]Ammoniaca
	^{82}Rb-cloruro
Ischemia	^{18}F-Fluoromisonidazolo
Metabolismo degli acidi grassi	[^{11}C]Acido palmitico

5.2.1 Metabolismo glucidico

Il radiofarmaco più utilizzato nella diagnostica PET è il [^{18}F]Fluoro-2-desossiglucosio ([^{18}F]FDG), sintetizzato per la prima volta nel 1970 da Wolf e colleghi al Brookhaven National Laboratory e inizialmente impiegato per lo studio del metabolismo glucidico cerebrale.

Il [^{18}F]FDG è un analogo del glucosio nel quale un atomo di fluoro sostituisce il gruppo OH in posizione 2 (Fig. 5.2). Dopo internalizzazione nelle cellule tramite i trasportatori del glucosio (sistema GLUT), questo analogo è fosforilato da un'esochinasi (come se si trattasse di glucosio vero e proprio) a formare [^{18}F]FDG-6-PO_4 (Fig. 5.3). Tuttavia, questo composto non entra in nessuna delle successive tappe del metabolismo glucidico (sintesi di glicogeno, shunt degli esoso-monofosfati, oppure glicolisi anaerobia) a causa dell'assenza del gruppo OH in posizione 2. D'altra parte, la riconversione a [^{18}F]FDG a opera della glucosio-6-fosfatasi avviene lentamente (tranne che negli epatociti), mentre il [^{18}F]FDG-6PO_4 non è in grado di attraversare la membrana cellulare data la sua elevata elettronegatività; pertanto, il tracciante si accumula nello

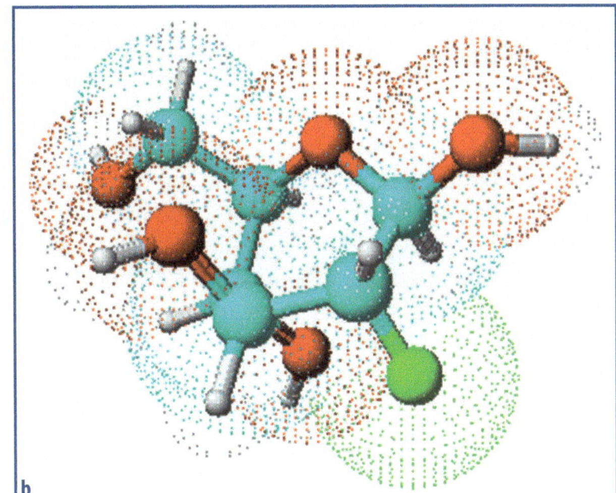

Fig. 5.2 a, b Formula di struttura (**a**) e corrispondente rappresentazione tridimensionale (**b**) del radiofarmaco [^{18}F]FDG

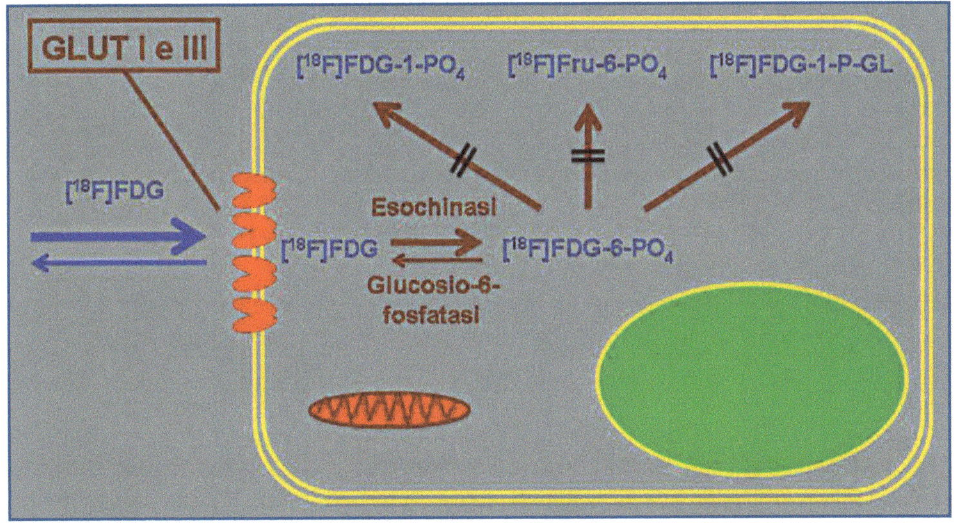

Fig. 5.3 Rappresentazione schematica del meccanismo di accumulo e di ritenzione intracellulare del radiofarmaco [^{18}F]FDG. Dopo ingresso nella cellula, mediato dal sistema di trasporto del glucosio (GLUT, in particolare GLUT I e GLUT III), l'analogo marcato del glucosio funge da substrato dell'enzima esochinasi (che non lo riconosce come diverso dal glucosio stesso) ed è quindi trasformato in [^{18}F]FDG-6-fosfato, prima tappa intracellulare del metabolismo del glucosio nativo. Tuttavia, mentre il vero glucosio-6-fosfato può intraprendere una qualunque delle tre vie metaboliche possibili (cioè sintesi del glicogeno previa trasformazione in glucosio-1-fosfato, glicolisi previa trasformazione in fruttosio-6-fosfato, oppure shunt degli esoso-monofosfati previa trasformazione in glucosio-6-fosfo-glucono-lattone), il [^{18}F]FDG-6-fosfato non può entrare in nessuna di queste vie metaboliche, perché ognuno degli enzimi limitanti coinvolti lo riconosce come diverso dal vero glucosio-6-fosfato. La radioattività entrata nella cellula sotto forma di [^{18}F]FDG non può quindi più uscirne (intrappolamento biochimico), dato che l'unica possibile via di uscita dalla cellula (riconversione da [^{18}F]FDG-6-fosfato a [^{18}F]FDG, per azione della glucosio-6-fosfatasi) procede in misura molto inferiore rispetto all'esochinasi (eccetto che nel parenchima epatico)

spazio intracellulare sotto forma di [^{18}F]FDG-6PO$_4$ e, all'interno di un'opportuna finestra temporale, in modo proporzionale al fabbisogno cellulare di questo substrato metabolico. L'accumulo maggiore del radiofarmaco avviene in tessuti a intensa attività glicolitica, come la sostanza grigia del cervello (il 9% dell'attività somministrata si accumula in quest'organo entro 80-100 minuti), il miocardio in determinate condizioni metaboliche (il 3% dell'attività iniettata è captata entro 40 minuti, ma è opportuno ricordare che il substrato metabolico principale dei miocardiociti in condizioni di digiuno sono gli acidi grassi), nelle cellule neoplastiche, e nelle cellule dell'infiammazione. Per quanto riguarda in particolare le cellule neoplastiche, è ben noto che l'aumentata espressione sia del sistema GLUT, sia degli enzimi della glicolisi (e in particolare dell'esochinasi) è un meccanismo fondamentale di questa condizione, legato sia alla ridotta efficienza energetica delle vie metaboliche sia alla crescita del fabbisogno energetico connessa con l'aumentata attività proliferativa delle cellule neoplastiche stesse. Molteplici fattori possono tuttavia influenzare l'accumulo del [^{18}F]FDG nel tessuto neoplastico, come la competizione da parte del glucosio endogeno; in particolare, in caso di livelli glicemici elevati (come pure di bassi livelli di insulinemia), la captazione di [^{18}F]FDG da parte dei tessuti, sia sani che neoplastici, risulta ridotta. Inoltre, i farmaci che modificano i livelli glicemici possono influenzare la sensibilità dell'esame (ad esempio, insulina, corticosteroidi, acido valproico, carbamazepina, fenitoina, fenobarbital, e catecolamine). D'altra parte, l'attivazione adrenergica (che può verificarsi, ad esempio, per esposizione a bassa temperatura ambientale) può determinare aumento della captazione tessutale di [^{18}F]FDG (in particolare da parte di determinati tessuti come il cosiddetto grasso bruno). Anche patologie infiammatorie e/o infettive, così come processi rigenerativi che seguono a interventi chirurgici, possono provocare aree di iperaccumulo del radiofarmaco; pertanto, a seconda dell'effetto prevalente dei diversi trattamenti, non è possibile escludere falsi positivi fino a circa 2 mesi dopo la radioterapia, come pure la presenza di falsi negativi fino a circa 3-4 settimane dopo chemioterapia. Infine, la somministrazione di fattori di crescita (come il *Granulocyte-Colony Stimulating Factor* o G-CSF) determina aumento di captazione del radiofarmaco a livello del midollo osseo e della milza. È quindi opportuno far trascorrere un intervallo di almeno 5 giorni tra il trattamento con G-CSF e l'esame PET con [^{18}F]FDG, allo scopo di ridurre tale interferenza.

Il profilo farmacocinetico del [^{18}F]FDG nel compartimento vascolare è bi-esponenziale, con tempo di distribuzione di circa 1 minuto (fase esponenziale veloce) e costante di allontanamento di circa 12 minuti (fase esponenziale lenta). L'eliminazione del radiofarmaco avviene prevalentemente per via renale (circa il 20% dell'attività iniettata è escreto con le urine nelle 2 ore successive alla somministrazione); nelle immagini PET acquisite dopo circa 1 ora dalla somministrazione è quindi pressoché costantemente rilevabile un certo accumulo fisiologico di attività nell'intero sistema urinario e, in particolare, nella vescica (per questo motivo si stimola la diuresi facendo bere al paziente circa 500 mL di acqua subito dopo la somministrazione del radiofarmaco, chiedendogli di svuotare la vescica subito prima di iniziare l'acquisizione scintigrafica).

L'attività del radiofarmaco somministrata a un paziente adulto è di 250-400 MBq (a seconda del peso corporeo del paziente e del tomografo PET utilizzato). Dopo la somministrazione della massima attività raccomandata, la dose efficace al corpo intero è di circa 7,6 mSv.

5.2.2 Metabolismo osseo

Il coinvolgimento osseo da patologia neoplastica è molto frequente, e lo scheletro assile (colonna e pelvi) è la sede più comune di metastasi. Le indagini diagnostiche hanno il compito di identificare l'interessamento scheletrico, determinarne l'estensione e valutarne la risposta alla terapia, nonché vagliare la presenza di complicanze associate.

Il ^{18}F-fluoruro è stato introdotto come radiofarmaco per l'imaging osseo nel 1962 da Blau, e nel 1972 la *Food and Drug Administration* (FDA) ha approvato il suo utilizzo per la definizione delle aree con attività osteogenica alterata. Questo tracciante non si lega alle proteine plasmatiche ed è quindi eliminato dalla circolazione più rapidamente rispetto ai bifosfonati marcati con ^{99m}Tc normalmente utilizzati per la scintigrafia ossea convenzionale; l'intervallo fra somministrazione e inizio dell'acquisizione PET è quindi più breve rispetto a quello necessario per i suddetti radiofarmaci convenzionali (1 ora soltanto rispetto a 3 ore circa). Il meccanismo di localizzazione del ^{18}F-fluoruro nella matrice minerale ossea riflette la fisiologica incorporazione dello ione fluoruro nativo nei cristalli di idrossiapattite di calcio, a formare appunto fluoroidrossiapatite. Lo ione fluoruro diffonde rapidamente a livello capillare nei fluidi extracellulari e si lega quindi alla superficie ossea, inizialmente mediante lo scambio con un gruppo idrossilico (OH) nei cristalli di idrossiapatite, quindi come elemento costitutivo vero e proprio dei cristalli di fluoroidrossiapatite di calcio. Analogamente a quanto avviene per la captazione ossea del ^{99m}Tc-MDP, quella del ^{18}F-fluoruro dipende dall'entità del flusso ematico locale e del turnover osseo. Un iperaccumulo del ^{18}F-fluoruro si verifica sia nelle metastasi osteoaddensanti che in quelle osteolitiche. Analogamente a quanto già discusso a proposito dei radiofarmaci osteotropi convenzionali (come il ^{99m}Tc-MDP), anche questo radiofarmaco non è tumore-specifico, dato che visualizza tutte le lesioni che determinano aumento del turnover minerale osseo, comprese quindi anche le patologie ossee benigne.

5.2.3 Sintesi dei fosfolipidi di membrana

In condizioni normali, le cellule utilizzano la colina quale precursore per la sintesi dei fosfolipidi di membrana. Dopo il suo ingresso nelle cellule (mediato da trasportatori sodio-indipendenti a bassa affinità), la colina può essere fosforilata, ossidata, o acetilata. La fosforilazione è catalizzata dall'enzima colina-chinasi: tale reazione permette la sua incorporazione nella membrana cellulare come lecitina.

Nelle cellule neoplastiche si verifica un aumento dell'attività della colina-chinasi, in quanto la rapida proliferazione cellulare induce un aumentato fabbisogno di fosfolipidi, particolarmente durante la fase S del ciclo mitotico (tanto che le cellule con scarsi livelli di colina subiscono un arresto maturativo durante la fase G1). La captazione di [^{11}C]Colina riflette quindi l'entità della proliferazione cellulare e consente la stima dell'entità della sintesi dei lipidi di membrana. Nel 1997 la [^{11}C]Colina è stata introdotta come tracciante PET nello studio delle neoplasie cerebrali e del carcinoma prostatico (Fig. 5.4).

Per ovviare ai problemi legati alla logistica di produzione di un radiofarmaco marcato con ^{11}C (con emivita fisica di soli 20 minuti), sono stati sviluppati anche analoghi della colina marcati con Fluoro-18 (^{18}F-fluorocolina e ^{18}F-fluoroetilcolina) (Fig. 5.5);

questi analoghi conservano la caratteristica di essere substrato per la colina-chinasi, ma non per gli enzimi dell'ossidazione. Pur presentando una biodistribuzione simile a quella della [^{11}C]Colina, ne differiscono per una maggiore escrezione urinaria, fattore che ne limita l'impiego clinico per l'esplorazione della pelvi.

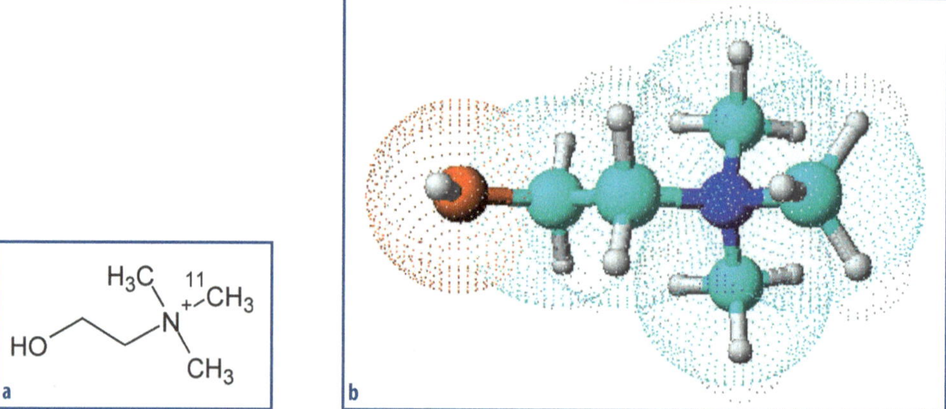

Fig. 5.4 a, b Formula di struttura (**a**) e corrispondente rappresentazione tridimensionale (**b**) del radiofarmaco [^{11}C]Colina

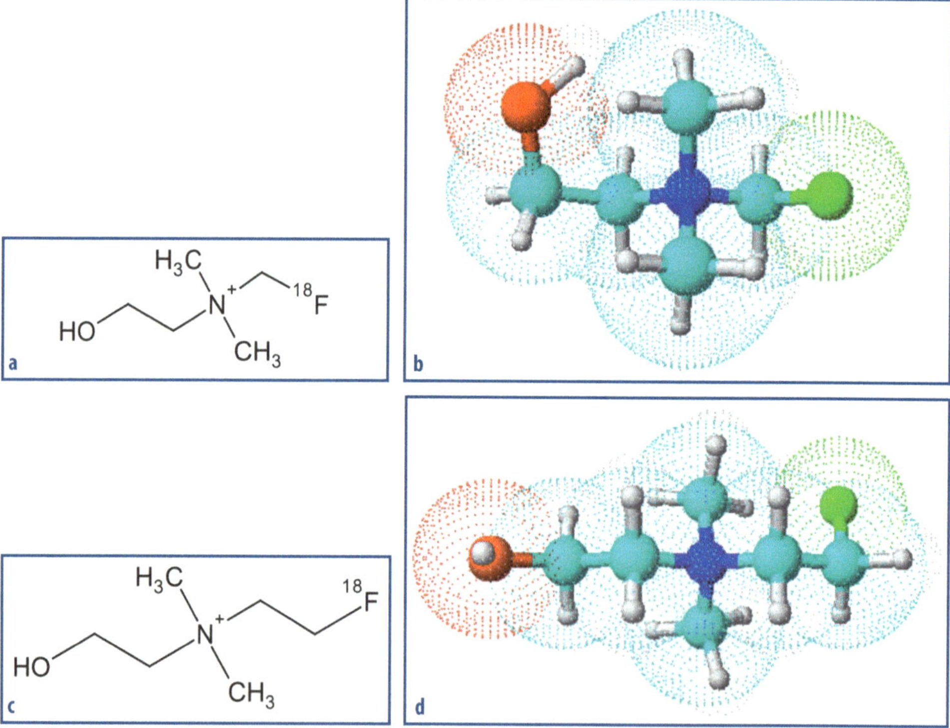

Fig. 5.5 a-d Formula di struttura (**a**) e corrispondente rappresentazione tridimensionale (**b**) del radiofarmaco ^{18}F-fluorocolina. Formula di struttura (**c**) e corrispondente rappresentazione tridimensionale (**d**) del radiofarmaco ^{18}F-fluoroetilcolina

La PET con [^{11}C]Colina ha elevata sensibilità e accuratezza nella ristadiazione del paziente che presenta recidiva biochimica (aumento del PSA sierico) dopo trattamento di carcinoma prostatico, come pure in pazienti con metastasi dei linfonodi mediastinici da neoplasia polmonare non a piccole cellule. Dato il loro fisiologico accumulo a livello epatico e renale, né la [^{11}C]Colina né gli analoghi marcati con ^{18}F sono utilizzabili nello studio delle neoplasie che interessano questi distretti.

5.2.4 Acidi carbossilici

Gli acidi carbossilici radiomarcati ([^{11}C]Acetato, [^{11}C]Piruvato e [^{11}C]Palmitato) sono impiegati principalmente nella valutazione del metabolismo miocardico (Fig. 5.6). Infatti, in condizioni aerobie i miocardiociti utilizzano come substrato energetico anche l'acido piruvico e l'acido acetico (oltre al glucosio). Nelle cellule neoplastiche, caratterizzate da basso apporto di ossigeno (almeno in alcune porzioni distanti da un efficiente circolo ematico), l'acetato è convertito prevalentemente ad acidi grassi da una sintetasi, e come tale è incorporato nella componente lipidica della membrana cellulare. Il [^{11}C]Acetato può essere quindi utilizzato come tracciante oncotropo. Inoltre, l'acetato è convertito ad acetil-coenzima-A dall'enzima acetil-CoA sintetasi e come tale entra nel ciclo degli acidi tricarbossilici (ciclo di Krebs), dove è metabolizzato con la produzione finale di CO_2. Dato che il ciclo di Krebs è strettamente correlato alla fosforilazione ossidativa, il metabolismo dell'acetato è indice del metabolismo ossidativo; la captazione di [^{11}C]Acetato diminuisce infatti in caso di ischemia miocardica.

Si segnala infine che è possibile produrre il radiofarmaco ^{18}F-fluoroacetato, le cui caratteristiche farmacocinetiche e di distribuzione sono tuttavia diverse da quelle del [^{11}C]Acetato.

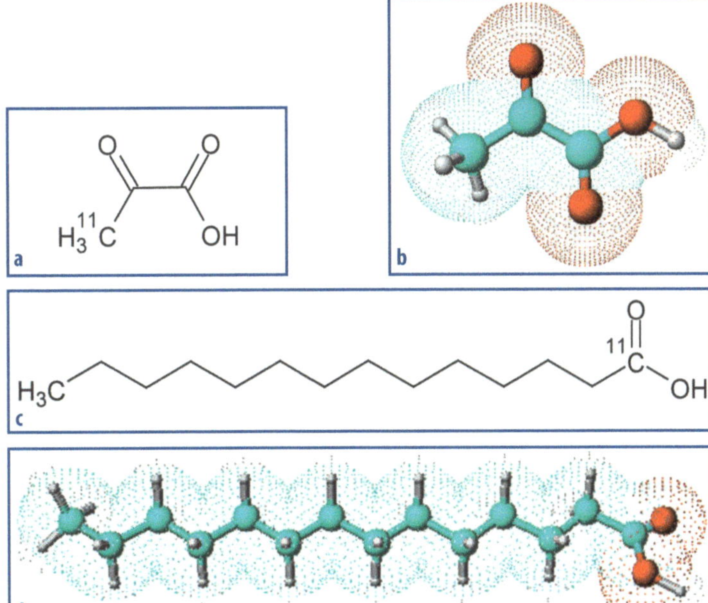

Fig. 5.6 a-d Formula chimica (**a**) e rappresentazione tridimensionale (**b**) del [^{11}C]Acido piruvico. Formula chimica (**c**) e rappresentazione tridimensionale (**d**) del [^{11}C]Acido palmitico

5.2.5
Sintesi del DNA cellulare

La sintesi del DNA riflette la proliferazione cellulare, processo che è esaltato nelle cellule neoplastiche rispetto a quelle normali, come dimostrato anche dal fatto che nelle neoplasie il numero delle cellule nella fase S del ciclo cellulare è notevolmente maggiore che nei corrispondentii tessuti normali; questo fenomeno è alla base dell'aumentato fabbisogno di substrati per la sintesi del DNA (citosina, timidina, guanina e adenina) nelle cellule tumorali. In virtù del ciclo metabolico denominato "Salvage pathway", la timidina (l'unico nucleotide che è incorporato nel DNA ma non nell'RNA) è fosforilata a livello citoplasmatico dall'enzima timidina-chinasi-1 a formare timidina-monofosfato, che a sua volta è incorporata (attraverso tappe metaboliche successive) nella doppia elica del DNA nucleare; l'attività dell'enzima timidina-chinasi-2, presente nei mitocondri, non è invece influenzata dalla proliferazione cellulare.

Negli anni Cinquanta, la [^{3}H]Timidina è stata introdotta come tracciante di proliferazione cellulare per misurare l'incorporazione della timidina nel DNA, mediante incubazione *in vitro* di campioni del tessuto tumorale. Nel 1972 la [^{11}C]Timidina (Fig. 5.7) è stata inserita come tracciante PET di proliferazione cellulare; nello stesso periodo è stata sviluppata, allo stesso scopo, la ^{18}F-flurouridina, che è tuttavia incorporata sia nel DNA sia nell'RNA e pertanto non più utilizzata come possibile radiofarmaco alternativo alla [^{11}C]Timidina. D'altra parte, la ^{18}F-fluorotimidina (Fig. 5.8) si è dimostrata un analogo radiomarcato pressoché ideale della timidina, in base alle seguenti caratteristiche: importante trasporto cellulare, elevata fosforilazione, intensa incorporazione nel DNA e buona stabilità *in vivo*. Questo tracciante è infatti fosforilato a ^{18}F-flurotimidina-5-monofosfato, metabolita non in grado di uscire dalla cellula e non ulteriormente metabolizzato (tanto che la sua effettiva incorporazione nel DNA è pressoché insignificante, inferiore all'1%), ma che resta quindi intrappolato biochimicamente nella cellula, in funzione del suo potenziale proliferativo. Il fisiologico accumulo a livello epatico ne limita l'utilizzo nella valutazione di questo organo.

Anche alcuni analoghi della pirimidina si sono dimostrati utili nello studio delle neoplasie. In particolare, il ^{18}F-fluoro-5-metil-l-β-D-arabino-furanosil-uracile segue le stesse tappe metaboliche della timidina e, a differenza della ^{18}F-fluorotimidina, è incorporato nel DNA. Il gruppo idrossilico sul carbonio in posizione 3 sembra essere essenziale per permettere questa tappa metabolica ed evitare al tempo stesso la formazione di metaboliti radioattivi il cui riciclo *in vivo* ostacola l'ottimale visualizzazione delle sedi di patologico accumulo del tracciante di proliferazione cellulare (fenomeno che si verifica con la [^{11}C]Timidina).

5.2.6
Sintesi proteica e trasporto degli amminoacidi

La proliferazione delle cellule neoplastiche comporta un aumento della sintesi proteica e, di conseguenza, un incremento del fabbisogno di amminoacidi, la cui internalizzazione nello spazio intracellulare è mediata da più di 20 sistemi di trasporto (ubiquitari in pressoché tutti i tessuti). Molti amminoacidi sono trasportati a livello di membrana non soltanto da sistemi di trasporto sodio- o energia-indipendenti, ma anche da trasportatori

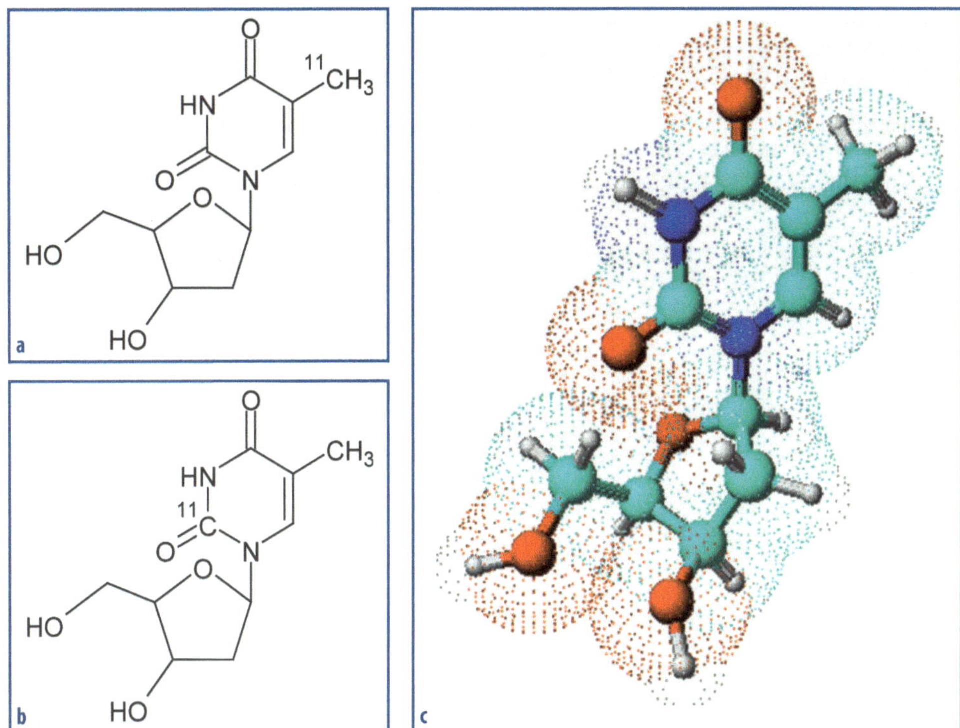

Fig. 5.7 a-c Formula chimica (**a** e **b**) e corrispondente rappresentazione tridimensionale (**c**) della [^{11}C]Timidina

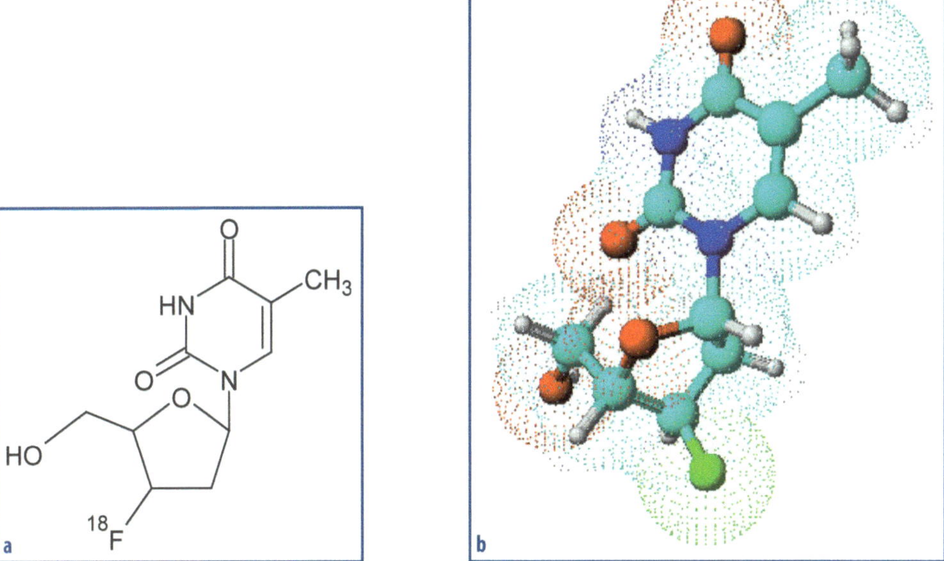

Fig. 5.8 a, b Formula di struttura (**a**) e corrispondente rappresentazione tridimensionale (**b**) della [^{18}F]Fluorotimidina

sodio-dipendenti di tipo A e B. Questi sistemi (che trasportano amminoacidi aromatici e ramificati quali leucina, valina, tirosina e fenilalanina) sono attivi nelle cellule neoplastiche in misura maggiore rispetto a quelle normali; tale intensificazione dell'espressione dei trasportatori o della sintesi proteica riflette quindi l'aumentata proliferazione cellulare.

Da almeno trent'anni traccianti come [^{11}C]-L-Leucina, [^{11}C]-L-Metionina e [^{11}C]-L-Tirosina sono stati introdotti come radiofarmaci oncotropi PET (Fig. 5.9). Tuttavia, l'im-

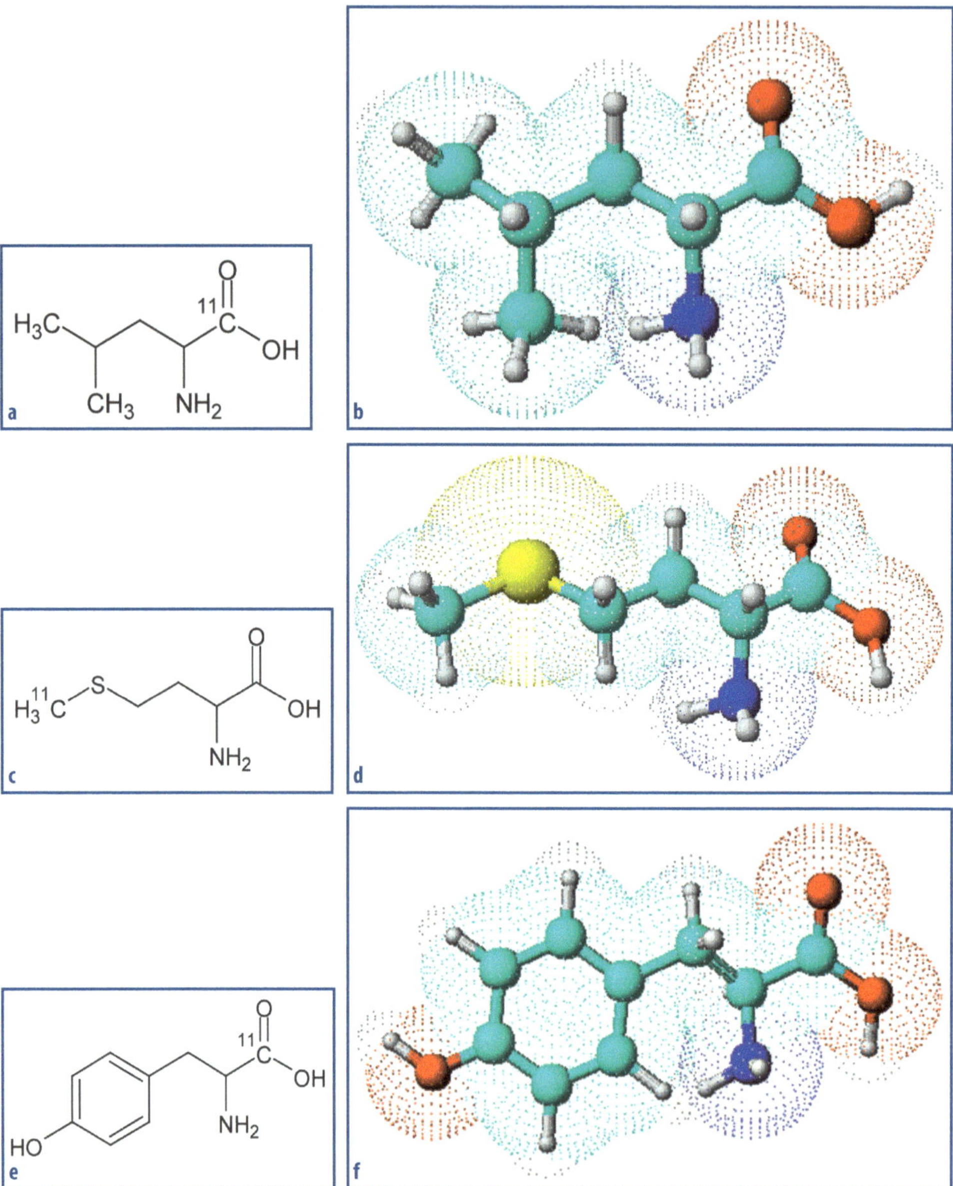

Fig. 5.9 a-f Formula di struttura (**a**) e corrispondente rappresentazione tridimensionale (**b**) della [^{11}C]-L-Leucina. Formula di struttura (**c**) e corrispondente rappresentazione tridimensionale (**d**) della [^{11}C]-L-Metionina. Formula di struttura (**e**) e corrispondente rappresentazione tridimensionale (**f**) della [^{11}C]-L-Tirosina

piego della [^{11}C]-L-Leucina è limitato dall'importante riciclo del tracciante conseguente alla fisiologica degradazione della proteina nella quale l'amminoacido marcato è stato incorporato. La [^{11}C]-L-Metionina si è invece dimostata utile nello studio dei carcinomi della mammella, del polmone, del distretto testa-collo e di quelli cerebrali. Come tutti gli amminoacidi marcati, anche questo radiofarmaco mostra però elevata captazione a livello epatico, pancreatico e intestinale, fenomeno che ostacola l'esplorazione scintigrafica della regione addominale. Inoltre, l'escrezione avviene prevalentemente per via renale, con conseguenti problemi per la visualizzazione di lesioni nelle regioni vescicale e prostatica.

Infine, sono stati anche sviluppati analoghi della tirosina e della fenil-alanina marcati con Fluoro-18, radiofarmaci che, pur non essendo incorporati nelle proteine, riflettono l'accumulo degli amminoacidi a livello cellulare e l'incrementata attività di trasporto.

5.2.7 Valutazione dei recettori della somatostatina

I tumori neuroendocrini sono un eterogeneo gruppo di neoplasie, la maggior parte delle quali esprime recettori per la somatostatina. I recettori della somatostatina, espressi sulla membrana cellulare, sono rappresentati da 5 diversi sottotipi ($SSTR_{1\text{-}5}$) con variabile distribuzione a livello sia dei tessuti normali che di quelli tumorali. Questi recettori sono infatti iper-espressi da molte neoplasie neuroendocrine (soprattutto il tipo $SSTR_2$), ma anche dai vasi peritumorali (neoangiogenesi indotta dal tumore) e da cellule infiammatorie e del sistema immunitario (ad esempio, linfociti attivati). Mentre tutti i sottotipi recettoriali legano la somatostatina nativa con uguale affinità, ciò non si verifica nel caso dei vari analoghi sviluppati per ovviare alla brevissima emivita biologica della somatostatina stessa (vedi Capitolo 4). L'octapeptide ciclico Octreotide è il primo analogo della somatostatina utilizzato clinicamente, anche se la sua affinità di legame è limitata ai recettori $SSTR_2$ e $SSTR_5$. Mentre l'incorporazione nella molecola di questo analogo di un chelante come il DTPA ne permette la marcatura con Indio-111 (a formare il radiofarmaco convenzionale ^{111}In-Pentetreotide), l'incorporazione nel peptide del chelante DOTA (oltre che permetterne una marcatura più stabile con radionuclidi come ^{111}In e ^{90}Y o ^{177}Lu, gli ultimi due utilizzati per terapia) è alla base della preparazione di un radiofarmaco PET marcato con Gallio-68 (il ^{68}Ga-DOTA-Tir^3-octreotide o ^{68}Ga-DOTA-TOC) (Fig. 5.10). Altro analogo molto promettente in ambito clinico è il ^{68}Ga-DOTA-1-NaI^3-octreotide o ^{68}Ga-DOTA-NOC. In particolare, mentre il DOTA-TOC dimostra elevata affinità per i recettori $SSTR_2$ e, in misura minore, $SSTR_5$, il DOTA-NOC possiede elevata affinità di legame per i recettori $SSTR_2$, $SSTR_3$ e $SSTR_5$. Tutti questi peptidi radiomarcati presentano eliminazione renale e rapido accumulo a livello neoplastico (80% entro 30 minuti dalla somministrazione), mentre il loro accumulo nei tessuti che non esprimono recettori per la somatostatina è molto basso e quindi si ottengono immagini con elevato contrasto scintigrafico. L'attività standard somministrata in un paziente adulto è 100-150 MBq, con acquisizione delle immagini 60-90 minuti dopo l'iniezione endovenosa del radiofarmaco.

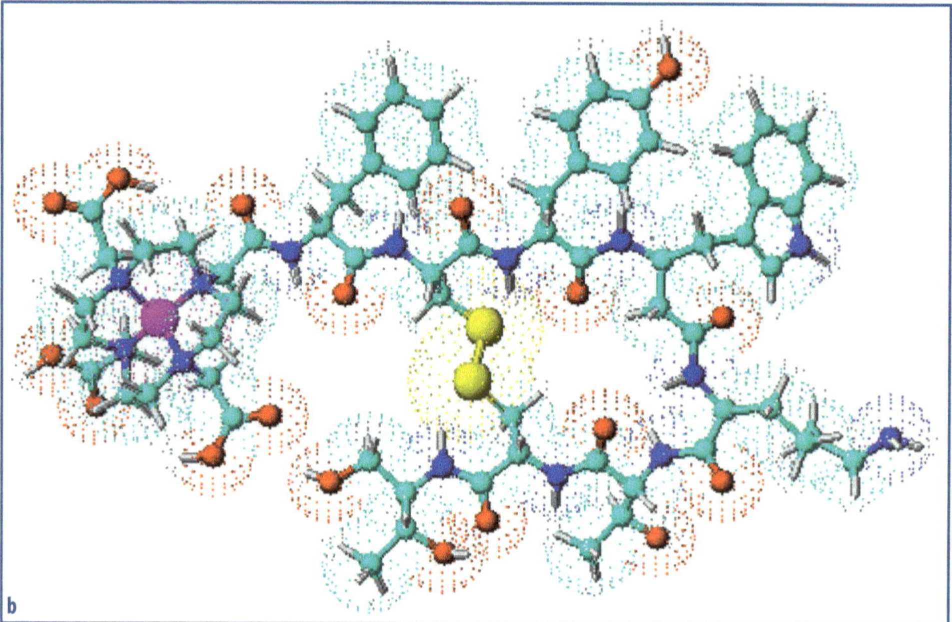

Fig. 5.10 a, b Formula di struttura (**a**) e corrispondente rappresentazione tridimensionale (**b**) del ^{68}Ga-DOTA-TOC

5.2.8
Radiofarmaci per l'ipossia

In pressoché ogni tumore si verifica ipossia legata a un inadeguato sviluppo dei vasi (e quindi del flusso ematico), tipicamente nelle zone più centrali, mentre il fenomeno è meno importante alla periferia del tumore, dove le cellule in più rapida proliferazione ed espansione trovano un'efficiente struttura vascolare del tessuto normale invaso (e stimolano comunque neoangiogenesi più o meno spiccata, grazie alla liberazione di fattori

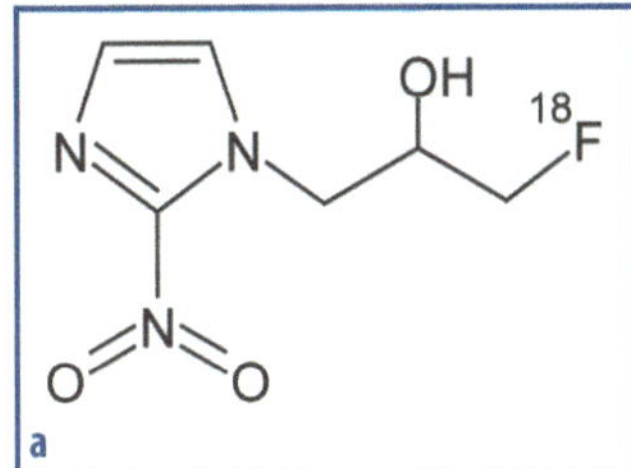

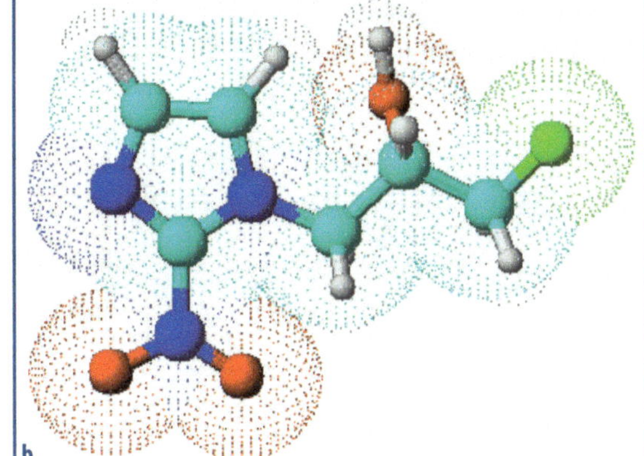

Fig. 5.11 a, b Formula di struttura (**a**) e corrispondente rappresentazione tridimensionale (**b**) del radiofarmaco [^{18}F]Fluoromisonidazolo

neoangiogenetici). Tale ipossia implica ridotta risposta (e quindi resistenza) alla chemioterapia e soprattutto alla radioterapia, venendo a mancare proprio il cosiddetto "effetto ossigeno" (che aumenta la produzione di radicali liberi citotossici ed è particolarmente importante per le radiazioni a basso LET, come tipicamente quelle elettromagnetiche).

Sviluppato inizialmente come un nuovo antibiotico negli anni Cinquanta, il 2-nitromidazolo (o azomicina) ha poi dimostrato altre proprietà interessanti, tanto che nel 1979 Chapman ne ha prospettato un possibile impiego come indicatore di ipossia e come fattore sensibilizzante per la radioterapia. Infatti, questa molecola penetra nelle cellule per diffusione passiva, e nello spazio intracellulare viene ridotto formando specie reattive; tuttavia, in condizioni di ipossia non è riossidato e rimane quindi intrappolato a livello cellulare. In base a queste premesse sperimentali, nel 1984 il ^{18}F-fluoromisonidazolo (Fig. 5.11) è stato proposto come radiofarmaco indicatore di ipossia, sia per la caratterizzazione dei tessuti neoplastici sia nella valutazione dell'ischemia miocardica (ed eventualmente cerebrale). Un'importante limitazione del radiofarmaco è costituita dalla sua lenta clearance ematica, che riduce considerevolmente il contrasto scintigrafico e comporta un carico radiodosimetrico relativamente elevato per il paziente. Un ulteriore radiofarmaco PET per l'imaging dell'ipossia tessutale è costituito dal 1-(5-fluoro-5-deossi-α-D-arabinofuranosil)-2-nitroimidazole (o [^{18}F]FAZA), che presenta potenziali vantaggi farmacocinetici rispetto al ^{18}F-fluoromisonidazolo.

5.2.9 Valutazione dei recettori estrogenici

La crescita dell'epitelio mammario è strettamente dipendente dalla stimolazione estrogenica, e l'espressione dei recettori per gli estrogeni da parte delle neoplasie mammarie è un importante fattore prognostico, perché indica il mantenimento di un certo grado di differenziazione cellulare (associata in genere a un'attività proliferativa non particolarmente spiccata) e quindi che è presumibile ottenere una risposta favorevole alla terapia ormonale con farmaci anti-estrogeni.

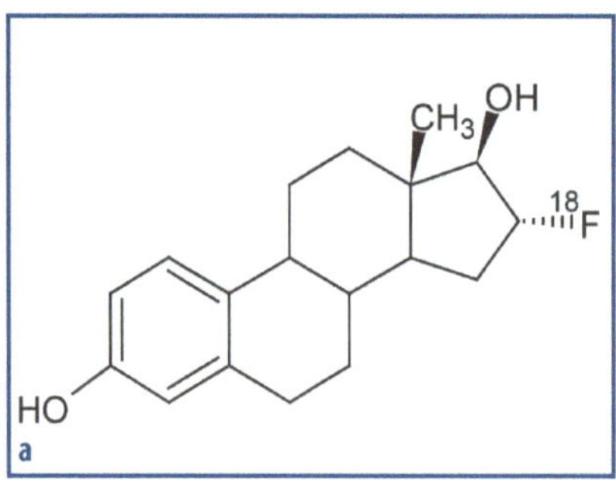

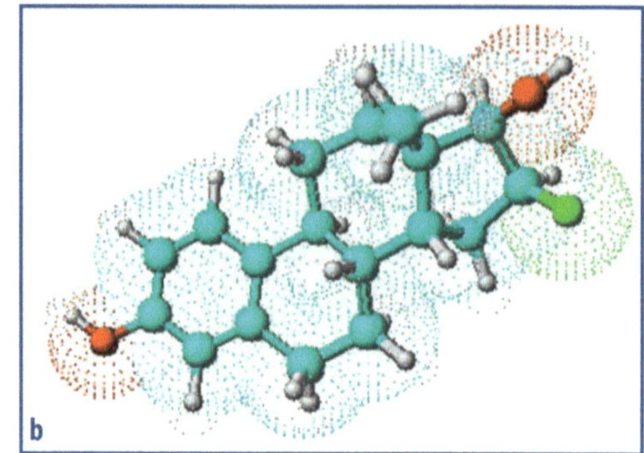

Fig. 5.12 a, b Formula di struttura (**a**) e corrispondente rappresentazione tridimensionale (**b**) del radiofarmaco [^{18}F]Fluoroestradiolo

L'estradiolo e i suoi derivati sono lipofilici e nel plasma sono quindi legati all'albumina e alle proteine che veicolano gli ormoni sessuali; l'affinità per queste proteine trasportatrici contribuisce all'internalizzazione, mediata da un recettore specifico espresso sulle membrane cellulari. Negli ultimi 25 anni sono stati sviluppati più di 20 differenti derivati estrogenici marcati con Fluoro-18, per una possibile caratterizzazione dei tumori mammari primitivi e metastatici mediante valutazione PET; il radiofarmaco più promettente per l'analisi dell'espressione dei recettori estrogenici da parte del carcinoma mammario è risultato essere il ^{18}F-fluoro-17-β-estradiolo (Fig. 5.12).

5.2.10 Radiofarmaci per la valutazione dell'angiogenesi e dell'apoptosi

La neoangiogenesi indotta da tumore, tappa fondamentale per la crescita neoplastica e per la metastatizzazione per via ematica, è regolata da numerosi fattori angiogenetici (prodotti in genere dalle cellule neoplastiche) e da altri anti-angiogenetici; alcuni di tali fattori possono essere radiomarcati al fine di caratterizzare scintigraficamente questo processo. I radiofarmaci attualmente in fase di sviluppo permettono di valutare una via metabolica mediata dai recettori delle tirosin-chinasi (fattore di crescita endoteliale e dei fibloblasti di tipo 1), come pure il ruolo del recettore dell'integrina e degli inibitori delle metalloproteinasi.

L'apoptosi (o morte programmata delle cellule non associata a reazione flogistica, a differenza della necrosi) riveste un ruolo fondamentale nel mantenimento dell'omeostasi dell'intero organismo; alterazioni in eccesso o in difetto di questo processo si verificano in molte patologie, sia neoplastiche che non neoplastiche. Nelle fasi iniziali dell'apoptosi si verifica un'alterazione del meccanismo (denominato "flippasi") che normalmente mantiene la fosfatidilserina nel versante interno della membrana cellulare; esposta sul versante esterno della membrana cellulare, la fosfatidilserina è quindi disponibile per il legame con una molecola endogena (l'annessina V) per la quale presenta una fortissima affinità. Diversi radiofarmaci basati sull'annessina V sono stati sviluppati per esplorare la possibilità di valutare scintigraficamente l'entità dei processi di apoptosi (ad esempio, come indice prognostico di risposta al trattamento anti-tumorale);

uno di questi radiofarmaci è marcato con ^{99m}Tc per applicazioni mediante scintigrafia convenzionale, mentre in ambito PET è stata sviluppata la marcatura con ^{18}F e, più recentemente (e sembra anche con risultati più promettenti), anche con ^{124}I (la ^{124}I-SIB-Annessina V, attualmente in sperimentazione clinica).

5.2.11 Radiofarmaci per lo studio del sistema dopaminergico

Il sistema dopaminergico cerebrale riveste un ruolo fondamentale nella regolazione del movimento e dei processi cognitivi. La dopamina è sintetizzata nei neuroni dopaminergici della *substantia nigra*, dell'area ventrale tegmentaria, e dell'area retrobulbare mesencefalica. In corrispondenza delle terminazioni nervose sinaptiche, la dopamina è immagazzinata in apposite vescicole (o granuli secretori), per proteggerla dalla degradazione ossidativa che avverrebbe a opera delle monoamminossidasi (MAO). Una volta liberata nello spazio sinaptico, la dopamina interagisce con recettori specifici presenti sia a livello post-sinaptico (fondamentali per la trasmissione dell'impulso fra neurone e neurone), sia a livello pre-sinaptico (con la funzione di regolare il rilascio e la sintesi del neurotrasmettitore). Esistono 5 tipi di recettori per la dopamina, alcuni che stimolano l'attività dell'adenilato-ciclasi (tipi D_1 e D_5) e altri che la inibiscono (D_2, D_3, D_4). I recettori D_1 e D_2, che hanno una concentrazione più elevata rispetto ai $D_{3\text{-}5}$, sono localizzati principalmente a livello dello striato; in particolare, i recettori D_1 sono espressi a livello dei neuroni dello striato che proiettano verso la *substantia nigra*, mentre quelli D_2 sono espressi dai neuroni che proiettano verso il globo pallido. Le regioni extrastriatali hanno densità inferiore di espressione dei recettori D_1 e D_2.

5.2.11.1 Valutazione del metabolismo dopaminergico

La 6-^{18}F-DOPA, un amminoacido precursore della dopamina che non è in grado di attraversare la barriera emato-encefalica, è stato il primo tracciante sviluppato per lo studio delle terminazioni dopaminergiche (Fig. 5.13). La dopamina è sintetizzata a partire

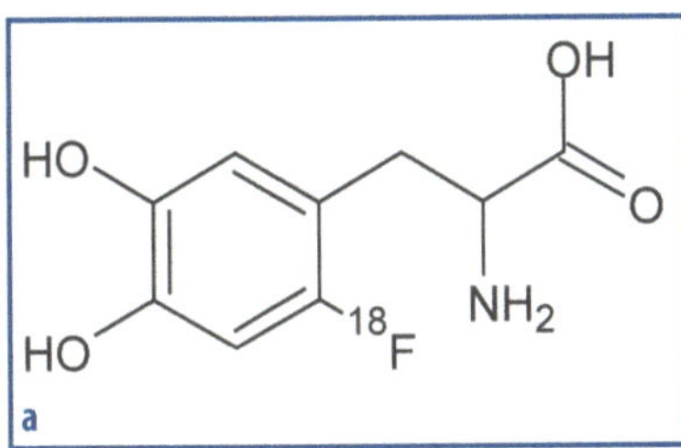

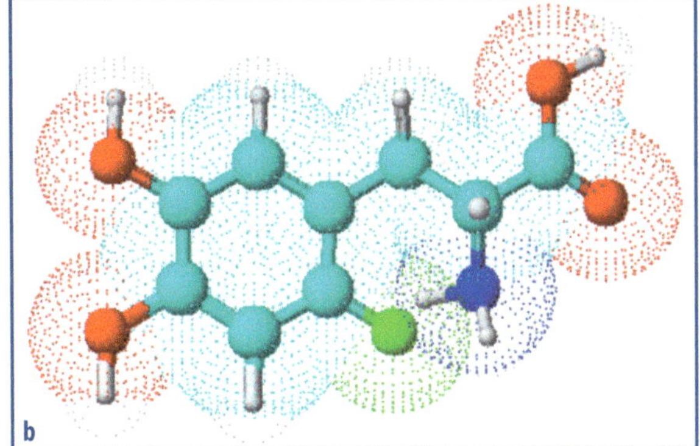

Fig. 5.13 a, b Formula di struttura (**a**) e corrispondente rappresentazione tridimensionale (**b**) della ^{18}F-DOPA

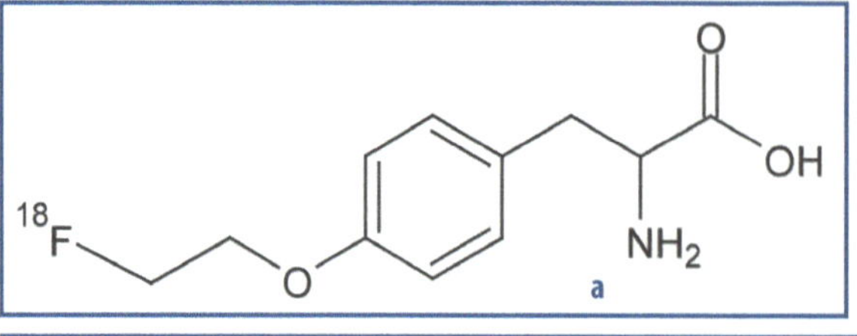

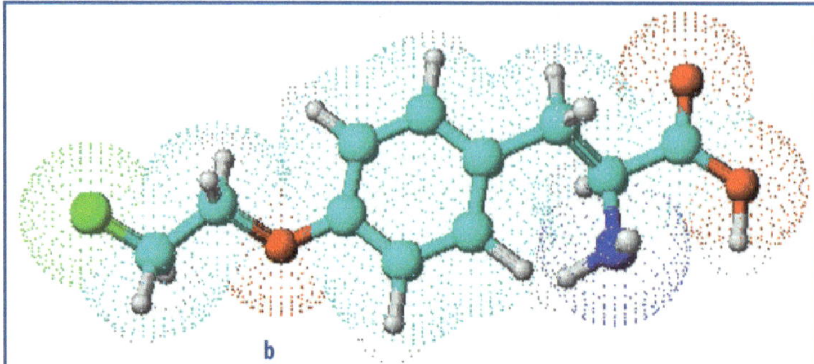

Fig. 5.14 a, b Formula di struttura (**a**) e corrispondente rappresentazione tridimensionale (**b**) del radiofarmaco [^{18}F]Fluoroetiltirosina

dalla tirosina, che è convertita a L-DOPA e successivamente a dopamina a opera della DOPA-decarbossilasi. Il radiofarmaco 6-^{18}F-DOPA si accumula nelle terminazioni dopaminergiche, dove è convertito a 6-^{18}F-dopamina, tracciante che è tuttavia soggetto *in vivo* all'azione di diversi enzimi; in particolare, la 6-^{18}F-dopamina è rapidamente metabolizzata a 3-O-metil-6-^{18}F-DOPA per mezzo della catecol-O-metil transferasi (COMT, enzima distribuito uniformemente a livello cerebrale), e questo processo metabolico complica la quantificazione delle immagini PET. Inoltre, la 6-^{18}F-dopamina può essere ossidata dalle MAO, con conseguente produzione di L-3,4-diidrossi-6[^{18}F]acido fluorofenilacetico ([^{18}F]FDOPAC), a sua volta successivamente metilato dalle COMT a 6[^{18}F]acido fluoro-omovanilico. Per ovviare ai problemi legati alla complessità delle trasformazioni metaboliche sopra descritte, sono stati sviluppati nuovi radiofarmaci, come la ^{18}F-L-etil-tirosina (Fig. 5.14) e la ^{18}F-L-metil-tirosina.

Oltre che per la valutazione dell'attività dopaminergica cerebrale, la PET con 6-^{18}F-DOPA è stata applicata anche in ambito oncologico, inizialmente per lo studio dei melanomi. Recentemente è stato valutato il suo possibile utilizzo anche nelle neoplasie neuroendocrine, particolarmente nei feocromocitomi e nei carcinomi midollari della tiroide; nei tumori neuroendocrini si riscontra infatti un aumento dell'attività di decarbossilazione della DOPA.

5.2.11.2
Valutazione dei recettori dopaminergici e dei trasportatori della dopamina

A iniziare dagli anni Ottanta sono stati sviluppati numerosi radiofarmaci PET con elevata affinità per i recettori dopaminergici (in particolare per i D_1 e D_2). Le applicazioni di tali traccianti rimangono per il momento essenzialmente in ambito di ricerca clinica sperimentale e i centri coinvolti seguono diversi approcci allo sviluppo e alla sintesi di questa classe di composti marcati, utilizzando ^{18}F o ^{11}C come radionuclide.

Il trasportatore della dopamina (DAT) è una proteina di membrana che, dopo il rilascio della dopamina nello spazio sinaptico per la trasmissione dell'impulso, ne media il recupero da parte delle terminazioni nervose presinaptiche. Si tratta di un meccanismo comune a molti mediatori neurochimici, che svolge essenzialmente due funzioni; da una parte, la rapida ricaptazione del mediatore fa sì che l'eccitazione della sinapsi non perduri oltre il tempuscolo strettamente necessario (a questa funzione concorrono anche enzimi di degradazione del mediatore stesso in prossimità della sinapsi), mentre dall'altra parte il meccanismo di ricaptazione permette un certo "risparmio" energetico, dato che in questo modo il neurone ha a disposizione una certa quota di mediatore già pronto per il rilascio, senza quindi la necessità di sintetizzarlo di nuovo prima di ogni trasmissione dello stimolo.

I numerosi radiofarmaci PET sviluppati per la valutazione del DAT differiscono fra loro per l'affinità con il trasportatore e per la cinetica di legame. Ne ricordiamo alcuni: [^{11}C]nomifesine, [^{11}C]-D-metilfenidato, [^{11}C]cocaina (e altri analoghi della cocaina marcati con ^{11}C o con ^{18}F).

I trasportatori delle monoamine (VMAT2) trasferiscono invece le monoamine (come la dopamina) dal citosol all'interno di vescicole dove non subiscono l'azione ossidante degli enzimi (come le MAO) e dove vengono immagazzinate in attesa dello stimolo di rilascio. Questi trasportatori non sono alterati in caso di lesioni nigrostriatali né da variazioni nella sintesi della dopamina, e risultano anche meno influenzati dall'effetto di farmaci.

5.2.12 Radiofarmaci per lo studio del sistema serotoninergico

Il sistema serotoninergico (presente soprattutto a livello del nucleo dorsale del rafe che innerva la neocorteccia) è coinvolto in un ampio spettro di malattie neuropsichiatriche. Questo tipo di neurotrasmissione è mediato da specifici recettori suddivisi in 7 gruppi ($5HT_{1\text{-}7}$), che comprendono in totale 14 differenti sottotipi con diverse caratteristiche strutturali e farmacologiche. I traccianti PET sviluppati sono indirizzati nella maggior parte dei casi verso i sottotipi 5-HT_{2A} e 5-HT_{1A}.

5.2.12.1 Radiofarmaci per i recettori 5-HT_{1A}

I recettori della serotonina di tipo 5-HT_{1A} sono densamente espressi a livello del sistema limbico e, in misura molto inferiore, nei sistemi extrapiramidale e cerebellare. Nei nuclei del rafe svolgono funzione autorecettoriale a livello somato-dendritico del neurone, mentre a livello dei campi terminali si trovano sulla terminazione post-sinaptica. I radiofarmaci PET sviluppati per caratterizzare questo complesso sistema includono agonisti recettoriali (8-OH-DPAT e analoghi dell'apomorfina) e antagonisti recettoriali (analoghi WAY 100635). Mentre il ^{11}C-metil-WAY 100635 è stato il primo tracciante sviluppato, i radiofarmaci più promettenti sono rappresentati da: ^{11}C-DWAY, ^{18}F-FCWAY, ^{11}C-WAY 100635, ^{11}C-CPC-222 e ^{11}C-NAD-299.

5.2.12.2 Radiofarmaci per i recettori 5-HT$_{2A}$

Il metil-spiroperidolo marcato con ^{11}C è stato il primo radiofarmaco impiegato nello studio dei recettori 5-HT$_{2A}$ della corteccia frontale; tuttavia, poiché possiede la capacità di legarsi anche al recettore D_2 della dopamina, sono stati successivamente sviluppati radiofarmaci più selettivi: ^{18}F-Altanserina, ^{18}F-Setoperone, ^{11}C-MDL100907. Tutti questi traccianti continuano comunque a presentare alcuni limiti dovuti a legami non specifici, a una lenta cinetica di legame e alla produzione di metaboliti lipofilici marcati.

5.2.12.3 Trasportatori della serotonina

Anomalie dei trasportatori della serotonina sono coinvolte in diversi disturbi neurologici e psichiatrici. Per caratterizzare mediante PET questo sistema, sono stati sviluppati numerosi traccianti (come paroxetina e fluoxetina marcate con ^{18}F, citalopram, sertralina e fluoxetina marcati con ^{11}C), che però hanno mostrato in generale bassa specificità di legame *in vivo*. Recentemente sono stati sintetizzati analoghi radiomarcati con ^{11}C o con ^{18}F di una classe di inibitori della ricaptazione della serotonina (N,N-dimetil-2-ariltiobenzilamina), con risultati promettenti.

5.2.13 Radiofarmaci per lo studio del sistema colinergico

La trasmissione colinergica, mediata dal neurotrasmettitore acetilcolina, riveste un ruolo importante nella memoria e nell'apprendimento (quindi anche nello sviluppo della malattia di Alzheimer). I recettori che mediano la trasmissione colinergica, gli enzimi coinvolti nella sintesi del neurotrasmettitore, e le terminazioni nervose dove l'acetilcolina svolge la sua azione sono altrettanti target potenziali per lo sviluppo di radiofarmaci PET dedicati a caratterizzare questo sistema in condizioni sia fisiologiche sia patologiche.

5.2.13.1 Studio dei recettori muscarinici

I recettori muscarinici sono distinti farmacologicamente in 4 diversi sottotipi ($M_{1\text{-}4}$). I radiofarmaci diretti verso il recettore M_2 (ad esempio, [^{11}C]Scopolamina) sono in genere caratterizzati da un legame rapido e da una lenta cinetica di dissociazione, ma presentano bassa selettività di legame, fenomeno che comporta una difficile quantificazione delle immagini PET. Recentemente è stato introdotto un ulteriore analogo selettivo per il recettore M_2, il ^{18}F-FP-TZTP che mostra un legame recettoriale forte, ma al tempo stesso sensibile alle variazioni indotte farmacologicamente sulle terminazioni nervose.

5.2.13.2
Studio dei recettori nicotinici

I recettori nicotinici sono distribuiti a livello del sistema nervoso sia centrale che periferico, delle giunzioni neuromuscolari e delle ghiandole adrenergiche; questo sistema riveste un importante ruolo fisiologico nella memoria e nel controllo del dolore, come pure in alcune malattie neuropsichiatriche (come nel morbo di Parkinson e nella malattia di Alzheimer, condizioni nelle quali si osserva una degenerazione di queste cellule). I radiofarmaci PET sviluppati per esplorare tale sistema (marcati con ^{11}C oppure con ^{18}F) sono classificabili in tre classi fondamentali: nicotina e suoi derivati, epibatidina e suoi derivati, e 3-piridil e suoi derivati.

5.2.13.3
Studio dell'acetilcolinesterasi

L'acetilcolinesterasi, enzima che idrolizza l'acetilcolina, è cruciale per la regolazione del neurotrasmettitore. Farmaci inibitori dell'acetilcolinesterasi sono utilizzati nella terapia della malattia di Alzheimer, che è caratterizzata (oltre che da altre anomalie come le placche amiloidi) da un deficit del sistema colinergico. I traccianti PET sviluppati per quantificare *in vivo* l'acetilcolinesterasi offrono la possibilità di esplorare la fisiopatologia della malattia di Alzheimer, come pure di valutare l'efficacia della terapia colinergica impiegata. È possibile a questo fine utilizzare inibitori marcati dell'acetilcolinesterasi come la [^{11}C]Fisostigmina ([^{11}C]PHY), oppure substrati radiomarcati dell'acetilcolinesterasi come il [^{11}C]Metil-piperilacetato ([^{11}]AMP) per valutare il numero dei siti di legame e il [^{11}C]Metil-piperilpropionato ([^{11}C]PMP), che permette di misurare l'attività dell'enzima. [^{11}C]AMP e [^{11}C]PMP sono metabolizzati con produzione di un metabolita idrofilico, che è quindi ritenuto a livello cellulare in misura proporzionale all'attività dell'acetilcolinesterasi e del flusso ematico cerebrale.

5.2.14
Radiofarmaci per lo studio del sistema benzodiazepinico

Le benzodiazepine sono farmaci ansiolitici, anticonvulsivanti e ipnotici, con recettori diversi a livello del sistema nervoso centrale rispetto a quello periferico. Per quanto riguarda in particolare il sistema nervoso centrale, questi farmaci si legano ai recettori inibitori GABA, inducendo l'effetto ansiolitico. Il radiofarmaco PET più studiato è il [^{11}C]Flumazenil (Fig. 5.15), un antagonista benzodiazepinico che permette una valutazione quantitativa dei siti di legame a livello centrale. Lo stesso radiofarmaco è stato impiegato anche per studi sull'epilessia farmaco-resistente, in quanto il legame del radiofarmaco ai recettori per le benzodiazepine è ridotto in corrispondenza del focus epilettogeno.

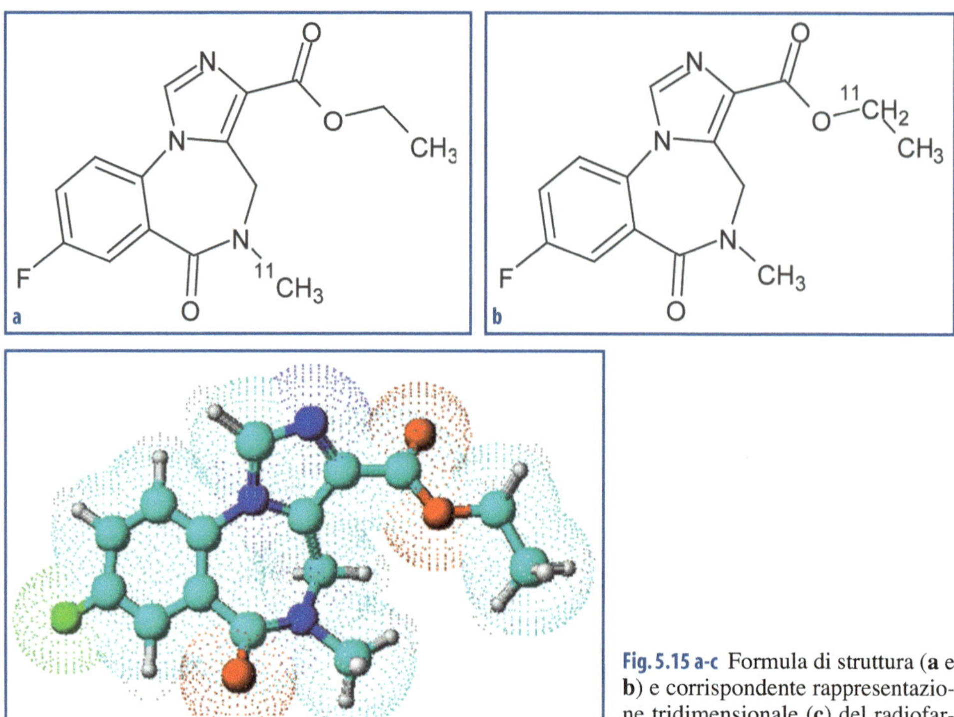

Fig. 5.15 a-c Formula di struttura (**a** e **b**) e corrispondente rappresentazione tridimensionale (**c**) del radiofarmaco [^{11}C]Flumazenil

5.2.15 Radiofarmaci per lo studio della β-amiloide nella malattia di Alzheimer

La malattia di Alzheimer è una patologia neurodegenerativa caratterizzata, a livello anatomopatologico, dalla presenza di placche senili di β-amiloide e da grovigli neurofibrillari contenenti la proteina τ iperfosforilata. La β-amiloide è il prodotto di catabolismo di una proteina, precursore dell'amiloide (APP), da parte di alcune proteasi (β- e γ- secretasi) che ne causano l'accumulo a livello neuronale. Recentemente è stato sintetizzato un nuovo radiofarmaco, il [^{11}C]PIB (Pittsburgh Compound-B), un derivato tioflavinico, che si lega con buona affinità al N3-piroglutammato della porzione N-terminale dell'amiloide, componente implicato nei meccanismi di neurotossicità della malattia di Alzheimer e target attuale della terapia di questa malattia. Il [^{11}C]PIB ha mostrato elevata ritenzione corticale in pazienti con malattia di Alzheimer rispetto ai controlli e nel 50% dei soggetti con difetto cognitivo lieve. Una limitazione nella diffusione di questo radiofarmaco è determinata dalla sua sintesi, dato che solo una minoranza di centri di medicina nucleare ha la possibilità di produrre radiofarmaci marcati con Carbonio-11 (emivita fisica di soli 20 minuti). Attualmente sono in fase di sperimentazione radiofarmaci marcati con ^{18}F, come il [^{18}F]AV-45 (Avid Radiopharmaceuticals, Philadelphia), il 2-(1-{6-[(2-[^{18}F]fluoroetil)(metil)amino]-2-naftil}etilidene)malononitrile ([^{18}F]FDDNP), diretto verso la β-amiloide e la proteina τ dei grovigli neurofibrillari, e il [^{18}F]AV1/ZK (che presenta analogie strutturali con il PIB, e quindi elevata affinità per le placche di β-amiloide).

Oltre che di estremo interesse per chiarire l'eziopatogenesi della malattia (ipotesi della "cascata amiloide"), le potenziali applicazioni dell'imaging con radiofarmaci PET diretti verso le placche amiloidi comprendono la diagnosi differenziale fra malattia di Alzheimer e le altre forme di demenza, e (rendendo possibile la quantizzazione dei depositi amiloidi) lo sviluppo di nuovi farmaci anti-amiloide.

Letture consigliate

Apolo AB, Pandit-Taskar N, Morris M (2008) Novel tracers and their development for the imaging of metastatic prostate cancer. J Nucl Med 49:2031-2041

Bading JR, Shields AF (2008) Imaging of cell proliferation: status and prospects. J Nucl Med 49:64S-80S

Blankenberg FG (2008) In Vivo detection of apoptosis. J Nucl Med 49:81S-95S

Cai W, Chen X (2008) Multimodality molecular imaging of tumor angiogenesis. J Nucl Med 49:113S-128S

Couturier O, Luxen A, Chatal JF (2004) Fluorinated tracers for imaging cancer with positron emission tomography. 31(8):1182-1206

Dunphy MP, Lewis JS (2009) Radiopharmaceuticals in preclinical and clinical development for monitoring of therapy with PET. J Nucl Med 50:106S-121S

Ell PJ, Gambhir SS (eds) (2004) Nuclear Medicine in Clinical Diagnosis and Treatment, 3rd edn. Churchill Livingston, New York

Fanti S, Ambrosini V, Tomassetti P et al (2008) Evaluation of unusual neuroendocrine tumours by means of ^{68}Ga-DOTA-NOC PET. Biomed Pharmacother 62:667-671

Ghesani M, Depuey EG, Rozanski A (2005) Role of F-18 FDG Positron Emission Tomography (PET) in the assessment of myocardial viability. Echocardiography 22:165-177

Harbert JC, Eckelman WC, Neumann RD (eds) (1996) Nuclear Medicine – Diagnosis and Therapy. Thieme Medical Publishers, New York

Hospers G, Helmond FA, de Vries EG et al (2008) PET imaging of steroid receptor expression in breast and prostate cancer. Curr Pharm Des 14:3020-3032

Jacobs AH, Thomas A, Kracht LW et al (2005) ^{18}F-fluoro-L-thymidine and 11C-methylmethionine as markers of increased transport and proliferation in brain tumors. J Nucl Med 46:1948-1958

Klunk WE, Mathis CA (2008) The future of amyloid-beta imaging: a tale of radionuclide and tracer proliferation. Curr Opin Neurol 21:683-687

Koeppe RA, Gilman S, Joshi A et al (2005) ^{11}C-DTBZ and ^{18}F-FDG PET measures in differentiating dementias. J Nucl Med 46:936-944

Kumar R, Dhanpathi H, Basu S et al (2008) Oncologic PET tracers beyond [^{18}F]FDG and the novel quantitative approaches in PET imaging. Q J Nucl Med Mol Imaging 52:50-65

Li Y, Rinne JO, Mosconi L et al (2008) Regional analysis of FDG and PIB-PET images in normal aging, mild cognitive impairment, and Alzheimer's disease. Eur J Nucl Med Mol Imaging 35:2169-2181

Machac J (2005) Cardiac positron emission tomography imaging. Semin Nucl Med 35:17-36

Miller P, Long N, Vilar R (2008) Synthesis of ^{11}C, ^{18}F, ^{15}O, and ^{13}N radiolabels for positron emission tomography. Angew Chem Int Ed Eng 47:8998-9033

Mishani E, Abourbeh G, Eiblmaier M et al (2008) Imaging of EGFR and EGFR tyrosine kinase overexpression in tumors by nuclear medicine modalities. Curr Pharm Des 14:2983-2998

Shiue CY, Welch MJ (2004) Update on PET radiopharmaceutical: life beyond fluorodeoxyglucose. Radiol Clin N Am 42:1033-1053

Vallabhajosula S (2007) ^{18}F-labeled positron emission tomographic radiopharmaceuticals in oncology: an overview of radiochemistry and mechanisms of tumor localization. Semin Nucl Med 37:400-419

Vallabhajosula S (2009) Molecular Imaging – Radiopharmaceuticals for PET and SPECT. Springer, New York

Visser FC (2001) Imaging of cardiac metabolism using radiolabelled glucose, fatty acids and acetate. Coron Artery Dis 12:S12-S18

La radiofarmacia convenzionale 6

I. Desideri, S. Ciuti, F. Vivaldi

Indice dei contenuti

6.1 Concetti generali

Il riferimento normativo per la conservazione, manipolazione e controllo dei radiofarmaci sono le "Norme di buona preparazione dei radiofarmaci per medicina nucleare" (Farmacopea Ufficiale Italiana, XII edizione), che indicano come operare al fine di garantire la qualità, la sicurezza e l'efficacia dei medicinali radioattivi impiegati in medicina nucleare. Queste norme costituiscono nel loro insieme un Sistema di Assicurazione della Qualità che permette di ottenere costantemente un prodotto conforme alle specifiche predeterminate. Contemporaneamente, deve essere sempre garantita anche la protezione del personale dal rischio radiologico, secondo le leggi vigenti.

Per realizzare tutti i requisiti sopra indicati, è necessaria una serie di operazioni coordinate, che possono essere così brevemente identificate:
- definire chiaramente le figure responsabili;
- definire delle procedure standard;
- effettuare periodiche auto-ispezioni per garantire il mantenimento del sistema di qualità;
- gestire i reclami e i prodotti difettosi;
- "tracciare" con un adeguato sistema di documentazione tutte le preparazioni radiofarmaceutiche (conformi e non conformi).

Fondamenti di medicina nucleare. Duccio Volterrani, Paola Anna Erba, Giuliano Mariani (a cura di)

Quando si progetta un laboratorio di preparazione dei radiofarmaci bisogna considerare molteplici aspetti. Infatti, è necessario che le operazioni di preparazione, confezionamento, etichettatura, controllo di qualità e somministrazione avvengano secondo un flusso logico che impedisca la possibilità di contaminazione crociata dei prodotti, del personale, degli strumenti, e degli ambienti. Pertanto, nel laboratorio di radiofarmacia deve essere presente solo ciò che è strettamente necessario alle operazioni, gli spazi devono essere ottimizzati rispetto alle procedure in essere, e tutte le attrezzature devono essere dedicate esclusivamente ai compiti propri.

Poiché le preparazioni di radiofarmaci possono appartenere a due distinte categorie (preparazioni ottenute mediante KIT e preparazioni estemporanee in base a prescrizione medica o indicazione di una farmacopea), gli ambienti dedicati a queste due diverse attività produttive possono essere sensibilmente diversi, ma adeguati comunque a garantire la qualità farmaceutica del prodotto finale allestito, come previsto dalla normativa sul farmaco.

Nel progettare o organizzare gli spazi di una radiofarmacia, è quindi necessario considerare la tipologia delle attività da svolgere, la quantità e la qualità dei radionuclidi impiegati (in modo da valutare gli aspetti protezionistici e farmaceutici), e le dotazioni strumentali necessarie.

6.2
Caratteristiche strutturali e strumentali della radiofarmacia

La radiofarmacia, cioè la parte di un centro di medicina nucleare dedicata alla produzione dei radiofarmaci, deve essere progettata in modo tale che il flusso delle attività preveda un unico senso, che procede sequenzialmente dalla zona di accettazione dei prodotti in arrivo (radiofarmaci/materie prime) alla zona di manipolazione, all'etichettatura, al controllo, alla consegna per la somministrazione.

L'accesso alla zona dedicata alla preparazione (che deve essere separata da tutte le altre) deve essere consentito soltanto a personale autorizzato e deve avvenire tramite locali filtro, in cui indossare gli indumenti e i dispositivi di protezione previsti. Pareti, soffitto e pavimento devono essere lisci, rivestiti di materiale non poroso e facilmente lavabile con detergenti e disinfettanti; i piani di lavoro devono essere in materiale inerte e facile da pulire. I locali devono essere strutturati in modo tale da ridurre al minimo la possibilità di contaminazioni ambientali esterne. Le finiture dei locali devono essere adeguate alle norme sulla radioprotezione e progettate in modo tale da facilitare le operazioni di pulizia ed eventuale decontaminazione.

L'ambiente in cui sono manipolati i prodotti radioattivi deve essere mantenuto a una pressione atmosferica inferiore rispetto a quella degli ambienti circostanti, in modo da evitare che vi sia dispersione di particelle radioattive. La temperatura e la pressione ambientale devono essere controllate e registrate. Infatti, in base alla verifica e registrazione delle condizioni ambientali, si ha la possibilità di garantire l'adeguatezza degli ambienti di lavoro.

La pulizia dei locali della radiofarmacia deve avvenire regolarmente secondo procedure adeguate e controllate. Periodicamente devono essere attuati interventi di manutenzione ordinaria, secondo un calendario di controlli stabilito. Deve essere inoltre evitato l'immagazzinamento di materiale non utile o in quantità eccessiva, che impedisca il lavoro quotidiano e crei problematiche inerenti alle pratiche di pulizia e igiene.

Criteri analoghi devono essere adottati anche per la strumentazione presente nella radiofarmacia, che deve essere adeguata all'attività svolta e rispondente agli standard di sicurezza e radioprotezione. In particolare, le apparecchiature per il controllo e la misura devono essere collaudate, calibrate e tarate prima dell'uso, per assicurarne il corretto funzionamento; successivamente, esse devono essere sottoposte a periodici controlli, con frequenza definita in procedure apposite.

Per evitare esposizioni indebite al personale operante, devono essere collocate, dove necessario, opportune schermature, ed è indispensabile utilizzare contenitori schermati per radiofarmaci; sia le schermature che i contenitori devono essere idonei allo scopo e rispondere ai criteri sopra citati per ciò che attiene alla pulizia e all'igiene.

Per rispondere a criteri di qualità, gli strumenti di misura e le apparecchiature devono essere periodicamente controllati rispetto a un campione certificato (quando possibile); ad esempio, il flusso laminare di una cappa deve essere tarato annualmente con uno strumento certificato rispetto a un campione di riferimento secondo la norma. Tale misurazione è di solito condotta da ditte specializzate o dal servizio di ingegneria clinica della struttura ospedaliera, se in possesso della strumentazione idonea.

Si elencano qui di seguito alcuni strumenti utili in una radiofarmacia (sia indispensabili che potenzialmente utili per alcune preparazioni particolari):

- cappa a flusso laminare di classe A schermata;
- isolatori con filtri HEPA;
- isolatori per ripartizione di dosi automatizzati con filtri HEPA;
- "casseforti" schermate per stoccaggio di radiofarmaci;
- contenitori e dispositivi di schermatura per contenere o somministrare radiofarmaci;
- sistemi semi-automatici di preparazione dei radiofarmaci;
- agitatori piani o cilindrici (rotanti) per la preparazione di radiofarmaci;
- strumenti di misura della radioattività (gamma-*counter* ed eventualmente, beta-*counter*; spettrofotometro scanner; calibratori di dose, strumenti per il controllo della contaminazione personale e ambientale);
- strumentazione per cromatografia su colonna e su strato sottile;
- frigoriferi e congelatori con dispositivi esterni di visualizzazione e registrazione della temperatura;
- strumentazione HPLC;
- pompe peristaltiche;
- centrifuga;
- microscopio;
- bilance di precisione;
- termometri;
- sistemi riscaldanti per reazioni a temperatura controllata;
- software e PC per la gestione della produzione e archiviazione dei dati.

Le caratteristiche strutturali e le dotazioni della radiofarmacia determinano il grado di rischio connesso al tipo di preparato e al processo impiegato, e i criteri per il rilascio all'uso clinico del radiofarmaco prodotto.

6.3 Il radiofarmaco

La normativa vigente definisce come radiofarmaco qualsiasi medicinale che, quando è pronto per l'uso a scopo sanitario (diagnosi e/o terapia), include uno o più radionuclidi (isotopi radioattivi) incorporati. Questa definizione di radiofarmaco (art.1 Dlgs. 219/2006, Testo Unico sul Farmaco) indica chiaramente le tre peculiarità di questa classe di medicinali:

- devono essere preparati prima dell'uso (tranne alcune eccezioni in cui sono già pronti all'uso);
- sono medicinali radioattivi;
- il radionuclide responsabile dell'applicazione diagnostica e/o terapeutica è legato a un supporto o *carrier* che ne determina la biodistribuzione.

Più in particolare, un radiofarmaco può essere costituito da:

- un singolo radionuclide in forma molecolare/ionica;
- un prodotto di complessazione tra un agente complessante e un radionuclide in forma ionica;
- una molecola che nella sua struttura comprende uno o più radionuclidi.

I radiofarmaci più semplici, cioè quelli costituiti da un radionuclide, ad esempio, nella sua forma ionica, come lo ioduro di sodio dell'isotopo ^{131}I ($Na^{131}I$), sono forniti pronti all'uso come farmaci industriali e non necessitano di alcuna manipolazione prima della somministrazione (in analogia con gli altri farmaci industriali). Tutti gli altri radiofarmaci (dai più semplici e standardizzati ai più complessi) richiedono invece una preparazione e, quindi, un controllo finale prima dell'uso.

L'applicazione medica di un radiofarmaco (legata alle sue proprietà diagnostiche o terapeutiche) è dovuta sia alle proprietà fisiche del radionuclide che alla sua formulazione chimica, combinazione che determina la qualità e la quantità di radioattività che raggiunge il bersaglio. Infatti, poiché il radionuclide è spesso legato a un supporto (come già accennato), la sua farmacocinetica (cioè la distribuzione all'interno dell'organismo) e la sua farmacodinamica (cioè la sua interazione con i sistemi biologici all'interno dell'organismo) sono determinate dal *carrier*. Pertanto, quando si sviluppa un radiofarmaco si sceglie il *carrier* in funzione del distretto (organo o tessuto) che si vuole raggiungere con l'azione diagnostica o terapeutica svolta dall'emissione radioattiva del radionuclide. Per questo è necessario, alla fine della "reazione di marcatura" (è così chiamata la reazione chimica che porta alla realizzazione del radiofarmaco nella sua forma chimica finale), verificare quale sia stata la resa della reazione (parametro che si riflette nella purezza radiochimica del prodotto finale). Con il termine *purezza radiochimica* di una preparazione radiofarmaceutica si indica la percentuale di radioattività del radionuclide nella forma chimica desiderata, rispetto alla radioattività totale del medesimo radionuclide presente nella preparazione radiofarmaceutica. Infatti, soltanto la parte di radioattività della forma chimica desiderata svolge l'effetto farmacologico previsto, mentre il resto costituisce l'impurezza radiochimica (indesiderata).

Se le impurezze radiochimiche superano un valore percentuale di volta in volta definito, la preparazione non è somministrabile. Infatti, l'eventuale presenza di una percentuale di impurezza radiochimica superiore al consentito in una preparazione usata a scopo diagnostico riduce la possibilità di interpretare correttamente l'esame diagnostico. Inoltre, si determina un "danno" al paziente che riceve una dose indebita (cioè con un risultato non diagnostico, tanto che l'esame deve essere presumibilmente ripetuto); la dose indebita può essere rilevante, in particolare con radiofarmaci impiegati per terapia, con possibilità che il danno biologico sia grave.

Un'altra caratteristica peculiare dei radiofarmaci è che le quantità ponderali del principio attivo (radiofarmaco nella forma chimica desiderata) presenti nel preparato sono molto basse. Infatti, la radioattività (emissione di energia o di particelle) di un radionuclide che viene sfruttata in campo medico è costituita da un piccolo numero di atomi radioattivi. Questo aspetto si traduce nella possibilità di utilizzare qualsiasi molecola (anche sostanze potenzialmente tossiche) come componente *carrier* del radiofarmaco, perché con le bassissime quantità necessarie per trasportare attività di decine (o perfino centinaia) di millicurie (mCi) non si verificano quasi mai problemi di tossicità farmacologica dovuti al supporto. Un esempio pratico può chiarire questo concetto: un'attività di 5 mCi (185 MBq) di ^{131}I corrisponde a $1{,}85 \times 10^{14}$ atomi di iodio; anche se questa cifra può sembrare molto alta (sono quasi duecento miliardi di atomi), in realtà in termini di massa si tratta soltanto di 0,0403 µg (o 40,3 ng) di iodio. Anche se tali ridotte quantità ponderali non possono indurre alcun effetto farmacologico indesiderato (almeno non nel senso classico del termine), è opportuno tenere presente che nel caso dei radiofarmaci è il radionuclide che, in ogni determinata formulazione chimica, è responsabile dell'accumulo di una certa dose di radioattività al sito bersaglio. Tale quantità di radiazione può rappresentare la posologia del medicinale chiamato radiofarmaco.

Anche se il radionuclide fosse incorporato in una molecola con proprietà farmacologiche, poiché le quantità ponderali coinvolte sono sempre nell'ordine dei nanogrammi o dei microgrammi, queste molecole non potranno avere mai alcun effetto né terapeutico né tossico (specialmente per quanto riguarda le applicazioni diagnostiche).

Come tutti i farmaci, i radiofarmaci hanno un effetto farmacologico regolato dal rapporto dose-effetto e per essi, come per gli altri, è possibile definire l'indice terapeutico (IT), cioè il rapporto tra la dose di un farmaco che risulta letale nel 50% (DL50) dei soggetti trattati e la dose dello stesso farmaco che risulta efficace nel 50% (DE50) dei soggetti trattati: IT = DL50/DE50. Quanto maggiore è il valore di questo rapporto, tanto più sicuro è il farmaco.

Applicando questo criterio in modo più esteso, potremmo considerare nel caso dei radiofarmaci il rapporto tra la dose massima (LDR) e la dose ottimale che deve essere somministrata secondo il D.L.vo n. 187 del 2000. Per esempio, la dose raccomandata di ^{99m}Tc-HMPAO per una tomoscintigrafia cerebrale varia da 370 a 740 MBq, con 740 MBq come dose massima (LDR). Ogni superamento di questo valore di LDR deve essere annotato nel referto, indicando i motivi che lo giustificano. Poiché la dose ottimale rappresenta la dose di radioattività del radiofarmaco nella forma chimica desiderata, cioè la quota di radioattività espressa dalla purezza radiochimica, si ottiene che:

- indice = dose "LDR"/dose ottimale;
- considerando per l'esempio sopracitato una dose ottimale di 740 MBq;
- indice = dose "LDR"/dose ottimale = 740/740 = 1.

Pertanto, l'impiego del radiofarmaco risulta ancora entro i limiti definiti (anche se l'attività iniettata è la massima raccomandata), se la sua purezza radiochimica è massima (cioè prossima al 100%). Quando si impiegano radiofarmaci, la purezza radiochimica massima ottenibile rappresenta la possibilità di avere il rapporto migliore tra la dose massima e la dose diagnostica/terapeutica.

6.4
Controllo di qualità

Come ogni altro medicinale, il radiofarmaco deve soddisfare tutti i requisiti di qualità e sicurezza definiti dalla farmacopea, e deve quindi superare prima dell'uso test specifici relativi a qualità, purezza, efficacia, sicurezza biologica e radiologica. Fatta eccezione per i radiofarmaci prodotti come galenici magistrali, per tutti gli altri di derivazione industriale la maggior parte dei test sono garantiti dal produttore.

I controlli di qualità da applicare nel laboratorio di radiofarmacia possono essere suddivisi in due categorie: controlli chimico-fisici e controlli biologici.

Controlli chimico-fisici:

1. Verifica dell'assenza di particolato.
2. Valutazione degli aspetti organolettici (colore, torbidità ecc.).
3. Misura della radioattività.
4. Purezza radiochimica.
5. Purezza radionuclidica.
6. Verifica dell'assenza di contaminanti (ad esempio, alluminio nell'eluato da generatore ^{99}Mo/^{99m}Tc).
7. Verifica dell'assenza di residui dei solventi di reazione.
8. Verifica del range dimensionale.
9. Verifica del pH.

Controlli biologici:

1. Assenza di contaminazione biologica (sterilità).
2. Assenza di pirogeni.
3. Vitalità cellulare.

Alcuni di questi controlli sono sempre necessari, altri lo sono solo per alcuni farmaci, altri ancora non sono eseguibili immediatamente prima dell'uso, ma sono condotti a posteriori e rappresentano un controllo sul processo di produzione. Nelle schede tecniche di ogni radiofarmaco industriale è indicato come operare e quali controlli eseguire prima dell'uso; tali indicazioni sono vincolanti, e ogni scostamento relativo alla preparazione o al controllo implica la trasformazione della preparazione del radiofarmaco industriale in un'altra estemporanea, cioè non più garantita dal produttore.

Per tutti i radiofarmaci preparati come galenico magistrale, cioè in modo estemporaneo, il riferimento normativo è la farmacopea, relativamente alla monografia generale e alle norme di buona preparazione. Sono illustrati in questo Capitolo sia la modalità di preparazione sia il metodo per verificare la purezza radiochimica dei radiofarmaci di maggiore impiego. La misura della radioattività, necessaria per calcolare la dose da somministrare, è invece argomento di un altro Capitolo.

La qualità dipende da molti fattori e deve essere considerata anche relativamente alle condizioni di impiego di un medicinale. Esiste una notevole differenza tra un medicinale per uso orale e uno iniettabile, oppure tra un medicinale iniettabile di pochi millilitri di volume per uso estemporaneo e uno di migliaia di millilitri (ad esempio, una soluzione di nutrizione parenterale) che deve essere conservato per 15 giorni prima dell'uso. Il livello di rischio connesso alla possibile contaminazione e crescita batterica cambia enormemente fra queste due condizioni e, quindi, sono diverse le precauzioni che devono essere messe in atto.

La farmacopea prevede che tutte le preparazioni iniettabili siano sterili. Pertanto, la sterilità deve essere garantita indipendentemente dalle operazioni che si devono compiere prima della somministrazione. Nei casi più semplici, quando il radiofarmaco è pronto all'uso, la sterilità è garantita dal produttore e dalla corretta modalità di somministrazione.

Quando il radiofarmaco deve essere invece preparato immediatamente prima dell'uso (ad esempio, radiofarmaci ottenuti mediante kit), la tecnica e le condizioni operative devono garantirne la sterilità. In base agli "Argomenti generali sulla sterilità" (Farmacopea Ufficiale Italiana, XII edizione, Cap. 5.1) per le preparazioni ad alto rischio, le norme di buona preparazione dei radiofarmaci limitano la manipolazione dei prodotti sterili (che non possono essere sottoposti a sterilizzazione terminale) in una zona di lavoro a flusso unidirezionale laminare di grado A (ad esempio, cappa a flusso laminare), inserita in una zona di grado B (cioè camera bianca), oppure in un isolatore di classe A (dotato di filtri HEPA) in una zona di grado D. Per le preparazioni a basso rischio (quelle che possono essere sterilizzate alla fine), è prevista una zona di classe A in un locale di classe D.

È opportuno però considerare che la maggior parte dell'attività di radiofarmacia dei centri di medicina nucleare consiste nella preparazione di radiofarmaci con procedimento chiuso: questa è una procedura che prevede che il prodotto farmaceutico sterile sia preparato trasferendo direttamente con uno dispositivo sterile (siringa o altro) gli ingredienti o le soluzioni in un contenitore sterile sigillato, senza esporre la soluzione all'ambiente esterno (cioè senza che l'aria dell'ambiente esterno al flacone entri in contatto con il contenuto del flacone). Se ciò accade, l'aria deve prima passare attraverso un filtro di 0,2 µm (operazione relativamente semplice da eseguire, impiegando uno *spike* con filtro in linea per l'aria). Se eseguito in un ambiente di grado A, tale trasferimento soddisfa i criteri di sicurezza biologica. Questa condizione si realizza in un isolatore o in una cappa a flusso laminare schermata che impiega filtri HEPA.

I test microbiologici per la verifica della tecnica in asepsi sono effettuati a posteriori, perché i radiofarmaci devono essere subito utilizzati; i risultati di tali test rappresentano la convalida dell'intero processo di allestimento.

I controlli chimico-fisici più frequenti sui farmaci industriali, immediatamente prima dell'uso, sono la verifica dell'assenza di particolato, della mancanza di colorazioni inattese, la misura della radioattività, e la valutazione di purezza radiochimica.

La cromatografia su strato sottile (TLC, *Thin Layer Chromatography*) è la tecnica più utilizzata per verificare la purezza radiochimica di una preparazione radiofarmaceutica; tale tecnica microanalitica è preferibile alla cromatografia su colonna per le sue caratteristiche di efficienza, alta risoluzione, riproducibilità, e semplicità. Lo scopo della cromatografia è quello di separare le eventuali impurezze dal radiofarmaco desiderato e, quindi, di misurare le attività relative in modo da calcolare la percentuale di attività presente nella forma desiderata. La cromatografia è quindi una tecnica analitica che permette la separazione di specie chimiche diverse contemporaneamente presenti in una miscela.

La separazione dei soluti in una miscela avviene perché si instaurano degli equilibri di ripartizione tra la fase mobile (che si definisce eluente) e la fase stazionaria (una striscia di carta o una lastrina su cui è depositato un sottilissimo strato di materiale idoneo) secondo un meccanismo di adsorbimento liquido-solido, con un sistema ascensionale in cui l'eluente sale per capillarità sulla fase solida (fase stazionaria); così facendo, i soluti si distribuiscono lungo la striscia trascinati dalla fase mobile, e si fermeranno quando nell'equilibrio prevarrà l'affinità per la fase stazionaria.

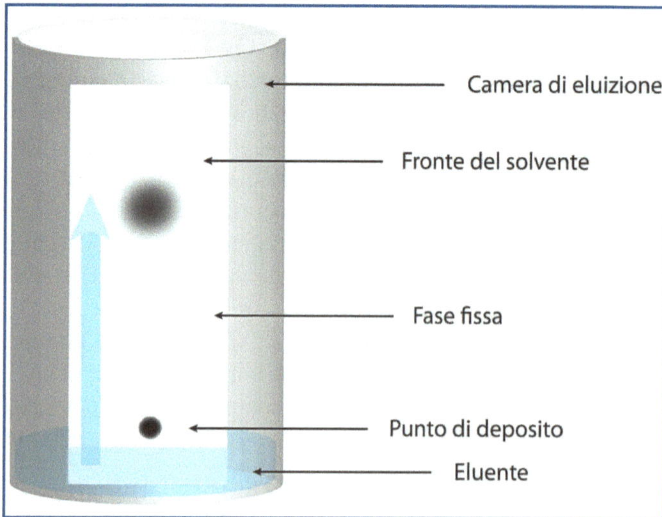

Fig. 6.1 Rappresentazione schematica di una cromatografia: la fase mobile potrebbe essere costituita da acetone, la lastrina essere di gel di silice e il soluto (che si vede *in alto* vicino al fronte del solvente) potrebbe essere un soluto poco polare. *In basso*, nel punto di deposito, rimarranno i soluti più polari

La fase stazionaria e la fase mobile hanno caratteristiche polari diverse; ad esempio, se la fase stazionaria è un materiale polare (come il gel di silice) e la fase mobile è poco polare, le sostanze meno polari "correranno" con il fronte dell'eluente, mentre le più polari resteranno adsorbite in basso. Nella rappresentazione schematica della Figura 6.1, la fase mobile potrebbe essere costituita da acetone, la lastrina essere di gel di silice, e il soluto (che si vede in alto vicino al fronte del solvente) potrebbe essere poco polare. In basso, nel punto di deposito, rimarranno i soluti più polari.

In funzione delle fasi stazionaria e mobile, la tecnica cromatografica può essere classificata in:
- gascromatografia (GC);
- cromatografia liquida (LC, HPLC);
- cromatografia su strato sottile (TLC, ITLC);
- cromatografia a scambio ionico (IEC).

In base alle specifiche condizioni operative, si applicano ulteriori definizioni; ad esempio, considerando la modalità di sviluppo di una lastrina per TLC, si può parlare di cromatografia radiale, bidimensionale ecc. (ulteriori dettagli esulano dalla finalità del presente testo; per una più estesa trattazione si rimanda a pubblicazioni specifiche sulla materia).

Un'altra classificazione molto utilizzata riguarda le caratteristiche della fase stazionaria, come specificato qui di seguito:
- cromatografia a fase normale, con fase stazionaria polare ed eluente poco polare. Gli eluenti più polari hanno maggiore forza eluente, cioè riescono a trascinare i soluti polari verso l'alto (fronte del solvente). Spesso per riuscire a determinare la purezza radiochimica di un radiofarmaco non è sufficiente una sola TLC, ma ne occorrono due (condotte con diversi eluenti o fase fissa) per separare soluti con caratteristiche chimiche molto vicine;

- cromatografia a fase inversa, cioè con fase stazionaria apolare ed eluente polare. In questo caso eluenti meno polari hanno maggiore forza eluente.

La polarità degli eluenti è ordinata nella seguente serie crescente: toluene → cloroformio → etere etilico → acetone → propanolo → etanolo → metanolo → acqua → acido acetico.

In conclusione, nelle TLC a fase normale migrano di più i soluti poco polari, mentre nella TLC a fase inversa migrano maggiormente i soluti più polari.

Per quanto riguarda la fase stazionaria, l'*attività adsorbente* è il parametro che fornisce una misura dell'efficienza dei diversi materiali adsorbenti nella separazione di miscele:

- il gel di silice e l'allumina sono considerati *adsorbenti forti*, quindi molto attivi;
- il Kieselguhr (polvere di diatomee) è un *adsorbente medio*;
- la cellulosa è un *adsorbente debole*.

Gel di silice: è ottenuto dalla polimerizzazione dell'acido silicico (H_4SiO_4) amorfo e altamente poroso, sotto forma di particelle dure e leggermente opache, trattando il vetro solubile (silicato di sodio) con acido solforico:

$$2Na_2O{*}SiO_2 + 2\ H_2SO_4 \rightarrow H_4SiO_4 + 2\ Na_2SO_4$$

L'attività dipende dalla quantità di acqua presente nel sistema capillare dei pori o adsorbita sui siti attivi (Si-OH); è il materiale più utilizzato per questo tipo di cromatografia.

Ossido di alluminio (*allumina*): è preparato a partire dall'idrossido di alluminio naturale per calcinazione moderata. Si ottengono tre forme diverse di ossido di alluminio: acido, basico, e neutro. L'attività di questo materiale, come nel caso del gel di silice, dipende dalla quantità di acqua in esso presente; il più usato nella TLC è l'ossido di alluminio basico.

Cellulosa: unità di cellobiosio unite da legami β-1,4 glicosidici.

Quando si eseguono test sulla purezza radiochimica, sono raccomandabili soprattutto metodi caratterizzati dalla praticità e dalla velocità delle operazioni. A questo fine, si impiegano quando possibile lastrine per ITLC (*Istant Thin Layer Chromatography*) costituite da un supporto in fibra di vetro e da una fase stazionaria di gel di silice (ITLC-SG). In questo modo si riducono enormemente i tempi necessari allo sviluppo della lastrina rispetto alla normale striscia di carta bibula.

Ogni volta che si esegue un test per la purezza radiochimica è necessario adottare alcune precauzioni:

- la quantità di soluzione di radiofarmaco deve essere piccola, ma con un'attività correlata allo strumento di misura della radioattività impiegato (se è errato eccedere in difetto, lo è anche l'eccesso, che potrebbe saturare lo strumento di misura);
- la soluzione di radiofarmaco non deve essere diluita (perché la diluizione stessa potrebbe causare alterazioni chimiche);
- quando si preleva l'aliquota per il test si deve evitare di contaminare la soluzione di radiofarmaco.

Facendo riferimento allo schema della Figura 6.2, si illustra qui di seguito brevemente la procedura.

1. Camera di eluizione: la fase mobile (eluente) è posta in un contenitore per cromatografia fino a un livello di 0,5-1 cm dal fondo; per i solventi organici (ad esempio, acetone) è opportuno coprire il contenitore circa 10 minuti prima del test, così da permettere al vapore dell'eluente di saturare l'ambiente interno.

2. Preparazione della lastrina: sulla lastrina o sulla striscia di carta si traccia un segno a 1,5-2 cm dal margine inferiore (linea di deposito).
3. Deposizione del campione: con una siringa e un ago si deposita una goccia del preparato in esame sulla linea di deposito della lastrina.
4. Eluizione: si introduce la lastrina verticalmente nel contenitore per cromatografia, con la linea di deposito rivolta verso il basso, facendo attenzione che il deposito del campione si trovi al di sopra della fase mobile ed evitando che la lastrina aderisca alle pareti del contenitore; si lascia migrare la fase mobile almeno per l'80% della lunghezza della lastrina.
5. Rivelazione delle sostanze separate: quando la migrazione è completata, si toglie la lastrina dalla camera di eluizione, si segna il livello raggiunto dal fronte del solvente e, nei casi specificati, si lascia asciugare prima di analizzare la distribuzione della radioattività; nel caso si abbia a disposizione un radio cromatografo-scanner, posizionare la lastrina sul supporto "portastriscia" dello scanner e seguire le istruzioni fornite; altrimenti si può utilizzare un calibratore di dose o un γ-*counter* (vedi sotto).
6. Misura della distribuzione di radioattività mediante calibratore di dose: utilizzando un calibratore di dose, è necessario misurare l'attività dell'intera lastrina e poi tagliarla orizzontalmente in 2 o più parti (a seconda di dove si prevede siano migrati i composti), e misurare separatamente l'attività di ogni parte.
7. Radiocromatografo: è un rivelatore dotato di una plancia dove sono depositate le lastrine TLC o ITLC, attraversate poi per tutta la loro lunghezza da un detector a braccio, che esegue una scansione della lastra cromatografica e la cui risoluzione dipende dalla vicinanza dei picchi da analizzare e dalla velocità della scansione, oltre che dalla lunghezza della lastra. All'interno del detector vi può essere un contatore proporzionale o uno scintillatore a NaI(Tl) che è connesso a un sistema PC dedicato, su cui è possibile visualizzare sia le immagini della lastra in 2D che il cromatogramma. Il software dedicato è in grado di identificare i picchi, e automaticamente fornisce il coefficiente di migrazione (Rf) e l'attività corretta di ciascun picco dopo sottrazione del rumore di fondo.

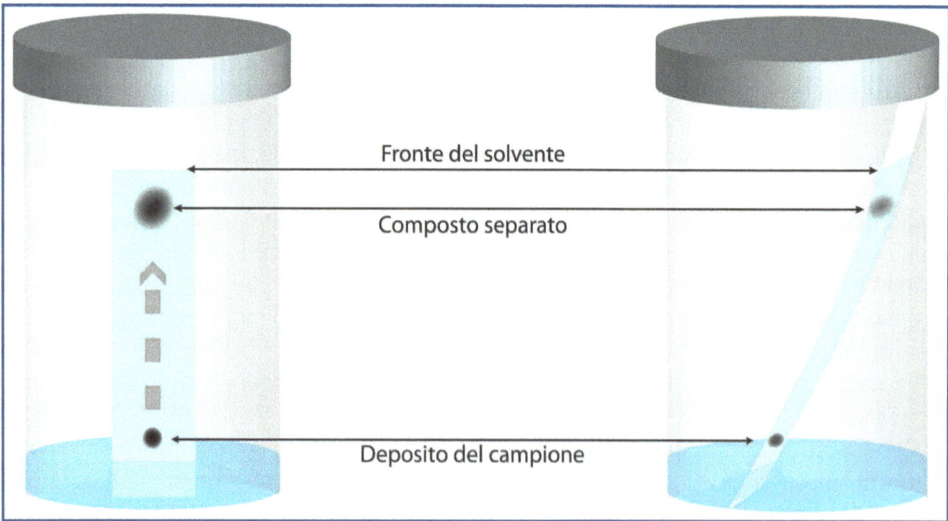

Fig. 6.2 Test sulla purezza radiochimica mediante cromatografia su strato sottile (ITLC)

8. Autoradiocromatografo: si tratta di sistemi innovativi di recente commercializzazione per analisi quantitative digitali senza l'uso di pellicole (come il Cyclone plus®, Perkin Elmer, Milano). Questi strumenti utilizzano un particolare schermo al fosforo che cattura e immagazzina l'emissione radioattiva delle lastrine ITLC o TLC cui viene esposto all'interno di normali cassette per autoradiografia. Dopo l'esposizione lo schermo è agganciato a un carosello che viene scansionato punto per punto tramite un raggio laser focalizzato a meno di 50 μm. Il segnale, trasmesso a un tubo fotomoltiplicatore ad alta efficienza e convertito in DLU (*Digital Light Units*) fornisce, tramite convertitore analogico-digitale, una precisa quantizzazione dell'immagine. L'immagine ottenuta è poi analizzata tramite un software dedicato, realizzando una griglia dove è possibile isolare le regioni a diversa densità ottica, quantizzare le bande o i punti di interesse, e calcolare gli Rf sottraendo il rumore di fondo. Gli schermi al fosforo sono vantaggiosi perché, oltre a essere riutilizzabili e avere un'efficienza da 10 a 100 volte superiore rispetto a quella del film convenzionale per autoradiografia, operano in un intervallo dinamico lineare di 5 ordini di grandezza, permettendo così di ottenere un'unica immagine per tutto lo spettro. Questa caratteristica fa sì che si possano analizzare più radiofarmaci contemporaneamente con una sola esposizione.

Nella Figura 6.3 sono riportati due esempi di cromatografia su strato sottile per la valutazione di purezza radiochimica dei radiofarmaci ^{99m}Tc-arcitumomab e ^{99m}Tc-tetrofosmina,

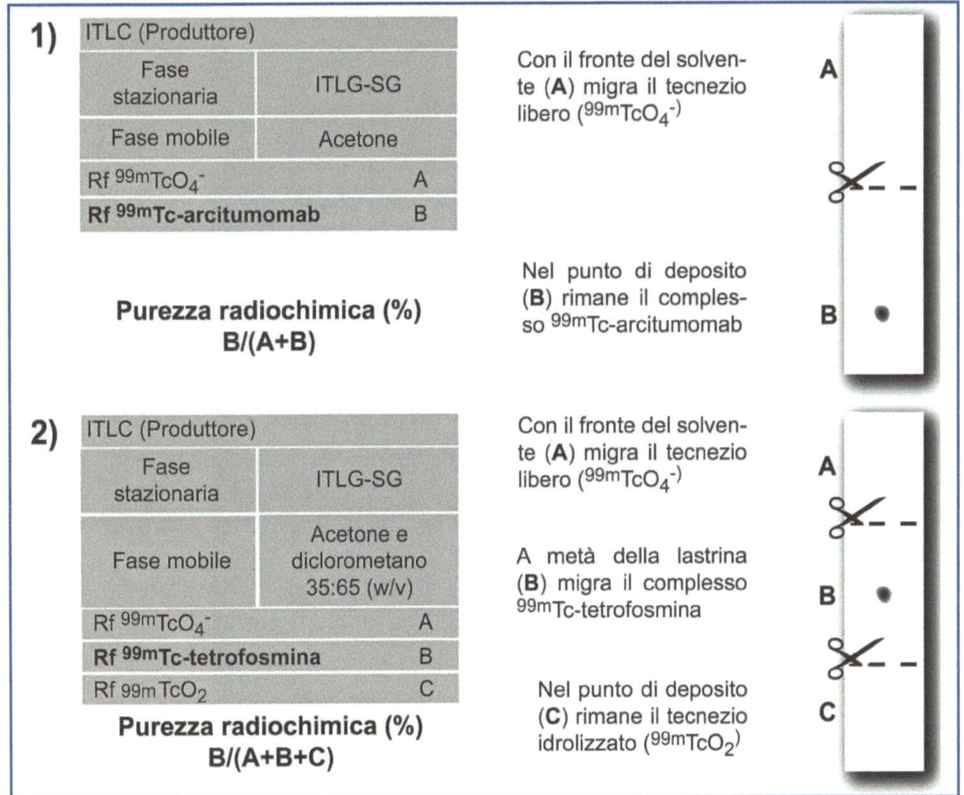

Fig. 6.3 Controllo della purezza radiochimica con ITLC. Nell'esempio in alto (*1*) la lastrina ITLC viene tagliata a metà. Nell'esempio in basso (*2*) è necessario tagliare la lastrina in tre parti

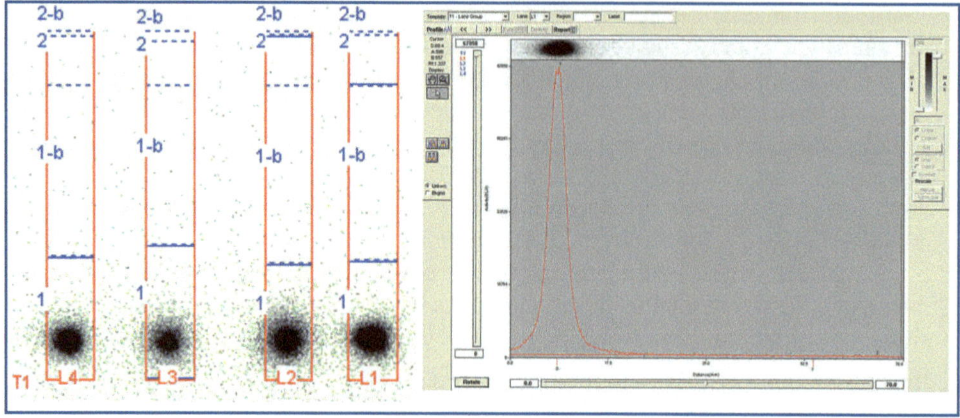

Fig. 6.4 Esempio di cromatografia su strato sottile per la valutazione di purezza radiochimica del radiofarmaco ^{90}Y-Ibritumomab-tiuxetano: a sinistra 4 lastrine ITLC sottoposte a rivelazione mediante autoradiografia; a destra il cromatogramma relativo ad una delle lastrine

preparati aggiungendo al KIT liofilo la soluzione di ^{99m}Tc-pertecnetato e lasciando incubare a temperatura ambiente per il tempo prescritto. La Figura 6.4 riporta invece un esempio di cromatografia su strato sottile per la valutazione di purezza radiochimica del radiofarmaco ^{90}Y-ibritumomab-tiuxetano.

6.5 Legislazione sui radiofarmaci

Negli ultimi 20 anni il settore farmaceutico è stato oggetto di una progressiva armonizzazione legislativa nella Comunità Europea, con conseguente adeguamento e aggiornamento nei paesi membri delle norme in virtù delle novità terapeutiche e tecnologiche.

In Italia, con il D.L.vo 178/1991 fu recepita la direttiva 89/343/CEE, per la quale anche ai radiofarmaci, come per altre classi di farmaci fino a quel momento escluse, furono applicate le generalità delle specialità medicinali. Pertanto, tutti i radiofarmaci sono suddivisi fra quelli prodotti industrialmente (dopo aver avuto l'autorizzazione all'immissione in commercio) e quelli che sono prodotti come galenici a partire da precursori autorizzati.

I radiofarmaci, quindi, possono essere:

- prodotti che hanno ottenuto l'autorizzazione all'immissione in commercio (AIC);
- prodotti importati dall'estero in mancanza di equivalenti registrati in Italia;
- prodotti che hanno una registrazione in un paese europeo e sono in attesa di registrazione in Italia (i cosiddetti *pending*);
- preparazioni galeniche, preparate al momento dell'uso, su prescrizione del medico di medicina nucleare.

A partire dal 24 aprile 2006, il decreto 178/1991 è stato abrogato e sostituito dal D.Lvo n. 219/2006, che raccoglie in un testo unico tutta la normativa attualmente in vigore in merito all'autorizzazione alla produzione e importazione, alla distribuzione all'ingrosso, alla classificazione ai fini della fornitura, all'immissione in commercio, alla farmacovigilanza, all'etichettatura e foglio illustrativo, e alla pubblicità dei medicinali. All'art. 1, il D.L.vo 219/2006 ha mantenuto le stesse definizioni del D.L.vo 178/1991, di seguito riportate:

Radiofarmaco: qualsiasi medicinale che, quando è pronto per l'uso, include uno o più radionuclidi (isotopi radioattivi) incorporati a scopo sanitario.

Generatore di radionuclidi: qualsiasi sistema che include un radionuclide progenitore determinato, da cui viene prodotto un radionuclide discendente che viene quindi rimosso per eluizione o con qualsiasi altro metodo e usato in un radiofarmaco.

Kit: qualsiasi preparazione da ricostituire o combinare con radionuclidi nel radiofarmaco finale, di solito prima della somministrazione.

Precursore di radionuclidi: qualsiasi altro radionuclide prodotto per essere utilizzato quale tracciante di un'altra sostanza prima della somministrazione.

Indichiamo qui di seguito le norme che regolano la produzione e l'uso delle due categorie di radiofarmaci, rispettivamente gli industriali e galenici.

- Radiofarmaci industriali:
  - radiofarmaci con AIC: D.L.vo n. 219/2006;
  - radiofarmaci in attesa di AIC: DM del 13/12/1991 (Disposizioni sui radiofarmaci e sugli allergeni);
  - radiofarmaci senza AIC, preparati industrialmente su richiesta scritta e non sollecitata del medico: art. 5 del D.L.vo 219/2006;
  - radiofarmaci importati dall'estero: D.L.vo 219/2006;
  - radiofarmaci sperimentali prodotti dall'industria: art. 13 del D.L.vo 211/2003.
- Radiofarmaci galenici (la cui definizione è apparentemente semplice):
  - radiofarmaci galenici officinali: Farmacopea Italiana, XII edizione;
  - radiofarmaci galenici magistrali: Farmacopea Italiana, XII edizione;
  - radiofarmaci galenici magistrali sperimentali: Farmacopea Italiana, XII edizione.

In realtà la classificazione dei radiofarmaci galenici è più articolata. Infatti, prima di tutto è necessario specificare se esiste una monografia che descriva la produzione del medicinale nella farmacopea europea o in una farmacopea dei paesi membri della Comunità Europea, oppure nella farmacopea di un paese extraeuropeo (ad esempio, USA o Giappone). In quel caso, il radiofarmaco può essere prodotto seguendo la monografia, e rientra nella definizione di prodotto galenico con formula officinale preparato in ambiente ospedaliero (oppure preparato industrialmente in un'officina autorizzata). Nell'evenienza in cui non esista una monografia e il radiofarmaco non rientri nei casi della legge 94 del 1998 (che permette la prescrizione e dunque la preparazione magistrale solo dei principi attivi noti, ad esempio perché contenuti in specialità medicinali la cui autorizzazione all'immissione in commercio sia stata revocata o non confermata per motivi non attinenti ai rischi di impiego del principio attivo), si definisce un prodotto galenico con formula magistrale.

In tutti gli altri casi si tratta di farmaci sperimentali, quindi galenici magistrali sperimentali, autorizzati secondo il D.L.vo 211/2003 e ai sensi del DM del 21/12/2007, e prodotti secondo il D.L.vo 200/2007.

La farmacopea rimane sempre il riferimento principale, anche quando non esiste una monografia dedicata, perché è il testo (codice) che raccoglie le disposizioni e i riferimenti a garanzia di qualità, sicurezza ed efficacia del farmaco, qualsiasi sia la modalità di produzione.

Infine, i radiofarmaci devono ovviamente rispondere anche ai requisiti radioprotezionistici, dalla produzione all'uso, secondo il D.L.vo 187/2000.

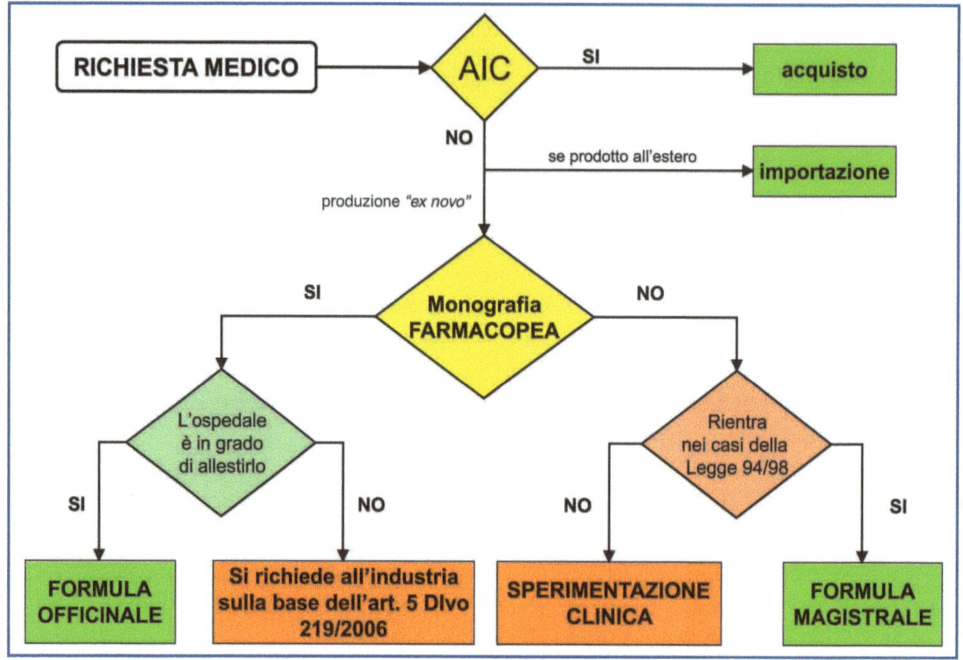

Fig. 6.5 Modalità di produzione dei radiofarmaci: diagramma di flusso a partire dalla richiesta del medico

Nel diagramma di flusso riportato nella Figura 6.5 sono schematizzate le condizioni che si possono realizzare in seguito alla prescrizione medica:

- il radiofarmaco richiesto è presente in commercio, prodotto con AIC; è quindi acquistato dalla ditta produttrice e impiegato per le indicazioni cliniche registrate e preparato seguendo le istruzioni fornite;
- il radiofarmaco richiesto non è presente in commercio; esso può allora essere importato (se prodotto all'estero) oppure prodotto *ex novo*. Se del radiofarmaco esiste una monografia in una farmacopea e se la struttura ospedaliera possiede le condizioni organizzative, ambientali e strumentali idonee alla produzione, il radiofarmaco può essere preparato *in loco* con formula officinale (oppure la sua preparazione può essere commissionata a un'officina autorizzata esterna). Se non esiste una monografia, ma si tratta di un principio attivo noto ai sensi dalla legge 94/1998, il radiofarmaco è prodotto con formula magistrale; altrimenti si tratta di radiofarmaco ancora in studio e, quindi, sperimentale.

6.6 Schede per la preparazione e il controllo di qualità dei radiofarmaci

I radiofarmaci forniti come kit per la preparazione estemporanea, come pure quelli pronti all'uso, possono essere prodotti da ditte diverse, e quindi può accadere che nel foglietto illustrativo (scheda tecnica) che accompagna il prodotto ci siano delle piccole differenze rispetto a quanto descritto di seguito, relativamente alla preparazione e/o al controllo di qualità. Per semplicità, in Appendice 6.1 abbiamo riportato per i principi attivi descritti i dati di un singolo prodotto commerciale, soprattutto per dare informazione sui criteri analitici adottati e sulle principali condizioni operative. Tali prodotti commerciali sono quelli disponibili presso il nostro centro, e averli inclusi nell'Appendice 6.1 non costituisce in alcun modo criterio di giudizio sulla qualità di detti prodotti rispetto a quella di altri analoghi prodotti distribuiti da altre ditte. Inoltre, nelle schede tecniche dei radiofarmaci kit sono spesso indicati i materiali e le relative case produttrici consigliati per eseguire i controlli di qualità. Se i prodotti delle ditte indicate non fossero reperibili commercialmente, occorrerà semplicemente operare una selezione tra quelli disponibili sul mercato con le medesime caratteristiche; per questo motivo è sempre indicata la tipologia del materiale impiegato. Ad esempio, la sigla ITLC-SG indica la tecnica di cromatografia ascendente su strato sottile di gel di silice e le lastrine possono essere prodotte da Gelman® (Ann Arbor, Stati Uniti), C. Erba® (Milano) ecc.

Per quanto riguarda l'impiego pratico del radiofarmaco, ogni utilizzatore dovrà sempre attenersi alle indicazioni del produttore, perché tali condizioni sono state convalidate e autorizzate dall'autorità competente. Qualsiasi deviazione da tali indicazioni deve essere convalidata e documentata con procedure dedicate, come definito dalle "Norme di Buona Preparazione dei Radiofarmaci" e come illustrato precedentemente. Per una descrizione della ITLC come procedura generale si rimanda alla precedente sezione sul controllo di qualità.

Come raccomandazione pratica generale, si ricorda che per le preparazioni estemporanee la condizione operativa migliore per trasferire dei volumi di liquido da un flacone all'altro (di solito la soluzione di ^{99m}Tc-pertecnetato) consiste nell'impiego di *spike*, che presentano in linea un filtro di 0,2 μm per l'aria che entra all'interno del flacone e, al tempo stesso, equilibra la pressione interna con quella esterna. Passando attraverso il filtro, l'aria è sterilizzata e quindi non compromette la qualità microbiologica della soluzione. Inoltre, non si crea con l'aggiunta di un volume di liquido un aumento di pressione all'interno del flacone, fenomeno che comporta il rischio di un'uscita forzata di liquido radioattivo al momento dell'estrazione dell'ago (con relativa possibile contaminazione del campo di lavoro). In alternativa, prima di estrarre l'ago, un volume di aria equivalente a quello del liquido introdotto può essere aspirato via dal flacone utilizzando la stessa siringa.

6.6.1
Glossario

AIMN: Metodo per il controllo di qualità (CdQ) proposto nelle Linee Guida dell'AIMN (Associazione Italiana di Medicina Nucleare), 1996.

CdQ: controllo di qualità del radiofarmaco.

FU: metodo per il CdQ presente nella Farmacopea Ufficiale Italiana, XII edizione.

ITLC-DL (doppia lastrina): cromatografia ascendente su strato sottile di gel di silice (ITLC-SG; ad esempio, Gelman®) che utilizza due lastrine.

ITLC-SG: cromatografia ascendente su strato sottile di gel di silice (ITLC-SG; ad esempio, Gelman®) che utilizza una sola lastrina.

$^{99}Mo/^{99m}Tc$: generatore Molibdeno-99/Tecnezio-99m, costituito dalla colonna di allumina (Al_2O_3) sulla quale è adsorbito il radionuclide "padre", ^{99}Mo sotto forma di anione molibdato ($^{99}MoO_4^{2-}$); l'eluizione periodica con soluzione fisiologica trasporta con sé il ^{99m}Tc-pertecnetato prodotto per effetto del decadimento del ^{99}Mo fra una eluizione e l'altra.

Ph.Eu.: metodo per il CdQ presente nella Farmacopea Europea, VI Edizione.

Produttore: metodo per il CdQ suggerito nel foglietto illustrativo allegato al prodotto.

Rf (*Relative front*), definito anche come "coefficiente di migrazione": è un parametro caratteristico per ogni composto (in determinate condizioni di fase stazionaria e di fase mobile), e indica il rapporto tra la distanza dal punto di deposito a quello di arrivo del composto rispetto al fronte dell'eluente; in altre parole, un Rf pari a 1 indica che il composto ha migrato completamente con l'eluente e si ritrova quindi al fronte di migrazione, un Rf pari a 0 presuppone che il composto non abbia migrato affatto dal punto di deposito, un Rf pari a 0,5 segnala che il composto ha migrato a metà strada fra il punto di deposito e il fronte dell'eluente, e così via.

TLC AlO_3: cromatografia ascendente su strato sottile di ossido di alluminio (ad esempio, Baker-flex®, Mallinkrodt Baker Inc., Phillippsburg, NJ) che utilizza una sola lastrina.

TLC su carta: cromatografia ascendente su strato sottile di carta (ad esempio, Whatman® n. 1, Whatman Inc., Florham Park, NJ) che utilizza una sola striscia (o lastrina).

TLC su carta - DL (Doppia lastrina): cromatografia ascendente su strato sottile di carta (ad esempio, Whatman® n. 1) che utilizza due lastrine.

$^{99m}TcO_4^-$: ^{99m}Tc-pertecnetato di sodio (in genere come prodotto dall'eluizione del generatore ^{99}Mo/^{99m}Tc).

Appendice 6.1

Principio attivo	^{99m}Tc-Pertecnetato di sodio iniettabile
Specialità medicinale	Drytec.
Produttore	GE Healthcare.
Forma farmaceutica	Generatore portatile di ^{99m}Tc a secco.
Indicazioni d'uso	Somministrato come tale: scintigrafia tiroidea, ghiandole salivari, mucosa gastrica, del dotto lacrimale ecc. Impiegato come reattivo per la marcatura di radiofarmaci KIT e per la marcatura dei globuli rossi nella scintigrafia vascolare e cardiaca.
Conservazione	Conservare a temperatura ambiente (non superiore a 25°C).
Preparazione	Dopo aver posizionato un flacone di eluente (0,9% NaCl - soluzione fisiologica), inserire un flacone sotto vuoto in un contenitore schermato per eluizione. Si eluirà lo ione pertecnetato per passaggio attraverso la colonna a scambio ionico della soluzione fisiologica. Un tempo di 3-5 minuti è sufficiente per ottenere una completa eluizione.

Validità	Somministrare entro 8 ore dall'eluizione, conservare a temperatura ambiente.
Controllo di qualità	*Resa di eluizione*: deve essere non inferiore al 90% e non superiore al 110% della resa nominale del generatore.

Purezza radionuclidica: (Rif. Metodo Ph.Eu.).

Saggio preliminare: per ottenere una stima approssimativa prima di usare la preparazione iniettabile, prelevare un volume equivalente a 37 MBq e determinare lo spettro delle radiazioni gamma utilizzando un rilevatore a NaI(Tl) con uno schermo di piombo (di 6 mm di spessore) interposto tra il campione e il rilevatore. La risposta nella regione corrispondente al fotone di 0,740 MeV del ^{99}Mo non supera quella ottenuta utilizzando 37 kBq di una soluzione standard di ^{99}Mo misurata nelle stesse condizioni, quando tutte le misure sono espresse con riferimento alla data e all'ora di somministrazione.

Saggio finale: conservare un campione della preparazione iniettabile per un tempo sufficiente a permettere che la radioattività del ^{99m}Tc decada a un livello sufficientemente basso da permettere la rilevazione delle impurezze radionuclidiche. Tutte le misure di radioattività sono espresse con riferimento alla data e all'ora di somministrazione.

Molibdeno-99: registrare lo spettro delle radiazioni gamma del materiale decaduto usando un idoneo strumento tarato con l'ausilio di una soluzione standardizzata di ^{99}Mo. I principali fotoni gamma hanno un'energia di 0,181 MeV, 0,740 MeV e 0,778 MeV. Il ^{99}Mo ha un periodo di dimezzamento di 66,0 ore. Non più dello 0,1% della radioattività totale è dovuta al ^{99}Mo.

Purezza chimica: (Rif. Metodo produttore kit per CdQ) Determinazione del contenuto di alluminio nell'eluato mediante un kit specifico che consiste nel depositare con una siringa (ago 19-22G) su una strisca di allumina una goccia di eluato e una goccia di standard di alluminio e nel valutare le due differenti intensità di colorazione. L'intensità dell'eluato non deve essere superiore a quella della soluzione di riferimento. Si accettano valori <20 ppm (Rif. Metodo AIMN).

Assenza di particolato: (Rif. Metodo Ph.Eu.) l'eluato deve presentarsi limpido e incolore, senza tracce in sospensione.

pH: (Rif. Metodo AIMN) una goccia di eluato è prelevata mediante una siringa sterile e depositata su cartina indicatrice del pH con sensibilità di lettura di 0,5 unità o minore. Lasciare asciugare e confrontare la colorazione ottenuta con quella della scala di riferimento fornita con la cartina. Valori accettabili fra 4,0 e 8,0.

Note	Frequenza CQ: *Resa di eluizione:* a ogni eluizione. *Purezza radionuclidica:* alla prima eluizione di ogni lotto. *Purezza chimica:* prima di ogni marcatura con farmaci sensibili all'Al^{3+} (ad esempio, solfuro colloidale e marcatura dei globuli rossi del sangue). *Assenza di particolato:* a ogni eluizione. *pH:* quando si marcano farmaci sensibili al pH.

Principio attivo	**^{99m}Tc-MDP (^{99m}Tc-Medronato)**
Specialità medicinale	AMERSCAN MEDRONATO II®.
Produttore	GE Healthcare.
Forma farmaceutica	Kit radiofarmaceutico.
Indicazioni d'uso	Scintigrafia ossea.
Conservazione	Conservare a 15-25°C.
Preparazione	Aggiungere in modo asettico la quantità necessaria di sodio pertecnetato ^{99m}Tc contenuto in un volume compreso tra 2 e 8 mL (attività massima 15,8 GBq, 500 mCi) al flacone di AMERSCAN MEDRONATO II ® e incubare per circa 15 minuti a temperatura ambiente.
Validità	Conservare a 15-25°C. Somministrare entro 8 ore dalla marcatura.
Controllo di qualità	*Assenza di particolato:* verificare l'assenza di particelle estranee nel flacone prima della somministrazione. *Purezza radiochimica:* metodo ITLC-DL. Nel preparato iniettabile di ^{99m}Tc-medronato possono essere presenti 2 potenziali impurezze radiochimiche: – ^{99m}Tc idrolizzato-ridotto; – ^{99m}Tc-pertecnetato libero. Per una definizione completa della composizione radiochimica del composto iniettabile è necessaria la combinazione di 2 sistemi cromatografici. Occorre quindi procedere a una doppia cromatografia, con una diversa fase mobile. Dopo di ché le strisce saranno tagliate a metà e sarà misurata la radioattività relativa. Chiamiamo A e B le parti della prima striscia ITLC, C e D quelle della seconda. Alla fine, applicando la formula sotto riportata, si calcolerà la purezza radiochimica, cioè la radioattività del radiofarmaco escluse le due impurezze, rispetto alla radioattività totale. *ITLC n. 1* fase stazionaria: ITLC-SG fase mobile: soluzione fisiologica Rf ^{99m}Tc idrolizzato-ridotto: 0 = A Rf $^{99m}TcO_4^-$, Rf ^{99m}Tc-medronato: 1 = B *ITLC n. 2* fase stazionaria: ITLC-SG

fase mobile: acetone
Rf ^{99m}Tc idrolizzato-ridotto, Rf ^{99m}Tc-medronato: 0 = C
Rf $^{99m}TcO_4^-$: 1 = D
Per calcolare la percentuale di ^{99m}Tc legato:
% ^{99m}Tc-medronato = 100% – % ^{99m}Tc idrolizzato – % $^{99m}TcO_4^-$.
Si contano separatamente le parti A, B, C, D e correggendo per il rumore di fondo si ottiene la purezza radiochimica secondo la seguente formula:

$$\text{Purezza }\% = 100 - \left(\frac{A}{A+B}\times 100\right) - \left(\frac{D}{C+D}\times 100\right)$$

Criterio di accettazione per il rilascio:
PUREZZA RADIOCHIMICA ≥ 95%

Principio attivo	**^{99m}Tc Pirofosfato stannoso**
Specialità medicinale	ANGIOCIS® // TECHNESCAN PYP®.
Produttore	CIS bio International // Tyco Healthcare.
Forma farmaceutica	Kit radiofarmaceutico.
Indicazioni d'uso	Marcatura *in vivo* delle emazie per la scintigrafia del compartimento ematico. Indicazioni principali: Angiocardioscintigrafia per i seguenti esami: – misurazione della frazione di eiezione ventricolare; – analisi della cinetica, in ampiezza e in fase, globale e segmentale del miocardio. Scintigrafia perfusoria di un organo o di malformazioni vascolari. Diagnosi e localizzazione di emorragie occulte dell'apparato digerente. Dopo ricostituzione con ^{99m}Tc: – scintigrafia ossea; – scintigrafia cardiaca, quale test aggiuntivo nella diagnosi di infarto miocardio acuto.
Conservazione	Conservare a 2-8°C.
Preparazione	Tecnica di marcatura delle emazie: – ricostituzione del pirofosfato stannoso: il liofilizzato di pirofosfato stannoso (composto non radioattivo) è ricostituito in un primo tempo mediante soluzione fisiologica; – marcatura *in vivo*: iniezione della soluzione ricostituita di pirofosfato stannoso seguita da iniezione di una soluzione iniettabile di ^{99m}Tc-pertecnetato a distanza di 30 minuti. Ricostituzione con ^{99m}Tc - Marcatura *in vitro* per scintigrafia ossea e cardiaca: con tecnica sterile, aggiungere a un flacone il quantitativo richiesto di ^{99m}Tc (massimo 3,7 GBq) in un volume di 10 mL di eluato e agitare fino a dissoluzione del contenuto. Incubare per 5 minuti.

Validità	Conservare a 2-8°C. Somministrare entro 4 ore dalla marcatura.
Controllo di qualità	*Assenza di particolato*: verificare l'assenza di particelle estranee nel flacone prima della somministrazione. *Purezza radiochimica*: metodo ITLC-DL. Nel preparato iniettabile di ^{99m}Tc-pirofosfato possono essere presenti 2 potenziali impurezze radiochimiche: – ^{99m}Tc colloidale; – ^{99m}Tc-pertecnetato libero. Per una definizione completa della composizione radiochimica del composto iniettabile è necessaria la combinazione di 2 sistemi cromatografici. Occorre quindi procedere a una doppia cromatografia, con una diversa fase mobile. Dopo di ché le strisce saranno tagliate a metà e sarà misurata la radioattività relativa. Chiamiamo A e B le parti della prima striscia ITLC, C e D quelle della seconda. Alla fine, applicando la formula sotto riportata, si calcolerà la purezza radiochimica, cioè la radioattività del radiofarmaco escluse le due impurezze, rispetto alla radioattività totale. *ITLC n. 1* fase stazionaria: ITLC-SG fase mobile: sodio acetato 13,6% (p/v) RF ^{99m}Tc colloidale: 0 = A Rf $^{99m}TcO_4^-$, Rf ^{99m}Tc-pirofosfato: 1 = B *ITLC n. 2* fase stazionaria: ITLC-SG fase mobile: metil-etil-chetone Rf ^{99m}Tc colloidale, Rf ^{99m}Tc-pirofosfato: 0 = C Rf $^{99m}TcO_4^-$: 1 = D Per calcolare la percentuale di ^{99m}Tc legato: % ^{99m}Tc-pirofosfato = 100% - % ^{99m}Tc colloidale - % $^{99m}TcO_4^-$ Si contano separatamente le parti A, B, C, D e correggendo per il rumore di fondo si ottiene la purezza radiochimica secondo la seguente formula: $$\text{Purezza }\% = 100 - \left(\frac{A}{A+B}\times 100\right) - \left(\frac{D}{C+D}\times 100\right)$$ Criterio di accettazione per il rilascio: PUREZZA RADIOCHIMICA ≥ 95%

Principio attivo	**^{99m}Tc-DTPA (^{99m}Tc-pentetato)**
Specialità medicinale	PENTACIS®.
Produttore	CIS bio international.
Forma farmaceutica	Kit radiofarmaceutico.
Indicazioni d'uso	Scintigrafia renale, cerebrale, di ventilazione polmonare, studio del reflusso gastroesofageo.

Conservazione	Conservare a 2-8°C.
Preparazione	Aggiungere in modo asettico la quantità necessaria di sodio pertecnetato ^{99m}Tc contenuto in un volume di 5 mL (attività massima 2 GBq, 54 mCi).
Validità	Conservare a 2-8°C; somministrare entro 4 ore dalla marcatura.
Controllo di qualità	*Assenza di particolato*: verificare l'assenza di particelle estranee nel flacone prima della somministrazione.

Purezza radiochimica: metodo ITLC-DL.

Nel preparato iniettabile di ^{99m}Tc-pentetato possono essere presenti 2 potenziali impurezze radiochimiche:

- ^{99m}Tc idrolizzato-ridotto;
- ^{99m}Tc-pertecnetato libero.

Per una definizione completa della composizione radiochimica del composto iniettabile è necessaria la combinazione di 2 sistemi cromatografici.

Occorre quindi procedere a una doppia cromatografia, con una diversa fase mobile. Dopo di ché le strisce saranno tagliate a metà e sarà misurata la radioattività relativa. Chiamiamo A e B le parti della prima striscia ITLC, C e D quelle della seconda. Alla fine, applicando la formula sotto riportata, si calcolerà la purezza radiochimica, cioè la radioattività del radiofarmaco escluse le due impurezze, rispetto alla radioattività totale.

ITLC n. 1

fase stazionaria: ITLC-SG

fase mobile: soluzione fisiologica

Rf ^{99m}Tc idrolizzato-ridotto: 0 = A

Rf $^{99m}TcO_4^-$, Rf ^{99m}Tc-pentetato: 1 = B

ITLC n. 2

fase stazionaria: ITLC-SG

fase mobile: metil-etil-chetone

Rf ^{99m}Tc idrolizzato-ridotto, Rf ^{99m}Tc-pentetato: 0 = C

Rf $^{99m}TcO_4^-$: 1 = D

Per calcolare la percentuale di ^{99m}Tc legato:

% ^{99m}Tc-pentetato = 100% - % ^{99m}Tc idrolizzato - % $^{99m}TcO_4^-$

Si contano separatamente le parti A, B, C, D e, correggendo per l'attività di fondo, si ottiene la purezza radiochimica secondo la seguente formula:

$$\text{Purezza }\% = 100 - \left(\frac{A}{A+B}\times 100\right) - \left(\frac{D}{C+D}\times 100\right)$$

Criterio di accettazione per il rilascio:

PUREZZA RADIOCHIMICA ≥ 95%

Principio attivo	^{99m}Tc-Tiatide
Specialità medicinale	TechneScan MAG3 - DRN 4334.
Produttore	Mallinckrodt Medical B.V.
Forma farmaceutica	KIT radiofarmaceutico.

Indicazioni d'uso — Studio delle alterazioni in campo nefrologico e urologico.

Conservazione — Conservare a 2-8°C.

Preparazione — Per la marcatura si deve utilizzare un eluato con concentrazione radioattiva più alta possibile, poiché la quantità di impurezze marcate che si formano è minima usando il più piccolo volume possibile di eluato.

Inoltre, si devono utilizzare solo eluati ottenuti da un generatore di ^{99m}Tc che sia in uso da non più di una settimana.

Eluire l'attività desiderata in 5 mL di eluato dal generatore secondo la tecnica di eluizione frazionata (seguire le istruzioni per l'uso del singolo generatore).

Utilizzare al massimo 3 mL di eluato.

La quantità di ^{99m}Tc occorrente (massimo 1110 MBq, 30 mCi) deve essere portata a un volume di 10 mL con soluzione fisiologica.

Aggiungere questa soluzione a un flacone di TechneScanR MAG3.

Si deve utilizzare un ago sottile (20G o più elevato) per garantire l'ermeticità della chiusura dopo perforazione del tappo. Tale accorgimento previene un eventuale inquinamento esterno da acqua durante l'incubazione e il successivo raffreddamento.

Scaldare immediatamente in bagnomaria bollente per 10 minuti.

Durante il riscaldamento il flacone deve rimanere in posizione verticale, in modo da evitare che tracce di metallo provenienti dal tappo di gomma influenzino negativamente il procedimento di marcatura.

Raffreddare a temperatura ambiente in acqua fredda. La soluzione è così pronta per la somministrazione.

Per ottenere una soluzione più concentrata si possono eluire sino a 925 MBq (pari a 25 mCi) in 1 mL, quindi diluire l'eluato a 4 mL con soluzione fisiologica.

Seguire quindi il procedimento descritto precedentemente fino a completamento della procedura.

Questa preparazione è stabile, dopo la marcatura, solo per 1 ora.

Validità — Il TechneScanR MAG3 marcato con ^{99m}Tc è stabile a temperatura ambiente per 4 ore, dalla fine del riscaldamento.

Controllo di qualità — *Caratteristiche fisiche della preparazione dopo marcatura*: soluzione acquosa sterile, da limpida a leggermente opalescente; pH: 5,0 - 6,0.

Resa di marcatura: ^{99m}Tc-MAG3 ≥96% immediatamente dopo la marcatura; ≥95% per 4 ore dalla marcatura.

Dopo la marcatura, la soluzione contenuta in un flacone può essere utilizzata per una o più somministrazioni.

Assenza di particolato: verificare l'assenza di particelle estranee nel flacone prima della somministrazione.

Purezza radiochimica: il metodo riportato sul foglietto indicativo fa riferimento alla monografia della Farmacopea Europea ed è alquanto elaborato. Per semplicità e praticità, si riporta il sottostante metodo validato e pubblicato rispetto agli standard americani ed europei.

Riferimento bibliografico: Seetharaman S, Ballinger JR, Sosabowski MH (2006) Simplified method for determining the radiochemical purity of ^{99m}Tc-MAG3. J Nucl Med Technol 34(3):179-183.

Metodo cromatografico di estrazione in Fase Solida (*Solid-Phase Extraction Cartridge Method* - SPE).

Per la separazione si usano cartucce C18 Sep Pak (P/N 20515; Waters).

Devono essere preparate due soluzioni, che servono per l'attivazione e, rispettivamente, per l'eluizione della cartuccia. Queste sono:

A. soluzione di HCl 0,001M;

B. soluzione etanolo 96°: acqua in rapporto 1:1.

Il metodo cromatografico di estrazione in fase solida consiste semplicemente nell'attivazione della cartuccia e nella successiva eluizione di una goccia della soluzione del radiofarmaco con due diverse soluzioni, in modo da eluire selettivamente le impurezze dal radiofarmaco ^{99m}Tc-tiatide. Alla fine si misurerà la radioattività delle frazioni di volume eluite e del residuo che rimane nella cartuccia e si determinerà la purezza radiochimica calcolando il rapporto percentuale tra la frazione del radiofarmaco ^{99m}Tc-tiatide e tutte le altre frazioni più il residuo.

Descrizione del metodo:

1. Attivazione della cartuccia: eluire con 5 mL di etanolo 96°, quindi con 5 mL di HCl 0,001M; scartare gli eluati.
2. Deporre una goccia del radiofarmaco appena preparato sulla sommità della cartuccia.
3. Eluizione delle impurezze idrofiliche: eluire con 5 mL di etanolo 96°: acqua in rapporto 1:1 (Soluzione A), raccogliere l'eluato e misurarne l'attività - frazione A.
4. Eluizione del radiofarmaco ^{99m}Tc-MAG3: eluire con 5 mL di HCl 0,001M (Soluzione B), raccogliere l'eluato e misurarne l'attività - frazione B.
5. Determinazione delle impurezze non eluibili (colloidi): mettere la cartuccia in una provetta e misurare l'attività - cartuccia.
6. Calcolare la purezza radiochimica come rapporto della attività della frazione B diviso la attività totale: (frazione A + frazione B + cartuccia).

Principio attivo	^{99m}Tc-DMSA (^{99m}Tc-acido dinercaptosuccinico)
Specialità medicinale	RENOCIS®.
Produttore	CIS bio international.
Forma farmaceutica	Kit radiofarmaceutico.
Indicazioni d'uso	Scintigrafia renale statica.
Conservazione	Conservare a 2-8°C.
Preparazione	Aggiungere in modo asettico la quantità necessaria di sodio pertecnetato ^{99m}Tc contenuto in un volume da 1 a 6 mL, corrispondente a un'attività massima di 3,7 GBq; agitare per circa 5-10 minuti.
Validità	Conservare a 15-25°C; somministrare entro 8 ore dalla marcatura.
Controllo di qualità	*Assenza di particolato*: verificare l'assenza di particelle estranee nel flacone prima della somministrazione. *Purezza radiochimica*: TLC su carta (Produttore) fase stazionaria: carta Wathmann 1 fase mobile: metiletilchetone Rf ^{99m}Tc-DMSA: 0 Rf $^{99m}TcO_4^-$: 1 Criterio di accettazione per il rilascio: PUREZZA RADIOCHIMICA ≥98%

Principio attivo	^{99m}Tc-Macroaggregati di albumina
Specialità medicinale	Macrotec.
Produttore	GE Healthcare.
Forma farmaceutica	KIT radiofarmaceutico.
Indicazioni d'uso	Scintigrafia per studio della perfusione polmonare, fleboscintigrafia.
Conservazione	Conservare a 2-8°C.
Preparazione	Introdurre nel flacone da 4 a 10 mL di soluzione di $^{99m}TcO_4^-$ contenenti da 1480-3700 MBq (40-100 mCi) di attività. Lasciare riposare per 5 minuti a temperatura ambiente. Agitare prima dell'uso.
Validità	Somministrare entro 6 ore dalla marcatura. Conservare a 15-25°C.
Controllo di qualità	*Assenza di particolato*: verificare l'assenza di particelle estranee nel flacone prima della somministrazione. *Purezza radiochimica*: Saggio della Radioattività non filtrabile (Ph.Eu.). Utilizzare un filtro a membrana di policarbonato, di diametro compreso tra 13 e 25 mm, di 10 µm di spessore e con pori circolari di 3 µm di diametro. Inserire la membrana in un idoneo adattatore. Depositare 0,2 mL della preparazione iniettabile sulla membrana e filtrare, aggiungendo 20 mL di una soluzione (0,9% g/L) di cloruro di sodio.

	La radioattività depositata sulla membrana rappresenta non meno del 90% della radioattività totale della preparazione iniettabile. In alternativa: ITLC (produttore) fase stazionaria: ITLC-SG fase mobile: metanolo/acqua (85/15) Rf ^{99m}Tc-MAA: 0 Rf $^{99m}TcO_4^-$: 1 Criterio di accettazione per il rilascio: PUREZZA RADIOCHIMICA ≥90% *Dimensioni delle particelle*: (Ph.Eu.) Esaminare al microscopio. Diluire la preparazione iniettabile, se necessario, in modo che il numero di particelle sia sufficientemente basso per poter distinguere ogni singola particella. Utilizzando una siringa depositare un volume appropriato in una idonea camera di conteggio, come un emocitometro, facendo attenzione a non riempire la camera. Lasciare a decantare la sospensione per 1 minuto e sovrapporre con cautela un vetrino coprioggetti senza comprimere il campione. Esaminare un'area corrispondente ad almeno 5000 particelle. Non più di 10 particelle devono avere una dimensione superiore a 100 µm. Non deve essere presente alcuna particella con dimensione superiore a 150 µm.
Note	La cromatografia ITLC deve essere eseguita a 5 minuti dalla marcatura.

Principio attivo	**^{99m}Tc-Albumina nanocolloidale**
Specialità medicinale	Nanocoll.
Produttore	GE Healthcare.
Forma farmaceutica	Kit radiofarmaceutico.
Indicazioni d'uso	Somministrazione endovenosa: visualizzazione del midollo osseo (non per lo studio dell'attività emopoietica del midollo osseo); visualizzazione di processi infiammatori in aree diverse da quelle addominali. Somministrazione sottocutanea: visualizzazione delle vie linfatiche, per verificare l'integrità del sistema linfonodale e differenziare fra ostruzioni linfatiche e venose.
Conservazione	Conservare a 2-8°C.
Preparazione	Aggiungere da 1 a 5 mL di soluzione di $^{99m}TcO_4^-$ contenente da 185-5550 MBq (5-150 mCi) di attività, al flacone contenente il nanocolloide; agitare lentamente per evitare la formazione di schiuma. Lasciare riposare per 20 secondi.
Validità	Somministrare entro 6 ore dalla marcatura. Conservare a 15-25°C.

Controllo di qualità	*Assenza di particolato*: verificare l'assenza di particelle estranee nel flacone prima della somministrazione. *Purezza radiochimica*: metodo ITLC (FU) fase stazionaria: ITLC-SG fase mobile: metiletilchetone Rf ^{99m}Tc albumina nanocolloide: 0 Rf $^{99m}TcO_4^-$: 1 In alternativa: fase stazionaria: carta Whatman n. 1 fase mobile: metanolo/acqua (85/15) Rf ^{99m}Tc albumina nanocolloide: 0 Rf $^{99m}TcO_4^-$: 0,8 Criterio di accettazione per il rilascio: PUREZZA RADIOCHIMICA ≥95%

Principio attivo	**^{99m}Tc-Fitato**
Specialità medicinale	PHITACIS®.
Produttore	CIS bio international.
Forma farmaceutica	Kit radiofarmaceutico.
Indicazioni d'uso	Scintigrafia epatica.
Conservazione	Conservare a 2-8°C.
Preparazione	Aggiungere in modo asettico la quantità necessaria di sodio pertecnetato ^{99m}Tc contenuto in un volume massimo di 10 mL (attività massima 9,25 GBq); agitare per circa 2 minuti.
Validità	Conservare a 2-8°C; somministrare entro 6 ore dalla marcatura.
Controllo di qualità	*Assenza di particolato*: verificare l'assenza di particelle estranee nel flacone prima della somministrazione. *Purezza radiochimica*: TLC su carta (Produttore) fase stazionaria: carta Wathmann n. 1 fase mobile: metanolo/acqua (80/20) Rf ^{99m}Tc fitato: 0 Rf $^{99m}TcO_4^-$: 0,6 Criterio di accettazione per il rilascio: PUREZZA RADIOCHIMICA ≥95%

Principio attivo	**^{99m}Tc HM-PAO (Esametazima)**
Specialità medicinale	Ceretec.
Produttore	GE Healthcare.
Forma Farmaceutica	Kit radiofarmaceutico.
Indicazioni d'uso	Scintigrafia cerebrale per la diagnosi di alterazioni di flusso ematico in seguito a ictus, epilessia, malattia di Alzheimer, emicrania, e neoplasie cerebrali. Impiegato anche per la marcatura *in vitro* dei leucociti.
Conservazione	Conservare a 2-25°C.

Preparazione

Usando una siringa da 10 mL, iniettare 5 mL di soluzione di $^{99m}TcO_4^-$ (da 0,37 a 1,11GBq, diluendo eventualmente con fisiologica per raggiungere la concentrazione di attività desiderata) nel flacone contenente il liofilizzato. Utilizzare soluzioni di $^{99m}TcO_4^-$ eluite non più di 2 ore prima della preparazione, da un generatore che sia stato eluito almeno 1 volta nelle 24 ore precedenti.

Agitare per 10 secondi assicurandosi che tutto il liofilo sia disciolto.

Validità

Somministrare entro 30 minuti dalla marcatura. Conservare a 15-25°C.

Controllo di qualità

Assenza di particolato: verificare l'assenza di particelle estranee nel flacone prima della somministrazione.

Purezza radiochimica: metodo ITLC-DL.

Nel preparato iniettabile di esametazima possono essere presenti 3 potenziali impurezze radiochimiche:

- un complesso secondario di ^{99m}Tc-Esametazima;
- pertecnetato libero;
- ^{99m}Tc idrolizzato-ridotto.

Per una definizione completa della composizione radiochimica del composto iniettabile, è necessaria la combinazione di 2 sistemi cromatografici.

Occorre quindi procedere a una doppia cromatografia, con una diversa fase mobile. Dopo di ché le strisce saranno tagliate a metà e sarà misurata la radioattività relativa. Chiamiamo A e B le parti della prima striscia ITLC, C e D quelle della seconda. Alla fine, applicando la formula sotto riportata, si calcolerà la purezza radiochimica, cioè la radioattività del radiofarmaco escluse le tre impurezze, rispetto alla radioattività totale.

ITLC n. 1

fase stazionaria: ITLC-SG

fase mobile: metiletilchetone

Rf compl. sec. di ^{99m}Tc-Esametazima, Rf $^{99m}TcO_2$: 0 = A

Rf ^{99m}Tc-Esametazima, Rf $^{99m}TcO_4^-$: 1 = B

ITLC n. 2

fase stazionaria: ITLC-SG

fase mobile: soluzione fisiologica

Rf ^{99m}Tc-Esametazima, Rf compl. sec. ^{99m}Tc-Esametazima, Rf $^{99m}Tc\ O_2$: 0 = D

Rf $^{99m}TcO_4^-$: 1 = C

Formula:

$$\text{Purezza \%} = 100 - \left(\frac{A}{A+B} \times 100\right) - \left(\frac{D}{C+D} \times 100\right)$$

Criterio di accettazione per il rilascio:

PURIEZZA RADIOCHIMICA ≥80%

Principio attivo	^{99m}Tc-Bicisato
Specialità medicinale	Neurolite.
Produttore	Bristol-Myers Squibb.
Forma farmaceutica	KIT radiofarmaceutico.
Indicazioni d'uso	Scintigrafia per lo studio della perfusione cerebrale.
Conservazione	Conservare al di sotto dei 25°C.
Preparazione	Aggiungere al flacone B circa 100 mCi di soluzione di ^{99m}Tc-pertecnetato in circa 2 mL. Aggiungere 3 mL di soluzione fisiologica nel flacone A e far disciogliere il liofilo. Entro 30 secondi dalla soluzione del liofilo prelevare in modo asettico 1 mL dal flacone A e trasferirlo nel flacone B. Agitare e lasciare reagire a temperatura ambiente per 30 minuti.
Validità	Somministrare entro 8 ore dalla marcatura. Conservare al di sotto dei 25°C.
Controllo di qualità	*Assenza di particolato*: verificare l'assenza di particelle estranee nel flacone prima della somministrazione. *Purezza radiochimica*: metodo TLC gel di silice (produttore) fase stazionaria: TLC gel di silice (ad esempio, Beker-Flex silica gel). fase mobile: etilacetato Chiudere il contenitore e lasciare equilibrare l'etilacetato per 15 minuti. Rf $^{99m}TcO_4^-$ colloide, Rf ^{99m}Tc-EDTA: 0 Rf ^{99m}Tc-bicisato: 1 Criterio di accettazione per il rilascio: PUREZZA RADIOCHIMICA ≥90%

Principio attivo	^{99m}Tc-Sestamibi
Specialità medicinale	Cardiolite.
Produttore	Bristol-Myers Squibb (e altri).
Forma farmaceutica	KIT radiofarmaceutico.
Indicazioni d'uso	Scintigrafie per diagnosi di patologie cardiache, di tumore mammario e di iperparatiroidismo.
Conservazione	Conservare a 15-25°C.
Preparazione	Iniettare nel flacone da 1 a 3 mL di soluzione di sodio ^{99m}Tc-pertecnetato contenente fino a 300 mCi. Agitare il flacone per qualche secondo. Porre il recipiente in un bagno contenente acqua in ebollizione, per 10 minuti. Lasciare raffreddare per 15 minuti a temperatura ambiente
Validità	Somministrare entro 10 ore dalla marcatura. Conservare a temperatura tra 15 e 25°C.

Controllo di qualità	*Assenza di particolato*: verificare l'assenza di particelle estranee nel flacone prima della somministrazione. *Purezza radiochimica*: metodo TLC ossido di alluminio (produttore). fase stazionaria: TLC ossido di alluminio (ad esempio, Beker-Flex) fase mobile: etanolo 95° Chiudere il contenitore e lasciare equilibrare l'etanolo per 10 minuti. Depositare una goccia di etanolo sulla striscia a 1,5 cm dalla base e, senza fare asciugare, depositare una goccia di preparato sulla goccia di etanolo. Rf $^{99m}TcO4^-$: 0 Rf ^{99m}Tc-Sestamibi: 1 Criterio di accettazione per il rilascio: PUREZZA RADIOCHIMICA ≥94%

Principio attivo	**^{99m}Tc-Tetrofosmina**
Specialità medicinale	Myoview.
Produttore	GE Healthcare.
Forma farmaceutica	KIT radiofarmaceutico.
Indicazioni d'uso	Studio della perfusione miocardica nei casi di infarto o ischemia. Diagnosi e localizzazione delle lesioni sospette della mammella.
Conservazione	Conservare a 2-8°C al riparo dalla luce.
Preparazione	Utilizzando una siringa da 10 mL aggiungere al flacone contenente il liofilo una soluzione di ^{99m}Tc-pertecnetato contenente da 4 a 8 mL e fino a un massimo di 1,5 GBq/mL di attività, diluendo se necessario con soluzione fisiologica. Agitare in maniera tale da avere una completa dissoluzione. Lasciare a riposo a temperatura ambiente per 15 minuti.
Validità	Conservare a 2-8°C; somministrare entro 12 ore dalla marcatura.
Controllo di qualità	*Assenza di particolato*: verificare l'assenza di particelle estranee nel flacone prima della somministrazione. *Purezza radiochimica:* metodo: ITLC (Produttore). fase stazionaria: ITLC-SG fase mobile: acetone e diclorometano (35:65 v/v) Rf $^{99m}TcO_2$: 0 Rf ^{99m}Tc-tetrofosmina: 0,5 Rf $^{99m}TcO_4^-$: 1 Criterio di accettazione per il rilascio: PUREZZA RADIOCHIMICA ≥90%
Note	Poiché il radiofarmaco si distribuisce sulla striscia ITLC circa a metà tra il punto di deposito e il fronte del solvente, sarebbe utile segnare a circa 3 cm con un lapis la riga del pun-

to di deposito e a 15 cm con una penna biro il riferimento per il fronte che il solvente deve raggiungere. Inoltre, segnare a 6 e a 9 cm un riferimento con il lapis in modo che, successivamente alla corsa cromatografica, sia possibile dividere la lastrina in 3 parti, per calcolare la percentuale di radioattività di ciascuna parte. La parte centrale (cioè quella compresa da 6 a 9 cm) deve contenere almeno il 90% della attività totale, come sopra indicato.

Principio attivo	**^{99m}Tc-Mebrofonina**
Specialità medicinale	Bridatec.
Produttore	GE Healthcare.
Forma farmaceutica	KIT radiofarmaceutico.
Indicazioni d'uso	Diagnostica per immagini epato-biliare. Studio della funzione epatobiliare.
Conservazione	Conservare a 2-8°C.
Preparazione	Introdurre da 1 a 8 mL di sodio ^{99m}Tc-pertecnetato (37-1480 MBq) nel flacone contenente il liofilo. Agitare per favorire la soluzione del liofilizzato e far riposare per circa 15 minuti a temperatura ambiente.
Validità	Conservare a temperatura non superiore a 25°C; somministrare entro 6 ore dalla marcatura.
Controllo di qualità	*Assenza di particolato*: verificare l'assenza di particelle estranee nel flacone prima della somministrazione. *Purezza radiochimica:* metodo: TLC (Produttore). fase stazionaria: TLC su carta Whatman n. 1 fase mobile: metiletilchetone Rf $^{99m}TcO_2$: 0 Rf ^{99m}Tc-mebrofenina: 0,5 Rf $^{99m}TcO_4^-$: 1 Criterio di accettazione per il rilascio: PUREZZA RADIOCHIMICA ≥95%
Note	Poiché il radiofarmaco si distribuisce sulla striscia di carta Whatman n. 1 circa a metà tra il punto di deposito e il fronte del solvente, sarebbe utile segnare a circa 3 cm con un lapis la riga del punto di deposito e a 15 cm con una penna biro il riferimento per il fronte che il solvente deve raggiungere. Inoltre, segnare a 6 e a 9 cm un riferimento con il lapis in modo che successivamente alla corsa cromatografica sia possibile dividere la lastrina in 3 parti, per calcolare la percentuale di radioattività di ciascuna parte. Come sopra indicato, la parte centrale, cioè quella compresa da 6 a 9 cm, deve contenere almeno il 95% dell'attività totale.

Principio attivo	^{99m}Tc-Depreotide
Specialità medicinale	NEOSPECT™ .
Produttore	CIS bio International.
Forma farmaceutica	Kit radiofarmaceutico.
Indicazioni d'uso	Esame scintigrafico in caso di sospetti tumori maligni polmonari.
Conservazione	Conservare a temperatura non superiore a –10°C.
Preparazione	Scaldare il flaconcino a 15-30°C in un bagno di acqua calda o per mezzo di un blocco termostatico da laboratorio. Introdurre fino a un massimo di 1,8 GBq di soluzione di sodio ^{99m}Tc-pertecnetato (diluito adeguatamente con soluzione fisiologica). Per evitare una sovrappressione nel flacone, aspirare con la siringa un volume di gas equivalente a quello introdotto. Agitare delicatamente per 10 secondi. Scaldare nuovamente il flaconcino a 15-30°C per 10 minuti. Quindi lasciare raffreddare a temperatura ambiente per circa 15 minuti.
Validità	Somministrare entro 5 ore dalla marcatura. Conservare a 25°C.
Controllo di qualità	*Assenza di particolato*: verificare l'assenza di particelle estranee nel flacone prima della somministrazione. *Purezza radiochimica*: Nel preparato iniettabile di ^{99m}Tc-Depreotide possono essere presenti potenziali impurezze radiochimiche: – un complesso di ^{99m}Tc-glucoeptonato; – un complesso di ^{99m}Tc-edetato: – pertecnetato libero; – ^{99m}Tc non mobile. Per una definizione completa della composizione radiochimica del composto iniettabile, è necessaria la combinazione di 2 sistemi cromatografici. Occorre quindi procedere a una doppia cromatografia, con una diversa fase mobile. Dopo di ché, le strisce saranno tagliate a metà e sarà misurata la radioattività relativa. Chiamiamo A e B le parti della prima striscia ITLC, C e D quelle della seconda. Alla fine, applicando la formula sotto riportata, si calcolerà la purezza radiochimica, cioè la radioattività del radiofarmaco escluse le quattro impurezze, rispetto alla radioattività totale. Per il saggio è necessario preparare le seguenti fasi mobili: – *preparazione della soluzione satura di NaCl (SSSC)*: aggiungere 50 g di NaCl a 100 mL di H_2O distillata e agitare. Dopo 10 minuti verificare la presenza di un residuo solido di NaCl, altrimenti aggiungerne una aliquota; – *preparazione della soluzione 1:1 Metanolo/Ammonio Acetato (MAM)*:

aggiungere 3,9 g di ammonio acetato a 50 mL di acqua distillata. Dopo solubilizzazione aggiungere 50 mL di metanolo. La soluzione di ammonio acetato ha validità di 1 mese, mentre è necessario aggiungere il metanolo ogni volta, appena prima di effettuare il test.

ITLC n. 1

fase stazionaria: ITLC-SG

fase mobile: soluzione satura di NaCl (SSSC)

Rf ^{99m}Tc-glucoeptonato, Rf ^{99m}Tc-edetato, Rf $^{99m}TcO_4^-$,: 1 = A

Rf ^{99m}Tc-Depreotide, Rf ^{99m}Tc non-mobile: 0 = B

ITLC n. 2

fase stazionaria: ITLC-SG

fase mobile: 1:1 Metanolo/1M Ammonio Acetato (MAM)

Rf ^{99m}Tc-Depreotide, Rf ^{99m}Tc-glucoeptonato, Rf ^{99m}Tc-edetato, Rf $^{99m}TcO_4^-$,: 1 = D

Rf ^{99m}Tc non-mobile: 0 = C

Formula:

$$\text{Purezza } \% = 100 - \left(\frac{A}{A+B} \times 100\right) - \left(\frac{D}{C+D} \times 100\right)$$

Criterio di accettazione per il rilascio:

PUREZZA RADIOCHIMICA ≥90%

Principio attivo	**^{99m}Tc-Arcitumomab**
Specialità medicinale	CEA SCAN®.
Produttore	Tyco Healthcare.
Forma farmaceutica	Kit radiofarmaceutico.
Indicazioni d'uso	Scintigrafia per determinare la presenza di tumori che hanno origine dal colon o dal retto.
Conservazione	Conservare a 2-8°C.
Preparazione	Aggiungere in modo asettico al materiale liofilizzato 925-1110 MBq di sodio ^{99m}Tc-pertecnetato. Agitare il flacone per circa 30 secondi, quindi attendere 5 minuti. Aggiungere 1 mL di soluzione fisiologica per facilitare il prelievo del radiofarmaco dal flacone.
Validità	Conservare a 15-25°C; somministrare entro 4 ore dalla marcatura.
Controllo di qualità	*Assenza di particolato*: verificare l'assenza di particelle estranee nel flacone prima della somministrazione. *Purezza radiochimica:* ITLC (Produttore). fase stazionaria: ITLC-SG fase mobile: acetone Rf ^{99m}Tc-Arcitumomab: 0 Rf $^{99m}TcO_4^-$: 1 Criterio di accettazione per il rilascio: PUREZZA RADIOCHIMICA ≥90%

Principio attivo	^{131}I-Cloruro
Specialità medicinale	^{131}I-Cloruro Iniettabile IBS.2P.
Produttore	GE Healthcare.
Forma farmaceutica	Soluzione iniettabile di ^{131}I-cloruro 74 MBq/mL.
Indicazioni d'uso	Ricerca di metastasi tiroidee (dopo ablazione) e terapia radioiodica.
Conservazione	Conservare a temperatura non superiore a 25°C. Non congelare.
Preparazione	Prelevare in modo asettico la quantità necessaria di ^{131}I-cloruro.
Validità	31 giorni dalla data di riferimento indicata su etichetta.
Caratteristiche	Purezza radionuclidica: ^{131}I 99,9 % (alla data di riferimento). Purezza radiochimica: 98% (alla data di riferimento). pH: 7-10 Emivita fisica: 8,04 giorni

Principio attivo	^{123}I-Cloruro
Specialità medicinale	^{123}I-Cloruro Iniettabile CYI1.
Produttore	GE Healthcare.
Forma farmaceutica	Soluzione iniettabile di ^{123}I-cloruro 18,5-185 MBq/mL (0,5-5 mCi/mL) alla data e all'ora di riferimento.
Indicazioni d'uso	Studi della funzionalità e morfologia tiroidea. Studi della captazione tiroidea.
Conservazione	Conservare a temperatura non superiore a 25°C. Dopo il prelievo della prima dose, conservare a una temperatura compresa tra 2-8°C e utilizzare entro 24 ore.
Preparazione	Prelevare in modo asettico la quantità necessaria di ^{123}I-cloruro.
Validità	36 ore dalla data di riferimento indicata su etichetta.
Caratteristiche	Attività specifica: *carrier free*. Purezza radionuclidica: ^{123}I 99,9% (alla data di riferimento). Purezza radiochimica: 99% (alla data di riferimento). pH: 7-10 Emivita fisica: 13,2 ore

Principio attivo	^{131}I-Iodiometilnorcolesterolo
Specialità medicinale	NORCHOL-131.
Produttore	CIS bio international.
Forma farmaceutica	Soluzione iniettabile da 37 a 74 MBq per flacone.
Indicazioni d'uso	1. Indagine funzionale delle ghiandole surrenali. In generale, prima di eseguire una scintigrafia, le caratteristiche morfologiche delle ghiandole surrenali (situazione, dimensioni) sono valutate mediante TC ed ecografia. Analogamente, la diagnosi di disfunzione surrenale (ipercorticismo, iperaldosteronismo o iperandrogenismo) è stabilita alla luce dei risultati dei dosaggi ormonali. La scintigrafia consente di precisare la localizzazione del tessuto iperfunzionante (iperplasia diffusa o adenoma).

2. Diagnosi differenziale fra interessamento metastatico delle ghiandole surrenali (zona "fredda") e iperplasia benigna delle surrenali nei malati di cancro.
3. Localizzazione delle strutture funzionali residue nell'ambito di ipercorticismo in seguito a surrenalectomia o rilevazione di un tessuto endocrino ectopica.
4. Screening e follow-up di tumori delle ghiandole surrenali in assenza di disfunzione ormonale.

Conservazione	Conservare in congelatore a –20°C.
Preparazione	Il flaconcino deve essere conservato nel suo contenitore in piombo. Il flaconcino non deve mai essere aperto. Dopo aver disinfettato il tappo, la soluzione deve essere prelevata in modo asettico attraverso il tappo mediante una siringa e un ago sterili monouso. Il prodotto deve essere consegnato congelato in una confezione refrigerata contenente ghiaccio secco. Al momento del ricevimento, il prodotto deve essere conservato a una temperatura di -20° C. Il prodotto che risultasse scongelato al momento del ricevimento, non deve essere utilizzato né ricongelato.
Validità	14 giorni dopo la data di produzione. Dopo il primo prelievo, il prodotto deve essere conservato a una temperatura compresa fra 2-8° C per un massimo di 8 ore.
Caratteristiche	La soluzione iniettabile di ^{131}I-iodometilnorcolesterolo è sterile, con pH compreso fra 3,5 e 7,0. La concentrazione di radioattività è compresa fra 7,5 e 15 MBq/mL alla data di riferimento riportata sull'etichetta (data della calibrazione). La purezza radiochimica è pari almeno al 95%. La radioattività del ^{131}I sotto forma di ioduro non supera l'1%.

Principio attivo	**Cloruro di tallio (^{201}Tl)**
Specialità medicinale	TL-201-S-1.
Produttore	CIS bio International.
Forma farmaceutica	Soluzione iniettabile di tallio cloruro (^{201}Tl): 37 MBq/mL.
Indicazioni d'uso	Scintigrafia miocardica per la valutazione della perfusione coronarica e della vitalità cellulare nei casi di cardiopatia ischemica, cardiomiopatia, miocardite, contusione del miocardio o lesione cardiaca secondaria. Scintigrafia muscolare scheletrica per la valutazione dei problemi di perfusione nei casi di arteriopatia degli arti. Scintigrafia delle paratiroidi. Visualizzazione dei tumori che fissano il tallio in vari organi, in particolare i tumori cerebrali, i carcinomi della tiroide e le loro metastasi.

Conservazione	Conservare nella confezione originale a temperatura inferiore a 25°C. Dopo il primo prelievo, conservare in frigorifero (2-8°C).
Preparazione	Il flaconcino deve essere conservato nel suo contenitore di piombo e non deve mai essere aperto. Dopo aver disinfettato il tappo, la soluzione deve essere prelevata in modo asettico attraverso il tappo mediante una siringa e un ago sterili monouso. Dopo il primo prelievo, la soluzione iniettabile di cloruro di tallio (^{201}Tl) residua deve essere conservata tra 2 e 8°C e deve essere utilizzata entro 24 ore.
Validità	14 giorni a partire dalla data di produzione. In caso di più prelievi, si raccomanda di limitare l'utilizzo di uno stesso flaconcino nell'arco di una sola giornata.
Caratteristiche	Il Tallio-201 decade a Mercurio-201 mediante captazione elettronica con un'emivita di 3,0408 ± 0,04 giorni. Di seguito sono riportate le radiazioni caratteristiche del ^{201}Tl:

Tipo di Radiazione	Energia (keV)
X	69
	83
γ	135
	166
	167

Principio attivo	**^{67}Ga-Citrato**
Specialità medicinale	^{67}GA-MM-1.
Produttore	CIS bio International.
Forma farmaceutica	Soluzione iniettabile di ^{67}Ga-Citrato 74 MBq/mL.
Indicazioni d'uso	Diagnostica per immagini e/o agente localizzatore non specifico dei tumori. Localizzazione di lesioni infiammatorie.
Conservazione	Conservare a temperatura non superiore ai 25°C. Conservare nella confezione originale. Dopo il primo prelievo, conservare in frigorifero (2-8°C).
Preparazione	Prima dell'uso, controllare l'integrità della confezione, il pH, la radioattività e lo spettro gamma. La soluzione iniettabile di ^{67}Ga-Citrato è sterile con pH compreso fra 5 e 8, una purezza radiochimica almeno pari al 95% e una concentrazione di radioattività pari a 74 MBq/mL alla data di riferimento riportata sull'etichetta (data di calibrazione). Il flaconcino non deve mai essere aperto e deve essere tenuto nella sua protezione di piombo. Dopo aver disinfettato il tappo, mediante una siringa e un ago monouso sterilizzati, prelevare il prodotto in modo asettico attraverso il tappo stesso.

	Se necessario, la preparazione di ^{67}Ga-Citrato può essere diluita fino a dieci volte con soluzione fisiologica iniettabile
Validità	14 giorni a partire dalla data di produzione. In caso di più prelievi, si raccomanda di limitare l'utilizzo di uno stesso flaconcino nell'arco di una sola giornata.
Caratteristiche	Il ^{67}Ga (numero atomico 31; peso atomico 67) ha un'emivita fisica di 3,26 giorni (78,29 ore) e decade a zinco stabile (^{67}Zn) mediante cattura di elettroni con emissione di energia gamma di 93 keV (38%), 185 keV (21%) e 300 keV (16,8%). Dal ^{66}Ga non deriva più dello 0,2% della radioattività totale.

Principio attivo	**^{99m}Tc-Sulesomab**
Specialità medicinale	LEUKOSCAN®.
Produttore	Immunomedics GmbH.
Forma farmaceutica	Kit radiofarmaceutico.
Indicazioni d'uso	Scintigrafia per determinare la presenza di infezioni nelle ossa lunghe.
Conservazione	Conservare a 2-8°C.
Preparazione	Aggiungere in modo asettico al materiale liofilizzato con una siringa sterile monouso 0,5 mL di soluzione fisiologica, agitare delicatamente il contenuto del flaconcino per 30 secondi e assicurarsi che il liofilo si dissolva. Eseguire quindi la radiomarcatura aggiungendo 1 mL di sodio pertecnetato ^{99m}Tc con un'attività compresa tra 750 e 1100 MBq. Incubare per 10 minuti.
Validità	Conservare a 15-25°C; somministrare entro 4 ore dalla marcatura.
Controllo di qualità	*Assenza di particolato*: verificare l'assenza di particelle estranee nel flacone prima della somministrazione. *Purezza radiochimica*: ITLC (Produttore). fase stazionaria: ITLC–SG fase mobile: acetone Rf ^{99m}Tc-Sulesomab: 0 Rf $^{99m}TcO_4^-$: 1 Criterio di accettazione per il rilascio: PUREZZA RADIOCHIMICA ≥90%

Letture consigliate

Guidelines on current good Radiopharmacy Practice (cGRPP) in the preparation of radiopharmaceuticals. https://www.eanm.org/scientific_info/guidelines/gl_radioph_cgrpp.pdf. (Ultimo accesso marzo 2010)

Norme di buona preparazione dei radiofarmaci per medicina nucleare. Farmacopea Ufficiale Italiana. Ed. XI Suppl. 1 (D.M. 30 marzo 2005)

Use of radiopharmaceuticals 4.0. http://interactive.snm.org/docs/JNMT354p272.pdf. (Ultimo accesso marzo 2010)

La radiofarmacia PET

7

P.A. Salvadori, L. Menichetti, D. Petroni

Indice dei contenuti

7.1 I radionuclidi

Il rapporto tra numero di neutroni (N) e numero di protoni (Z) determina la stabilità di un nuclide: per gli elementi leggeri la condizione di stabilità è in generale raggiunta quando il numero di neutroni è uguale o appena superiore a quello dei protoni (N = Z o N = Z+1). I nuclidi che hanno un numero di neutroni inferiore rispetto a quello di protoni (N/Z <1) non sono stabili, e pertanto sono soggetti a una trasmutazione nucleare spontanea (decadimento radioattivo) che permette loro di raggiungere un nuovo rapporto N/Z tale da soddisfare le condizioni di stabilità. Nel caso dei nuclidi con difetto di neutroni, questa stabilità è raggiunta attraverso l'emissione di un positrone (β^+), particella caratterizzata da carica +1 e massa pari a quella dell'elettrone, pertanto definibile come un anti-elettrone (${}_{+1}^{0}e$)[1]. L'emissione di un positrone comporta contestualmente la

[1] Esiste anche un altro meccanismo tipico di nuclei con basso rapporto N/Z, in virtù del quale un nucleo assorbe un elettrone da un orbitale interno; questo meccanismo, che contribuisce anch'esso alla formazione di un nucleo = Z-1 rispetto all'elemento di partenza, è noto come cattura elettronica (EC). Al crescere del numero atomico, il decadimento per cattura elettronica compete con quello per emissione di positroni e, a massa atomica elevata, generalmente tende a prevalere su quest'ultimo.

trasmutazione del nucleo in un altro elemento, caratterizzato da massa atomica uguale ma numero atomico diminuito di una unità (Z-1).

L'esistenza del positrone, postulata da Paul Dirac, fu definitivamente dimostrata da Carl D. Anderson nel 1932 studiando il prodotto di interazione tra raggi gamma e materia. La scoperta del positrone coincide cronologicamente con un'altra scoperta, che risulterà poi fondamentale molti anni dopo nello sviluppo della Tomografia a Emissione di Positroni (PET); si tratta della possibilità di produrre artificialmente dei radionuclidi, molti di loro non altrimenti reperibili in natura, mediante acceleratori di particelle elementari (costituite da nuclei di elementi leggeri quali gli isotopi dell'idrogeno e dell'elio). In quegli anni Ernest Lawrence realizzò infatti a Berkeley la prima macchina acceleratrice di particelle (che chiamò *ciclotrone*) in grado di accelerare protoni (H^+) fino a energie di 80 keV. Lo studio dell'interazione tra queste particelle accelerate e la materia e delle trasformazioni nucleari, denominate reazioni nucleari, indotte da alcune di tali interazioni (Fig. 7.1) ha posto le basi della moderna chimica nucleare e ha consentito lo sviluppo di acceleratori dedicati specificatamente alla produzione di radionuclidi artificiali per applicazioni industriali e biomediche.

Risalgono agli anni Trenta anche i primi studi sull'impiego di radionuclidi come traccianti per studi in ambito biologico-metabolico, grazie all'intuizione delle potenzialità di una metodica capace di coniugare un'altissima sensibilità di misura con la possibilità di essere impiegata anche oltre la barriera fisica costituita dal corpo vivente. Proprio un emettitore di positroni, il Carbonio-11, fu tra i primi radionuclidi artificiali a essere prodotti con il ciclotrone. Immediatamente si percepirono le sua grande potenzialità di impiego come tracciante biologico, in quanto isotopo radioattivo dell'elemento base di quasi tutte le molecole biologicamente rilevanti. Tuttavia, sia il carbonio che altri radionuclidi emettitori di positroni, quali ad esempio il Fluoro-18, restarono ancora per lungo tempo confinati nell'ambito degli studi di fisica nucleare; per l'avvio delle prime applicazioni in campo biomedico era infatti necessario sviluppare prima idonee tecniche e tecnologie di rivelazione.

Nella metà degli anni Cinquanta alcune ricerche di fisica delle alte energie, condotte soprattutto da Khul ed Edwards all'Università della Pennsylvania, portarono allo svi-

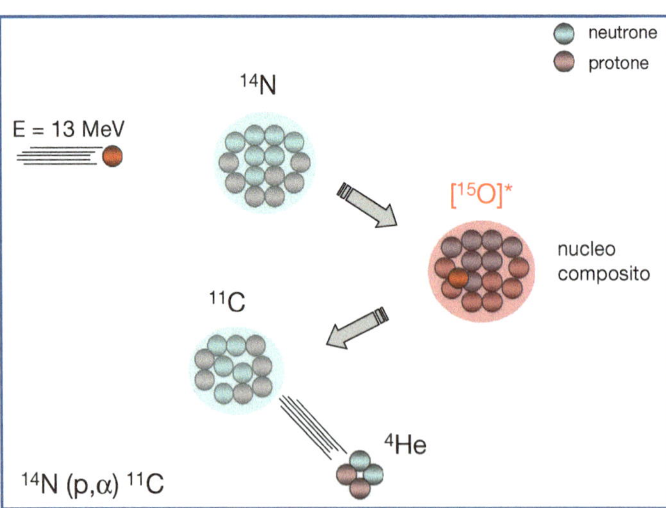

Fig. 7.1 Rappresentazione schematica delle fasi principali della reazione nucleare $^{14}N(p,\alpha)^{11}C$

luppo della tecnica di rivelazione in coincidenza dei fotoni da 511 keV originati dalla reazione di annichilazione positrone-elettrone conseguente all'interazione tra positrone e materia; furono così poste le basi su cui si sarebbero poi sviluppati i primi prototipi di apparecchiature PET. È tuttavia solo alla fine degli anni Settanta che le applicazioni sviluppate in alcuni Centri (University of Pennsylvania a Philadelphia, National Laboratory a Brookhaven, Washington University a St. Louis, Hammersmith Hospital a Londra, e Hôpital Frédéric Joliot a Orsay) determinano la nascita della PET come metodica di immagine e l'avvio dello sviluppo tecnologico che conduce i radionuclidi emettitori di positroni fuori da un contesto di pura ricerca verso un ambito applicativo clinico.

Da quel momento in poi, l'attenzione dei ricercatori PET rapidamente si focalizza su una ristretta famiglia di radionuclidi emettitori di positroni, caratterizzati dalla possibilità di essere prodotti con ciclotroni di bassa energia e che, almeno in linea di principio, potevanono essere utilizzati nella sintesi di un ampio spettro di molecole organiche biologicamente attive: Carbonio-11, Ossigeno-15, Azoto-13 e Fluoro-18.

Questo settore si è dimostrato fortemente innovativo sia dal punto di vista tecnologico che della ricerca di base e applicata. In particolare, sono stati compiuti progressi formidabili nello sviluppo (in termini di risoluzione spaziale, efficienza e sensibilità) della tecnologia PET, riuscendo così a incrementarne la capacità di rivelazione *in vivo*, ma anche e soprattutto a consolidare la radiochimica dei radionuclidi a breve emivita e rendere possibile l'impiego pratico di traccianti (radiofarmaci) contenenti gli emettitori di positroni ^{11}C, ^{13}N e ^{18}F. Il vantaggio applicativo risulta enorme, soprattutto se si confronta quanto sino ad allora possibile con i radioisotopi dello iodio (largamente impiegati nella marcatura di substrati soprattutto proteici a peso molecolare elevato)[2] e con il Tecnezio-99m (di cui allora ben poco si conosceva in termini di chimismo e comportamento biologico).

Da un punto di vista radiochimico e radiofarmaceutico è stato fondamentale sviluppare metodiche di sintesi e procedure di purificazione capaci di mantenere minima la diluizione isotopica (ad esempio, la presenza dell'elemento nativo ^{12}C nel ^{11}C incorporato nel prodotto finale) e ottenere così dei prodotti molto vicini alle caratteristiche del tracciante ideale, in cui la quantità, in termini ponderali, di prodotto somministrato risulta minima (elevata radioattività specifica) ed è conseguentemente ridotta (se non del tutto eliminata) la possibile tossicità del composto marcato e l'eventualità di un effetto farmacodinamico nel soggetto studiato.

La caratteristica della breve e talora brevissima emivita di questi emettitori di positroni (nell'ordine dei minuti) ha rappresentato e tuttora rappresenta un aspetto chiave da un punto di vista tecnologico e metodologico. Infatti, se da un lato impone tempi di sintesi brevi e procedure ottimizzate di preparazione, il rapido decadimento fisico implica altresì una riduzione del carico radiodosimetrico al paziente studiato, l'assenza sostanziale di rifiuti radioattivi, e la possibilità di applicare protocolli clinici che prevedano somministrazioni ripetute (test/re-test).

La Tabella 7.1 riassume le caratteristiche chimiche e fisiche dei radionuclidi che per lungo tempo sono stati chiamati "fisiologici". I valori di emivita dei radionuclidi della

[2] L'impatto derivante dall'introduzione di un elemento a elevato peso atomico veniva mitigato o annullato proprio dalla dimensione complessiva della macromolecola; il numero di molecole a basso peso molecolare contenenti radioiodio è molto limitato e spesso soggetto a deiodazione *in vivo* del prodotto.

Tabella 7.1 Caratteristiche chimiche e fisiche dei radionuclidi "fisiologici"

Radionuclide	Emivita (min)	Decadimento	AS teorica (GBq/mole)	AS reale (GBq/mole)	E_{max} positrone (MeV)	Range in acqua (mm)
Ossigeno-15	2,05	100% β^+	$3{,}4 \times 10^{12}$	N.A.	1,72	8,0
Azoto-13	10,0	100% β^+	$6{,}9 \times 10^{11}$	18-1800	1,19	5,4
Carbonio-11	20,4	99% β^+	$3{,}4 \times 10^{11}$	110-2600	0,96	4,1
Fluoro-18	109,7	97% β^+	$6{,}3 \times 10^{10}$	180-3700	0,64	2,4

N.A., non disponibile; *AS*, attività specifica

Tabella 7.2 Generatori di radionuclidi

Coppie	Padre		Figlio		
	Emivita ore (h)/giorni (gg)	Decadimento	Emivita (min)	Decadimento	E_{max} positrone (MeV)
Stronzio-82/Rubidio-82	25 gg	EC 100%	1,25	β^+ 96 %	3,35
Germanio-68/Gallio-68	288 gg	EC 100%	68,1	β^+ 89%	1,90
Zinco-62/Rame-62	9,13 h	β^+ 18%	9,8	β^+ 98 %	2,93
Xenon-122/Iodio-122	20,1 h	EC 100%	3,6	β^+ 77%	3,12

Tabella 7.1 evidenziano come l'utilizzo di molti di questi al di fuori dai centri di produzione sia del tutto impraticabile; il loro impiego è pertanto limitato ai centri che dispongono di un acceleratore e di laboratori attrezzati per la preparazione dei radiotraccianti. La distribuzione di radiofarmaci marcati con Fluoro-18 a centri periferici è recentemente divenuta possibile ed è ovviamente condizionata dalla diffusione di ciclotroni sul territorio.

La possibilità di utilizzare il radionuclide ^{99m}Tc (anche se caratterizzato da un'emivita di sole 6 ore) in quanto disponibile tramite un generatore costituito da un radionuclide padre a emivita più lunga (^{99}Mo, 60 ore di emivita) ha rivestito un ruolo chiave nello sviluppo delle metodiche medico-nucleari applicabili nella routine clinica. Non sorprende quindi che anche nell'ambito PET, la cui crescita applicativa è legata alla disponibilità dei radionuclidi, si cerchi di replicare questo approccio e si dedichino energie considerevoli alla ricerca di radionuclidi producibili da generatore. Sebbene al momento siano pochi gli esempi di coppie di radionuclidi che possono essere suscettibili di questo tipo di approccio, alcuni di loro hanno effettivamente raggiunto un adeguato sviluppo tecnologico e una crescente applicazione pratica nella clinica (Tabella 7.2).

Oltre allo sviluppo di generatori di radionuclidi emettitori di positroni, sono in netta crescita anche attività di ricerca e sviluppo incentrate su radionuclidi di diversi elementi (Tabella 7.3), possibilmente con emivita fisica più lunga rispetto a quelli fisiologici prima ricordati. La giustificazione pratica oltre che scientifica è anche quella di consentire una maggiore diffusione sul territorio di nuovi radiofarmaci attraverso una più agevole logistica di distribuzione, in aggiunta alla possibilità di utilizzo in applicazioni biomediche nello studio di processi con cinetiche *in vivo* lunghe e altrimenti incompatibili con i radionuclidi a breve emivita più conosciuti. Tra questi sono particolarmente studiati ^{124}I e ^{64}Cu, per i quali si profilano anche applicazioni con possibili ricadute di tipo terapeutico.

Tabella 7.3 Nuovi radionuclidi

Radionuclide	Emivita	Decadimento β^+	Altre emissioni	AS teorica (GBq/mole)	AS reale (GBq/mole)	E_{max} positrone (MeV)
Rame-64	12,7 h	18% β^+	EC 45% β^- 37%	$9{,}1 \times 10^9$	1420	0,66
Iodio-124	4,2 gg	23% β^+	EC 73%	$1{,}1 \times 10^9$	5-35	1,54/2,14
Bromo-75	96 min	76% β^+	EC 24%	$7{,}2 \times 10^{10}$	N.A.	1,74

N.A., non disponibile; *AS*, attività specifica

7.2 Metodi di produzione dei radionuclidi per PET

La produzione di radionuclidi per PET, fatta eccezione per quelli generati dal decadimento di altri radioelementi, si basa su reazioni nucleari ottenute mediante acceleratori di particelle[3]. Impiegando tali macchine, in maggior parte costituite da ciclotroni, particelle elementari (protoni, deutoni, $^3He^{2+}$ ecc.) dotate di carica elettrica possono essere portate all'energia necessaria per bombardare nuclei di elementi stabili utilizzati come bersaglio, in modo tale che l'impatto induca la trasformazione di tali elementi stabili in nuclei radioattivi. L'energia fornita alle particelle serve sia a superare la barriera repulsiva generata dal campo elettrico nucleare (anch'esso di carica positiva), sia a trasferire al nucleo stesso una quota dell'energia cinetica trasportata, e indirizzare così l'esito della reazione nucleare verso la formazione di uno specifico radionuclide rispetto ad altri. Una volta oltrepassata la barriera coulombiana repulsiva dovuta al campo elettrico del nucleo, una particella incidente risente dell'effetto attrattivo delle forze nucleari, penetrando quindi nel nucleo e così determinando la nascita di un nucleo composito eccitato (Fig. 7.1); questo nucleo composito eccitato evolve rapidamente verso uno stato energeticamente più favorevole, sia riarrangiando la propria composizione attraverso l'espulsione di una o più particelle, sia eliminando l'energia eccedente mediante l'emissione di fotoni gamma (*prompt gamma rays*). Questo processo è riassunto impiegando il seguente formalismo, che si utilizza comunemente per descrivere in modo sintetico una reazione nucleare:

nucleo bersaglio (particella incidente, particella emessa) nucleo prodotto

ad esempio: $^{14}N(p,\alpha)^{11}C$

Appena formato, il nucleo cerca immediatamente di ripristinare la neutralità elettrica acquisendo elettroni e interagisce per questo con gli orbitali elettronici degli atomi circostanti, dando origine a reazioni chimico-fisiche (*hot-atom chemistry*) che gli per-

[3] Altre fonti di radionuclidi sono la purificazione dei prodotti di fissione nucleare, e l'irraggiamento di elementi con neutroni generati da reattore nucleare o con fasci gamma di alta intensità (reazioni fotonucleari); nessuna di queste modalità riveste però importanza pratica ai fini della produzione di radionuclidi emettitori di positroni per applicazioni mediche.

Tabella 7.4 Reazioni nucleari più frequentemente utilizzate nella produzione di radionuclidi per PET e rispettive forme chimiche in cui tali radionuclidi sono prodotti

Radionuclide	Reazione nucleare	Materiali tipici per il target (corpo/finestra)	Composizione del bersaglio	Energia di soglia (MeV)	Energia della particella (MeV)	Forme chimiche principali
Ossigeno-15	$^{15}N(p,n)^{15}O$	Al/Havar®	$^{15}N_2$ (+ O_2 tracce)	3,8	10	$^{15}O_2$
	$^{14}N(d,n)^{15}O$	Al/Havar®	$^{15}N_2$ (+ O_2 1-3%)	0	8	
	$^{14}N(d,n)^{15}O$	Al/Havar®	$^{15}N_2$ (+ CO_2 1-3%)	0	8	$C^{15}O_2$
Azoto-13	$^{16}O(p,\alpha)^{13}N$	Ag/Havar®	$H_2{}^{16}O$	5,6	16-18	$^{13}NO_2$ + $^{13}NO_3$
			$H_2{}^{16}O$ + etanolo	5,6	16-18	$^{13}NH_3$
Carbonio-11	$^{14}N(p,\alpha)^{11}C$	Al/Havar®	$^{14}N_2$ (+ O_2 tracce)	3,1	10-13	$^{11}CO_2$ + ^{11}CO
	$^{14}N(p,\alpha)^{11}C$	Al/Havar®	$^{14}N_2$ (+ 2-5% H_2)	3,1	10-13	$^{11}CH_4$
Fluoro-18	$^{18}O(p,n)^{18}F$	Nb/Ti, Ag/Havar®	$H_2{}^{18}O$	2,6	10-18	$H^{18}F$
	$^{20}Ne(d,\alpha)^{18}F$	Ni, Monel/Ti	^{20}Ne +0,5-1% $^{19}F_2$	0	8-14	$^{18}F_2$ (+$^{19}F_2$)

metteranno di raggiungere una o più forme chimiche termodinamicamente permesse. In ragione di questo processo, scegliendo opportunamente la composizione del materiale bersaglio, è spesso possibile indirizzare il destino del radionuclide verso una forma molecolare particolare, solitamente selezionata in base alle sue prospettive e potenzialità di impiego dal punto vista radiochimico. La Tabella 7.4 riporta le reazioni nucleari più frequentemente utilizzate nella produzione di radionuclidi per PET e le rispettive forme chimiche in cui tali radionuclidi sono prodotti.

I ciclotroni destinati alla produzione di radionuclidi per PET (identificati per questo con il termine di "biomedici" o anche di "mini-ciclotroni") privilegiano aspetti pratici (quali la semplicità d'uso, la compattezza e la facilità di manutenzione) in vista del loro impiego in un ambiente medico, a scapito di altri aspetti più importanti nell'ambito della ricerca di fisica nucleare (quali prestazioni in termini di risoluzione energetica, elevata focalizzazione e qualità dei fasci accelerati, controllo rigoroso di tutti i parametri operativi della macchina acceleratrice). La più moderna tecnologia costruttiva e industriale consente di minimizzare le dimensioni dei ciclotroni medici modulandone le caratteristiche sulle possibili necessità dell'utenza, semplificando i requisiti impiantistici e standardizzandone le strutture schermanti. Al tempo stesso si è riusciti a incrementare la loro capacità produttiva, tanto che i ciclotroni per applicazioni biomediche di ultima generazione garantiscono la disponibilità di attività molto elevate di radionuclidi emettitori di positroni (ad esempio, più di 370 GBq di ^{18}F con 2 ore di irraggiamento a 100 μA di $H_2{}^{18}O$ con protoni da circa 16 MeV), pur mantenendo elevatissimi livelli di purezza radionuclidica e di concentrazione radioattiva. Un ulteriore progresso è costituito dall'aver selezionato e utilizzato materiali in grado di ridurre l'attivazione di molte delle componenti dell'acceleratore, in particolare quelle presenti nella zona di estrazione del fascio, con conseguente miglioramento soprattutto delle condizioni di sicurezza nelle operazioni di manutenzione sia preventiva che correttiva dell'acceleratore.

7.3
Tecnologie per la produzione di radionuclidi per PET

Le problematiche di carattere tecnologico nella produzione di radionuclidi mediante ciclotroni riguardano due aspetti fondamentali: la produzione dei fasci accelerati e l'impiego di particelle con energia dell'ordine di alcuni MeV (in genere 9-19 MeV). La generazione più recente di ciclotroni per produzione di radionuclidi biomedici si basa sull'accelerazione di fasci di ioni negativi di idrogeno e deuterio[4] (idruro, $^{1}H^{-}$ e deuteruro, $^{2}H^{-}$). L'impiego di altre particelle accelerabili, come $^{3}He^{2+}$ o $^{4}He^{2+}$, è infatti ormai limitato soltanto ad alcuni centri dediti alla ricerca o alla produzione commerciale di radionuclidi per medicina nucleare diversi da quelli emettitori di positroni (ad esempio, ^{201}Tl, ^{123}I, ^{67}Ga). L'accelerazione di ioni con peso atomico maggiore resta invece confinata ai centri di ricerca di fisica nucleare e delle alte energie e, nel settore biomedico, alla radioterapia con adroni.

L'adozione di fasci accelerati di ioni negativi è motivata da una maggiore efficienza ottenibile, rispetto a quella con analoghi ioni positivi, sia nel processo di accelerazione che nell'estrazione dei fasci accelerati dall'interno della macchina verso il punto di utilizzo.

Il processo di accelerazione avviene all'interno di una camera stagna nella quale è creato un vuoto molto spinto (10^{-5} – 10^{-8} mbar), in modo che la presenza di molecole dei gas non interferisca con il processo di accelerazione. La camera è posta all'interno delle espansioni polari di un magnete e contiene gli elettrodi (denominati *Dees*, per la loro originaria forma a "D") usati per accelerare le particelle. Al centro della camera a vuoto e in posizione mediana rispetto ai *Dees* è collocata una sorgente ionica (Fig. 7.2) al cui interno è generato un plasma mediante una scarica elettrica che avviene tra due elettrodi tra i quali passa un flusso di un opportuno gas (solitamente idrogeno oppure, nel caso di macchine che accelerano anche deutoni, deuterio). Nel plasma coesistono ioni positivi e negativi; le particelle negative sono estratte, in forma di pacchetti discreti, attraverso un'apposita fenditura (finestra della sorgente) e indirizzate verso uno dei due *Dees*, che sono internamente cavi e tra loro contrapposti. L'accelerazione delle particelle ha luogo nell'interspazio (*gap*) esistente tra i due *Dees* che sono mantenuti a un potenziale di segno opposto. Il pacchetto di ioni negativi è attratto verso l'elettrodo con potenziale positivo, mentre è contemporaneamente respinto da quello negativo. Il pacchetto di ioni che ha subito un'accelerazione aumenta la propria velocità e quindi l'energia cinetica posseduta; questo effetto di accelerazione si esaurisce nel momento in cui le particelle penetrano nella parte cava dell'elettrodo. La presenza di un campo magnetico perpendicolare alla traiettoria delle particelle fa sì che su di esse agisca una forza centripeta, perpendicolare alla direzione del moto delle particelle, che le costringe a un moto circolare che riporta le particelle nuovamente di fronte al *gap*. La polarità degli elettrodi cambia di segno con una frequenza sincronizzata con il moto delle particelle, generando così un processo continuo di impulsi di accelerazione nei transiti successivi attraverso il *gap*, grazie all'azione combinata di forze repulsive (in uscita dei *Dees*) e attrattive (in ingresso dei *Dees*) sui pacchetti di ioni.

[4] Nel caso dell'idrogeno e del deuterio, gli ioni negativi risultano dal riempimento dell'orbitale 1s dell'atomo, che ospita appunto due elettroni.

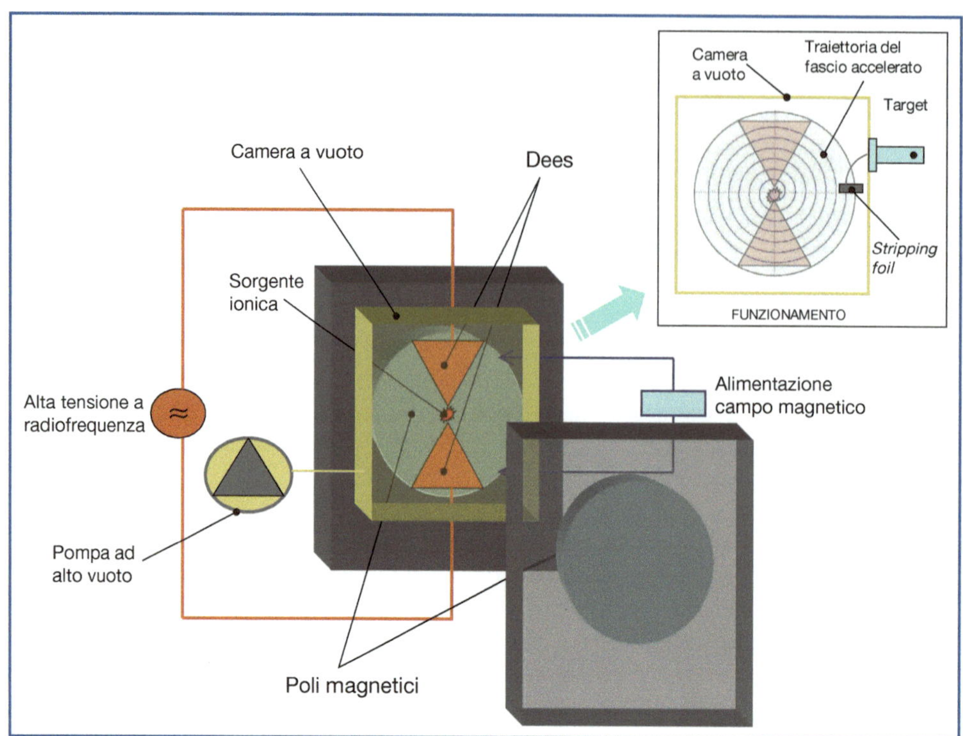

Fig. 7.2 Rappresentazione schematica di un ciclotrone con piano di accelerazione verticale. Nel riquadro è messa in evidenza la traiettoria del fascio durante l'accelerazione e a seguito dell'intervento dell'estrattore (*stripping foil*)

Gli incrementi di energia cinetica a ogni fase di accelerazione comportano anche un aumento del raggio dell'orbita percorsa delle particelle e, quindi, queste si muovono complessivamente seguendo una traiettoria simile a una spirale che le allontana dal centro della macchina in funzione dell'energia acquisita. Al raggiungimento dell'energia desiderata, che nelle macchine a energia fissa corrisponde a un punto dell'ultima orbita possibile, occorre portare il fascio di particelle accelerate al di fuori della camera del ciclotrone; le particelle devono quindi essere deflesse (estratte) verso l'esterno.

Nei primi ciclotroni che acceleravano ioni positivi, l'estrazione del fascio era effettuata facendolo fisicamente entrare all'interno di un canale (deflettore elettrostatico) posto a un elevato potenziale positivo (40-60 kV). Essendo questo deflettore dello stesso segno delle particelle, si sfruttava l'effetto repulsivo esercitato sulle particelle per modificarne la traiettoria e avviarle verso una finestra di uscita. Tale modalità di estrazione risultava poco efficiente e influiva negativamente sulle intensità dei fasci utili per l'irraggiamento; inoltre, gran parte del fascio si perdeva nella struttura stessa del deflettore e creava così un problema radioprotezionistico rilevante nelle successive operazioni di manutenzione della macchina, a causa della radioattività indotta nelle varie componenti.

Nei ciclotroni capaci di accelerare ioni negativi, l'estrazione avviene mediante un'operazione denominata *stripping*, che permette di allontanare dallo ione accelerato la coppia di elettroni posseduta, facendolo transitare attraverso una sottile lamina di grafite posta a una opportuna differenza di potenziale rispetto al ciclotrone. Liberato dalla due cariche negative dovute alla coppia di elettroni, lo ione assume una carica positiva; istantaneamente cambia anche il verso di azione della forza esercitata dal campo magnetico, che da centripeta diviene centrifuga e dirige quindi la particella positiva su una traiettoria che la porta all'esterno della macchina (Fig. 7.2).

Naturalmente il fascio deve uscire al di fuori della camera di accelerazione che, come già ricordato, è un ambiente chiuso che opera in condizioni di alto vuoto. Vengono quindi realizzate delle aperture nella struttura della camera a vuoto, in corrispondenza del punto ove uscirà il fascio; queste aperture sono chiuse da sottili lamine metalliche (di solito titanio o Havar®, Hamilton Precision Metals, Lancaster) con uno spessore compreso tra 25 e 75 mm, che consentono di mantenere il vuoto all'interno della camera del ciclotrone ma, allo stesso tempo, permettono l'uscita del fascio estratto. Infatti, le particelle accelerate transitano attraverso gli spazi interatomici del reticolo metallico di tali finestre sottili e solo una piccola parte del fascio viene assorbita nella finestra stessa. Posizionando opportunamente una o più finestre di uscita del fascio lungo il bordo della camera a vuoto e montando i foglietti di grafite su un carrello mobile in modo da poterli inserire in punti diversi dell'orbita delle particelle, è possibile deviare il fascio verso uno o più "porte" di uscita, sulle quali sono posizionati i contenitori che ospiteranno i materiali bersaglio da irraggiare, spesso identificati complessivamente con il termine inglese *target* (Fig. 7.3).

Una considerazione finale sui target riguarda un aspetto pratico connesso con l'interazione del fascio con la materia. Oltre all'induzione di fenomeni di attivazione nucleare[5] occorre tenere presente l'energia dissipata a seguito di tale interazione e corrispondente al prodotto tra intensità del fascio (µA) ed energia (MeV). Nei vari modelli di macchine

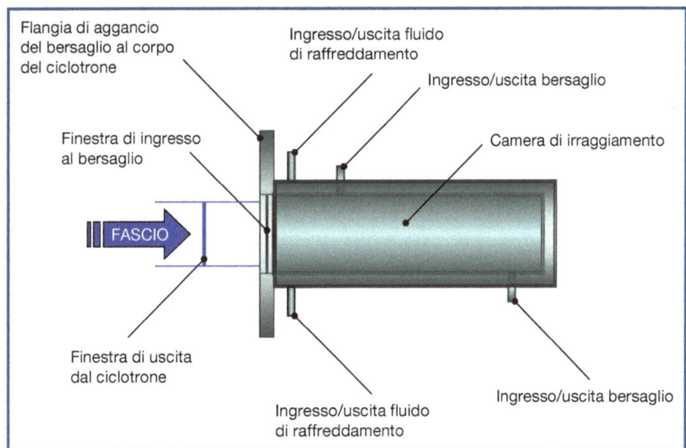

Fig. 7.3 Schematizzazione degli elementi principali presenti in un contenitore per bersagli gassosi (volumi della camera tra 15 e 200 mL). In linea di principio l'approccio per bersagli liquidi è simile, ma con volumi della camera di irraggiamento solitamente compresi tra 500 µL e 3 mL

[5] I materiali colpiti dal fascio possono diventare radioattivi se contengono elementi in grado di subire reazioni nucleari alle energie in gioco; alcuni elementi (presenti anche solo in tracce) possono dare luogo a vere e proprie sorgenti con emivite anche molto lunghe (ad esempio, ^{60}Co = 5,2 anni, ^{55}Fe = 2,7 anni) e costituire quindi un serio problema sia durante le operazioni di manutenzione che in caso di loro smaltimento.

Tabella 7.5 Modelli di macchine esistenti in commercio

Modello	Costruttore	Particelle	Emax $^1H^-/^2H^-$	Imax $^1H^-/^2H^-$	N° bersagli max	*Dual beam*
MiniTRACE	GE Healthcare (Svezia)	$^1H^-$	10/=	60/-	5	NO
PETtrace	GE Healthcare (Svezia)	$^1H^-/^2H^-$	17/8	100/70	6	SI
TR14	Adv. Cyclotron. Syst. (Canada)	$^1H^-$	14/=	300	4	SI
TR19/9	Adv. Cyclotron. Syst. (Canada)	$^1H^-/^2H^-$	19/9	>300/150	16	SI
Eclipse HP	Siemens (USA)	$^1H^-$-	10/=	60/-	16	SI
Cyclone 10	Ion Beam Application (Belgium)	$^1H^-$	10/=	60	5	NO
Cyclone 10/5	Ion Beam Application (Belgium)	$^1H^-$-/$^2H^-$	10/5	60	8	NO
Cyclone 18/9	Ion Beam Application (Belgium)	$^1H^-/^2H^-$	18/9	60	8	SI
SS-18/9	RIEE* (Russia)	$^1H^-/^2H^-$	18/9	100/50	5	SI

* *Research Institute of Electrophysical Equipments*

esistenti in commercio (Tabella 7.5), il fascio è solitamente accelerato a un'energia compresa tra 9 e 19 MeV per i protoni, mentre l'intensità del fascio può essere variata da pochi mA fino a intensità massime di 120 mA. Ciò significa che, nel caso di massima potenza (19 MeV a 120 mA), il fascio dissipa nel bersaglio 2280 W, un valore certamente modesto se confrontato con la potenza complessiva assorbita dall'impianto (di solito tra 30 e 90 kW), ma non trascurabile se rilasciata su una superficie ridotta quale quella rappresentata dall'impronta del fascio (100-200 mm^2) all'uscita dalla camera a vuoto e in ingresso sul bersaglio.

La necessità di smaltire il calore conseguente all'impatto del fascio diventa quindi un aspetto tecnologico di grande rilevanza che diventa ancor più complesso se si considera che alcuni materiali da irraggiare, essendo isotopicamente arricchiti, sono estremamente costosi e vengono utilizzati in piccole quantità (ad esempio, da 0,2 a 2 g per bersaglio). La combinazione delle sollecitazioni termiche dovute al fascio e la concomitante produzione di radionuclidi nei materiali che vengono usati per contenere il bersaglio vero e proprio richiede un'analisi attenta e un controllo continuo del processo per evitare eventi quali l'inatteso cedimento del contenitore, la diminuzione del rendimento del target[6] o il trasferimento di contaminanti radionuclidici all'interno del materiale bersaglio sottoposto a irraggiamento.

Nei ciclotroni destinati alla produzione di radionuclidi per PET i bersagli possono essere montati direttamente sulla camera a vuoto, in corrispondenza di finestre di uscita del fascio (ad esempio, ciclotroni IBA e GE) oppure alloggiati su sistemi automatici di posizionamento (*target exchanger*), solitamente installati alla fine di brevi canali in cui transita il fascio (ad esempio, ciclotroni ACS e Siemens). Nei ciclotroni più recenti l'opzione *dual beam*, resa possibile dalle caratteristiche di estrazione mediante *stripping* prima ricordate, consente all'utilizzatore di procedere contemporaneamente alla produzione

[6] Lo stato di buon funzionamento del target (contenitore portabersaglio e bersaglio) è controllato verificando sia la costanza dell'attività recuperata in funzione della dose di fascio erogata (GBq *vs* µA·h) erogata che la stabilità della composizione radionuclidica (radionuclide atteso *vs* impurezze radionuclidiche).

su due target, ad esempio per sommare le produzioni di uno stesso radionuclide aumentandone così la resa oppure per produrre due radionuclidi diversi tra loro.

Nel corso degli anni sono state sperimentate moltissime soluzioni, che si diversificano per i materiali usati nella costruzione del corpo del target, per tipo e natura delle finestre, per disegno della camera di irraggiamento, per i sistemi di caricamento/scaricamento, nonché per il sistema di raffreddamento del bersaglio e delle varie componenti. Le soluzioni commerciali attualmente disponibili rappresentano il frutto di un lungo processo di sviluppo tecnologico che ha riguardato alcuni fattori essenziali:

- ottimizzazione dell'assorbimento del fascio in funzione dello spessore del bersaglio e dell'intensità massima tollerata (raffreddamento del corpo target e delle finestre, geometria della camera di irraggiamento), per aumentare il più possibile la resa di produzione;
- inerzia chimica dei materiali (metallici e non metallici) suscettibili di entrare in contatto con la specie radioattiva, così da evitare adsorbimento del radionuclide e da massimizzare la resa di recupero;
- selezione dei materiali in maniera tale che, se colpiti dal fascio, non diano luogo a elevati livelli di radioattività indotta (per ridurre l'esposizione durante operazioni di manutenzione) o rilascino contaminanti radioattivi che possano influenzare gravemente la purezza radionuclidica del prodotto desiderato.

La Tabella 7.4 riassume anche le caratteristiche tecniche di alcuni bersagli utilizzati da diversi produttori di ciclotroni. L'impiego frequente dell'alluminio puro è legato alla caratteristica che, alle energie dei fasci impiegati con questo tipo di acceleratori, tale elemento genera esclusivamente radionuclidi a breve e brevissima emivita, rendendo così meno problematica l'attivazione indotta.

Mentre la maggior parte dei ciclotroni per la produzione di radionuclidi per PET utilizza bersagli liquidi (produzione di $[^{18}F]$fluoruro e $[^{13}N]$ammoniaca), alcuni utilizzano anche bersagli gassosi (CH_4, CO e CO_2 marcati con ^{11}C oppure ^{15}O; O_2 e H_2O marcati con^{15}O; $[^{18}F]^{18}F_2$). Ai target per l'impiego di bersagli liquidi e gassosi si sono da poco aggiunti anche quelli destinati all'utilizzo di bersagli solidi. I più comuni tra questi, recentemente disponibili anche commercialmente, sono quelli per la produzione di Iodio-124 e Rame-64.

Mentre nel caso dei bersagli liquidi e gassosi è il solo materiale bersaglio a essere trasferito (per pressurizzazione del contenitore con i gas o mediante siringhe motorizzate per i liquidi) nel contenitore stabilmente residente sulla porta di uscita del fascio, nel caso dei bersagli solidi è l'intero target a essere movimentato dal punto di preparazione alla posizione di irraggiamento utilizzando sistemi analoghi alla posta pneumatica. Il materiale del bersaglio per la produzione di Iodio-124 e di Rame-24 è costituito rispettivamente da Tellurio-124 ($^{124}TeO_2$) e Nichel-64 (metallo) a elevato arricchimento isotopico ed è solitamente depositato su lamine di metalli nobili (Au, Pt). Il deposito del materiale bersaglio, così come il recupero del radionuclide a valle dell'irraggiamento richiedono un trattamento chimico che non può essere effettuato quando il bersaglio si trova montato sulla porta di uscita del fascio; occorre quindi che almeno la componente del target costituita da bersaglio e supporto sia movimentabile.

La cinetica di produzione di un radionuclide all'interno del bersaglio durante il bombardamento è descritta dall'equazione indicata nella Figura 7.4 ed è funzione dell'intensità del fascio, della densità dei nuclei bersaglio esposti al fascio e di un fattore (chiamato sezione d'urto) che dipende dalla probabilità di successo della reazione nucleare

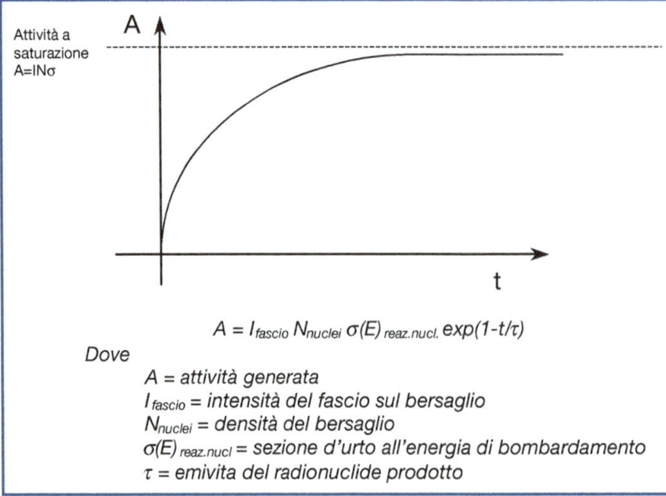

Fig. 7.4 Parametri che influenzano la crescita di un radionuclide all'interno del target. Da notare l'incorporazione del decadimento radioattivo nell'equazione complessiva, che fa sì che l'attività prodotta tenda a un valore asintotico

rispetto all'energia del fascio utilizzato. È da notare che la produzione non ha un andamento lineare col tempo, ma raggiunge gradualmente un valore limite per tempi di irraggiamento lunghi rispetto all'emivita del radionuclide[7]. Il valore limite che si raggiunge è denominato "attività a saturazione", che rappresenta la resa massima teorica (al netto quindi della resa di recupero corrispondente alla quantità effettivamente raccolta in laboratorio) della reazione nucleare e identifica quell'attività del radionuclide alla quale la velocità di produzione eguaglia quella di decadimento.

Al termine del'irraggiamento il radionuclide prodotto deve essere trasferito nel laboratorio dove verrà raccolto e convertito in radiofarmaco. Ciò è reso possibile da un insieme di linee, diverse per bersagli liquidi o gassosi, che congiungono direttamente il target (locale del ciclotrone) con le celle di trattamento situate nei laboratori. Anche in questo caso la natura dei materiali impiegati è molto importante, dovendo garantire un'adeguata inerzia chimica nei confronti del radionuclide e della matrice all'interno del quale si trova, ed evitare sia l'assorbimento del radionuclide stesso che la cessione di contaminanti in grado di alterarne la purezza chimica e radiochimica.

Le linee di trasferimento sono costituite da tubi di piccolo diametro interno (di solito 0,75-1 mm per liquidi e 1,5 mm per gas) che possono essere di materiali plastici (polietilene, polipropilene, teflon, peek ecc.) o metallici (inox AISI 316, nichel, monel ecc). I tubi sono solitamente privi di giunzioni intermedie e hanno una lunghezza che va da pochi metri (se i laboratori sono direttamente a ridosso del locale ciclotrone) a varie decine di metri (come accade nei centri che si sono dotati di un bunker sotterraneo). In ogni caso le linee di trasferimento, una volta oltrepassata la barriera indispensabile per la schermatura del ciclotrone, proseguono il loro cammino all'interno di opportune condutture in piombo (≥30 mm di spessore) o in calcestruzzo fino a collegarsi, sempre in maniera da assicurare una schermatura continua, ai sistemi di processamento o di radiosintesi alloggiati nelle celle schermate.

[7] Un irraggiammento con $t_{irr} > 3t$ è solitamente considerato con buona approssimazione in grado di raggiungere l'attività a saturazione.

La combinazione di problematiche di sicurezza e radioprotezione con aspetti di assicurazione di qualità e funzionalità del sito fa sì che la sistemazione logistica (progettazione tecnica e pianificazione operativa e gestionale) del ciclotrone, dei laboratori, e delle relative connessioni operative e funzionali rappresenti il punto centrale che assicura la piena efficienza di un sito produttivo di radiofarmaci PET. È opportuno ricordare un importante aspetto radioprotezionistico relativo all'uso del ciclotrone, da considerare adeguatamente per la progettazione del sito produttivo e per la sua funzionalità. Le particelle accelerate, sia che colpiscano il materiale da irraggiare o (come ricordato in precedenza nel caso del deflettore elettrostatico) un componente dell'acceleratore, danno luogo all'emissione di una considerevole quantità di neutroni. Questo tipo di emissione è molto importante dal punto di vista radioprotezionistico e implica la necessità di utilizzare cospicue barriere schermanti. Le schermature per neutroni differiscono rispetto a quelle classicamente adottate per radiazioni gamma, poiché richiedono l'utilizzo di materiali a basso peso atomico; il materiale più comunemente impiegato è il calcestruzzo (realizzato con inerti a base carbonacea anziché silicea), proprio per l'elevato contenuto di idrogeno. Talvolta sono anche impiegati materiali speciali (ad esempio, polietilene) che, oltre a essere ricchi in nuclei leggeri, possono incorporare elementi (quale litio o boro) capaci di assorbire efficacemente i neutroni (reazione di cattura nucleare), a fronte però dell'emissione contestuale di radiazione gamma. La necessità combinata di assorbire i neutroni e attenuare la radiazione gamma che comunque accompagna questo processo fa sì che in generale il calcestruzzo debba raggiungere spessori di oltre 200 cm anche con i ciclotroni biomedici[8]. Lo spessore dello schermo aumenta in maniera abbastanza complessa all'incremento dell'energia massima di accelerazione raggiungibile dalla macchina, mentre varia in maniera lineare con l'intensità di corrente del fascio.

Il ciclotrone e i suoi collegamenti agli altri locali dell'impianto diventano quindi elementi rilevanti anche dal punto di vista dell'iniziale progettazione edilizia. La Figura 7.5 presenta l'installazione classica di un impianto di produzione di radionuclidi PET; si richiama l'attenzione sulla disposizione dei locali, che è studiata in modo tale da evitare interferenze tra i flussi operativi che interessano le varie fasi del processo (produzione → controllo di qualità → distribuzione).

7.3.1 Generatore di radionuclidi emettitori di positroni: ^{82}Rb e ^{68}Ga

Anche tra gli emettitori di positroni esistono radionuclidi che non sono prodotti direttamente mediante un ciclotrone, ma sono disponibili *in loco* grazie a un radionuclide generatore, esattamente come accade per la coppia ^{99}Mo/^{99m}Tc. Il primo generatore di radionuclidi per PET che abbia avuto un impiego clinico è basato sul decadimento dello ^{82}Sr in ^{82}Rb. Questo generatore ha ricevuto, già negli anni Ottanta, l'autorizzazione all'immissione in commercio negli USA, e recentemente è divenuto disponibile anche in Europa.

---

[8] Alcune macchine a energia più bassa (9-11 MeV protoni) possono essere fornite già comprensive di una schermatura, di solito realizzata con l'impiego di materiali misti specificamente progettati, che permettono di abbattere a ridosso della macchina la radiazione neutronica e quindi "alleggerire" le barriere di schermo da adottare per il locale ciclotrone.

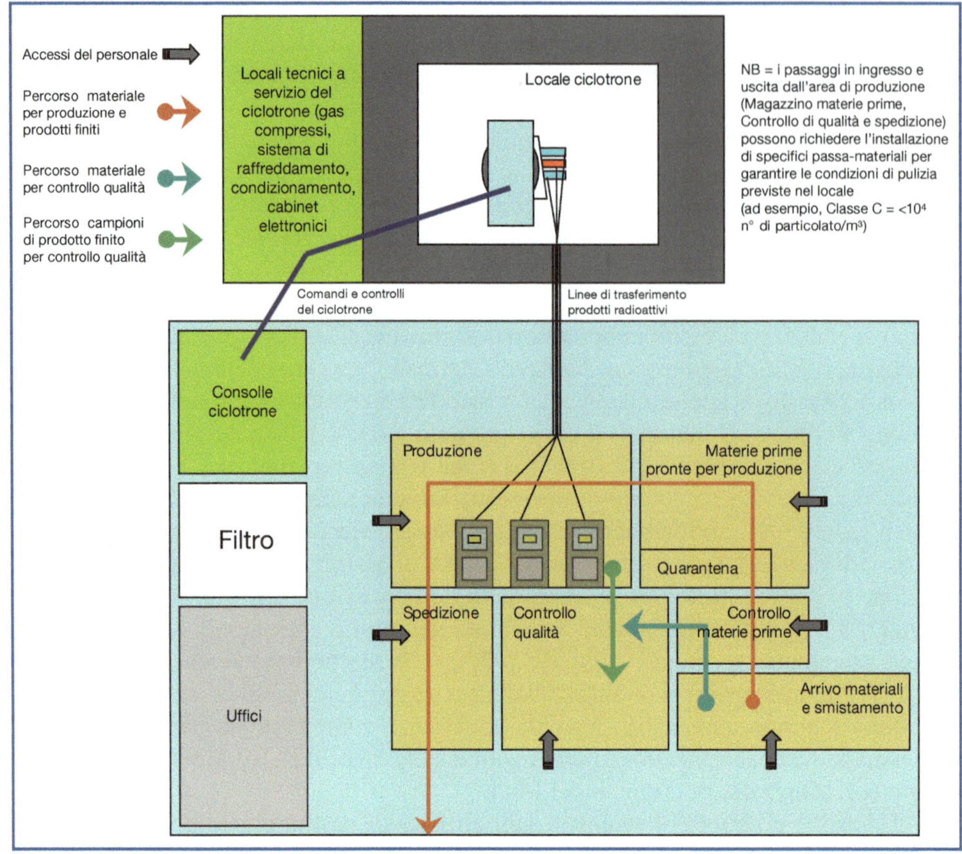

Fig. 7.5 Esempio di organizzazione degli spazi operativi di una radiofarmacia tenendo conto della necessità di separare le attività e di creare percorsi privi di interferenza per personale e materiali

Come per il generatore ^{99}Mo/^{99m}Tc, anche questo si basa su un principio cromatografico di separazione del radionuclide figlio, consentendone l'eluizione selettiva con soluzione fisiologica e garantendo l'assenza di contaminazione radionuclidica della soluzione eluita da parte del radionuclide padre (*breakthrough*), che rimane stabimente legato alla fase stazionaria costituita da ossido di stagno (SnO_2). La brevissima emivita fisica del ^{82}Rb (1,27 minuti) rende indispensabile adottare uno specifico accorgimento tecnico che prevede l'impiego di un sistema di somministrazione al paziente direttamente connesso al generatore. In pratica, l'eluizione del generatore e l'infusione avvengono in maniera contestuale (senza isolare il tracciante) attraverso un ingresso venoso già predisposto nel paziente. Generatore e sistema di conteggio/infusione sono integrati in un carrello schermato mobile che deve essere collocato in prossimità del paziente per procedere alla somministrazione.

Il generatore ^{68}Ge/^{68}Ga, attualmente oggetto di un rinnovato interesse, era noto e disponibile commercialmente come prodotto radiochimico già negli anni Ottanta, ma aveva avuto inizialmente scarsa diffusione a causa della complessità della sua chimica. Anche in questo caso il generatore è basato su un principio di tipo cromatografico; il radionuclide Germanio-68 è adsorbito su una fase stazionaria, generalmente di tipo inorganico (allumina, ossido di stagno, ossido di titanio), mentre il Gallio-68 è separato sotto forma di $^{68}GaCl_3$ per eluizione con HCl 1N. Si tratta quindi di una soluzione eluente fortemente acida, che richiede un trattamento opportuno prima di qualsiasi impiego. Solo recentemente sono stati realizzati sistemi automatici di eluizione e riformulazione del Gallio-68 in soluzioni meno aggressive che ne facilitano l'impiego; inoltre, sono state messe a punto procedure chimiche per la formazione di complessi che ne hanno riproposto l'impiego clinico. L'incorporazione del ^{68}Ga in radiofarmaci è effettuata attualmente soprattutto utilizzando substrati di natura peptidica, la cui marcatura è ottenuta grazie all'impiego di agenti bifunzionali capaci di legare contestualmente il substrato proteico, mediante un opportuno gruppo chimico, e il ^{68}Ga, grazie alla presenza nella propria struttura molecolare di un "gruppo chelante" in grado di formare complessi molto stabili con il radionuclide. Non sono al momento utilizzati in ambito medico complessi a basso peso molecolare in analogia a quanto accade per il ^{99m}Tc, mentre sta crescendo l'interesse nei confronti del ^{68}Ga-citrato che ripropone in prospettiva PET le modalità di impiego già note per ^{67}Ga-citrato. Il generatore di Gallio-68 è attualmente in fase di registrazione, mentre sono in corso di preparazione monografie di Farmacopee Ufficiali sia sul gallio per marcatura ($^{68}GaCl_3$) che sul ^{68}Ga-DOTA-Octreotide, le cui applicazioni nella diagnostica dei tumori neuroendocrini sono molto promettenti.

7.4 Strategie e tecniche di marcatura

Le specie chimiche recuperate dal target alla fine dell'irraggiamento rappresentano il punto di partenza per la preparazione del radiofarmaco. In via del tutto generale, le operazioni di produzione di un radiofarmaco nella sua forma farmaceutica finale comprendono uno o più dei seguenti passaggi: processamento del radionuclide precursore, sintesi del prodotto biologicamente attivo, purificazione e formulazione.

In alcuni casi già la forma chimica generata dall'irraggiamento stesso nel target può trovare impiego in applicazioni cliniche; è questo il caso dell'anidride carbonica (marcata con Carbonio-11 o con Ossigeno-15) e della [^{13}N]ammoniaca prodotta direttamente in target. In questi casi, si procede solo alla purificazione del tracciante e alla sua formulazione in forma idonea alla somministrazione come, ad esempio, l'integrazione del radiogas con un flusso di aria di grado medicale per garantire la normale respirazione del paziente durante la fase inalatoria, oppure la riformulazione in soluzione fisiologica di [^{13}N]ammoniaca per renderla iniettabile[9].

Nella maggior parte dei casi il prodotto recuperato dal target è invece utilizzato come precursore in una o più reazioni chimiche, che hanno il fine di incorporare il radionuclide all'interno di un'opportuna struttura molecolare caratterizzata da una determinata attività biologica che ne condiziona la biodistribuzione nel paziente.

[9] L'aggiunta di piccole quantità di etanolo all'acqua ($H_2{}^{16}O$) usata come bersaglio nell'irraggiamento conduce direttamente alla riduzione *in loco* della forma chimica primaria in cui si forma l'Azoto-13 (miscela di ossidi di azoto) direttamente in ammoniaca per effetto della radiolisi indotta dal fascio durante il bombardamento; la soluzione recuperata a valle dell'irraggiamento non è però direttamente iniettabile.

In teoria, i radionuclidi ^{11}C e ^{13}N e ^{18}F possono essere utilizzati per la marcatura di qualsiasi substrato; in realtà, la possibilità di preparare una determinata molecola marcata dipende da una serie di fattori:

- compatibilità dell'emivita del radionuclide con i tempi di sintesi e con la durata dell'intero processo di preparazione (purificazione, formulazione, dispensazione);
- disponibilità di reazioni chimiche che, in relazione alla reattività chimica del precursore radioattivo e del substrato da marcare, possano essere impiegate con successo;
- eventuale alterazione del comportamento biologico della molecola in caso si debbano usare marcature non isotopiche (ad esempio, introduzione di un fluoruro o di un gruppo alchilico come ^{11}C-metilico (-CH_3), ^{18}F-fluorometilico (–CH_2F) o ^{18}F-fluoroetilico (-CH_2CH_2F) non presente nella molecola naturale[10];
- purezza radiochimica ed attività specifica ottenibili alla termine del processo di preparazione;
- possibilità di formulazione per la somministrazione al paziente.

L'insieme di queste valutazioni, frutto molto spesso di un intenso lavoro sperimentale, determina la fattibilità e il successo clinico e applicativo di una marcatura.

Come è facilmente intuibile, i radiofarmaci basati su radionuclidi con emivita brevissima (Ossigeno-15) sono preparati mediante approcci che minimizzano i tempi coinvolti nel processo; si mira quindi a impiegare trasformazioni chimiche e purificazioni in linea, grazie alle quali il precursore radiochimico è trattato in modo opportuno mentre transita dal punto di generazione (costituito dal target del ciclotrone) a quello di raccolta finale (Fig. 7.6), di solito distante da alcuni metri ad alcune decine di metri (ma che può anche raggiungere i 1500 metri come alla Washington University di St Louis). Quanto più lunga è la distanza da coprire con il trasferimento, tanto maggiore diviene la necessità di ottimizzare i parametri del trasferimento (sezione dei tubi, pressione, flusso e velocità di transito), allo scopo di ridurre l'impatto del decadimento del radionuclide sulla resa di recupero.

Nel caso di prodotti generati in fase gassosa (ad esempio, ^{11}CO e $C^{15}O_2$), il trattamento (o una o più trasformazioni) avviene direttamente mentre il radiogas transita in un'apparecchiatura di processamento alloggiata all'interno di una cella schermata e direttamente connessa alla linea di trasferimento proveniente dal target. Il processamento avviene di solito grazie a reazioni in fase eterogenea, in cui il radiogas incontra solidi quali materiali assorbitori[11] o metalli chimicamente attivi che cambiano la forma chimica del radiogas[12]. L'impiego di opportune combinazioni di questi componenti con un funzionamento di tipo *flow-through* fa sì che all'uscita dell'apparecchiatura si possa disporre di un prodotto chimicamente e radiochimicamente puro.

Non sempre però i radionuclidi sono generati da bersagli gassosi, né le trasformazioni in fase gassosa di tipo *flow-through* riescono a soddisfare l'intero spettro delle reazioni chimiche che possono presentarsi. Nel caso dell'ammoniaca marcata con Azoto-13, il bersaglio irraggiato al ciclotrone è costituito da acqua naturale ultrapura; se si segue un metodo di produzione diverso da quello *in target* prima ricordato (vedi nota 6),

[10] La reazione di alchilazione è spesso condotta a carico di elementi quali ossigeno, zolfo o azoto presenti nella struttura del substrato da marcare; quando è possibile, si usano i corrispondenti *nor*-composti (dealchilati) come precursori.

[11] Ad esempio, assorbimento selettivo di $^{11}CO_2$ mediante NaOH in pasticche nella purificazione del ^{11}CO.

[12] Ad esempio, la riduzione su catalizzatore di nichel a 1000 °C della $^{11}CO_2$ a $^{11}CH_4$ in presenza di H_2.

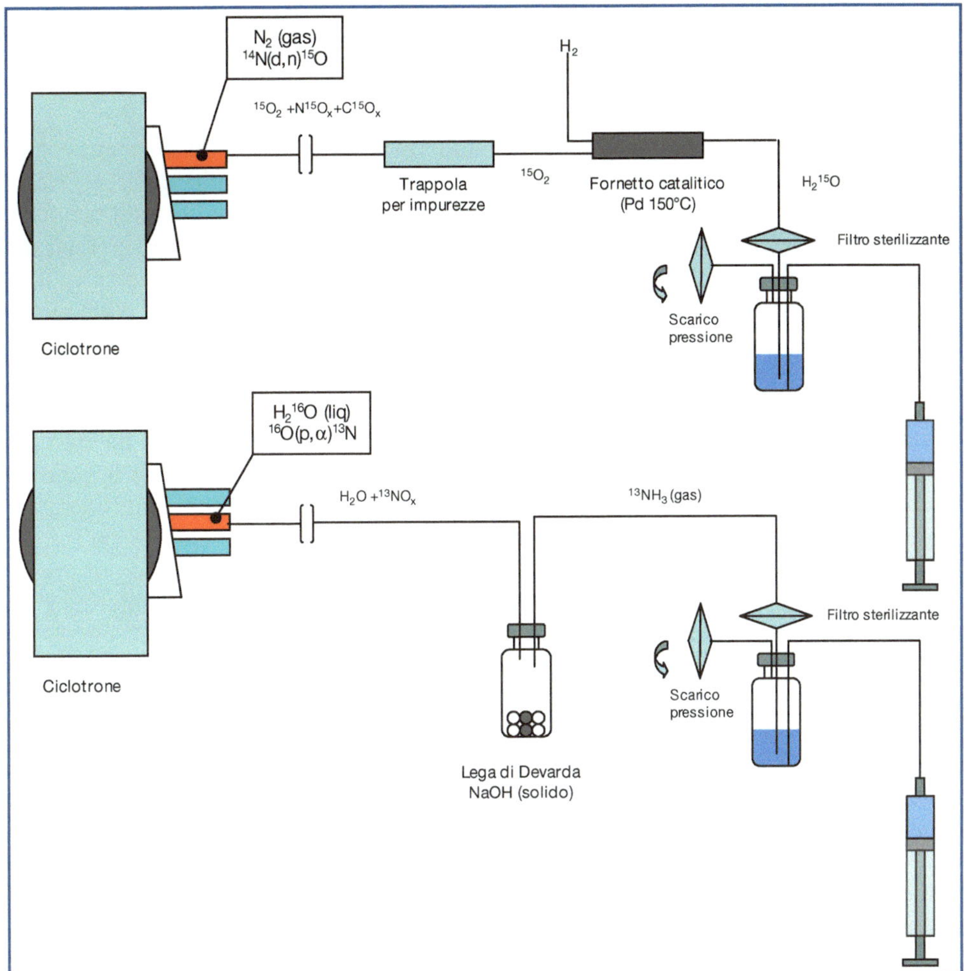

Fig. 7.6 Schema della produzione in-linea di $[^{15}O]H_2O$ e $[^{13}N]NH_3$

è necessario introdurre un passaggio intermedio in cui viene effettuata la raccolta del radionuclide in fase liquida, per effettuare una reazione chimica per via umida (riduzione con lega di Devarda in presenza di NaOH solida) che usa come solvente lo stesso liquido bersaglio (acqua) (Fig. 7.6). La continuità del processo, in analogia con quelli *flow-through* già ricordati, è assicurata dal calore generato dalla dissoluzione di NaOH solida contenuta nel flacone di reazione, che fa sì che l'ammoniaca venga liberata (contestualmente alla sua formazione) dal miscuglio di reazione e trasferita per distillazione nel flacone di raccolta, grazie anche al supporto fornito da un gas inerte di trasporto. Per assicurare la massima rapidità nell'esecuzione della procedura di preparazione, non si effettua l'isolamento o l'analisi della qualità dell'intermedio, ma si rimanda qualsiasi controllo di qualità al solo preparato nella sua formulazione finale.

I composti marcati con Carbonio-11 e, soprattutto, con Fluoro-18 occupano da anni un ruolo centrale tra i radiofarmaci PET, sia quelli destinati alle applicazioni diagnostiche, sia e in maggior misura quelli proiettati alla ricerca e sviluppo. Questo è dovuto principalmente alla più lunga emivita fisica e alla disponibilità di un numero più elevato di forme chimiche in cui può essere utilizzato il radionuclide (Fig. 7.7) e che ne ampliano le prospettive di impiego nella sintesi chimica di molecole biologicamente attive.

L'incorporazione del radionuclide nella struttura della molecola da marcare, comunemente denominata reazione di marcatura, può avvenire con modalità diverse. Occorre infatti tenere conto della natura chimica del substrato da marcare, del radionuclide e dell'eventuale forma chimica in cui questo viene recuperato dal target. In termini del tutto generali, gli approcci utilizzabili possono essere suddivisi in tre ampie categorie:

- processi che legano chimicamente il radionuclide, così come è ottenuto dal target, a una struttura molecolare (precursore non radioattivo) opportunamente predisposta in modo che dall'unione dei due componenti si generi la molecola desiderata;
- processi in cui è necessario trasformare il radionuclide in un composto diverso (precursore radioattivo), prima di effettuare la reazione di marcatura (come ad esempio quelli indicati in Figura 7.7), per ottenere una forma chimica contenente il radionuclide che, per struttura chimica o reattività, meglio si adatta al risultato desiderato;
- processi che utilizzano reagenti bifunzionali nelle occasioni nelle quali vi sia incompatibilità chimica, quali la mancanza di reattività reciproca o la necessità di impiegare condizioni di reazione che potrebbero pregiudicare l'integrità della molecola marcata (ad esempio, riscaldamento eccessivo di substrati preoteici).

Oltre a considerazioni prettamente chimico-sintetiche, sono importanti anche aspetti che riguardano la complessità chimica e le eventuali conseguenze sull'attività biologica indotte da modifiche nella struttura della molecola. Un caso frequente riguarda l'introduzione di gruppi chimici estranei oppure la perdita o l'alterazione, nel processo di sintesi, delle proprietà chirali di molecole otticamente attive. Conoscere la relazione tra struttura della molecola e suo comportamento biologico e, soprattutto, identificare la porzione di molecola responsabile dell'attività biologica su cui si baserà l'uso del radiofarmaco sono quindi indispensabili per la scelta dei radionuclidi/precursori radioattivi da usare e per la progettazione della struttura chimica dei precursori non radioattivi/reagenti bifunzionali.

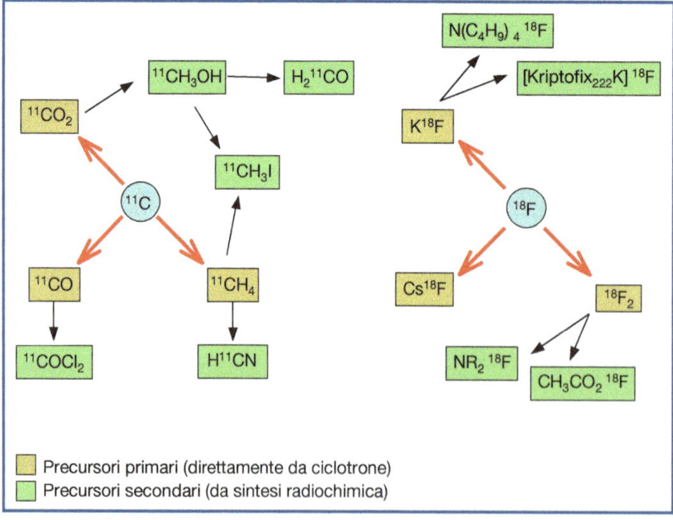

Fig. 7.7 Forme chimiche primarie (direttamente ottenibili dal target) e secondarie (ottenute per trasformazione chimica del precursore)

Un errore da evitare è quello di ritenere che la marcatura isotopica (ad esempio, la sostituzione di un atomo ^{12}C con un ^{11}C nella struttura di una molecola biologicamente attiva) possa automaticamente equivalere alla sostituzione con altri radionuclidi che, ad esempio grazie a una maggiore emivita, consentono un utilizzo più conveniente del prodotto. Un caso tipico è rappresentato dal rischio di uso improprio del Fluoro-18 (ampiamente disponibile sul territorio dato che viene prodotto in tutti i centri PET dotati di ciclotrone) che talvolta è troppo facilmente proposto in veste di surrogato del Carbonio-11. In altri termini, il ^{18}F-fluoroacetato non è interscambiabile con il [^{11}C]acetato, né può essere a priori sostenuto che la ^{18}F-fluorocolina sia biologicamente equivalente alla [^{11}C]colina.

Spesso il processo di sintesi richiede più di una reazione, soprattutto se per i precursori non radioattivi è necessario impiegare *gruppi protettori* per evitare reazioni competitive o interferenze nella marcatura (Fig. 7.8), e può quindi divenire poi necessario un passaggio dedicato alla loro rimozione (deprotezione) prima della purificazione e formulazione del prodotto finale.

Lo sviluppo della strategia di sintesi e la successiva pianificazione degli aspetti sperimentali relativi alla sua realizzazione pratica mirano a identificare i passaggi chiave e a definire le condizioni di lavoro che consentono di ottenere i migliori risultati in termini di resa radiochimica (resa complessiva dei passaggi di sintesi, purificazione e recupero nella formulazione finale) e, per composti tossici o dotati di elevata attività farmacodinamica, di elevata attività specifica.

L'andamento del processo di conversione del precursore in prodotto finale è solitamente controllata dall'operatore impiegando una o più misure della radioattività in punti (o momenti) strategici ai fini della riuscita del processo, mediante rivelatori *Geiger-Müller* o camere a ionizzazione. Le misure effettuate consentono di controllare l'efficienza dei singoli passaggi e di ottenere proiezioni sulla radioattività che verrà raccolta a fine processo.

L'aspetto prettamente chimico-radiofarmaceutico di sviluppo della sintesi di un radiofarmaco si combina molto precocemente con la valutazione delle caratteristiche tecnologiche che ne consentiranno la messa a punto in forma di processo. In particolare, è

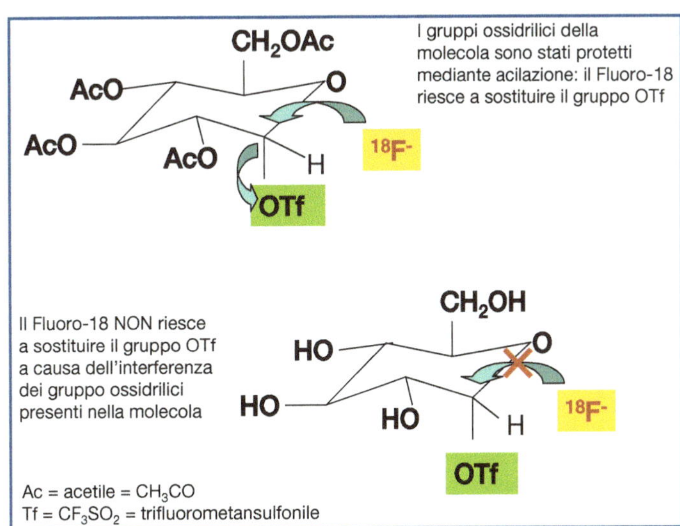

Fig. 7.8 Gruppi protettori utilizzati nella sintesi di [^{18}F]FDG per evitare interferenze chimiche tra gruppi presenti nel precursore non radioattivo e il radionuclide

spesso indispensabile l'impiego di tecnologie e apparecchiature che consentano in prima istanza il controllo remoto da parte dell'operatore e, una volta che il processo sia portato a regime, quello automatico da parte di un programma operativo installato su un computer. Efficienza, riproducibilità e massimo contenimento dell'esposizione degli operatori guidano, oltre che i requisiti di qualità del prodotto, il percorso di ottimizzazione di un processo di produzione di un radiofarmaco PET.

In questa prospettiva, un limite ben noto a tutti gli addetti ai lavori è connesso con la breve emivita di molti radionuclidi PET. Una risposta immediata è stata quella di mirare all'incremento delle capacità produttive del ciclotrone (maggiore energia, maggiore intensità di fascio, target ad alta resa), delle metodologie di sintesi (incremento dell'accettabilità di alte attività nel processo di sintesi, contenimento dell'autoradiolisi) e della disponibilità delle dosi (ripartizione della soluzione madre ad alta attività e confezionamento in flaconi o siringhe a seconda della necessità - distribuzione a terzi, uso interno). Naturalmente, l'incremento del livello di radioattività prodotta *on site* ha innalzato la capacità diagnostica, già proiettata in avanti dalla migliore efficienza operativa dei sistemi PET/CT, ma ha anche aumentato il rischio radiologico intrinseco (in termini di radioprotezione) e l'entità delle schermature da utilizzare.

Se le reazioni preliminari utili a definire la *proof of principle* della marcatura possono essere condotte anche manualmente impiegando minime attività, lo *scale up* della procedura in vista di una sua implementazione verso un impiego di routine richiede spazi opportuni e risorse dedicate. L'aspetto tecnologico deve dunque essere considerato nella sua complessità reale sin dalle prime fasi di impostazione dei programmi operativi (routine diagnostica, ricerca clinica) di medicina nucleare: tipo e numero di apparecchiature automatiche, spazio schermato per la loro collocazione, disponibilità di un'area di supporto per la gestione delle varie fasi relative alla preparazione radiofarmaceutica.

Una notevole semplificazione, rapidamente entrata nella pratica quotidiana, riguarda l'adozione di sistemi di produzione che impiegano veri e propri "kit" che includono tutti i materiali di consumo (inclusi i reattivi in forma predosata) e, più recentemente, vere e proprie cassette già caricate con quanto necessario per l'esecuzione del processo. L'unica operazione affidata all'operatore è, in quest'ultimo caso, il semplice inserimento della cassetta nell'apposito alloggiamento e l'effettuazione di minime operazioni di predisposizione/connessione, tra le quali quelle del collegamento al flacone sterile di raccolta.

La predisposizione, all'interno del modulo automatico, di un ciclo di lavaggio e decontaminazione a valle del processo di preparazione del radiofarmaco completa l'operazione di utilizzo della cassetta, che può essere rimossa immediatamente per dar luogo a una nuova produzione. Lo sviluppo di questa tecnologia prevede anche la possibilità di differenziare le cassette in base al radiofarmaco e, quindi, la prospettiva di accedere a più tipologie di radiofarmaci a partire da una tecnologia di supporto unica per più processi: una sola apparecchiatura automatica e, in conseguenza, una drastica riduzione dell'impegno in termini di spazio schermato. Questa nuova linea di sviluppo mira direttamente alla sostenibilità economica e operativa delle attività di radiofarmacia, incidendo in primo luogo sulla disponibilità dei traccianti.

Nell'ottica di sostituire la necessità di un'ampia scorta iniziale di radiofarmaco con una maggiore e migliore fruibilità dei processi di radiosintesi (vedi Paragrafo 7.5) si stanno esplorando soluzioni innovative come la produzione in continuo (*continuous flow process*), che ha già avuto grande impatto nell'industria del farmaco non radioattivo dove ha consentito di razionalizzarne tempi e costi soprattutto grazie alla possibilità di sostituire i controlli analitici effettuati *per batch* con validazioni della stabilità delle prestazioni del processo (*process analytical technology*). Una prospettiva di ulteriore sviluppo potrebbe anche giungere dall'impiego di tecnologie di micro- e nano-chimica grazie alle quali, spostando la scala dimensionale del processo a volumi ridottissimi, tra l'altro più coerenti con i livelli di concentrazioni solitamente in gioco (nM), sono ottenibili elevatissime prestazioni, in termini di riduzione dei tempi di reazione e incremento del rendimento di sintesi/purificazione.

Un discriminante organizzativo è comunque rappresentato dalla scelta di includere, tra gli obiettivi di un reparto, la ricerca di nuove molecole rispetto alla conduzione di un'attività, diagnostica o anche di ricerca clinica, che utilizzi radiofarmaci producibili con tecnologie consolidate e, come tali, non solo disponibili commercialmente ma corredate di un complesso di norme d'uso e garanzie che riducono sostanzialmente costi e rischi. In un momento in cui l'attività di preparazione dei radiofarmaci è soggetta a una notevole revisione in termini di qualità e normativa, è importante valutare il punto di equilibrio e il livello di sostenibilità tra attività di chimica radiofarmaceutica e radiofarmacia, in analogia con quello tra chimica farmaceutica e farmacia già esistenti, su scala più ampia, per i farmaci.

7.5 Sviluppo tecnologico e aspetti gestionali per la radiofarmacia PET

Lo sviluppo di tecnologie per la radiochimica, per la chimica radiofarmaceutica e, in tempi più recenti, per la radiofarmacia è l'elemento portante del ruolo della PET come strumento basilare del *molecular imaging*. Nell'arco di circa 30 anni, cioè dai primi moduli *remote controlled* (in cui l'operatore era il perno delle decisioni e manteneva il pieno controllo del processo), si è passati a un approccio *computer controlled* (in cui il processo è costantemente seguito tramite indicatori come pressione, temperatura, radioattività ecc., specifici per ogni fase e dotati di autodiagnostica). L'operatore assume quindi una funzione di vigilanza sull'esecuzione del processo (che ha ormai tutte le caratteristiche della routine operativa) e limita il proprio intervento unicamente alle emergenze.

Questa evoluzione ha consentito di applicare anche a questo ambito criteri di assicurazione e verifica della qualità che hanno condotto a processi robusti e affidabili in grado di incrementare i livelli di attività manipolata (nel caso del Fluoro-18 spesso superiori ai 350 GBq) e di sostenere veri e propri centri di produzione per la distribuzione a terzi di prodotti radiofarmaceutici come il 2-[^{18}F]fluoro-2-desossiglucosio ([^{18}F]FDG), in cui un sistema automatico di produzione-purificazione di [^{18}F]FDG è connesso a uno di ripartizione-confezionamento.

Se da un lato il prodotto [^{18}F]FDG ha costituito la base di sviluppo della PET, l'aumento della pratica e dell'esperienza clinica ne hanno anche messo in evidenza i limiti, amplificando la richiesta, resa ancor più pressante dall'evoluzione della metodica in PET/CT, di nuovi radiofarmaci dotati di una maggiore specificità di impiego in clinica. Le prospettive suscettibili nel breve periodo di fornire supporto a questa nuova riconfigurazione della domanda/offerta diagnostica PET, conducono al momento verso tre possibili opzioni:

- ampliare l'offerta commerciale (lotti elevati) di radiofarmaci marcati con Fluoro-18 (l'emivita del Carbonio-11 rende quasi improponibile pensare a una distribuzione di ^{11}C-radiofarmaci) da avviare alla distribuzione sul territorio;
- sostenere lo sviluppo radiochimico di molecole marcate con radionuclidi PET da generatore (al momento Gallio-68);
- rivedere l'approccio che mira alla produzione di consistenti lotti di prodotto (alte attività) con uno nuovo che trasformi il processo di produzione del radiofarmaco (radiosintesi, purificazione, formulazione e controllo di qualità) in una sequenza molto semplice, tanto da poter essere utilizzabile nel numero più ampio possibile di centri PET in base alle necessità del singolo paziente.

Per quanto riguarda la prima ipotesi, il punto critico è soprattutto di carattere normativo e regolatorio, dato che il processo di integrazione dei radiofarmaci nel contesto generale del farmaco (sancito in Europa dalla Direttiva CE 43/89 e recepito nella normativa italiana già dal D.L.vo 178/91) ha ormai compiuto il proprio percorso.

Per comprendere nella giusta prospettiva le problematiche in gioco, è opportuno ricordare che il contesto dei radiofarmaci accomuna sotto un'unica definizione prodotti per diagnostica e radiofarmaci per radioterapia metabolica; prodotti ad altissima attività specifica, per i quali la tossicità o la farmacodinamica del preparato è irrilevante, e altri radiomarcati che non solo possono dare luogo a effetti farmacodinamici importanti, ma anche a reazioni avverse connesse sia col principio attivo che con eccipienti contenuti nella loro formulazione. La deregolazione del contesto dei radiofarmaci appare quindi del tutto impraticabile, pur apparendo sempre più evidente anche agli stessi organi regolatori la necessità di una regolamentazione che effettivamente consideri le peculiarità del prodotto specifico e dell'uso che se ne fa. Ciò significa che lo spettro dei prodotti per diagnostica PET disponibili commercialmente come specialità medicinali è destinato ad aumentare in futuro con oneri e tempistiche non certo coerenti con le ridotte dimensioni del mercato e rispondenti alla peculiarità e tipologia dei prodotti.

Considerazioni analoghe si applicano alla prospettiva di crescita dell'impiego di Gallio-68 e di altri radionuclidi da generatore, che possano essere utilizzati dai reparti di medicina nucleare anche privi di ciclotrone. Ovviamente anche in questo caso restano valide le considerazioni prima ricordate circa i vincoli regolatori connessi con la loro distribuzione come specialità medicinali e, quindi, la necessità di ottenere un'Autorizzazione all'Immissione in Commercio (AIC)[13]. Non deve tuttavia essere dimenticato che le preparazioni descritte in una Farmacopea Ufficiale possono essere prescritte del medico curante, sotto la propria responsabilità, e preparate a fronte di tale prescrizione da parte di strutture autorizzate.

In piena coerenza con la spinta, che caratterizza l'ambito sanitario, verso il contenimento della spesa e la razionalizzazione delle risorse, si rende inevitabile occuparsi dell'ottimizzazione dei processi. Anche la produzione di radiofarmaci entra in questo percorso, solitamente a partire da alcuni indicatori tipici:

- ciclo operativo: tempo di processo, numero di dosi per processo, tempo di ripristino del sistema di produzione, efficienza del controllo di qualità;
- costi associati: manutenzione, materiali di consumo, impegno del personale;
- affidabilità: soddisfazione dell'utilizzatore, utilizzo improprio, errori, incidenti.

[13] Quest'obbligo interessa sia il generatore in sé sia gli eventuali kit da utilizzare per la sintesi del radiofarmaco.

L'intera sequenza di produzione di un radiofarmaco è stata soggetta non soltanto a un'approfondita analisi (soprattutto dopo l'ingresso di aziende e privati nella commercializzazione di radiofarmaci e nella gestione di centri PET), ma anche ridiscussa alla luce delle innovazioni più recenti sia dal punto di vista tecnologico (microfluidica, nanochimica e nanotecnologie) che da quello della gestione di processo (componenti monouso tipo *plug and play*, *process analytical technology*, processo continuo).

Un'ipotesi operativa di sviluppo, più innovativa dal punto di vista concettuale, si basa infatti su un cambiamento radicale dell'assetto organizzativo del laboratorio di radiofarmacia e muove dal considerare il ruolo (e valore) dell'agenda pazienti in un nuovo contesto operativo in grado di assicurare la disponibilità di più radiofarmaci per diagnostica PET, a disposizione del medico nucleare sulla base della specifica necessità del singolo paziente. Questa nuova visione sposta il baricentro del problema "radiofarmacia" dalla capacità verticale (grande disponibilità di un solo radiofarmaco com'è adesso per il [^{18}F]FDG) a una di tipo orizzontale: la possibilità di avere cioè molte preparazioni, anche per una singola somministrazione, di più radiofarmaci seguendo un approccio *synthesis on demand*.

Il piano di lavoro dovrebbe dunque essere costruito in base all'agenda pazienti (quale radiofarmaco per quale paziente e quando/come combinare i pazienti in base ai singoli esami). Su tale base dovrebbe anche essere organizzata l'attività di chimica radiofarmaceutica/radiofarmacia (tipo e durata degli irraggiamenti al ciclotrone, sequenza delle varie produzioni, pianificazione dei relativi controlli di qualità). Alcune aziende stanno già avviando i primi passi nella direzione indicata da questa filosofia innovativa, sperimentando sia cartucce (della dimensione di un pacchetto di sigarette), capaci di produrre in pochi minuti dal momento della richiesta la dose necessaria del radiofarmaco desiderato, sia un sistema "da tavolo" costituito da un microciclotrone (3 MeV) con annesso sistema di sintesi capace di produrre in continuo un flusso di radiofarmaco pronto all'uso.

Letture consigliate

Kowalsky RJ, Falen SR (eds) (2004) Radiopharmaceuticals in nuclear pharmacy & nuclear medicine, 3rd edn. APhA Publications NW, Washington DC

Saha GB (ed) (2004) Fundamentals of nuclear pharmacy, 5th edn. Springer, Berlin, Heidelberg, New York

Vallabhajosula S (ed) (2009) Molecular Imaging: Radiopharmaceuticals for PET and SPECT, 1st edn. Springer. Berlin, Heidelberg, New York

Welch MJ, Redvanly CS (eds) (2002) Handbook of radiopharmaceuticals: radiochemistry and applications, 1st edn. John Wiley & Sons Ltd, Chichester

8 Principi, metodi e strumenti di misura della radioattività

M.E. Fantacci, A. Del Guerra

Indice dei contenuti

8.1 Grandezze radiometriche, di sorgente e di campo

Introduciamo le grandezze fisiche e le unità di misura che sono utilizzate per descrivere le caratteristiche dei campi di radiazione e dei mezzi materiali irraggiati relativamente alle loro interazioni con le radiazioni ionizzanti.

8.1.1 Grandezze radiometriche

Le grandezze radiometriche descrivono i campi di radiazione. Esse possono essere suddivise in grandezze di sorgente e di campo. Le grandezze di sorgente servono a descrivere e a misurare le caratteristiche di una sorgente di radiazione utili ai fini della radioprotezione. Come sorgenti di radiazione consideriamo sia quelle radioattive (sostanze, preparati o apparecchi contenenti uno o più radionuclidi), sia le macchine radiogene: apparecchi che generano radiazioni ionizzanti (acceleratori di particelle, tubi a raggi X).

Fondamenti di medicina nucleare. Duccio Volterrani, Paola Anna Erba, Giuliano Mariani (a cura di)

8.1.1.1
Grandezze di sorgente

Per quanto riguarda le sorgenti radioattive, poiché i decadimenti radioattivi possono essere molto complessi, si preferisce specificarne l'intensità attraverso il numero di disintegrazioni per unità di tempo, invece che mediante il numero di particelle o di fotoni emessi (si veda anche il Capitolo 2 e, in particolare, il Paragrafo 2.3.2). Si definisce l'attività A di una sorgente:

$$A = \frac{dN}{dt} \qquad \begin{array}{l} 1 \text{ Bq (Becquerel)} = 1 \text{ s}^{-1} \\ 1 \text{ Ci (Curie)} = 3{,}7 \times 10^{10} \text{ Bq} \end{array} \tag{8.1}$$

dove dN è il numero delle trasformazioni nucleari spontanee che avvengono nella quantità di radionuclide considerata nell'intervallo di tempo dt. Si noti che il rapporto -dN/dt è uguale a λN, dove N è il numero di nuclei radioattivi e λ la costante di decadimento. L'unità di misura per l'attività nel Sistema Internazionale (SI) è il Becquerel, che sostituisce il Curie.

L'attività non fornisce informazioni sulla quantità di materia radioattiva presente. Si definisce allora l'attività specifica A_s, che si misura in Bq $\times$ g^{-1}, che rappresenta il numero di disintegrazioni per unità di tempo che avviene per unità di massa.

$$A_s = \frac{\lambda N}{N_0 M_A} \tag{8.2}$$

dove λ = costante di decadimento
N_0 = numero di Avogadro
M_A = peso atomico (in g)

L'energia delle radiazioni emesse in una disintegrazione può essere ricavata dallo schema di decadimento o misurata mediante spettrometria. Lo spettro di radiazione viene modificato dal materiale interposto tra sorgente e rivelatore. Quindi, per le sorgenti sigillate è necessario conoscere anche le caratteristiche di filtrazione dell'astuccio sigillante.

Nel caso delle macchine radiogene, distinguiamo fra acceleratori di particelle (per radioterapia o medicina nucleare) e tubi a raggi X (per radiodiagnostica).

Nel caso degli acceleratori di particelle, i parametri che interessano più direttamente la radioprotezione sono l'energia delle particelle accelerate e la potenza media del fascio (che è il prodotto della differenza di potenziale per la corrente media).

Nel caso dei tubi a raggi X, sono grandezze caratterizzanti la differenza di potenziale applicata al tubo, la filtrazione (sia quella propria del tubo che quella aggiunta), la corrente, il primo strato emivalente e la potenza. Ricordiamo che:

- la differenza di potenziale (che si misura in kV) applicata al tubo determina l'energia massima dei raggi X prodotti;
- la filtrazione modifica la distribuzione spettrale del fascio (indurimento, righe caratteristiche);
- la corrente anodica (che si misura in mA) determina col tempo (s) l'esposizione (che si misura in mAs, cioè mA $\times$ s), legata al numero di fotoni emessi;
- il primo strato emivalente (SEV) è lo spessore (espresso in mm) di un filtro che dimezza il numero di fotoni. Il SEV è espresso convenzionalmente in mm di Al per differenze di potenziale applicate al tubo fino a 120 kV, in mm di Cu per differenze di potenziale più elevate;

– la potenza del tubo è il prodotto della differenza di potenziale applicata per la corrente anodica. Si esprime in mA × kV oppure in kW.

8.1.1.2
Grandezze di campo

Intuitivamente un campo di radiazioni può essere descritto contando punto per punto il numero di particelle presenti. Si definisce fluenza di particelle Φ

$$\Phi = \frac{dN}{dA} \qquad (\mathrm{m}^{-2}) \tag{8.3}$$

dove dN è il numero delle particelle che attraversano la sezione massima dA di una sfera di raggio infinitesimo avente il centro nel punto considerato.

Si definisce intensità o rateo di fluenza di particelle o densità di flusso di particelle ϕ

$$\phi = \frac{d\Phi}{dt} = \frac{d^2N}{dA\ dt} \qquad (\mathrm{m}^{-2} \times \mathrm{s}^{-1}) \tag{8.4}$$

dove d^2N è il numero delle particelle che attraversano la sezione massima dA di una sfera di raggio infinitesimo, avente il centro nel punto considerato, nell'intervallo di tempo dt.

Qualche volta è necessario conoscere l'energia totale trasportata dalle particelle invece che il loro numero. Si definisce allora la fluenza di energia delle particelle Ψ:

$$\Psi = \frac{dR}{dA} \qquad (\mathrm{J} \times \mathrm{m}^{-2}) \tag{8.5}$$

dove dR è la somma delle energie di tutte le particelle che attraversano la sezione massima dA di una sfera di raggio infinitesimo avente il centro nel punto considerato.
E corrispondentemente si definisce il rateo di fluenza di energia Ψ^1:

$$\Psi^1 = \frac{d\Psi}{dt} = \frac{d^2R}{dA\ dt} \qquad \begin{array}{l}(\mathrm{J} \times \mathrm{m}^{-2} \times \mathrm{s}^{-1})\ \text{cioè} \\ (\mathrm{W} \times \mathrm{m}^{-2})\end{array} \tag{8.6}$$

dove d^2R è la somma delle energie di tutte le particelle che attraversano la sezione massima dA di una sfera di raggio infinitesimo, avente il centro nel punto considerato, nell'intervallo di tempo dt.

8.1.2
Grandezze caratteristiche delle interazioni fra radiazione e materia

Per valutare l'energia depositata in una certa regione di un mezzo irraggiato è necessario conoscere, oltre alle grandezze che caratterizzano il campo di radiazione, anche quelle che specificano le proprietà del mezzo in rapporto alle interazioni tra radiazione e materia. In particolare, è necessario suddividerle in grandezze che esprimono la probabilità di subire interazioni da parte delle particelle indirettamente ionizzanti e grandezze che descrivono le modalità di cessione di energia al mezzo da parte delle particelle direttamente ionizzanti.

8.1.2.1
Radiazioni X e gamma

Si consideri un tratto di lunghezza dl di un mezzo di densità ρ e si supponga che in tale tratto la frazione dN/N di fotoni subisca interazioni. (Si veda anche il Capitolo 2 e, in particolare, il Paragrafo 2.4.1).

Si definisce coefficiente di attenuazione massico μ/ρ del materiale di densità ρ, per ogni fissata energia dei fotoni considerati, la grandezza

$$\frac{\mu}{\rho} = \frac{1}{\rho N}\frac{dN}{dl} \qquad (\text{m}^2 \times \text{kg}^{-1}) \tag{8.7}$$

Il coefficiente di attenuazione massico interviene nell'esponenziale, da cui si può calcolare il numero di particelle che non hanno subito interazione nello spessore l del materiale considerato, essendo N_0 il numero di particelle incidenti:

$$N = N_0 e^{-\left(\frac{\mu}{\rho}\right)\rho l} \tag{8.8}$$

Quando si ha a che fare con fotoni di energia sufficientemente bassa da poter trascurare le interazioni nucleari, i principali processi da prendere in considerazione sono l'effetto fotoelettrico, l'effetto Compton, lo *scattering* coerente e la creazione di coppie.

Il coefficiente di attenuazione massico è legato al numero totale di interazioni che i fotoni subiscono in un certo tratto del mezzo attraversato. Ricordiamo che non tutte queste interazioni comportano un completo trasferimento di energia dal fotone alla materia contenuta nell'elemento di volume considerato. Si pensi, ad esempio, ai processi di *scattering*, nei quali il fotone diffuso conserva almeno una frazione della sua energia iniziale, o alla radiazione di frenamento (*Bremsstrahlung*) emessa dai secondari carichi (prodotti in seguito alle interazioni con i fotoni), la quale può essere dissipata anche in punti lontani da quello in cui è avvenuta l'interazione iniziale. Quando si è interessati alle cessioni locali di energia è quindi necessario prendere in considerazione altri coefficienti.

Sottolineiamo che il trasferimento di energia alla materia da parte delle particelle indirettamente ionizzanti avviene in due fasi successive:

- la prima fase consiste nella messa in moto dei secondari carichi (trasferimento di energia);
- la seconda fase consiste nella dissipazione di energia da parte dei secondari carichi attraverso le collisioni che essi subiscono nella materia (cessione di energia al mezzo).

Le proprietà dei mezzi materiali in relazione a queste due distinte fasi possono essere rappresentate mediante l'introduzione di appositi coefficienti di interazione. Il primo è il coefficiente di trasferimento di energia massico μ_{tr}/ρ, definito come:

$$\frac{\mu_{tr}}{\rho} = \frac{1}{\rho EN}\frac{dE_{tr}}{dl} \qquad (\text{m}^2 \times \text{kg}^{-1}) \tag{8.9}$$

dove dE_{tr} è l'energia delle N particelle incidenti, ciascuna di energia E, indirettamente ionizzanti (di energia iniziale totale EN) trasferita come energia cinetica delle particelle secondarie a causa delle interazioni subite nel tratto dl in un mezzo di densità ρ.

Nel computo del coefficiente di trasferimento di energia massico si devono dunque escludere tutte le perdite energetiche che non ricompaiono sotto forma di energia cinetica dei secondari carichi messi in moto.

Quando si è invece interessati a conoscere l'energia effettivamente depositata in un certo elemento di volume, è necessario far uso del coefficiente di assorbimento di energia massico μ_{en}/ρ:

$$\frac{\mu_{en}}{\rho} = \frac{\mu_{tr}}{\rho}(1-g) \qquad (m^2 \times kg^{-1}) \tag{8.10}$$

dove g è la frazione di energia che i secondari carichi dissipano come radiazione di frenamento nel materiale di densità ρ.

8.1.2.2
Radiazioni cariche

Le particelle cariche nell'attraversamento della materia biologica perdono energia soprattutto ionizzando ed eccitando gli elettroni del mezzo (perdita di energia per collisione). Ai fini radioprotezionistici considereremo soltanto le perdite per irraggiamento nel caso delle particelle cariche leggere (elettroni e positroni) a energie relativistiche.

Per descrivere le interazioni delle particelle cariche con la materia si fa ricorso ad alcune grandezze fisiche, la più importante delle quali è il potere frenante massico del materiale, definito come:

$$\frac{S}{\rho} = \frac{1}{\rho}\frac{dE}{dl} \qquad (J \times m^2 \times kg^{-1}) \tag{8.11}$$

dove dE è l'energia persa da una particella carica nel tratto dl in un mezzo di densità ρ. Al potere frenante massico contribuiscono sia le perdite per collisione che quelle per irraggiamento e, quindi, il potere frenante massico può essere espresso come la somma di questi 2 contributi.

Il potere frenante massico non è sufficiente per spiegare gli effetti delle radiazioni ionizzanti sulla materia vivente. Infatti, i secondari carichi messi in moto possono avere sufficiente energia cinetica per costituire tracce distinte da quelle della particella carica primaria (raggi δ) e produrre ionizzazione a distanza da questa. È necessario allora considerare la distribuzione spaziale dell'energia trasferita lungo le tracce delle particelle cariche.

Per tenere conto di questo aspetto è stata introdotta un'apposita grandezza, il LET (*Linear Energy Transfer*).

$$L_\Delta = \left(\frac{dE}{dl}\right)_\Delta \qquad (J \times m^{-1} \text{ oppure keV} \times mm^{-1}) \tag{8.12}$$

dove dE è l'energia dissipata dalla particella carica iniziale nel tratto dl in collisioni che comportano trasferimenti di energia inferiori a un prefissato Δ (usualmente espressi in eV).

Soltanto questi trasferimenti verranno considerati come energia ceduta localmente al mezzo.

8.2 Grandezze dosimetriche

Le grandezze dosimetriche descrivono le varie fasi dei processi di trasferimento di energia dalle radiazioni alla materia e la capacità delle radiazioni di ionizzare gli atomi o le molecole del mezzo attraversato. Possono essere espresse come il prodotto di una grandezza radiometrica per una costante tipica del mezzo, o per una grandezza caratteristica delle interazioni del mezzo con la radiazione.

I processi di cessione dell'energia sono di natura discreta e i valori delle grandezze utilizzate per descriverli sono soggetti a fluttuazioni statistiche anche di notevole rilievo, specialmente quando si tratta di piccoli volumi di materia o di modesto numero di particelle. In questo caso devono essere utilizzate grandezze fisiche definite in termini statistici, cioè grandezze stocastiche. Il valore di una grandezza non stocastica, una volta fissate certe condizioni, può essere calcolato, mentre nel caso di una grandezza stocastica si può valutare solo la probabilità di ogni particolare valore sulla base di una distribuzione di probabilità.

In microdosimetria si fa uso di grandezze stocastiche, definite in domini finiti, che assumono valori che variano in maniera discontinua nello spazio e nel tempo.

In dosimetria protezionistica si fa uso di grandezze non stocastiche, che sono funzioni continue e differenziabili dello spazio e del tempo.

8.2.1 Grandezze relative al deposito di energia

Si definisce energia ceduta dalla radiazione in un certo volume la grandezza:

$$E = R_{in} - R_{out} + \Sigma Q \qquad \text{(J)} \tag{8.13}$$

dove

- R_{in} = energia radiante incidente nel volume considerato (somma delle energie, esclusa l'energia di massa di quiete m_0c^2, di tutte le particelle direttamente e indirettamente ionizzanti che entrano nel volume considerato);
- R_{out} = energia radiante uscente dal volume considerato (somma delle energie, esclusa l'energia di massa di quiete m_0c^2, di tutte le particelle direttamente e indirettamente ionizzanti che escono dal volume considerato);
- ΣQ = energia spesa per aumentare la massa del sistema.

L'energia ceduta è una grandezza stocastica ed è soggetta a fluttuazioni casuali che possono essere molto grandi, sia se ci si riferisce a elementi di volume di dimensioni particolarmente ridotte, sia se la densità di flusso delle particelle cariche presenti è particolarmente modesta. In dosimetria se ne considera comunque il valor medio $<E>$.

Si definisce dose assorbita, in un elemento di volume di massa dm, la grandezza:

$$D = \frac{d<E>}{dm} \qquad (\text{Gy = Gray, 1Gy = 1J} \times \text{kg}^{-1}) \tag{8.14}$$

dove $d<E>$ è l'energia ceduta media in un elemento di volume di massa dm. Il Gray è l'unità di misura del Sistema Internazionale che sostituisce la precedente unità (cioè il rad, 1 Gy = 100 rad).

L'intensità o rateo di dose assorbita è a sua volta definita come:

$$D' = \frac{dD}{dt} \qquad (\text{Gy} \times \text{s}^{-1}) \qquad (8.15)$$

La dose assorbita riveste un ruolo di grande rilievo nella valutazione degli effetti indotti dalle radiazioni, anche se non è sufficiente a darne una completa interpretazione quantitativa. In particolare, essa non è in grado di tener conto della diversità degli effetti indotti, a parità di dose assorbita, da radiazioni incidenti diverse. Per questo motivo si è resa necessaria l'introduzione di nuove grandezze più idonee a esprimere la probabilità del manifestarsi di effetti dannosi conseguenti all'esposizione a radiazioni ionizzanti. Tali grandezze sono la dose equivalente H, che tiene conto della diversa qualità delle radiazioni, e la dose efficace E, che considera anche la differente sensibilità dei diversi tessuti e organi rispetto alle radiazioni. La dose equivalente è legata alla dose assorbita dalla relazione:

$$H = D\,Q \qquad (\text{Sv = Sievert, 1Sv = 1J} \times \text{kg}^{-1}) \qquad (8.16)$$

dove
Q = fattore di qualità della radiazione.

Il fattore di qualità serve a tener conto della distribuzione dell'energia assorbita a livello microscopico. Esso viene definito in funzione del LET in acqua della radiazione considerata. Per fotoni, raggi gamma ed elettroni Q = 1, per protoni varia fra 1,0 e 1,2, per neutroni varia fra 5 e 20; per le particelle alfa e particelle con numero atomico maggiore di 2, Q può raggiungere il valore di 20. La dose efficace è legata alla dose equivalente dalla relazione:

$$E = H\,w \qquad (\text{Sv = Sievert, 1Sv = 1J} \times \text{kg}^{-1}) \qquad (8.17)$$

dove
w = *weighting factor* (o fattore di peso o fattore di ponderazione) dell'organo.

Complessivamente si può ricavare la dose efficace totale al corpo come:

$$E = \Sigma_i\, H_i\, w_i \qquad (\text{J}) \qquad (8.18)$$

Ricordiamo che, essendo i fattori di peso normalizzati, la loro sommatoria non può essere superiore a 1. In Tabella 8.1 sono riportati i fattori di peso aggiornati per i di-

Tabella 8.1 Fattori di peso per i diversi organi secondo i documenti ICRP-60 e ICRP-130

Organo	ICRP-60 (1990)	ICRP-130 (2007)
Mammella	0,05	0,12
Midollo, colon, polmoni, stomaco	0,12	0,12
Vescica, esofago, fegato, tiroide	0,05	0,04
Gonadi	0,20	0,08
Superficie ossea, cervello, ghiandole salivari, pelle	0,01	0,01
Tessuti rimanenti (surreni, vie aeree extratoraciche, dotti biliari, cuore, reni, linfonodi, muscolo, mucosa orale, pancreas, prostata, tenue, milza, timo, cervice uterina)	0,05	0,12

versi organi pubblicati nel documento numero 130 dell'International Commission on Radiological Protection (ICRP) del 2007 e quelli utilizzati in precedenza (ICRP-60, del 1990).

8.2.2
Grandezze relative al trasferimento di energia

Come è stato già osservato, il passaggio di energia al mezzo avviene sostanzialmente in due fasi successive. La prima riguarda la messa in moto di secondari carichi da parte dei primari (trasferimento di energia). La seconda riguarda la dissipazione di energia da parte di questi secondari attraverso le collisioni che essi subiscono nel mezzo (cessione di energia). Per il calcolo della dose assorbita si devono considerare entrambi i processi. Informazioni dosimetriche di grande importanza possono tuttavia essere dedotte trascurando lo studio dei processi di dissipazione e cessione dell'energia nel mezzo da parte dei secondari carichi, e limitandosi invece a descrivere la fase del trasferimento dell'energia a questi ultimi. Ciò può essere fatto introducendo il kerma, la cui definizione è:

$$K = \frac{dE_{tr}}{dm} \qquad \text{(Gy)} \tag{8.19}$$

dove

dE_{tr} = somma delle energie cinetiche iniziali di tutte le particelle cariche prodotte da particelle indirettamente ionizzanti in un elemento di volume di specificato materiale di massa dm, inclusa l'energia che le particelle secondarie cariche irradiano sotto forma di radiazione di frenamento.

Si definisce anche l'intensità o rateo di kerma:

$$K' = \frac{dK}{dt} \qquad (\text{Gy} \times \text{s}^{-1}) \tag{8.20}$$

Ci si può riferire al valore del kerma (o dell'intensità di kerma) in un determinato materiale sia in aria che in un punto di un altro materiale. Tale valore sarà ottenuto ponendo nel punto di interesse una piccola quantità del materiale specificato. Se i due materiali sono diversi, il campione introdotto deve avere massa abbastanza piccola da non provocare disturbi apprezzabili al campo della radiazione indirettamente ionizzante incidente.

Nota la fluenza di energia delle particelle in un punto di un mezzo materiale di cui sia conosciuto il coefficiente di attenuazione massico, si può determinare il kerma.

Ricordiamo che:

$$K = \frac{dE_{tr}}{dm} \quad (8.19) \qquad \Psi = \frac{dR}{dA} \quad (8.5) \qquad \frac{\mu_{tr}}{\rho} = \frac{1}{\rho EN}\frac{dE_{tr}}{dl} \quad (8.9)$$

da cui

$$K = \frac{\mu_{tr}}{\rho}\rho EN \cdot \frac{dl}{dm} = \frac{\mu_{tr}}{\rho}\Psi \tag{8.21}$$

Un'altra grandezza molto usata in dosimetria è l'esposizione. Si tratta della più antica delle grandezze dosimetriche, introdotta per descrivere la capacità della radiazione elettromagnetica di produrre ionizzazione in aria. Essa è definita come:

$$X = \frac{dQ}{dm} \qquad (C \times kg^{-1}) \tag{8.22}$$

dove
dQ = valore assoluto della carica totale degli ioni dello stesso segno prodotti in aria quando tutti gli elettroni (positivi e negativi) liberati dai fotoni in un elemento di volume di massa dm sono stati completamente fermati in aria.

La vecchia unità di misura per l'esposizione era il Roentgen: $1R = 2{,}58 \times 10^{-4} C \times kg^{-1}$. Si ricorda che l'esposizione è definita solo in aria.

È necessario tener presente che, nella definizione di esposizione, la ionizzazione prodotta dall'assorbimento della radiazione di frenamento emessa dagli elettroni secondari liberati nel volume di interesse non deve essere considerata ai fini del calcolo di dQ. A parte questa differenza, che diventa significativa solo alle alte energie, l'esposizione coincide con la ionizzazione equivalente al kerma in aria.

Si può definire anche l'intensità o rateo di esposizione:

$$X' = \frac{dX}{dt} \qquad (C \times kg^{-1} \times s^{-1}) \tag{8.23}$$

8.2.3
Relazioni tra grandezze dosimetriche

Spesso è utile stabilire relazioni fra le grandezze dosimetriche, soprattutto per fini pratici di misura, in quanto alcune, fondamentali dal punto di vista radioprotezionistico, sono difficilmente misurabili, mentre, in particolari condizioni, possono essere poste in relazione ad altre grandezze più facilmente stimabili, potendo quindi essere comunque ricavate.

Relazioni particolarmente semplici tra alcune grandezze dosimetriche fondamentali possono essere stabilite quando, nel punto di riferimento di un mezzo materiale irraggiato con radiazioni indirettamente ionizzanti, si verificano le condizioni di "equilibrio delle particelle cariche" (*Charged Particle Equilibrium*, CPE). Tali condizioni si intendono realizzate quando l'energia dissipata al di fuori di un piccolo volume sferico, centrato nel punto di riferimento, da particelle secondarie cariche in esso prodotte dalla radiazione indirettamente ionizzante, è compensata dall'energia dissipata al suo interno da particelle secondarie cariche prodotte dalla radiazione indirettamente ionizzante al di fuori di tale volume. Per esemplificare il concetto di equilibrio delle particelle cariche, consideriamo le situazioni illustrate in Figura 8.1. Supponiamo di avere una massa m in un dato volume e ipotizziamo di voler misurare la dose assorbita in un punto interno a tale volume. Supponiamo ora che tre radiazioni indirettamente ionizzanti abbiano creato tre elettroni secondari nei punti segnati con asterisco. Ebbene, è solo l'energia persa da questi elettroni nel tragitto effettuato dentro il volume a contribuire a determinare la dose assorbita. Nel caso della Figura 8.1b (elettroni che vengono prodotti ed esauriscono il loro percorso all'interno della massa m), l'energia ceduta dalla radiazione coincide con quella depositata nel mezzo. Nel caso di Figura 8.1c (elettroni prodotti all'interno della massa m che dissipano la loro energia in parte all'interno della massa e in parte all'esterno), l'energia ceduta dalla radiazione è maggiore di quella depositata nel mezzo. Nel caso della Figura 8.1d, invece, l'energia ceduta dalla radiazione è minore di quella depositata nel mezzo. Più in generale, si dovranno considerare situazioni intermedie, analoghe a quelle di Figura 8.1a. In questo caso, l'energia ceduta dalla radiazione coincide con quella depositata nel mezzo se l'energia dissipata dagli elettroni di tipo 1 all'interno del volume considerato è compensata dall'energia trasportata dagli elettroni di tipo 3 fuori di esso. Questa è appunto la situazione che si usa indicare come "condizione di equilibrio delle particelle cariche".

In pratica, questo equilibrio si verifica quando risultano valide contemporaneamente le due condizioni seguenti:

1. L'elemento di volume di riferimento si deve trovare immerso in un volume di materiale di dimensioni tali che il percorso massimo dei secondari carichi messi in moto nel volume di riferimento dalla radiazione indirettamente ionizzante primaria non consenta loro di uscire dal volume totale del materiale in questione.
2. La fluenza di energia della radiazione indirettamente ionizzante primaria non deve variare apprezzabilmente su distanze dell'ordine di tale percorso massimo.

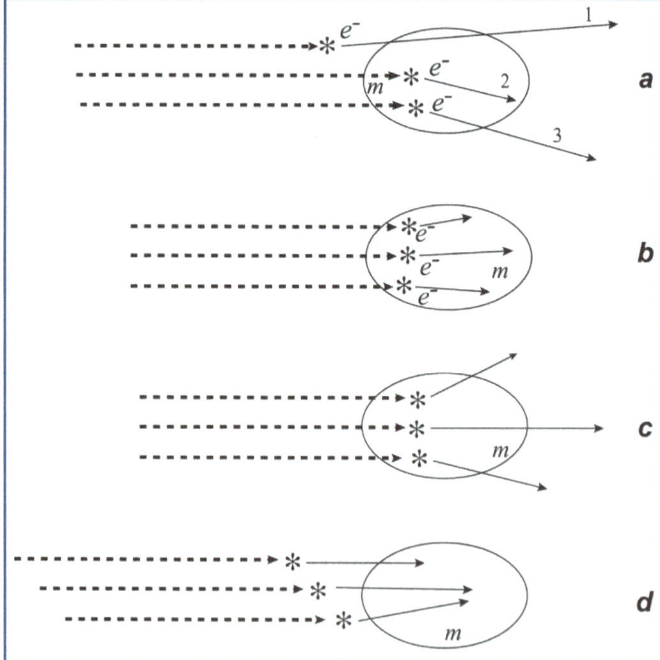

Fig. 8.1 a-d Esempi di situazioni di equilibrio e non equilibrio di particelle cariche (Riprodotto dal sito web http://www.fisicamente.net/FISICA/index-22.htm, ultimo accesso in data 24.09.2009)

8.2.3.1
Relazione tra dose assorbita e kerma

In condizioni di equilibrio delle particelle cariche si verifica l'equivalenza fra dose assorbita e kerma, cioè:

$$D = K \qquad \text{(Gy)} \tag{8.24}$$

8.2.3.2
Relazione tra dose assorbita in aria ed esposizione

In condizioni di equilibrio delle particelle cariche si verifica la seguente relazione fra dose assorbita in aria (D_a) ed esposizione:

$$D_a = \frac{W_a}{e} X \qquad \text{(Gy)} \tag{8.25}$$

dove
W_a = energia media necessaria per creare una coppia di ioni in aria (J);
e = carica dell'elettrone ($1,6 \times 10^{-19}$C);
X = esposizione ($C \times kg^{-1}$).

8.2.4
Misura delle grandezze dosimetriche

Consideriamo un mezzo materiale uniforme immerso in un campo di radiazioni ionizzanti e supponiamo di voler misurare la dose assorbita in un punto di riferimento di tale mezzo. Per far questo, intuitivamente si dovrebbe praticare una cavità intorno al punto considerato e introdurre al suo interno un materiale sensibile alla dose, cioè un "dosimetro". Per realizzare un dosimetro è sufficiente disporre di un rivelatore la cui risposta sia una funzione nota dell'energia in esso depositata dalle particelle ionizzanti. È necessario però tenere conto anche del fatto che l'introduzione del dosimetro nella cavità perturba il campo preesistente. Pertanto, sarà possibile stabilire una relazione tra il valore della dose misurata e quello della dose nello stesso punto del mezzo imperturbato esclusivamente adottando particolari cautele.

8.2.4.1
Radiazioni X e gamma

Ricordiamo che la cessione di energia al mezzo da parte della radiazione primaria X e gamma può essere descritta dai seguenti due stadi successivi:

1. La radiazione primaria trasferisce energia alla radiazione corpuscolare carica secondaria (elettroni e positroni).
2. I secondari carichi depositano l'energia nel mezzo mediante collisioni coulombiane.

Ricordiamo inoltre che soltanto in condizioni di equilibrio delle particelle cariche l'energia depositata in un punto del mezzo coincide con quella trasferita in quel punto. Con queste premesse, vogliamo stabilire una relazione fra la dose D_C misurata da un certo dosimetro posto in una cavità, praticata intorno al punto di riferimento del mezzo considerato, e la dose D_M che si avrebbe nello stesso punto del mezzo imperturbato. Se la cavità ha dimensioni qualsiasi, non è possibile ipotizzare a priori alcuna relazione. Se le dimensioni della cavità sono piccole rispetto al percorso dei secondari carichi messi in moto nel mezzo, cosicché questi perdono in essa soltanto una modesta frazione della loro energia, e se, inoltre, possono essere trascurate le interazioni dei primari nella cavità, allora la dose assorbita nella cavità dipende soltanto dall'energia depositata dai secondari carichi:

$$D_M = < s > D_C \tag{8.26}$$

$$< s > = \frac{< \left(\frac{S}{\rho} \right)_{col,\, M} >}{< \left(\frac{S}{\rho} \right)_{col,\, C} >} \tag{8.27}$$

Invece, se le dimensioni della cavità sono molto maggiori del percorso dei secondari carichi messi in moto nel mezzo, la ionizzazione prodotta nella cavità sarà dovuta esclusivamente ai secondari messi in moto direttamente nel materiale che la occupa. In questo caso (per primari monoenergetici) si avrà:

$$D_M = \frac{\left(\frac{\mu_{en}}{\rho} \right)_M}{\left(\frac{\mu_{en}}{\rho} \right)_C} D_C \tag{8.28}$$

Se la composizione chimica del materiale che riempie la cavità è uguale a quella del mezzo circostante, <s> = 1 e se sono uguali anche i coefficienti di assorbimento, si ha $D_M = D_C$, indipendentemente dalle dimensioni della cavità. Più in generale, affinché si abbia $D_M = D_C$ è sufficiente che i 2 mezzi abbiano uguali il potere frenante massico e il coefficiente di assorbimento massico. In questo caso i 2 mezzi si dicono equivalenti e le cavità omogenee.

8.3 Rivelatori a ionizzazione

Tutti i metodi di rivelazione della radiazione ionizzante si basano sulla misura di una grandezza influenzata dall'interazione della radiazione con il rivelatore. Generalmente questa grandezza è una carica o una corrente elettrica, ma può essere anche calore, luce, un effetto chimico, l'opacizzazione di una sostanza trasparente, la trasformazione in un diverso tipo di radiazione. I principi fisici più utilizzati nei rivelatori di radiazione sono la ionizzazione di un gas, la scintillazione provocata in un materiale organico o inorganico, e la produzione di coppie elettrone-lacuna in un semiconduttore.

8.3.1
Principi fisici dei rivelatori a ionizzazione

I rivelatori a ionizzazione si basano sulla ionizzazione prodotta in un gas dall'energia ceduta dalla radiazione. Il numero di coppie elettrone-ione positivo che si formano è proporzionale all'energia depositata dalla radiazione. La costante di proporzionalità, chiamata potenziale di ionizzazione W, dipende dal tipo di gas ed è maggiore della corrispondente energia di legame, poichè in parte l'energia depositata viene impiegata anche in processi di eccitazione. Il numero di coppie prodotte in funzione dell'energia ceduta dalla radiazione è dato da:

$$n = \frac{E}{W} \tag{8.29}$$

In Tabella 8.2 sono riportati i valori del potenziale di ionizzazione per alcuni gas nel caso di irraggiamento con particelle alfa e con elettroni.

L'applicazione di un campo elettrico provoca l'accelerazione degli elettroni e degli ioni positivi lungo le linee di forza del campo elettrico, rispettivamente, verso l'anodo e verso il catodo. L'accelerazione si interrompe a causa degli urti con le molecole del gas quando viene raggiunta la velocità massima (di deriva). Per bassi campi elettrici si possono avere fenomeni di ricombinazione. Nella Figura 8.2 è schematizzato il principio di funzionamento dei rivelatori a ionizzazione.

A seconda dell'entità del campo elettrico applicato, è possibile suddividere i rivelatori che si basano sul principio fisico della ionizzazione di un gas in varie zone di lavoro, come schematizzato nella Figura 8.3. Nella regione A non tutte le cariche prodotte vengono raccolte in quanto, a causa del piccolo valore del campo elettrico, il processo di ricombinazione delle varie coppie ione-elettrone è notevole. Aumentando la differenza di potenziale applicata, il tempo a disposizione per la ricombinazione diminuisce, perché

Tabella 8.2 Valori del potenziale di ionizzazione (espresso in eV/coppia di ioni) per diversi gas irraggiati con particelle alfa e con elettroni

Gas	Elettroni veloci	Particelle alfa
Ar	27,0	25,9
He	32,5	31,7
H_2	38,0	37,0
N_2	35,8	36,0
Aria	35,0	35,2
O_2	32,2	32,2
CH_4	30,2	29,0

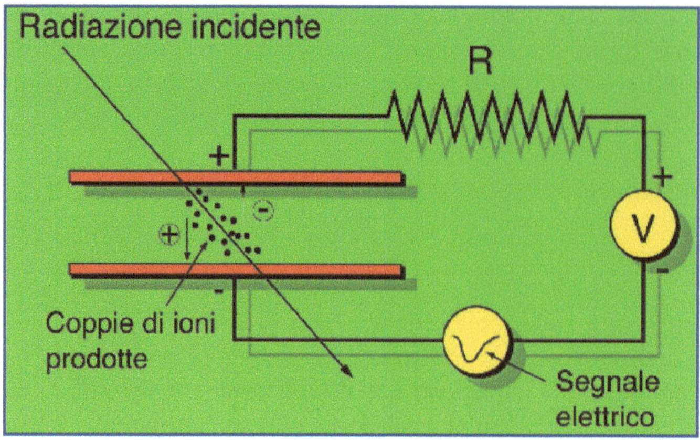

Fig. 8.2 Schema di funzionamento dei rivelatori a ionizzazione. (Riprodotta dal sito web www.ct.infn.it/~rivel/Tipi/Ioniz/riv-gas.html, ultimo accesso in data 24.09.2009)

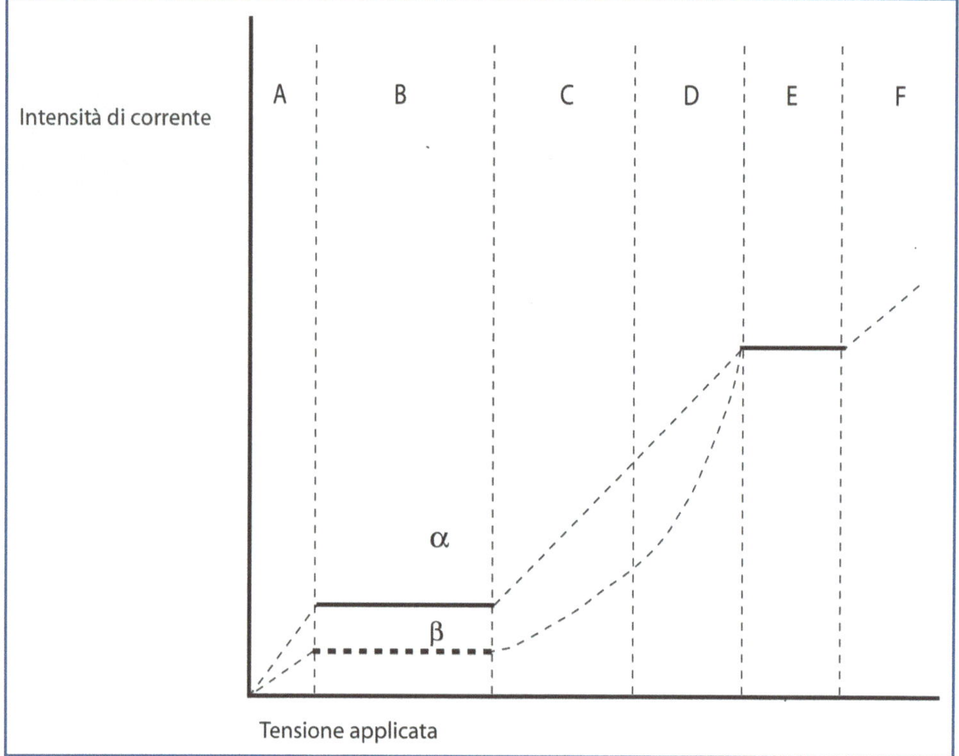

Fig. 8.3 Regimi di funzionamento dei rivelatori a ionizzazione: corrente (I) in funzione della tensione (V)

aumenta la componente della velocità delle coppie lungo la direzione del campo; ciò crea un aumento della carica raccolta. Nella regione B, chiamata di saturazione o di camera a ionizzazione (Fig. 8.4), gli effetti della ricombinazione diventano trascurabili e la carica raccolta è tutta quella prodotta. Nel regime della camera a ionizzazione, il campo elettrico applicato è sufficiente per raccogliere tutte le coppie elettrone-ione positivo

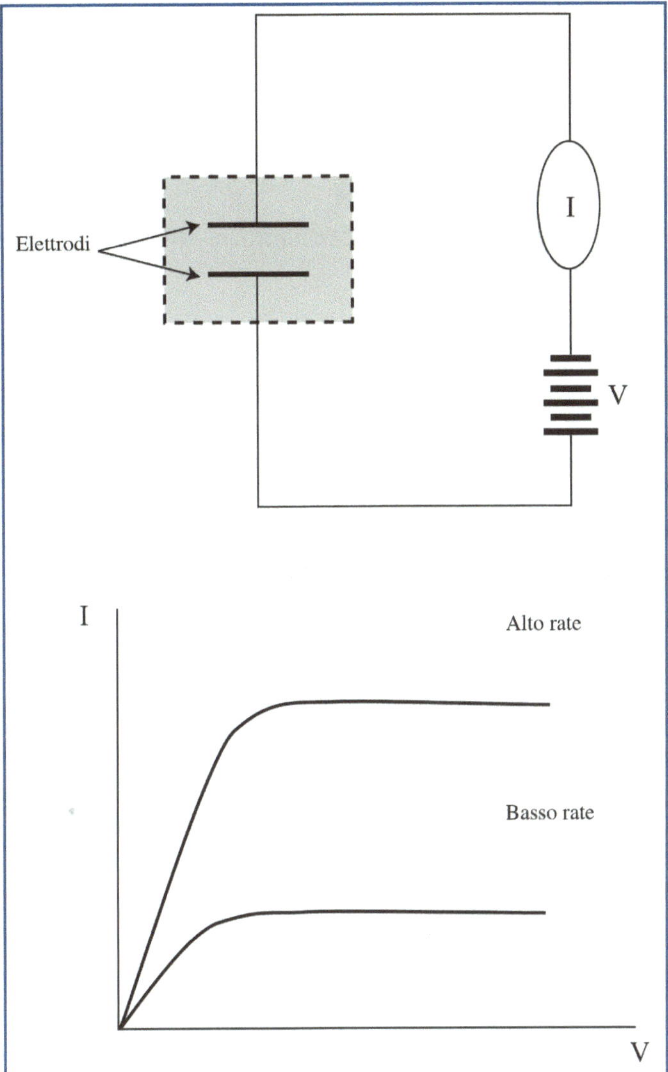

Fig. 8.4 Funzionamento nella zona di camera a ionizzazione

generate. Tutta (e soltanto) la carica prodotta dalla ionizzazione viene raccolta dal campo elettrico. Se l'elettronica associata permette di raccogliere i singoli impulsi, è possibile distinguere l'energia delle radiazioni incidenti.

Nelle regioni C e D il campo elettrico è sufficientemente intenso da far acquistare agli elettroni primari prodotti energia cinetica sufficiente a ionizzare gli atomi del gas producendo, così, una moltiplicazione a valanga di ioni. La ionizzazione secondaria è ancora strettamente dipendente da quella primaria ed è in questa regione che lavorano i contatori proporzionali. Il contatore proporzionale funziona a tensioni più alte di quelle della camera a ionizzazione, in modo da amplificare gli impulsi. La valanga (Fig. 8.5) presenta una tipica forma a goccia, che è determinata dalla diversa mobilità di elettroni e ioni positivi.

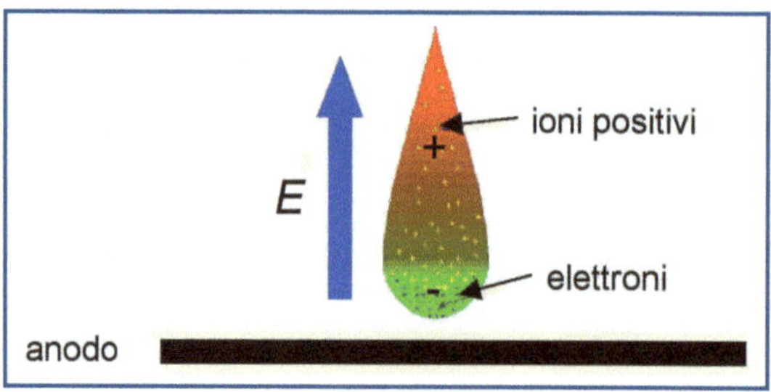

Fig. 8.5 Tipica forma a goccia della valanga

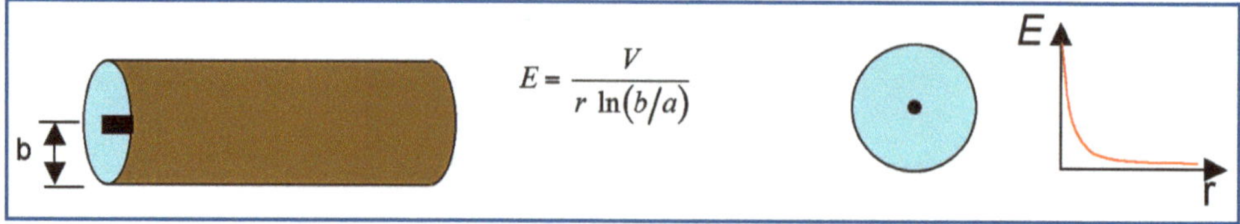

Fig. 8.6 Contatore proporzionale con geometria cilindrica (a = raggio del filo anodico, b = raggio del cilindro catodico, r = distanza dal filo, V = differenza di potenziale ed E =campo elettrico)

In geometria piana il segnale raccolto dipende anche dal punto di interazione della radiazione e si perde la proporzionalità con l'energia rilasciata. In geometria cilindrica (Fig. 8.6) si limita la zona della moltiplicazione, e il segnale è sempre proporzionale all'energia rilasciata.

A tensioni ancora maggiori rispetto al contatore proporzionale (regione E, regime di Geiger Müller), anche pochi elettroni in moto verso l'anodo provocano una forte scarica che risulta però indipendente dall'energia. Infatti, per campi elettrici molto elevati la carica spaziale modifica il campo elettrico in prossimità dell'anodo, e la proporzionalità viene persa. Si instaura poi una reazione a catena di valanghe, con emissione di fotoni nella banda di frequenze dell'ultravioletto (UV) da de-eccitazione molecolare. La conseguente scarica può essere spenta se è presente un gas di spegnimento (*quenching gas*) che assorbe tali fotoni. La risposta di un tale rivelatore è lenta e tutti i segnali hanno la stessa ampiezza.

Infine, aumentando ulteriormente la tensione (regione F) non è più possibile nessun tipo di rivelazione: l'impulso in uscita non dipende più dalla radiazione incidente, poiché avviene una scarica in presenza o meno di radiazione.

8.3.2 Rivelatori a ionizzazione per dosimetria

I rivelatori a ionizzazione sono stati fra i primi a essere utilizzati a fini dosimetrici e radioprotezionistici, e anche attualmente sono fra i più diffusi. Per quanto riguarda gli accorgimenti pratici da adottare per il loro corretto utilizzo in questo ambito, ricordiamo che la tensione di polarizzazione tra gli elettrodi deve essere tale da consentire una raccolta completa di tutti gli ioni prodotti. È necessario inoltre tener conto anche dello spessore delle pareti. Se queste possono considerarsi sottili, nel senso che il loro spessore è piccolo rispetto al range dei secondari carichi messi in moto dalla radiazione indirettamente ionizzante primaria incidente, la carica raccolta fornisce una misura della ionizzazione prodotta nel gas dai secondari creati nel materiale che circonda le pareti della camera. Dato che il percorso degli elettroni di bassa energia nei mezzi materiali è molto breve, è opportuno utilizzare una camera con pareti sottili solo nel caso di radiazioni di alta energia. Se invece la camera ha pareti spesse, la carica raccolta fornisce una misura della ionizzazione prodotta nel gas dai secondari messi in moto nel materiale che costituisce le pareti. In tal caso è quindi necessario che queste abbiano caratteristiche equivalenti a quelle del materiale nel quale si desidera misurare la dose. In particolare, per le misure in tessuto vengono utilizzate delle camere particolari chiamate "tessuto-equivalenti". Tali camere hanno pareti realizzate con materiale plastico le cui caratteristiche nei confronti della radiazione sono molto simili a quelle dei tessuti biologici e anche il gas di riempimento utilizzato presenta le stesse caratteristiche. Le composizioni chimiche di pareti e gas sono le seguenti: C 78,0%, H_2 10,0%; O_2 5,2%, N_2 5,2%, Ca 1,8%, F 1,7% per le pareti; CH_4 64,4%, CO_2 32,4%; N_2 3,2% per il gas. Notiamo che, rispetto alla composizione chimica di un tessuto, c'è un difetto di ossigeno compensato da un eccesso di carbonio. Come conseguenza, si ha che la camera è equivalente al tessuto soltanto fino a quando queste differenze possono essere trascurate, cioè solo in un certo intervallo di energia. Tale intervallo, nel caso dei raggi X e gamma, si estende fino a qualche MeV. Le camere tessuto-equivalenti possono essere realizzate in dimensioni molto ridotte, aventi volumi sensibili dell'ordine di 0,1 cm^3, come è richiesto ad esempio per le misure di dose assorbita in vari punti di un fantoccio simulatore del corpo umano esposto a un fascio di raggi X.

8.3.2.1
Camera a ionizzazione ad aria libera

Viene utilizzata per una misura diretta dell'esposizione. I fotoni penetrano nel volume sensibile attraverso un collimatore o diaframma costituito da un materiale caratterizzato da un elevato numero atomico, in modo da controllare la geometria di ingresso del fascio di fotoni mediante l'assorbimento. La camera è a elettrodi piani e paralleli; uno di essi è collegato all'alta tensione, mentre l'altro è collegato a terra attraverso uno strumento che misura la carica raccolta. Il volume di misura viene individuato dall'intersezione del volume di raccolta con il cono di radiazione delimitato dal collimatore (Fig. 8.7).

Il rapporto fra la carica raccolta e la massa d'aria contenuta nel volume di misura fornisce il valore dell'esposizione purché siano verificate le condizioni di equilibrio delle particelle cariche (CPE). La verifica di tale condizione è indispensabile in quanto gli elettroni che, essendo stati prodotti al di fuori del volume di misura, penetrano in esso e in esso provocano ionizzazione, devono essere compensati da altri con caratteristiche analoghe che sono stati prodotti all'interno del volume di misura e ne escono provocando ionizzanizzazione al di fuori. Tali condizioni vengono soddisfatte per fotoni primari di energia fino a 400 keV. Quindi, nel caso di fotoni di energia superiore, è necessario ricorrere ad altri metodi di misura. Un esempio di camera a ionizzazione è riportato nella Figura 8.8.

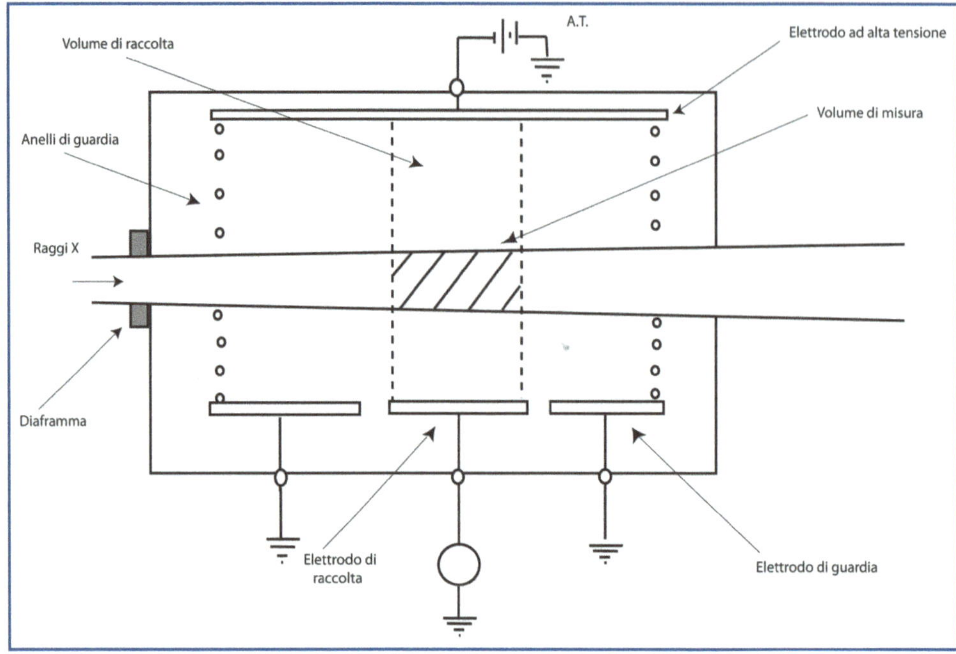

Fig. 8.7 Schema di una camera a ionizzazione ad aria libera

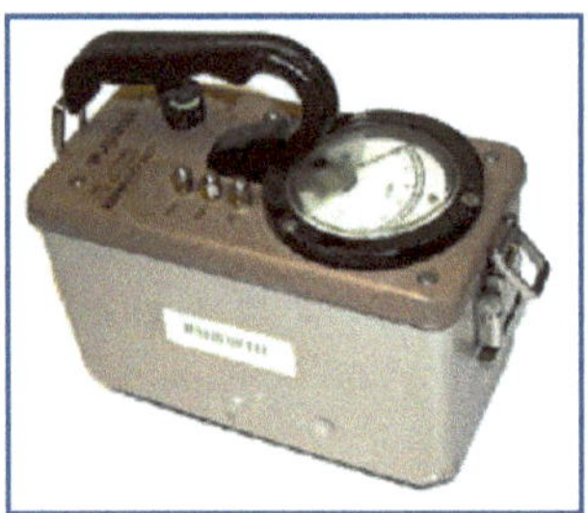

Fig. 8.8 Esempio di camera a ionizzazione ad aria libera. (Riprodotta dal sito web http://www.drct.com/specials/eberlineionc.htm, ultimo accesso in data 24.09.2009)

8.3.2.2
La camera a cavità

L'impiego di una camera a ionizzazione a cavità sfrutta la relazione che si ha fra dose assorbita in un punto ed esposizione nello stesso punto, purchè siano soddisfatte le condizioni di equilibrio delle particelle cariche. È possibile realizzare una camera riempita di aria con pareti aria-equivalenti mescolando, ad esempio, carbonio e bachelite. Notiamo ancora che lo spessore di tali pareti deve essere tale da soddisfare le condizioni per l'equilibrio delle particelle cariche e da assicurare che tutta la ionizzazione prodotta nell'aria contenuta nella camera sia originata da secondari messi in moto nelle pareti stesse. Se una camera deve essere usata a varie energie, viene dotata di "cappucci" di diversi spessori di sostanze equivalenti all'aria. Ciò è possibile fino a 3 MeV di energia dei fotoni. Al di sopra di questa energia, infatti, il percorso dei secondari carichi nei materiali di densità prossima a quella dell'aria diventa dell'ordine di 1 cm. Non sarebbe quindi più possibile costruire cavità in grado di verificare le condizioni di equilibrio delle particelle cariche a causa del non trascurabile assorbimento nelle pareti.

8.3.2.3
Il contatore Geiger-Müller

Il contatore Geiger-Müller (o contatore Geiger) è un dispositivo per il conteggio di particelle cariche (alfa, beta, protoni e particelle ionizzanti in generale) che consiste in un cilindro metallico (catodo) contenente un gas rarefatto e un filo conduttore isolato (collettore) cui è applicata un'elevata differenza di potenziale, prossima a quella di scarica. In tali condizioni, quando una particella ionizzante attraversa il tubo, determina una breve scarica elettrica che, opportunamente amplificata, viene segnalata dallo strumento. Utilizzando un opportuno convertitore, esso può essere utilizzato anche per la rivelazione di particelle indirettamente ionizzanti. Il contatore Geiger-Müller è quindi in grado di rilevare il numero di particelle presenti. Nei contatori Geiger-Müller la differenza di potenziale applicata agli elettrodi è piuttosto elevata (generalmente oltre gli 800 Volt), comunque superiore a quella utilizzata per il contatore proporzionale, del quale peraltro mantiene lo schema costruttivo. Per la maggiore tensione utilizzata, la caratteristica di questo strumento è che l'impulso elettrico rilevato al passaggio di una radiazione ionizzante è indipendente dalla ionizzazione prodotta. Ciò impedisce di distinguere direttamente il tipo di radiazione e di misurarne l'energia. Per questa sua caratteristica è però il più utile strumento nel conteggio di particelle beta e raggi gamma, anche perché non presenta problemi di schermatura e isolamento come per gli altri contatori a ionizzazione. Ovviamente anche tale strumento potrebbe rilevare e contare le particelle alfa, ma necessiterebbe in tal caso di un tubo con pareti, ad esempio di vetro, molto sottili, in modo da permettere alle particelle di raggiungerne l'interno; condizione questa che mal si addice alla pressione del gas utilizzato, che è inferiore a quella atmosferica di circa dieci volte. I contatori Geiger-Müller sono composti da un catodo cilindrico di 1-10 cm di diametro e con una lunghezza che è da due a dieci volte maggiore. In questi dispositivi la carica raccolta è indipendente dalla ionizzazione primaria: infatti, oltre alla ionizzazione, si verificano fenomeni quali l'eccitazione seguita da emissione di luce visibile e ultravioletta. Una piccola parte di tali fotoni dà luogo a emissione di fotoelettroni che generano nuova ionizzazione, tramite il processo della moltiplicazione a valanga. Nella regione di funzionamento di un contatore Geiger-Müller basta una sola coppia primaria per dar luogo a una scarica a valanga completa e, quindi, l'ampiezza dell'impulso in uscita non è più una misura della ionizzazione primaria. Da ciò si comprende che un contatore Geiger può essere utilizzato come contatore di radiazione e non in esperimenti di spettroscopia. Esempi di contatori Geiger-Müller sono riportati nella Figura 8.9.

8.3.2.4
La penna dosimetrica o stilodosimetro

Lo stilodosimetro è una piccola camera a ionizzazione a forma di penna stilografica che viene utilizzata per la dosimetria personale. Il volume sensibile è dell'ordine di 2 cm^2.

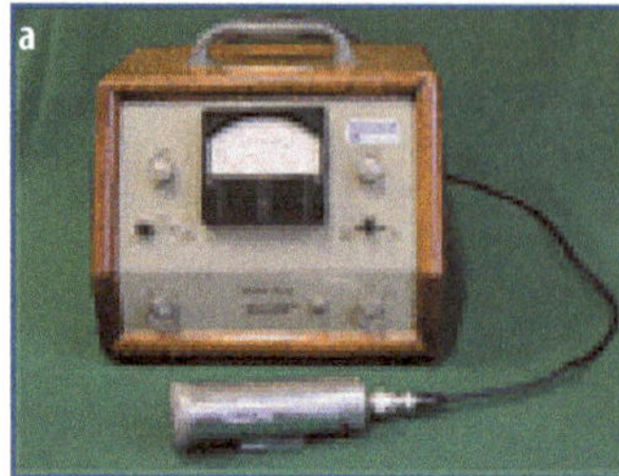

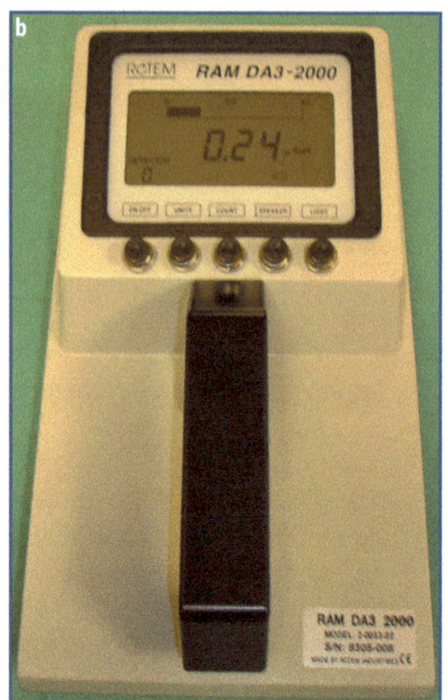

Fig. 8.9 a, b Esempi di contatori Geiger-Müller: un apparecchio degli anni Cinquanta (**a**). (Riprodotto dal sito web http://physics.units.it/Dipartimento/museo/rivelatoriGMtot.htm, ultimo accesso in data 24.09.2009) e uno moderno (**b**)

L'intervallo di misura può estendersi da qualche decina di mR a qualche R. Il funzionamento è il seguente: si carica preventivamente la camera a ionizzazione e si misura la variazione di tensione tra gli elettrodi dovuta alla scarica prodotta per effetto del passaggio delle radiazioni ionizzanti. La lettura può essere diretta o indiretta. Negli strumenti a lettura diretta lo spostamento del filo di un elettrometro può essere osservato direttamente su un quadrante a transilluminazione incluso nella camera, senza l'ausilio di alcuno strumento esterno. In quelli a lettura indiretta, invece, la carica immagazzinata residua viene misurata mediante un lettore esterno. Gli stilodosimetri sono particolarmente indicati per il controllo personale, ma raramente costituiscono l'unico strumento assegnato al personale professionalmente esposto. Tali strumenti infatti non garantiscono un'elevata precisione quando vengono impiegati per lunghi periodi di tempo (settimane), non solo a causa della scarica spontanea della camera, della quale si potrebbe tenere conto, ma anche perché risentono degli urti e delle variazioni di temperatura e di umidità. Un esempio di stilodosimetro è riportato nella Figura 8.10.

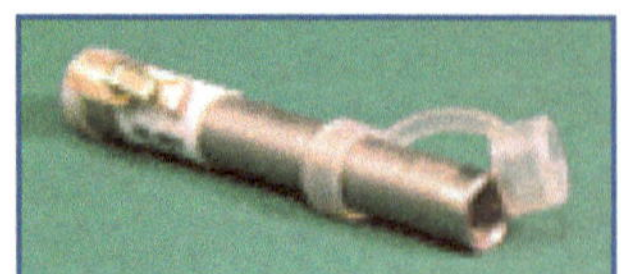

Fig. 8.10 Esempio di stilodosimetro. (Riprodotto dal sito web http://physics.units.it/Dipartimento/museo/rivelatoriGMtot.htm, ultimo accesso in data 24.09.2009)

8.4
Rivelatori a scintillazione

Gli scintillatori sono materiali che presentano una particolare proprietà nota come luminescenza. In generale, il processo della luminescenza consiste nell'assorbimento di energia in una sostanza e nella sua riemissione sotto forma di radiazione nel visibile a seguito di un processo iniziale di eccitazione che può essere dovuto a luce, sollecitazione meccanica, reazione chimica, riscaldamento.

La scintillazione è il processo di emissione luminosa che accompagna l'interazione di una radiazione con la sostanza scintillante, e trae la sua origine dalle eccitazioni e dalle ionizzazioni prodotte. I materiali luminescenti assorbono energia e la riemettono sotto forma di luce visibile. Se l'emissione avviene durante o subito dopo l'assorbimento (entro 10^{-8}s) il processo è chiamato fluorescenza. Se invece l'emissione è ritardata (lo stato eccitato è metastabile) il processo si chiama fosforescenza. In questo caso il tempo fra l'assorbimento e la ri-emissione può durare dai ms alle ore (dipende dal materiale). Generalmente la componente veloce è quella che domina (e che viene utilizzata nei rivelatori di radiazione). La luce emessa viene poi trasmessa (direttamente o mediante guide di luce) a particolari dispositivi (tubi fotomoltiplicatori) in grado di trasformare i segnali luminosi in segnali elettrici misurabili.

Sebbene esistano molti materiali scintillanti, non tutti sono adatti per costituire un rivelatore di radiazione. Perché un materiale in grado di convertire in luce l'energia a esso ceduta dalla radiazione ionizzante possa essere utilizzato come rivelatore, devono essere soddisfatte le seguenti condizioni:

- il rendimento di trasformazione in luce deve essere proporzionale all'energia depositata;
- il materiale deve essere trasparente alla lunghezza d'onda della propria emissione;
- il tempo di decadimento della luminescenza indotta deve essere breve, in modo da avere rapidi segnali impulsivi;
- il suo indice di rifrazione deve essere il più possibile vicino a quello del vetro (~1,5) per permettere un'efficiente trasmissione della luce di scintillazione al fotocatodo.

Esistono due tipi di materiale scintillante: gli scintillatori organici e gli scintillatori inorganici.

8.4.1
Scintillatori organici

Gli scintillatori organici sono dei composti di idrocarburi che contengono delle strutture ad anello di benzene. In questi composti la luce di scintillazione deriva da transizioni degli elettroni di valenza liberi delle molecole. Questi elettroni non sono associati a un atomo particolare nella molecola e occupano gli orbitali molecolari. I livelli energetici di tali materiali possono essere schematizzati nel seguente modo (Fig. 8.11): l'energia rilasciata dalla radiazione eccita sia i livelli elettronici fondamentali che vibrazionali. Le eccitazioni dello stato di singoletto decadono in ≤10 ps senza emettere radiazione (degradazione interna). Dallo stato S_1 è facile decadere nello stato fondamentale S_0 con emissione di luce di fluorescenza in 1-10 ns. Analogamente, dallo stato di tripletto si arriva tramite degradazione interna allo stato T_1 e poi si scende a T_0 in maniera complessa con emissione di luce di fosforescenza (lenta, > 10^{-4}s).

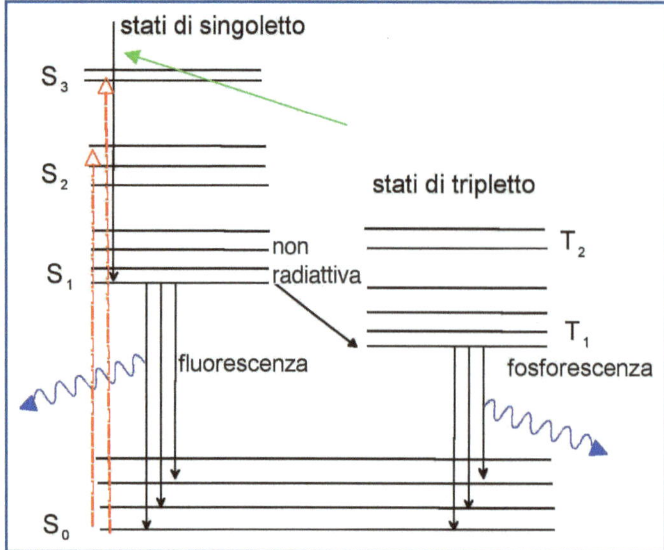

Fig. 8.11 Schema dei livelli energetici degli scintillatori organici

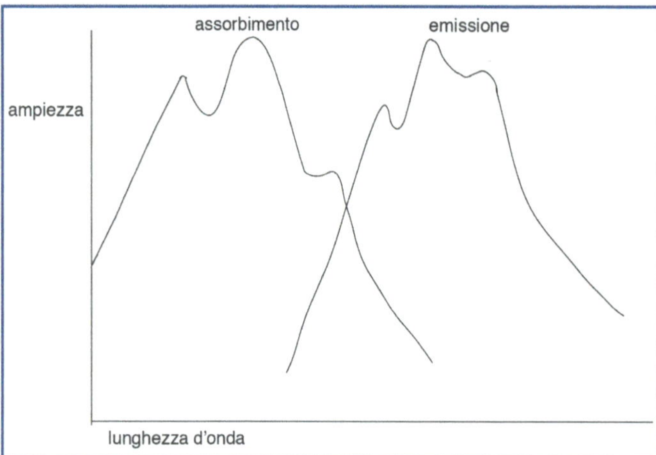

Fig. 8.12 Spettri di assorbimento ed emissione degli scintillatori organici

Gli spettri di assorbimento e di emissione (Fig. 8.12) presentano solo una piccola zona di sovrapposizione.

Gli scintillatori organici possono essere:

Cristalli organici: i più comuni sono antracene e naftalene. L'antracene è relativamente lento (30 ns), ma dà abbastanza luce. Il naftalene è più rapido, ma dà poca luce.

Scintillatori liquidi e plastici (sono quelli più usati):

– liquidi: sono soluzioni di 1 o più scintillatori organici disciolti in un solvente organico. L'energia rilasciata dalla particella è, in generale, assorbita dal solvente e poi rilasciata al soluto (trasferimento rapido ed efficiente). Il soluto (o i soluti) funzionano da attuatori di spostamento della lunghezza d'onda (*wavelength-shifter*) ovvero assorbono, ad esempio, nella banda di frequenze dell'ultravioletto ed emettono nel visibile;

– plastici: sono del tutto analoghi agli scintillatori liquidi per il funzionamento e la composizione (solvente e soluto/i), ma sono solidi.

I tempi di risposta degli scintillatori liquidi e plastici sono brevi: per quelli liquidi 3-4 ns, per quelli solidi 2-3 ns. Gli scintillatori organici hanno basso Z (essendo composti da H e C) e quindi presentano una scarsa efficienza di rivelazione per i fotoni (praticamente i fotoni interagiscono esclusivamente per effetto Compton).

8.4.2 Scintillatori inorganici

Gli scintillatori inorganici sono costituiti principalmemte da cristalli di sali, fondamentalmente alogenuri alcalini, contenenti piccole quantità di impurezze aventi la funzione di attivazione del processo di luminescenza.

Nei cristalli il meccanismo di scintillazione dipende dagli stati energetici determinati dal reticolo cristallino del materiale. Nella banda di valenza gli elettroni sono legati ai siti del reticolo, mentre nella banda di conduzione gli elettroni sono liberi di migrare nel cristallo. I livelli energetici intermedi sono proibiti in un cristallo puro, ma piccole quantità di impurità aggiunte agli scintillatori inorganici ne modificano la struttura a bande, come mostrato nella Figura 8.13.

L'interazione della radiazione ionizzante nel cristallo può provocare il passaggio di elettroni dalla banda di valenza a quella di conduzione. Un elettrone nella banda di conduzione si trova in uno stato eccitato; al ritorno alla banda di valenza (stato fondamentale) l'energia viene restituita. Un elettrone eccitato può vagare attraverso il cristallo finché non viene a trovarsi nelle vicinanze di un'impurità. In questo caso va a occupare un livello energetico a essa associato. Da questo stato può verificarsi una transizione alla banda di valenza accompagnata dall'emissione di radiazione *(fluorescenza o fosforescenza)* oppure l'energia può essere dissipata, in modalità non radiativa, in energia termica o di vibrazione reticolare (estinzione o *quenching*).

L'effetto della scintillazione si può ottenere anche da elementi nobili liquidi quali Argon, Xenon, Kripton (Ar, Xe, Kr), la cui luce di scintillazione è però difficile da rivelare in quanto emessa nell'ultravioletto (Ar: 130 nm, Kr: 150 nm, Xe 175 nm); anche i gas nobili ad alta pressione possono scintillare, con le stesse lunghezze d'onda dei corrispondenti liquidi.

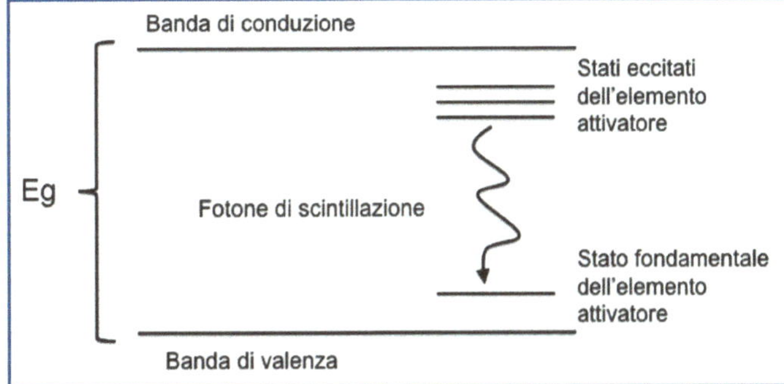

Fig. 8.13 Livelli energetici degli scintillatori inorganici

8.5
Rivelatori a semiconduttore

I materiali che nella loro struttura a bande presentano un intervallo proibito di energie che separa e individua una banda inferiore (banda di valenza) e una superiore (banda di conduzione) sono detti semiconduttori se l'intervallo di energia proibito è inferiore a un certo valore, di solito fissato a 2 eV. Questi materiali anche ad alto livello di purezza mostrano la proprietà della conduzione elettrica, detta intrinseca, se portati a una certa temperatura sufficiente a causare per eccitazione termica la presenza di portatori di carica. Un semiconduttore puro, cioè non soggetto al fenomeno del drogaggio (detto anche semiconduttore intrinseco), possiede due tipi di portatori di carica, gli elettroni e le lacune, e la sua conducibilità sarà dovuta a due meccanismi differenti. Questi portatori sono generati per effetto dell'eccitazione termica di elettroni nella banda di conduzione, i quali lasciano un numero eguale di lacune nella banda di valenza. Osserviamo che la lacuna è in realtà un portatore di carica "fittizio", che non corrisponde a nessuna particella elementare. I semiconduttori intrinseci (ad esempio, Ge e Si) possiedono una struttura cubica del tipo del diamante. In questa struttura i legami hanno carattere prevalentemente covalente (e quindi anche fortemente direzionale). Nel reticolo del materiale semiconduttore possono essere introdotti atomi estranei che, avendo dimensioni simili a quelle dell'elemento che costituisce il materiale, si sostituiscono in piccola parte a questi. Ad esempio, nel reticolo del silicio possono essere scambiati con atomi di silicio atomi di fosforo, arsenico, boro, germanio ecc. Se questi atomi possiedono un numero diverso di elettroni esterni (elettroni di valenza), inferiore o superiore a quelli dell'atomo ospitante (ad esempio, nel caso del silicio tale numero è 4), essi possono fornire elettroni alla banda di conduzione o lacune a quella di valenza; in questo caso la conducibilità è prevalentemente dovuta o alle lacune (tipo "p") o agli elettroni (tipo "n") e il semiconduttore si chiama estrinseco. Ad esempio, l'aggiunta di un'impurezza sostituzionale pentavalente quale Fosforo (P), Arsenico (As) o Antimonio (Sb) in un reticolo di atomi tetravalenti (Si, Ge) mette a disposizione un elettrone, in quanto solo quattro dei cinque elettroni dell'atomo pentavalente possono partecipare alla formazione dei quattro legami reticolari. Così nella banda di valenza sono disponibili quattro stati e il quinto elettrone non entra in uno stato di legame, ma non entra neppure nella banda di conduzione; esso rimane confinato in una regione, carica positivamente, attorno all'atomo di impurezza. A questo elettrone addizionale si possono assegnare una serie di stati quantici, analoghi a quelli dell'elettrone nell'atomo di idrogeno; l'energia di legame risulta molto minore, dell'ordine di 0,01 eV. Essendo poco legato all'atomo di impurezza, il livello energetico di questo elettrone è comunque molto vicino alla banda di conduzione, anzi dista da questa esattamente 0,01 eV (energia di legame). Ricordiamo la relazione fra temperatura assoluta (T) e velocità di deriva termica (v):

$$\frac{1}{2}mv^2 = \frac{3}{2}\ kT \tag{8.30}$$

dove m è la massa dell'elettrone e k la costante di Boltzmann. A temperatura ambiente $kT \simeq 0{,}025$ eV; quindi l'elettrone libero può facilmente essere eccitato dall'energia termica nella banda di conduzione. Un'impurezza di questo tipo viene detta donatrice, perchè dona degli elettroni di conduzione senza produrre lacune nella banda di valenza. In un semiconduttore di questo tipo, detto estrinseco di tipo n, gli elettroni diventano allora i portatori maggioritari e le lacune i portatori minoritari.

Impurezze trivalenti quali Boro (B), Alluminio (Al), Gallio (Ga) e Indio (In), sostituite nel reticolo tetravalente, hanno un effetto opposto; infatti, uno dei quattro legami che circondano l'atomo trivalente manca di un elettrone, il che significa che vi è una lacuna vicino alla banda di valenza. La lacuna è attratta dalla carica negativa stabilitasi sull'atomo trivalente e si stabilisce un insieme di stati quantici simili a quelli dell'elettrone illustrati precedentemente. Lo stato fondamentale della lacuna è circa 0,01 eV al di sopra della banda di valenza; quindi, in perfetta analogia, una lacuna può venire formata nella banda di valenza semplicemente per eccitazione termica. In un semiconduttore estrinseco di questo tipo (p), i portatori maggioritari sono quindi le lacune.

Nella Figura 8.14 vengono riassunte le caratteristiche dei livelli energetici nei semiconduttori estrinseci di tipo n e di tipo p.

Strati sottili di semiconduttori che hanno concentrazioni molto elevate di impurezze vengono indicati come n^+ o p^+. Essi presentano conduttività molto elevate e vengono usati per la realizzazione dei contatti dei dispositivi a semiconduttore, dato che la loro densità molto bassa di portatori minoritari consente il loro uso come "contatti bloccanti".

La possibilità di usare i semiconduttori ai fini radioprotezionistici deriva dal fatto che l'energia ceduta ai materiali semiconduttori dalle radiazioni ionizzanti provoca la formazione di coppie elettrone-lacuna che, in presenza di opportuni campi elettrici, migrano verso gli elettrodi dando luogo a un segnale elettrico misurabile dal quale è possibile ricavare informazioni sulla radiazione in esame. Date le basse energie necessarie per la produzione di tali coppie (ad esempio, 3,6 eV nel Silicio, da confrontarsi con i più di 30 eV necessari per la produzione di una coppia elettrone-ione in aria) tali materiali risultano indicati soprattutto per applicazioni spettroscopiche.

Infatti, quando un campo elettrico viene applicato a un semiconduttore, sia gli elettroni che le lacune si muovono. La loro velocità è la somma della velocità termica, di direzione casuale, e di una velocità di deriva, di direzione parallela a quella del campo elettrico.

$$v_h = \mu_h \, E \tag{8.31}$$

$$v_e = \mu_e \, E \tag{8.32}$$

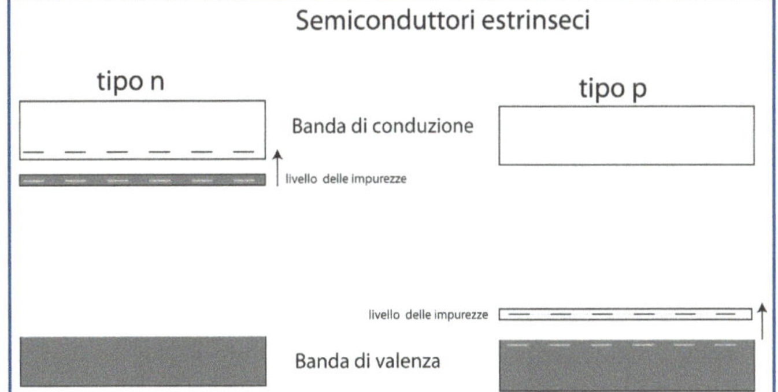

Fig. 8.14 Livelli energetici dei semiconduttori di tipo n (*sinistra*) e p (*destra*)

dove v_h è la velocità delle lacune, v_e è la velocità degli elettroni, μ_h è la mobilità delle lacune, μ_e è la mobilità degli elettroni, E è il campo elettrico.

Per campi elettrici elevati si raggiungono le velocità di saturazione, dell'ordine di 10^7 cm/s. Un ostacolo a questo processo è dovuto al fatto che le vite medie dei portatori di carica sono influenzate dalla presenza di impurezze, costituite da atomi di metalli (oro, zinco, cadmio) che vanno a occupare siti del reticolo cristallino nel processo di fabbricazione del semiconduttore e introducono livelli energetici circa a metà del *gap* di energia proibita (livelli profondi). Questi livelli agiscono come "trappole", catturando elettroni o lacune. Alcune impurezze profonde operano come centri di ricombinazione, catturando sia elettroni che lacune che si annichilano. Anche difetti strutturali nel reticolo possono agire come centri di intrappolamento o ricombinazione.

8.6 Dosimetri

8.6.1 Dosimetri a film (pellicola fotografica)

In questi dosimetri l'annerimento della pellicola provocato dall'assorbimento delle radiazioni ionizzanti viene messo in relazione, grazie a una taratura opportuna, alla dose assorbita dalla pellicola stessa. La pellicola fotografica è costituita da uno strato di gelatina (emulsione) nel quale sono sospesi piccoli grani di Bromuro di Argento (AgBr), depositati su un supporto costituito tipicamente da acetato di cellulosa. Lo spessore dell'emulsione è compreso fra qualche micron e qualche centinaio di micron. Quando un grano di AgBr assorbe energia da parte della radiazione ionizzante, si formano degli agglomerati di argento metallico, che costituiscono l'immagine latente. Durante il processo chimico dello sviluppo, che avviene in un'apposita soluzione riducente, la presenza di questi agglomerati favorisce la riduzione ad argento metallico degli altri ioni Ag^+ presenti nel grano. I grani di AgBr non sviluppati vengono disciolti dalla soluzione di fissaggio in cui la pellicola viene immersa dopo il bagno nella soluzione di sviluppo. L'argento metallico risultante dalla riduzione, sospeso entro la gelatina, è responsabile del fenomeno dell'annerimento. Il livello di annerimento in un punto di una pellicola fotografica sviluppata si misura mediante uno strumento chiamato densitometro, inviando in quel punto un fascetto di luce di intensità I_0 e misurando l'intensità I che attraversa la pellicola senza essere assorbita. Si definisce densità ottica il logaritmo in base 10 del rapporto fra I_0 e I:

$$D_{ottica} = \log_{10} \frac{I_0}{I} \tag{8.33}$$

Ad esempio, perchè una pellicola abbia densità ottica uguale a 1 deve essere trasmesso 1/10 della luce incidente. Poichè la densità ottica in un punto dipende dall'energia totale assorbita in quel punto dall'emulsione fotografica in seguito all'irraggiamento, è possibile risalire, attraverso opportuni fattori di calibrazione e tenendo conto della densità ottica intrinseca del film stesso (fondo della pellicola) alla dose assorbita. La possibilità di utilizzare un film per un lungo periodo di tempo (superiore a qualche mese) è limitata dal fenomeno di degrado spontaneo dell'immagine latente nel film *(fading)*. Nella Figura 8.15 sono mostrati alcuni esempi di dosimetri a film.

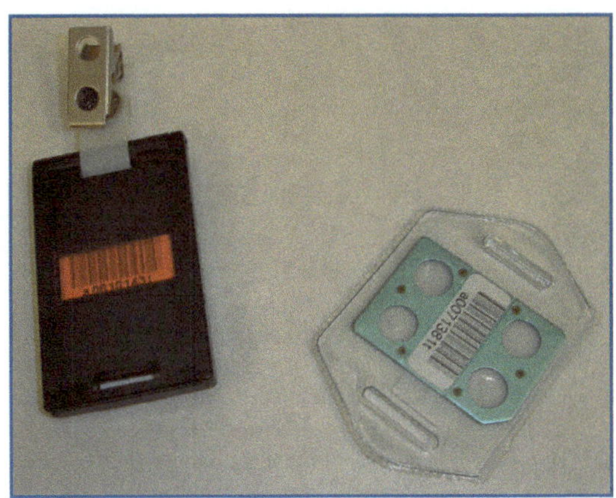

Fig. 8.15 Esempi di dosimetri a film

8.6.2 Dosimetri a termoluminescenza (TLD)

I dosimetri a termoluminescenza (TLD) si basano sulle proprietà di alcune sostanze, tipicamente cristalli come il Fluoruro di Calcio (CaF_2) e il Fluoruro di Litio (LiF), le quali, se vengono riscaldate dopo aver subito un irraggiamento con radiazioni ionizzanti, emettono luce. L'intensità della luce emessa è proporzionale alla dose assorbita. La lettura del dosimetro, che avviene mediante riscaldamento, distrugge l'informazione. L'effetto della radiazione ionizzante nel cristallo è quello di produrre elettroni liberi, alcuni dei quali possono essere catturati da atomi di impurezza o da altri difetti presenti nel reticolo cristallino del solido. Tali difetti sono comunemente chiamati trappole e gli elettroni catturati in essi vi possono permanere per tempi più o meno lunghi. Quando il cristallo viene riscaldato, gli elettroni intrappolati acquistano un'energia sufficiente per uscire dalle trappole e ritornare nelle loro posizioni originarie: questo processo produce un'emissione di luce. Nel linguaggio tecnico usuale tale emissione luminosa viene indicata con il termine inglese *glow curve*. Una *glow curve* è composta, in genere, da un insieme di picchi, ognuno dei quali corrisponde a un ben determinato livello di intrappolamento. L'uso dei TLD nel settore della radioprotezione è di particolare efficacia rispetto, ad esempio, ai dosimetri a film, largamente usati in passato, per i seguenti motivi:

- sono materiali solidi e di piccole dimensioni (ad esempio, 4 mm × 4 mm e meno di 1 mm di spessore);
- alcuni materiali TLD sono equivalenti al tessuto, ovvero rispondono alla radiazione ionizzante nello stesso modo del tessuto biologico;
- la risposta TLD (lettura) è indipendente dall'angolo di incidenza della radiazione come dal rateo di dose ed è lineare in un'ampia zona di dose assorbita, da pochi mGy a decine di Gy;
- la perdita di informazione a temperatura ambiente, a causa di un lungo intervallo di tempo tra irraggiamento e lettura (*fading*), è trascurabile in molti materiali TLD di uso comune;
- il sistema dosimetrico di lettura dei dosimetri può essere automatizzato.

Per tali motivi, la dosimetria a termoluminescenza può essere usata nel campo della dosimetria personale da tutti coloro che operano in ambienti ove sia necessario un controllo

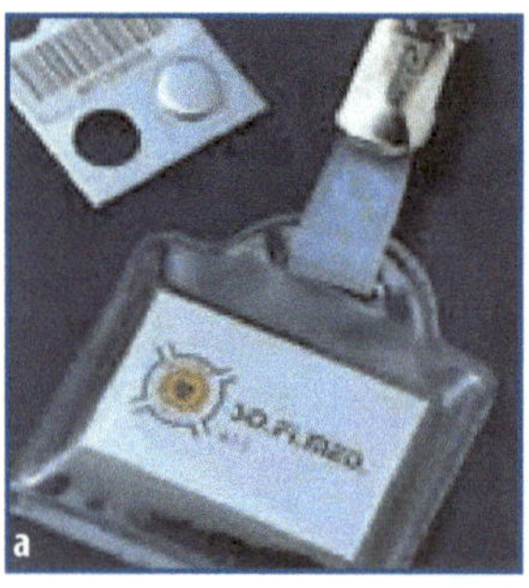
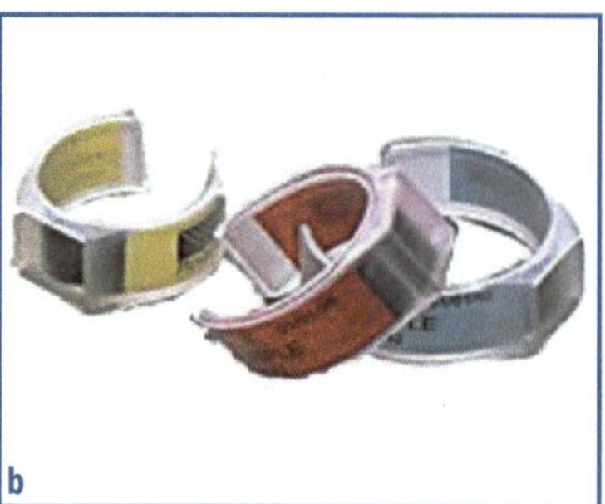

Fig. 8.16 a, b Esempi di TLD *total body* (**a**), (riprodotto dal sito web http://www.sofimedsrl.com/dosimetria.html, ultimo accesso in data 24.09.2009), e a bracciale (**b**) (riprodotto dal sito web www.fisica.unina.it/envirad/Presenta/misura_radiazioni.pps, ultimo accesso in data 24.09.2009)

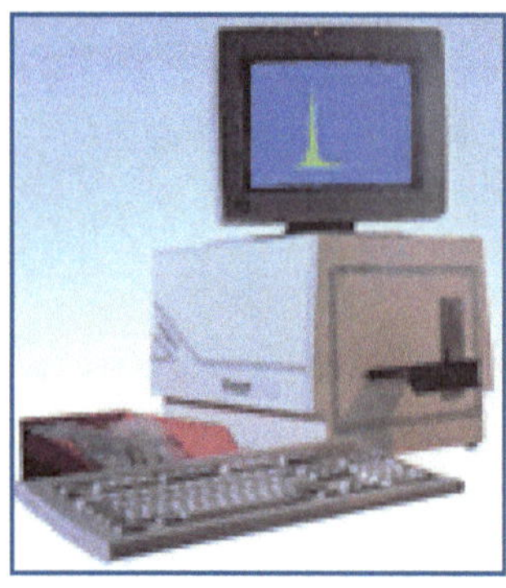

Fig. 8.17 Esempio di strumentazione di lettura dei TLD. (Riprodotto dal sito web http://www.sofimedsrl.com/dosimetria.html, ultimo accesso in data 24.09.2009)

periodico della dose assorbita. Analogamente, sono utilizzati per il monitoraggio della dose ambientale negli ambienti sopra citati. Nell'ambito clinico, i TLD possono essere usati come dispositivi per la misura della radiazione in uscita dalle macchine usate in diagnostica e in terapia, della distribuzione di dose in siti tumorali con l'aiuto di fantocci antropomorfi, per misure *in vivo* sul paziente, sia nel caso di dosimetria esterna che endocavitaria. In diagnostica come in terapia, i TLD sono utilissimi per la misura della dose alle gonadi.

Nelle Figure seguenti sono mostrati alcuni esempi di TLD (Fig. 8.16) e la relativa strumentazione di lettura (Fig. 8.17).

8.7 Strumentazione per applicazioni in medicina nucleare

8.7.1 La sonda per le misure di captazione

Una sonda per misure di captazione è tipicamente costituita, nella sua struttura basilare, da un collimatore di piombo con un unico foro parallelo o *pin-hole*, un rivelatore a scintillazione e un fotomoltiplicatore collegati a un personal computer per l'elaborazione dei dati ottenuti (Fig. 8.18). Il rivelatore più diffuso per questo tipo di misure è costituito da un cristallo di NaI(Tl) dello spessore di due pollici, ma possono essere utilizzati anche altri cristalli o rivelatori a semiconduttore. Di solito il software di elaborazione consente,

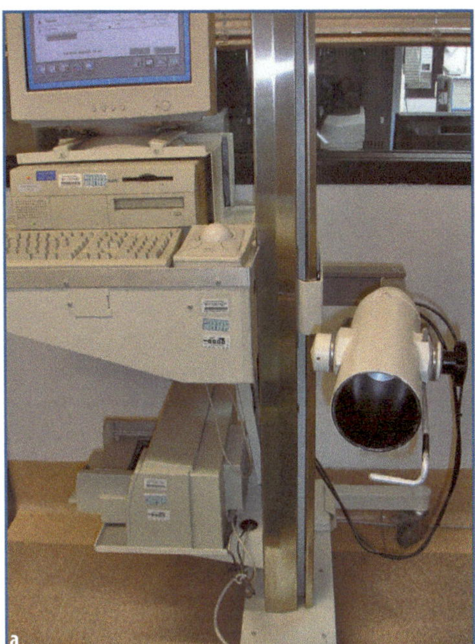

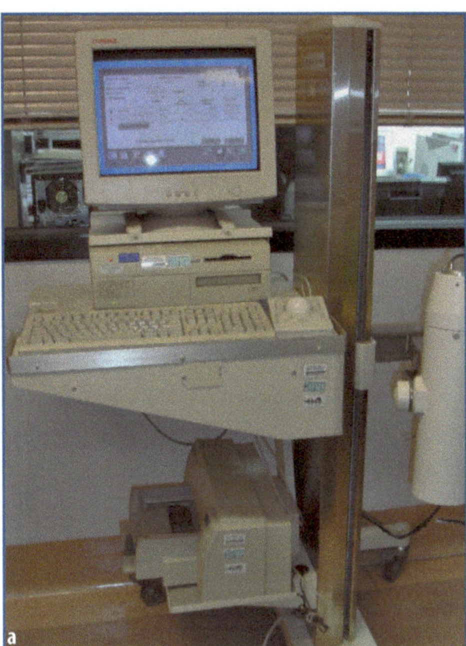

Fig. 8.18 a, b Esempio di sonda per misure di captazione tiroidea con stativo motorizzato (**a**, **b**)

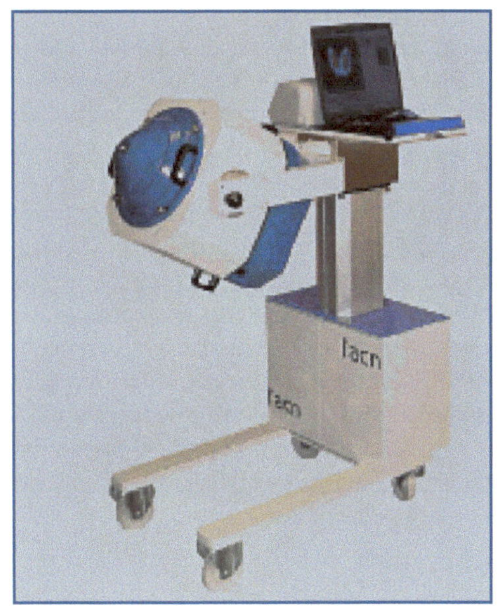

Fig. 8.19 Esempio di sonda per misure di captazione tiroidea di ultima generazione (il cui rivelatore è costituito da una gamma camera a piccolo campo. (Riprodotto dal sito web http://www.acn.it/www.lacn/MedNuc.3.htm, ultimo accesso in data 24.09.2009)

oltre al conteggio dell'attività, anche un'analisi spettrale dell'isotopo in uso. Le sonde di captazione di ultima generazione sono costituite da vere e proprie gamma camera a piccolo campo che consentono acquisizioni a elevato potere risolutivo, con selezione di aree di interesse uguali per misurazioni successive (Fig. 8.19).

8.7.2
Sonde per uso intraoperatorio

Le sonde per uso intraoperatorio possono essere classificate in due categorie principali in base al principio di rivelazione:
- sonde con cristallo scintillatore: NaI(Tl), CsI(Na), CsI(Tl);
- sonde con semiconduttore: CdTe, CdZnTe.

In generale gli scintillatori presentano una maggiore efficienza intrinseca per effetto fotoelettrico grazie al numero atomico più elevato rispetto ai semiconduttori. Questo concetto tuttavia non si traduce automaticamente in una maggiore sensibilità, in quanto la geometria del sistema cristallo-collimatore interno e l'uso di collimatori aggiuntivi sono elementi decisivi sulla sensibilità. Inoltre, i cristalli scintillatori possono essere realizzati con spessori di 10 cm e più, mentre gli spessori dei rivelatori a semiconduttore sono limitati a 6-7 cm a causa dell'intrappolamento di elettroni e/o lacune. In ragione di questi fattori, le sonde a semiconduttore, inizialmente ideate per l'impiego con ^{125}I (picchi a 27 e 32 keV) presentano una bassa sensibilità per l'impiego con ^{99m}Tc (picco a 140 keV) e sono decisamente inadatte per energie superiori (ad esempio, 171 e 245 keV del ^{111}In). Dal punto di vista della risoluzione energetica, i semiconduttori sono teoricamente migliori, ma non sempre ciò si traduce in pratica in una maggiore capacità di discriminazione delle interazioni Compton rispetto alle fotoelettriche, in quanto spesso lo spettro si presenta asimmetrico, con una coda a bassa energia causata dall'incompleta raccolta delle cariche a causa dell'intrappolamento.

La scelta del tipo di sonda viene effettuata sulla base dell'applicazione cui è destinata. Infatti, le sonde intraoperatorie vengono impiegate clinicamente in due principali settori di attività che dal punto di vista fisico presentano caratteristiche diverse: chirurgia radioguidata dopo somministrazione sistemica del radiofarmaco (come, ad esempio, la paratiroidectomia) e chirurgia radioguidata dopo somministrazione locale interstiziale del radiofarmaco (come, ad esempio, la biopsia del linfonodo sentinella) (vedi Capitolo 31). La differenza sostanziale nella via di somministrazione del radiofarmaco fa in modo che nel primo caso la lesione cercata sia immersa in un fondo di radiazione proveniente da tutto il paziente, con un contrasto di captazione molto basso (tipicamente 2:1) tra linfonodi e tessuti circostanti, mentre nel secondo caso il linfonodo è solitamente distante qualche centimetro dalla sede di inoculo (nel carcinoma della mammella) o decine di centimetri (nel melanoma cutaneo) e presenta una differenza di captazione enorme (50-200:1) rispetto al fondo circostante. È chiaro quindi che la localizzazione tramite sonda risulta molto più difficile nel primo caso, per cui le prestazioni e le regolazioni della stessa hanno un ruolo molto più critico. Notiamo inoltre che l'enorme recente diffusione di queste apparecchiature è legata soprattutto alla ricerca del linfonodo sentinella.

8.7.3
Contatori a pozzetto

I contatori a pozzetto sono costituiti da un singolo cristallo di NaI(Tl) in cui è stata realizzata una apertura per l'inserimento del campione da misurare (Fig. 8.20). In un contatore a pozzetto standard il cristallo ha un diametro di 4,5 cm e una altezza di 5 cm e contiene un pozzetto di 1,6 cm di diametro e 3,8 cm di altezza. Rivelatori di dimensioni maggiori (fino a 13 cm di diametro e 25 cm di altezza, con pozzetto fino a 3,8 cm di

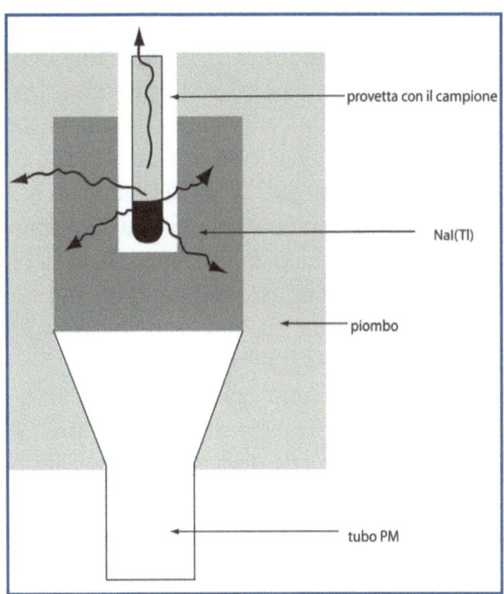

Fig. 8.20 Schema di un contatore a pozzetto

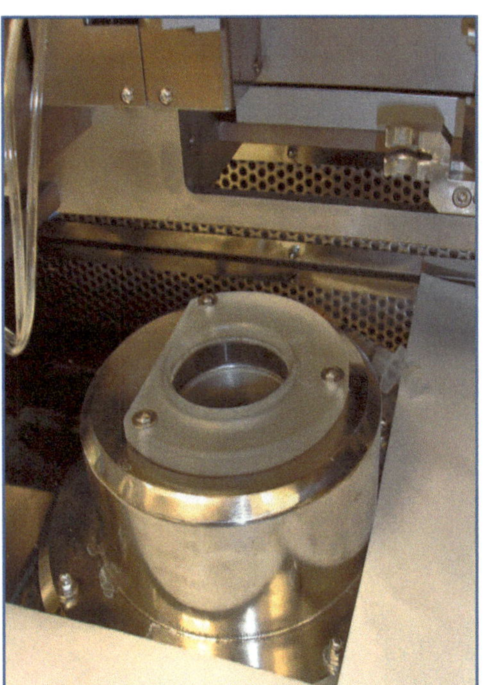

Fig. 8.21 Esempio di contatore a pozzetto

diametro e 7,0 cm di altezza) vengono impiegati per usi particolari quali, ad esempio, i conteggi di basse quantità di emissioni gamma di alta energia (^{40}K e ^{137}Cs). I contatori a pozzetto vengono equipaggiati con schermi costituiti da spessori di almeno 5 cm di piombo, in modo da ridurre i conteggi dovuti al fondo. Nella Figura 8.21 è mostrato un esempio di contatore a pozzetto.

Campioni che presentano elevate frequenze di conteggio richiedono bassi tempi di conteggio e consentono di ottenere una buona accuratezza statistica. Quando devono essere effettuate misure su un numero limitato di tali campioni è indicato l'utilizzo di contatori a pozzetto a caricamento manuale. Invece, per i casi in cui sono necessari lunghi tempi di conteggio e/o le misure devono essere effettuate su molti campioni, sono stati progettati strumenti di misura sempre basati su cristalli con pozzetto ma per i quali il metodo di caricamento e cambio del campione è automatizzato. Tipicamente, questi strumenti sono in grado di contenere 100 o più campioni di dimensioni standard, ognuno dei quali viene caricato nel contatore in modo sequenziale. La maggior parte di tali sistemi utilizza una geometria, detta *through-hole*, in cui (Fig. 8.22), il foro per il campione attraversa l'intero cristallo.

Il principale vantaggio di questa configurazione consiste nel fatto che il campione può essere sempre posizionato al centro del cristallo, indipendentemente dal suo volume. Inoltre, con tali dispositivi è possibile effettuare una registrazione automatica dei conteggi di fondo (*background*) semplicemente alternando i campioni da misurare con flaconcini vuoti. Uno svantaggio è invece costituito dal fatto che non è possibile inserire alcuna schermatura di piombo in corrispondenza della verticale di alloggiamento del campione.

I contatori a pozzetto con cristallo di NaI(Tl) vengono utilizzati per conteggi di radionuclidi che emettono raggi X o γ.

Per i radionuclidi β-emettenti, misure di conteggio con questi dispositivi possono essere effettuate mediante la rivelazione della radiazione di *Bremsstrahlung*, ma il *rate* di conteggio risulta molto basso a causa della scarsa efficienza di produzione di tale radiazione.

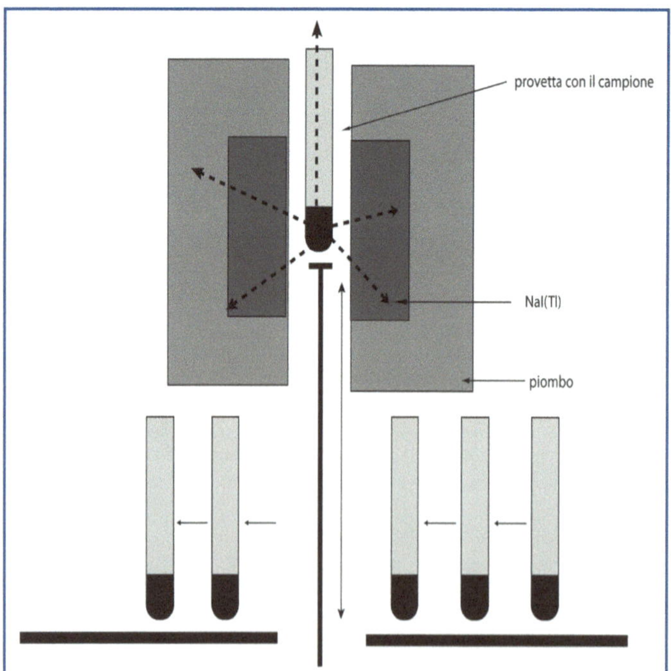

Fig. 8.22 Schema di un contatore a pozzetto multi-campione in geometria *through-hole*

8.7.4
Contatori beta a scintillazione liquida

Gli scintillatori liquidi vengono utilizzati per le misure di conteggio che devono essere effettuate su radionuclidi che emettono radiazioni β (ad esempio, ^{3}H e ^{14}C) che sarebbero pesantemente assorbite nel vetro o nella plastica che costituisce le pareti delle provette e dei flaconcini in cui sono contenuti i campioni su cui vengono effettuate le misure mediante i contatori a pozzetto. Il range delle particelle β in tali materiali risulta infatti molto basso. Nei contatori beta a scintillazione liquida, il campione radioattivo viene disciolto in una soluzione scintillante contenuta nel flaconcino di conteggio. La luce di scintillazione emessa viene raccolta direttamente da due tubi fotomoltiplicatori affacciati. La soluzione scintillante è solitamente costituita da materiale di basso numero atomico (Z compreso fra 6 e 8), che risulta tuttavia sufficiente per rivelare con efficienza elevata sia particelle β che raggi X e γ di bassa energia.

8.7.5
Calibratori di dose

I calibratori di dose sono costituiti da piccole camere a ionizzazione a pozzetto che vengono utilizzate per determinare i livelli di attività in siringhe, provette e altri contenitori destinati a contenere materiali che devono essere somministrati ai pazienti. Sono adatti principalmente per la misura di elevati livelli di attività (range dei MBq) di emettitori γ. In generale in questi dispositivi la camera in cui avviene la ionizzazione è sigillata in modo da eliminare gli effetti causati dalla variazione della pressione atmosferica sulla misura. I calibratori di dose sono tipicamente calibrati in modo da leggere direttamente in unità di misura di attività (Becquerel o Curie) e sono dotati di selettori per regolare il display in relazioni ai vari radionuclidi per cui possono essere utilizzati. Il gas più comunemente utilizzato per tali dispositivi è l'Argon, che viene sigillato e pressurizzato in modo da evitare fluttuazioni nella risposta causate da variazioni della pressione dell'ambinte in cui viene effettuata la misura. Un esempio di calibratrore di dose è riportato nella Figura 8.23.

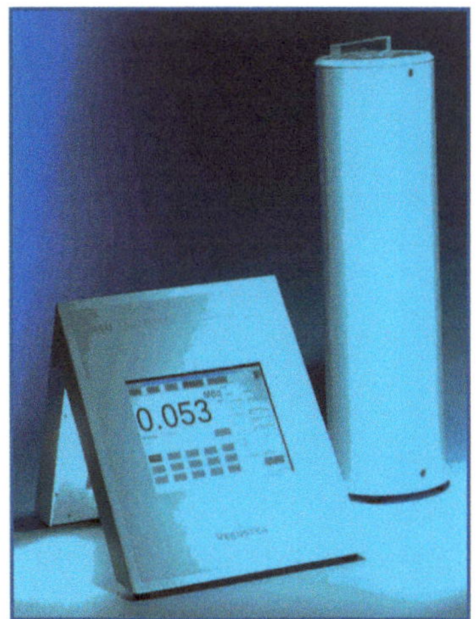

Fig. 8.23 Esempio di calibratore di dose con camera a ionizzazione. (Riprodotto dal sito web www.europrotex.com/pdf/calibratore.pdf, ultimo accesso in data 24.09.2009)

Letture consigliate

Cherry SR, Soreson JA, Phelps ME (eds) (2003) Physics in Nuclear Medicine. Saunder's Elsevier, Philadelphia

International Commission on Radiological Protection, ICRP 60, 1990

International Commission on Radiological Protection, ICRP 130, 2007

Knoll GF (ed) (2000) Radiation detection and measurement. John Wiley & Sons Inc, Hoboken, NJ

Pelliccioni M (ed) (1989) Fondamenti fisici della radioprotezione. Pitagora Editrice, Bologna

Polvani C (ed) (1987) Elementi di radioprotezione. Edizioni ENEA, Montalcino (SI)

La gamma-camera

9

N. Belcari, A. Del Guerra

Indice dei contenuti

9.1 Principi di funzionamento

La scintigrafia è una tecnica della medicina nucleare che permette la misura *in vivo* della concentrazione locale di radiofarmaci che emettono raggi γ singoli. Si tratta dunque di una tecnica di imaging "in emissione". Infatti, al contrario delle cosiddette tecniche "in trasmissione", come la radiografia a raggi X o la TC, dove i fotoni vengono emessi da una sorgente esterna e vengono rivelati dopo aver *attraversato* il corpo in esame, nella scintigrafia i fotoni vengono *emessi* in seguito al decadimento γ di un radioisotopo presente all'interno del corpo stesso. Nel decadimento γ, un nucleo eccitato passa a uno stato a minore energia emettendo una radiazione elettromagnetica sotto forma di un raggio γ. La stima della concentrazione locale dei radiofarmaci avviene dunque attraverso la misura dell'intensità della radiazione gamma emessa nel decadimento della sostanza radioattiva, che è legata alla densità di attività locale $\rho(x,y,z)$ del radioisotopo stesso. Quella che si ottiene sarà dunque un'immagine *funzionale* che fornisce informazioni sulla distribuzione spaziale e sull'intensità dei processi biologici, metabolici o molecolari che coinvolgono il radiofarmaco utilizzato.

Il modo più semplice di visualizzare la distribuzione $\rho(x,y,z)$ è quello di produrre una cosiddetta immagine proiettiva bi-dimensionale della distribuzione stessa. Questa è, ad esempio, la tecnica utilizzata in radiografia a raggi X. In radiografia la direzione di propagazione dei raggi X, lungo la quale avviene la proiezione, è determinata dalla posizione della sorgente e dal punto di interazione nel rivelatore. Invece, nel caso dell'imaging a emissione di singoli fotoni, i raggi γ vengono emessi in maniera isotropa nello spazio (cioè in tutte le direzioni). Per ottenere una immagine di proiezione occorre dunque selezionare fisicamente la direzione dei fotoni che incidono sul rivelatore. Tipicamente si selezionano quei fotoni che vengono emessi parallelamente tra loro lungo una direzione ortogonale al rivelatore stesso. Questa funzione di "selezione" è svolta da un opportuno "collimatore" costituito da una piastra di materiale che attenua fortemente i raggi γ (ad esempio piombo) dove sono praticati dei fori paralleli tra loro. In questo modo possono attraversare il collimatore solo quei fotoni emessi nella direzione dell'asse dei fori, mentre i fotoni aventi una direzione inclinata rispetto a questi vengono assorbiti nel materiale presente tra i fori stessi (setti). Altri tipi di collimatori saranno descritti più in dettaglio nel seguito.

L'immagine proiettiva si ottiene misurando il numero di fotoni N_γ emessi lungo una determinata linea ovvero:

$$N_\gamma = k \int_L \rho(x,y,z)dl \tag{9.1}$$

Tale quantità è chiamata "integrale di linea" della distribuzione $\rho(x,y,z)$ lungo la direzione L, che nel nostro caso è data dalla direzione dell'asse dei fori del collimatore. Il fattore k è un coefficiente di proporzionalità che tiene conto, ad esempio, dell'efficienza del processo di rivelazione. Ponendo, ad esempio, l'asse y lungo questa direzione, l'equazione 9.1 si riduce a:

$$N_\gamma(x,z) = k \int \rho(x,z,y)dy \tag{9.2}$$

che rappresenta un'immagine bidimensionale in (x,z) ottenuta proiettando la distribuzione lungo l'asse y.

Si noti comunque che nella pratica il numero di fotoni misurati non è esattamente quello previsto dal modello di "integrale di linea". Rispetto al caso ideale, il numero di fotoni misurati sarà infatti ridotto a causa delle interazioni che i fotoni stessi possono avere nell'attraversare il corpo del paziente. I possibili meccanismi di interazione (che implicano quindi una attenuazione del fascio di fotoni) sono: la diffusione Compton (dove il fotone viene deviato dalla sua direzione di volo e perde parte della sua energia) e l'effetto fotoelettrico (dove il fotone viene completamente assorbito). Particolare attenzione deve essere posta a quei fotoni che sono stati diffusi, in quanto questi possono essere rivelati dalla gamma-camera. Tale interazione implica una deviazione del raggio γ rispetto alla sua direzione iniziale e, dunque, la perdita della correlazione tra la linea definita dal collimatore e il punto di emissione. Per evitare questa evenienza, tra i raggi γ registrati, quelli che hanno una energia minore del valore dell'energia caratteristica del raggio γ emesso dal radioisotopo in uso vengono solitamente scartati. Infatti, la diminuita energia indica che il fotone ha subito un'interazione Compton, che può essere avvenuta nel paziente, ma anche nel collimatore o nel rivelatore, prima di essere rivelato. Per tale ragione tali eventi devono essere eliminati. La problematica dell'attenuazione dei raggi γ verrà discussa nel seguito.

9.2
Tipologie di strumentazione

Per l'imaging a emissione di singolo fotone esistono due modalità di acquisizione: planare e tomografica. Tramite la tecnica planare è possibile acquisire una singola proiezione della distribuzione del radiofarmaco. Nella pratica clinica ci si riferisce a questa tecnica con il nome di scintigrafia. Tramite una tomografia è invece possibile rilevare la distribuzione del radiofarmaco in tre dimensioni, cioè visualizzarne la distribuzione su varie sezioni (fette), a partire da un insieme di proiezioni planari acquisite a vari angoli di rotazione attorno al paziente. La tecnica di imaging tomografico a emissione di singolo fotone viene chiamata SPECT. Entrambe queste tecniche di acquisizione sono utilizzate nella pratica clinica. Sebbene le tecniche di scintigrafia e SPECT siano diverse nella modalità di acquisizione, il rivelatore utilizzato per i raggi gamma è lo stesso: la gamma-camera.

9.2.1
La gamma-camera convenzionale

Nella sua forma convenzionale, una *gamma-camera* consiste in un collimatore, in una lastra di un cristallo scintillatore accoppiato otticamente a un insieme di fotomoltiplicatori, e in una elettronica di lettura e acquisizione dei dati. Tale assieme viene solitamente chiamato "testa di rivelazione". I vari componenti della gamma-camera sono di seguito descritti. La descrizione dei collimatori è invece riportata in dettaglio nel Paragrafo 9.3.

Il cristallo scintillatore (o più semplimente "scintillatore") è la parte attiva del processo di rivelazione dei raggi γ. Nell'attraversare lo scintillatore, alcuni raggi gamma passano, mentre altri interagiscono una o più volte col materiale, depositando tutta o parte della propria energia. La probabilità che un raggio γ di energia nota E interagisca con uno scintillatore di un dato materiale dipende dallo spessore del materiale attraversato e dal coefficiente di attenuazione lineare $\mu(E)$. Tale probabilità è data dalla seguente relazione che esprime il numero $N(x)$ di fotoni che riescono ad attraversare uno spessore x di materiale, dato il numero N_0 di fotoni incidenti:

$$N(x)=N_0 e^{-\mu(E)x} \tag{9.3}$$

Il valore di $\mu(E)$ dipende dal numero atomico Z e dalla densità ρ del materiale stesso e dall'energia E del fotone. Tale valore risulta solitamente tabulato in termini di $\mu(E)/\rho$ (coefficiente di attenuazione massico, espresso in cm^2/g o in m^2/kg).

Tipicamente come materiale scintillatore viene utilizzato ioduro di sodio attivato (o "drogato") al tallio (NaI(Tl)). Per il fatto di essere un materiale igroscopico, questo viene protetto dall'umidità esterna tramite sigillatura (che comporta la presenza di una finestra in vetro o quarzo (detta "guida di luce") tra il cristallo e i fotomoltiplicatori) ed è schermato dalla luce ambientale tramite una copertura opaca. Ad esempio, il coefficiente di attenuazione massico dell'NaI(Tl) per fotoni da 140 keV vale 0,654 cm^2/g, corrispondenti a una lunghezza di attenuazione di circa 4,2 mm.

I meccanismi con i quali un raggio γ può interagire con il cristallo scintillatore sono l'effetto fotoelettrico e l'effetto Compton. Nel primo il fotone incidente interagisce con l'atomo nel suo insieme. Il fotone viene completamente assorbito, mentre viene emesso un elettrone di energia pari a quella del fotone incidente meno l'energia di legame dell'elettrone stesso. Invece, in una interazione Compton il fotone interagisce con un elettrone atomico. Come conseguenza, il fotone, che trasferisce solo parte della propria energia all'elettrone, viene deviato dalla sua direzione di volo. Il valore dell'energia residua del fotone dipende dall'energia iniziale E_0 e dall'angolo di deviazione θ secondo la relazione:

$$E = \frac{E_0}{1 + \frac{(1 - \cos\theta)E_0}{m_e c^2}} \tag{9.4}$$

dove m_e è la massa a riposo dell'elettrone.

Si può dunque osservare che l'energia residua del fotone sarà compresa tra E_0 (valore corrispondente a una deviazione di angolo nullo) e un valore minimo E_{min} (corrispondente a una deviazione di 180°) dato da:

$$E_{\min} = \frac{E_0}{1 + \frac{2E_0}{m_e c^2}} \tag{9.5}$$

Corrispondentemente, nel caso di interazione Compton, l'energia trasferita all'elettrone atomico (e dunque "misurata" dallo scintillatore) sarà compresa tra 0 e un valore massimo $E_{\beta max}$, detto *Compton Edge* e dato da:

$$E_{\beta\max} = \frac{2E_0^2}{m_e c^2 + 2E_0} \tag{9.6}$$

La caratteristica dei materiali scintillanti è quella di emettere luce nel range del visibile (o vicino all'ultravioletto); quando lo scintillatore viene colpito da radiazione γ (o X), promuove un elettrone dalla banda di valenza alla banda di conduzione. Nella successiva diseccitazione l'elettrone ritorna nella banda di valenza. Nel caso dello scintillatore NaI(Tl) vengono prodotti fotoni di energia pari a circa 3 eV, corrispondenti a una lunghezza d'onda pari a 415 nm. Come visto al paragrafo precedente, quando un fotone interagisce con il materiale viene emesso un elettrone. Questo passa dalla banda di valenza a quella di conduzione. Nel riposizionamento dello stesso elettrone in uno stato di minima energia, questo passa attraverso stati intermedi che sono indotti nella banda proibita da opportuni ioni attivatori (o droganti). Ad esempio, nel NaI(Tl) questo ruolo è svolto dal Tallio (Tl). Nell'attraversare questi livelli si produce un lampo di luce di breve durata (da nanosecondi a microsecondi) che può essere misurata da opportuni fotorivelatori. Il punto chiave di questo fenomeno risiede nel fatto che l'energia della luce prodotta, espressa complessivamente come numero di fotoni emessi, è proporzionale (o quasi) all'energia persa dal fotone incidente nell'interazione.

9.2.1.1
Il fotorivelatore

Una volta che lo scintillatore ha prodotto il lampo di luce, questo deve essere rivelato in modo tale da misurarne l'energia totale (che si assume essere pari all'energia persa dal fotone incidente) e la posizione dell'interazione. Il sistema utilizzato a tale fine è stato introdotto da Hal Anger nel 1958. Sebbene da allora ci siano stati notevoli progressi nell'affinamento del metodo, il principio di funzionamento è ancora quello da lui proposto, al punto da denominare tale rivelatore *Anger camera*. Il sistema di fotorivelazione della *Anger camera* consiste in un insieme di fotomoltiplicatori disposti su una griglia regolare a base esagonale e accoppiati otticamente al cristallo scintillatore attraverso opportune colle ottiche. Nelle prime versioni di *Anger camera* i fotomoltiplicatori erano di forma circolare, mentre oggi per massimizzare la raccolta della luce si utilizzano fotomoltiplicatori a sezione esagonale (Fig. 9.1). Ogni fotomoltiplicatore fornisce un segnale elettrico proporzionale alla quantità di luce che lo ha raggiunto. Il fotomoltiplicatore può essere descritto come un tubo a vuoto con una finestra di ingresso trasparente. Su questa è depositato un materiale che libera elettroni in corrispondenza dell'interazione con un fotone luminoso (fotocatodo). L'elettrone emesso con tale meccanismo è detto fotoelettrone (Fig. 9.2). L'efficienza di questa conversione (ovvero la frazione di elettroni prodotti rispetto al numero di fotoni che hanno raggiunto il fotocatodo) è detta "efficienza quantica" e nei moderni fotomoltiplicatori vale circa 20-25%. Tipicamente i fotomoltiplicatori usati in questo tipo di rivelatori hanno una dimensione di circa 3" di diametro. Gli elettroni prodotti nel fenomeno di fotoconversione che avviene nel fotocatodo sono accelerati da una differenza di potenziale applicata all'interno del fotomoltiplicatore. Qui, una serie di placche metalliche, dette "dinodi", provve-

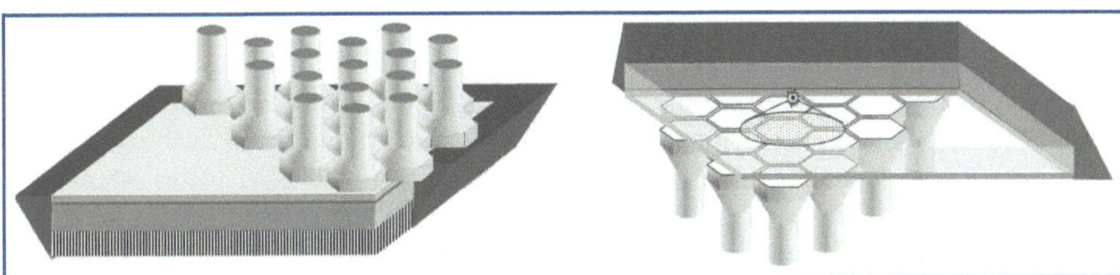

Fig. 9.1 Rappresentazione schematica della possibile disposizione di fotomoltiplicatori a base esagonale in una gamma-camera, vista dal lato fotomoltiplicatori (*a sinistra*) e dal lato scintillatore (*a destra*). *A sinistra* è mostrata anche la posizione del collimatore. *A destra* è visibile direttamente lo scintillatore ed è rappresentata l'illuminazione dei fotomoltiplicatori a seguito di un evento di scintillazione

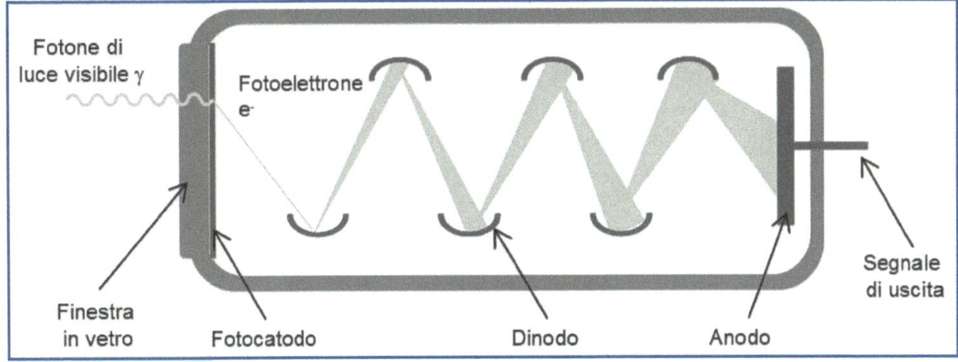

Fig. 9.2 Schema di funzionamento di un fotomoltiplicatore

de alla moltiplicazione (amplificazione) del numero di elettroni. I dinodi hanno infatti la caratteristica di emettere elettroni secondari quando vengono colpiti da un elettrone. Il primo dinodo è posto a un potenziale più elevato di quello del fotocatodo e ogni dinodo successivo ha un potenziale maggiore (cioè meno negativo) del precedente. Così, nella propagazione degli elettroni tra i dinodi indotta dalla differenza di potenziale si verifica un effetto di moltiplicazione a cascata e, quindi, di amplificazione del segnale. Tipicamente, tra anodo e catodo viene applicata una differenza di potenziale negativa di 600-1000 V, mentre i dinodi possono essere circa 8-12. In questo modo è possibile ottenere un segnale misurabile, la cui intensità è proporzionale al numero iniziale di elettroni prodotti dal fotocatodo e quindi alla luce raccolta. Sommando i segnali provenienti dai fotomoltiplicatori coinvolti nel singolo evento è dunque possibile misurare un segnale che è proporzionale all'energia depositata dal fotone incidente.

9.2.1.2 Processamento dei segnali

I segnali provenienti dai singoli fotomoltiplicatori vengono poi elaborati da un sistema elettronico e trasferiti a un computer per la loro successiva analisi. Come già menzionato, il valore dell'energia depositata dal raggio γ può essere ottenuto dalla somma dei segnali elettrici provenienti dai singoli fotomoltiplicatori. Tale informazione serve inoltre come segnale di consenso per l'acquisizione, in quanto solo i segnali aventi un'intensità superiore a un certo valore soglia sono considerati significativi e, dunque, acquisiti. D'altra parte, le coordinate x,y del punto di impatto del raggio γ nel cristallo possono essere determinate dalla distribuzione spaziale dei segnali registrati. La localizzazione spaziale è infatti ottenuta pesando la posizione dei fotomoltiplicatori coinvolti nell'evento, ciascuno con l'intensità del segnale da esso prodotto e calcolando la media dei valori ottenuti. In pratica, si tratta di un calcolo del "baricentro" o "centroide" della distribuzione di luce.

Nelle prime versioni di *Anger camera* il calcolo della somma dei segnali (energia) e del baricentro (coordinate x,y) veniva eseguito completamente tramite circuiti hardware e poi trasferito al computer. Oggi, nelle moderne versioni, tali stime sono ottenute tramite tecniche di calcolo statistico che utilizzano una combinazione di hardware e software che implementano informazioni provenienti da misure sperimentali di calibrazione. Sebbene questa tecnica implichi una maggiore complessità, il suo principale vantaggio consiste nella possibilità di correggere eventuali non linearità spaziali nel calcolo della posizione e possibili disuniformità locali nella stima dell'energia depositata, proprio sulla base di opportune misure di calibrazione preventivamente effettuate. Queste sono ottenute tramite l'acquisizione dei raggi γ emessi da una distribuzione di sorgenti puntiformi (tipicamente posizionate su una griglia regolare). La corrispondenza tra le posizioni note delle sorgenti e quella misurata è memorizzata in una tabella di correzione (*look-up table*) e utilizzata per la calibrazione della linearità spaziale.

9.2.1.3 Risoluzione energetica

La somma dei segnali provenienti dai fotomoltiplicatori è utilizzata per selezionare solo i fotoni aventi un'energia il cui valore rientra in uno o più intervalli di energie (finestra energetica). Gli altri fotoni rivelati vengono scartati e dunque non utilizzati per la formazione dell'immagine. La selezione degli eventi tramite finestra energetica serve a selezionare solo quei fotoni emessi dalla sorgente γ di interesse e che non hanno subito interazioni Compton nell'oggetto/paziente, in quanto questi porterebbero a una degradazione della qualità dell'immagine per le ragioni illustrate in precedenza. Solitamente la scelta dei valori ottimali della finestra energetica avviene prima dell'inizio dello studio, in base alle caratteristiche del radioisotopo utilizzato e del sistema di rivelazione. A tal fine, il parametro caratteristico di una gamma-camera è la *risoluzione energetica.*

Infatti, il valore fornito dai fotomoltiplicatori dell'intensità del segnale luminoso dovuto a una interazione con il raggio γ non corrisponde esattamente a quello dell'energia rilasciata nello scintillatore, ma sussiste un certo grado di fluttuazione del valore stesso. Questa incertezza sulla misura di energia del γ incidente viene misurata attraverso una grandezza detta *risoluzione energetica*. L'origine fisica di tale incertezza deriva dalla fluttuazione del numero di fotoni luminosi emessi nel fenomeno di scintillazione, dal processo statistico di conversione dei fotoni in elettroni nel fotocatodo, e dall'ulteriore fluttuazione del segnale prodotto dal fotomoltiplicatore durante la moltiplicazione degli elettroni. Il valore della risoluzione energetica viene solitamente espresso come $\Delta E/E$ per una data energia, cioè come la fluttuazione del segnale di energia, misurata come FWHM (*Full Width at Half Maximum*) del picco nello spettro energetico, divisa per il valore dell'energia stessa. Nelle tipiche gamma-camere cliniche, basate su NaI(Tl) e fotomoltiplicatori, la risoluzione energetica vale circa il 10% a 140 keV. La risoluzione energetica risulta un parametro chiave per la qualità dell'immagine, in quanto un migliore valore di $\Delta E/E$ aumenta la capacità di scartare i raggi γ diffusi in interazioni Compton.

9.2.1.4
Prestazioni

Le linee guida per la misurazione delle prestazioni di una gamma-camera sono riportate nel documento NEMA NU-1 2001 "*Performance Measurements of Scintillation Cameras*". Tale documento contempla le procedure da seguire; ad esempio, per la misura di risoluzione spaziale intrinseca del rivelatore, linearità spaziale, risoluzione energetica e uniformità (differenziale e integrale), assieme alle tecniche per la misura delle prestazioni del sistema rivelatore-collimatore nel suo insieme. In particolare, la risoluzione spaziale intrinseca del rivelatore (R_r) è definita come FWHM dell'immagine ricostruita di una sorgente puntiforme. Il valore di R_r dipende dalle caratteristiche dello scintillatore e dal fotorivelatore. In generale, R_r vale approssimativamente 3-5 mm e, in particolare, dipende dallo spessore del cristallo, dal numero di fotomoltiplicatori per unità di superficie, dall'algoritmo di posizionamento utilizzato, e dall'energia del raggio γ incidente. È importante sottolineare che la risoluzione spaziale migliora con l'aumentare dell'energia del γ incidente e dunque dipende dal radioisotopo utilizzato.

Per quanto riguarda lo spessore del cristallo, la risoluzione spaziale peggiora all'aumentare dello spessore, a causa del maggiore allargamento della macchia luminosa che raggiunge i fotomoltiplicatori. D'altro lato, lo spessore del cristallo scintillatore non può essere troppo ridotto: infatti, esso influisce direttamente sull'efficienza di rivelazione, come descritto dall'Equazione 9.3.

9.2.2
Il tomografo SPECT

I rivelatori fin qui descritti sono utilizzati per ottenere immagini di proiezione (cioè planari) della distribuzione del radioisotopo. Un tomografo SPECT è un sistema di imaging che consente la produzione di immagini che rappresentano la distribuzione del radioisotopo in tre dimensioni.

Nell'imaging planare a emissione, l'intensità osservata in una data zona dell'immagine è una funzione dell'attività radioattiva presente lungo una nota direzione di propagazione. L'immagine risultante è dunque una proiezione bidimensionale della distribuzione tridimensionale dell'attività presente nel corpo. Cambiando l'angolazione del rivelatore (che utilizza ad esempio un collimatore a fori paralleli) rispetto al paziente, è possibile ottenere un'immagine in cui sono evidenti dei particolari precedentemente non visibili, perchè coperti da altre strutture. Si ottiene sempre un'immagine 2D, ma da una diversa angolazione. In una *tomografia*, le informazioni ottenute misurando a vari angoli l'intensità della radiazione emessa vengono opportunamente combinate, mediante un calcolatore, per ricostruire l'immagine di una sezione (in greco *τόμος*) del corpo del paziente. In una sezione, una data zona dell'immagine ha un'intensità direttamente correlata alla concentrazione locale del radioisotopo: ogni struttura presente nella sezione è visibile e non risulta mai coperta da altre strutture. In breve, l'immagine sezione (o *slice*) non presenta i problemi di "sovrapposizione" tipici dell'immagine planare.

Nel caso di SPECT con collimatori a fori paralleli, il problema della ricostruzione delle immagini in 3 dimensioni può essere ridotto a un caso bidimensionale, se si osservano le acquisizioni delle immagini delle singole proiezioni. Infatti, per ogni posizione angolare la distribuzione del radioisotopo viene proiettata sul rivelatore che "cattura" un'immagine che tipicamente ha una dimensione 64×64 o 128×128 pixel. Pertanto, ogni riga della matrice cattura proiezioni che provengono sempre da una stessa sezione dell'oggetto (Fig. 9.3).

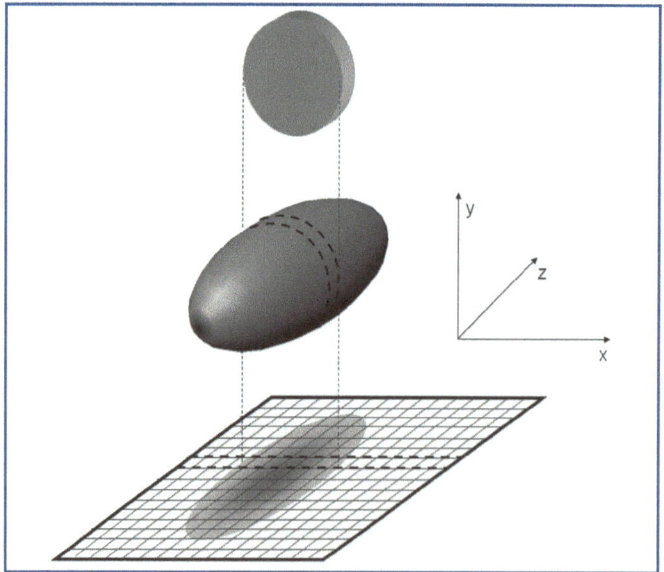

Fig. 9.3 Ogni riga della matrice cattura proiezioni che provengono sempre da una stessa sezione dell'oggetto

I dati provenienti da ogni sezione dell'oggetto sono dunque separati e possono essere ricostruiti indipendentemente l'uno dall'altro.

In Figura 9.4 è schematizzata l'acquisizione dei dati provenienti da una singola "fetta" (o "*slice*"). Per ogni posizione angolare del rivelatore viene acquisito un istogramma (profilo) che riporta, per ogni elemento del rivelatore, l'intensità della radiazione misurata. Questa rappresenterà il valore dell'integrale di linea per ogni linea di volo definita dall'elemento del rivelatore. A partire da tali profili di intensità, sarà possibile, grazie a un opportuno software di ricostruzione tomografica delle immagini, ottenere l'immagine 2D della fetta stessa. La combinazione della varie fette permette dunque la costruzione di una immagine 3D della distribuzione incognita $\rho(x,y,z)$ del radiotracciante.

Un'acquisizione tomografica si considera "completa" quando sono state acquisite le proiezioni da un certo numero di posizioni angolari su un arco di almeno 180°. Si noti infatti che dopo una rotazione di 180° le direzioni di volo dei raggi γ che vengono aquisite sono le stesse dell'acquisizione a 0°, mentre ciò che cambia è il verso di propagazione degli stessi.

Un tomografo SPECT è solitamente costituito da una o più teste, ciascuna accoppiata al relativo collimatore, poste in rotazione attorno al paziente. Il sistema è collegato a un computer che, in questo caso, deve controllare sia le operazioni di acquisizione dei dati che il movimento di rotazione dei rivelatori stessi. Esistono due modi di rotazione solitamente utilizzati in SPECT. Il primo è detto a rotazione continua, mentre l'altro è il cosiddetto *step-and-shoot*. Nella modalità in rotazione continua i rivelatori sono ruotati a velocità costante intorno al paziente e i dati sono poi raggruppati in un numero finito (tipicamente 64 o 128) di valori angolari (proiezioni). Nella modalità *step-and-shoot* il moto di rotazione si ferma a varie posizioni angolari (corrispondenti agli angoli per i quali si vuole acquisire una proiezione) e rimane fermo finché i dati non sono stati acquisiti per poi passare a un angolo successivo.

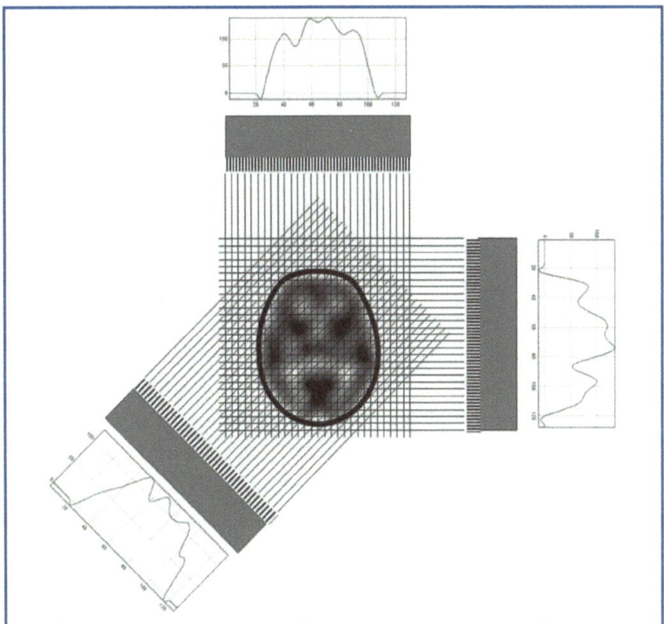

Fig. 9.4 Schema di funzionamento di un tomografo SPECT

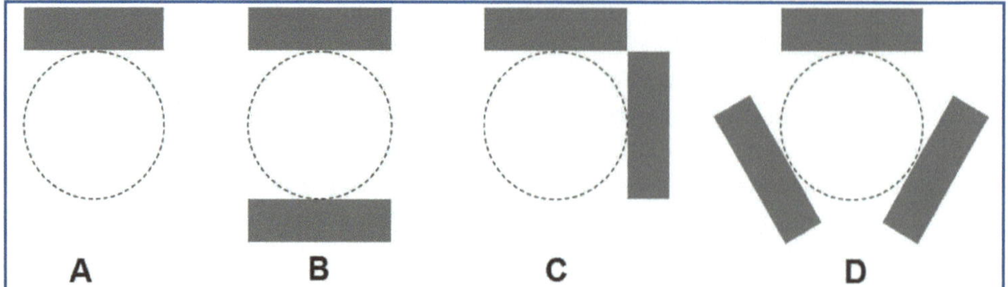

Fig. 9.5 Alcune possibili configurazioni delle teste in una SPECT. (A) testa singola, (B) due teste opposte, (C) due teste a 90° e (D) tripla testa

I sistemi SPECT differiscono l'uno dall'altro per il numero di teste utilizzate, che tipicamente possono essere da una a tre. Maggiore è il numero delle teste utilizzate e maggiore sarà la sensibilità dello strumento, con un aumento che è proprio pari al numero di rivelatori utilizzati (una SPECT a tre teste avrà dunque una sensibilità tripla rispetto a una con una sola testa).

In Figura 9.5 sono mostrate le configurazioni delle teste di rivelazione SPECT più comuni: A) testa singola, B) due teste opposte, C) due teste a 90° e D) tripla testa. Solitamente, i tomografi a due teste hanno la possibilità di variarne la posizione nelle configurazioni B) e C). Ciò risulta utile quando si utilizza la SPECT come sistema di imaging planare per ottenere simultaneamente proiezioni antero-posteriori (B) o antero-laterali (C). Si noti che nei casi A) e B) un'acquisizione tomografica completa può essere ottenuta solo ruotando i rivelatori di 180°, mentre nel caso C) sono sufficienti 90° e nel D) 60°. Per ottenere un campionamento migliore dell'intero campo di vista, si preferisce solitamente acquisire una stessa direzione di volo dai raggi γ lungo entrambi i versi, così da mediare gli effetti di attenuazione dei raggi nel corpo (di questo parleremo più in dettaglio nella sezione dedicata). Per le varie configurazioni sarà dunque necessario ruotare i rivelatori di 360° (caso A), 180° (casi B e C) o 120° (caso D).

9.3
I collimatori

Diversamente dalla tecnica PET, la SPECT non ha limiti intrinseci di risoluzione spaziale. Le uniche limitazioni stanno nel trovare un ottimale compromesso tra risoluzione spaziale e sensibilità, fattori entrambi dipendenti dalle caratteristiche del collimatore utilizzato. Ne consegue che nell'imaging ad emissione di singolo fotone l'ottimizzazione del collimatore e la scelta delle sue caratteristiche, anche in relazione alla specifica applicazione, risultano il punto cruciale per la qualità dell'immagine.

I collimatori sono solitamente classificati in base al materiale di costruzione, alla geometria, e alla forma e dimensione dei fori.

9.3.1
Materiali di costruzione

Idealmente un collimatore funziona come un filtro binario. Quando un fotone incide sul collimatore, questo può raggiungere il rivelatore sottostante solo se la sua direzione di volo rispetta le condizioni geometriche definite dai fori del collimatore stesso. Questa "selezione" dovrebbe avvenire attraverso l'assorbimento nel materiale, per effetto fotoelettrico, dei fotoni che non rispettano le stesse condizioni. In realtà, qualche fotone passerà attraverso il materiale senza interagire (questo fenomeno è solitamente chiamato "penetrazione"), mentre altri potranno subire interazioni Compton per essere, in qualche caso, deviati verso lo scintillatore ed essere rivelati. In entrambi i casi, fotoni non voluti possono contribuire all'immagine finale degradando così la sua qualità.

Per ridurre questi fenomeni, i collimatori sono solitamente costruiti con materiali ad alto assorbimento per i raggi γ. In particolare, si prediligono i materiali che presentano un'elevata probabilità di interazione fotoelettrica rispetto alla possibilità di interazione per diffusione Compton. Nella pratica si scelgono materiali ad alto numero atomico Z e ad alta densità ρ. I materiali più comuni sono leghe di piombo ($Z = 82$, $\rho = 11{,}3$ g/cm^3). Altri possibili materiali sono leghe di tungsteno ($Z = 74$, $\rho = 19{,}4$ g/cm^3) oppure oro ($Z = 79$, $\rho = 19{,}3$ g/cm^3). Questi ultimi materiali sono comunque meno utilizzati del piombo, a causa della difficoltà di lavorazione del tungsteno e, rispettivamente, del costo dell'oro.

9.3.2
Geometrie dei collimatori

La geometria del collimatore definisce la condizione geometrica di accettanza dei fotoni incidenti sulla gamma-camera. Esistono vari tipi di collimatori, tra i quali è possibile citare: i collimatori a fori paralleli, a fori convergenti o divergenti, e quelli a *pin-hole*.

9.3.2.1
Collimatori a fori paralleli

Un collimatore a fori paralleli consiste in un blocco di materiale in cui sono praticati dei fori paralleli tra loro e perpendicolari al rivelatore. Si tratta della geometria più comunemente usata nella strumentazione, in quanto fornisce ampi campi di vista e restituisce una proiezione in dimensioni reali della distribuzione di attività all'interno del paziente.

Idealmente un tale collimatore dovrebbe selezionare solo i raggi γ che viaggiano in una direzione ortogonale al rivelatore. In pratica, a causa della dimensione finita della sezione dei fori, il collimatore accetterà fotoni con un angolo di incidenza compreso in un certo range di valori. Come conseguenza immediata, aumentando la dimensione dei fori, così come riducendone la lunghezza, si peggiora la risoluzione spaziale. In pratica ogni foro di un collimatore a fori paralleli definisce un cono la cui apertura angolare è data da:

$$\vartheta_{Tot} \simeq tg\vartheta_{Tot} = \frac{D}{L} \tag{9.7}$$

dove D e L sono rispettivamente il diametro (in questo caso i fori sono considerati circolari) e la lunghezza dei fori. Così, nel caso di un collimatore a fori paralleli, la risoluzione spaziale geometrica R_c, stimata come FWHM della *Point Spread Function* (PSF) è data da:

$$R_c = D\frac{(d+L)}{L} \tag{9.8}$$

dove d è la distanza dell'oggetto dal collimatore. All'aumentare della distanza di un oggetto dal collimatore peggiora la risoluzione spaziale, mentre la stessa migliora con l'avvicinarsi dell'oggetto al collimatore. Da questo punto di vista, il posizionamento ottimale del collimatore a fori paralleli risulta essere quello che minimizza la distanza oggetto-collimatore.

Se il rivelatore dietro al collimatore ha una risoluzione spaziale intrinseca R_r, il sistema avrà dunque una FWHM della risoluzione spaziale pari a:

$$R_s = \sqrt{R_c^2 + R_r^2} = \sqrt{D^2\left(1+\frac{d}{L}\right)^2 + R_r^2} \tag{9.9}$$

D'altro lato, l'efficienza geometrica di un collimatore a fori paralleli ε_c, misurata come la frazione di fotoni che vengono accettati dal collimatore rispetto al numero totale di fotoni emessi dalla sorgente, è data da:

$$\varepsilon_c = K^2\left(\frac{D}{L}\right)^2 \frac{D^2}{(D+h)^2} \tag{9.10}$$

dove h è lo spessore minimo del setto tra i fori e K è un fattore che dipende dalla geometria dei fori stessi. È importante notare come l'efficienza di un collimatore a fori paralleli non dipenda dalla distanza tra l'oggetto e il collimatore. Ne risulta che, trascurando effetti di attenuazione della radiazione γ emessa, tutte le zone del campo di vista saranno misurate con la stessa efficienza. I tipici ordini di grandezza dei valori dell'efficienza di collimatori a fori paralleli possono variare tra 10^{-4} e 10^{-6}.

I fori sono solitamente realizzati in tre forme: esagonali in una griglia esagonale, circolari su una griglia esagonale, e quadrati in una griglia quadrata (Fig. 9.6). Tipicamente la struttura del collimatore è periodica, per cui le caratteristiche del collimatore sono

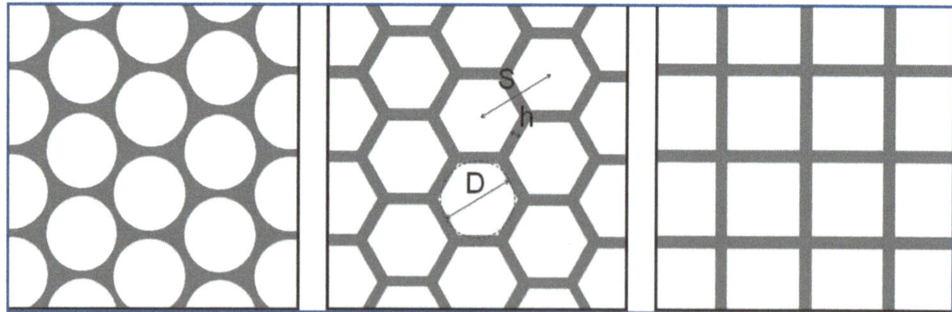

Fig. 9.6 Forme più comuni di collimatori a fori paralleli

univocamente determinate a partire, oltre che dallo spessore dei fori stessi, anche dalla loro forma, dimensione e separazione. La dimensione dei fori è solitamente indicata con il diametro D. Mentre nel caso di fori circolari il significato di D è immediato, per i fori esagonali o quadrati tale parametro esprime il valore del diametro del cerchio avente la stessa area del foro che si sta considerando. Per quanto riguarda il valore S della separazione tra i fori, questo indica la distanza tra i centri di due fori adiacenti. In molti casi si preferisce però fornire la separazione dei fori in termini di spessore del setto h (vedi Equazione 9.10), in quanto questo fornisce in maniera più diretta informazioni sulla capacità del collimatore di fermare i fotoni che viaggiano in direzioni inclinate rispetto all'asse dei fori. Nel caso dei fori esagonali e quadrati, h indica semplicemente lo spessore del materiale che separa i fori, mentre nel caso di quelli circolari ne indica lo spessore minimo.

Per una maggiore praticità, i collimatori a fori paralleli per applicazioni cliniche sono classificati non in base alla forma e dimensione dei fori e allo spessore e materiale dei setti, ma semplicemente in virtù della loro risoluzione spaziale ed efficienza relative e del loro range di energie di applicazione. Questo semplifica la loro scelta in funzione dell'uso richiesto, indipendentemente dal produttore del collimatore che può scegliere parametri diversi per ottenere le stesse o simili caratteristiche. Tale classificazione indica il range di energia dei raggi γ (e quindi dei radioisotopi) per i quali possono essere utilizzati e il compromesso tra risoluzione spaziale e sensibilità che si è scelto di utilizzare. I tipi più comuni di collimatori a fori paralleli sono classificati come:

- LEHR (*Low Energy, High-Resolution*): si utilizzano con radioisotopi che emettono raggi γ di bassa energia per ottenere un'elevata risoluzione spaziale sacrificando la sensibilità;
- LEAP o LEGP (*Low Energy, All Purpose* o *General-Purpose*): si utilizzano con radioisotopi che emettono raggi γ di bassa energia per ottenere un compromesso ottimale tra risoluzione spaziale ed efficienza;
- MEAP o MEGP (*Medium Energy, All Purpose* o *General-Purpose*): si utilizzano con radioisotopi che emettono raggi γ di energia intermedia per ottenere un compromesso ottimale tra risoluzione spaziale ed efficienza;
- HEAP o HEGP (*High Energy, All Purpose* o *General-Purpose*): si utilizzano con radioisotopi che emettono raggi γ di alta energia per ottenere un compromesso ottimale tra risoluzione spaziale ed efficienza.

I collimatori classificati come LE (*Low Energy*) sono solitamente consigliati per ^{57}Co (122 keV), ^{123}I (159 keV), ^{99m}Tc (140 keV), e ^{201}Tl (da 69 a 81 keV); i collimatori ME sono utilizzati per ^{67}Ga (93 keV, 184 keV e 296 keV), e ^{111}In (172 keV e 247 keV), mentre i collimatori HE sono utilizzati, ad esempio, per ^{131}I (284 keV e 364 keV).

9.3.2.2
Collimatori a fori convergenti o divergenti

Per alcune particolari applicazioni può essere utile utilizzare collimatori che hanno fori che, anziché essere tra loro paralleli, sono tracciati lungo direzioni convergenti o divergenti. I collimatori a fori convergenti hanno la caratteristica di ingrandire l'immagine dell'oggetto sul rivelatore. Si possono dunque utilizzare solo su oggetti che hanno dimensioni inferiori a quelle del rivelatore. Grazie alla loro particolare geometria, questi collimatori sono intrinsecamente più efficienti di un collimatore a fori paralleli. In virtù dell'aumento di efficienza e dell'ingrandimento dell'immagine, tali collimatori possono essere utilizzati per ottenere un'immagine di oggetti relativamente piccoli con aumentata sensibilità o con una migliore risoluzione spaziale, a seconda dei parametri scelti per la costruzione del collimatore. D'altro lato, i collimatori a fori divergenti sono invece utilizzati in quei casi dove si voglia ottenere un'immagine di un oggetto di dimensioni superiori a quelle del rivelatore a disposizione. In entrambi i casi, lo svantaggio principale consiste nel fornire immagini distorte della distribuzione di attività nel campo di vista, a causa del fatto che l'ingrandimento dipende dalla distanza della sorgente dal collimatore. Questo fatto risulta particolamente importante nell'imaging planare (dove si deve compensare mentalmente tale distorsione), mentre nella SPECT si può ovviare attraverso un'accurata modellizzazione del collimatore da applicare nell'algoritmo di ricostruzione delle immagini.

9.3.2.3
Collimatori a pin-hole

Negli ultimi anni, specialmente nel campo dell'imaging ad alta risoluzione, si sta diffondendo l'uso di collimatori a *pin-hole*. Questi consistono in un unico foro con una forma a doppio cono (Fig. 9.7). Il principio di funzionamento di tali collimatori è simile a quello della camera oscura utilizzata in fotografia. Infatti, tali collimatori forniscono sul rivelatore un'immagine dell'oggetto rovesciata e ingrandita o rimpicciolita, a seconda della distanza oggetto-collimatore. Sebbene tramite questi collimatori sia possibile ottenere un'elevata risoluzione spaziale, ad esempio sfruttando al massimo l'ingrandimento e utilizzando un *pin-hole* con un foro molto piccolo, il loro limite di applicazione consiste nel fatto che l'efficienza cala molto rapidamente all'aumentare della distanza tra il foro e l'oggetto.

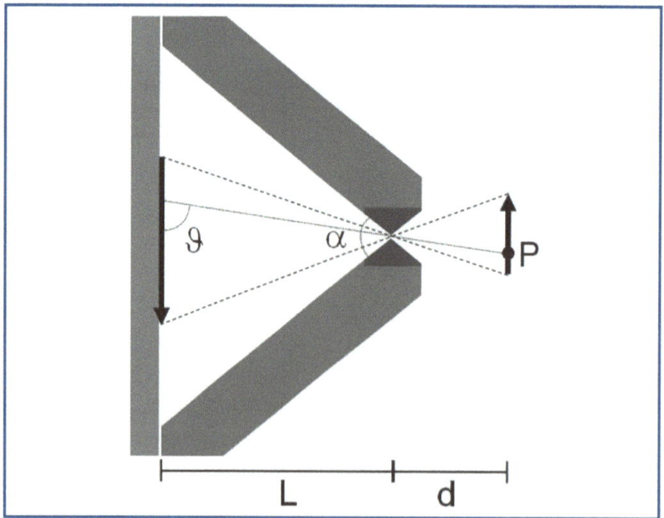

Fig. 9.7 Rappresentazione schematica di un collimatore a *pin-hole* (vedi testo)

In questo caso, infatti, l'efficienza geometrica è data dalla frazione di angolo solido sottesa dal foro e vista da un certo punto del campo di vista. L'efficienza geometrica di un collimatore a *pin-hole* ε_p è data da:

$$\varepsilon_p = \left(\frac{D}{4d}\right)^2 \sin^3 \vartheta \tag{9.11}$$

dove D è il diametro del foro del *pin-hole*, d è la distanza dell'oggetto dal foro e ϑ è l'angolo che il fotone incidente uscente dal punto P forma con il piano del rivelatore, come mostrato in Figura 9.7. Da questa espressione si può vedere come l'efficienza dipenda dall'inverso del quadrato della distanza (μd^{-2}) e dunque come questa diminuisca all'aumentare sia di d che della distanza dell'oggetto dall'asse del *pin-hole* (in modo proporzionale a $sin^3\vartheta$). La Figura 9.8A mostra l'andamento dell'efficienza di un collimatore a *pin-hole* in funzione della distanza d dell'oggetto dal foro. Si osservi come, a differenza di un collimatore a fori paralleli, l'efficienza varia con d e, in particolare, come il collimatore a *pin-hole* sia più efficiente solo a piccole distanze (l'efficienza diminuisce velocemente per grandi valori di d).

Così come l'efficienza, anche la dimensione del campo di vista dipende dalla distanza d dal collimatore. Infatti, il campo di vista di un collimatore a *pin-hole* è definito dal cono proiettato dal rivelatore attraverso il *pin-hole* stesso. In particolare, il campo di vista aumenta in modo lineare con la distanza d, ma l'efficienza sarà maggiore per piccoli valori di d dove il campo di vista è minimo. Si veda, a tal proposito, la Figura 9.8B, dove risulta evidente come un collimatore a *pin-hole* abbia un ridotto campo di vista per piccoli valori di d.

Per un collimatore a *pin-hole* la FWHM della risoluzione spaziale geometrica R_p è data da:

$$R_p = D_e \frac{(d+L)}{L} \tag{9.12}$$

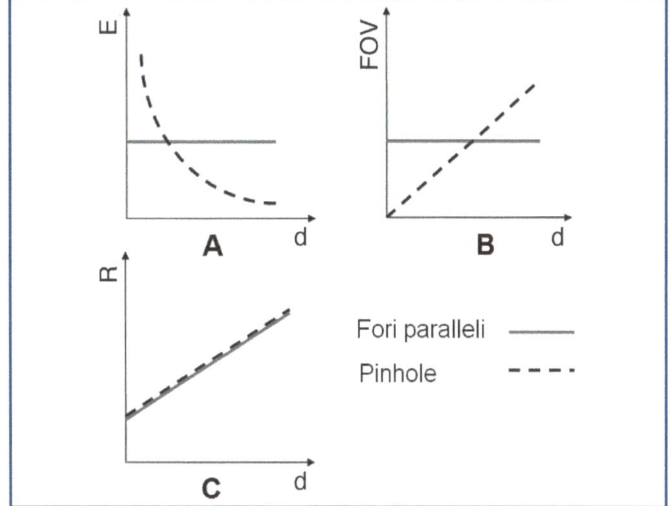

Fig. 9.8 Confronto tra un collimatore a *pin-hole* e uno a fori paralleli degli andamenti dell'efficienza (A), della dimensione del campo di vista (B) e della risoluzione spaziale (C) in funzione della distanza d dell'oggetto dal collimatore

da cui si deduce che, per valori di d molto più piccoli di L, la risoluzione spaziale è praticamente data dal valore di D_e, che è detto diametro efficace del foro del *pin-hole*. Questo valore è superiore al diametro nominale del foro, in quanto la radiazione che incide nel *pin-hole* può penetrare nel materiale in prossimità del bordo del foro dove lo spessore è minimo. Il valore di D_e dipende non solo dal diametro geometrico D, ma anche dal coefficiente di attenuazione lineare del materiale $\mu(E)$ di cui è costituito il collimatore (e quindi dall'energia E della radiazione incidente) e dalla sua apertura angolare definita dall'angolo α. Il valore di D_e può essere stimato con la seguente formula:

$$D_e = \sqrt{d\left(d + \frac{2}{\mu}\tan\left(\frac{\alpha}{2}\right)\right)} \tag{9.13}$$

Complessivamente la FWHM della risoluzione spaziale di un sistema dotato di un *pin-hole* con una risoluzione spaziale R_p e corredato da un sistema di rivelazione per raggi γ di risoluzione spaziale intrinseca R_r sarà pari a:

$$R_s = \sqrt{R_p^2 + \left(R_r \frac{d}{L}\right)^2} = \sqrt{\left(D_e \frac{(d+L)}{L}\right)^2 + \left(R_r \frac{d}{L}\right)^2} \tag{9.14}$$

La Figura 9.8 C mostra il confronto tra risoluzione spaziale intrinseca di un collimatore a *pin-hole* e uno a fori paralleli per un valore $D = D_e$. Come si può osservare, l'andamento è lo stesso (vedi Equazioni 9.8 e 9.12). Entrambi i collimatori mostrano una migliore risoluzione per piccoli valori di d.

Per tale ragione i collimatori a *pin-hole* sono spesso utilizzati per l'imaging ad alta risoluzione di oggetti piccoli e, in particolare, nell'imaging pre-clinico su piccoli animali. Infatti, sfruttando l'ingrandimento si possono ottenere immagini ad alta risoluzione di oggetti piccoli (piccolo *Field Of View*, FOV) rispetto alle dimensioni del rivelatore, pur mantenendo la sensibilità che si otterrebbe con collimatori a fori paralleli. Aumentando ulteriormente l'ingrandimento, è possibile ottenere risoluzioni spaziali dell'ordine di poche centinaia di micron, anche utilizzando le camere a scintillazione usate in clinica. Avvalendosi di più fori (*multi-pin-hole*) è possibile ottenere campi di vista più ampi e, allo stesso tempo, incrementare la sensibilità complessiva dello strumento. Riducendo l'ingrandimento è così possibile ottenere immagini ad alta risoluzione su campi di vista sufficienti alla visualizzazione *total body* di piccoli roditori.

I collimatori a *pin-hole* sono solitamente costruiti in piombo o tungsteno. Però, per limitare il valore di D_e sono da preferire materiali ad alto numero atomico, come oro o platino, che risultano ancora più assorbenti. Al fine di limitare i costi, è sufficiente realizzare con tali materiali solo la parte centrale del *pin-hole* che contiene il foro, detta "inserto".

Non avendo setti, il collimatore *pin-hole* è adatto per qualunque valore dell'energia dei raggi γ impiegati.

9.4
La SPECT/TC

Nella trattazione finora effettuata abbiamo trascurato gli effetti di attenuazione dei raggi γ emessi dal corpo. Questi vengono attenuati secondo legge esponenziale espressa dall'Equazione 9.3. Ad esempio, il radionuclide ^{99m}Tc, che risulta quello maggiormente utilizzato nelle tecniche a emissione di singolo fotone, emette raggi γ con una energia di 140 keV. Questi hanno un coefficiente di attenuazione lineare nell'acqua (μ_{H_2O}) pari a circa $1{,}53 \times 10^{-1}$ cm^{-1}, ovvero corrispondente a uno spessore di dimezzamento $\lambda_{1/2}$ (lo spessore che una volta attraversato dimezza il numero di fotoni uscenti rispetto a quelli iniziali) pari a circa 4,5 cm (si noti che $\lambda_{1/2} = \ln 2/\mu$). Risulta dunque evidente che, nel caso della SPECT, l'effetto di attenuazione è non trascurabile. Ad esempio, nell'attraversare il corpo umano (circa 40 cm di diametro) si può avere un effetto di attenuazione fino a un fattore di circa 450. Considerando l'attenuazione, l'Equazione 9.2 dell'integrale di linea diventa:

$$R_\gamma(x,z) = \int_L \rho(x,z,y) e^{-\int_{L'} \mu(x,z,y',E)dy'} dy \tag{9.15}$$

dove L è la linea lungo la quale viene misurata (integrata) l'attività $\rho(x,y,z)$, L' è la linea effettivamente attraversata da un fotone emesso dal punto $P(x,y,z)$ e diretto lungo la linea L, mentre $\mu(x,y,z, E)$ è il valore locale del coefficiente di attenuazione lineare per i fotoni di data energia E (Fig. 9.9).

Risulta dunque chiaro che, per ottenere la distribuzione dell'attività, cioè per poterne dare una stima quantitativa, è necessario conoscere a priori la distribuzione dei coefficienti di attenuazione lineare per quella data energia.

Nelle prime SPECT questa misura veniva fatta attraverso delle acquisizioni "in trasmissione" dove veniva utilizzata una sorgente radioattiva (lineare o planare) per otte-

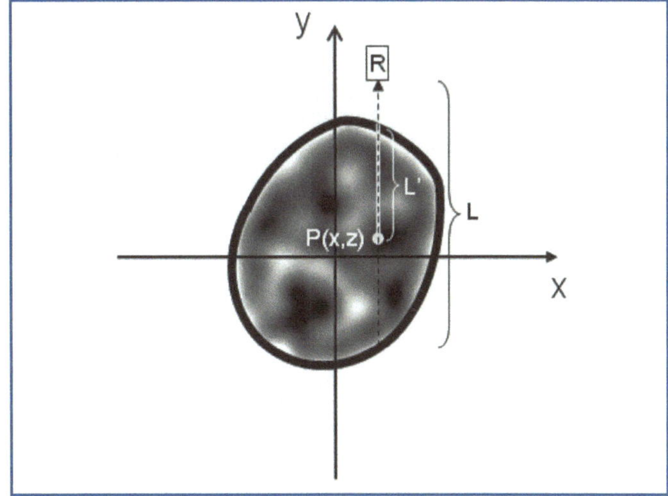

Fig. 9.9 Schematizzazione del processo di acquisizione dei dati di una linea di volo in presenza di attenuazione. Il punto $P(x, z)$ contribuisce all'integrale di linea lungo L con un fattore di attenuazione dovuto all'attraversamento dei punti lungo L'

nere una sorta di immagine tomografica (simile alla TC), che fornisse informazioni sulla distribuzione dei coefficienti di attenuazione (μ-map). Nelle moderne SPECT un risultato analogo è ottenuto accoppiando al sistema SPECT un tomografo TC, ottenendo così uno strumento di imaging multimodale detto SPECT/TC. In questo modo la μ-map per la correzione per attenuazione può essere ottenuta direttamente dall'immagine TC, riscalando opportunamente i valori di $\mu(E)$, ottenuti all'energia dei raggi X della TC, ai valori di energia dei raggi γ usati in SPECT.

Il valore aggiunto dei sistemi SPECT/TC consiste nel poter fornire, assieme alle immagini funzionali SPECT, anche le immagini sovrapponibili a ogni sezione ricostruita delle strutture anatomiche corrispondenti. Questo può aiutare notevolmente il processo di diagnosi fornendo informazioni morfologiche complementari che, vista la risoluzione spaziale relativamente bassa e la natura intrinsecamente funzionale della tecnica SPECT, non erano presenti nell'immagine a emissione.

C'è comunque da sottolineare che le TC solitamente integrate nei sistemi SPECT/TC hanno prestazioni inferiori rispetto a quelle delle TC cliniche (hanno una minore valore diagnostico), proprio perché ottimizzate per un utilizzo complementare alla SPECT. Questi sistemi sono dunque caratterizzati da una peggiore risoluzione spaziale rispetto alle TC cliniche ma, essendo utilizzate in modo congiunto alla SPECT, sono ottimizzate per un rilascio di dose al paziente inferiore, in modo tale da non aumentare significativamente la dose rispetto alla sola SPECT.

9.5
Rilevatori a semiconduttore

La tecnologia dei rivelatori a semiconduttore sta lentamente trovando una valida applicazione nel campo degli strumenti dedicati per medicina nucleare. Infatti, i requisiti di un rivelatore ottimale per la SPECT (alta risoluzione spaziale, alta risoluzione energetica e buona efficienza per raggi γ di media energia) sono soddisfatti solo in parte dai rivelatori basati su scintillatori e fotomoltiplicatori. In particolare, la risoluzione spaziale risulta limitata dalla granularità del sistema di rivelazione (gamma-camera), mentre la risoluzione energetica massima ottenibile ha dei limiti connessi con il fenomeno di scintillazione e con la non elevata (circa 20%) efficienza quantica del fotomoltiplicatore. D'altro lato, i rivelatori a semiconduttore, pur mostrando un'efficienza di rivelazione simile a quella dei rivelatori basati su scintillatori, hanno prestazioni migliori di circa un fattore 2, per quanto riguarda sia la risoluzione spaziale che quella energetica. Questi rivelatori sono attualmente disponibili in dimensioni relativamente piccole rispetto alle dimensioni di una gamma-camera, ma proprio grazie alla loro compattezza e modularità ben si adattano alla costruzione di strumenti di imaging dedicati.

9.5.1
Principio di funzionamento

Il principio di rivelazione di raggi γ di energia inferiore a 1 MeV da parte di un rivelatore a semiconduttore consiste nella conversione diretta dell'energia del fotone incidente in un certo numero di coppie elettrone-lacuna che, una volta trasportate al relativo elet-

Tabella 9.1 Proprietà di CdTe e CdZnTe

Materiale	ρ	Z_{eff}	μ (140,5 KeV)	E_{e-h}	FF
	(g/cm^3)		(cm^{-1})	eV	%
CdTe	5,85	50	4,15	4,43	84
$Cd_{0,9}Zn_{0,1}Te$	5,78	49,1	3,96	4,64	83

Si riportano i valori di densità (ρ), numero atomico efficace (Z_{eff}), coefficiente di attenuazione lineare (μ) a 140,5 keV, energia necessaria per creare una coppia e-h (E_{e-h}) e frazione di interazioni per effetto fotoelettrico a 140,5 keV (FF)

trodo, rappresentano una carica elettrica misurabile, la cui intensità è proporzionale all'energia del fotone incidente.

Nel dettaglio, nell'interazione con il materiale del semiconduttore il raggio γ può subire un'interazione per effetto fotoelettrico o una diffusione per effetto Compton. In ogni caso, si verifica la produzione di un elettrone di alta energia. La probabilità di questo evento rappresenta l'efficienza quantica del rivelatore stesso. Successivamente l'elettrone emesso perde la sua energia ionizzando il materiale stesso[1] ovvero generando coppie elettrone-lacuna[2] (o coppia e-h dall'inglese *electron-hole*). Gli elettroni così prodotti possono a loro volta produrre altre coppie elettrone-lacuna. Il processo di moltiplicazione degli elettroni sarà tanto più efficiente quanto più bassa sarà l'energia per generare una coppia elettrone-lacuna. Nei dispositivi a semiconduttore questa è solitamente pari a 3-5 eV/coppia e-h. Ad esempio, nel materiale CdTe (Tabella 9.1) un fotone da 100 keV può generare un numero medio di 23 000 coppie e-h. In un rivelatore a semiconduttore la carica prodotta viene raccolta da una coppia di elettrodi, posti a una certa differenza di potenziale, generando così un segnale elettrico misurabile attraverso un'opportuna elettronica di lettura.

Il meccanismo di rivelazione di un raggio γ appena descritto è dunque un meccanismo di rivelazione *diretto*. Infatti, l'energia del fotone incidente viene direttamente convertita in un segnale elettrico senza passare attraverso la produzione di fotoni secondari di più bassa energia, come avviene nei rivelatori basati su scintillatori (meccanismo di rivelazione *indiretto*). Il vantaggio della conversione diretta consiste principalmente nel limitare la degradazione della risoluzione spaziale intrinseca rispetto all'uso di scintillatori. In quest'ultimo caso, infatti, l'informazione della posizione dell'interazione del fotone viene degradata dall'allargamento della macchia luminosa prodotta nello scintillatore, mentre nella conversione diretta l'allargamento laterale della nube di elettroni prodotta risulta molto limitata. In ultima analisi, la risoluzione spaziale intrinseca di un rivelatore a semiconduttore a conversione diretta è determinata unicamente dalla sua granularità, ovvero dalla dimensione degli elementi attivi (pixel) nei quali questo è suddiviso.

[1] Parte dell'energia viene inoltre persa attraverso la produzione di fononi.

[2] Quando un elettrone viene liberato dalla sua posizione all'interno di un semiconduttore, esso lascia dietro di sé una lacuna, ovvero una zona del semiconduttore dove manca un elettrone. La lacuna può essere schematizzata come una particella con carica in valore assoluto pari a quella dell'elettrone, ma positiva. In ultima analisi, la lacuna è un vero e proprio portatore di carica.

9.5.2
Rivelatori a CdTe e CdZnTe

Il CdTe e il CdZnTe sono i tipici materiali semiconduttori utilizzati per la realizzazione di rivelatori per applicazioni in medicina nucleare. Grazie alle loro caratteristiche (Tabella 9.1), possono essere utilizzati per costruire gamma-camere compatte e molto leggere che ben si adattano a casi particolari e dedicati a organi specifici (ad esempio, mammella o cuore). Tuttavia, è ancora difficile ottenere dei rivelatori di grandi dimensioni, superiori ai 20 cm di lato. Per ottenere sistemi dotati di un campo di vista sufficiente è dunque necessario assemblare più rivelatori tra loro.

Gli attuali rivelatori ottenuti con CdTe o CdZnTe hanno spessori compresi tra 1 e 5 mm; 5 mm è lo spessore più comunemente utilizzato nei rivelatori per SPECT in campo clinico. Valori tipici delle dimensioni dei pixel sono intorno a 1-2 mm. La risoluzione energetica ottenibile con dispositivi a CdTe o CdZnTe dipende dal metodo costruttivo utilizzato per la realizzazione del rivelatore. Tipicamente, la risoluzione ottenibile irraggiando il rivelatore con raggi γ da 140 keV è intorno al 5% (FWHM).

L'ottima risoluzione energetica, unita alla buona frazione di interazioni per effetto fotoelettrico, consente un'elevata capacità di scartare gli eventi di diffusione Compton che avvengono nel paziente, con la conseguenza di migliorare il rapporto segnale-rumore nell'immagine finale. Inoltre, con una tale risoluzione energetica è più facile distinguere i vari picchi corrispondenti alle differenti emissioni di raggi γ, consentendo dunque l'esecuzione di procedure di tipo *dual-* o *multi-isotope* imaging.

Letture consigliate

AAPM Report n. 52 (1995) Quantitation of SPECT Performance. American Institute of Physics, Madison

Knoll GF (2000) Radiation detection and measurement, 3rd edn. John Wiley & Sons, New York

Madsen MT (2007) Recent advances in SPECT imaging. J Nucl Med 48:661-673

NEMA Standards Publications NU-1 2007 (2007) Performance measurements of gamma-cameras. National Electrical Manufacturers Associations, Washington

Webb S (1988) The Physics of Medical Imaging. IoP Publishing, Bristol-Philadelphia

Modalità di acquisizione con gamma-camera

10

S. Chiacchio, M. Meniconi, D. Volterrani

Indice dei contenuti

10.1 Introduzione

Il presente capitolo riguarda alcuni dei parametri pratici più importanti che devono essere impostati quando si esegue un'acquisizione con la gamma-camera. A causa delle differenze tra le varie ditte, non saranno trattati gli aspetti tecnici legati ai sistemi di correzione per l'attenuazione mediante sorgente trasmissiva gamma o mediante TC. Per maggiori dettagli operativi sulle modalità di verifica dei corretti parametri di acquisizione, si rimanda al successivo Capitolo 11.

Per una corretta esecuzione dell'esame scintigrafico (qualunque sia la modalità di acquisizione), è necessario che siano preimpostati e selezionati alcuni parametri che correggono i dati acquisiti per le distorsioni cui è sottoposto il segnale generato dalla gamma-camera (considerata nel suo insieme come complesso combinato cristallo-fotomoltiplicatori-elettronica). Prescindendo dalle differenze progettuali e operative che si riscontrano tra i vari apparecchi in commercio, i parametri di correzione comunemente utilizzati sono i seguenti:
- mappa di correzione di energia;
- mappa di correzione di linearità (spaziale);
- mappa di correzione di uniformità.

Fondamenti di medicina nucleare. Duccio Volterrani, Paola Anna Erba, Giuliano Mariani (a cura di)

10.1.1
Mappa di correzione di energia

Data una sorgente monoenergetica (ad esempio, i raggi gamma del ^{99m}Tc con picco energetico a 140 keV), idealmente per ogni valore di coordinata x,y il valore z del centroide del fotopicco dovrebbe essere uguale. Tuttavia, se si considera che ogni singolo fotomoltiplicatore (PM) agisce con la porzione di cristallo a lui più prossima (come fosse un singolo sistema per spettrometria) e fornisce uno spettro di energia per la radiazione rivelata, è facile comprendere come "impurità" nel cristallo che portano a piccole variazioni nella produzione della luce o a variazioni nell'efficienza di raccolta della luce e nel guadagno dei PM, comportino disuniformità di valore z del fotopicco, da punto a punto nel rivelatore. Nella pratica, questo problema è risolto utilizzando una mappa di correzione per l'energia (in genere acquisita periodicamente dal personale tecnico responsabile della manutenzione della gamma-camera) che in fase di acquisizione di un qualsiasi esame scintigrafico, in tempo reale, consente di correggere per le disuniformità di risposta energetica del rivelatore. A seconda della filosofia progettuale con cui è costruita la gamma-camera, può essere sufficiente acquisire una mappa di correzione unica valida per tutti gli isotopi, oppure una per le basse energie e una per le alte (utilizzando come sorgenti, ad esempio, ^{99m}Tc e ^{131}I, rispettivamente), o infine una mappa di correzione specifica per ciascun isotopo.

10.1.2
Mappa di correzione di linearità (spaziale)

I fotomoltiplicatori non hanno risposta isotropa rispetto alla luce prodotta nel cristallo (si verifica cioè una variazione in senso radiale partendo dal centro verso i bordi); inoltre, non ricoprono tutta la superficie del cristallo, motivo per cui un evento di scintillazione proiettato nello spazio tra due PM produce un segnale diverso rispetto a quello generato da un evento proiettato nel centro di un PM. Il risultato è che l'immagine può presentare delle deformità spaziali e di distribuzione dei conteggi. Per correggere queste distorsioni, viene acquisita una mappa di correzione utilizzando un fantoccio (a barre parallele o multiforo) le cui caratteristiche geometriche sono perfettamente note; il confronto fra le distanze misurate sull'immagine acquisita e i valori noti del fantoccio permette di valutare e memorizzare le variazioni e gli scostamenti rispetto al comportamento atteso. Anche l'acquisizione della mappa di correzione spaziale rientra nei compiti del tecnico responsabile della manutenzione periodica; anche in questo caso, sulla base della scelta progettuale, potrà essere acquisita un'unica mappa spaziale valida per tutti gli isotopi, oppure più mappe per i vari isotopi.

10.1.3
Mappa di correzione di uniformità

Si tratta di un parametro che permette di correggere, su tutto il campo di vista, l'immagine complessiva per le variazioni locali di efficienza di conteggio. Questa mappa di correzione può essere intrinseca (quando effettuata senza collimatore) o di sistema (quando realizzata con il collimatore); solitamente ne viene ottenuta una per ogni isotopo e per ogni collimatore.

Consiste nell'acquisizione di una mappa di uniformità (irraggiamento uniforme del rivelatore); determinando il valor medio dei conteggi all'interno della matrice di acquisizione e il relativo fattore correttivo per ogni pixel, si ottiene la matrice correttiva (mappa di correzione) che può essere successivamente applicata in fase di acquisizione.

10.2 Parametri fondamentali per qualsiasi acquisizione planare o tomografica

10.2.1 Finestra energetica

Lo scopo di una qualsiasi acquisizione scintigrafica è quello di ottenere un'immagine con il più elevato rapporto segnale/rumore possibile, riducendo al minimo la radiazione diffusa legata all'interazione Compton dei fotoni. Questo scopo viene raggiunto impostando per ciascun isotopo specifico una finestra di "accettazione" dei fotoni rilevati dal sistema e che saranno, quindi, gli unici che costituiscono l'immagine. La finestra è generalmente identificata con il valore in keV del fotopicco e con un'ampiezza espressa in valore percentuale. Ad esempio, per il ^{99m}Tc la finestra è di 140 KeV e l'ampiezza generalmente è del 20% (anche se per alcune applicazioni particolari possono essere raccomandate ampiezze del 15% o perfino del 10%). In pratica saranno accettati tutti quei fotoni che hanno un'energia compresa tra 140 keV ± 10% di 140 (14 keV), ovvero compresi tra valori energetici di 126 e 154 keV.

Oltre al valore del picco di energia e dell'ampiezza della finestra, è presente un terzo parametro che riguarda il posizionamento della finestra energetica, parametro denominato *offset*. Un *offset* pari a zero significa che il centro della finestra coincide con quello del picco energetico, mentre uno pari a 10 indica che la finestra è centrata sul valore del picco + 10%. Ad esempio, impostando i parametri 140 keV, 20%, *offset* 10 si identifica una finestra centrata su 140 + 14 = 154 keV, con ampiezza compresa tra 140 e 168 keV.

Le moderne gamma-camere hanno una serie di valori di finestra energetica predefiniti per i diversi tipi di isotopi γ-emittenti utilizzati nella diagnostica. Poiché alcuni radionuclidi impiegati per indagini diagnostiche medico-nucleari emettono fotoni con due o più energie diverse (ad esempio, ^{201}Tl, ^{111}In, ^{67}Ga ecc.), è possibile eseguire in questi casi un'acquisizione cosiddetta "multi-picco", cioè un'acquisizione che prevede l'impiego di più di una finestra energetica; l'immagine prodotta è data dalla somma dei fotoni acquisiti nelle diverse finestre energetiche. Ad esempio, l'Indio-111 emette fotoni con due picchi energetici (rispettivamente a 172 e a 245 keV); l'acquisizione avviene centrando due finestre sui relativi fotopicchi energetici:

- 172 keV, 20%, *offset* 0;
- 245 keV, 20%, *offset* 0.

L'acquisizione multi-picco deve essere distinta dalla modalità di acquisizione definita "multi-isotopo". Anche in questo caso più finestre energetiche sono posizionate

su più fotopicchi; tuttavia, i fotoni accettati all'interno delle singole finestre energetiche vanno a costituire immagini separate, ovvero vengono acquisiti in set di dati (matrici) diverse. Questa modalità è prevista in quei casi in cui si debba rappresentare la distribuzione di due (o più) diversi tipi di radionuclidi/radiofarmaci. Ad esempio, in un paziente con carcinoma tiroideo differenziato follicolare può essere necessario eseguire una scintigrafia con ^{131}I-ioduro (per la ricerca di metastasi iodocaptanti) e contemporaneamente un'altra con ^{99m}Tc-MDP (per identificare quali di queste metastasi siano localizzate a livello scheletrico); in quest'evenienza, i parametri impostati per le due acquisizioni simultanee (cioè per costituire due set paralleli di dati) sono:
- Set 1: (^{131}I), 364 keV, 20%, *offset* 0;
- Set 2: (^{99m}Tc), 140 keV, 20%, *offset* 0.

10.2.2
Matrice di acquisizione

Le matrici di acquisizione utilizzate in medicina nucleare sono generalmente quadrate con dimensioni tipiche di 64×64, 128×128 e 256×256 per le acquisizioni planari, mentre sono di 64×64 e 128×128 per quelle tomografiche. Sono tuttavia possibili acquisizioni con matrici di diverse dimensioni (32×32, 512×512, 1024×1024) e anche con forme diverse da quella quadrata (ad esempio, una matrice rettangolare 128×512, 256×1024 oppure 512×2048 è utilizzata negli studi *total body*).

Perché la matrice di acquisizione più frequentemente utilizzata è 128×128? La risposta risiede nella risoluzione di sistema della gamma-camera e nel teorema del campionamento (di Nyquist-Shannon). Il campionamento è un passo del processo di conversione analogico-digitale di un segnale; il teorema afferma che, dato un segnale con larghezza di banda finita e nota, la frequenza minima di campionamento di tale segnale deve essere almeno il doppio della sua massima frequenza. Nel caso di un'immagine scintigrafica, il segnale è la risposta della gamma-camera e la sua frequenza massima è il limite di risoluzione spaziale, mentre il campionamento è dato dai pixel che compongono la matrice digitale dell'immagine. Ipotizzando che il limite di risoluzione spaziale di una gamma-camera sia di 8-10 mm, perché il teorema del campionamento sia rispettato è necessario che il pixel abbia una frequenza doppia, ovvero di 4-5 mm. Se si considera che in una gamma-camera a grande campo (LFOV) il campo di vista (FOV) è di circa 60 cm, utilizzando una matrice 128×128 il pixel avrà una dimensione di circa 4,5 mm (60/128 = 0,469 cm) sufficiente a soddisfare il teorema e a non perdere informazioni contenute nel segnale.

L'applicazione pratica di questi concetti giustifica il principio generale per cui il limitato potere di risoluzione della gamma-camera non motiva l'impiego di matrici molto fini (ad esempio, 512×512), utilizzate invece in radiodiagnostica, dove però la risoluzione spaziale è molto più elevata. Pertanto, utilizzare matrici molto fini per le immagini scintigrafiche non solo non serve, ma può essere perfino controproducente; infatti, a parità di tempi di acquisizione, all'aumentare del numero di pixel che compongono l'immagine si riduce il numero di conteggi/pixel, provocando così un aumento del fondo e, quindi, una riduzione del contrasto dell'immagine stessa.

10.3 Fattore zoom

Questo parametro definisce le dimensioni del campo di interesse (acquisito), che poi è "digitalizzato" con la matrice di acquisizione prevista, all'interno del FOV massimo per una determinata gamma-camera. Un fattore zoom pari a 1 significa non applicare alcun fattore di ingrandimento, dato che il FOV acquisito ha le dimensioni del FOV massimo. La dimensione del FOV acquisito si ottiene dividendo il FOV massimo per il fattore di zoom; come il FOV varia al variare del fattore di zoom, così variano le dimensioni del pixel. Ad esempio, nel caso di un FOV massimo di 60 cm, impostando una matrice di acquisizione di 128×128 si ottengono le seguenti dimensioni del pixel:
- zoom 1. FOV acquisito: 60/1 = 60 cm, pixel 4,5 mm;
- zoom 1,33. FOV acquisito: 60/1,33 = 45 cm, pixel 3,38 mm;
- zoom 1,5. FOV acquisito: 60/1,5 = 40 cm, pixel 3,0 mm;
- zoom 2. FOV acquisito: 60/2 = 30 cm, pixel 2,25 mm.

10.4 Modalità generali di acquisizione

La gamma-camera ha la possibilità di operare con diverse modalità di acquisizione.
- Planari o 2D:
  - acquisizione statica mirata;
  - acquisizione statica *total body*;
  - acquisizione dinamica;
  - acquisizione *gated*.
- Tomografiche o 3D:
  - acquisizione SPECT;
  - acquisizione *gated*-SPECT (G-SPECT).

10.4.1 Acquisizione planare statica mirata

Con questa modalità di acquisizione, il rivelatore è fermo rispetto al corpo del paziente e sono raccolti tutti i fotoni che raggiungono il piano di rivelazione (cristallo della gamma-camera). Tale modalità produce un'unica immagine cosiddetta proiettiva, data dalla sovrapposizione dei vari piani in profondità; è pertanto spesso necessario acquisire più proiezioni (anteriore, posteriore, laterale destra e sinistra, oblique anteriori e posteriori, destre e sinistre), mediante le quali è possibile sfalsare i diversi piani cui appartengono le strutture anatomo-funzionali esplorate. Esempi tipici di acquisizioni planari statiche sono la scintigrafia tiroidea, la polmonare (di perfusione e di ventilazione), l'osteoarticolare segmentaria ecc.

I parametri che definiscono un'acquisizione planare statica mirata sono:
- *start*: può essere manuale, basato sul tempo (si definisce dopo quanti minuti o secondi deve iniziare l'acquisizione) o definito sulla base di uno specifico *rate* di conteggio (ad esempio, 1Kcps);
- *stop*: può essere manuale, predefinito sul raggiungimento di un tempo (ad esempio, 5 minuti) e/o di un conteggio totale dell'immagine (ad esempio, 500 Kconteggi). Lo stop basato su conteggi può essere predefinito anche all'interno di una certa area di interesse (ROI);
- *matrice*: specifica la dimensione della matrice;
- *zoom*: specifica il fattore di zoom;
- *pan*: specifica la posizione dove è centrato il FOV sottoposto a zoom (sono definiti in vario modo gli *offset* delle coordinate spaziali X e Y);
- *mirror*: se selezionato, l'immagine è acquisita specularmente sul proprio asse Y; si seleziona in caso di acquisizioni con collimatore *pin-hole*, dove l'immagine è capovolta e speculare rispetto al soggetto;
- *rotazione*: specifica i gradi di rotazione (0°, 90°, 180°, 270°) da applicare all'immagine. Si utilizza principalmente quando il paziente non è posizionato in modo standard (testa rivolta verso il *gantry*); una rotazione di 180° si seleziona in caso di acquisizioni con collimatore *pin-hole* dove l'immagine è capovolta e speculare rispetto al soggetto.

10.4.2 Acquisizione dinamica

Come nell'acquisizione statica mirata, il rivelatore è fermo rispetto al corpo del paziente e sono raccolti tutti i fotoni che raggiungono il piano di rivelazione. Tuttavia, questa modalità di acquisizione permette di conoscere come varia la distribuzione di un radiofarmaco in funzione del tempo; tale effetto è ottenuto mediante acquisizione di una sequenza di immagini planari, ognuna delle quali è detta *frame*.

La durata dell'acquisizione e dei singoli *frame* varia in base al processo biologico/funzionale oggetto della valutazione; ad esempio, 60 secondi in totale (con *frame* di 1/40 di secondo) per lo studio di primo transito cardiaco; 60 minuti con *frame* di 1 minuto per uno studio epato-biliare. Questo tipo di acquisizioni permette di eseguire procedure di elaborazione che forniscono curve attività/tempo, da cui è possibile ricavare vari parametri utili a livello diagnostico; un tipico esempio di acquisizione dinamica è dato dalla scintigrafia renale sequenziale. I parametri che definiscono un'acquisizione planare statica sono:
- *start*: può essere manuale, basato sul tempo (si definisce dopo quanti minuti o secondi deve iniziare l'acquisizione) o definito sulla base di uno specifico *rate* di conteggio (ad esempio, 1 Kcps);
- *stop*: è predefinito in base al numero e alla durata dei *frame*; sono possibili più fasi, ciascuna caratterizzata da un determinato numero di *frame* con una specifica durata (ad esempio, prima fase di 60 secondi: 60 *frame* ognuno con durata di 1 secondo; seconda fase di 14 minuti: 84 *frame* ognuno con durata di 10 secondi);
- *matrice*: specifica la dimensione della matrice;
- *zoom:* specifica il fattore di zoom;

- *pan*: specifica la posizione dove è centrato il FOV sottoposto a zoom (sono definiti in vario modo gli *offset* delle coordinate spaziali X e Y);
- *mirror*: se selezionato, l'immagine viene acquisita specularmente sul proprio asse Y. Si seleziona in caso di acquisizioni con collimatore *pin-hole*, dove l'immagine è capovolta e speculare rispetto al soggetto;
- *rotazione*: specifica i gradi di rotazione (0°, 90°, 180°, 270°) da applicare all'immagine. Si utilizza principalmente quando il paziente non è posizionato in maniera standard (testa rivolta verso il *gantry*); una rotazione di 180° si seleziona in caso di acquisizioni con collimatore *pin-hole* dove l'immagine è capovolta e speculare rispetto al soggetto.

10.4.3
Acquisizione *gated o multigated acquisition* (MUGA)

Anche in questo caso il rivelatore è fermo rispetto al corpo del paziente. Tale modalità è utilizzata per generare una sequenza di immagini (*frame*), ciascuna di breve durata, che rappresentano il ciclo cardiaco; è utilizzata la traccia ECG per sincronizzare la sequenza di immagini con il ciclo cardiaco. In particolare, si utilizza l'ampia onda R dell'ECG (che è il *trigger* per la contrazione ventricolare o sistole). In uno studio MUGA i dati sono registrati a partire da numerosi cicli cardiaci, generando alla fine un unico ciclo "medio". La modalità di acquisizione più utilizzata è quella che va sotto il nome di *frame-mode* dove viene stabilito a priori il numero di *frame* in cui suddividere il ciclo cardiaco (16, 24 o 32) e la durata di ciascuno di essi (si ottiene calcolando la durata media di un ciclo cardiaco basandosi sull'acquisizione di un certo numero di battiti: ad esempio, 10). È inoltre necessario predefinire la tolleranza di accettazione della variazione di lunghezza del ciclo cardiaco (in genere ± 10%) e il criterio di stop (200 Kconteggi medi per frame). Poiché durante l'acquisizione possono realizzarsi variazioni fisiologiche della frequenza cardiaca, il *frame-mode* classico comporta una cattiva definizione del ciclo cardiaco, soprattutto nella fase diastolica che è maggiormente sottoposta a variazioni di lunghezza in rapporto alla frequenza cardiaca. Mentre in passato l'unica alternativa era rappresentata dalla modalità di acquisizione chiamata *list-mode* (alquanto "pesante" per quanto riguarda il tempo per il *post-processing* e la necessità di memoria disponibile), attualmente esistono "varianti" della modalità *frame-mode* che la rendono molto più versatile e allo stesso tempo di semplice e rapida applicazione. Mentre nel *frame-mode* classico i 10 battiti per il calcolo della durata media del ciclo cardiaco erano acquisiti soltanto prima dell'inizio dell'acquisizione, attualmente la frequenza cardiaca media (e quindi la durata del singolo *frame*) è aggiornata in modo dinamico durante l'acquisizione a ogni nuovo ciclo acquisito.

Questo tipo di acquisizione è utilizzata nell'angio-cardio-scintigrafia all'equilibrio, mediante la quale possono essere ricavati dati funzionali, quali la frazione di eiezione ventricolare.

I parametri che definiscono un'acquisizione *gated* (MUGA) sono:
- *start*: in genere è manuale;
- *stop*: può essere manuale, predefinito sul raggiungimento di un tempo (ad esempio, 5 minuti), e/o di un conteggio e/o di un numero prestabilito di *trigger* (cicli sincronizzati);

- *matrice*: specifica la dimensione della matrice (in genere 64×64);
- *zoom*: specifica il fattore di zoom;
- *pan*: specifica la posizione dove è centrato il FOV sottoposto a zoom (sono definiti in vario modo gli *offset* delle coordinate spaziali X e Y);
- *mirror*: se selezionato, l'immagine è acquisita specularmente sul proprio asse Y; si seleziona in caso di acquisizioni con collimatore *pin-hole*, dove l'immagine è capovolta e speculare rispetto al soggetto;
- *rotazione*: specifica i gradi di rotazione (0°, 90°, 180°, 270°) da applicare all'immagine. Si utilizza principalmente quando il paziente non è posizionato in maniera standard (testa rivolta verso il *gantry*); una rotazione di 180° si seleziona in caso di acquisizioni con collimatore *pin-hole* dove l'immagine è capovolta e speculare rispetto al soggetto;
- *trigger window*: specifica l'ampiezza della finestra di accettazione dei battiti espressa come percentuale rispetto al valore medio.

10.4.4 Acquisizione *total body*

Questa modalità di acquisizione è utilizzata quando si voglia eseguire senza interruzioni una scansione del corpo che supera le dimensioni assiali di un FOV della gamma-camera. Nella maggior parte delle gamma-camere attuali questo tipo di acquisizione è possibile in quanto il lettino sul quale è posizionato il paziente si muove con una velocità costante predefinita durante l'acquisizione. Con gamma-camere a doppio detector, è possibile un'unica scansione in proiezione anteriore e posteriore. Acquisizioni *total body* sono frequentemente utilizzate nella scintigrafia ossea, nella scintigrafia con ^{131}I-ioduro per la ricerca di metastasi iodocaptanti da tumore tiroideo differenziato, nella scintigrafia con traccianti recettoriali o con leucociti marcati ecc.

I parametri che definiscono un'acquisizione *total body* sono:

- *start*: in genere è manuale;
- *stop*: è predefinito sulla base della lunghezza e della velocità della scansione;
- *matrice*: specifica la dimensione della matrice;
- *velocità di scansione*: espressa in cm/minuto o minuti/metro;
- *limiti della scansione*: il lettino sul quale è posizionato il paziente presenta in genere una guida di misura in centimetri, dalla quale è possibile ricavare il punto di inizio e di fine della scansione;
- *mirror*: se selezionato, l'immagine è acquisita specularmente sul proprio asse Y; si seleziona in caso di acquisizioni con collimatore *pin-hole*, dove l'immagine è capovolta e speculare rispetto al soggetto;
- *rotazione*: specifica i gradi di rotazione (0°, 90°, 180°, 270°) da applicare all'immagine. Si utilizza principalmente quando il paziente non è posizionato in maniera standard (testa rivolta verso il *gantry*); una rotazione di 180° si seleziona in caso di acquisizioni con collimatore *pin-hole*, dove l'immagine è capovolta e speculare rispetto al soggetto.

10.4.5
Acquisizione SPECT e *gated*-SPECT

Le acquisizioni tomografiche in medicina nucleare convenzionale sono definite SPECT (o SPET), acronimo della definizione in lingua inglese *Single Photon Emission Computerized Tomography*. L'acquisizione è effettuata facendo ruotare il sistema di rivelazione attorno al corpo del paziente in corrispondenza del distretto corporeo che si vuole studiare per registrare. Durante la rotazione si esegue un campionamento del distretto corporeo in esame, acquisendo un numero predefinito di proiezioni separate da un certo angolo di rotazione o *step* (ad esempio, per coprire un arco completo di 360° possono essere acquisite 120 proiezioni con *step* di 3° ciascuna). L'orbita di scansione può essere circolare o ellittica; la disponibilità di gamma-camere dotate di un sistema laser che consente il *body contouring* permette di eseguire una scansione che si adatta al profilo esterno del corpo del paziente, ottimizzando la distanza rilevatore/paziente in tutti gli angoli di proiezione.

L'esame *gated*-SPECT è una combinazione di SPECT e *multi-gated*; è caratterizzata dall'acquisizione di diverse serie di *frame bin*, una per ogni proiezione di scansione del detector della gamma-camera.

I parametri che definiscono un'acquisizione SPECT e *gated*-SPECT sono:

- *start*: manuale;
- *stop*: è predefinito sulla base del numero di proiezioni e della loro durata;
- *matrice*: specifica la dimensione della matrice;
- *zoom*: specifica il fattore di zoom;
- *tipo di orbita*: specifica se l'orbita è circolare, ellittica o programmata con sistema di *body contouring*;
- *direzione della scansione*: specifica se in senso orario (CW) o anti-orario (CCW);
- *arco di scansione*: definisce se su 360° o 180°; nelle gamma-camere con più teste si può specificare l'arco di scansione per singola testa;
- *numero di viste*: definisce il numero totale di proiezioni;
- *durata delle viste*: definisce (in secondi) la durata di ciascuna proiezione;
- *angolo di partenza*: specifica l'angolo di partenza della scansione;
- *tipo di scansione*: *step and shoot* oppure continua;
- *numero di bin*: definisce il numero di *bin* (in genere da 8 a 16) in cui viene suddiviso il ciclo cardiaco nell'acquisizione *gated*-SPECT;
- *trigger window*: specifica l'ampiezza della finestra di accettazione dei battiti espressa come percentuale rispetto al valore medio.

Lettura consigliata

General imaging 3.0. http://interactive.snm.org/docs/General_Imaging_v3.0.pdf. (Ultimo accesso marzo 2010)

Controlli di qualità della gamma-camera

11

G. Belmonte

Indice dei contenuti

11.1 Tipologia dei controlli di qualità sulle gamma-camere

Apparecchiature come le gamma-camere devono essere sottoposte a specifiche verifiche, tra cui i controlli di qualità e il soddisfacimento di opportuni criteri minimi di accettabilità. I controlli di qualità sono di tre tipi:

1. Accettazione e collaudo: effettuati al momento dell'installazione, servono a verificare le prestazioni dichiarate.
2. Verifica o stato: effettuati dopo i controlli di accettazione (cui sono molto simili) o dopo l'apporto di importanti modifiche all'apparecchio e servono a determinare i valori di riferimento dei parametri che saranno poi oggetto dei controlli di mantenimento o costanza.
3. Mantenimento o costanza: effettuati periodicamente, servono a controllare l'andamento nel tempo delle prestazioni della macchina per verificarne il corretto funzionamento.

Il Decreto Legislativo 187/2000 stabilisce i limiti di tollerabilità dei parametri di riferimento, vale a dire i criteri minimi di accettabilità dell'apparecchio. I parametri indicati sono:

- uniformità: deve essere controllata con e senza collimatore, in una determinata finestra energetica (E ± 10%), con variazioni che non devono superare il 10%;
- sensibilità: non deve differire di più del 20% dal valore della linea di base.

Fondamenti di medicina nucleare. Duccio Volterrani, Paola Anna Erba, Giuliano Mariani (a cura di)

Tabella 11.1 Raccomandazioni comunemente accettate sui limiti di tolleranza e sulla periodicità dei controlli di qualità per gamma-camere (Fonte: Report Europeo "Protezione contro le radiazioni 91", Norma NEMA NU 1-1994, protocollo ANPEQ MEDNUC, Report 66 "*Quality Control of Gamma Cameras and Associated Computer Systems*")

Parametro	Criteri minimi di accettabilità	Tolleranza nel controllo di qualità	Periodicità
Uniformità intrinseca	10%	integrale: 4% differenziale: 3%	mensile
Uniformità di sistema	10%	integrale: differenza con controllo di stato <50%	mensile
Sensibilità di sistema	20%	differenza con accettazione <10%	mensile
Centro di rotazione	0,5 pixel	1 mm	mensile
Differenza di sensibilità	10%	1,5%	mensile
Geometria	0,5 pixel	0,5 pixel	mensile

Se la gamma-camera è usata per tomografia (SPECT), un ulteriore parametro da controllare è il centro di rotazione; la discrepanza fra il centro di rotazione geometrico e quello considerato dal software di ricostruzione non deve essere maggiore di mezzo pixel; tuttavia, il decreto non specifica la grandezza del pixel.

Se la gamma-camera è composta di più teste, devono essere inoltre controllati:

- la differenza di sensibilità fra le teste, che deve essere inferiore al 5% per tutte le attività usate;
- la geometria, che deve essere tale per cui la corrispondenza tra viste opposte deve avere una precisione di mezzo pixel (anche in questo caso il decreto non specifica la grandezza del pixel).

Le tolleranze e la periodicità dei controlli di qualità ed eventualmente il modo in cui questi devono essere eseguiti sono invece stabiliti facendo riferimento a linee guida e raccomandazioni nazionali o internazionali sull'argomento (vedi Tabella 11.1).

11.2 Controlli per acquisizioni planari

11.2.1 Uniformità

Per misura di uniformità si intende il grado di uniformità della risposta di una gamma-camera quando viene irraggiata da una distribuzione uniforme di radioattività (*flood-field*). L'uniformità può essere riferita al rivelatore (uniformità intrinseca) o al rivelatore con il collimatore (uniformità del sistema).

I principali fattori che possono pregiudicare l'uniformità intrinseca sono:

1. Una non perfetta corrispondenza dei guadagni dei singoli fotomoltiplicatori.
2. Il danneggiamento di uno o più fotomoltiplicatori.
3. I difetti nel cristallo.
4. L'errore nella scelta della finestra energetica.
5. L'utilizzo di sorgenti di attività molto alta.

L'uniformità del sistema, invece, oltre che da questi fattori, è influenzata anche da difetti o danneggiamenti del collimatore.

Le misure di uniformità sono effettuate all'interno del campo di vista (FOV) della gamma-camera. In questo contesto sono due le definizioni di FOV utilizzate:

1. Campo di vista utile (UFOV): definito come il 95% del raggio in cui si hanno la metà di conteggi rispetto al pixel centrale.
2. Campo di vista centrale (CFOV): definito come il 75% dell'UFOV.

Esistono varie misure che caratterizzano l'uniformità; alcune sono sensibili a cambiamenti globali nell'immagine, altre quantificano meglio eventuali variazioni locali (entro distanze di pochi pixel). La National Electrical Manufaturers Association (NEMA) propone la seguente formula per quantificare l'uniformità (U):

$$U = 100\frac{C_{max} - C_{min}}{C_{max} + C_{min}}$$

dove C_{max} è il numero di conteggi massimo e C_{min} è il numero di conteggi minimo; in caso di uniformità perfetta ($C_{max} = C_{min}$) si ha $U = 0$. La NEMA suggerisce, per calcolare U, una quantità, detta *uniformità integrale*, in cui C_{max} e C_{min} si riferiscono ai conteggi massimi e minimi nell'intero UFOV e CFOV. Raccomanda, inoltre, una quantità più sensibile a cambiamenti locali, detta *uniformità differenziale*. Per calcolare l'uniformità differenziale, viene calcolato U in ogni pixel, con C_{max} e C_{min} riferiti ai conteggi nei 5 pixel adiacenti a quello considerato lungo la riga e la colonna (Fig. 11.1). L'unifomità differenziale è il valore massimo di U calcolato su tutto l'UFOV e il CFOV.

Queste quantità hanno, comunque, il difetto di essere indicative dell'uniformità solo in un punto dell'immagine (il peggiore) e non caratterizzano quanto uniforme sia il resto dell'immagine. A questo scopo possono essere utilizzati il *coefficiente di variazione* (come misura dell'uniformità globale dell'immagine) e la *dispersione dell'uniformità differenziale* (come misura dell'uniformità locale).

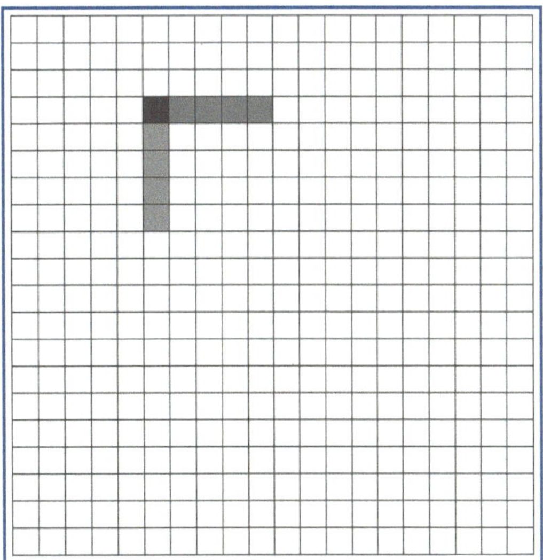

Fig. 11.1 Griglia per il calcolo dell'uniformità differenziale

11.2.1.1
Verifica dell'uniformità intrinseca

Per testare la risposta intrinseca della camera a un'irradiazione spazialmente uniforme sul campo di vista, si utilizza una sorgente puntiforme di ^{99m}Tc (ad esempio una siringa di 1 mL) posta sull'asse centrale della camera. Perché la sorgente sia considerata puntiforme deve essere distante circa 5 FOV dalla faccia del rivelatore (Fig. 11.2).

Sulla testa del rivelatore è montata una maschera di piombo per ridurre il campo di vista all'UFOV. La procedura da utilizzare è la seguente:

1. Rimuovere il collimatore.
2. Misurare il fondo nella stanza del rivelatore.
3. Allineare la sorgente all'asse centrale della camera e sistemarla a una distanza di circa 5 UFOV.
4. Acquisire, con una finestra energetica ±10% centrata sul fotopicco del ^{99m}Tc (140 KeV), almeno 16M di conteggi su una matrice di dimensioni 64×64.
5. Misurare le quantità descritte caratterizzanti l'uniformità e confrontare i risultati ottenuti con quelli forniti dal produttore (se è una prova di accettazione) o con quelli ottenuti precedentemente (se è una prova di costanza). Su tutte le gamma-camere viene caricato il software per il calcolo dei diversi parametri di uniformità e la possibilità di memorizzarli, riportando su un grafico il loro andamento nel tempo. In caso di superamento del limiti, dovrebbero essere presi provvedimenti.

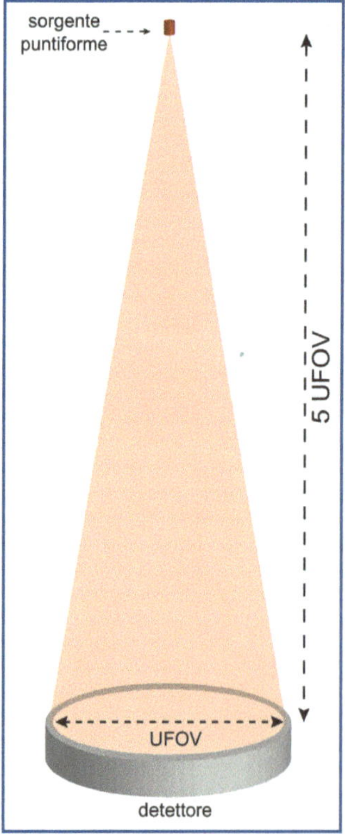

Fig. 11.2 Montaggio di una sorgente puntiforme

11.2.1.2
Verifica dell'uniformità del sistema

La misura dell'uniformità intrinseca non permette di valutare le disuniformità nell'immagine causate da eventuali problemi al collimatore, che invece possono provocare la produzione di punti erroneamente "caldi" o "freddi" nelle immagini cliniche. Occorre quindi valutare l'uniformità anche in presenza del collimatore. Per poter irradiare uniformemente il rivelatore con il collimatore montato, non è possibile utilizzare una sorgente puntiforme (come per le misure di uniformità intrinseca), ma si richiede l'uso di un fantoccio a forma di disco o di rettangolo, secondo la forma della testa (*flood phantom*). Questo può essere un fantoccio solido di ^{57}Co, oppure riempibile con una data attività di ^{99m}Tc e acqua (Fig. 11.3). Il fantoccio riempibile è formato da un contenitore circolare o rettangolare racchiuso fra due fogli di perspex. L'area attiva dovrebbe essere maggiore della superficie della gamma-camera, in modo da poter porre le bolle d'aria fuori dal campo di vista. Una volta riempito deve essere capovolto diverse volte, in modo da assicurare che la sorgente all'interno sia uniforme (il coefficiente di variazione dell'uniformità della sorgente dovrebbe essere inferiore all'1%).

A causa del tempo necessario per preparare la sorgente, i fantocci riempibili con ^{99m}Tc creano problemi di radioprotezione. D'altra parte, i dischi di ^{57}Co hanno lo svantaggio di essere costosi e devono essere sostituiti ogni 1 o 2 anni. Inoltre, nei primi mesi d'uso, risentono della contaminazione di piccole quantità di isotopi a più breve vita media (^{56}Co e ^{58}Co) che emettono raggi gamma ad alta energia (>500 KeV).

In aggiunta, visti gli alti ratei di dose richiesti per questa operazione (100-900 $\mu Sv \times h^{-1}$), le sorgenti devono essere conservate all'interno di contenitori schermati.

La procedura da utilizzare per testare la risposta a un'irradiazione uniforme del sistema composto dalla camera e da ognuno dei collimatori è la seguente:

1. Montare il collimatore da controllare sulla testa del rivelatore e girare la testa in modo da porre la faccia verso l'alto.
2. Sistemare il fantoccio a contatto con il collimatore.
3. Impostare opportunamente la finestra energetica di acquisizione.

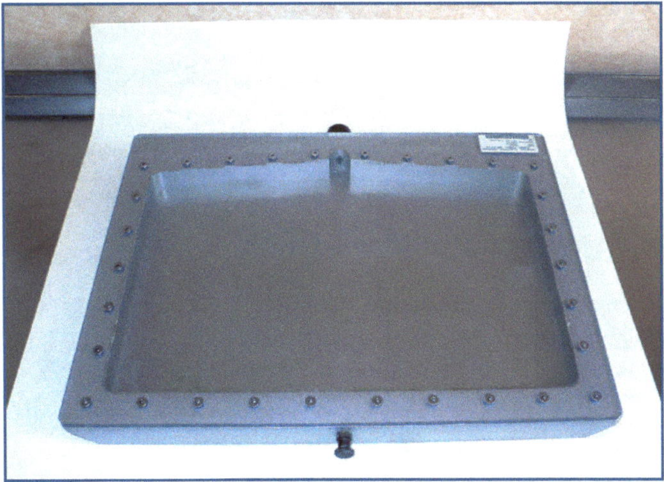

Fig. 11.3 *Flood phantom* riempibile

4. Acquisire almeno 16M di conteggi ottenendo un'immagine con una matrice di dimensioni almeno 64×64.
5. Misurare le quantità descritte caratterizzanti l'uniformità e controllare che non siano superati i limiti.
6. Ripetere la procedura per ogni collimatore.

11.2.2 Sensibilità

La sensibilità S descrive la probabilità di rivelare la radiazione gamma incidente. S è quantificata come il rapporto tra il rateo di conteggi rivelati (corretti per il fondo) C e l'attività A di una sorgente di un dato diametro a una data distanza dal cristallo (sensibilità intrinseca) o dal collimatore (sensibilità del sistema):

$$S = \frac{C}{A} \text{conteggi} \cdot \text{s}^{-1} \cdot \text{MBq}^{-1}$$

Se la sorgente utilizzata è più grande del campo di vista della gamma-camera, la misura deve essere corretta tenendo conto del rapporto fra l'area del campo di vista del collimatore D_c e l'area della sorgente D_s:

$$S = \frac{C}{A} \cdot \frac{D_s}{D_c} \cdot \text{conteggi} \cdot \text{s}^{-1} \cdot \text{MBq}^{-1}$$

La sensibilità intrinseca è direttamente proporzionale allo spessore del cristallo e alla larghezza della finestra energetica di accettazione attorno al fotopicco, mentre è inversamente proporzionale all'energia del fotone. Può essere pregiudicata dall'utilizzo di sorgenti di attività molto alta, dalla non perfetta corrispondenza dei guadagni dei singoli fotomoltiplicatori, dal danneggiamento di uno o più fotomoltiplicatori, da difetti nel cristallo, dall'errore nella scelta della finestra energetica. La sensibilità del sistema è legata in modo diretto anche al rapporto tra l'area del cristallo non coperta dal collimatore e l'area totale del cristallo e, in modo inverso, allo spessore del collimatore. Può essere peggiorata da difetti o danneggiamenti del collimatore.

La sensibilità intrinseca è tipicamente molto più alta di quella del sistema. Poiché la gamma-camera non è mai utilizzata senza il collimatore, la quantità di interesse è solo la sensibilità dell'intero sistema (rivelatore + collimatore).

11.2.2.1 Verifica della sensibilità del sistema

Per verificare la sensibilità del sistema, si utilizza un fantoccio contenente un'attività nota di radionuclide. Al fine di ridurre la probabilità di autoattenuazione della sorgente, gli spessori del contenitore e delle pareti di perspex che compongono il fantoccio dovrebbero essere minori di 3 mm.

Dal momento che l'accuratezza con cui è conosciuta l'attività utilizzata influenza l'accuratezza della misura della sensibilità, questa deve essere determinata con attenzione prima misurando, con un calibratore, l'attività della siringa contenente la soluzione del radionuclide e poi sottraendo da questa l'attività residua nella siringa, misurata dopo il riempimento del fantoccio. L'ora precisa della misura deve essere registrata in modo da poter correggere per la variazione di attività dovuta al decadimento.

La procedura da utilizzare per misurare la sensibilità del sistema è la seguente:

1. Montare un collimatore e sistemare il fantoccio sul collimatore.
2. Impostare opportunamente la finestra energetica di acquisizione.
3. Acquisire almeno 10K conteggi e registrare il rateo di conteggi misurato (cpm) e l'esatta ora del giorno corrispondente alla metà dei conteggi.
4. Rimuovere il fantoccio e misurare il fondo.
5. Ricavare il valore della sensibilità *S* e controllare che le variazioni non superino i limiti.
6. Ripetere la procedura per ogni collimatore.

11.3 Controlli per acquisizioni tomografiche

11.3.1 Centro di rotazione

Quando la gamma-camera è usata in modalità SPECT, essa ruota attorno a un asse, detto asse di rotazione. La camera è posta in modo che l'angolo tra esso e l'asse di rotazione, *angolo di tilt*, sia nullo e la normale dal centro della camera intersechi l'asse di rotazione in un punto che è il centro di rotazione geometrico (COR) della macchina (Fig. 11.4). Questo punto è supposto essere anche il centro delle proiezioni acquisite; tuttavia, è possibile che i due centri non coincidano. Per poter ricostruire i dati accuratamente, l'algoritmo di ricostruzione deve conoscere di quanto si

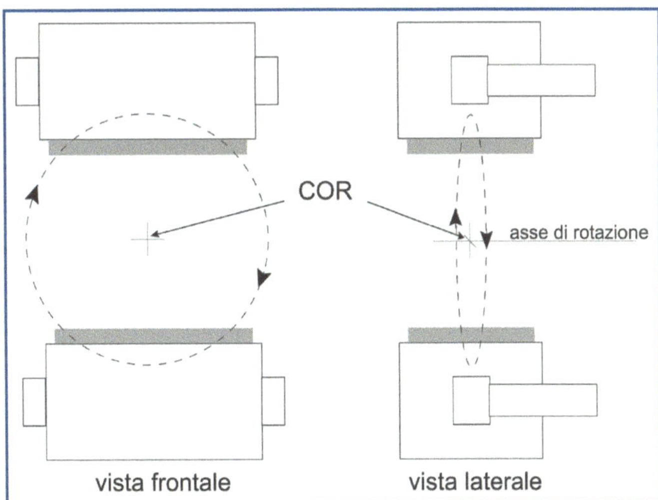

Fig. 11.4 Schema di un sistema SPECT

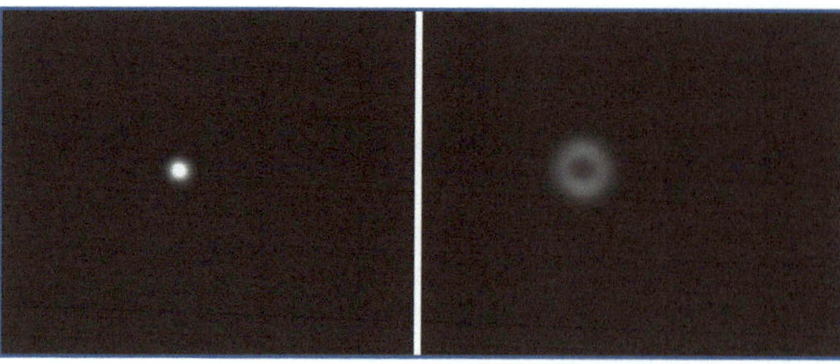

Fig. 11.5 Ricostruzione tomografica di una sorgente puntiforme. *A sinistra*, *offset* rispetto al centro di rotazione pari a 0 pixel. *A destra*, *offset* rispetto al centro di rotazione pari a 2,5 pixel

discostano il centro meccanico da quello delle proiezioni. Se non si correggesse per questa discrepanza, si avrebbe una perdita di risoluzione nelle immagini ricostruite (*blur*) fino a provocare artefatti (una sorgente puntiforme è ricostruita come un anello) (Fig. 11.5).

Inoltre, lo scostamento (*offset*) fra i due centri in generale non è un valore singolo, ma una funzione dell'angolo di rotazione.

11.3.1.1
Calcolo dell'offset del centro di rotazione

Lo scostamento del centro di rotazione meccanico da quello previsto dal software di ricostruzione è ricavato acquisendo 32 proiezioni di una sorgente puntiforme posta di pochi centimetri eccentricamente all'asse di rotazione. Dall'acquisizione di tutte le proiezioni si ottiene un *sinogramma*. Il termine sinogramma deriva dal fatto che la distanza dalla proiezione del centro di rotazione delle diverse proiezioni della sorgente puntiforme varia descrivendo una sinusoide (Fig. 11.6).

Tuttavia, se il centro di rotazione meccanico non coincide con quello della matrice di ricostruzione, il sinogramma differisce dalla sinusoide ideale. Il valore di *offset* è una funzione dell'angolo di rotazione θ, $A(\theta)$ (Fig. 11.7).

Per ottenere un valore quantitativo dello scostamento fra i centri, si calcola il centroide X_j per ogni colonna angolo θ del sinogramma S:

$$X_j = \frac{\sum_i iS(i,\theta)}{\sum_i S(i,\theta)}$$

Si effettua, quindi, un *fit* sinusoidale di questi valori, ricavando così il valore di A. La differenza tra il centro dell'immagine e A è l'*offset* medio R tra i due centri:

$$R = \frac{N+1}{2} - A$$

dove N è la dimensione della matrice di acquisizione.

La procedura da utilizzare per questo controllo è la seguente:

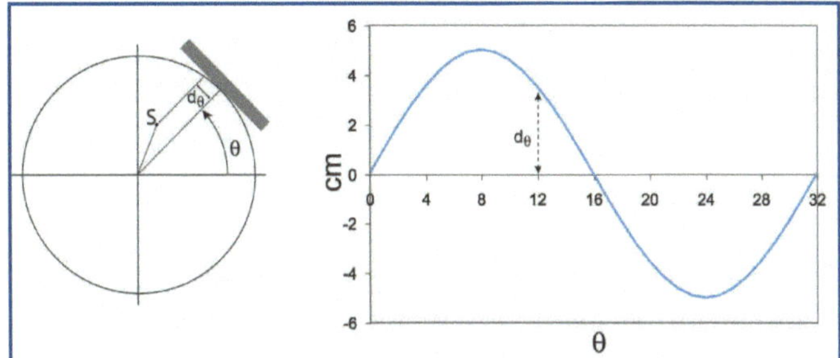

Fig. 11.6 Sinogramma ideale di una sorgente puntiforme

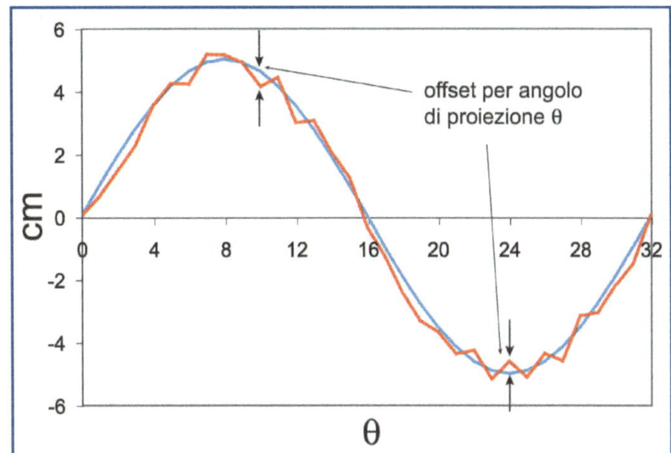

Fig. 11.7 Sinogramma reale di una sorgente puntiforme

1. Allineare la camera in modo che la testa del rivelatore sia parallela all'asse di rotazione (cioè assicurarsi che l'angolo di tilt sia nullo).
2. Impostare opportunamente la finestra energetica di acquisizione.
3. Sistemare una sorgente puntiforme di ^{99m}Tc a 5 cm dall'asse di rotazione e al centro del FOV.
4. Effettuare un'acquisizione tomografica con 32 proiezioni, con la matrice di dimensione più fine disponibile (128×128) con un raggio di rotazione di 15 cm, acquisendo almeno 20 000 conteggi per ogni proiezione.
5. Ricavare *R*; le gamma-camere attuali sono dotate di software che calcolano automaticamente il valore di *offset* del centro di rotazione.
6. In caso di un sistema multi-testa, ripetere tutta la procedura per ogni testa del rivelatore con ogni tipo di collimatore.

Tutte le gamma-camere attuali non solo sono dotate del software necessario alla verifica del centro di rotazione, ma hanno anche la capacità di memorizzare i valori di *offset* dal centro di rotazione, così che i dati di un esame SPECT vengono corretti in tempo reale durante l'acquisizione (mappa di correzione per il centro di rotazione).

11.4 Controlli dei sistemi multi-testa

11.4.1 Differenza di sensibilità

Perché sia possibile sommare fra loro i dati acquisiti dalle diverse teste, queste devono avere prestazioni simili; in particolare, deve essere controllato che le sensibilità delle varie camere non differiscano troppo fra loro. A questo scopo, la procedura descritta nel precedente paragrafo sulla sensibilità deve essere eseguita su ogni singola testa, per quantificare tale parametro per il singolo sistema rivelatore più collimatore e controllare che le sensibilità non differiscano fra di loro per più dei limiti di tolleranza.

11.4.2 Geometria

Questo controllo si effettua sui sistemi multi-testa con le camere poste una di fronte all'altra, utilizzando una sorgente puntiforme di cui si esegue un'acquisizione tomografica. Per ogni proiezione si controlla che le immagini della sorgente ottenute dalle teste in posizioni opposte siano speculari entro la precisione tollerata.

Letture consigliate

American Association of Physicists in Medicine (1987) Rotating scintillation camera SPECT acceptance testing and quality control. Report no. 22, American Institute of Physics, Inc, New York

Buseman Sokole E, Plachínska A, Britten A (2010) Acceptance testing for nuclear medicine instrumentation. Eur J Nucl Med Mol Imaging 37:672-681

Buseman Sokole E, Plachínska A, Britten A (2010) Routine quality control recommendations for nuclear medicine instrumentation. Eur J Nucl Med Mol Imaging 37:662-671

Decreto del Ministero della Sanità del 14 febbraio 1997, Gazz. Uff. n. 58 11 marzo 1997

Decreto Legislativo 26 maggio 2000, n. 187, Gazz. Uff. n. 157 7 luglio 2000

Hannan J (ed) (1992) Report no. 66 Quality control of gamma cameras and associated computer systems. The Institute of Physical Sciences in Medicine, York

Institute of Physics and Engineering in Medicine (1993) Quality Control of Gamma Cameras and Associated Computer Systems (Report 66)

International Atomic Energy Agency (1991) Quality control of nuclear medicine instruments. IAEA-TECDOC-602, Vienna

International Atomic Energy Agency (2003) IAEA Quality Control Atlas for Scintillation Camera Systems, Vienna, Austria

Murphy PJ (1987) Acceptance testing and quality control of gamma cameras, including SPECT. J Nucl Med 28:1221-1227

Protocollo ANPEQ MEDNUC. http://ispesl.it/informazione/radiologiche.pdf. (Ultimo accesso marzo 2010)

Norma NEMA NU 1-1994 "Performance Measurements of Scintillation Cameras"

Raff U, Spitzer VM, Hendee WR (1984) Practicality NEMA performance specification of measurements for user-based acceptance testing and routine quality assurance. J Nucl Med 25:679-687

Report Europeo "Protezione contro le radiazioni 91"

Zanzonico P (2008) Routine quality control of clinical nuclear medicine instrumentation. J Nucl Med 49:1114-1131

Il tomografo PET e PET/TC

12

N. Belcari, A. Del Guerra

Indice dei contenuti

12.1 Principi di funzionamento del sistema PET

12.1.1 Introduzione

La tomografia a emissione di positroni o PET (da *Positron Emission Tomography*) è una tecnica della medicina nucleare che permette la misura *in vivo* della concentrazione locale di radiofarmaci che emettono positroni. Analogamente alla tecnica SPECT descritta nel Capitolo 9, la PET è una tecnica di imaging in "emissione". La sensibilità della PET è relativamente elevata, nell'ordine di 10^{-11}-10^{-12} mol/L. Tipicamente alcuni milioni di cellule che incorporano il *probe* radiomarcato sono sufficienti a discriminare un determinato fenomeno dal fondo.

A differenza della SPECT, nella PET si utilizzano radioisotopi che emettono positroni a seguito di un decadimento β^+. Questi, dopo aver percorso una breve distanza, annichilano con un elettrone del mezzo circostante. Come risultato del processo di annichilazione, sono emessi simultaneamente due raggi γ di energia pari a 511 keV. I due fotoni sono emessi simultaneamente lungo la stessa direzione, ma in verso opposto, e la loro direzione di volo è definita utilizzando una serie di rivelatori in coincidenza temporale posti attorno al paziente. L'angolo di emissione

Fondamenti di medicina nucleare. Duccio Volterrani, Paola Anna Erba, Giuliano Mariani (a cura di)

di un raggio γ rispetto all'altro è di circa 180°, per cui si può assumere che viaggino sulla stessa linea di volo. Analogamente al caso della SPECT, l'obiettivo di un'analisi PET è la misura della densità di attività locale $\rho(x,y,z)$ del radioisotopo. Anche in questo caso, tale informazione può essere ottenuta a partire dagli integrali di linea:

$$N_{\gamma-\gamma} = k \int_L \rho(x,y,z)dl$$

dove il valore $N_{\gamma-\gamma}$ indica il numero di coppie di raggi γ emessi lungo la linea *L*, che sarà proporzionale al numero di emettitori β^+ presenti lungo la stessa linea.

Un sistema PET consiste dunque in una strumentazione capace di misurare le linee di volo di una coppia di fotoni di annichilazione. A tal fine, i raggi γ vengono rivelati attraverso un sistema di coincidenza temporale tra i rivelatori che circondano il paziente, cioè due raggi γ vengono riconosciuti come appartenenti a uno stesso evento di annichilazione nel momento in cui questi sono stati rivelati da due rivelatori opposti con una differenza temporale inferiore a un certo valore Δt detto "finestra temporale". La rivelazione in coincidenza, che avviene all'interno di una finestra temporale tipicamente di circa 10 ns (nanosecondi), definisce la linea di risposta (*Line-Of-Response* o LOR) e, dunque, la direzione lungo la quale è avvenuta l'annichilazione (collimazione elettronica). Gli eventi di coincidenza sono solo una frazione di quelli "osservati" dai rivelatori. Nella maggior parte dei casi, infatti, solo uno dei γ di annichilazione viene rivelato, mentre l'altro non raggiunge i rivelatori o passa attraverso uno di essi senza interagire. Questi eventi sono detti "eventi in singola" e non sono acquisiti, in quanto non significativi per la ricostruzione dell'immagine.

Una volta registrate le LOR, un opportuno software di ricostruzione utilizza le informazioni acquisite a vari angoli e per determinate posizioni lungo l'asse per ottenere un'immagine della concentrazione del radioisotopo all'interno dell'organo in esame.

Anche per la PET valgono le stesse considerazioni fatte per la SPECT (vedi Capitolo 9) riguardo agli effetti delle interazioni che il raggio γ può avere prima di raggiungere il rivelatore, fatto salvo considerare alcune differenze causate dalla maggiore energia del raggi γ rispetto alla tecnica a emissione di singolo fotone. Da una parte la probabilità di interazione del γ nel materiale diminuisce, ma d'altro lato aumenta il rapporto tra le probabilità di interazioni Compton e fotoelettriche, incrementando la frazione di eventi che, avendo interagito, possono raggiungere il rivelatore generando eventi da scartare. Tali effetti verranno descritti più in dettaglio nel Paragrafo 12.4.3 "Rumore in PET".

12.1.2
Le basi fisiche della PET

Il processo fisico utilizzato per ricavare le informazioni sulla distribuzione di attività incognita può essere suddiviso in varie fasi distinte: l'emissione del positrone, la sua annichilazione, l'interazione dei raggi γ emessi con il tessuto biologico circostante, e la loro rivelazione.

12.1.2.1
Emissione del positrone

Il positrone è l'antiparticella dell'elettrone: queste due particelle sono identiche in tutte le loro caratteristiche (compresa la loro massa) e differiscono soltanto per il segno della carica elettrica (e del momento magnetico). Il positrone è dunque una particella di carica positiva. Per queste ragioni il positrone è spesso indicato con il simbolo e^+ o, più frequentemente, con β^+.

I positroni sono prodotti naturalmente tramite il decadimento di vari nuclei, la cui instabilità è causata dalla presenza di un numero eccessivo di protoni rispetto a quello di neutroni. Questi nuclei raggiungono uno stato più stabile trasmutando un protone in un neutrone attraverso un processo detto decadimento β^+. In questa trasformazione un nucleo *X* caratterizzato da un numero *Z* di protoni e *N* di neutroni, si trasforma in un nucleo avente *Z-1* protoni e *N+1* neutroni, tramite l'emissione di un positrone e di un neutrino elettronico, cioè:

$$_{z}X \rightarrow {}_{z-1}X^{*} + \beta^{+} + \nu_{e}$$

In alcuni casi il nucleo figlio può rimanere in uno stato eccitato (indicato dall'asterisco nella precedente espressione); questo raggiunge la stabilità emettendo un ulteriore raggio γ. A causa della presenza del neutrino (una particella neutra e di massa nulla), il β^+ è un decadimento a tre corpi dove l'energia disponibile è quasi totalmente suddivisa tra le due particelle più leggere (positrone e neutrino). In particolare, il positrone verrà emesso con una distribuzione continua di energia da 0 fino a un valore massimo caratteristico E_{max}; tale energia può variare da poche centinaia di keV fino a qualche MeV, a seconda del radioisotopo utilizzato. Il valore di E_{max} ha, come vedremo meglio in seguito, un ruolo importante nella limitazione delle prestazioni di un tomografo PET, in quanto è da questo valore che dipende il *range* ovvero la distanza di allontanamento del positrone dal punto di emissione.

12.1.2.2
Annichilazione del positrone

Come già visto, i positroni vengono emessi con un'energia non nulla. Nell'attraversare il tessuto, il positrone perde la sua energia attraverso una serie di urti (interazioni coulombiane) con gli elettroni. Poiché la massa del positrone è uguale a quella dell'elettrone, a ogni urto il positrone potrà subire grandi deviazioni nella direzione di volo. Ne consegue che il positrone, durante il suo rallentamento, compie una traiettoria tortuosa allontanandosi dal punto di emissione. Quando il positrone raggiunge un'energia sufficientemente bassa, interagisce con un elettrone formando uno stato legato detto positronio (solo una piccola frazione, circa 2%, delle annichilazioni avviene senza la formazione di positronio). Come già accennato, il *range* del positrone dipende dall'energia con la quale questo viene emesso, ma anche dalla densità elettronica del materiale circostante. In acqua, che è una buona approssimazione del tessuto biologico, il range medio del positrone emesso da un tipico radioisotopo utilizzato nella PET (ad esempio, ^{18}F) è circa 1-2 mm.

Il positronio è instabile e decade, tramite annichilazione, in una coppia di raggi γ. I due raggi γ avranno una energia pari a 511 keV. Infatti, nell'annichilazione il positrone e l'elettrone (ciascuno con una massa a riposo di 511 keV) trasformano la loro massa in energia che viene equamente divisa tra i due raggi γ ovvero:

$$E_\gamma = (m_e c^2 + m_\beta c^2)/2 = (511keV + 511keV)/2 = 511keV$$

dove m_e e m_β sono rispettivamente la massa a riposo dell'elettrone e del positrone. Il positronio di fatto decade in una situazione di moto, in quanto il positrone si lega a un elettrone dopo aver diminuito la sua energia fino a livelli dell'energia termica (pari a pochi eV), mentre anche l'elettrone si trova in moto a causa del momento di Fermi. Nel sistema di riferimento del positrone, i due raggi γ vengono emessi lungo la stessa linea, ma in direzioni opposte (a 180° l'uno dall'altro). Nel sistema di riferimento del laboratorio, a causa del fatto che il positrone annichila non a riposo, i due raggi γ saranno emessi con un angolo che non è esattamente 180° tra loro, ma 180° ± $\Delta\vartheta$. Il valore $\Delta\vartheta$ ha una distribuzione gaussiana con una FWHM (*Full Width at Half Maximum*) che in acqua vale circa 0,5°.

12.1.2.3
Interazione dei raggi γ di annichilazione con il tessuto biologico

Come già visto nel Capitolo 9 nel caso della SPECT, anche per la PET si deve tener conto degli effetti dell'attenuazione dei raggi γ nell'attraversare il corpo. Di diverso, rispetto al caso della SPECT, si deve considerare la maggiore energia dei raggi γ di annichilazione e il fatto che, per rivelare un'annichilazione, entrambi i γ devono fuoriuscire dal corpo ed essere rivelati. Se si considera il corpo umano come composto principalmente di acqua, si può stimare il coefficiente di attenuazione lineare dei raggi γ di energia pari a 511 keV come $\mu_{H_2O} = 9{,}6 \times 10^{-2}$ cm^{-1}, corrispondente a uno spessore di dimezzamento $\lambda_{1/2}$ di circa 7,2 cm. Ad esempio, nell'attraversare il corpo umano (circa 40 cm di diametro) si ha un effetto di attenuazione pari a circa un fattore 50. I fotoni che hanno subito un'interazione nel tessuto possono essere assorbiti per effetto fotoelettrico o diffusi per interazioni Compton. Nel caso di un'interazione per effetto fotoelettrico di almeno uno dei γ di annichilazione, l'evento non potrà essere registrato. Si verificherà dunque un effetto di attenuazione che dovrà essere compensato in modo analogo a quello utilizzato nella tecnica SPECT. Il problema della correzione per attenuazione sarà descritto più in dettaglio nel Paragrafo 12.4.2 "Correzione per attenuazione". D'altro lato, nel caso di interazione Compton, il fotone emergente può comunque essere rivelato. L'avvenuta interazione Compton di almeno un raggio γ di una coppia che è stata rivelata in coincidenza porta alla determinazione di una linea di volo non corretta.

12.1.2.4
Rivelazione dei raggi γ

L'ultimo passo indispensabile per acquisire le informazioni necessarie alla ricostruzione della distribuzione di attività consiste nella rivelazione in coincidenza temporale dei due raggi γ di annichilazione. In principio, tale sistema di rivelazione dovrebbe fornire la posizione nello spazio dei punti di interazione di entrambi i raggi γ, così da definire la LOR. Nel caso in cui i raggi γ interagiscano più volte nel rivelatore, questo dovrebbe essere in grado, in principio, di fornire le coordinate della prima interazione. Tale rivelatore dovrebbe inoltre fornire informazioni sul valore dell'energia del raggio γ incidente. La geometria della disposizione dei rivelatori intorno al paziente e la loro struttura è descritta nei paragrafi seguenti.

12.2 Tipologie di strumentazione

12.2.1 Geometria di un sistema PET

Il cuore del sistema PET è costituito da un insieme di rivelatori che circondano il paziente. Dovendo acquisire eventi costituiti da una coppia di raggi γ emessi con un angolo di 180° tra loro, un sistema PET deve prevedere almeno una coppia di rivelatori disposti in posizioni diametralmente opposte rispetto a quella del punto di annichilazione (ovvero del paziente). L'acquisizione tomografica si ottiene registrando le LOR a vari angoli. Analogamente al caso della SPECT, per ottenere informazioni tomografiche tali rivelatori dovrebbero ruotare attorno al paziente. Questa geometria è detta a "rivelatori rotanti" ed era utilizzata nelle prime PET.

Oggi tutti i sistemi PET clinici sono costituiti da uno o più (*multi-ring*) anelli di rivelatori posti attorno all'oggetto da osservare. Ogni rivelatore è messo in coincidenza con quelli che giacciono su un arco di circonferenza diametralmente opposto. L'intersezione tra tutti i settori così determinati definisce il campo di vista (FOV) del tomografo. In questo caso si ottiene una copertura angolare completa, e i dati a vari angoli sono acquisiti contemporaneamente senza dover applicare alcuna rotazione. Tale geometria è detta "ad anello". Le prime PET di questo tipo erano costituite da un unico anello di rivelazione (Fig. 12.1).

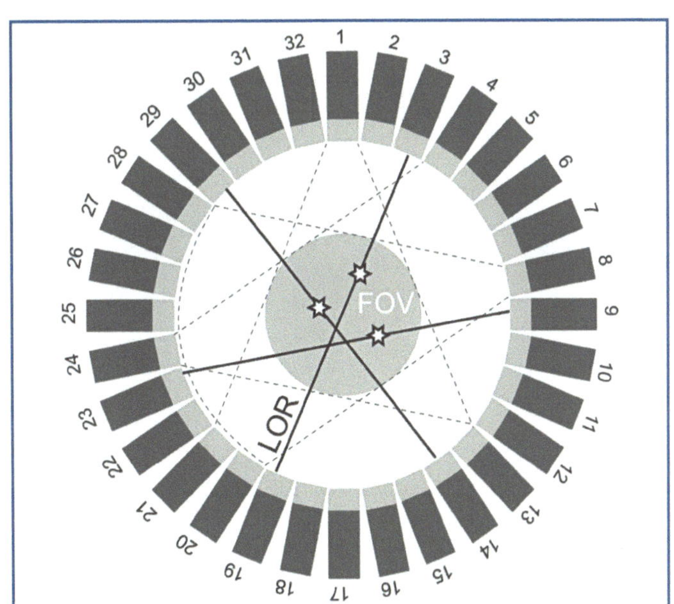

Fig. 12.1 Schematizzazione di una PET ad anello. In questo caso sono disegnati 32 rivelatori. Nella figura sono disegnate tre LOR. In grigio è evidenziato il campo di vista (FOV) definito dall'intersezione degli archi che sono a loro volta definiti dalla coincidenza tra un rivelatore e i nove rivelatori che giacciono su un arco opposto. Ad esempio, il rivelatore 8 è in coincidenza con i rivelatori dal 20 al 28

Un sistema di questo tipo è in grado di "osservare" una sezione del corpo di spessore pari a quello dei rivelatori stessi che costituiscono l'anello. Per ottenere l'immagine di una sezione maggiore del corpo, questo può essere mosso lungo l'asse. Le versioni successive di sistemi PET sono costituite da più anelli di rivelatori, in modo tale da aumentare il campo di vista nella direzione assiale. I sistemi PET a più anelli sono classificati in due categorie: sistemi 2D e 3D. Nei sistemi 2D non sono ammesse coincidenze tra rivelatori appartenenti ad anelli diversi, e i dati registrati appartengono tutti allo stesso piano. Ciò semplifica molto il procedimento di ricostruzione delle immagini. Inoltre, per limitare i conteggi in singola che raggiungono ciascun anello, questo è fisicamente separato da quelli adiacenti da setti in piombo o in tungsteno. Nei sistemi 3D si ammettono invece coincidenze tra anelli diversi (Fig. 12.2). La gestione di tali eventi è diventata possibile con l'avvento di algoritmi e risorse hardware capaci delle maggiori richieste di calcolo per la ricostruzione delle immagini a partire da dati 3D. La modalità 3D aumenta inoltre l'efficienza dello strumento di una quantità circa pari al numero di anelli rispetto ai sistemi intrinsecamente 2D. Nella pratica è possibile limitare la massima distanza tra due anelli che possono registrare la stessa coincidenza. Con l'aumentare di tale distanza, infatti, nonostante l'utilizzo di algoritmi di ricostruzione 3D, si ha comunque un peggioramento della risoluzione spaziale. La massima distanza accettabile per la

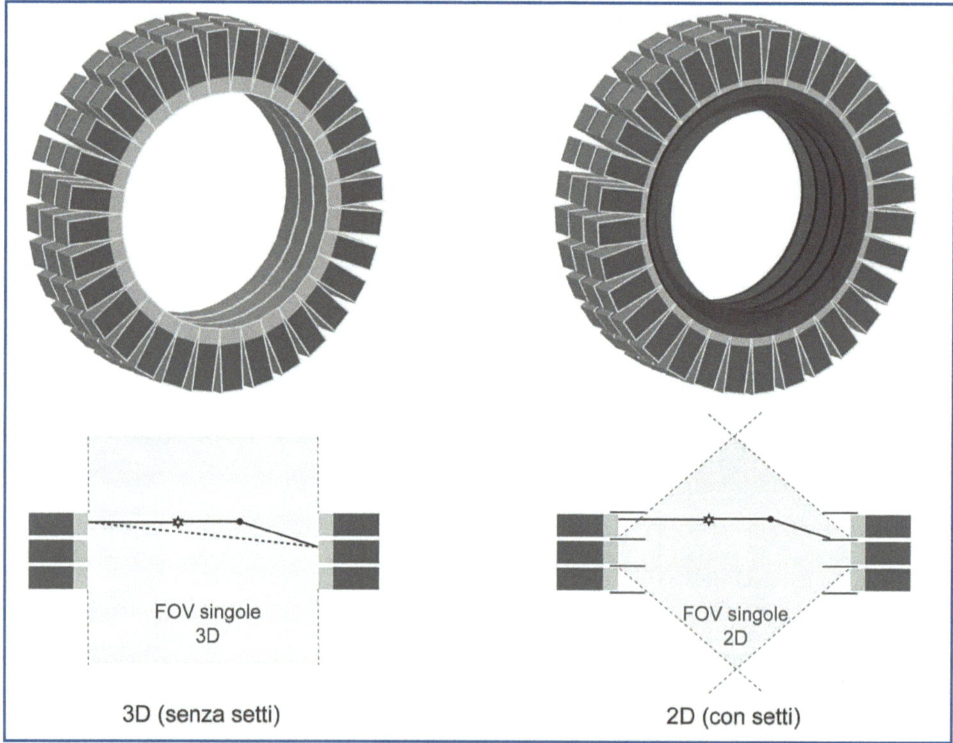

Fig. 12.2 Schematizzazione di una PET *multi-ring*. Confronto tra le modalità 3D (*a sinistra*) e 2D con setti (*a destra*). Nel caso 2D, il FOV delle singole viene limitato dalla presenza dei setti. Inoltre, una certa frazione degli eventi *scattered*, che nel caso 3D generano una LOR errata, nel 2D viene bloccata dai setti

coincidenza è solitamente detta *ring difference*. Alcuni sistemi PET sono dotati di setti retrattili, in modo tale da poter passare dalla modalità 2D a quella 3D. Infatti, sebbene la modalità 3D sia molto più efficiente della 2D e, in generale, porti a una migliore qualità delle immagini, la presenza dei setti in modalità bidimensionale mostra una maggiore capacità di scartare eventi *scattered* (vedi Paragrafo 12.4.3.1), nonché una maggiore insensibilità agli effetti connessi con la presenza di attività fuori dal campo di vista, a causa della limitazione dell'angolo di accettazione per gli eventi in singola (FOV singole, come indicato nella Figura 12.2). Tali caratteristiche possono essere importanti in alcune condizioni cliniche per le quali la modalità 2D può essere vantaggiosa.

12.2.2 Il rivelatore

Per la corretta determinazione della linea di volo lungo la quale, con le limitazioni già viste, è avvenuta l'annichilazione si passa attraverso la rivelazione in coincidenza temporale dei due γ di annichilazione. Come già detto, ognuno dei due rivelatori coinvolti nell'evento dovrà fornire la posizione dell'interazione del raggio γ e l'energia rilasciata nell'interazione stessa. Il modo più comune per ottenere tali informazioni è quello di utilizzare dei cristalli scintillatori accoppiati a un sistema di fotorivelazione sensibile alla posizione (ovvero capace di fornire informazioni sulla posizione del lampo di luce prodotto dallo scintillatore). Questa tecnica è analoga a quella utilizzata nella gamma-camera. Nel caso della PET non è però possibile, come per la gamma-camera, prevedere una configurazione che utilizzi un grande scintillatore piano. Infatti, gli scintillatori ad alto potere attenuante sfruttabili in PET (si veda a tal proposito il Paragrafo 12.3 "Caratteristiche dei cristalli di rivelazione") non possono essere realizzati in grandi dimensioni e, a eccezione del LSO (Ortosilicato di Lutezio), non producono luce sufficiente a garantire una buona risoluzione spaziale in rivelatori "continui".

12.2.2.1 Il *block detector*

L'approccio solitamente usato nei rivelatori per PET è quello di suddividere lo scintillatore in piccoli cristalli. La soluzione più comunemente utilizzata è quella del cosiddetto *block detector*. Nella sua versione originale veniva utilizzato un blocco di germanato di bismuto (BGO) suddiviso in elementi più piccoli da tagli longitudinali che divenivano sempre più profondi con l'avvicinarsi al bordo del blocco stesso. Il blocco era poi collegato a una matrice 2 × 2 di fotomoltiplicatori (Fig. 12.3).

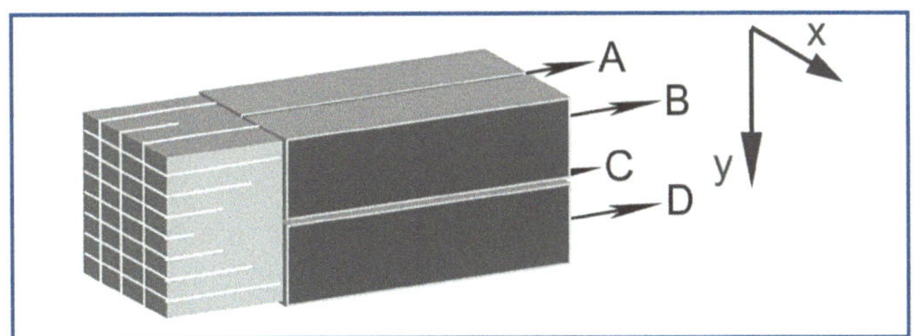

Fig. 12.3 Schema di un *block detector*. Un blocco di scintillatore è qui suddiviso da tagli di profondità diversa in 4 × 8 elementi a base rettangolare. Il blocco viene poi letto da una matrice 2 × 2 di fotomoltiplicatori

Con questo sistema, la luce prodotta in un dato elemento colpisce i quattro fotomoltiplicatori in maniera proporzionale alla posizione dell'elemento stesso all'interno del blocco. L'informazione sulla posizione dell'interazione, sulla posizione cioè dell'elemento dello scintillatore dove è avvenuta l'interazione, viene ricavata a partire dai segnali prodotti da ciascun fotomoltiplicatore effettuando il calcolo del centro di gravità dei segnali stessi. Più in dettaglio, definendo i quattro fotomoltiplicatori come A, B, C e D, come in Figura 12.3, e S_A, S_B, S_C e S_D i relativi segnali prodotti nell'interazione, le coordinate x e y della posizione dell'elemento colpito dal raggio γ sono date da:

$$x = \frac{(S_A + S_C) - (S_B + S_D)}{E};\, y = \frac{(S_A + S_B) - (S_C + S_D)}{E}$$

dove E è l'energia rilasciata nell'interazione, stimata come $E = S_A + S_B + S_C + S_D$.

Per come è progettato il *block detector*, la precisione massima con la quale può essere determinata la posizione dell'interazione del raggio γ all'interno del rivelatore è data dalla dimensione degli elementi stessi. La risoluzione spaziale richiesta da un sistema PET per applicazioni cliniche risulta solitamente meno critica lungo la direzione dell'asse del tomografo (risoluzione assiale). Per questo motivo gli elementi del *block detector* hanno, in alcuni casi, una forma rettangolare, con il lato maggiore lungo la direzione assiale. Inoltre, si deve considerare che l'algoritmo di calcolo delle coordinate x e y fornisce solo una stima del centroide della distribuzione di luce prodotta nell'elemento dello scintillatore. In principio, le distribuzioni delle posizioni stimate per vari eventi che avvengono nei singoli elementi dovrebbero essere completamente separate tra loro in modo tale da "codificare" con certezza gli elementi del rivelatore. In realtà tali distribuzioni hanno delle zone di sovrapposizone ed esistono dunque alcuni eventi che non possono essere associati con certezza a uno o a un altro elemento. Tale imprecisione porta a un ulteriore errore nella stima del punto di interazione, detto "errore di codifica". Si deve inoltre notare che per definire nello spazio il punto di interazione del γ sarebbe necessaria una stima delle tre coordinate x, y e z. Per quanto visto, il *block detector* fornisce solo due delle tre coordinate spaziali (x e y nella nostra notazione). La terza coordinata sarebbe data dalla profondità z alla quale avviene l'interazione nel cristallo (di solito detta semplicemente "profondità di interazione").

Dalla sua introduzione, avvenuta nel 1986, ogni sistema PET possiede i rivelatori basati su qualche forma di *block detector*. Nelle versioni più recenti vengono utilizzati materiali scintillanti diversi rispetto al BGO come LSO, LYSO (Ortosilicato di Lutezio-Ittrio) o GSO (Ortosilicato di Gadolinio) (vedi Paragrafo 12.3 "Caratteristiche dei cristalli di rivelazione"). In questo caso il blocco di scintillatore è completamente separato in una matrice di elementi di rivelazione detti pixel. Nelle attuali versioni di PET cliniche vengono utilizzati pixel fino a una dimensione minima (in sezione) di 4×4 mm.

12.2.2.2
Schema elettronico di un rivelatore PET

La Figura 12.4 mostra la schematizzazione dell'elettronica di un sistema PET che, per semplicità, è stato ridotto a due soli rivelatori. Il segnale proveniente da ogni rivelatore segue due percorsi distinti: uno di misura del segnale e uno di temporizzazione o *timing*.

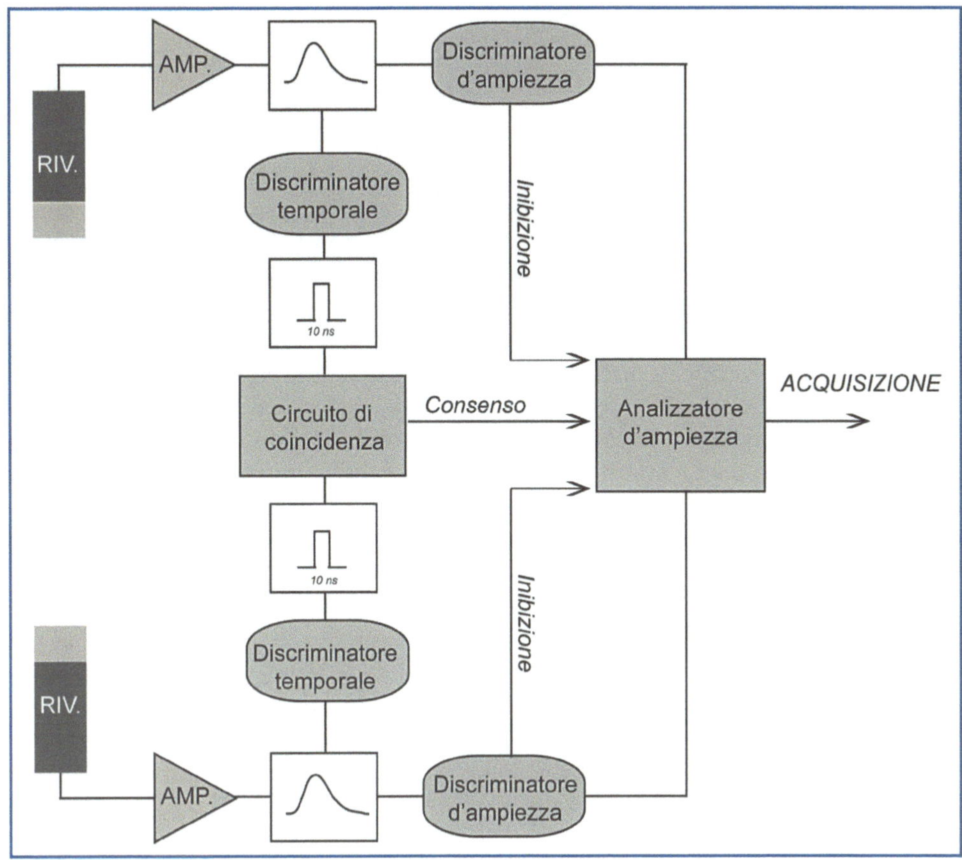

Fig. 12.4 Schema dell'elettronica di acquisizione di un sistema PET, ridotto a due soli rivelatori

Nella sezione di *timing* il segnale attraversa dei discriminatori che generano segnali temporali contenenti l'informazione sul tempo di arrivo del raggio γ. Corrispondentemente, viene "aperta" una finestra temporale di circa 10 ns. Se durante questo intervallo un secondo raggio γ colpisce un rivelatore opposto (ovvero appartenente a un arco di circonferenza opposto come descritto in precedenza), viene registrata una coincidenza e il sistema acquisisce l'evento. Nella stessa sezione dell'elettronica un opportuno discriminatore di ampiezza inibisce l'acquisizione nel caso venga misurata un'energia troppo piccola. Nel percorso di misura, quando un evento è coinvolto in una coincidenza, il segnale proveniente da ciascun fotomoltiplicatore viene misurato e digitalizzato. Questa procedura richiede un certo tempo. Durante questo intervallo il rivelatore è in uno stato di cosiddetto "tempo morto" (*dead time*) durante il quale lo stesso rivelatore non può accettare altri eventi. Questo fatto provoca la perdita di una certa frazione degli eventi che dovrà essere opportunamente corretta (correzione per tempo morto). Tale effetto determina, inoltre, una limitazione sul massimo rateo misurabile dal sistema PET (e dunque sulla massima attività utilizzabile). Nei sistemi PET moderni tale limitazione dovrebbe essere comunque secondaria rispetto agli effetti dovuti alle coincidenze accidentali (vedi Paragrafo 12.4).

12.2.3
Time of flight PET

Nelle PET convenzionali è possibile solo conoscere la linea lungo la quale è avvenuta l'annichilazione (LOR), ma non l'esatto punto in cui questa è avvenuta. Ogni punto della LOR avrà dunque uguale probabilità di aver generato tale evento. Un possibile modo per conoscere con maggiore precisione la posizione del punto di annichilazione è quello di misurare la differenza temporale tra l'avvenuta rivelazione dei due γ nei rispettivi rivelatori. Infatti, i raggi γ si muovono alla velocità della luce, ovvero 3×10^8 m/s o 30 cm/ns. Ad esempio, mentre per un'annichilazione che avviene al centro di un tomografo i due γ sono rivelati simultaneamente, per una che avviene a 15 cm di distanza dal centro si verifica una differenza temporale tra le due rivelazioni di 1 ns. Quindi, potendo misurare con una precisione migliore del nanosecondo il tempo che intercorre tra le due interazioni, sarebbe possibile limitare la lunghezza della corda lungo la quale può essere avvenuta l'annichilazione di una quantità proporzionale alla precisione con la quale si riesce a quantificare tale differenza temporale. In generale, l'incertezza ΔS (misurata come FWHM della sua distribuzione) sulla determinazione del punto di annichilazione è data dalla metà dello spazio che la luce percorre durante l'intervallo di tempo Δt, pari all'incertezza della misura temporale (sempre misurata come FWHM della sua distribuzione), cioè:

$$\Delta S = \frac{c \cdot \Delta t}{2}$$

Ciò che si ricava è in realtà una distribuzione di probabilità (gaussiana) della posizione del punto di emissione avente una FWHM data da ΔS (Fig. 12.5).

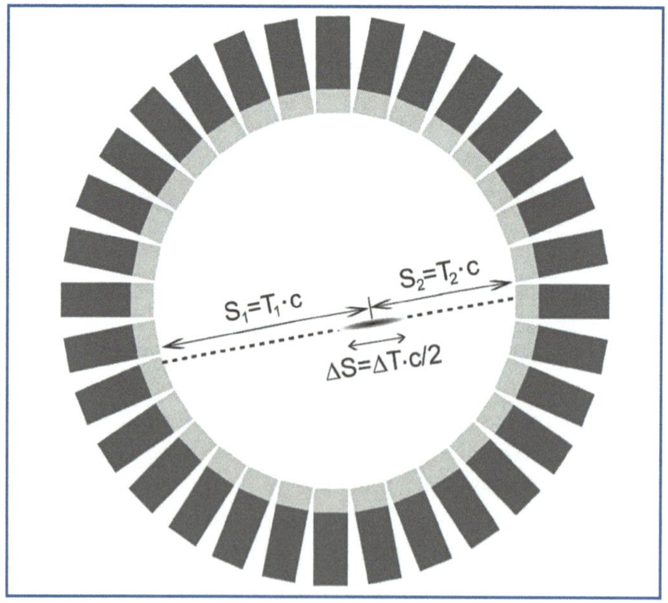

Fig. 12.5 La tecnica PET a tempo di volo. La posizione del punto di emissione dei due raggi γ è determinata dalle lunghezze dei segmenti S_1 e S_2 calcolati in base ai tempi di volo T_1 e T_2. La quantità realmente misurabile è la differenza T_1-T_2 in base alla quale è possibile determinare la distanza del punto di emissione dal centro della LOR. A causa dell'incertezza ΔT nella misura temporale la posizione del punto di emissione è ricavata con un errore $\Delta S = \Delta T \cdot c/2$

Ad esempio, con una risoluzione temporale di 500 picosecondi (ps) (FWHM) sarebbe possibile misurare il punto di annichilazione del positrone con una precisione di 7,5 cm (FWHM). Tale tecnica è detta PET "a tempo di volo" o più comunemente *time-of-flight* PET o TOF-PET. Nelle PET standard tale differenza temporale è solitamente risolta con una precisione di qualche nanosecondo, non sufficiente a effettuare la misura del tempo di volo. In alcune PET più recenti, con l'uso di scintillatori di breve tempo di decadimento (come LSO, LYSO o $LaBr_3$) e attraverso un'accurata progettazione dell'elettronica di processamento e acquisizione, è invece possibile raggiungere le precisioni richieste per la TOF-PET.

Con l'utilizzo della tecnica TOF-PET, più che un miglioramento della risoluzione spaziale, comunque apprezzabile, l'effetto sulla qualità dell'immagine è rappresentato da una diminuzione della varianza del fondo e, quindi, dal miglioramento del rapporto segnale-rumore. Di fatto, ciò risulta equivalente a un aumento della sensibilità dello strumento.

12.2.4
Ricostruzione delle immagini

I dati grezzi ottenuti da un sistema PET consistono in una serie di eventi di coincidenza ciascuno dei quali contiene informazioni sulla linea di volo e sull'energia rilasciata in ogni interazione. Ogni linea di volo rappresenta una linea che collega i punti di interazione e lungo la quale si suppone essere avvenuta l'emissione. Le linee di volo corrispondenti agli eventi ritenuti utili per la formazione dell'immagine, sono memorizzati in immagini di proiezione dette sinogrammi; qui le linee di volo sono classificate in 3 dimensioni, in base alla loro inclinazione (φ e ϑ) e alla distanza dall'asse del tomografo.

In una tipica acquisizione PET sono collezionati diversi milioni di eventi. Una volta che sono state effettuate tutte le necessarie procedure di correzione dei dati (correzione per coincidenze accidentali, per *scattering*, per il tempo morto del rivelatore, per le disuniformità di sensibilità ed eventualmente per attenuazione), il sinogramma può essere utilizzato per la ricostruzione delle immagini.

I sinogrammi sui quali applicare l'algoritmo di ricostruzione possono essere di tre tipi, a seconda della modalità con la quale sono stati acquisiti. Nella modalità *2D PET* gli eventi sono rivelati sui singoli piani, separati tra loro dai setti. L'immagine ricostruita sarà rappresentata da una "fetta" senza spessore; gli elementi dell'immagine sono detti pixel (da *picture element*). Nella modalità *3D Multi-Slice PET* l'immagine tridimensionale viene formata dalla sovrapposizione delle varie immagini planari. Invece, in modalità *3D Positron Volume Imaging PET* (3D-PVI) i setti vengono rimossi e si acquisiscono dati 3D, considerando cioè le emissioni di radiazione in tutte le direzioni. In questo caso, l'immagine che si ottiene è la rappresentazione di un volume: le singole fette hanno un certo spessore e i pixel sono sostituiti dai voxel (da *volume element*).

Gli algoritmi matematici utilizzati per la ricostruzione delle immagini possono essere principalmente classificati in due tipologie: algoritmi analitici e algoritmi iterativi.

12.2.4.1
Algoritmi analitici

L'algoritmo analitico più comunemente utilizzato è la retroproiezione filtrata (FBP da *Filtered Back Projection*). Questo algoritmo ha il vantaggio di essere semplice e veloce nell'esecuzione. D'altro lato, la ricostruzione tramite FBP genera artefatti nell'immagine come, ad esempio, i tipici artefatti "a stella" che si intensificano nelle zone di maggiore densità di attività. Inoltre, le immagini risultano piuttosto rumorose, specialmente nelle zone a minore statistica, corrispondenti alle regioni del corpo caratterizzate da una minore densità di attività (fondo).

12.2.4.2
Algoritmi iterativi

Gli algoritmi iterativi si basano su metodi statistici di stima della distribuzione di attività. Questi sono gli algoritmi che, a oggi, forniscono la migliore qualità delle immagini. Tali algoritmi hanno la caratteristica di poter inserire informazioni *a priori* sulle caratteristiche dello strumento in uso (modellizzazione). I principali vantaggi si apprezzano in un minore rumore dell'immagine (che comunque tende ad accumularsi nelle zone di maggiore densità di attività) e nell'eliminazione degli artefatti a stella. Gli svantaggi consistono in una maggiore complessità e lentezza di esecuzione. L'algoritmo iterativo più comunemente utilizzato in clinica è il cosiddetto EM (*Expectation Maximization*). Per ovviare ai problemi di velocità (che richiederebbero grandi risorse di calcolo per ricostruire le immagini in tempi accettabili) si utilizza una versione accelerata dell'algoritmo EM, detta OSEM (*Ordered Subset Expectation Maximization*). In questo algoritmo i dati sono suddivisi in sottoinsiemi o *subset*, che sono analizzati ciclicamente. Potendo lavorare su un numero minore di dati per volta l'algoritmo EM risulta accelerato di tante volte quanti sono i *subset*. D'altro lato, la qualità dell'immagine diminuirà all'aumentare del numero di questi sottoinsiemi. La scelta ottimale sarà quella che fornisce il migliore compromesso tra qualità dell'immagine e velocità di esecuzione.

12.3
Caratteristiche dei cristalli di rivelazione

L'utilizzo di scintillatori inorganici è il metodo attualmente più utilizzato per la rivelazione dei raggi γ in PET. Il processo di rivelazione dei raggi γ attraverso gli scintillatori è descritto nel Capitolo 9. Nella rivelazione dei raggi γ di annichilazione e in quella dei singoli fotoni emessi dai radioisotopi utilizzati nella SPECT esistono però delle differenze sostanziali che determinano una diversa scelta per quanto riguarda i materiali scintillanti. I requisiti di un buon scintillatore per la PET sono dunque diversi da quelli della SPECT e sono legati ai vari processi fisici utilizzati nella prima. In primo luogo, a causa della maggiore energia dei raggi γ di annichilazione (511 keV) si dovrà utilizzare un cristallo ad alta densità elettronica (Z_{eff}), così da massimizzare l'efficienza di rivelazione.

Altri importanti requisiti sono una elevata resa luminosa e una breve costante di decadimento. L'elevata resa luminosa (solitamente detta *light yield*) consente una migliore codifica degli elementi dello scintillatore, in modo tale da rendere possibile l'utilizzo di elementi più piccoli con il conseguente aumento della risoluzione spaziale del sistema (vedi Paragrafo 12.4.1). L'alta densità (e dunque un elevato coefficiente di attenuazione lineare) aumenta l'efficienza dello strumento a parità di spessore del materiale utilizzato. D'altro lato, a parità di efficienza è possibile utilizzare scintillatori di minore spessore, con la conseguente riduzione dell'errore di parallasse (vedi Paragrafo 12.4.1). Una breve costante di decadimento τ contribuisce alla riduzione della finestra temporale di coincidenza, con la conseguente riduzione del rateo di eventi *random* (vedi Paragrafo 12.4.3). Inoltre, un breve tempo di scintillazione e, dunque, un'ottima risoluzione temporale per la rivelazione in coincidenza ($\leq$600 ps) sono requisiti fondamentali per l'utilizzo di uno scintillatore in sistemi PET a "tempo di volo".

Il NaI(Tl) è il materiale più utilizzato nelle gamma-camere grazie alla sua elevata resa luminosa. Tuttavia, sebbene questo materiale sia stato utilizzato nei primi sistemi PET, la sua densità relativamente bassa e il lungo tempo di decadimento non lo rendono adatto alla rivelazione di raggi γ di annichilazione in coincidenza.

La Tabella 12.1 mostra le caratteristiche dei materiali scintillanti attualmente più utilizzati in PET, messi a confronto con l'NaI(Tl). Il BGO (ortogermanato di bismuto) è stato per molti anni il materiale di riferimento per la costruzione di sistemi PET, proprio grazie al suo elevato coefficiente di attenuazione lineare (alta efficienza) e alla sua elevata densità (alta frazione di interazioni per effetto fotoelettrico a 511 keV, pari al 44%). Tuttavia, la sua bassa resa luminosa e il lungo tempo di decadimento ne limitano la risoluzione energetica e temporale. Il BGO è comunque ancora utilizzato in alcuni sistemi commerciali. I più moderni sistemi PET oggi utilizzano LSO, LYSO e GSO. Questi materiali possiedono buone proprietà di attenuazione dei raggi γ da 511 keV e una elevata velocità di decadimento che, uniti all'adeguata resa luminosa, ne permettono l'utilizzo in sistemi ad alta efficienza e alta risoluzione spaziale.

Tabella 12.1 Proprietà di alcuni scintillatori usati in PET

Scintillatore	ρ (g/cm^3)	Z_{eff}	R.L. (%NaI)	τ (ns)	μ (511) (cm^{-1})	FF (%)
Ioduro di Sodio (NaI:Tl)	3,67	51	100	230	0,34	22
Germanato di Bismuto (BGO)	7,13	74	15	300	0,96	78
Ortosilicato di Lutezio (LSO:Ce)	7,40	67	75	40	0,88	33
Ortosilicato di Gadolinio (GSO:Ce)	6,71	60	25	60	0,70	25
Ortoalluminato di Ittrio (YAP:Ce)	5,37	33	50	27	0,46	5
Bromuro di Lantanio ($LaBr_3$:Ce)	5,06	47	160	35	0,47	15
Ortoalluminato di Lutezio (LuAP)	8,34	65	30	18	0,95	30
Ortosilicato di Lutezio-Ittrio (LYSO)	7,40	64	96	48	0,89	34

Densità (ρ), numero atomico efficace (Z_{eff}), resa di luce (R.L.), costante di decadimento (τ), coefficiente di attenuazione lineare (μ) e frazione di interazioni per effetto fotoelettrico a 511 keV (FF)

12.4 Prestazioni di un sistema PET

12.4.1 Risoluzione spaziale

In modalità PET la risoluzione spaziale massima ottenibile è limitata sia dalla fisica del decadimento β^+ sia dalle tecnologie utilizzabili per la rivelazione dei γ in coincidenza.

12.4.1.1 Fattori intrinseci: effetto range e deviazione angolare

Un sistema PET ideale dovrebbe misurare accuratamente la distribuzione dell'attività nel corpo, ovvero la distribuzione dei punti di *emissione* dei positroni. Tuttavia, un tomografo PET può solo misurare la distribuzione dei punti di *annichilazione* del positrone stesso. Questi due punti sono separati dal range del positrone. Solitamente, si definisce questo fenomeno con il nome di "effetto range". Tale fenomeno introduce una degradazione della risoluzione spaziale il cui contributo può essere quantificato in un valore che, per alcuni radioisotopi utilizzati in PET, è riportato in Tabella 12.2.

Come già visto, la deviazione angolare in acqua della coppia di raggi γ di annichilazione ha una distribuzione gaussiana con una FWHM di 0,5°. Nel processo di ricostruzione delle immagini ogni linea di volo, definita dalla congiungente tra i punti di rivelazione dei due γ, è considerata una retta lungo la quale si suppone essere il punto di annichilazione. La distribuzione di non collinearità genera dunque una distorsione dell'immagine che provoca una degradazione della risoluzione spaziale. Fissando il valore di $\Delta\vartheta$ a 0,5°, la non collinearità tra i γ di annichilazione contribuisce alla FWHM della risoluzione spaziale con un valore che, al centro di un tomografo di diametro D, vale:

$$FWHM_{\Delta\theta} \approx \Delta\theta \times \frac{D}{4} = 0{,}0022D$$

ovvero una $FWHM_{\Delta\vartheta}$ pari a 2,2 mm per ogni metro di separazione tra i rivelatori.

Per quanto descritto sopra, l'effetto range e la non collinearità rappresentano una limitazione fisica fondamentale per la risoluzione spaziale in PET. Il loro effetto è una

Tabella 12.2 Esempio del contributo alla risoluzione spaziale (FWHM) di un sistema PET dovuto al range del positrone per alcuni radioisotopi

Isotopo	$E_{cinetica}$ media dello spettro (MeV)	Range medio in acqua (mm)	FWHM (mm)
^{18}F	0,242	1,4	0,22
^{11}C	0,385	1,7	0,28
^{68}Ga	0,740	3,0	1,35

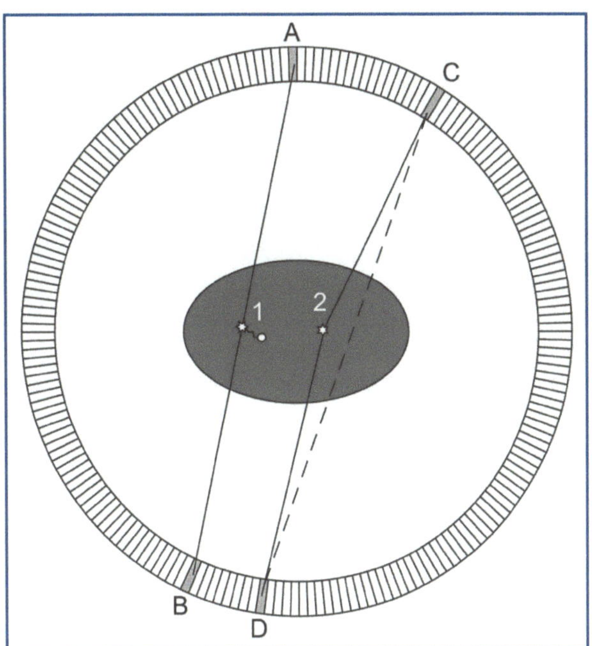

Fig. 12.6 Rappresentazione dell'effetto range (caso 1) e dell'effetto di non collinearità (caso 2). Nel caso 1 il positrone, prima di annichilare con un elettrone del tessuto, percorre un certo spazio allontanandosi dalla posizione del nucleo emettitore. I raggi γ di annichilazione vengono poi rivelati da due rivelatori (A e B). Trascurando gli effetti di non collinearità, la LOR è così generata in maniera corretta (passa cioè dal punto di annichilazione, ma non da quello di emissione). Nel caso 2, si osserva come la rivelazione dei due raggi γ emessi con un angolo non esattamente di 180° da parte di due rivelatori (C e D) dia luogo alla generazione di una LOR che non passa dal punto di emissione (in questo caso si è trascurato l'effetto range)

degradazione della risoluzione spaziale nell'immagine ricostruita (Fig. 12.6). Questo effetto risulta particolarmente evidente quando si utilizzano isotopi con elevata energia del positrone emesso (grande E_{max}) e, dunque, con un grande range del positrone, e/o in quei sistemi PET caratterizzati da un'ampia separazione tra i rivelatori opposti (grande diametro nel caso di sistemi ad anello).

12.4.1.2
Fattori tecnologici: dimensione dei cristalli, codifica ed errore di parallasse

Come visto, l'effetto range e la non collinearità sono i due processi fisici fondamentali che limitano la risoluzione spaziale della PET. La risoluzione ottenibile in PET dipende anche da altri fattori, connessi principalmente con la tecnologia utilizzata per la rivelazione dei raggi γ. La FWHM della risoluzione spaziale ottenibile può essere dunque espressa come:

$$FWHM = 1{,}2\sqrt{\left(\frac{d}{2}\right)^2 + b^2 + (0{,}0022D)^2 + r^2 + p^2}$$

Dove tutte le dimensioni sono in mm.

Il primo fattore ($d/2$) è connesso con la dimensione finita degli elementi nei quali è suddiviso il *block detector*. Se d è la dimensione del lato dell'elemento (nella direzione lungo la quale si vuole stimare la risoluzione spaziale), tale elemento contribuirà alla FWHM della risoluzione spaziale con un fattore $d/2$. Il fattore b è connesso con l'errore di codifica, descritto in precedenza, della trattazione del *block detector*. A tal proposito si deve osservare che, assieme alla risoluzione intrinseca del fotorivelatore che genera l'allargamento della distribuzione spaziale degli eventi di interazione in un dato elemento dello scintillatore, un ruolo chiave è giocato dalle caratteristiche dell'interazione tra il raggio γ e lo scintillatore. Infatti, a fronte di una probabilità di interagire per effetto fotoelettrico che al massimo (a 511 keV) è di circa il 44% per il BGO (mentre per l'LSO è del 32%), nella rimanente frazione di interazioni si avranno uno o più effetti Compton. Nel caso l'interazione Compton sia singola o multipla, ma che comunque il raggio γ diffuso fuoriesca dallo scintillatore, l'evento sarà comunque scartato in quanto indistinguibile da un evento di *scattering* nel corpo (questo viene rigettato tramite la selezione della finestra energetica). Nel caso di una o più interazioni Compton seguite da una per effetto fotoelettrico, l'energia complessivamente misurata dal rivelatore sarà quella del γ incidente. In questo caso l'evento sarà indistinguibile da un'interazione singola per effetto fotoelettrico e, dunque, sarà accettato. La posizione misurata nel *block detector* di tale evento corrisponderà al baricentro dell'energia rilasciata nei vari elementi dello scintillatore che sono stati colpiti e non, come si vorrebbe, corrispondente al punto della prima interazione. La LOR definita utilizzando tale posizione sarà dunque non corretta. Tale imprecisione, connessa con gli effetti di interazione multipla nel cristallo, è inclusa nel fattore b. Il fattore $0{,}0022D$ è l'errore connesso con la non collinearità, e r è quello connesso con il range del positrone. Un ultimo fattore p è detto errore di parallasse. Questo errore è connesso con la mancanza di informazioni sulla profondità di interazione nello scintillatore. Nel caso del *block detector*, questa può essere stimata solo in base allo spessore del cristallo scintillatore e alle proprietà di attenuazione dello stesso. Ciò fa sì che in geometria ad anello le linee che non passano per il centro siano di fatto soggette a un'incertezza che aumenta all'incremento della distanza del punto di emissione dei γ dal centro del tomografo (Fig. 12.7). Come conseguenza, l'immagine di una sorgente puntiforme posta lontano dall'asse del tomografo risulta ellittica, con l'asse maggiore posto lungo la direzione radiale. Tale effetto è detto appunto "elongazione radiale", e la distorsione peggiora con l'allontanarsi dall'asse del tomografo stesso.

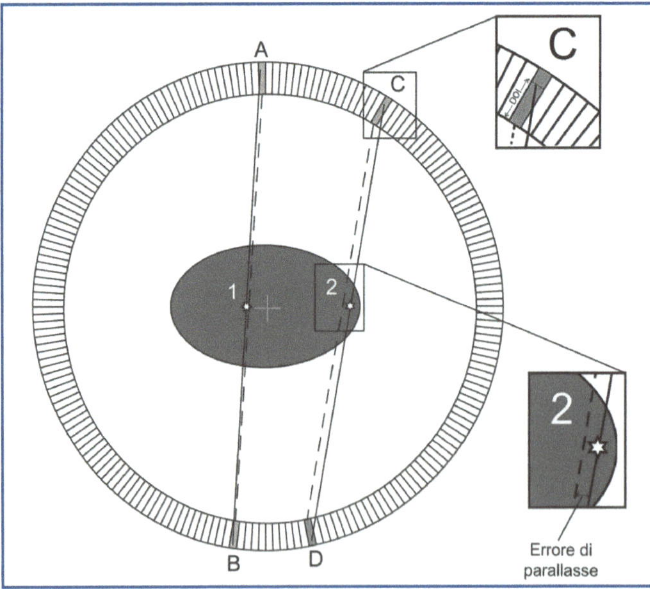

Fig. 12.7 Rappresentazione dell'effetto dell'errore di parallasse vicino (caso 1) o lontano (caso 2) dal centro del tomografo (*croce*). Nel caso 1 i due raggi γ incidono nei cristalli parallelamente al loro asse: l'errore di parallasse è minimo, indipendente dalla profondità di interazione, e la LOR ricostruita passa vicino al punto di annichilazione. Nel caso 2 i raggi γ incidono nei rivelatori con un certo angolo rispetto al loro asse: si genera un maggiore errore di parallasse (la LOR passa lontano dal punto di annichilazione), specialmente quando l'interazione avviene a una grande profondità nel cristallo (DOI)

Una tecnica per ridurre l'errore di parallasse è quella di segmentare il cristallo in due strati, in modo da limitare l'incertezza sulla profondità di interazione (tecnica *phoswich*). Una possibile implementazione pratica consiste, ad esempio, nell'utilizzare due diversi materiali scintillanti, caratterizzati da due differenti tempi di decadimento, per realizzare un rivelatore a due strati. Gli elementi del rivelatori possono essere identificati come al solito, mentre lo strato nel quale è avvenuta l'interazione si riconosce in base alla misura del tempo di decadimento del segnale prodotto nello scintillatore. Tale tecnica è attualmente utilizzata in alcuni tomografi per applicazioni dedicate (imaging del cervello o imaging pre-clinico).

Il fattore moltiplicativo dipende invece dall'algoritmo di ricostruzione (1,2 nel caso dell'FBP) che introduce anch'esso una degradazione della risoluzione spaziale dell'immagine.

12.4.1.3
Effetto di volume parziale

Le misure PET quantitative richiedono una proporzionalità diretta tra il numero di conteggi assegnati a ogni pixel dell'immagine ricostruita e la concentrazione di attività nell'oggetto. Se le procedure di normalizzazione sono state effettuate correttamente, ci si può aspettare che tale proporzionalità sia verificata per dettagli di dimensione pari ad almeno il doppio della FWHM della risoluzione spaziale dello strumento. Per strutture più piccole tale proporzionalità non è più valida, e il valore misurato dallo strumento dipende anche dalle dimensioni del dettaglio stesso. Tale perdita di linearità è detta "effetto di volume parziale" (PVE, da *Partial Volume Effect*) e causa una perdita di contrasto per i dettagli più piccoli. In particolare, la densità di attività misurata sarà sempre più sottostimata quanto più il dettaglio è piccolo. Solitamente si assume inoltre di non poter effettuare alcuna stima quantitativa per oggetti più piccoli della FWHM della risoluzione spaziale. Per dettagli di dimensione compresa tra 1 e 2 FWHM è invece possibile eseguire la stima quantitativa, una volta che si conosca il coefficiente di proporzionalità tra conteggi nel voxel e concentrazione di attività in funzione della dimensione del dettaglio. Tale coefficiente è solitamente rappresentato in una "curva di recupero" (*recovery curve*). Tale curva è misurata sperimentalmente per ogni tomografo PET.

12.4.2
Correzione per attenuazione

Come già visto nel Capitolo 9 nel caso della SPECT, per poter ottenere immagini quantitative della distribuzione dell'attività nel soggetto è necessario correggere i dati per l'effetto dell'attenuazione.

Nel caso della PET, tale procedura risulta semplificata rispetto alla SPECT. Infatti, il fattore di correzione non dipende anche dalla posizione della sorgente lungo una LOR (come per la SPECT), ma solo dai coefficienti di attenuazione lineare lungo la LOR stessa. Tale effetto risulta evidente se si osserva la Figura 12.8. Un dato evento è acquisito in coincidenza solo se entrambi i raggi γ emessi lungo una certa LOR hanno attraversato l'oggetto senza interagire con esso. Così, mentre le singole probabilità (P_1 e P_2) che i

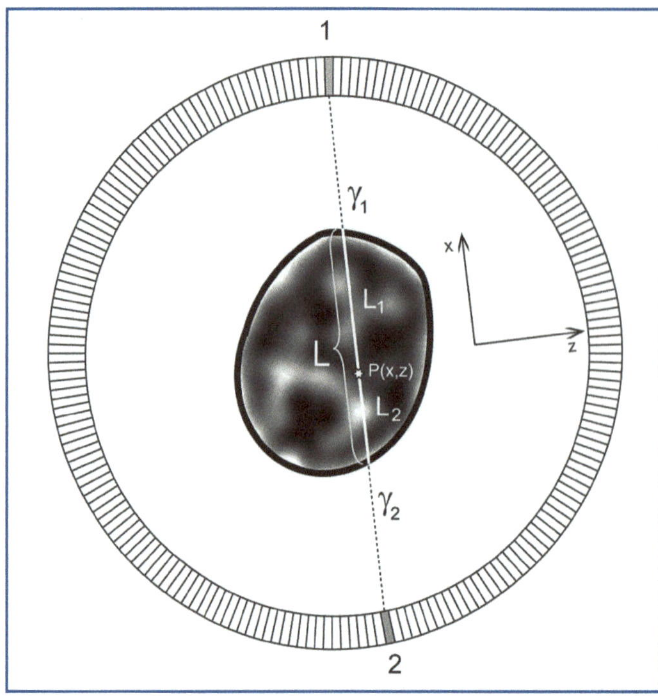

Fig. 12.8 Rappresentazione dei tratti percorsi da due raggi γ (γ_1 e γ_2) nell'attraversare l'oggetto (qui rappresentato come la testa di un paziente). I raggi γ_1 e γ_2 percorrono rispettivamente i tratti L_1 e L_2 la cui somma è proprio L ovvero l'intersezione della LOR con l'oggetto. L'attenuazione connessa con tale LOR non dipende dunque dal punto P(x,z), ma solo dai coefficienti di attenuazione lineare lungo la LOR stessa

raggi γ_1 e γ_2 raggiungano i rispettivi rivelatori (attraversando rispettivamente i tratti L_1 e L_2 della LOR L) sono date da:

$$P_1 = e^{-\int_{L_1}\mu(x)dx}; P_2 = e^{-\int_{L_2}\mu(x)dx}$$

la probabilità totale che la coppia di raggi γ raggiunga i rivelatori sarà ottenuta dal prodotto di tali probabilità:

$$P = P_1 \cdot P_2 = e^{-\int_{L_1}\mu(x)dx} \cdot e^{-\int_{L_2}\mu(x)dx} = e^{-\left(\int_{L_1}\mu(x)dx+\int_{L_2}\mu(x)dx\right)} = e^{-\int_{L_1+L_2}\mu(x)dx}$$

ovvero:

$$P = e^{-\int_L \mu(x)dx}$$

Quindi la probabilità di non essere attenuato dipende solo dall'integrale lungo la linea L e non dai singoli percorsi L_1 e L_2, cioè dalla posizione della sorgente. Il valore di correzione per i dati per attenuazione, ovvero il coefficiente moltiplicativo da applicare alla LOR (ACF = *Attenuation Correction Factor*), è dato dall'inverso della probabilità P:

$$ACF = \frac{1}{P} = e^{\int_L \mu(x)dx}$$

La costanza dell'ACF lungo una LOR consente di calcolare i coefficienti di attenuazione per ciascuna LOR (ovvero l'integrale P) a partire dalla misura dell'attenuazione dei raggi γ che, emessi da una sorgente esterna all'oggetto, percorrono la stessa LOR. Se la sorgente utilizzata emette raggi γ da 511 keV, il fattore di attenuazione così ottenuto sarà anche quantitativamente esatto. Tale metodo è detto correzione per attenuazione tramite scansione in trasmissione. Nel dettaglio, esistono varie metodiche di implementazione della scansione in trasmissione che utilizzano emettitori di positroni (solitamente ^{68}Ge per via della sua lunga emivita di 275 giorni). In questo caso la sorgente di positroni viene ruotata attorno all'oggetto e il sistema acquisisce dati in coincidenza temporale: effettuando una scansione con l'oggetto (misurando una intensità I) e senza (misurando una intensità I_0), il coefficiente di attenuazione può essere ottenuto dal rapporto I/I_0. Grazie alla rivelazione in coincidenza, la LOR è definita dai punti di interazione dei due γ nei rivelatori. Ciò permette di usare sorgenti lineari.

La scansione per trasmissione può essere anche eseguita utilizzando una sorgente puntiforme di ^{137}Cs, che emette singoli raggi γ da 662 keV, posta in rotazione attorno al paziente. In questo caso la LOR è definita dal punto di emissione e da quello di rivelazione del raggio γ. Il vantaggio dell'utilizzo del ^{137}Cs risiede nel suo minore costo e nella lunga emivita (circa 30 anni) rispetto al ^{68}Ge. Tuttavia, il principale svantaggio nell'uso di ^{137}Cs consiste nel fatto che esso fornisce i coefficienti di attenuazione per un'energia di 662 keV che devono essere opportunamente normalizzati (di circa il 10%) al valore corretto di 511 keV.

Prima dell'avvento delle PET/TC quasi tutti gli scanner commerciali erano dotati di metodi di scansione in trasmissione, basati sulla rivelazione in coincidenza, utilizzando ^{68}Ge. Tuttavia, tali procedure richiedevano un tempo di scansione molto lungo per ottenere risultati accurati. Nel caso pratico, la conseguente riduzione del tempo di scansione aumenta il rumore connesso a tali fattori di correzione, rumore che finisce per trasferirsi all'immagine in emissione ricostruita dopo la correzione per attenuazione, rappresentandone un contributo significativo. La riduzione di tale contributo di rumore consentirebbe un notevole miglioramento della qualità dell'immagine in PET. Proprio per questa ragione con l'avvento delle PET/TC, la correzione per attenuazione viene effettuata quasi esclusivamente basandosi sui dati della TC, come verrà descritto in seguito.

12.4.3 Il rumore in PET

12.4.3.1 Conteggi *true, scattered* e *random*

Un evento corrispondente alla rivelazione in coincidenza temporale di due raggi γ si definisce *true* (vero) quando corrisponde effettivamente alla rivelazione di due γ che, provenendo dallo stessa annichilazione, non hanno subito deviazioni per effetto Compton lungo il loro percorso. Infatti, solo in questo caso la linea di volo misurata passerà, con le limitazioni già viste in precedenza, dal punto di annichilazione del positrone. In realtà, non tutte le linee di volo ricavate dalla rivelazione in coincidenza di due raggi γ corrispondono a un evento *true*. In Figura 12.9 sono mostrati i tre tipi di coincidenze che possono essere registrate da una PET. Il caso A corrisponde a una coincidenza *true*. Nel caso B almeno

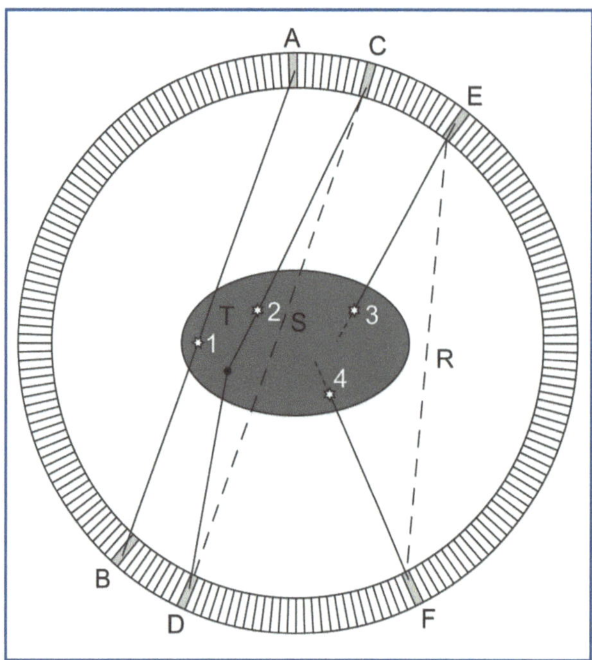

Fig. 12.9 Rappresentazione degli eventi *true* (T), *scattered* (S) e *random* (R). I raggi γ prodotti nell'annichilazione 1 raggiungono i rivelatori A e B senza subire interazioni nell'oggetto. La LOR così definita passa dal punto di annichilazione e l'evento a essa correlato è detto *true*. I raggi γ prodotti nell'annichilazione 2 raggiungono i rivelatori C e D, ma uno di essi subisce un'interazione Compton (*scattering*) nell'oggetto prima di raggiungere il rivelatore. La LOR così ricavata sarà inesatta. Tale evento è detto *scattered*. Un evento *random* viene invece registrato quando due raggi γ provenienti da due diversi processi di annichilazione vengono rivelati "simultaneamente" da due rivelatori (E e F) senza che il corrispettivo γ della coppia venga rivelato da alcun rivelatore (in caso contrario sarebbe una coincidenza tripla che viene solitamente riconosciuta e scartata). Anche in questo caso si ha una generazione di una LOR inesatta e addirittura non correlata ad alcun evento di annichilazione

uno dei raggi γ ha subito un'interazione Compton lungo il suo percorso. La linea di volo non passerà dunque dal punto di annichilazione. Tale evento è detto *scattered* (diffuso). Nel caso C i due raggi γ, pur essendo stati rivelati in coincidenza temporale, provengono da due eventi di annichilazione differenti. La linea di volo è dunque generata in modo casuale. In questo caso si parla di coincidenza accidentale e l'evento correlato è detto *random* (casuale). Gli eventi *true* e *scattered* sono accumunati dal fatto di essere generati da uno stesso evento di annichilazione. Per tale ragione sono spesso definiti come eventi *prompt* (immediati). Il rateo misurato di eventi *prompt* (P) varia linearmente con l'attività presente nel corpo del paziente, mentre il rapporto tra il rateo di *true* (T) e *scattered* (S) non varia (si noti che $P = T+S$). Una stima della capacità del sistema di evitare le coincidenze *scattered* è misurata dalla cosiddetta *scatter fraction (SF)* che è data dal rapporto tra il numero di eventi *scattered* ed eventi *prompt*, cioè $SF = S/(T+S)$.

Gli eventi *scattered* portano a un incremento del valore misurato del fondo rispetto a quello reale, insieme al generale aumento del rumore. Per ottenere un'accurata stima della distribuzione di attività si devono dunque identificare e scartare gli eventi *scattered* dai *true*. Analogamente a quanto visto nel Capitolo 9 nel caso della SPECT, il metodo comunemente più utilizzato è quello di effettuare una selezione sull'energia degli eventi registrati. Come per la SPECT, la risoluzione energetica risulta il parametro critico per l'ottimale selezione degli eventi *true*. Infatti, una buona risoluzione energetica consente di distinguere in modo più accurato quegli eventi che, per effetto di interazioni Compton (*scattering*), hanno perso parte della propria energia. Come già visto, anche l'utilizzo di setti nella modalità 2D riduce notevolmente la *scatter fraction*. Un'ulteriore riduzione degli eventi *scattered* può essere ottenuta attraverso una stima della distribuzione spaziale attesa, ad esempio simulando le interazioni secondo determinati modelli e incorporando le informazioni in un algoritmo iterativo (*scatter correction*). Tali correzioni permettono di ridurre il contributo degli eventi *scattered* sul fondo, ma non di diminuire il rumore a essi connesso. Una stima dell'efficacia di tale correzione può essere ottenuta misurando la *scatter fraction* prima e dopo la correzione stessa.

Una coincidenza *random* avviene quando due raggi γ sono rivelati in coincidenza temporale, ma provengono in realtà da due distinti eventi di annichilazione. In modo simile agli eventi *scattered*, l'effetto dell'inclusione nei dati di eventi *random* è una riduzione del contrasto (causato dall'aumento dei conteggi nel fondo), un aumento del rumore e, quindi, una diminuzione dell'accuratezza della misura quantitativa della distribuzione di attività. Gli eventi *random* sono indistinguibili dagli eventi *true*. Questi dovranno essere stimati e dunque sottratti nella fase di ricostruzione delle immagini. Si può però limitarne la probabilità in fase di progettazione e messa a punto del tomografo PET. Infatti, la probabilità che avvenga una coincidenza *random* è connessa con la durata (larghezza) della finestra temporale (t). Il numero delle coincidenze *random* che possono avvenire tra due rivelatori può essere stimato a partire dai ratei in singola misurati dai due rivelatori. Indicando con C_1 e C_2 i ratei in singola misurati dai due rivelatori, il rateo di eventi *random* (R) può essere stimato come:

$$R = 2\, t\, C_1 C_2$$

Risulta dunque evidente che, a differenza di quanto avviene per gli eventi *prompt* (e, in particolare, per gli *scattered*) che aumentano linearmente con l'attività, il rateo degli eventi *random* cresce con il quadrato dell'attività (sia C_1 che C_2 dipendono linearmente dell'attività stessa). La degradazione dell'immagine causata dagli eventi *random* risulterà dunque più importante ad alti livelli di attività.

Il metodo più utilizzato per la stima degli eventi *random* è quello della cosiddetta "coincidenza ritardata" (*delayed coincidence*): per ogni evento di singola che colpisce un rivelatore, viene aperta non solo una finestra temporale di coincidenza *prompt*, ma anche una seconda finestra temporale, sempre di lunghezza t, con un ritardo Δt rispetto all'evento originale. Il ritardo Δt è impostato sufficientemente lungo in modo tale che nessuna coincidenza *prompt* possa cadervi all'interno. La probabilità che un evento di rivelazione che avviene in un altro rivelatore sia in coincidenza temporale con questa finestra ritardata è pari alla probabilità di un evento *random*. Misurando dunque queste coincidenze ritardate (che avvengono con un certo rateo C_d) è possibile avere una stima diretta del rateo R di coincidenze *random* ($C_d = R$), così da poterle sottrarre dai dati.

12.4.3.2
Curva NEC

Nei precedenti paragrafi abbiamo già visto alcuni aspetti del confronto tra imaging 2D e 3D. La modalità 3D migliora notevolmente la sensibilità dello scanner, ma al prezzo di una sensibilità assiale non uniforme e di un'aumentata *scatter fraction*. Una misura, seppure indiretta, della qualità dei dati acquisiti in relazione alla presenza di eventi *scattered* e *random* e all'effetto del *dead time* sui dati misurati è dato da un valore detto rateo NEC (*Noise Equivalent Count rate*). In pratica, tale parametro misura la capacità del sistema di selezionare e acquisire gli eventi *true*.

Solitamente il valore di *NEC* è definito come:

$$NEC = \frac{T^2}{T + S + kR}$$

dove k è un fattore che dipende dal metodo utilizzato per la correzione delle coincidenze *random*. Le procedure per il calcolo del rateo NEC sono definite nei protocolli standard NEMA NU2 1994 e 2001. Tipicamente, il NEC è misurato per diversi valori di attività nel campo di vista, creando così una curva del rateo NEC in funzione dell'attività stessa. Tale curva è detta "curva NEC" e solitamente presenta un massimo per una data attività (detta "attività di picco della curva NEC" o *peak NEC activity*). Tali curve possono essere utilizzate per ottenere informazioni sulle procedure ottimali per effettuare al meglio vari studi PET (ad esempio, per ottimizzare la quantità di attività da iniettare in funzione della dimensione del corpo). In generale, una procedura è ottimizzata quando l'acquisizione dei dati inizia a un livello di attività corrispondente al massimo della curva NEC.

12.5 Imaging ibrido

Come per il caso della SPECT/TC, la combinazione di uno scanner PET con un sistema per tomografia assiale computerizzata (TC) ha notevoli vantaggi rispetto all'utilizzo delle due tecniche separatamente. Il vantaggio principale consiste nell'ottenere quasi simultaneamente immagini funzionali (dalla PET) e morfologiche (dalla TC). Combinando i due strumenti in un unico sistema è possibile ottenere queste informazioni senza muovere il paziente dalla sua posizione nel lettino. Le informazioni così ottenute sono completamente sovrapponibili (fuse) e per ogni punto del corpo si possono acquisire immagini morfologico-funzionali.

Un'ulteriore importante aspetto dell'utilizzo della PET/TC è la possibilità di utilizzare le informazioni sui coefficienti di attenuazione ricavati tramite la TC per effettuare la correzione per attenuazione dei dati PET. Questo aspetto è già stato analizzato nel Capitolo 9 nel caso della SPECT, ma con differenze sostanziali causate dalla diversa energia dei raggi γ utilizzati.

Di fatto, una PET/TC non solo integra due sistemi complementari ma, per l'utilizzo che se ne può fare, rappresenta un nuovo strumento di imaging tanto che che la rivista *Time Magazine* lo ha definito nel 2000: "l'invenzione medica dell'anno". Ciò si sta dimostrando vero a tal punto che i principali produttori di tomografi PET propongono ormai soltanto sistemi PET/TC.

L'abbinamento della PET con la TC offre infatti alcuni vantaggi fondamentali:

- possibilità di effettuare la correzione per attenuazione in maniera più rapida e con un basso livello di rumore nelle immagini;
- la fusione delle immagini morfologiche ad alta risoluzione della TC con quelle PET aiuta la localizzazione spaziale delle immagini funzionali (ad esempio, per identificate il sito anatomico dove è visibile una zona di elevato *uptake* corrispondente a un tumore);

- la TC può fornire informazioni che completano il quadro clinico (ad esempio, dimensioni di un tumore, visualizzazione di piccole lesioni altrimenti non visibili in PET);
- possibilità di utilizzare le informazioni TC per la correzione delle limitazioni della PET, ad esempio nel calcolo del SUV (*Standardized Uptake Value*) o per la correzione dell'effetto di volume parziale (vedi paragrafo precedente).

12.5.1 Strumentazione PET/TC

La strumentazione utilizzata in PET/TC consiste tipicamente in uno scanner PET e uno TC posti l'uno dietro l'altro, con l'asse dei due tomografi che giace sulla stessa linea. La struttura di quella che può essere considerata la prima generazione di sistemi PET/TC deriva ancora da quella dei primi prototipi che erano ottenuti semplicemente unendo due tomografi separati.

Da un punto di vista prettamente ingegneristico, le maggiori complessità di un sistema PET/TC sono connesse con la combinazione meccanica dei due sistemi. Le due scansioni sono infatti spazialmente separate, ma la loro posizione deve essere perfettamente nota, in modo da poter sovrapporre le immagini a posteriori. Possibili disallineamenti possono essere infatti causati da un non corretto movimento traslazionale del lettino o dalla flessione dello stesso che, nel caso della PET/TC, ha chiaramente una corsa maggiore rispetto a quella richiesta nei sistemi singoli. Per tale ragione i produttori specificano sempre il massimo peso corporeo del paziente che può essere accomodato nello scanner (tipicamente 150-200 kg).

Le caratteristiche della componente PET di un sistema PET/TC non sono diverse da quelle di una PET indipendente. Maggiori differenze possono invece esistere tra i sistemi TC, da utilizzarsi o meno in combinazione con la PET. Nel caso della PET/TC sono ancor più limitativi i quantitativi di dose da rilasciare al paziente. Si deve, infatti, considerare che un paziente che accede a una PET/TC solitamente ha già effettuato una TC e che la dose di raggi X già ricevuta va a sommarsi a quella rilasciata dal radioisotopo PET. Sebbene in principio la qualità dell'immagine richiesta per la TC nel complemento delle immagini PET sia inferiore rispetto a quella delle TC diagnostiche, la qualità dell'immagine delle più recenti versioni *multislice* è spesso richiesta anche per l'imaging PET/TC, tanto che nelle migliori PET/TC è implementata una componente TC di alta qualità.

12.5.1.1 Cenni sulla tecnologia TC

Una descrizione completa di un sistema TC esula dallo scopo del presente capitolo. Tuttavia, sono qui riportate le caratteristiche tecnologiche fondamentali utilizzate sia nelle TC cliniche che in quelle per sistemi integrati con la PET.

La Tomografia Computerizzata (*Computerized Tomography*) è una tecnica diagnostica che permette di visualizzare immagini relative a sezioni trasversali del corpo del paziente. Si basa sulla trasmissione di raggi X, e produce immagini tomografiche. Questa metodologia fornisce informazioni sulla morfologia degli organi, nonché sulla loro posizione ed estensione, ma in generale non consente di ottenere informazioni sulla funzionalità e sul metabolismo.

In una TC, le informazioni ottenute misurando a vari angoli le proprietà di attenuazione di un fascio X sono opportunamente combinate per ricostruire l'immagine di una sezione del corpo del paziente, ottenendo così una immagine direttamente correlata alle proprietà di attenuazione locale dei raggi X, ovvero alla distribuzione dei coefficienti di attenuazione lineare dei tessuti.

I componenti essenziali di uno scanner TC sono la sorgente di raggi X e il sistema di rivelazione, montati in posizione diametralmente opposta su un anello meccanico motorizzato, in grado di ruotare attorno al paziente.

Le sorgenti di raggi X a uso diagnostico sono costituite da tubi radiogeni in cui degli elettroni, emessi per effetto termoionico da un catodo, sono dapprima accelerati da una differenza di potenziale elettrico (tipicamente nel range 80-140 kV) e, in seguito, bruscamente frenati nella collisione con un anodo di metallo pesante. Il catodo è costituito da uno o due filamenti di tungsteno, i quali sono riscaldati per effetto Joule fino a temperature che possono variare fra i 1500 e i 2600 °C. L'anodo è invece costituito da un disco composto tipicamente da tungsteno (o molibdeno, nel caso di tubi destinati alla mammografia). I raggi X sono emessi in seguito al brusco frenamento degli elettroni sull'anodo; lo spettro della radiazione emessa dal tubo è composto da una componente continua (radiazione di frenamento) e da una discreta o "a righe" (emissione caratteristica del materiale anodico). Le sorgenti per TC devono essere in grado di sopportare consistenti carichi di lavoro, per cui l'anodo è fatto ruotare molto velocemente in modo che il fascio elettronico non colpisca sempre la stessa zona di metallo: ciò evita il surriscaldamento di un'unica zona del disco e favorisce la dissipazione termica.

La rivelazione dei raggi X si basa sulla conversione dell'energia trasportata dal fascio di radiazione in un segnale elettrico. Per effettuare questa conversione si utilizzano scintillatori. La luce visibile prodotta dagli scintillatori è convertita in un segnale elettrico mediante dei sensori a stato solido. In uno scanner TC il rivelatore è suddiviso in una "matrice" di elementi di rivelazione. Il numero di elementi di rivelazione e le dimensioni di ciascuno di essi influiscono in modo sostanziale sulla risoluzione delle immagini ottenute. Tipicamente, i rivelatori per TC sono suddivisi in 600-900 colonne per 1-64 righe, e ogni elemento di rivelazione ha una dimensione di circa 0,6 mm × 1 mm. Il numero di righe del rivelatore è correlato a quello degli "strati" ottenibili in una singola rotazione del gantry. Gli scanner con una sola riga di rivelatori (ormai obsoleti) sono detti *Single-Slice* (SS) e permettono l'acquisizione di un solo strato per rotazione; gli scanner con più di una riga sono detti *Multi-Slice* (MS) e consentono l'acquisizione simultanea di più strati, con una conseguente riduzione del tempo di scansione e della dose al paziente.

Tutte le TC attuali sono *Multi-Slice* e sono capaci di effettuare scansioni "a spirale" (*Spiral CT*). Ciò vuol dire che l'acquisizione è effettuata facendo ruotare il sistema in sincrono con la traslazione del lettino. In tal modo, la traiettoria eseguita dalla sorgente relativamente al paziente è, per l'appunto, una spirale. I dati ottenuti durante la scansione sono interpolati con opportuni algoritmi per ottenere stime dei dati relativi a una qualsiasi posizione longitudinale del corpo. Il maggiore vantaggio della TC a spirale consiste nella possibilità di effettuare la scansione dell'intero corpo del paziente in tempi molto ridotti. Inoltre, la dose al paziente risulta inferiore rispetto alla modalità di scansione *Multi-Slice* "sequenziale" dove, cioè, diverse scansioni tomografiche sono effettuate con il lettino fermo in determinate posizioni e poi unite a formare un volume maggiore.

12.5.2
Correzione per attenuazione basata sulla CT

Rispetto alle tecniche tradizionali di correzione per attenuazione tramite scansione in trasmissione, quella basata sulla TC è molto più rapida e capace di produrre fattori di correzione con un rumore molto ridotto. D'altro lato, il principale svantaggio consiste nell'utilizzo di un fascio di raggi X di energia molto diversa da quella di interesse, e per di più policromatici. In questo caso, l'errore può verificarsi durante il processo di conversione dei coefficienti di attenuazione ottenuti in tomografi a raggi X in quelli estrapolati a un valore di 511 keV.

In pratica, la procedura di correzione per attenuazione basata sulla TC prevede una scansione che, una volta ricostruita, fornisca la distribuzione dei coefficienti di attenuazione ottenuti con un certo spettro caratteristico dei raggi X. Tale distribuzione è solitamente rappresentata nella scala dei numeri di Hounsfield (HU da *Hounsfield Unit*) definiti come:

$$HU = 1000 \cdot \left(\frac{\mu}{\mu_{H_2O}} - 1 \right)$$

Il valore di μ può dunque essere ricavato come:

$$\mu = \mu_{H_2O} \left(\frac{HU}{1000} + 1 \right)$$

Tale normalizzazione dei γ basata sul coefficiente di attenuazione lineare dell'acqua (μ_{H_2O}) per quella data energia rende la scala in HU indipendente dall'energia e dallo spettro dei raggi X utilizzati nella misura, almeno per le misture di aria e acqua e, dunque, per i tessuti biologici di interesse.

Il passo successivo della procedura di correzione per attenuazione consiste nella conversione dei μ misurati alle energie della TC (μ_{CT}) ai μ misurati a 511 keV (μ_{511}). Tale conversione non può essere ottenuta tramite un semplice fattore moltiplicativo. Infatti, le diverse energie in gioco fanno sì che anche le probabilità relative dei vari tipi di interazione che possono avvenire nel tessuto varino sostanzialmente tra i raggi X della TC e i γ della PET, con la seguente non linearità della conversione dei μ tra le energie di interesse per i vari materiali che i raggi X e γ attraversano.

L'approssimazione solitamente utilizzata è quella di considerare una conversione lineare tra μ_{CT} e μ_{511} con un determinato coefficiente fino a un certo valore di HU (in questa prima gamma di valori di HU stanno solitamente tutti i tessuti molli). In tale range è inclusa anche l'acqua, per cui per quanto assunto si può scrivere:

$$\mu_{511,X} = \mu_{CT,X} \cdot \frac{\mu_{511,H_2O}}{\mu_{CT,H_2O}}$$

dove il pedice *X* indica un dato materiale caratterizzato da un certo valore di HU. Invece, al di sopra di tale HU si considera un diverso valore di proporzionalità (tipicamente inferiore). In questo range di valori sono inclusi, ad esempio, i materiali più attenuanti, come le ossa. Le curve di conversione possono variare a seconda delle approssimazioni fatte e delle caratteristiche dei sistemi TC utilizzati, e sono solitamente specificate dal produttore della strumentazione.

Tale approssimazione fallisce quando nel campo di vista siano presenti dei materiali a più alto numero atomico Z e che non possono dunque essere approssimati come una combinazione di aria acqua e tessuti ossei. Esempi di questi materiali sono gli impianti metallici, otturazioni dentali metalliche, e mezzi di contrasto solitamente usati in TC. Gli artefatti connessi con tali materiali non sono solitamente corretti e devono essere riconosciuti e interpretati dall'utente.

Letture consigliate

AAPM Report n. 39 (1993) Specifications and acceptance testing on computer tomography scanners. American Institute of Physics, Madison

ImpactScan website, http://www.impactscan.org

Kalender WA (ed) (2005) Computed Tomography - Fundamentals, system technology, image quality, applications, 2nd edn. Publicis Corporate Publishing, Erlangen

NEMA Standards Publications NU-2 2007 (2007) Performance measurements of positron emission tomographs. National Electrical Manufacturers Associations, Washington

Phelps ME (ed) (2004) PET - Molecular imaging and its biological applications. Springer, New York

Valk PE, Bailey DL, Townsend DW et al (eds) (2003) Positron Emission Tomography: basic science and clinical practice. Springer, London

Webb S (ed) (1988) The Physics of medical imaging. IoP Publishing, Bristol, Philadelphia

Modalità di acquisizione con PET 13

O. Sorace, D. Volterrani

Indice dei contenuti

13.1 Introduzione

La PET offre la possibilità di utilizzare diverse modalità di acquisizione effettuate sulla base del quesito clinico e dei parametri che si desiderano ottenere, compatibilmente con la dotazione hardware e software del tomografo. Possiamo schematicamente distinguere le seguenti modalità di acquisizione:

- segmentaria statica;
- dinamica;
- *total body*;
- *list mode*;
- *gated*.

13.2 Impostazione dell'acquisizione

Alcune fasi che precedono o fanno parte dell'impostazione dell'acquisizione sono comuni alle diverse modalità:

- inserimento dei dati identificativi del paziente e dell'esame;
- impostazione dei dati relativi alla posizione del paziente sul lettino di esame (se supina o prona, se testa o piedi sono rivolti verso il *gantry*), necessaria per ottenere un corretto orientamento delle immagini ricostruite;
- posizionamento del paziente sul lettino del tomografo. La scelta della posizione del corpo del paziente, delle braccia (iper-abdotte sopra la testa o addotte lungo il corpo) e dell'eventuale utilizzo di un poggiatesta per limitare i movimenti del capo varia a seconda del segmento corporeo da esaminare;
- il piano d'esame è messo in posizione di scansione facendo in modo che le luci di allineamento laser del tomografo siano centrate sulla posizione di inizio scansione;
- impostazione dei parametri dell'acquisizione *scout*, TC e PET. L'utilizzo di protocolli di scansione (e di ricostruzione) predefiniti consente di risparmiare tempo e, contemporaneamente, garantisce esami di qualità con uniformità di risultati, in quanto l'esame è effettuato sempre con le stesse modalità.

13.3 Acquisizione segmentaria

È utilizzata per lo studio di un segmento corporeo o di un solo organo; in quanto caratterizzata da una singola acquisizione per un tempo predeterminato, questa modalità è anche definita "statica".

In fase di impostazione dell'acquisizione devono essere inseriti i dati relativi alla somministrazione del radiofarmaco (attività somministrata e relativo orario della misura, orario della somministrazione del radiofarmaco al paziente, attività residua nella siringa dopo l'iniezione e relativo orario della misura), perché solo in questo modo è possibile calcolare il parametro SUV (*Standardized Uptake Value*) sulle immagini PET ricostruite.

Negli attuali tomografi PET/TC i limiti della scansione sono individuati sulle immagini *scout* determinate con la TC sul piano antero-posteriore e/o latero-laterale; la scansione corrisponde al FOV assiale della PET (circa 15-18 cm, a seconda dei modelli di tomografo).

Lo scopo di questa modalità di acquisizione è quello di ottenere un'immagine della qualità migliore possibile. L'ideale sarebbe acquisire coincidenze in numero sufficiente, tale da ridurre al minimo l'errore statistico:

$$\varepsilon = \sqrt{n}$$

dove n = numeri di eventi registrati; purtroppo, questa esigenza di qualità si scontra con la pratica quotidiana, poiché il tempo necessario all'esecuzione dell'esame diverrebbe troppo lungo, insostenibile per la routine diagnostica e per la *compliance* da parte del paziente. Si rende pertanto necessario limitare i tempi di acquisizione, che variano in genere empiricamente tra i 10 e i 15 minuti in funzione del distretto corporeo esaminato, del tipo e della quantità di radiofarmaco iniettato, e della corporatura del paziente (peso e altezza).

Questa modalità di acquisizione è utilizzata frequentemente in ambito cardiologico e neurologico; tuttavia, l'acquisizione statica di un segmento corporeo può essere effettuata anche a completamento di uno studio *total body* oncologico: ad esempio, acquisizione statica tardiva del fegato in uno studio con [^{18}F]FDG (Fig. 13.1).

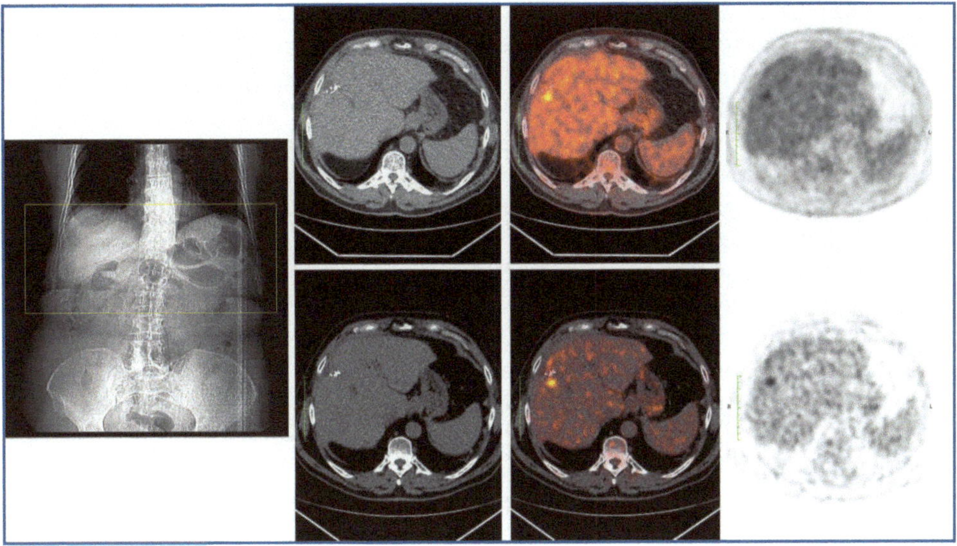

Fig. 13.1 Acquisizione segmentaria a livello del fegato durante una PET con [^{18}F]FDG. *A sinistra*: acquisizione *scout* su cui è posizionato il localizzatore che definisce il FOV di acquisizione PET/TC. *A destra*: *in alto*, sezione assiale (TC, fusione PET/TC e PET) del fegato ottenuta nello studio standard *total body*; *in basso*, la stessa sezione ottenuta con acquisizione segmentaria tardiva (2 ore), dove si evidenzia con migliore contrasto la lesione metastatica presente a livello del VII segmento

13.4 Acquisizione dinamica

Questa modalità di acquisizione si sviluppa temporalmente (perciò è anche definita 4D) per la durata del processo fisiologico o biologico in studio. Il protocollo di acquisizione è costituito da una sequenza di *frame* con frequenza temporale variabile, definita con temporizzazione idonea a descrivere la distribuzione del tracciante a carico del tessuto/ organo che si vuole prendere in esame.

Uno degli scopi di questo tipo di acquisizione può essere quello di poter distinguere strutture diverse sulla base della differente cinetica locale del radiofarmaco. Tuttavia, il fine principale di tale acquisizione è quello di calcolare parametri quantitativi relativi al metabolismo di un determinato substrato (ad esempio, μmoli/min per grammo di tessuto) oppure la perfusione (mL/min per grammo di tessuto) o, infine, la densità recettoriale (*binding potential*) di un determinato organo o tessuto. L'acquisizione dinamica per ottenere dati quantitativi assoluti è eseguita di norma in ambito sperimentale, meno frequentemente nella routine clinica. Un utilizzo clinico dell'acquisizione dinamica si ritrova, ad esempio, nella PET con [^{11}C]Colina per la stadiazione e ristadiazione di pazienti con carcinoma prostatico; lo studio dinamico della pelvi, costituito da pochi *frame* della durata di 1 minuto, avviene immediatamente dopo l'iniezione del radiofarmaco per distinguere (basandosi sulla differente cinetica del radiofarmaco) tra accumulo aspecifico a livello delle vie urinarie (tratto distale degli ureteri) e accumulo focale dovuto a recidiva di malattia.

Come per l'acquisizione segmentaria statica, i limiti della scansione sono individuati sull'acquisizione *scout* effettuata con la TC sul piano antero-posteriore e/o latero-laterale. La scansione corrisponde al FOV assiale della PET (circa 15-18 cm, a seconda dei modelli di tomografo).

Il numero di *frame* e la durata dell'acquisizione dipendono principalmente dalla cinetica del radiofarmaco a livello dell'organo/tessuto in esame. Ad esempio, la distribuzione di [^{13}N]ammoniaca o ^{82}Rb nel miocardio è piuttosto rapida e richiede un tempo totale di acquisizione di alcuni minuti con *frame* che, quando il bolo attraversa le camere cardiache, hanno una durata di 2-3 secondi e, successivamente, di 10-15 secondi; quando si studia invece il metabolismo della [^{18}F]Fluoro-DOPA a livello dei nuclei striati, l'acquisizione ha una durata di 90-100 minuti, con *frame* della durata di alcuni minuti ciascuno. Soprattutto con questa modalità di acquisizione, l'utilizzo di protocolli standard predefiniti consente di risparmiare tempo e di ottenere risultati affidabili e riproducibili.

Per quanto riguarda i dati da impostare prima dell'acquisizione, non è indispensabile inserire quelli relativi alla somministrazione del radiofarmaco (attività somministrata, orario della misura, orario della somministrazione del tracciante al paziente, attività residua nella siringa dopo l'iniezione e relativo orario della misura), perché i parametri quantitativi che si desidera misurare sono calcolati in base all'andamento nel tempo della distribuzione del tracciante.

Molteplici modelli matematici sono stato sviluppati per calcolare parametri come metabolismo, flusso o densità recettoriale; caratteristica comune è che per tutti è necessario conoscere come varia nel tempo la concentrazione del radiofarmaco nel compartimento ematico arterioso (funzione di *input*) e nel tessuto/organo di interesse. Mentre la curva attività/tempo tessutale si ricava disegnando una o più ROI (2D o 3D) sull'organo di interesse che si ritrova sempre compreso nel FOV assiale di scansione, ottenere la curva di *input* arterioso può essere più problematico. Per quanto riguarda gli studi di perfusione o metabolismo miocardico, nel FOV assiale di acquisizione sono compresi sia le pareti ventricolari che le cavità. Disegnando ROI a livello di una delle cavità cardiache e del miocardio è possibile ottenere le curve che descrivono, rispettivamente, l'andamento nel tempo del tracciante all'interno del compartimento ematico (atrio o ventricolo, destro o sinistro) e del tessuto (miocardio) (Fig. 13.2). Tuttavia, negli studi dinamici che si effettuano su segmenti corporei dove non si riesce a ottenere la curva di *input* (in quanto non è possibile campionare una regione vascolare o, comunque, una regione in equilibrio con il sangue) è necessario effettuare, contestualmente allo studio dinamico, anche una serie di prelievi ematici arteriosi per ottenere la curva di *input*. Tale requisito complica molto la procedura di esecuzione e di *processing* dell'esame e presenta, inoltre, una certa invasività per il paziente (cateterismo dell'arteria radiale o omerale).

Con questo tipo di approccio è possibile non solo calcolare un'attività metabolica, perfusione o densità recettoriale di un organo, ma anche generare delle cosiddette "immagini parametriche 3D". Infatti, conoscendo la funzione di *input*, i parametri cinetici della distribuzione del radiofarmaco a livello dei tessuti possono essere calcolati *voxel by voxel*, ottenendo un volume di dati dove il valore dei singoli voxel è costituito non più da un *rate* di conteggio (cps o cpm) o un'attività (KBq), ma dal parametro funzionale che è stato misurato. Il vantaggio dell'imaging parametrico è, oltre a quello di fornire valori quantitativi assoluti, di poter raggiungere un contrasto ottimale tra organi e tessuti con differenti parametri cinetici del radiofarmaco (Fig. 13.3).

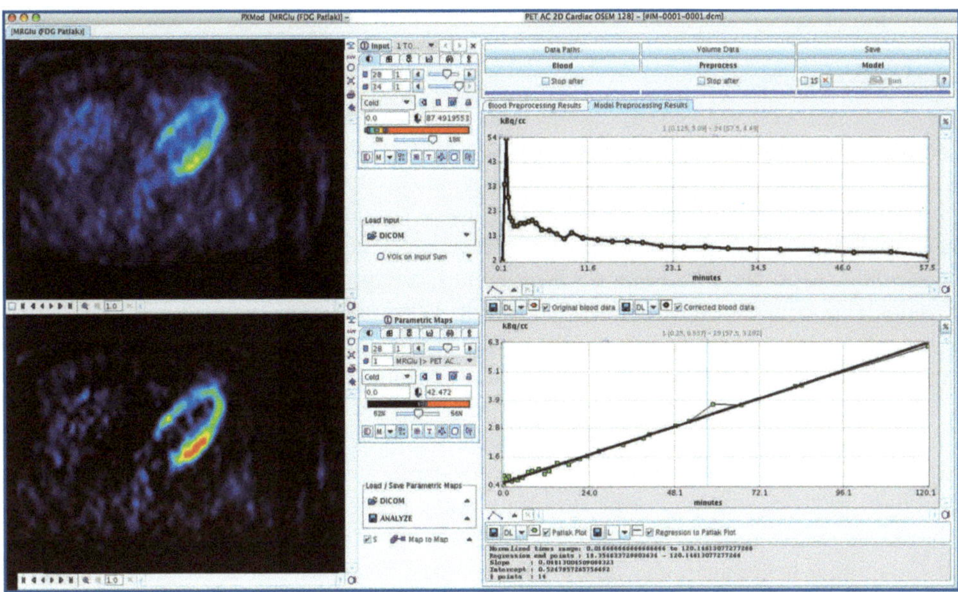

Fig. 13.2 Studio dinamico del metabolismo miocardico con [^{18}F]FDG. *A sinistra*: immagini assiali del ventricolo sinistro su cui viene disegnata una ROI in cavità ventricolare sinistra (*input* arterioso) e, rispettivamente, sul miocardio (tessuto). *A destra*: *in alto*, la curva di *input* arteriosa; *in basso*, il grafico in base al quale è possibile calcolare i parametri cinetici del radiofarmaco a livello miocardico

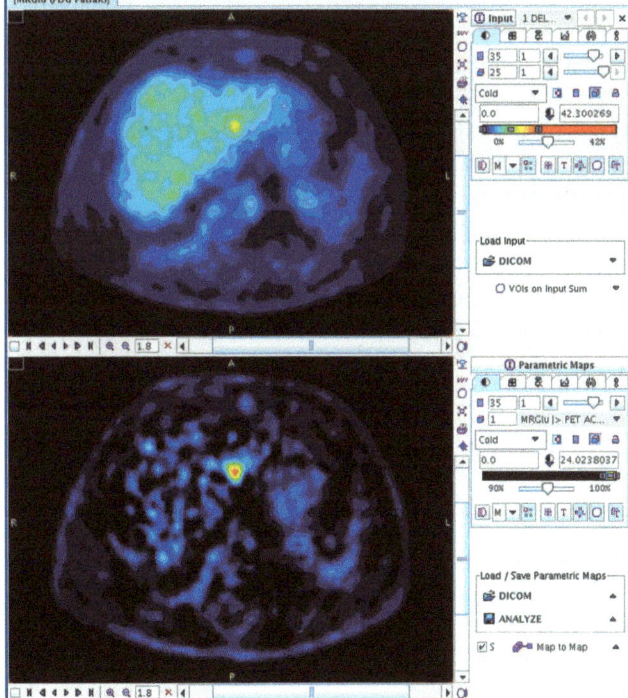

Fig. 13.3 Imaging parametrico elaborato in base a una PET dinamica con [^{18}F]FDG. *In alto*, sezione assiale dove in corrispondenza del II segmento epatico si evidenzia una lesione metastatica con moderata iperattività metabolica. *In basso a sinistra*: immagine parametrica della stessa sezione dopo analisi di Patlak; la lesione presenta un *metabolic rate* del glucosio pari a 24 μmol/min per grammo, molto più elevato rispetto al parenchima epatico sano circostante

13.5
Acquisizione *total body*

Questa modalità di acquisizione trova impiego in quelle applicazioni cliniche (tipicamente in ambito oncologico) dove si richiede un campo di esplorazione più ampio, che può coprire praticamente il corpo intero. Durante l'acquisizione PET, il lettino sul quale è posizionato il paziente scorre in senso assiale per *steps* successivi; a ogni *step* viene acquisita una porzione del campo d'indagine corrispondente al FOV assiale (*bed*) e l'esame si conclude con l'acquisizione di tutti i *bed* necessari a coprire l'intero campo d'indagine. La durata dell'esame è data dalla somma dei tempi di acquisizione di ogni singolo *bed*, per la cui determinazione ci si attiene agli stessi criteri già espressi nel caso dell'acquisizione segmentaria.

Nell'impiego di tale modalità si deve tenere conto di due aspetti che incidono sulla definizione della lunghezza del campo di esplorazione. Il primo è legato al fatto che ogni posizione acquisita ha una lunghezza predefinita, coincidente con la lunghezza del FOV assiale; pertanto, per essere sicuri di coprire interamente il campo di indagine è necessario che la somma di tutti i *bed* acquisiti abbia una lunghezza uguale o superiore. Il secondo aspetto è legato alla necessità di correggere gli artefatti che si verificano nei piani esterni a causa delle radiazioni provenienti dalle strutture corporee al di fuori del FOV. La correzione è realizzata mediante la sovrapposizione dei piani esterni di due *bed* adiacenti (*overlap*), aumentando la statistica e riducendo l'errore casuale. Il numero di piani da sovrapporre è scelto dall'operatore, che deve tener conto che se il numero di piani è ridotto la correzione non risulta efficace e che la lunghezza del campo di vista assiale si riduce all'aumentare del numero di piani sovrapposti, con conseguente incremento del tempo di acquisizione complessivo.

Come per l'acquisizione segmentaria, in fase di impostazione sono inseriti i dati relativi alla somministrazione del radiofarmaco (attività somministrata, orario della misura, orario della somministrazione del tracciante al paziente, attività residua nella siringa dopo l'iniezione e relativo orario della misura) per poter calcolare il parametro SUV sulle immagini PET ricostruite.

Negli attuali tomografi PET/TC i limiti della scansione sono individuati mediante l'acquisizione *scout* effettuata con la TC sul piano antero-posteriore e/o latero-laterale. La scansione corrisponde a un numero finito di FOV assiali della PET, che di norma parte dalla base cranica e termina inferiormente al bacino (circa 5-7 FOV, a seconda dei modelli di tomografo e della statura del paziente).

13.6
Acquisizione *list mode*

Il *list mode* indica più che altro un modo particolare di trattare i dati che sono acquisiti. Con questa modalità le linee di coincidenza (LOR) accettate sono memorizzate in una matrice chiamata sinogramma. È possibile però salvare tutte le informazioni relative alla rivelazione di ogni fotone γ prima di effettuare l'analisi per la memorizzazione delle LOR.

Tale modalità è estremamente potente perché consente, una volta terminata l'acquisizione dei dati, di ottenere sinogrammi che si differenziano per i diversi parametri di acquisizione normalmente a disposizione dell'operatore. Un esempio può essere un'acquisizione della durata di n minuti che può essere successivamente ricostruita sia come segmentaria che come dinamica, indifferentemente. Il problema principale dell'acquisizione *list mode* risiede nella notevole quantità di memoria necessaria a gestire i dati; questo fatto costituisce un limite per la durata dell'acquisizione (funzione del *rate* di conteggio) e per la dimensione del file di dati che è salvato su hard-disk.

13.7 Acquisizione *gated*

Per acquisizione *gated* si intende un'acquisizione sincronizzata su un segnale esterno alla macchina, tipicamente un segnale fisiologico che si sviluppa in frequenza, quindi nel tempo, come il ciclo cardiaco o la frequenza respiratoria del paziente. L'acquisizione sincronizzata è suddivisa in un numero predeterminato di *frame*, conseguendo così il duplice obiettivo di descrivere temporalmente un fenomeno fisiologico in movimento (come in una sequenza cinematografica) e di ridurre gli artefatti dovuti al movimento stesso.

Due sono le strategie che permettono la gestione di questa modalità: quello classico basato su una suddivisione predeterminata di *frame* e uno più innovativo fondato sulla modalità *list mode*.

Nel primo caso si decide a priori, in funzione della statistica di conteggio che vogliamo ottenere, della frequenza del fenomeno (ad esempio, ciclo cardiaco) oggetto dello studio e delle possibilità offerte dalla strumentazione, in quanti *frame* suddividere la sequenza di acquisizione. Nel caso di uno studio cardiologico, generalmente si suddivide la sequenza in 8/10 *frame* (o *bin*); in questo contesto la sincronizzazione consente di descrivere il ciclo cardiaco tra la fase di telesistole e quella di telediastole, suddividendolo in 8/10 fotogrammi (Fig. 13.4). La statistica di conteggio diminuisce in modo direttamente proporzionale al numero di *frame* utilizzati; questo dato è quindi particolarmente rilevante nel decidere il numero di fotogrammi utilizzati nella descrizione del fenomeno.

Il secondo approccio (*list mode*) garantisce una maggiore flessibilità, dato che è in fase di *post-processing* che i diversi parametri del *gating* possono essere definiti fino a ottenere il migliore risultato desiderato.

Un'applicazione particolare è rappresentata dal *gating* respiratorio, che permette l'acquisizione sincronizzata dei dati con il ciclo respiratorio del paziente, e rappresenta quindi uno strumento importante per la rilevazione e la quantificazione dei movimenti spazio-temporali delle lesioni tumorali e degli organi circostanti. La correzione per il movimento respiratorio comporta i seguenti vantaggi:

- migliore definizione del volume effettivo di una lesione tumorale (che, se non corretto mediante gating, il movimento respiratorio tende far apparire più grande);

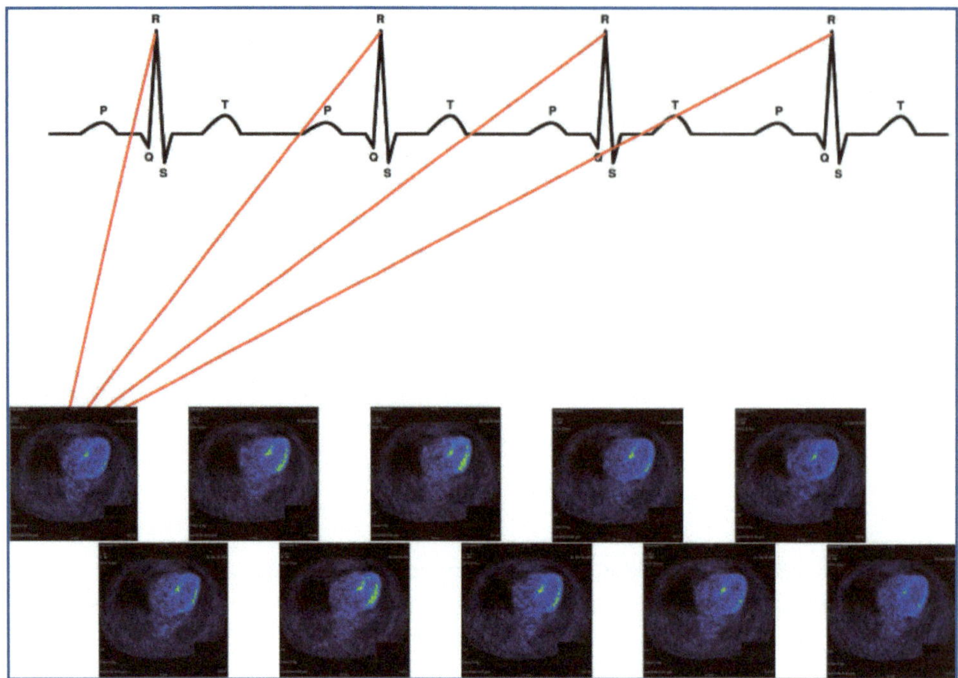

Fig. 13.4 Rappresentazione schematica di *gating* cardiaco sincronizzato sull'onda R del tracciato ECG

- migliore stima della captazione del radiofarmaco in termini di SUV (che, se non corretto mediante *gating*, il movimento respiratorio tende a far sottostimare);
- migliore localizzazione spaziale delle lesioni tumorali rispetto agli organi circostanti.

Per poter realizzare acquisizioni sincronizzate con l'attività respiratoria è necessario disporre di un sistema per il monitoraggio, la rilevazione e l'analisi in tempo reale, del *pattern* respiratorio del paziente. In questo modo è possibile fornire al tomografo PET/TC il segnale *trigger* per la sincronizzazione dell'acquisizione rispetto al ciclo respiratorio del paziente. I metodi utilizzati sono molteplici; tuttavia, uno dei sistemi commerciali più diffusi è l'RPM (*Real time Position Management*, Varian, Palo Alto). Questo sistema, direttamente interfacciabile al tomografo PET/TC (ma anche all'acceleratore lineare per il trattamento radioterapico), permette di rilevare il ciclo respiratorio del paziente attraverso la registrazione di un segnale di tipo ottico, proveniente da due marker riflettenti posizionati sul torace del paziente. I due marker sono illuminati con luce infrarossa e la luce da loro riflessa (che è deflessa dagli atti del respiro) è rilevata da una telecamera. Il segnale della telecamera è elaborato in tempo reale come *trigger* per il *gating* (Fig. 13.5); un ciclo respiratorio è tipicamente suddiviso in 6-10 *frame* temporali o *bin*.

Fino a poco tempo fa l'acquisizione con *gating* respiratorio seguiva l'acquisizione *total body* standard, ovvero una volta terminato lo studio *total body* si decideva se eseguire l'acquisizione *gated* su uno o più FOV prescelti; attualmente è invece possibile definire a priori in quali FOV della scansione *total body* eseguire l'acquisizione *gated*. Il software di gestione dell'acquisizione provvede a prolungare il tempo di acquisizione sui FOV da acquisire con *gating*.

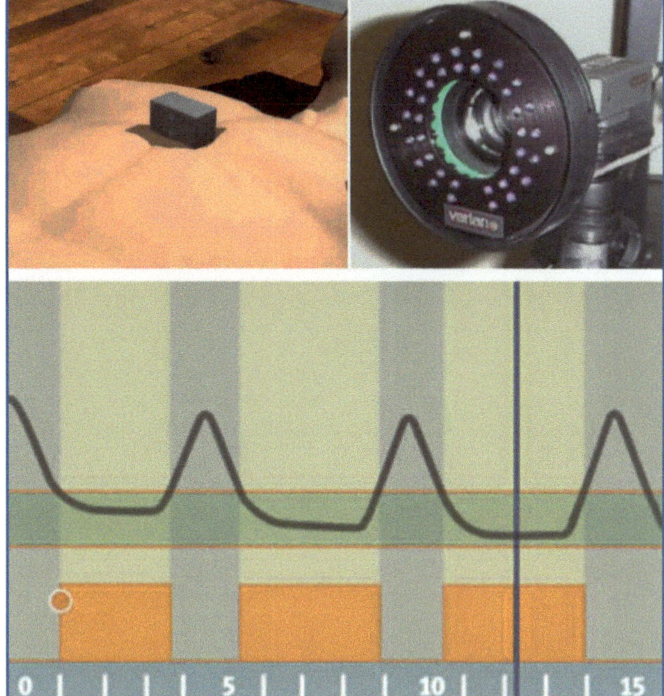

Fig. 13.5 *Gating* respiratorio con strumentazione Varian. *In alto a sinistra* è rappresentato il dispositivo con i marker riflettenti posizionato sul torace del paziente. *In alto a destra* è raffigurata la telecamera a raggi infrarossi. *In basso* è rappresentata la traccia del *gating* respiratorio con alcuni cicli respiratori registrati

Anche per il *gating* respiratorio è possibile effettuare l'acquisizione in *frame mode* oppure in *list mode*. In quest'ultimo caso l'acquisizione dei dati avviente in una sequenza (*list*) per tutta la durata dell'acquisizione; in fase di *post-processing* i dati sono poi riordinati secondo il ciclo respiratorio del paziente in un numero definito di fasi.

Letture consigliate

Ell PJ, Gambhir SS (eds) (2004) Nuclear Medicine in Clinical Diagnosis and Treatment, 3rd edn. Churchill Livingston, New York

Harbert JC, Eckelman WC, Neumann RD (eds) (1996) Nuclear Medicine – Diagnosis and Therapy. Thieme Medical Publishers, New York

Controlli di qualità della PET

14

F. Di Martino, C. Carpentieri, S. Marcatili

Indice dei contenuti

I riferimenti internazionali per i controlli di qualità per tomografi PET sono i documenti NEMA NU 1 del 1994 (NEMA-94) e NEMA NU 2 del 2001. Questi documenti non forniscono però indicazioni sui test periodici necessari a monitorare il corretto funzionamento del sistema e ad acquisire le opportune calibrazioni. Tali test hanno modalità di esecuzione, tolleranze e periodicità che dipendono dal tomografo in questione e devono essere eseguiti (spesso in modo automatico e utilizzando una sorgente interna al tomografo) seguendo le direttive della ditta costruttrice.

Anche se i documenti NEMA permettono la valutazione e il confronto di scanner PET clinici differenti, nessuno dei due documenti specifica i valori dei parametri tecnici di riferimento e le relative tolleranze.

Il NEMA-94 è rivolto a valutare le prestazioni dei tomografi dedicati all'imaging cerebrale in modalità 2D (con setti), e include perciò misure con fantocci ottimizzati per lo scopo. Il documento del 2001, invece, include modifiche nella misurazione di risoluzione spaziale, frazione di *scatter*, sensibilità e accuratezza delle correzioni per tempo morto e coincidenze random. Non è invece previsto un test sull'uniformità.

Lo standard NU-2 del 2001 è stato pensato con l'intento di descrivere condizioni di misura il più possibile compatibili con quelle tipiche dell'imaging *total body* 3D per applicazioni oncologiche. L'adozione di nuovi fantocci, particolarmente lunghi, consente una più corretta rappresentazione della distribuzione di attività simulandone la presenza al di fuori del campo di vista del tomografo. La necessità di valutare le caratteristiche

Fondamenti di medicina nucleare. Duccio Volterrani, Paola Anna Erba, Giuliano Mariani (a cura di)

dei tomografi in situazioni cliniche ha inoltre portato all'introduzione di una misura per la verifica della qualità dell'immagine, da effettuarsi in condizioni cliniche sia per quanto riguarda il protocollo di acquisizione che di ricostruzione.

Entrambi i protocolli raccomandano l'uso di sorgenti di ^{18}F, fornendo criteri per la scelta dell'attività iniziale da utilizzare. Recentemente, sono state elaborate delle linee-guida redatte dall'AIFM (Associazione Italiana Fisica in Medicina) che suggeriscono di eseguire periodicamente i seguenti controlli di qualità NEMA:

- uniformità NEMA NU 1 (1994);
- risoluzione spaziale NEMA NU 1;
- sensibilità NEMA NU 1;
- sensibilità NEMA NU 2 (2001).

14.1 Risoluzione spaziale

Con risoluzione spaziale di un sistema PET si fa riferimento alla larghezza del profilo di luce ottenuto da una sorgente puntiforme (*Point Spread Function*, PSF) oppure lineare. La risoluzione è misurata in termini di larghezza a metà altezza (FWHM) di tale profilo, che si suppone Gaussiano. L'allargamento del profilo di luce è dovuto a diversi fattori:

- range non nullo del positrone;
- non collinearità dei fotoni di annichilazione;
- *pitch* dei detector;
- parallasse;
- algoritmo di ricostruzione dell'immagine;
- logica di riconoscimento della posizione di *hit* (elettronica).

In particolare, l'allargamento del profilo di luce non è costante su tutto il campo di vista del tomografo. La risoluzione spaziale deve perciò essere specificata separatamente nella direzione assiale e transassiale. I sistemi PET con geometria ad anello presentano un sovracampionamento transassiale, mentre il campionamento assiale non è in genere sufficiente a raggiungere la massima risoluzione intrinseca. Inoltre, la risoluzione transassiale è in genere specificata in termini di risoluzione radiale e tangenziale (Fig. 14.1).

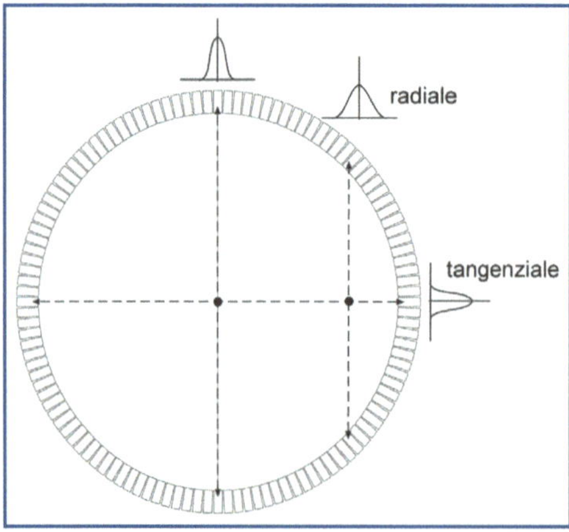

Fig. 14.1 Risoluzione spaziale nel piano transassiale. Sono riportati i due diversi contributi della risoluzione radiale e tangenziale

Il diverso angolo di penetrazione del fotone nel cristallo, a seconda della posizione di annichilazione rispetto al centro del campo di vista (FOV), provoca una degradazione della risoluzione radiale ai bordi del FOV, per effetto di parallasse.

14.1.1
Risoluzione spaziale NEMA NU 1

Il protocollo prevede la misura della sola risoluzione transassiale. La misura è effettuata con l'utilizzo di una sorgente lineare di dimensioni definite posta in aria.

La sorgente lineare utilizzata ha una lunghezza di 16 cm, con diametro interno pari a 1 mm e diametro esterno di 1,5 mm. L'attività di ^{18}F da utilizzare deve essere tale che la perdita percentuale di eventi legati al tempo morto del sistema di eventi random rispetto al totale sia inferiore al 5%.

La sorgente deve essere posizionata per mezzo di un supporto al centro del FOV assiale e con le seguenti coordinate rispetto al FOV transassiale: ($x = 0$ cm $y = 0$ cm; $x = 0$ cm $y = 10$ cm; $x = 0$ cm $y = 20$ cm).

Per ognuna delle tre posizioni della sorgente considerate all'interno del FOV transassiale, per ogni sezione coinvolta e nelle due direzioni longitudinale e tangenziale, i dati sperimentali sono fittati con un profilo gaussiano ed è calcolato il valore dell'FWHM; la media dei valori così ottenuti rappresenta la risoluzione transassiale del sistema.

14.1.2
Risoluzione spaziale NEMA NU 2

Si raccomanda l'uso di una sorgente di ^{18}F con le seguenti caratteristiche:
- attività tale che la perdita percentuale di eventi legata al tempo morto del sistema e il *rate* di eventi random rispetto al totale siano entrambe inferiori al 5%. Tale attività non è specificata nel protocollo perché dipende dal modello di tomografo sul quale è effettuato il controllo e dai parametri di acquisizione scelti;
- per ottenere una sorgente puntiforme, si raccomanda di usare un capillare di vetro con un diametro interno di 1 mm e uno esterno inferiore a 2 mm. Una goccia di ^{18}F con una dimensione longitudinale inferiore a 1 mm deve essere inserita nel capillare;
- al fine di misurare la risoluzione spaziale in tutte le sue componenti (assiale, radiale e tangenziale), si raccomanda di effettuare misure ripetute in 3 punti con la sorgente posta al centro del FOV assiale (posizioni [$x = 0$, $y = 1$], [$x = 0$, $y = 10$] e [$x = 10$, $y = 0$] rispetto al centro del FOV transassiale), e altri 3 set di misure in posizioni transassiali analoghe, ma con la sorgente posta ad 1/4 del FOV assiale.

Lo standard NU-2 suggerisce che la FWHM della *Point Spread Function* (PSF) copra almeno 3 pixel; l'ampiezza del pixel in fase di ricostruzione deve pertanto essere inferiore a 1/3 della risoluzione spaziale attesa in tutte e tre le dimensioni.

Le risoluzioni spaziali trasversa e assiale sono estrapolate dalla media delle misure nei punti elencati:
- le difficoltà tecniche nella realizzazione della misura sono principalmente legate alla sorgente;

- una sorgente delle dimensioni richieste dal protocollo richiede un'elevata attività specifica per ottenere un rateo di conteggi ragionevole;
- è difficile posizionare la goccia di ^{18}F all'interno del capillare senza contaminarne le pareti anche nella zona fredda;
- l'annichilazione positronica non è confinata nel fluido. I positroni possono interagire anche sulle pareti di vetro del capillare, producendo un'elongazione della sorgente in direzione longitudinale (sorgente asimmetrica).

14.2 *Scatter Fraction*

Le coincidenze rivelate sono dovute, oltre che agli eventi veri, anche a false coincidenze dovute agli eventi random causati dalle dimensioni finite della finestra temporale del sistema di acquisizione in coincidenza e da altri dovuti a fotoni che, dopo essere stati generati in coincidenza in seguito all'annichilazione di un positrone, interagiscono con la materia circostante prima di essere rivelati (fotoni scatterati).

In un evento di *scatter*, uno dei fotoni o entrambi, prodotti in seguito a una annichilazione, possono essere diffusi all'interno del corpo o dal materiale circostante, prima di essere rivelati; questo fenomeno comporta la ricostruzione di una linea di volo che non contiene il punto di annichilazione. La scarsa risoluzione energetica, tipica di un rivelatore PET, non permette di distinguere alcuni dei fotoni che hanno subito *scattering* Compton, dai fotoni che raggiungono il detector senza interagire. Ne consegue, perciò, una riduzione del contrasto nell'immagine ricostruita. Gli eventi random e "le perdite di conteggio dovute al tempo morto" del sistema di rilevazione dipendono dal *count rate* e dall'elettronica del sistema di rilevazione e possono essere sottratti in tempo reale durante l'acquisizione. Più difficile è la quantificazione e la successiva correzione dei falsi eventi dovuti a fotoni scatterati.

Per *Scatter Fraction* si intende il rapporto tra coincidenze dovute a fotoni scatterati (*false*) e rivelate (*true* + *false*) su una ROI (*Region Of Interest*) all'interno del FOV transassiale. La *Scatter Fraction* non dipende dal *count rate* del sistema, ma è funzione della distribuzione di attività e dell'oggetto all'interno del FOV.

14.2.1 *Scatter Fraction* NEMA NU 1

Il NEMA NU 1 propone una procedura per la misura della *Scatter Fraction* utilizzando un fantoccio adatto alla caratterizzazione di macchine per imaging cerebrale. Tale fantoccio è costituito da un cilindro cavo di polietilene di 19 cm di altezza per 20 cm di diametro, con uno spessore delle pareti di 3 mm. La geometria è tale da permettere l'inserimento di sorgenti lineari alle distanze di 0, 45 e 90 mm dall'asse. Il cilindro deve essere riempito con acqua come mezzo di *scattering*.

Per ogni sorgente lineare deve essere effettuata un'unica acquisizione, e i dati devono essere prima corretti per le random e il tempo morto e poi rielaborati come descritto nel NEMA NU 2. In questo caso, nell'allineamento delle proiezioni angolari di ogni

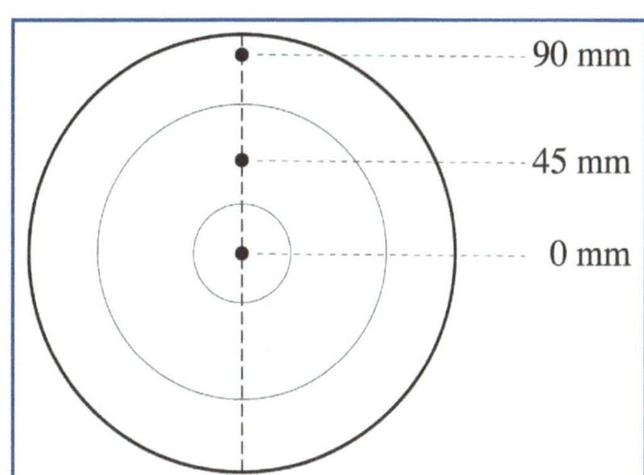

Fig. 14.2 Schema del fantoccio per la misura della sensibilità. Sono riportate le aree sui cui si effettua la misura per le tre sorgenti lineari

sinogramma si definiscono 3 aree (un cilindro e due anelli) che comprendono ciascuna una delle sorgenti lineari (Fig. 14.2), che stanno tra esse in rapporto 1:8:10.75. La *Scatter Fraction* è in questo caso calcolata come una media dei conteggi di *scatter* dovuti a ogni sorgente, pesata con tali aree:

$$SF_i = \frac{\left(\frac{C_{s,i,1}}{A_{ave,1}}\right) + 8\left(\frac{C_{s,i,2}}{A_{ave,2}}\right) + 10,75\left(\frac{C_{s,i,3}}{A_{ave,3}}\right)}{\left(\frac{C_{TOT,i,1}}{A_{ave,1}}\right) + 8\left(\frac{C_{TOT,i,2}}{A_{ave,2}}\right) + 10,75\left(\frac{C_{TOT,i,3}}{A_{ave,3}}\right)}$$

dove A_{ave} indica il valore medio di $C_{L,j}$ e $C_{R,i}$ (definiti come nel paragrafo precedente) e i pedici 1, 2 e 3 si riferiscono alle diverse sorgenti lineari.

14.2.2
Scatter Fraction NEMA NU 2

Il protocollo del 2001 descrive la procedura di misura idonea ai tomografi usati per esami *total body*. Il fantoccio da utilizzare è infatti tale da essere compatibile con le dimensioni di un torace umano. Esso consiste in un cilindro di polietilene di 20 cm di diametro e 70 cm di lunghezza, su cui è praticato un foro longitudinale a 45 mm di distanza dall'asse, nel quale è possibile inserire un capillare riempito di ^{18}F diluito in acqua.

Per discriminare gli effetti dovuti agli eventi di *scatter* e dalle coincidenze random, si effettua una serie di acquisizioni j a tempi T_j che siano inferiori alla metà della vita media del radionuclide. Poiché a ogni misura la sorgente avrà un'attività sempre più bassa, si può ipotizzare che all'ultima acquisizione i dati ottenuti non siano influenzati dal tempo morto del sistema e dalle random. In particolare, si raccomanda di effettuare le misure fino a quando il rateo di eventi persi e quello di random siano inferiori all'1%. Ovviamente è necessario assicurarsi che la statistica sia adeguata anche per le acquisizioni a bassa attività.

Una volta ottenuta una misura della sola *Scatter Fraction*, si possono usare i dati acquisiti ad attività elevata per estrapolare il contributo delle random.

Per ogni acquisizione j, i dati devono essere elaborati secondo la seguente procedura:

- per ogni sinogramma i, i dati relativi a distanze maggiori di 20 cm rispetto all'asse sono forzati a zero perché corrispondenti a punti al di fuori del fantoccio;
- per ogni proiezione angolare si deve trovare il pixel corrispondente al massimo dei conteggi; la corrispondente colonna del sinogramma deve essere shiftata, in modo che tale pixel corrisponda alla distanza 0;
- si sommano i contributi dovuti alle diverse proiezioni angolari e si costruisce il profilo relativo al sinogramma cosí modificato (Fig. 14.3).

Su ciascun profilo cosí ottenuto si possono definire $C_{L,i,j}$ e $C_{R,i,j}$ come i conteggi corrispondenti ai pixel del sinogramma a -20 cm e 20 cm, rispettivamente, rispetto al centro del sinogramma shiftato. I conteggi relativi agli eventi di *scatter* e alle random $C_{r+s,i,j}$ possono essere calcolati sommando il contributo dei conteggi esterni al range definito da $C_{L,i,j}$ e $C_{R,i,j}$ e quelli nel box di base $C_{R,i,j} - C_{L,i,j}$ e altezza

$$\frac{C_{R,i,j} + C_{L,i,j}}{2}$$

al di sotto del picco.

Nel caso dell'ultima aquisizione j, il termine $C_{r+s,i,j}$ comprende il solo contributo dello *scatter*, perché le coincidenze random possono essere ritenute trascurabili. È quindi possibile calcolare la *Scatter Fraction* come:

$$SF = \frac{\Sigma_i \Sigma_{j'} C_{r+s,i,j'}}{\Sigma_i \Sigma_{j'} C_{TOT,i,j'}}$$

Una volta distinti i 2 contributi, poiché la *Scatter Fraction* non dipende dal *rate* di eventi acquisiti, si può calcolare il *rate* di random per ogni acquisizione j, $R_{r,i,j}$, come:

$$R_{r,i,j} = R_{TOT,i,j} - \frac{R_{r,i,j}}{1 - S\,F_i} = \frac{C_{TOT,i,j}}{T_{acq,j}} - \frac{R_{t,i,j}}{1 - S\,F}$$

dove $T_{acq,j}$ è il tempo necessario per l'acquisizione j e $C_{TOT,i,j}$ sono i conteggi totali per *slice* i di ogni acquisizione j.

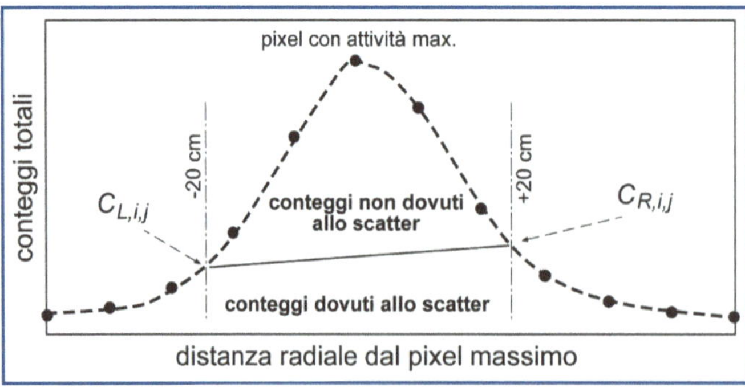

Fig. 14.3 Profilo risultante dalla rielaborazione del sinogramma relativo ad un'acquisizione

14.3
Count rate losses and random

La misura del Rateo di Conteggi (RC) persi e casuali fornisce un'indicazione della capacità del sistema di rivelazione del tomografo di effettuare misure di elevate sorgenti di attività con accuratezza e ripetibilità. Lo scopo di questa misura è quello di valutare il numero di eventi persi a causa del tempo morto del sistema e la generazione di eventi casuali per diversi valori di attività.

Si utilizza un fantoccio cilindrico (lunghezza 20 cm, diametro 20 cm) riempito uniformemente con una soluzione di acqua e ^{18}F, tale da superare inizialmente il valore di tempo morto del sistema del 50%. Al termine della misura il valore del tempo morto e il numero di eventi persi sarà prossimo allo zero (quindi trascurabile). Da questa valutazione è possibile estrapolare (correggendo per il decadimento) il valore di RC che si dovrebbe misurare in presenza di alta attività in assenza di eventi persi. Dal confronto tra il valore misurato e quello osservato si ottiene la percentuale di eventi persi. Utilizzando il valore di eventi casuali (ER) misurato dal tomografo, tramite il circuito per gli eventi ritardati, si può calcolare il valore *Noise Equivalent Count rate* (NEC).

Il fantoccio deve essere posizionato al centro del FOV e si devono acquisire immagini con una frequenza maggiore del tempo di dimezzamento del radionuclide utilizzato, fino a che l'attività non è tale che le perdite di conteggio dovute al tempo morto e i random sono inferiori all'1% dei conteggi totali.

Il valore del NEC è dato da:

$$NEC = \frac{C_{veri}^2}{C_{veri} + C_{ran} + 2C_{dif}}$$

La percentuale di Tempo Morto (TM%) del sistema in funzione della concentrazione di attività nel fantoccio è pari a:

$$TM\% = 100 \cdot \left(1 - \frac{CR}{CR_{estr}}\right)$$

dove CR_{estr} è il valore di RC estrapolato come funzione lineare di CR a partire dall'acquisizione con minor valore di rateo di conteggio.

14.4
Sensibilità

La sensibilità di un tomografo PET è definita come il *rate* di conteggi veri espresso in *count* al secondo per unità di attività di una sorgente all'interno del FOV, la cui attività è tale che si possono considerare trascurabili le perdite di conteggio dovute alla saturazione.

14.4.1
Sensibilità NEMA NU 1

Si utilizza un fantoccio cilindrico (lunghezza 20 cm, diametro 20 cm) riempito uniformemente con una soluzione di acqua e ^{18}F tale da avere un rateo di conteggi persi <2%

e rateo di eventi casuali <2% rispetto a quello di eventi totali rivelati. Il fantoccio deve essere posizionato con il suo punto di riferimento al centro del FOV assiale e in posizione x = 0 cm y = 0 cm sul piano transassiale.

I *raw data* acquisiti devono essere corretti per gli eventi casuali. Il valore di Sensibilità (*S*) per gli eventi veri (*V*) per ogni piano di rivelazione è dato dalla formula:

$$S = \frac{C_{TOT,120mm}}{T_{acq}} \left(\frac{1 - SF}{a_{med}} \right)$$

in cui $C_{TOT,120mm}$ è il valore totale di conteggi ogni piano entro un raggio di 120 mm, T_{acq} è il tempo di acquisizione, a_{med} è il valore medio di attività presente nel fantoccio durante l'acquisizione e SF è la frazione di radiazione diffusa per ogni piano del sistema PET in esame.

14.4.2 Sensibilità NEMA NU 2

Lo scopo di questa misura è quello di stabilire il *count rate* effettivo dovuto a una sorgente di attività nota. Per ottenere l'annichilazione del positrone emesso dalla sorgente, e quindi i 2 fotoni di 511 keV, è necessario che una certa quantità di materiale sia disposto attorno alla sorgente. Ciò fa sì che ogni misura di *count rate* sia in realtà dipendente dall'attenuazione del materiale in questione. Per rendere la misura indipendente da questo effetto, il protocollo NEMA del 2001 prevede l'utilizzo di un fantoccio composto da cilindri cavi di diverso diametro, che possono essere inseriti successivamente attorno a una sorgente lineare, in modo da ottenere diversi spessori di materiale.

Il *count rate* è misurato per le diverse attenuazioni e il valore ad attenuazione zero è estrapolato. Se indichiamo con $R_{corr,i,j}$ il valore del *count rate* della *slice i* dell'acquisizione *j*, corretto per il decadimento fisico della sorgente, si può definire la sensibilità ad attenuazione 0 come:

$$S_{tot} = \frac{R_{corr,0}}{A_{cal}}$$

dove A_{cal} è l'attività della sorgente al momento della calibrazione.

Poiché la sensibilità di uno scanner PET non è uniforme su tutto il campo di vista transasassiale, la misura deve essere effettuata con la sorgente lineare posizionata sull'asse dello scanner e a una distanza di 10 cm da questo.

14.5 Uniformità

La misura di uniformità rende conto della capacità del sistema di valutare la stessa attività in posizioni differenti del FOV. Deviazioni da una risposta uniforme a una sorgente uniforme di attività all'interno del FOV sono indice di artefatti che limitano la capacità di realizzare misure quantitative di distribuzione di attività.

Il controllo dell'uniformità è previsto solo dallo standard NEMA NU 1.

14.5.1
Uniformità NEMA NU 1

Si utilizza un fantoccio cilindrico (lunghezza 20 cm, diametro 20 cm) riempito uniformemente con una soluzione di acqua e ^{18}F. L'attività deve essere tale che le perdite di conteggio dovute al tempo morto e i conteggi random siano inferiori al 20% dei conteggi globali all'inizio dell'acquisizione. Il fantoccio deve essere posizionato centralmente nella direzione assiale, e con un *off-axis* di 25 mm verticalmente. I dati grezzi devono essere corretti per l'autoattenuazione prima di essere elaborati. Devono essere applicate tutte le correzioni disponibili (normalizzazione, tempo morto, random, *scatter* ecc.). L'immagine deve essere ricostruita utilizzando la matrice e le dimensioni del pixel standard e applicando un filtro a rampa con *cut off* alla frequenza di Nyquist.

I dati sono analizzati creando delle ROI contigue di forma quadrata da 1 cm di lato, inscritte in un cerchio di diametro pari a 18 cm, centrato sull'immagine del fantoccio cilindrico, come rappresentato in Figura 14.4.

Le zone di Non Uniformità (NU) più e meno, per ogni sezione, sono definite come segue:

$$NU_i = \begin{pmatrix} +100\dfrac{Max(C_k)-Ave(C_k)}{Ave(C_k)}\% \\ -100\dfrac{Ave(C_k)-Min(C_k)}{Ave(C_k)}\% \end{pmatrix}$$

dove
$Max\ (C_k)$ = massimo numero di conteggi
$Ave\ (C_k)$ = numero medio di conteggi
$Min\ (C_k)$ = numero minimo di conteggi.

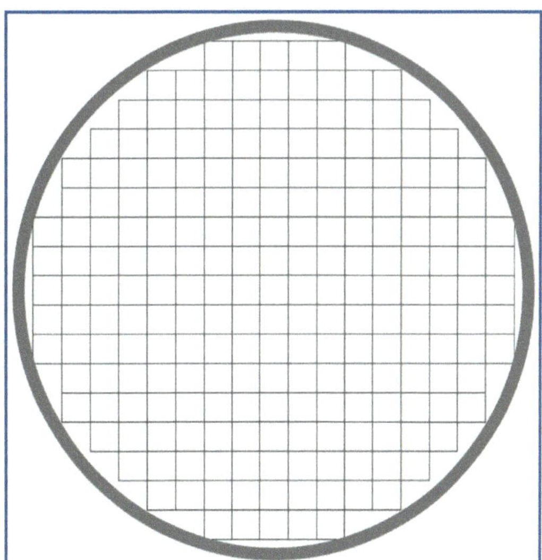

Fig. 14.4 Posizionamento delle ROI all'interno di ogni sezione per la valutazione dell'uniformità

14.6
Accuratezza delle correzioni

4.6.1
Accuratezza della correzione per l'attenuazione NEMA NU 1

La base per la correzione per l'attenuazione è una misura della trasmissione della radiazione d'annichilazione attraverso l'oggetto, all'interno del campo di vista totale. L'accuratezza con cui è ottenuta questa correzione costituisce un'importante misura della capacità quantitativa del sistema tomografico in esame. L'obiettivo di questa procedura è quello di misurare l'accuratezza del metodo di correzione per l'attenuazione. Si utilizza un fantoccio cilindrico (lunghezza 20 cm, diametro 20 cm) riempito uniformemente con una soluzione di acqua e ^{18}F, tale che le perdite di conteggio siano <5% e la frequenza delle coincidenze casuali <5% rispetto alla frequenza delle coincidenze totali. Per creare delle regioni dove valutare l'accuratezza della correzione per l'attenuazione, è necessario inserire tre inserti cilindrici dal diametro di 50 mm all'interno del fantoccio a 60 mm dall'asse dello stesso come vertici di un triangolo equilatero. Gli inserti sono riempiti rispettivamente con aria, acqua non radioattiva, e teflon.

Deve essere acquisita la scansione trasmissiva implementata sul tomografo per la correzione per l'attenuazione.

Le acquisizioni devono essere eseguite impostando la matrice e le dimensioni del pixel standard, e applicando un filtro a rampa con taglio alla frequenza di Nyquist. Le immagini emissive devono essere ricostruite applicando tutte le correzioni, inclusa quella per l'attenuazione.

Devono essere disegnate 12 ROI circolari del diametro di 3 cm ciascuna e posizionate come rappresentato in Figura 14.5. Tre ROI devono essere posizionate sugli inserti non radioattivi, e le altre nove nella parte di attività uniforme del fantoccio.

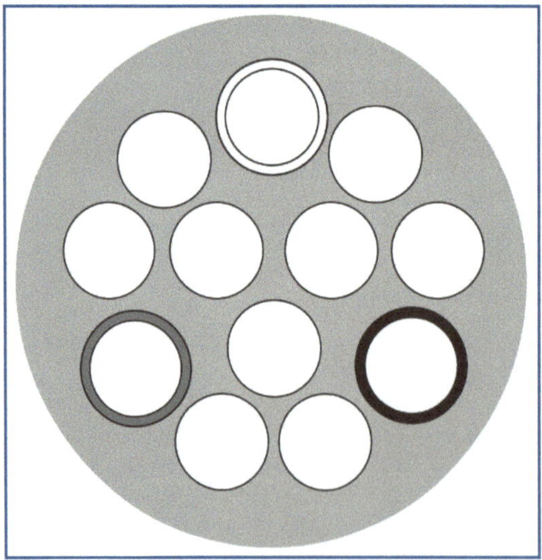

Fig. 14.5 Posizionamento delle ROI in ogni singola sezione

Si registrano i conteggi complessivi in ciascuna delle ROI per ogni sezione come: $C_{aria,i}$, $C_{solido,i}$, $C_{acqua,i}$, $C_{1,i}$, ..., $C_{9,i}$ rispettivamente, ove l'indice numerico corrisponde alle nove ROI introdotte nelle aree d'attività uniforme.

Si calcolano quindi i conteggi normalizzati C_N nella regione uniforme nell'immagine somma di tutte le sezioni, secondo la successiva relazione:

$$C_N = \frac{1}{9}\sum_{k=1}^{9} c_k$$

I relativi errori ΔC_{insert}, in unità percentuali per ciascuno degli inserti nell'immagine sommata, devono essere calcolati come segue:

$$\Delta C_{insert} = 100\frac{C_{insert}}{C_N}\%$$

La non uniformità della correzione per l'attenuazione deve essere determinata come segue:

$$NU_A = \begin{pmatrix} +100\dfrac{MaxC_i - C_N}{C_N}\% \\ -100\dfrac{C_N - MinC_i}{C_N}\% \end{pmatrix}$$

$$I=1,2,\ldots 9$$

14.6.2
Accuratezza della correzione per lo *scatter* NEMA NU 1

Come descritto precedentemente, la frazione di *scatter* indica la sensibilità che il tomografo possiede nel discriminare le coincidenze diffuse. Le tecniche di correzione hanno come scopo proprio quello di eliminare lo *scatter*. L'accuratezza con cui questo fenomeno è rimosso è indicata dal residuo di *scatter* presente nelle immagini a seguito della rielaborazione. Questo valore può variare notevolmente lungo l'asse tra una sezione e l'altra. Lo scopo di questo test è quello di valutare l'accuratezza della correzione per lo *scatter* incorporato nel software della macchina.

Si utilizza un fantoccio cilindrico (lunghezza 20 cm, diametro 20 cm) riempito uniformemente con una soluzione di acqua e ^{18}F, affinché sia il valore delle perdite di conteggio per il tempo morto che la frequenza delle coincidenze casuali risultino <5% della frequenza delle coincidenze totali. Per creare una regione di non attività, è necessario immettere un inserto cilindrico del diametro di 50 mm all'interno del fantoccio a 60 mm dall'asse dello stesso, come mostrato in Fig. 14.6. L'inserto è riempito con acqua non radioattiva. Il fantoccio deve essere centrato assialmente rispetto al FOV, ma con un *off-axis* di 25 mm radialmente.

L'acquisizione emissiva deve essere acquisita raggiungendo almeno 2 milioni di conteggi. Se disponibili, devono essere applicate le correzioni per random, tempo morto, *scatter*, e attenuazione. L'immagine deve essere ricostruita con matrice e dimensioni del pixel standard e applicando un filtro a rampa con *cut-off* alla frequenza di Nyquist.

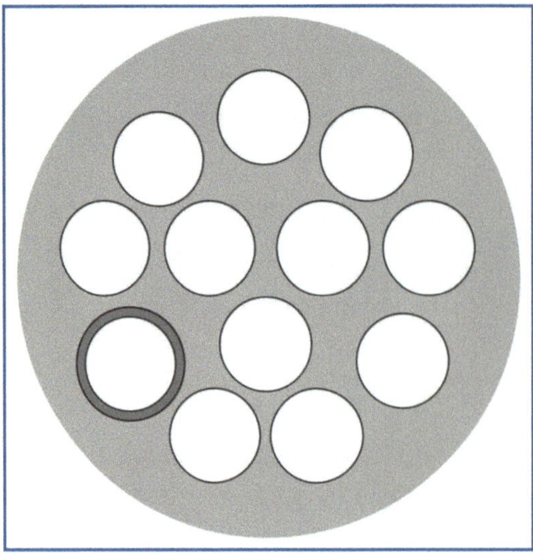

Fig. 14.6 Posizionamento delle ROI in ogni singola sezione

Si devono disegnare 12 ROI circolari del diametro di 3 cm ciascuna e posizionarle come rappresentato in Figura 14.9. Una ROI deve essere posizionata sull'inserto non radioattivo e le altre undici nella parte di attività uniforme del fantoccio.

Si registrano i conteggi complessivi in ciascuna delle ROI per ogni sezione come: $C_{acqua,i}$, $C_{1,i}$, …, $C_{11,i}$ rispettivamente, ove l'indice numerico corrisponde alle undici ROI introdotte nelle aree d'attività uniforme.

Per ogni sezione *i* la frazione di *scatter* presente dopo la correzione per la diffusione $\Delta SF_{corr,i}$, in unità percentuali, può essere calcolato come segue:

$$\Delta SF_{corr,i} = 100 \frac{C_{acqua,i}}{C_i}$$

Il valore di accuratezza per la correzione della radiazione diffusa (ΔSF_{medio}) del sistema è calcolato come media dei valori $\Delta SF_{corr,i}$.

14.7 Qualità dell'immagine

Il protocollo NEMA del 2001 non prevede un controllo dell'uniformità, ma un più complesso controllo che valuta la qualità dell'immagine in situazioni di attenuazione e distribuzione di attività non uniformi, e l'accuratezza del sistema nel compensare gli effetti di attenuazione non uniforme e *scatter*.

A causa dei molteplici aspetti che possono influenzare le performance di un sistema PET, per paragonare la qualità dell'immagine di sistemi differenti è necessario creare situazioni standard di imaging che simulino condizioni di immagine cliniche. Questa simulazione è resa particolarmente difficile dalla radiocinetica dei farmaci utilizzati, che può variare da paziente a paziente. Per tale motivo, lo studio di un singolo fantoccio può dare indicazioni circa la qualità dell'immagine solo di una particolare situazione.

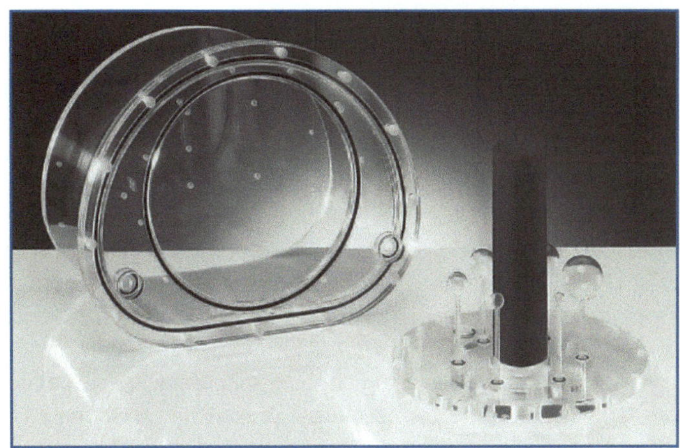

Fig. 14.7 Il fantoccio torso NEMA IEC PET BODY(NU2-2001) con gli inserti "caldi" e "freddi"

Lo scopo di questa misura è quello di produrre e valutare immagini che approssimino quelle ottenute in studi *whole-body* con lesioni "calde" e "fredde". Vengono acquisite immagini di sfere di diverso diametro all'interno di un fantoccio simulante il torso con attenuazione non uniforme. I parametri per la valutazione della qualità dell'immagine sono il contrasto e il rapporto segnale-rumore, sia per le lesioni calde che per quelle fredde. Inoltre, da queste misure sono ricavate anche l'accuratezza dell'attenuazione e le correzioni dovute allo *scattering*.

Il fantoccio per imaging è costituito di quattro parti:

- fantoccio torso di lunghezza interna minima 180 mm (Fig. 14.7);
- sei sfere riempibili di diverso diametro (10, 13, 17, 22, 28 e 37 mm);
- un inserto cilindrico di materiale a basso numero atomico (densità media di 0,30 g/mL) posto al centro del fantoccio e lungo quanto il fantoccio stesso, per simulare l'attenuazione dovuta al polmone;
- fantoccio di test (sorgente lineare) utilizzato per le misure descritte nei Paragrafi 14.1 e 14.2 (Fig. 14.8).

Il fantoccio torso è riempito con una soluzione di acqua e ^{18}F con concentrazione 5,3 KBq/mL (0,14 mCi/mL) e le 4 sfere più piccole sono riempite con una concentrazione pari a 8 e 4 volte la concentrazione del fondo (esse simulano così lesioni calde). Le rimanenti 2 sfere (ID = 28 e 37 mm) sono riempite con acqua (simulando lesioni fredde). Il capillare di plastica interno al fantoccio di diffusione è riempito con 116 MBq di ^{18}F. Per simulare l'attività corporea all'esterno del FOV di scansione, all'estremità del fantoccio torso si posiziona il fantoccio di diffusione di lunghezza 70 cm.

I dati acquisiti devono essere corretti per il tempo morto, per le coincidenze casuali, per le coincidenze di diffusione, e per l'attenuazione. Il tempo di acquisizione deve essere impostato in modo da simulare uno scan *whole-body*, e deve tener conto sia dell'emissione che della trasmissione, assumendo che siano effettuate le correzioni per l'attenuazione a ogni posizione del lettino. Il tempo totale di scan si calcola come:

$$T_{R,E} = \frac{60\,\text{min}}{dist} \times \textit{step assiale}$$

e può variare fra 6 e 7,2 min. Le immagini sono ricostruite con i parametri standard per l'imaging *total-body* suggeriti dal costruttore. Il dispositivo di analisi delle regioni di interesse (ROI) deve tenere conto del pixel parziale e consentire movimenti delle ROI in incrementi di 1 mm o meno.

Per valutare il contrasto delle sfere calde e di quelle fredde, sono disegnate sulle immagini PET ROI circolari di diametro uguale a quello delle sfere. Sulla *slice* centrale, sono disegnate sul *background* dodici ROI di 37 mm di diametro, ad almeno 15 mm di distanza dal bordo del fantoccio e con una distanza minima tra di esse di 15 mm (Fig. 14.9), e altrettante ROI sono disegnate sulle *slice* a 10 mm e a 20 mm in direzione assiale. ROI di diametro inferiore (10, 13, 17, 28 mm) sono disegnate concentriche alle ROI del *background*. Si ha così un totale di 60 regioni di interesse le cui posizioni devono essere registrate e mantenute fisse per le misure successive. Viene così rilevato il numero di conteggi presenti in ciascuna ROI.

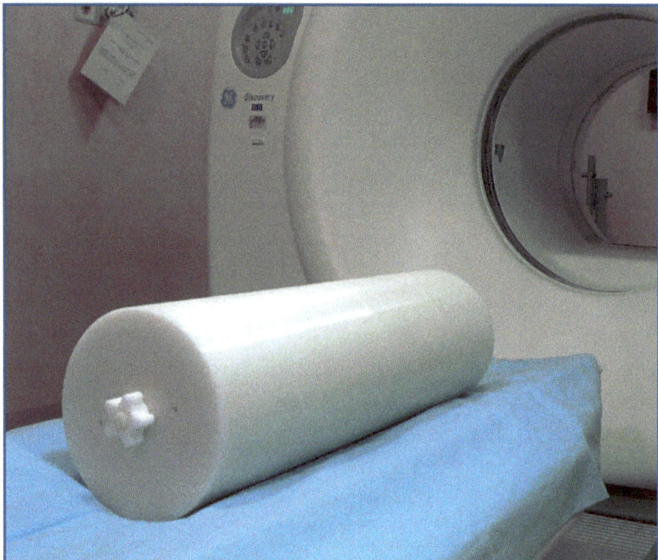

Fig. 14.8 Fantoccio di diffusione NEMA PET SCATTER (NU2-2001)

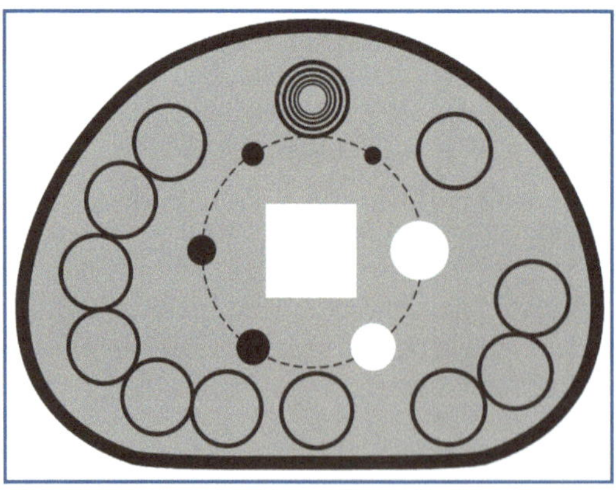

Fig. 14.9 Disposizione delle ROI nel *backgroung* per l'analisi della qualità dell'immagine

Il contrasto Q_{Cj} (in percentuale) di ciascuna sfera calda è calcolato tramite la formula:

$$Q_{C,j} = \frac{\frac{C_{C,j}}{C_{B,j}} - 1}{\frac{aC}{aB} - 1} x100\%$$

dove:

- C_{Cj} è la media dei conteggi della ROI nella la sfera j-esima calda;
- C_{Bj} è la media dei conteggi delle ROI di *background* riferite alla sfera j-esima;
- a_C è la concentrazione di attività nella sfera calda;
- a_B è la concentrazione di attività nel *background*.

Il contrasto Q_{Fj} (in percentuale) di ciascuna sfera fredda è calcolato tramite:

$$Q_{f,j} = \left(1 - \frac{C_{F,j}}{C_{B,j}}\right) \times 100\%$$

- C_{Fj} è la media dei conteggi della ROI nella la sfera j-esima;
- C_{Bj} è la media dei conteggi delle ROI di *background* riferite alla sfera j-esima.

La variabilità percentuale del fondo N_j per le sfere è calcolata come:

$$N_j = \frac{SD_j}{C_{B,j}} \times 100\%$$

dove SD_j è la deviazione standard dei conteggi nelle ROI del fondo per la j-esima sfera.

Al centro dell'inserto che simula il polmone, è disegnata una ROI di diametro 5 cm (in ogni *slice* del fantoccio) per considerare le correzioni per l'attenuazione e per la diffusione. L'accuratezza della correzione per l'attenuazione e lo *scatter* (definita come errore residuo) è espressa dalla seguente formula:

$$\Delta C_{polm,i} = \frac{C_{polm,i}}{C_{B,i}} \times 100\%$$

- $C_{polm,i}$ è la media dei conteggi della ROI sull'inserto che rappresenta il polmone;
- $C_{B,i}$ è la media dei conteggi di tutte le 60 ROI da 37 mm di diametro di *background*.

Letture consigliate

Buseman Sokole E, Plachínska A, Britten A (2010) Acceptance testing for nuclear medicine instrumentation. Eur J Nucl Med Mol Imaging 37:672-681

Buseman Sokole E, Plachínska A, Britten A (2010) Routine quality control recommendations for nuclear medicine instrumentation. Eur J Nucl Med Mol Imaging 37:662-671

Linee guida AIFM-AIMN per il controllo di qualità per i tomografi PET e PET/CT

NEMA Standard Publication NU 1-1994. Performance measurement of Positron Emission Tomographs

NEMA Standard Publication NU 2-2001. Performance measurement of Positron Emission Tomographs

Zanzonico P (2008) Routine quality control of clinical nuclear medicine instrumentation. J Nucl Med 49:1114-1131

Radioprotezione del personale 15

A.C. Traino

Indice dei contenuti

15.1 Introduzione

Le sorgenti di radioattività, siano esse radionuclidi o apparecchiature che emettono radiazioni, devono essere manipolate con particolare attenzione, visti i possibili effetti nocivi che l'esposizione alle radiazioni può comportare. Nei reparti di medicina nucleare le sorgenti possono essere identificate nei radionuclidi manipolati, nei pazienti iniettati per essere sottoposti a indagini diagnostiche e/o a procedure terapeutiche, nelle sorgenti di calibrazione, e nei rifiuti contaminati, che devono essere smaltiti.

In Italia i limiti di esposizione per il personale esposto che opera nei reparti di medicina nucleare sono stabiliti dal D.Lgs. 230/95, che a sua volta recepisce la direttiva 97/43 EURATOM, mutuata su quelle dell'ICRP (*International Commission On Radiological Protection*); nella sua pubblicazione n. 60 l'ICRP stabiliva un limite di 20 mSv/anno per il personale classificato come esposto (di categoria A o B) e di 1 mSv/anno per il personale classificato come non esposto (questi limiti sono stati confermati anche nel più recente ICRP 103). Naturalmente, pur definendo dei limiti annui di dose per le varie categorie di lavoratori, l'ICRP e le normative che a esso si rifanno stabiliscono con chiarezza che le esposizioni devono comunque essere mantenute al livello più basso ragionevolmente ottenibile (si tratta del cosiddetto principio ALARA - *As Low As Reasonably*

Attainable), compatibilmente con l'ottenimento dei fini diagnostici e terapeutici che la procedura si prefigge; quindi, in un reparto di medicina nucleare nel quale le procedure di radioprotezione vengono scrupolosamente osservate, il personale sarà esposto solo a una piccola frazione del limite previsto dalla normativa.

Si fa riferimento all'esposizione esterna alle radiazioni quando essa è dovuta a sorgenti esterne al corpo, mentre l'esposizione (o, meglio, contaminazione) interna si verifica quando la sorgente di radioattività è situata all'interno del corpo.

L'esposizione esterna può essere limitata schermando quanto più possibile la sorgente e cercando di sostare in prossimità della stessa per il tempo strettamente necessario (la dose diminuisce con il quadrato della distanza dalla sorgente); il rischio di contaminazione interna può invece essere ridotto minimizzando la quantità di materiale radioattivo manipolato, trattando le sorgenti in condizioni di sicurezza (sotto cappa, in cella calda) e usando, ove prescritto, indumenti protettivi (guanti monouso e altri presidi radioprotezionistici). Gli indumenti protettivi devono essere utilizzati sempre con attenzione, in modo da evitare la contaminazione (ad esempio, nell'atto di toglierli). È buona norma controllare sempre, alla fine del proprio turno di lavoro, l'eventuale contaminazione di estremità e indumenti.

Le sorgenti di radiazioni si definiscono sigillate quando sono costituite da radionuclidi confinati in contenitori da cui non devono venire estratte per poter essere utilizzate (ad esempio, il *flood* di ^{60}Co, spesso impiegato per le calibrazioni delle gamma-camere) e non sigillate quando per poter essere impiegate bisogna necessariamente estrarle dai loro contenitori. Come è ovvio, le sorgenti non sigillate sono quelle di gran lunga più utilizzate in medicina nucleare. Il paziente iniettato e i rifiuti (siringhe e materiale contaminato) sono assimilabili a sorgenti non sigillate. Le sorgenti non sigillate possono essere causa sia di irradiazione esterna che di contaminazione interna. Inoltre, il paziente iniettato ed eventuali sorgenti di calibrazione possono contaminare, se non trattati con attenzione, sia le gamma-camere che i calibratori di dose o altri strumenti di misura, il che può indurre considerevoli errori nella stima e nella valutazione delle grandezze in gioco. La contaminazione di collimatori, calibratori, e contatori deve essere assolutamente evitata.

15.2 Esposizione esterna

Per caratterizzarne l'eventuale pericolosità, è necessario ottenere informazioni sul tipo di radiazione emessa (γ o X, β o e^-, neutroni) e sull'intensità della sorgente.

Esistono diversi strumenti (*survey monitor*) per la misura dell'intensità e del tipo di sorgente; funzionano in "regimi" di conteggio diverso (si parla quindi di contatori Geiger, proporzionali, camere a ionizzazione) e presentano una diversa sensibilità. Alcuni (Geiger) sono più sensibili e, quindi, adatti a rivelare bassi valori di radioattività, anche di poco superiori al fondo naturale, ma sono poco adatti a effettuare misure quantitative; altri (camere a ionizzazione) sono dotati di migliori caratteristiche di precisione e accuratezza, ma non riescono a misurare bassi valori di radioattività.

Anche l'unità di misura può essere diversa: alcuni strumenti misurano in conteggi per secondo (cps) o per minuto (cpm) e quindi in ratei di conteggio, altri sono già tarati in dose e forniscono (su un display digitale o in maniera analogica) la misura in milligray/ora (mGy/h) o millisievert/ora (mSv/h).

Tabella 15.1 Quantità misurabili e rispettive unità di misura nel S.I.

Quantità	Unità di misura
Esposizione (ionizzazione in aria)	Coulomb/chilogrammo (C/kg)
Dose assorbita (energia dispersa nell'unità di massa di qualunque materiale)	Gray (Gy)
Dose equivalente (energia dispersa nei diversi tessuti)	Sievert (Sv)

Quando uno strumento misura ratei (di conteggi o di dose), esso fornisce un valore di misura che può essere correlata alla dose nell'unità di tempo (è appunto questo il significato della parola rateo). Dal rateo di dose è molto semplice calcolare il valore di dose cosiddetta integrale, ovvero la dose assorbita da una persona che è stata esposta alla sorgente di radiazioni per un certo periodo di tempo t, utilizzando la relazione:

$$D = Rt$$

in cui D è la dose da radiazioni, R è il rateo di dose misurato dallo strumento e t è il tempo di esposizione alla sorgente.

In un reparto di medicina nucleare bisognerebbe disporre di strumenti in grado di misurare piccoli incrementi di dose oltre il fondo, visto che le esposizioni sono in genere piuttosto contenute.

La misura dell'eventuale contaminazione delle superfici è effettuata con particolari strumenti chiamati contaminametri. La loro principale caratteristica deve essere la sensibilità; quindi vengono di solito utilizzati contatori Geiger o proporzionali, che di solito forniscono la misura in cps (gli strumenti più moderni possono essere calibrati in Bq/cm^2 per un certo numero di radionuclidi).

Le quantità misurabili, con le rispettive unità di misura nel S.I., sono riportate in Tabella 15.1.

Si deve notare che la dose equivalente è una quantità che è utilizzata solo in radioprotezione e non può essere misurata direttamente, ma solo moltiplicando la dose assorbita per opportuni coefficienti che tengono conto del tipo (cioè della "qualità") della radiazione. Essa non può quindi considerarsi una grandezza fisica operativa.

15.3 Contaminazione interna

L'irradiazione che può derivare dall'incorporazione di sostanze radioattive dipende dal tipo di radionuclide incorporato (dal fatto cioè che si tratti di un elemento α, β o γ emittente) e può essere, soprattutto in presenza di sostanze che emettono particelle cariche, anche molto più elevata rispetto all'esposizione derivante da sorgenti esterne. Ogni attenzione deve quindi essere posta nel tentativo di evitare qualsiasi possibile contaminazione da parte del personale che opera con sorgenti non sigillate.

I radionuclidi impiegati nella diagnostica medico-nucleare sono utilizzati in piccole quantità (attività quasi mai superiori a qualche centinaio di MBq), e quindi la dose assorbita dai pazienti è sempre piuttosto bassa. Lo stesso vale per gli operatori che operino con attenzione in modo da non contaminarsi.

I radionuclidi impiegati invece nella terapia (nella maggior parte dei casi emettitori β - γ) vengono usati in quantità molto maggiori; i pazienti devono quindi essere trattati con maggiore attenzione. Quando necessitano di ricovero, essi vengono trattenuti in stanze apposite, collegate con sistemi di contenimento e decadimento degli escreti, che risultano ovviamente contaminati.

Evitare la contaminazione, da parte degli operatori, è molto importante, in primo luogo perché non è facile accorgersi di essere contaminati (per valutare la contaminazione occorre eseguire misure *ad hoc* con appositi strumenti); secondariamente, perché anche piccole contaminazioni, se ripetute, possono essere dannose (quindi per chi lavora quotidianamente a contatto con sorgenti non sigillate l'attenzione e l'osservanza delle norme di radioprotezione deve essere un imperativo). In terzo luogo, se non si instaura l'abitudine a prestare attenzione nel manipolare piccole quantità di radionuclidi γ emettitori a vita breve (ad esempio ^{99m}Tc o ^{123}I), poco pericolosi e maggiormente usati nella diagnostica, probabilmente si maneggeranno in maniera inadeguata anche radionuclidi β emettitori come ^{131}I o ^{90}Y, molto più pericolosi se ingeriti o inalati.

15.4 Controllo della contaminazione

Attraverso la loro dispersione nell'ambiente, i radiofarmaci (sorgenti non sigillate), possono contaminare operatori, pazienti e ambiente. È assolutamente necessario evitare che la pelle o gli abiti entrino in contatto diretto con le sostanze radioattive, in quanto da un lato la contaminazione delle mani può facilmente indurre, soprattutto se non rivelata, un'ingestione accidentale del radionuclide, dall'altro è possibile l'assorbimento delle sostanze radioattive anche attraverso la pelle.

La contaminazione può avvenire attraverso tre vie:
- inalazione;
- ingestione;
- assorbimento attraverso la pelle anche tramite ferite/lesioni.

Tutte e tre le modalità di contaminazione possono verificarsi in un reparto di medicina nucleare.

La contaminazione dell'ambiente di lavoro deve essere evitata anche perché rischia di falsare i risultati delle indagini diagnostiche e delle misure effettuate sul paziente. Si pensi, per esempio, all'effetto della contaminazione dell'ambiente circostante su una misura di captazione tiroidea effettuata con un rivelatore al NaI(Tl), oppure a quello della contaminazione delle testate di una gamma-camera, del lettino porta-paziente o dello stesso paziente su un esame diagnostico effettuato con questa apparecchiatura.

15.4.1 Precauzioni e controlli

Il principio alla base delle precauzioni e dei controlli da effettuare in fase di manipolazione delle sorgenti radioattive non sigillate consiste nel cercare di contenere quanto più possibile la sorgente, in modo da rendere poco probabile la sua dispersione.

15.4.1.1
Sorgenti liquide

- assicurarsi che i contenitori siano integri: le pareti e il coperchio non devono essere danneggiati;
- le sorgenti dovrebbero possedere un doppio contenitore, così da evitare che eventuali fuoriuscite dal primo, a causa di rotture o danneggiamenti, possano contaminare l'ambiente;
- è buona norma circondare il contenitore con carta assorbente, a sua volta circondata da un foglio di plastica.

15.4.1.2
Sorgenti sotto forma gassosa e vapori

Le sorgenti gassose utilizzate in medicina nucleare sono attualmente soltanto quelle che vengono impiegate negli esami di ventilazione polmonare. Questo tipo di attività può contaminare il personale, anche se fortunatamente l'eventuale dose dovuta a inalazione di piccole quantità di ^{99m}Tc è molto contenuta; in ogni modo, l'operazione di ventilazione del paziente deve essere effettuata prestando molta attenzione, anche perché è impossibile conoscere quanta attività viene dispersa nell'ambiente.

Gas radioattivi e aerosol dispersi nell'aria rappresentano, tra l'altro, possibili cause di contaminazione del cristallo rivelatore della gamma-camera, raffreddandosi e quindi passando potenzialmente allo stato liquido nel contatto con la testata. Inoltre, queste sostanze possono contaminare i collimatori, che dovrebbero essere conservati verticalmente e coperti da un telo. Il paziente deve essere attentamente istruito sulla procedura e deve comprendere perfettamente il da farsi prima di procedere all'esame. Sarebbe buona norma che il paziente facesse una prova con la mascherina prima di iniziare l'indagine scintigrafica vera e propria.

L'inalazione di materiale radioattivo può essere causata anche dalla manipolazione di sostanze volatili. Il ^{131}I è una di tali sostanze: può disperdersi nell'ambiente sotto forma volatile da un contenitore aperto oppure (in misura minore) dalla superficie delle capsule impiegate in terapia (ma anche in diagnostica per la misura della captazione tiroidea, ad esempio). È fondamentale quindi che i contenitori non rimangano aperti se non per il tempo strettamente necessario. Il ^{131}I viene impiegato in piccole quantità (basse attività) per uso diagnostico, mentre si utilizza in quantità maggiori (alte attività) in terapia radiometabolica. Le attività di ^{131}I usate in terapia, sia sotto forma liquida che in capsule, dovrebbero essere manipolate e contate sotto cappa schermata e dotata di aspirazione o, comunque, in zone che non consentano ristagno di aria. In realtà è buona norma manipolare sotto cappa i radionuclidi potenzialmente volatili.

15.4.1.3
Prevenzione della contaminazione da dispersione dei radionuclidi

È buona norma:

- coprire i banchi di lavoro con carta assorbente da cambiare giornalmente. Possibilmente il lato del foglio rivolto verso la superficie del banco dovrebbe essere plastificato o, comunque, a contatto diretto con un foglio di plastica che eviti la trasmissione dell'eventuale contaminazione al piano di lavoro;

- misurare l'eventuale contaminazione dei banchi di lavoro alla fine di ogni giornata (meglio se di ogni turno lavorativo), e deporre la carta assorbente utilizzata in appositi contenitori;
- etichettare specificamente per "lavoro con materiale radioattivo" i contenitori di vetro, le pinze e tutti gli utensili necessari e conservarli separatamente dall'altro materiale all'interno dell'area di lavoro;
- ogni azione potenzialmente pericolosa dal punto di vista dell'inalazione o ingestione di materiale radioattivo (bere, mangiare, fumare, truccarsi, consumare e conservare cibi, ecc.) deve essere proibita nelle zone controllate (cioè nelle aree deputate a lavorare con radionuclidi).

15.4.1.4
Indumenti protettivi

Nel lavoro con sorgenti non sigillate è buona norma utilizzare indumenti protettivi (guanti monouso, camici "usa e getta"). Quando possibile, almeno alla fine di ogni turno di lavoro, controllare l'eventuale contaminazione delle mani e dei vestiti. Se necessario, cioè se bisogna lavorare a lungo con sorgenti piuttosto attive, indossare un doppio paio di guanti monouso cambiando frequentemente quello più esterno.

Particolare cura deve essere posta nella manipolazione delle urine dei pazienti (contenitori, pannolini) e di eventuali campioni di sangue contaminato.

Nel caso in cui il lavoro consista nell'effettuazione di esami mediante gamma-camera, non è ovviamente necessario utilizzare guanti e camici protettivi. In questo caso, infatti, l'operatore non viene in contatto direttamente con le sorgenti non sigillate o con liquidi organici contaminati. È comunque buona norma, in special modo nel caso in cui non siano presenti o disponibili strumenti di misura della contaminazione, fornire al personale un'apposita divisa, da cambiare giornalmente, così da assicurasi di non lavorare con indumenti eventualmente contaminati il giorno prima.

Il personale deputato a manipolare o, comunque, a lavorare con i radionuclidi impiegati in terapia deve essere particolarmente protetto, in quanto alte attività possono potenzialmente danneggiare la cute e soprattutto gli occhi. Può essere il caso di proteggere questi ultimi con occhiali protettivi.

Nel manipolare radionuclidi β o α emettitori allo stato liquido, può essere utile dotarsi di uno schermo di materiale a basso Z (plexiglass) che schermi le radiazioni dovute alle particelle cariche ed eviti l'esposizione diretta degli occhi e di parte del corpo.

Eventuali abrasioni e/o ferite alle mani devono essere protette con cerotti impermeabili, in quanto possibile veicolo di introduzione (attraverso la pelle e il sangue) di radioattività all'interno del corpo.

Gli indumenti monouso devono essere monitorati alla fine di ogni turno, ed eventualmente gettati in appositi contenitori per i rifiuti contaminati.

Gli indumenti protettivi non devono in nessun caso essere portati fuori dalle zone deputate a lavorare con sostanze radioattive.

È necessario lavare frequentemente le mani e, comunque, alla fine di ogni turno di lavoro prima di lasciare il reparto di medicina nucleare.

15.5
Procedure di lavoro

Le principali operazioni che vengono svolte in un reparto di medicina nucleare e che implicano la manipolazione/uso di sostanze radioattive da parte del personale possono essere suddivise in cinque categorie:

1. Ricezione e apertura degli imballaggi contenenti le sorgenti.
2. Preparazione delle dosi di radiofarmaco da somministrare.
3. Somministrazione del radiofarmaco.
4. Gestione dei pazienti.
5. Gestione dei rifiuti radioattivi.

Verranno fornite alcune indicazioni per ciascuna di queste procedure anche se, alla luce di quanto finora detto, molte di esse sono semplicemente dettate dal buonsenso.

15.5.1
Ricezione e apertura degli imballaggi

- Constatare le buone condizioni esterne dell'imballaggio (che non siano presenti cioè danni macroscopici);
- controllare che la data di taratura del materiale coincida con quella richiesta in fase di ordine;
- indossati i guanti, rimuovere l'imballaggio esterno e controllare le etichette sul contenitore del radionuclide, solitamente di piombo con una boccetta di vetro (in cui il radionuclide è contenuto) al suo interno;
- se non si è sicuri dell'assenza di contaminazione dai contenitori, è buona norma eseguire un controllo mediante *smear test*, strofinando con un pezzo di carta assorbente imbevuto di acqua o alcool la superficie che si suppone contaminata e, quindi, misurandola con il proprio *surface monitor* e confrontando il valore ottenuto con quella del fondo naturale; se si rileva la presenza di contaminazione è necessario avvertire immediatamente il servizio di fisica sanitaria o, in mancanza di questo, un proprio superiore. Ciò perché potrebbe esserci una perdita dal contenitore oppure lo stesso potrebbe essere stato contaminato in fase di imballaggio;
- i dati relativi alle diverse sorgenti dovrebbero sempre essere registrati su un *log book* del tipo riportato in Figura 15.1;
- stoccare i radionuclidi in un armadio opportunamente schermato in attesa dell'utilizzo, in modo che siano facilmente identificabili.

Data	Radionuclide	Forma chimica	Attività	Volume	Data calibrazione

Fig. 15.1 *Log Book*

15.5.2
Preparazione del radiofarmaco da somministrare

La maggior parte delle somministrazioni avviene mediante iniezione di radiofarmaco allo stato liquido. Le precauzioni da seguire sono:

- assicurarsi del nome del paziente, del tipo di indagine al quale dovrà essere sottoposto e della quantità (attività) di radioattività che deve essere somministrata;
- utilizzare una siringa il cui volume sia leggermente superiore a quello necessario. Ciò al fine di evitare fuoriuscite non desiderate di liquido radioattivo. Il suggerimento è di usare siringhe da 1 mL per volumi di radiofarmaco fino a 0,7 mL, da 2,5 mL per volumi fino a 1,5 mL e da 5 mL per volumi fino a 3 mL;
- indossare guanti protettivi;
- controllare con attenzione quanto riportato sull'etichetta del contenitore del radiofarmaco (tipo di radionuclide e attività);
- controllare con attenzione che il calibratore di dose sia settato per il giusto radionuclide;
- utilizzando pinze apposite, sterilizzare la parte superiore del contenitore del radiofarmaco. Mantenere il contenitore stesso nel suo involucro schermato il più possibile.
- nel riempire la siringa fare attenzione a che le dita non entrino in contatto con il liquido radioattivo, tenendola all'estremità superiore (stantuffo);
- nel cercare di eliminare eventuali bolle dal liquido contenuto nella siringa mantenere l'ago nel contenitore del radiofarmaco per evitare la dispersione di liquido nell'ambiente;
- una volta riempita la siringa, incapsulare l'ago nel suo contenitore prima di porre la siringa stessa nel calibratore di dose per misurare l'attività;
- l'eventuale eccesso di radionuclide deve essere svuotato nel contenitore del radiofarmaco in attesa della somministrazione;
- porre la siringa nell'apposito contenitore schermato;
- etichettare la siringa con nome del paziente, tipo di radiofarmaco e attività misurata.

15.5.3
Somministrazione del radiofarmaco

Prima della somministrazione del radiofarmaco:

- per pazienti donne, accertarsi dell'assenza dei stato di gravidanza in atto. Se la paziente sta allattando fornire, a seconda del radionuclide somministrato, apposite informazioni sulla possibilità o meno di continuare l'allattamento al seno;
- disporre la siringa schermata in un apposito vassoio che possa contenere eventuali dispersioni di radiofarmaco;
- identificare la vena in cui iniettare e porre sotto il braccio un foglio di carta assorbente, che possa limitare e contenere eventuali dispersioni di radiofarmaco;
- indossare i guanti monouso;
- controllare che l'etichetta che accompagna la siringa coincida con le indicazioni fornite per lo specifico paziente;
- mantenere la siringa nell'apposito contenitore schermato fino al momento dell'iniezione;
- se possibile, utilizzare le apposite "farfalline", che consentono di posizionare l'ago in vena prima di effettuare l'iniezione;
- dopo aver tolto e gettato i guanti monouso, lavarsi le mani accuratamente.

15.5.4
Gestione del paziente

Se sono state utilizzate tutte le procedure descritte, la maggiore esposizione del tecnico deriverà dalla gestione del paziente durante la procedura di imaging.

L'esposizione dipende ovviamente dalle caratteristiche del paziente, dal radionuclide utilizzato e dall'attività iniettata o, comunque, somministrata. In media si è stimato che durante ciascuna procedura di imaging un tecnico assorbe una dose che varia tra 1 e 3 μSv. Si tratta ovviamente di un valore che deve essere considerato puramente indicativo. Simili valori di dose sono molto bassi e quindi difficili da misurare, perché spesso al di sotto della sensibilità degli strumenti di misura impiegabili.

Le precauzioni da tenere in considerazione si riducono sostanzialmente a una: cercare di stazionare vicino al paziente il minor tempo possibile.

Ricordare, inoltre, che il paziente iniettato, soprattutto se ha problemi di incontinenza, è una potenziale sorgente di contaminazione per l'ambiente circostante e quindi anche per le apparecchiature. Ciò potrebbe inficiare l'esito dell'indagine diagnostica; quindi, se si ravvisano problemi di contaminazione sulla pelle del paziente o dovuti a incontinenza urinaria, è necessario eseguire un'adeguata pulizia prima di procedere all'esame. Si ricordi che i rifiuti contaminati provenienti dal paziente (pannolini, salviette monouso e così via) devono essere stoccati in opportuni contenitori per il materiale potenzialmente contaminato, in attesa di essere smaltiti.

15.5.5
Gestione dei rifiuti potenzialmente contaminati

I rifiuti potenzialmente contaminati possono essere trattati e manipolati seguendo tre modalità particolari:
- concentrare e contenere;
- ritardare così da consentire il decadimento;
- diluire e disperdere.

Il primo approccio è il migliore nel caso di rifiuti molto attivi a lunga emivita fisica che, mantenendo la loro attività, devono essere stoccati per un tempo lungo e nel minore spazio possibile. In realtà, tale approccio è usato nelle centrali nucleari e nei siti di produzione delle sostanze radioattive.

Il secondo approccio è il migliore per i cosiddetti rifiuti radioattivi di "medio livello", per i quali è semplice lo stoccaggio in luoghi protetti, in attesa del loro decadimento e quindi smaltimento come materiali non radioattivi. Questo metodo è utilizzato estensivamente nei reparti di medicina nucleare, in cui si utilizzano radionuclidi a vita media relativamente breve (al massimo qualche settimana).

Il terzo approccio è adatto a rifiuti radioattivi di bassa pericolosità, che possono facilmente essere diluiti fino a livelli trascurabili di attività, e rilasciati direttamente in aria o acqua. Questo metodo può essere usato per i liquidi organici (urine) provenienti da pazienti sottoposti a indagini diagnostiche con radionuclidi a vita media breve (ad esempio, ^{99m}Tc). Nel caso di pazienti sottoposti a terapia con ^{131}I, come previsto dalla normativa (D.Lgs. 187/00), gli escreti devono essere trattenuti in apposite vasche di decadimento; in questo caso, quindi non sono da ritenersi rifiuti a bassa pericolosità, ma di medio livello.

Le procedure da osservare nella raccolta e stoccaggio dei rifiuti sono:

- raccogliere i rifiuti solidi in appositi contenitori, se necessario opportunamente schermati. I rifiuti organici solidi provenienti da pazienti sottoposti a terapia radiometabolica (avanzi di cibo e così via) possono essere gettati nei normali sacchi della spazzatura prima di essere stoccati nei contenitori per il materiale radioattivo;
- i contenitori non devono mai essere riempiti fino all'orlo, ma solo per i 2/3 del loro volume. Devono essere periodicamente misurati, così da sapere quando possono essere smaltiti. I contenitori dovrebbero essere opportunamente etichettati con l'indicazione del/i radionuclide/i e della data di chiusura e stoccaggio del contenitore nell'apposito sito;
- infine, si dovrebbe di regola attendere un tempo corrispondente a 8-10 decadimenti prima di smaltire i contenitori. Prima di essere smaltiti come rifiuti non radioattivi, i contenitori devono essere sottoposti a misurazione e, qualora non sia più presente radioattività al loro interno, i contrassegni indicanti la presenza di materiale radioattivo e le etichette devono essere rimossi.

15.6 Conclusioni

Se vengono attentamente seguite le procedure di buona tecnica, conformi molto spesso al buon senso, i reparti di medicina nucleare possono essere considerati luoghi sicuri, dal punto di vista sia dei lavoratori che dei pazienti. Le misure effettuate nel tempo hanno dimostrato che le dosi al personale sono di solito basse, molto al di sotto dei limiti raccomandati dalle normative vigenti, con conseguenti rischi molto contenuti.

Letture consigliate

Deacroix P, Guerre JP, Leblanc P, Hickman C (1998) Radionuclide and radiation protection data handbook. Radiat Prot Dosimetry 76:1-126

ICRP 103 (2008) The 2007 Recommendations of the International Commission on Radiological Protection. Annals ICRP 37/2-4

Pelliccioni M (ed) (1989) Fondamenti fisici della radioprotezione. Pitagora Editrice, Bologna

Stabin MG (ed) (2007) Radiation protection and dosimetry: an introduction to health physics. Springer, New York

Terapia medico-nucleare

16

G. Boni, A. Lorenzoni, A.C. Traino, P.A. Erba, C. Ceccarelli, G. Mariani

Indice dei contenuti

16.1 Principi generali

La scelta del radionuclide appropriato riveste un ruolo fondamentale per ciascuna applicazione di terapia medico-nucleare. Infatti, molti fattori fisiologici e biochimici influenzano la localizzazione *in vivo* e la *clearance* metabolica del radiofarmaco; questi fattori contribuiscono a determinare il carico radiodosimetrico e quindi la risposta biologica sia della lesione bersaglio che si vuole trattare, sia dei tessuti sani (il cui carico dosimetrico si vuole invece ridurre al minimo possibile). Tali parametri di localizzazione e di *clearance* delle molecole che fungono da *carrier* del radionuclide devono essere considerate congiuntamente con le proprietà fisico-chimiche del radioisotopo. In medicina nucleare, la radiazione ionizzante che determina un effetto radiobiologico responsabile di un'efficacia terapeutica non è quella legata all'emissione di raggi γ, ma è invece quella legata all'emissione di particelle. Per la terapia medico-nucleare, tali particelle possono essere suddivise in α (nuclei di elio) e β^- (elettroni in senso classico); a loro volta gli elettroni comprendono una sottocategoria particolare, gli elettroni di Auger, che possiedono alcune caratteristiche che li distinguono da tutti gli altri. Infatti, in virtù della loro debolissima energia (da 450 eV fino a circa 2 keV), essi compiono nella materia un percorso brevissimo dopo la loro emissione (il massimo può essere anche inferiore a 1 μm), cedendo quindi tutta la loro energia in uno spazio piccolissimo. Per renderli efficaci dal punto di vista terapeutico (cioè per uccidere le cellule bersaglio), è quindi necessario che il radiofarmaco che li veicola al tessuto bersaglio arrivi a localizzarsi all'interno nel nucleo cellulare (per poter agire sul DNA) o in strettissima vicinanza con il nucleo; in questo modo, il carico radiodosimetrico sarebbe massimo al tessuto bersaglio (a condizione però che tutte le cellule incorporino il radiofarmaco) e minimo (o addirittura assente) ai tessuti sani adiacenti. Per quanto molto promettente dal punto di vista teorico, questo meccanismo di terapia medico-nucleare basato sull'emissione di elettroni di Auger rimane per ora soltanto allo stato potenziale, dato che non è stato finora possibile trasferire all'uomo i buoni risultati ottenuti nei modelli sperimentali (colture cellulari *in vitro* o modelli animali).

Come gli elettroni di Auger, anche le particelle α depositano la loro energia in un brevissimo percorso, non a causa di bassa energia, ma semplicemente perché, in ragione della loro massa relativamente grande (sono praticamente nuclei di elio, con massa 4), il loro percorso nella materia circostante è frenato da numerose interazioni con gli altri nuclei della materia che attraversano; questo fenomeno si traduce in un elevato trasferimento lineare di energia o LET (dalla definizione in lingua inglese *Linear Energy Transfer*), parametro che esprime la quantità di energia media depositata per unità di percorso (espressa in keV/mm, Tabella 16.1). Diversamente da quanto si verifica con le radiazioni a basso LET (tipicamente i raggi X o γ), la cellula ha limitate capacità di riparare i danni apportati al proprio DNA dalle radiazioni ad alto LET, che sono quindi notevolmente citotossiche. Analogamente agli elettroni di Auger, per poter essere efficaci a fini terapeutici anche le particelle α devono essere emesse all'interno del tessuto bersaglio (anche se il loro percorso nei tessuti è molto maggiore di quello degli elettroni di Auger, vedi Tabella 16.1). Sussiste comunque anche in questo caso il requisito che il radiofarmaco veicolante si concentri elettivamente nel tessuto bersaglio e che all'interno di questo tessuto si distribuisca piuttosto omogeneamente. A parte radiofarmaci ancora in fase sperimentale, al momento attuale esiste un unico radiofarmaco per terapia già disponibile in commercio in alcune nazioni (ma non ancora in Italia) basato sull'emissione di particelle α, cioè il Radio-223 in forma ionica (somministrato come sale $^{223}RaCl_2$); questo elemento possiede spiccate caratteristiche osteotrope (dato che si tratta di un

Tabella 16.1 Quantità di energia, percorso nei tessuti e LET delle particelle α, degli elettroni di Auger e delle particelle β^-

Emissione	Energia (min-max)	Percorso nei tessuti	LET (keV/mm)
Particelle α	5-9 MeV	40-100 μm	80
Elettroni di Auger	eV-KeV*	2-500 nm	4-26
Particelle β^-	0,05-2,3 MeV	50-1200 μm	0,2

* L'energia degli elettroni di Auger (che sono prodotti per cattura elettronica) può variare da 450 eV a 2 KeV

analogo del calcio), ed è quindi utilizzato per la terapia palliativa del dolore da metastasi scheletriche.

La terapia medico-nucleare è attualmente basata pressoché esclusivamente sull'uso di radionuclidi emettitori di particelle β^- (intese in senso classico), cioè elettroni carichi negativamente emessi dal nucleo per decadimento radioattivo, con uno spettro continuo di energia (variabile da 0,05 a 2,3 MeV) e con un LET nell'ordine di 0,2 keV/mm. Anche se queste particelle possiedono un potere di penetrazione tessutale maggiore di quello delle particelle α (e molto maggiore di quello degli elettroni di Auger), è comunque indispensabile che si raggiunga un'alta concentrazione del radiofarmaco nel tessuto bersaglio, per garantire un'efficacia citotossica sovrapponibile a quella delle particelle α. È opportuno però ricordare che, proprio a causa del discreto potere di penetrazione nei tessuti (da frazioni decimali di mm fino anche ad alcuni mm), non è indispensabile che l'accumulo del radiofarmaco veicolante nel tessuto bersaglio sia omogeneo (né tantomeno che il radiofarmaco penetri in tutte le cellule del tessuto); infatti, anche dopo concentrazione irregolare nell'interno del tessuto (ad esempio, preferenzialmente in alcuni gruppi di cellule tumorali più che in altri), l'emissione da diversi punti di concentrazione può interessare anche gruppi adiacenti di cellule che non hanno concentrato il radiofarmaco, grazie al cosiddetto meccanismo di "fuoco incrociato" (*crossfire*) (Fig. 16.1). Anche in questo caso l'energia e, quindi, il potere di penetrazione tessutale della particella β^- utilizzata deve essere compatibile con la biodistribuzione del radiofarmaco per quanto riguarda sia il tessuto neoplastico sia i tessuti normali. Infatti, la combinazione di una bassa energia con una distribuzione grossolanamente disomogenea del radiofarmaco può determinare un'incompleta irradiazione del tessuto bersaglio; d'altra parte, se il potere di penetrazione della particella β^- è maggiore della dimensione del bersaglio, parte dell'emissione radioattiva si disperde al di fuori del tessuto bersaglio e interessa quindi anche quello normale adiacente (fenomeno di particolare importanza quando il tessuto normale è altamente radiosensibile come, ad esempio, il midollo osseo emopoietico).

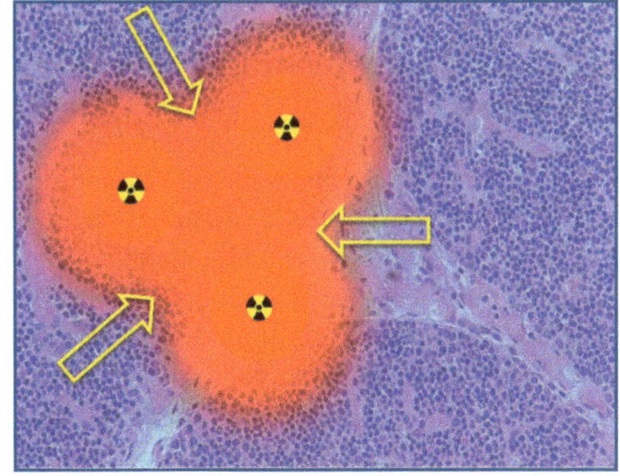

Fig. 16.1 Effetto *crossfire*: grazie alla cessione di energia da parte delle particelle β^- entro un certo raggio rispetto al punto in cui il radiofarmaco è localizzato, l'effetto radiotossico coinvolge non solo le cellule che lo accumulano, ma anche quelle limitrofe, sia neoplastiche sia normali. Questa rappresentazione esemplificativa ipotizza tre punti di deposito del radionuclide (indicati con il simbolo delle radiazioni ionizzanti), mentre l'area interessata dal percorso delle particelle β^- è indicata con l'alone rosso di intensità decrescente dal punto di origine fino alla distanza massima percorsa nel tessuto (ricordando comunque che l'emissione radioattiva avviene in tutte le direzioni ed è quindi assimilabile spazialmente a una sfera); le *frecce* indicano le zone interposte fra i tre punti di deposito del radionuclide, zone nelle quali le cellule sono comunque sottoposte all'azione delle radiazioni ionizzanti, appunto per "fuoco incrociato"

La natura chimica del radioisotopo riveste un ruolo fondamentale ai fini della scelta della reazione chimica più idonea per legare il radioisotopo stesso a un'eventuale molecola veicolante (per costituire quindi il radiofarmaco vero e proprio). Inoltre, alcune applicazioni terapeutiche richiedono un'elevata attività specifica del radioisotopo, come quando si utilizzano anticorpi o peptidi come molecola *carrier*. Infatti, in entrambi i casi è necessario limitare al massimo la massa di radiofarmaco somministrato, per non rischiare di saturare i siti di legame (antigene o recettore) sulla cellula tumorale. L'uso di radioisotopi ad alta attività specifica permette anche di ridurre il numero di atomi dell'elemento radioattivo incorporati nel radiofarmaco e, quindi, di conservare quanto più possibile l'integrità biologico-funzionale della molecola *carrier*.

Infine, l'emivita fisica del radionuclide deve essere compatibile con la cinetica di localizzazione nel tessuto bersaglio e con la *clearance* del radiofarmaco dai tessuti normali, considerazione particolarmente importante qualora si utilizzino anticorpi radiomarcati.

Anche se un'eventuale emissione γ da parte del radionuclide non contribuisce all'efficacia terapeutica dell'emissione β^- e può anzi determinare un aumento di irradiazione ai tessuti non bersaglio, tale fenomeno può essere tuttavia sfruttato per ottenere immagini scintigrafiche e determinare quindi la localizzazione *in vivo* del radiofarmaco; molti radionuclidi utilizzati per terapia medico-nucleare possiedono questa proprietà, cioè emettono sia raggi γ che particelle β^- (ad esempio, ^{131}I, ^{153}Sm, ^{186}Re e ^{188}Re, ^{177}Lu ecc.).

La risposta del tessuto bersaglio (che è in genere, ma non invariabilmente, un tumore) all'irradiazione dipende da numerosi fattori, alcuni intrinseci al tessuto stesso (come la sua radiosensibilità), altri caratteristici del radiofarmaco (distribuzione e localizzazione del radiofarmaco a livello cellulare), altri infine di natura più strettamente fisica (dose assorbita e potere di penetrazione dell'emissione particellare).

Dal punto di vista radiobiologico, anche se il danno mitocondriale prodotto dalle radiazioni ionizzanti può ridurre in una certa misura la vitalità cellulare, certamente il bersaglio principale che può determinare morte della cellula (effetto citotossico massimo) è il DNA cellulare. L'effetto citotossico da radiazioni ionizzanti può verificarsi per azione diretta oppure (più frequentemente) per via indiretta sulle strutture cellulari critiche (essenzialmente quindi il DNA). Mentre la prima modalità si esplica mediante ionizzazione (con conseguente frammentazione e ricomposizione anomala) direttamente di molecole/strutture critiche per la vita cellulare, l'azione indiretta si basa sulla produzione (per effetto primario della radiazione ionizzante) di radicali liberi dell'ossigeno, specie chimiche altamente reattive che inducono la formazione di "ponti" anomali fra molecole adiacenti. Le lesioni critiche prodotte da tale combinazione di eventi sono rappresentate da rotture del DNA a singolo e/o a doppio filamento (lesioni difficilmente riparabili, dovute prevalentemente all'azione diretta delle particelle ad alto LET) e da ricombinazione (o *cross link*) delle proteine del DNA (prevalentemente per azione indiretta delle particelle a basso LET); è anche possibile la rottura della membrana nucleare e/o di quella mitocondriale. Il danno indotto nelle cellule dalle radiazioni ionizzanti (di qualsiasi natura esse siano) si traduce prevalentemente in un blocco, durante la replicazione, in una determinata fase del ciclo cellulare; la radiosensensibilità è massima se le cellule si trovano nella fase pre-mitotica G2 del ciclo cellulare quando vengono sottoposte alle radiazioni ionizzanti.

16.2 Decadimento radioattivo

16.2.1 Emettitori di particelle alfa

Le particelle α sono costituite da nuclei di elio ad alta energia. Queste particelle producono alta densità di ionizzazioni nella materia, depositando la loro energia in un piccolissimo spazio/volume; è opportuno qui ricordare che, sebbene nella terminologia comune si faccia sempre riferimento a misure lineari di percorso delle particelle, in realtà la loro emissione da parte di una sorgente radioattiva (come del resto quella dei raggi γ) avviene sempre in tutte le direzioni dello spazio, e deve essere quindi considerata in termini di "sfera" attorno al punto di emissione. L'elevato LET di queste particelle comporta un imponente effetto citotossico e una ridotta capacità delle cellule danneggiate di riparare il proprio DNA; per poter svolgere un'azione terapeutica efficace, i radionuclidi che emettono particelle α devono tuttavia essere veicolati da radiofarmaci che si distribuiscano omogeneamente all'interno del tessuto bersaglio.

16.2.1.1 Radio-223 (^{223}Ra)

Il metallo alcalino-terroso Radio-223 (^{223}Ra, con energia media di 5,7 MeV ed emivita fisica di 11,4 giorni) è prodotto da un generatore in cui il precursore (^{227}Ac) ha un'emivita fisica di 21,8 anni e può quindi garantire la disponibilità del ^{223}Ra per lunghi periodi. Il ^{223}Ra decade per il 94% con una cascata di trasmutazioni radionuclidiche che (attraverso il decadimento dei nuclidi figli ^{219}Rn, ^{215}Po, e ^{211}Bi) emettono 4 particelle α per ogni atomo iniziale di ^{223}Ra, fino alla produzione di ^{207}Pb stabile; l'energia globalmente depositata per ogni decadimento radioattivo del ^{223}Ra corrisponde a 27,4 MeV (inclusa tutta la catena di decadimento).

16.2.1.2 Altri emettitori alfa

Il Bismuto-212 (^{212}Bi, con energia media di 7,8 MeV ed emivita fisica di 61 minuti) è prodotto dal generatore ^{244}Ra/^{212}Bi (a sua volta, il ^{244}Ra decade con emivita fisica di 3,7 giorni). Trattandosi di un elemento del gruppo fra i metalli e i metalloidi di transizione, la sua coniugazione a macromolecole (come anticorpi monoclonali) richiede la presenza di un agente chelante bifunzionali. Esiste anche il ^{213}Bi, con energia media di 8,32 MeV ed emivita fisica di 46 minuti.

L'Astatina-211 (^{211}At, con energia media di 6,7 MeV ed emivita fisica di 7,2 ore) è un radioalogeno, e può essere quindi covalentemente legata a un atomo di carbonio presente nella molecola del radiofarmaco, con una reazione chimica simile a quella utilizzata per le marcature con radioiodio.

Nonostante la loro elevata citotossicità, la breve emivita fisica di questi radionuclidi limita le possibilità di una loro efficace biodistribuzione a livello tessutale, tale da raggiungere concentrazioni ottimali nel tessuto bersaglio; le loro applicazioni terapeutiche sono pertanto per ora esplorate sperimentalmente per situazioni in cui le cellule neoplastiche sono rapidamente accessibili dopo la somministrazione del radiofarmaco, per esempio le cellule leucemiche circolanti (mediante somministrazione endovenosa di un radiofarmaco a rapida captazione da parte delle cellule stesse), oppure per neoplasie vegetanti in cavità naturali, come quella peritoneale o pleurica (mediante somministrazione endocavitaria del radiofarmaco in una formulazione che ritardi il suo assorbimento e conseguente passaggio nella circolazione generale).

16.2.2 Emettitori di elettroni di Auger

Durante il decadimento di alcuni radioisotopi, si viene a costituire una vacanza elettronica in un determinato orbitale (solitamente nel livello K) come conseguenza della cattura elettronica o della conversione interna. Un elettrone appartenente a un livello orbitale più esterno (con energia maggiore) occupa allora tale vacanza, fenomeno che produce una cascata di transizioni elettroniche con rilascio di energia come raggi X o elettroni di Auger.

Gli elettroni di Auger possiedono un potere di penetrazione in acqua che può variare da 2 a 500 nm (con LET di 4-26 keV/mm). Dato il loro brevissimo percorso nella materia, l'emissione di queste particelle deve avvenire da parte di un radionuclide che è già incorporato nel nucleo (e possibilmente proprio nel DNA) delle cellule bersaglio, per poter determinare un effetto terapeutico. La loro localizzazione a livello mitocondriale o sulla superficie della membrana cellulare non produce invece significativi effetti citotossici.

Fra i radionuclidi emettitori di elettroni di Auger di interesse radiobiologico, ricordiamo lo Iodio-125, lo Iodio-123, l'Indio-111, il Tallio-201, il Selenio-75.

16.2.3 Emettitori di elettroni β^- ad alta energia

16.2.3.1 Iodio-131 (^{131}I)

Oltre alla sua ben nota emissione γ, il radioalogeno ^{131}I (con emivita fisica di 8 giorni) emette particelle β^- con energia media di 0,61 MeV, che hanno un massimo potere di penetrazione tessutale di 2,4-2,9 mm (stimato dal percorso in acqua).

16.2.3.2 Ittrio-90 (^{90}Y)

Il radiometallo ^{90}Y (con emivita fisica di 64 ore) emette particelle β^- di alta energia (2,2 MeV), che hanno un massimo potere di penetrazione di 11-12 mm. Date le sue caratteristiche chimiche (metallo di transizione), è necessario l'uso di un chelante per poterlo coniugare con una molecola *carrier* (in genere un anticorpo o un peptide). All'emissione β^- non è associata alcuna emissione γ.

16.2.3.3
Samario-153 (^{153}Sm)

Il lantanide ^{153}Sm (con emivita fisica di 1,9 giorni) emette particelle β^- con energia massima di 0,81 MeV, che hanno un potere massimo di penetrazione di 2,5-3 mm. Emette inoltre raggi γ con energia di 103 KeV, idonea per visualizzazione scintigrafica mediante gamma-camere.

16.2.3.4
Renio-186 (^{186}Re)

Il metallo di transizione ^{186}Re (con emivita fisica di 3,7 giorni) emette particelle β^- con energia massima di 1,07 MeV con massimo potere di penetrazione tessutale di 1,1-2 mm (ma con qualche segnalazione fino a 4,5 mm). Emette inoltre raggi γ con energia di 137 KeV, idonea per visualizzazione scintigrafica mediante gamma-camera.

16.2.3.5
Stronzio-89 (^{89}Sr)

Lo Stronzio-89 (con lunga emivita fisica, di 50,5 giorni) emette particelle β^- con energia massima di 1,46 MeV e massimo potere di penetrazione di 2,4-3 mm nei tessuti (ma con segnalazioni anche fino a 7 mm), senza nessuna emissione γ associata.

16.2.3.6
Lutezio-177 (^{177}Lu)

Il lantanide ^{177}Lu (con emivita fisica di 6,7 giorni) emette particelle β^- con energia massima di 0,497 MeV e massimo potere di penetrazione di 1 mm nei tessuti. Emette inoltre raggi γ con energia di 113 keV, idonea per visualizzazione scintigrafica mediante gamma-camera. Mentre il suo impiego più frequente (ma ancora in fase di sperimentazione clinica) avviene dopo coniugazione con peptidi analoghi della somatostatina (per la terapia recettoriale delle neoplasie esprimenti recettori per la somatostatina, come i tumori neuroendocrini), sono in fase di sperimentazione anche altre classi di radiofarmaci contenenti il ^{177}Lu, come il radiofarmaco osteotropo ^{177}Lu-EDTMP, con potenziale applicazione analoga a quella degli altri radiofarmaci osteotropi (^{153}Sm-EDTMP, ^{186}Re-HEDP, $^{89}SrCl$).

16.2.3.7
Erbio-169 (^{169}Er)

L'Erbio-169 (con emivita di 9,6 giorni) decade a Tullio-169 emettendo particelle β^- con energia massima di 0,34 MeV e massimo potere di penetrazione di 1 mm nei tessuti molli (0,7 mm nel tessuto cartilagineo, 0,2-0,3 mm come penetrazione media nei tessuti molli). Emette inoltre raggi γ con energia di 80 KeV, sufficiente per visualizzazione scintigrafica mediante gamma-camera.

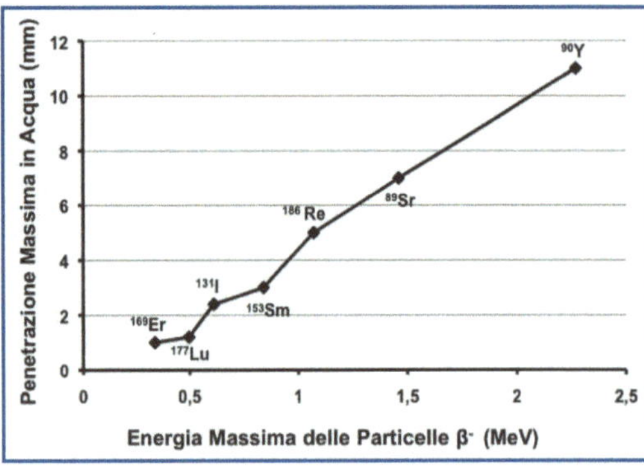

Fig. 16.2 Il grafico mostra la correlazione tra energia massima (espressa in MeV) delle particelle β^- emesse dai principali radionuclidi di interesse terapeutico e il percorso compiuto dalle particelle stesse attraverso i tessuti (espresso in mm)

La Figura 16.2 riporta in grafico la correlazione fra energia massima delle particelle β^- emesse durante il decadimento dei radionuclidi sopra elencati e potere massimo di penetrazione delle particelle stesse nei tessuti (i valori utilizzati per il grafico rappresentano una media basata sul consenso fra valori differenti riportati nei diversi testi e pubblicazioni).

16.3 Concetti di radiodosimetria per terapia medico-nucleare

La radiodosimetria è una branca della fisica che permette di stimare la dose assorbita dalla materia quando esposta a radiazioni ionizzanti, ed è fondamentale nel determinare il potenziale terapeutico (come anche nella stima del possibile rischio di danno ai tessuti normali) di un trattamento radiante, in questo caso la terapia radiometabolica.

La valutazione della dose assorbita dall'organo bersaglio e dagli organi d'interesse è normalmente eseguita utilizzando il formalismo proposto dal comitato MIRD della *Society of Nuclear Medicine* (USA). La stima della dosimetria interna (cioè quella derivante dalla terapia medico-nucleare) si differenzia dagli altri settori della radioprotezione (che riguardano l'irradiazione derivante da una sorgente esterna di intensità e con tempi di esposizione ben definiti), a causa dell'impossibilità di misurare direttamente la dose assorbita derivante da una certa radioattività somministrata al paziente, in genere per via sistemica. Nelle applicazioni alla medicina nucleare, la dose è pertanto ricavata tramite un processo inferenziale di modelli matematici (ad esempio, Monte Carlo) che sono impiegati per schematizzare il trasferimento di energia radiante dovuta al radionuclide impiegato e la sua distribuzione fra i vari organi e tessuti.

Secondo una formulazione generale, la dose assorbita da parte dei tessuti è direttamente proporzionale all'attività accumulata nel bersaglio, al numero di transizioni che si verificano a tale livello (parametro che dipende sia dall'emivita fisica che dalla cinetica di ritenzione, cioè praticamente dall'emivita effettiva del radionuclide nel bersaglio), all'energia liberata per ogni transizione, e alla frazione di energia assorbita nel bersaglio stesso. La dose assorbita è invece inversamente proporzionale alla massa del bersaglio; in altre parole, la stessa attività accumulata con uguale cinetica di ritenzione in due bersagli diversi determina un carico radiodosimetrico maggiore per quello più piccolo, con proporzione pressoché lineare (a parità di tutti gli altri parametri sopra elencati, un bersaglio con massa pari alla metà di un altro riceve un carico dosimetrico doppio rispetto a quello con massa maggiore).

In medicina nucleare i dati quantitativi sulla radioattività presente negli organi e nelle lesioni dopo somministrazione di un radiofarmaco sono in genere ottenuti tramite acquisizioni scintigrafiche *total body* sequenziali in 2D con gamma-camera a doppia testa equipaggiata con opportuno collimatore, facendo particolare attenzione a mantenere costanti la geometria e i parametri di acquisizione (ad esempio, stessa distanza delle testate dalla superficie del paziente, stessa altezza del lettino, stessa velocità di scorrimento). Si tratta quindi in generale di acquisizioni planari (2D), a meno che si faccia ricorso (per particolari segmenti corporei di interesse) ad acquisizioni SPECT oppure ancora ad acquisizioni PET, nel caso sia disponibile il radionuclide emettitore di positroni corrispondente a quello utilizzato per la terapia (ad esempio, marcatura con ^{124}I utilizzata per la quantizzazione mediante PET, marcatura con ^{131}I per la terapia vera e propria).

Il metodo di più largo impiego per stimare la dosimetria agli organi sani è basato sui conteggi relativi a determinate regioni di interesse (ROI) definite sulle immagini *total body*, elaborando poi i dati così ottenuti attraverso specifici programmi dedicati (ad esempio, OLINDA/EXM, Vanderbilt University, Nashville). La gamma-camera impiegata per lo studio dosimetrico deve essere opportunamente calibrata mediante acquisizioni scintigrafiche di una sorgente con attività nota, dapprima in aria, poi sotto spessori diversi in un fantoccio di acqua. Assumendo che il corpo del paziente sia interamente costituito di acqua (approssimazione ritenuta accettabile per queste stime), il rapporto tra i conteggi totali nelle ROI disegnate sulle immagini della sorgente a diversi spessori nel fantoccio e i conteggi totali della sorgente posta in aria permette di derivare, conoscendo la profondità degli organi nel paziente, il coefficiente di attenuazione dei vari tessuti. Tale coefficiente, μ, è espresso da un'equazione logaritmica del tipo $e^{-\mu x}$ in cui x esprime lo spessore del tessuto considerato e consente di mettere in relazione l'attività presente nell'organo/lesione target con la profondità dell'organo/lesione considerati.

Le immagini scintigrafiche del paziente devono essere accompagnate dall'acquisizione di immagini di una sorgente preparata a partire dal radiofarmaco somministrato al paziente, con attività nota (MBq oppure mCi) misurata con calibratore di dose e impiegata come standard di riferimento per tutte le valutazioni semiquantitative delle dosi previsionali. Completate le acquisizioni scintigrafiche, ROI diverse con area nota (espressa in pixel) sono definite manualmente nelle immagini in proiezione sia anteriore che posteriore, per definire i conteggi totali rispettivamente nel corpo intero, nella lesione target, negli organi di interesse, e nella sorgente. Rapportando, per i vari tempi di acquisizione, i conteggi totali delle varie ROI disegnate sulle immagini scintigrafiche all'attività nota della sorgente, è possibile stimare l'attività presente nelle singole ROI e, quindi, nelle rispettive aree/organi del paziente. Per stime dosimetriche accurate, questi dati devono essere opportunamente corretti per le dimensioni e per la profondità degli organi e della lesione target. I valori di attività derivati dai conteggi relativi agli organi del paziente sono elaborati applicando il formalismo MIRD, che prevede la loro conversione (attraverso un cosiddetto "fattore S") in dose media all'organo. Programmi semiautomatici riportano tali fattori S, tabulati organo per organo in base alla dimensione media dell'organo rispettivamente per l'uomo standard, la donna standard, e il bambino standard.

I tempi in cui si acquisiscono le immagini scintigrafiche sequenziali dipendono dal radiofarmaco impiegato e sono condizionate sia dall'emivita dal radionuclide, sia dalla farmacocinetica del radiofarmaco stesso. Studi dosimetrici con ^{123}I-ioduro (in sostituzione del ^{131}I per le migliori caratteristiche di rivelazione scintigrafica con gamma-camera) per stime dosimetriche in pazienti con carcinoma tiroideo da sottoporre a terapia radiometabolica con ^{131}I necessitano di acquisizioni a 30 minuti, 4 e 24 ore dopo la somministrazione. Valutazioni con peptidi marcati con ^{111}In (in sostituzione del ^{90}Y che sarà poi impiegato per la terapia) prevedono acquisizioni a 30 minuti, 4, 24 e 48 ore. Studi dosimetrici con imunoconiugati marcati con ^{131}I contemplano acquisizioni ogni 24 ore, fino a 7 giorni dopo la somministrazione.

L'obiettivo dello studio dosimetrico è quello di determinare l'attività di radiofarmaco da somministrare, tale che consenta di ottenere un'alta dose radiante alle lesioni target senza superare la dose massima tollerabile ai tessuti sani, in particolare gli organi limitanti per lo specifico radiofarmaco. Tipicamente, gli organi dose-limitanti sono rappresentati dal midollo osseo emopoietico (in particolare per gli immunoconiugati) e dal rene (per la terapia con peptidi marcati).

Il limite di dose al midollo osseo da non superare è derivato su base statistica dai lavori pioneristici di Maxon e Benua: per la terapia con ^{131}I (somministrato sotto qualsiasi forma radiofarmaceutica) è pari a 2 Gy. La stima della dosimetria al midollo può essere eseguita con metodi diversi. Il più semplice è rappresentato dal conteggio della radioattività presente in un campione di sangue (Bq/g sangue) prelevato dal paziente in tempi successivi, generalmente concomitanti con le acquisizioni scintigrafiche *total body*; questi conteggi e quelli derivati dalla metodica ROI sono utilizzati per calcolare l'irraggiamento del midollo osseo da parte dell'attività circolante nel sangue e anche da quella presente negli organi adiacenti al midollo stesso. Un'importante considerazione clinica è che la dosimetria al midollo è valida e attendibile solo per pazienti con midollo osseo sano, esente cioè da metastasi e/o da infiltrazione del midollo stesso da parte del tessuto neoplastico (che, in quanto target del radiofarmaco utilizzato per la terapia, accumulerebbe la sua quota specifica di attività diventando così fonte ulteriore di irraggiamento praticamente all'interno del midollo stesso). Inoltre, quando un paziente è già stato sottoposto a multipli trattamenti potenzialmente mielotossici (ad esempio, chemioterapia e/o radioterapia esterna sullo scheletro), può essere difficile predire l'effettiva tossicità midollare derivante dalla somministrazione di un'attività di radiofarmaco che di solito non comporta rischi di mielotossicità, perché si tratta di una situazione fisiopatologica in cui la riserva funzionale del midollo stesso può essere stata ridotta dai precedenti trattamenti.

Per il calcolo della dose assorbita al rene (che è sede di accumulo e ritenzione dei peptidi marcati), la dosimetria convenzionale non è un metodo accurato nel predire la nefrotossicità che può verificarsi durante terapia con tali radiofarmaci. Infatti, i peptidi presenti nell'ultrafiltrato glomerulare sono fisiologicamente riassorbiti a livello del tubulo contorto prossimale, per cui la radioattività non si distribuisce omogeneamente all'interno del rene, ma prevalentemente in corrispondenza della corticale. Il modello lineare quadratico, che tiene conto della diversa radiosensibilità della corticale e della midollare del rene (MIRD *pamphlet* 19), come pure del *rate* e del frazionamento di dose, è pertanto più sensibile e accurato per predire la tossicità derivante a questo organo dalla terapia con peptidi marcati; il parametro più strettamente correlato con la nefrotossicità conseguente a tale terapia è rappresentato dalla dose biologica effettiva (BED).

È attualmente in fase di convalida e ottimizzazione un metodo di stima dosimetrica basato non sulle immagini in 2D, bensì su quelle acquisite con tecnica SPECT o SPECT/TC in 3D: si tratta in particolare della *voxel dosimetry*, basata sull'algoritmo "S-voxel" sviluppato dal MIRD 17. Il calcolo dosimetrico è realizzato con un procedimento che prevede la correzione dell'immagine acquisita per l'attività di fondo e per la risposta geometrica del collimatore, quindi la trasformazione della matrice 3D di conteggi in matrice di attività nel singolo voxel (correzione per gli effetti di volume parziale) e, infine, la convoluzione della matrice 3D di attività con i valori S-voxel tabulati nella pubblicazione MIRD 17. Nella *voxel-dosimetry* il target è suddiviso in voxel di uguale massa (considerata nel fattore S_{ij} voxel-voxel calcolato per diverse masse e per differenti radionuclidi). La misura dei voxel è costante nel volume target, e coincide con le dimensioni di ricostruzione dell'immagine tomografica di distribuzione dell'attività. La distribuzione di dose si deduce da quella di attività applicando il formalismo MIRD, dopo aver calcolato (tramite simulazioni Monte Carlo) fattori di conversione $S_{voxel\text{-}voxel}$ che forniscono la dose media in un voxel bersaglio per unità di attività in un voxel sorgente. In questa situazione, le immagini TC permettono un'ottimale delineazione del contorno anatomico delle regioni di interesse. I nuovi tomografi ibridi SPECT/TC includono programmi di ricostruzione e riallineamento tali per cui non è necessario aggiungere a ogni acquisizione SPECT le immagini TC, bensì basta riallineare le diverse acquisizioni SPECT con una sola immagine TC, così da non ripetere ogni volta l'acquisizione tomografica e permettere quindi un risparmio di dose per il paziente.

16.4 Meccanismi di localizzazione dei radiofarmaci per terapia

Nella maggior parte dei casi, l'unica differenza fra i radiofarmaci diagnostici e i corrispondenti radiofarmaci per terapia medico-nucleare è la sostituzione del radionuclide γ-emittente (idoneo per la visualizzazione scintigrafica) con il radionuclide che decade con emissione di particelle (idoneo per la terapia); si tratta quindi di una variazione che non modifica significativamente il profilo biochimico e, quindi, il destino metabolico del radiofarmaco per terapia rispetto a quello per diagnostica (ad esempio, radiofarmaci osteotropi e recettoriali). In altri casi, il radiofarmaco per terapia è identico a quello per diagnostica (ad esempio, ^{131}I-ioduro, [^{131}I]MIBG) e l'unico parametro che cambia fra le due applicazioni è semplicemente l'attività somministrata (molto maggiore per la terapia che per la diagnostica). Si rimanda pertanto al Capitolo 4, dove sono trattati per esteso i vari meccanismi di localizzazione dei radiofarmaci convenzionali, mentre eventuali differenze al riguardo saranno evidenziate nell'esposizione delle specifiche applicazioni di terapia medico-nucleare (vedi più avanti).

16.5 Terapia delle tireopatie non neoplastiche

16.5.1 Ipertiroidismi

La prima applicazione di terapia radiometabolica con ^{131}I-ioduro per pazienti con ipertiroidismo risale al 1940. Il diverso meccanismo eziopatogenetico alla base degli ipertiroidismi da malattia di Graves-Basedow e, rispettivamente, da adenoma iperfunzionante (vedi Capitolo 25) condiziona il risultato finale che si intende raggiungere mediante terapia con radioiodio di queste due diverse affezioni. In particolare, la malattia di Graves-Basedow è una patologia autoimmune nella quale il recettore per il TSH (che funziona correttamente in tutte le cellule tiroidee) è stimolato patologicamente da un auto-anticorpo diretto contro una porzione particolare del recettore stesso; in questa condizione, il legame dell'auto-anticorpo con il recettore equivale al legame del TSH con il recettore stesso, e quindi risulta in una continua e patologica attivazione cellulare, anche con livelli ematici di TSH vicini a zero. Poiché si tratta di un auto-anticorpo circolante nel sangue, tutte le cellule tiroidee sono esposte al suo attacco, al quale rispondono (confondendo l'auto-anticorpo con il TSH) con un'iperplasia diffusa e con iperproduzione e ipersecrezione di ormoni tiroidei; dal punto di vista scintigrafico, questa situazione si traduce in un'ipercaptazione diffusa del radiofarmaco da parte di tutto il parenchima tiroideo, che spesso va anche incontro a diffusa iperplasia (Fig. 16.3a). Così come il parenchima tiroideo mostra diffusa ipercaptazione della piccola quantità di radiofarmaco somministrato a scopo di visualizzazione scintigrafica, allo stesso modo tutto il parenchima capta il ^{131}I-ioduro somministrato in quantità terapeutica, ed è quindi sottoposto all'azione citotossica del ^{131}I stesso. Anche se dal punto di vista teorico sarebbe ipotizzabile la possibilità di somministrare radioiodio in quantità tale da distruggere la maggior parte del parenchima tiroideo e da risparmiare invece una quota di cellule sufficiente ad assicurare una normale funzione tiroidea, in realtà anche queste cellule rimaste resterebbero poi comunque esposte ancora all'azione dell'auto-anticorpo (la cui produzione continua); entro tempo più o meno breve si ripeterebbe quindi una situazione di iperplasia e di iperfunzione delle cellule superstiti, con recidiva dell'ipertiroidismo. L'obiettivo della terapia con ^{131}I della malattia di Graves-Basedow non può quindi essere la restaurazione di uno stato di eutiroidismo, ma la distruzione completa del parenchima tiroideo e quindi l'induzione

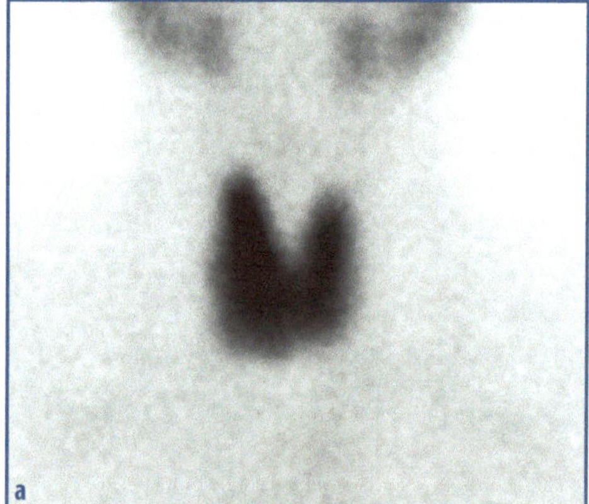

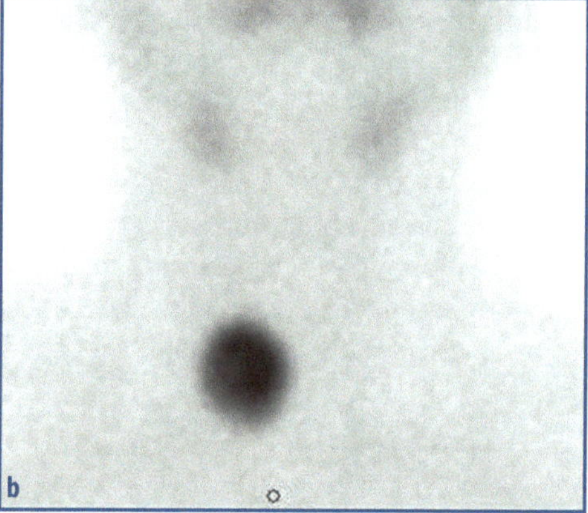

Fig. 16.3 a, b Immagini scintigrafiche planari statiche della regione cervicale anteriore, ottenute con gamma-camera LFOV con collimatore LEHR dopo circa 15 minuti dalla somministrazione di ^{99m}Tc-pertecnetato (150 MBq) in due pazienti con ipertiroidismo. **a** Tiroide di dimensioni aumentate con omogenea e intensa captazione del radiofarmaco, come tipicamente osservato nel gozzo diffuso tossico (malattia di Graves-Basedow); analogamente a quanto si verifica con il ^{99m}Tc-pertecnetato, anche lo Iodio-131 somministrato a scopo terapeutico sarà captato da tutto il parenchima tiroideo. **b** Area singola di ipercaptazione del radiofarmaco in corrispondenza della regione sovragiugulare paramediana destra, da riferire ad adenoma iperfunzionante (con aree interne di colliquazione) del lobo destro della tiroide. Si noti la completa inibizione funzionale del restante parenchima ghiandolare, che risulta non visualizzabile; in queste condizioni, lo Iodio-131 somministrato a scopo terapeutico sarà captato pressoché esclusivamente dall'adenoma iperfunzionante e in misura minima dal parenchima extra-nodulare, che sarà quindi risparmiato dall'azione citotossica delle radiazioni ionizzanti

di ipotiroidismo iatrogeno, condizione che può comunque essere agevolmente trattata con terapia ormonale sostitutiva (somministrazione di L-Tiroxina sintetica).

Al contrario, l'adenoma iperfunzionante è dovuto a una mutazione somatica che si traduce in un'alterazione di parte del recettore del TSH, per cui il recettore stesso è sempre attivato, come se fosse sempre occupato dal TSH. Poiché la mutazione si verifica soltanto a carico di uno o più cloni cellulari (quelli che originano l'adenoma), ma non a carico della maggior parte delle restanti cellule tiroidee, il parenchima non interessato dalla mutazione conserva una normale fisiologia di risposta allo stato del recettore per il TSH. Pertanto, in condizioni di TSH soppresso (come si osserva pressoché costantemente nell'ipertiroidismo, tranne che nei casi eccezionali in cui l'ipertiroidismo sia causato da un adenoma ipofisario con ipersecrezione di TSH), il parenchima tiroideo extra-adenoma si trova in condizioni di riposo funzionale; questa situazione fisiopatologica si traduce, dal punto di vista scintigrafico, in un'ipercaptazione del radiofarmaco da parte dell'adenoma (dato che, anche con livelli circolanti di TSH vicini a zero quel tessuto è comunque costantemente stimolato a causa della mutazione del recettore), e nella mancata visualizzazione del parenchima extra-nodulare (Fig. 16.3b). Questa inibizione della captazione di radioiodio si traduce in una protezione del parenchima extra-nodulare dall'azione citotossica del radioiodio stesso, che invece è captato dall'adenoma iperfunzionante. Dopo che l'azione radiobiologica del ^{131}I concentrato nelle cellule adenomatose ne ha determinato la morte e, quindi, la riduzione/scomparsa dell'adenoma, il parenchima extra-nodulare (che non ha invece captato significativamente il ^{131}I) riprende quindi la sua funzione normale (Fig. 16.4); infatti, cessata l'azione inibente sulla secrezione di TSH

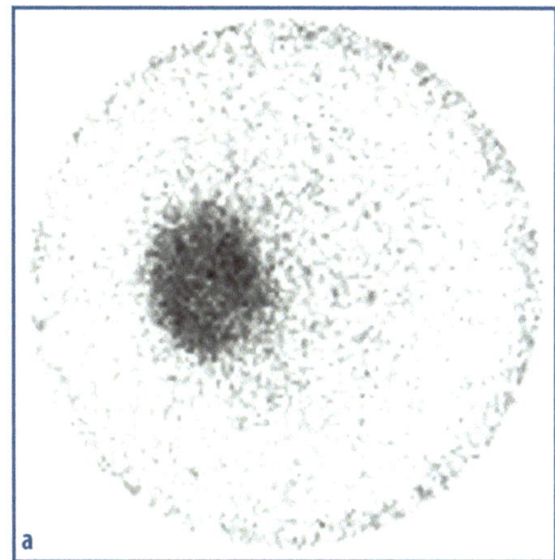

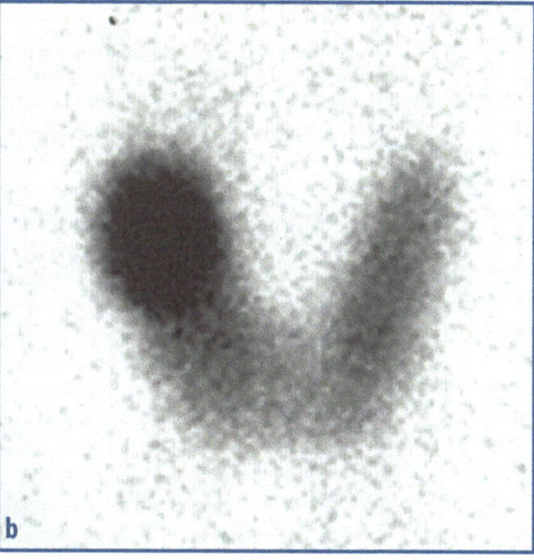

Fig. 16.4 a, b Immagini scintigrafiche planari statiche della regione cervicale anteriore in un paziente con adenoma tiroideo tossico, ottenute rispettivamente prima e dopo somministrazione di terapia radiometabolica con ^{131}I. **a** Immagine ottenuta con gamma-camera e collimatore *pin-hole* 24 ore dopo la somministrazione di 1,85 MBq (50 μCi) di ^{131}I-ioduro: nodulo ipercaptante a carico del lobo destro della tiroide, con inibizione funzionale pressoché completa del restante parenchima ghiandolare; la stima dosimetrica basata sugli indici di captazione (43,7% alla 4^{a} ora, 73% alla 24^{a} ora, valori non corretti per il decadimento fisico) e alla massa del nodulo valutata ecograficamente (volume 9 mL = massa 9 grammi) indica 185 MBq (5 mCi) di ^{131}I-ioduro come attività necessaria per erogare al nodulo una dose di 300 Gy. **b** Immagine scintigrafica con ^{99m}Tc-pertecnetato ottenuta a distanza di 6 mesi dalla terapia con radioiodio: si noti una certa persistenza di relativa lieve ipercaptazione a carico del nodulo, associata comunque a ripresa funzionale del parenchima ghiandolare extra-nodulare precedentemente inibito

esercitata dai livelli aumentati di ormoni tiroidei secreti dall'adenoma iperfunzionante (ormai scomparso), si restaura il normale circuito di regolazione fra ipotalamo, ipofisi e parenchima tiroideo che non presenta la mutazione che determinava la costante, patologica attivazione del recettore del TSH. L'obiettivo della terapia con ^{131}I dell'ipertiroidismo da adenoma è quindi la restaurazione di uno stato di eutiroidismo.

16.5.1.1
Indicazioni alla terapia con ^{131}I-ioduro nella malattia di Graves-Basedow

- Recidiva di ipertiroidismo dopo trattamento con farmaci antitiroidei;
- pazienti non trattabili con farmaci antitiroidei di sintesi (per allergia, effetti collaterali gravi, o scarsa *compliance*);
- pazienti con le caratteristiche di cui sopra non candidabili a intervento chirurgico chirurgico, o che lo rifiutano;
- ipertiroidismo con oftalmopatia associata (solo se la terapia radiometabolica è effettuata con dosi ablative che garantiscano la completa distruzione del tessuto tiroideo e, comunque, in associazione con ciclo di terapia steroidea per prevenire il possibile peggioramento dell'oftalmopatia).

16.5.1.2
Indicazioni alla terapia con ^{131}I-ioduro dell'adenoma tossico

- Tireotossicosi evidente;
- pazienti non trattabili con farmaci antitiroidei di sintesi (per allergia, effetti collaterali gravi, o scarsa *compliance*);
- pazienti con le caratteristiche di cui sopra non candidabili a intervento chirurgico chirurgico, o che lo rifiutano;
- in caso di tireotossicosi subclinica, l'indicazione è posta solo dopo valutazione del quadro clinico complessivo e di eventuali fattori di rischio individuali.

16.5.1.3
Indicazioni alla terapia con ^{131}I-ioduro del gozzo multinodulare tossico

- Recidiva dopo tiroidectomia parziale;
- pazienti non trattabili con farmaci antitiroidei di sintesi (per allergia, effetti collaterali gravi, o scarsa *compliance*); è opportuno comunque ricordare che la terapia con antitiroidei di sintesi dovrebbe essere in tali evenienze limitata nel tempo, dato che questi farmaci hanno un certo effetto "gozzigeno" intrinseco;
- pazienti non candidabili a intervento chirurgico, o che lo rifiutano.

È opportuno ricordare che, in presenza di noduli tiroidei relativamente ipocaptanti nell'ambito di un gozzo multinodulare tossico (come pure nel contesto di una tiroide iperfunzionante per malattia di Graves-Basedow), è indispensabile escludere la natura neoplastica dei noduli stessi prima di procedere alla terapia con radioiodio. Inoltre, si sottolinea ancora come in presenza di gozzo di grosse dimensioni la terapia radiometabolica con ^{131}I debba essere considerata soltanto dopo aver escluso l'opzione chirurgica (che riveste in questi casi il ruolo principale); infine, la terapia con radioiodio non è indicata in caso di tireotossicosi con bassa iodocaptazione.

16.5.1.4 *Controindicazioni*

Come per praticamente tutte le forme di terapia con radionuclidi, le controindicazioni assolute al trattamento con radioiodio sono la gravidanza in atto e l'allattamento. Per quanto riguarda la terapia radiometabolica con ^{131}I-Ioduro in soggetti di età inferiore a 18 anni, anche se le casistiche pubblicate in letteratura sono limitate, non è comunque riportato alcun aumento di incidenza di tumori a lungo termine riferibile a tale terapia effettuata in periodo infantile-giovanile.

Dato che l'attività specifica del radiofarmaco utilizzato per terapia è molto elevata (in genere >200 MBq/µg), le quantità ponderali di iodio contenute in una dose terapeutica di ^{131}I per ipertiroidismo sono notevolmente inferiori alla dose alimentare giornaliera raccomandata. L'allergia allo iodio non rappresenta pertanto una controindicazione al trattamento.

Preparazione del paziente

Dato che lo iodio contenuto in alcuni prodotti di uso più o meno comune può saturare la capacità delle cellule tiroidee di captare ulteriori quantità del radiofarmaco, i pazienti non devono fare uso di tali prodotti per un adeguato periodo di tempo prima della terapia radiometabolica (Tabella 16.2). È necessario inoltre sospendere i farmaci tireostatici per un periodo da una a due settimane prima del trattamento; il periodo di sospensione è tanto più breve quanto più grave è lo stato di ipertiroidismo.

Tabella 16.2 Prodotti e/o farmaci ad alto contenuto di iodio, con indicazione del periodo minimo consigliato di sospensione prima della terapia radiometabolica dell'ipertiroidismo con ^{131}I-ioduro. Può inoltre essere consigliato di ridurre, per almeno 15 giorni prima della terapia, l'assunzione di alimenti con contenuto di iodio relativamente elevato*

Farmaco o prodotto	Periodo di sospensione consigliato
Multivitaminici (contenenti iodio)	1 settimana
Espettoranti, soluzione di Lugol, prodotti a base di alghe marine, prodotti per dimagrire contenenti iodio, disinfettanti iodati, lavande vaginali, dentifrici e colluttori iodati, tinture per capelli, creme anti-cellulite a base di iodio o di prodotti iodati	2-3 settimane (in base al contenuto di iodio)
Tintura di iodio (per disinfezione della cute)	2-3 settimane
Mezzi di contrasto radiografici idrosolubili	3-4 settimane (con normale funzione renale)
Mezzi di contrasto radiografici liposolubili (oggi usati molto raramente)	Alcuni mesi
Amiodarone (farmaco anti-aritmico)	3-6 mesi o più (in base alla quantità totale di iodio assunta)

* Alimenti con contenuto di iodio relativamente elevato: sale da cucina iodato, prodotti ittici (pesce, crostacei, frutti di mare, alghe marine), alimenti surgelati, prodotti a base di soia, cibi contenenti coloranti artificiali rossi

Calcolo dell'attività di ^{131}I-ioduro da somministrare

Sono comunemente applicati due metodi per decidere l'attività di ^{131}I da somministrare per la terapia dell'ipertiroidismo: 1) somministrazione di un'attività fissa empirica, scelta in base all'esperienza (eventualmente modulata in base alle dimensioni del bersaglio e all'entità dell'ipertiroidismo) e 2) somministrazione di un'attività variabile, personalizzata in base a calcoli dosimetrici nel singolo paziente.

1. *Attività fissa empirica*: in base al quadro complessivo clinico e morfo-funzionale tiroideo, l'attività somministrata di ^{131}I può variare da 185 a 555 MBq. In un approccio intermedio, la scelta dell'attività da somministrare è modulata in base al volume della ghiandola (o dell'adenoma) valutato ecograficamente, secondo la cosiddetta formula semplificata di Marinelli basata sulla stima iniziale di 5,55 MBq (150 μCi) per grammo (o cm^3) di parenchima, se si tratta di malattia di Graves-Basedow, mentre si aumenta a 7,4 MBq (200 μCi) in caso di adenoma. Si applica poi una correzione dividendo tale stima iniziale per il valore frazionale di captazione del radioiodio alla 24ª ora; in termini pratici, nel caso di un adenoma la cui captazione alla 24ª ora sia del 60% (cioè 0,6 in termini frazionali), l'attività da somministrare è pari a 12,33 MBq (o 333,3 μCi) per grammo di tessuto. Si tratta comunque sempre di una modulazione basata su attività per massa (e non su dose per massa), indipendentemente dalla cinetica di ritenzione del radioiodio oltre la 24ª ora.
2. *Attività personalizzata in base a stime dosimetriche*: oltre che la valutazione della massa del volume bersaglio, questo approccio prevede la stima della dose assorbita in base alla captazione massima e all'emiperiodo effettivo ($T_{1/2eff}$) di un'attività tracciante (1,85-3,7 MBq) di ^{131}I-ioduro a livello del bersaglio. La captazione massima è determinata da misure temporali di attività accumulata nell'organo (mediante sonda per captazione o mediante gamma-camera), distribuite sia durante la fase di accumulo, sia durante la fase di dismissione del radioioido dalla regione tiroidea; la captazione massima è in genere approssimata da un'unica misura eseguita alla 24ª ora dopo somministrazione del radioiodio in quantità tracciante. Tuttavia, nella malattia di Graves-Basedow si può verificare la cosiddetta sindrome da *small pool* intra-tiroideo, che si riflette in un accelerato *turnover* ghiandolare di iodio, con valori precoci di captazione superiori a quelli a 24 ore; questo fenomeno si traduce in una riduzione della dose effettivamente assorbita a livello del tessuto tiroideo bersaglio, per cui è opportuno effettuare misurazioni anche a 4-6 ore oltre che a 24 ore. Per il calcolo accurato del valore di ($T_{1/2eff}$), le misure di captazione devono essere prolungate fino a 96-120 ore. A seconda dei diversi approcci, la dose ottimale al tessuto bersaglio varia da 100 a 300 Gy, in base alla patologia da trattare (riservando in genere alla terapia degli adenomi dosi più alte rispetto a quella dell'ipertiroidismo da malattia di Graves-Basedow).

Somministrazione

La somministrazione di ^{131}I-ioduro avviene generalmente per via orale (in forma di capsule o di soluzione liquida), mentre la somministrazione per via endovenosa è necessaria soltanto in pazienti con vomito o non collaboranti; per facilitare e accelerare l'assorbimento intestinale, è opportuno il digiuno per almeno sei ore prima della somministrazione e per le tre ore successive.

Effetti indesiderati

La terapia con ^{131}I-ioduro degli ipertiroidismi è associata a modesti effetti collaterali, sia a breve che a lungo termine. A breve termine (da alcune ore a 2-3 giorni) possono manifestarsi tumefazione transitoria della regione cervicale (dovuta alla reazione flogistica conseguente all'azione citotossica della terapia radiometabolica sul parenchina tiroideo) e scialo-adenite (dovuta a una certa captazione del radioiodio anche da parte delle ghiandole salivari); a medio termine (da alcune settimane ad alcuni mesi), può talora manifestarsi aggravamento dell'oftalmopatia (prevenibile con adeguata terapia corticosteroidea). A parte l'ipotiroidismo che rappresenta l'obiettivo della terapia con radioiodio nei pazienti con malattia di Graves-Basedow (vedi sopra), anche nei pazienti con adenomatosi multipla può talora manifestarsi ipotiroidismo (nonostante in questi pazienti l'obiettivo della terapia sia il ritorno a una condizione di eutiroidismo), quando anche il parenchima extranodulare interposto fra noduli iperfunzionanti è comunque sottoposto a una certa azione citotossica per effetto *crossfire*. Non è invece stato evidenziato un possibile ruolo carcinogenico della terapia con radioiodio a lungo termine, né in soggetti adulti né in soggetti trattati in età infantile-giovanile.

16.5.2 Terapia con ^{131}I-ioduro del gozzo normofunzionante di grandi dimensioni

16.5.2.1 Caratteristiche cliniche e indicazioni terapeutiche

Il gozzo nodulare non tossico colpisce soprattutto individui che risiedono nelle regioni con carenza di iodio nelle acque e negli alimenti, ed è caratterizzato dal lento aumento del volume e della nodularità della tiroide nel corso degli anni. Per questo motivo il gozzo si manifesta più frequentemente nell'età avanzata e, quando è di grandi dimensioni, può causare compressione degli organi vicini, provocando quindi sensazione di peso (specie nel decubito supino), disfagia, disfonia e difficoltà alla respirazione (con dispnea tipicamente inspiratoria). La funzione tiroidea all'inizio è normale, ma con il passare del tempo la tiroide diventa funzionalmente autonoma, e talvolta i pazienti sviluppano ipertiroidismo. Anche se la terapia di elezione è chirurgica, l'intervento presenta spesso un rischio elevato per la contemporanea presenza di altre malattie (in considerazione dell'età spesso avanzata del paziente); in questi casi (oppure se il paziente rifiuta comunque l'intervento chirurgico), si può ridurre il volume del gozzo (anche se normofunzionante) mediante terapia con ^{131}I-ioduro. Anche se la terapia radiometabolica è stata sporadicamente usata per questa particolare applicazione fin dagli anni Sessanta, è soltanto a iniziare dagli anni Novanta che studi sistematici ne hanno dimostrato l'efficacia per ridurre il gozzo nodulare di grandi dimensioni.

16.5.2.2 Valutazione preliminare della fattibilità della terapia con radioiodio

- Esclusione di malignità: tutti i noduli di dimensioni significative (>1 cm) devono essere sottoposti a esame citologico mediante ago-aspirato prima della terapia con radioiodio;

- valutazione del volume attivo: perché la terapia con radioiodio sia efficace, occorre che la quantità di tessuto funzionante, cioè capace di captare lo iodio, sia sufficiente; questo concetto si esprime come volume attivo e si valuta qualitativamente mediante scintigrafia tiroidea (con ^{131}I-ioduro, ^{123}I-ioduro oppure con ^{99m}Tc-Pertecnetato). Le aree ipocaptanti alla scintigrafia corrispondono a zone di necrosi e fibrosi, oppure a raccolte cistiche o vecchie emorragie intra-nodulari; poiché il radioiodio non si concentra in queste aree, quando esse sono predominanti rispetto al volume totale del gozzo la risposta alla terapia con radiodiodio sarà scarsa;
- captazione tiroidea del radioiodio alla 24ª ora: più bassa è la captazione, maggiore è la quantità di radioiodio da somministrare (vedi sopra); per motivi non ancora del tutto chiariti, i gozzi nodulari di vecchia data sono spesso associati a bassi valori di captazione, e in genere al disotto del 10-15% non si procede alla terapia. Per stimolare la captazione del radioiodio in pazienti con bassi valori basali di captazione è possibile somministrare piccole quantità di TSH Umano Ricombinante, secondo protocolli che rientrano però per il momento nell'ambito di sperimentazioni cliniche controllate.

16.5.2.3
Attività da somministrare

L'approccio più comunemente seguito è quello di somministrare un'attività di ^{131}I-ioduro fissa, modulata però sul volume del gozzo e corretta in base al valore di captazione alla 24ª ora; si tratta comunque di attività per grammo di volume stimato inferiori a quelle utilizzate per la terapia dell'ipertiroidismo da malattia di Graves-Basedow o da adenoma tossico, cioè 3,7 MBq (o 100 μCi) di radiodiodio per grammo di tessuto (sempre da correggere per la captazione frazionale alla 24ª ora). Poiché molto spesso il gozzo voluminoso ha anche un'estensione retrosternale, il cui volume non è valutabile ecograficamente a causa dell'interposizione di osso fra sonda e parenchima tiroideo, per una valutazione volumetrica accurata è preferibile ricorrere all'esame TC oppure RM, che permettono anche di valutare decorso e diametro della trachea.

16.5.2.4
Effetti collaterali

Anche se (a causa dell'infiammazione indotta dall'effetto citotossico delle radiazioni ionizzanti) nei giorni immediatamente successivi alla terapia il gozzo può aumentare di volume (tanto da, almeno in teoria, poter causare un peggioramento della disfagia e della dispnea), non sono tuttavia mai stati descritti gravi effetti di questo tipo dopo somministrazione del radioiodio per l'applicazione terapeutica in questione. Inoltre, il radioiodio determina citolisi, e quindi rilascio nel sangue degli ormoni tiroidei già sintetizzati e immagazzinati nei follicoli tiroidei. Questo può causare un transitorio stato di ipertiroidismo che si manifesta soprattutto con tachicardia; tale fenomeno (che può essere un problema proprio nei soggetti anziani, spesso cardiopatici, per i quali si propone la terapia con il radioiodio) è comunque facilmente controllabile mediante somministrazione di farmaci beta-bloccanti.

Un fenomeno collaterale più raro (che può manifestarsi da 2 a 6 mesi dopo la terapia con radioiodio) è rappresentato dallo sviluppo di ipertiroidismo su base autoimmune, dovuto alla formazione di auto-anticorpi tireostimolanti prodotti per la sollecitazione antigenica operata da componenti cellulari liberati in circolo dalle cellule tiroidee sottoposte all'azione citotossica da parte delle radiazioni ionizzanti.

16.5.2.5
Efficacia della terapia con radioiodio

Per valutare l'entità della riduzione del gozzo, è necessario stimarne il volume prima e dopo la terapia, per esempio con l'ecografia (oppure mediante TC o RM, a seconda dei casi). Nell'esperienza del gruppo di Endocrinologia di Pisa (che costituisce l'*équipe* più attiva in Italia in questo campo), si osserva nella maggior parte dei casi una cospicua riduzione nel volume del gozzo, pari al 30-40% del volume basale, già dopo circa 1 anno dalla terapia, che continua negli anni successivi fino a riduzioni del 50-60%. Parallelamente alla riduzione del volume è di frequente riscontro lo sviluppo di ipotiroidismo (entro 2-3 anni), che è tuttavia agevolmente trattato mediante somministrazione di L-Tiroxina.

16.6
Terapia del carcinoma tiroideo differenziato

Il trattamento del carcinoma tiroideo differenziato derivato dall'epitelio follicolare (carcinoma papillare, inclusa la variante follicolare) comprende una serie di procedure terapeutiche che iniziano, come elemento fondamentale, con l'intervento chirurgico di tiroidectomia totale; a tal riguardo, non si ritiene opportuno in questo testo approfondire la problematica tuttora dibattuta fra la scuola statunitense (che pone indicazione alla tiroidectomia totale soltanto per tumori di dimensioni superiori a 10 mm) e gli orientamenti prevalenti in Europa (dove la tiroidectomia totale è effettuata anche per tumori di dimensioni inferiori a 10 mm - eccetto che per le minute lesioni neoplastiche di 1-2 mm riscontrate occasionalmente dopo intervento chirurgico effettuato per gozzo nodulare). La routine clinica prevalente in Europa prevede poi, dopo l'intervento di tiroidectomia totale, una successiva terapia ablativa con ^{131}I-ioduro, allo scopo di eliminare ogni residuo ghiandolare e, allo stesso tempo, di visualizzare/trattare eventuali lesioni metastatiche non riconosciute al momento dell'intervento. Tale ablazione del tessuto tiroideo funzionante è effettuata allo scopo di poter poi utilizzare il dosaggio della tireoglobulina (Tg) nel siero e la scintigrafia diagnostica con ^{131}I-ioduro durante il follow-up per la diagnosi di recidiva loco-regionale o a distanza. Oltre che per l'ablazione del residuo post-chirurgico, lo Iodio-131 è impiegato anche per la terapia radiometabolica delle recidive loco-regionali e/o delle metastasi a distanza (a condizione, naturalmente, che tali lesioni conservino una certa capacità iodo-captante).

16.6.1
Terapia ablativa del residuo tiroideo

Questa terapia post-chirurgica si è dimostrata in grado di ridurre in misura cospicua recidive e mortalità per carcinoma tiroideo differenziato, beneficio più evidente nei casi a medio e ad alto rischio.

16.6.1.1 Preparazione del paziente

Come per tutte le applicazioni diagnostiche e terapeutiche con radioiodio nei pazienti con carcinoma tiroideo differenziato, è necessario che la somministrazione del radiofarmaco avvenga in condizioni di massima stimolazione del tessuto ghiandolare residuo (e/o di eventuali recidive neoplastiche) da parte del TSH, il cui livello sierico deve essere superiore a 30 μUI/mL. Infatti, anche se le cellule tumorali conservano una certa capacità iodocaptante legata all'espressione del sistema di co-trasporto sodio-iodio, o NIS (vedi Capitolo 25), tale capacità è soltanto il 5-10% (o anche inferiore) rispetto a quella delle cellule tiroidee normali. Per aumentare le probabilità di successo della terapia con radioiodio, è quindi necessario esercitare uno stimolo superiore a quello fisiologico da parte del TSH. L'aumento del TSH sierico (fino a livelli >30 μUI/mL) può essere ottenuto con due modalità diverse:

1. La metodica classica è quella di sospendere la somministrazione di L-Tiroxina (che è naturalmente indispensabile dopo l'intervento di tiroidectomia totale) per un periodo sufficiente a causare una situazione di ipotiroidismo e, quindi, a stimolare in modo potente la secrezione di TSH da parte dell'ipofisi; un periodo congruo a ottenere il livello desiderato di stimolazione da parte del TSH è di circa 4-6 settimane, e la condizione così indotta (anche se transitoria e di breve durata, dato che dopo l'indagine diagnostica o terapeutica si riprende poi la somministrazione di L-Tiroxina) può causare sintomi di ipotiroidismo anche importanti, e compromettere quindi la qualità di vita per un periodo di 2-4 settimane.
2. Da circa 15 anni è stato introdotto nella routine clinica l'uso di TSH Umano prodotto mediante tecnologia di DNA-ricombinante (rhTSH, nome commerciale Thyrogen®, Genzyme Europe BV, Naarden) quale fonte esogena di TSH per stimolare la capacità iodocaptante da parte del tessuto tiroideo residuo post-chirurgia e/o delle cellule tumorali; in questo modo il paziente non deve sospendere l'assunzione di L-Tiroxina e non sviluppa quindi ipotiroidismo, conservando pertanto intatta la qualità di vita. Il protocollo comunemente seguito come preparazione alla somministrazione di radioiodio (per applicazioni sia diagnostiche che terapeutiche) prevede la somministrazione per via intramuscolare di due dosi di Thyrogen® in due giorni successivi (ognuna contenente 0,9 mg di rhTSH, quantità di solito sufficiente ad aumentare il livello di TSH sierico ben oltre la soglia di 30 μUI/mL), con somministrazione del radioiodio al terzo giorno. Le norme generali di preparazione prevedono anche che il paziente limiti al massimo l'assunzione di prodotti iodati e di alimenti con alto contenuto iodico (Tabella 16.2) per almeno 15 giorni precedenti la terapia, allo scopo di ridurre il *pool* corporeo degli ioduri e, quindi, aumentare la probabilità di captazione del radioiodio da parte del parenchima ghiandolare tiroideo.

Come per quasi tutte le altre forme di terapia medico-nucleare, costituiscono controindicazioni assolute al trattamento la gravidanza e l'allattamento in atto (queste avvertenze non saranno quindi più ripetute nelle restanti sezioni del presente Capitolo).

16.6.1.2 Diagnostica pre-trattamento

Per stimare la quantità di tessuto residuo (ma soprattutto la sua capacità iodocaptante), si può eseguire misura della captazione in regione cervicale dopo somministrazione di un'attività tracciante di ^{131}I-ioduro (<2-3 MBq). In alcuni centri si esegue anche una scintigrafia corporea totale con radioiodio, limitando l'attività somministrata a 75 MBq ed effettuando il trattamento terapeutico entro breve tempo, allo scopo di evitare il cosiddetto "effetto *stunning*", che può ridurre (anche fino al 50%) la captazione del radioiodio somministrato poi per la terapia. Infatti, l'effetto *stunning* (il cui reale impatto clinico è comunque messo in dubbio da alcuni Autori) cresce con l'aumentare dell'attività somministrata a scopo diagnostico, almeno in un arco di tempo di 3-4 settimane intercorso tra somministrazione dell'attività diagnostica e di quella terapeutica.

16.6.1.3
Norme radioprotezionistiche

Dato che comporta sempre la somministrazione di attività di ^{131}I superiori a 600 MBq, la terapia radiometabolica del carcinoma tiroideo (sia a scopo di ablazione del residuo post-chirurgico, sia per la terapia delle recidive e/o metastasi) non può essere eseguita in regime ambulatoriale, ma richiede il ricovero in ambiente protetto (sono in genere sufficienti 3 giorni di ricovero). Al momento della dimissione sono fornite al paziente norme radioprotezionistiche di comportamento, da seguire per un periodo di tempo proporzionale all'attività residua nel corpo (misurata con idonea strumentazione dal personale specializzato della Fisica Sanitaria).

16.6.1.4
Attività da somministrare

L'attività di ^{131}I-ioduro da somministrare per ablazione del residuo post-chirurgico può essere determinata in base a soglie fisse, oppure dopo stima dosimetrica personalizzata; la scelta fra queste due alternative dipende dall'esperienza e dalla consuetudine nei diversi centri, ed è comunque tuttora oggetto di vivace dibattito. Per quanto riguarda la somministrazione di attività fisse, si distinguono due modalità di trattamento:

- somministrazione di attività elevate di ^{131}I (3-4,5 GBq, pari a 80-120 mCi);
- somministrazione di attività basse di ^{131}I (1,1-2 GBq, pari a 30-55 mCi).

Per quanto non vi sia consenso diffuso sull'adozione di una scelta univoca fra queste due opzioni, il vantaggio derivante dalla somministrazione di attività elevate sembra essere costituito dal fatto che esse determinano completa ablazione con un unico trattamento nella maggior parte dei casi, senza significativa incidenza di effetti collaterali, e con una certa efficacia terapeutica anche per micrometastasi occulte. Attività inferiori risultano comunque efficaci nella maggioranza dei pazienti, almeno ai fini dell'ablazione del residuo ghiandolare post-chirurgico. L'orientamento prevalente è quello di riservare l'uso delle attività elevate ai pazienti che, in base ai riscontri istopatologici e clinici, sono classificati ad alto rischio, mentre le attività basse sono preferite per i pazienti a basso rischio.

Per quanto concerne invece la somministrazione di attività di ^{131}I definite in base a stime radiodosimetriche preliminari, è stato dimostrato che, per ottenere ablazione completa del residuo ghiandolare nell'80% dei casi, la dose minima assorbita dove essere 300 Gy. Le attività necessarie per raggiungere tale dose al tessuto bersaglio sono molto variabili (da 0,9 a 9 GBq), in funzione delle dimensioni del residuo e della cinetica del radioiodio a tale livello.

La somministrazione del radioiodio avviene in genere per via orale, sotto forma di capsule pre-confezionate (in rari casi come soluzione, ad esempio in pazienti che hanno difficoltà a deglutire le capsule); soltanto in rarissimi casi è necessario ricorrere alla somministrazione per via endovenosa (ad esempio, in caso di vomito incoercibile).

Il paziente deve essere abbondantemente idratato (sia per aumentare la *clearance* renale dello iodio che per aumentare la frequenza delle minzioni, in modo da ridurre l'irradiazione vescicale), ed è opportuno effettuare stimolazione della secrezione salivare (ad esempio, con succo di limone) per ridurre l'incidenza di scialoadenite.

16.6.1.5
Gestione del paziente dopo la radioiodioterapia

Sfruttando la somministrazione del radioiodio a scopo terapeutico, si effettua una scintigrafia corporea totale a distanza variabile di tempo, in genere fra 96 ore e 7-10 giorni (a seconda dell'attività di ^{131}I somministrata). È così possibile valutare le aree di iodofissazione in corrispondenza del residuo ghiandolare post-chirurgico e anche l'eventuale presenza di metastasi sconosciute (Fig. 16.5). Se l'attività somministrata è superiore a 7,4 GBq, è necessario monitorare la crasi ematica per almeno 6-10 settimane dopo la terapia.

16.6.2
Terapia delle recidive loco-regionali e delle metastasi a distanza

Le recidive loco-regionali di malattia (sono in genere localizzazioni linfonodali in sede cervicale) possono essere trattate con radioiodio, dopo escissione chirurgica della recidiva (se possibile), oppure in prima istanza qualora l'intervento chirurgico non sia possibile (o comunque per lesioni di dimensioni inferiori a 8-10 mm). La terapia con radioiodio delle metastasi polmonari da carcinoma tiroideo differenziato può essere efficace (eventualmente con cicli ripetuti) anche quando la loro estensione appare

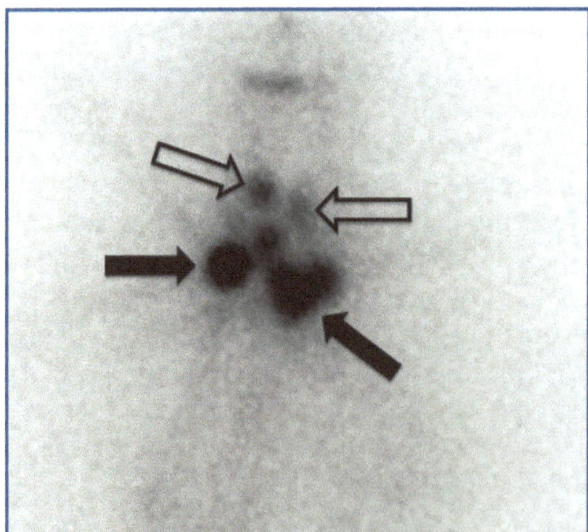

Fig. 16.5 Immagine scintigrafica planare statica della regione cervicale anteriore dopo 7 giorni dalla somministrazione di 3,7 GBq (100 mCi) di ^{131}I-ioduro per ablazione del residuo post-chirurgico in paziente operata per carcinoma papillare della tiroide. Oltre ad almeno due evidenti residui ghiandolari intensamente iodocaptanti (*frecce piene*), si evidenziano due piccole aree di iodocaptazione compatibili con metastasi linfonodale loco-regionale (*frecce vuote*) precedentemente non riconosciute

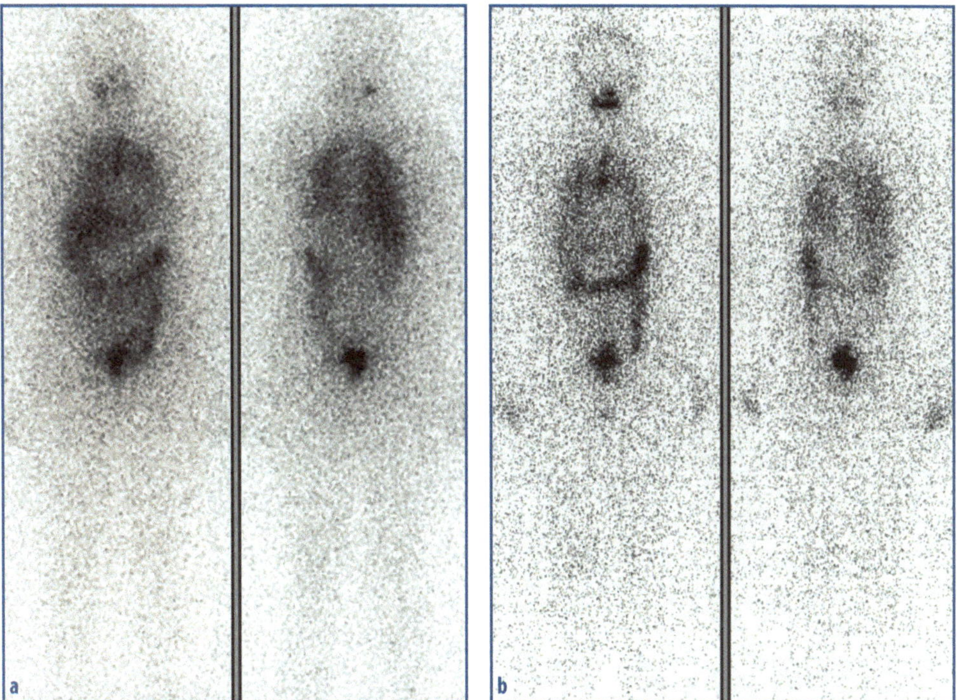

Fig. 16.6 a, b Immagini scintigrafiche *total body* ottenute in due successive occasioni, 7-10 giorni dopo la somministrazione di ^{131}I-ioduro per terapia delle metastasi polmonari in paziente già operata per carcinoma tiroideo differenziato. **a** Ottobre 2005 (età 25 anni): diffusa captazione a carico del parenchima polmonare, compatibile con interessamento metastatico di tipo "miliare" (Tireoglobulina 21 ng/mL con TSH 60 μUI/mL dopo sospensione di L-Tiroxina). **b** Giugno 2009: progressivo miglioramento del quadro polmonare dopo aver ricevuto in totale 28,5 GBq (770 mCi) di ^{131}I nel corso di ripetuti trattamenti, con Tireoglobulina sierica pari a 15 ng/mL (TSH 40 μUI/mL dopo sospensione di L-Tiroxina); si evidenzia ora captazione timica aspecifica, osservazione non rara in soggetti giovani-adulti

cospicua (Fig. 16.6). I casi che rispondono meglio alla terapia (a parità di capacità iodocaptante) sono i quadri di metastasi miliare diffusa, rispetto alle lesioni (macro)-nodulari (Fig. 16.7); cautele particolari devono essere comunque adottate nella definizione delle attività terapeutiche da somministrare, per evitare la possibile comparsa a lungo termine di fibrosi polmonare secondaria alla localizzazione di elevate concentrazioni di radioiodio a livello del parenchima polmonare. In casi selezionati, singole lesioni nodulari possono essere sottoposte a escissione chirurgica. Il trattamento delle metastasi osteo-scheletriche singole da carcinoma tiroideo differenziato ha come cardine, dove possibile, l'exeresi chirurgica. In caso di persistenza di tessuto neoplastico iodofissante dopo chirurgia o di metastasi multiple, è indicata la terapia con ^{131}I-ioduro (Fig. 16.8). Nell'evenienza di metastasi epatiche o cerebrali, la terapia d'elezione è l'intervento chirurgico; nelle metastasi cerebrali trattate con radioiodio, particolare attenzione deve essere rivolta a evitare il verificarsi di edema cerebrale (secondario alla reazione flogistica conseguente all'azione terapeutica del radioiodio a livello delle lesioni con intensa iodocaptazione).

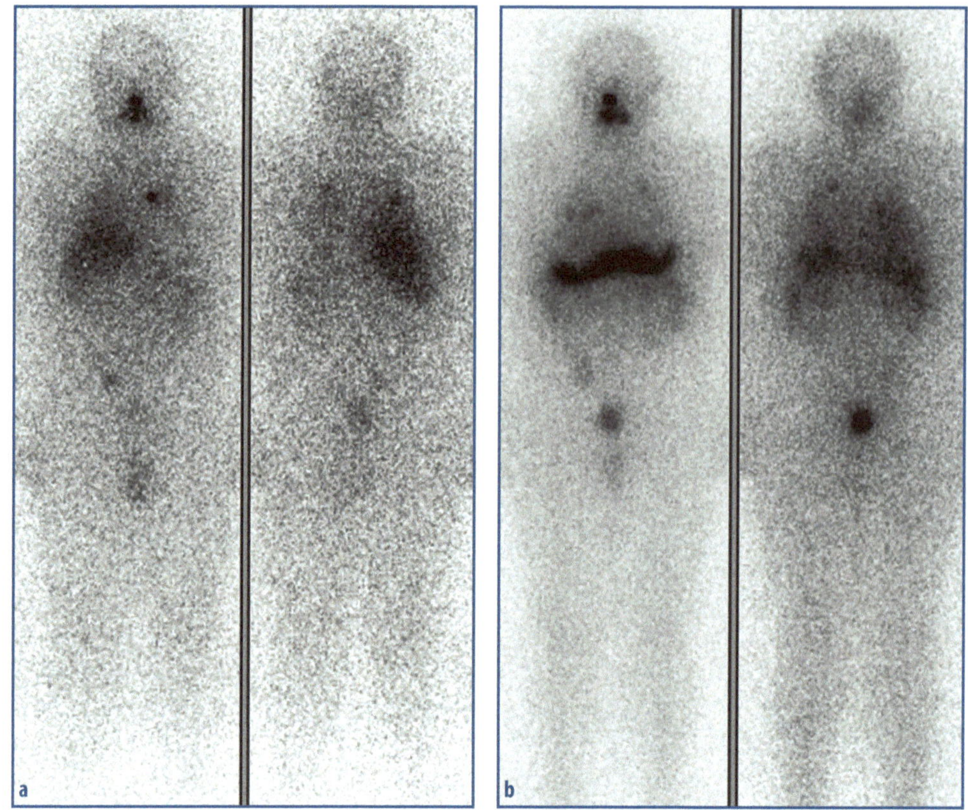

Fig. 16.7 a, b Immagini scintigrafiche *total body* ottenute in due diverse occasioni, 7-10 giorni dopo cicli successivi di terapia con ^{131}I-ioduro per metastasi polmonari prevalentemente macronodulari in un paziente già operato per carcinoma tiroideo differenziato. **a** Settembre 2006: oltre a un certo interessamento di tipo diffuso, si nota evidente captazione di tipo macronodulare, evidente in sede para-ilare sinistra (Tireoglobulina 251 ng/mL, TSH 56 μUI/mL dopo somministrazione di Thyrogen®). **b** Luglio 2007: parziale regressione della lesione para-ilare sinistra, ma sviluppo di macro-nodulazioni a destra (Tireoglobulina 1918 ng/mL, TSH 65 μUI/mL dopo Thyrogen®)

16.6.2.1
Attività da somministrare

Anche nel caso della terapia delle recidive loco-regionali o delle metastasi a distanza, l'attività di ^{131}I-ioduro da somministrare può essere definita in base a soglie prefissate, oppure in base a stime dosimetriche individuali.

La scelta di somministrare attività fisse di ^{131}I-ioduro (da 5,5 a 7,4 GBq, pari a circa 150-200 mCi) è basata sull'esperienza dei diversi centri, riservando i livelli più alti di attività ai casi con metastasi prevalenti polmonari e scheletriche. A parità di quadro clinico, è opportuno comunque prevedere adeguata riduzione delle attività somministrate in caso di ridotta riserva ematopoietica o ridotta funzione renale.

L'approccio basato su stime radiodosimetriche personalizzate è suddiviso in due modalità principali:

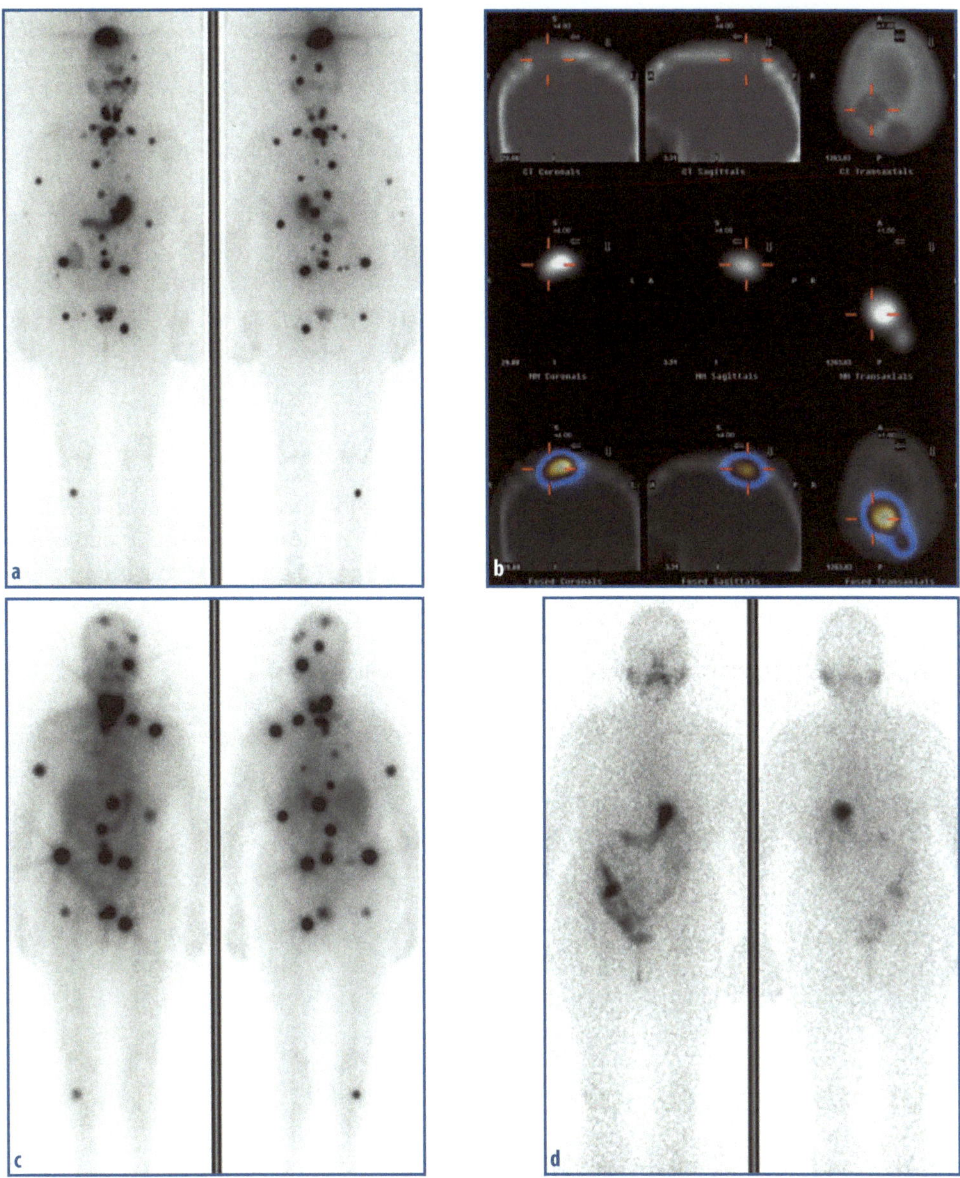

Fig. 16.8 a-d Paziente già operata per gozzo multinodulare (referto istopatologico non disponibile), inviata alla nostra osservazione dopo che l'esame istologico di una lesione ossea asportata in sede lombare aveva evidenziato metastasi da carcinoma tiroideo differenziato. **a** Scintigrafia *total body* diagnostica ottenuta 24 ore dopo la somministrazione di 370 MBq di ^{123}I-ioduro: multiple aree di iodofissazione a carico di numerosi segmenti scheletrici, la maggiore delle quali a carico della teca cranica. **b** SPECT/TC del cranio: netta ipercaptazione del ^{123}I-ioduro (meglio identificabile in queste immagini come confluenza di due aree contigue) coincidente con estesa osteolisi della teca cranica (Tireoglobulina 3810 ng/mL dopo somministrazione di Thyrogen®); dopo questa valutazione scintigrafica, la paziente è stata sottoposta ad asportazione chirurgica della lesione alla teca cranica. **c** Scintigrafia *total body* ottenuta 10 giorni dopo la somministrazione di 3,7 GB (100 mCi) di ^{131}I-ioduro per terapia: intensa iodocaptazione a carico delle lesioni scheletriche. **d** Scintigrafia diagnostica *total body* con ^{123}I-ioduro, effettuata dopo circa un anno dalla terapia radiometabolica: scomparsa di pressoché tutte le lesioni visualizzate nella precedente scintigrafia post-terapia (Tireoglobulina 0,6 ng/mL dopo somministrazione di Thyrogen®)

- metodo della "dose sicura massima tollerabile": il principio di base è quello di erogare alla neoplasia la massima dose possibile, tale da non determinare comunque danno a organi critici (con particolare attenzione a mielotossità e fibrosi polmonare). La dose massima al midollo non deve superare i 200 cGy (corrispondente ad attività variabili da 2,6 a 24 GBq); in caso di metastasi polmonari la ritenzione del radioiodio a livello polmonare non deve superare i 3 GBq;
- metodo di Maxon: si basa su una stima dosimetrica effettuata sulle lesioni bersaglio e a livello degli organi critici; dosi ottimali sono considerate intorno a 80-120 Gy per le metastasi linfonodali o per localizzazioni secondarie a carico dei tessuti molli, mentre per le localizzazioni scheletriche possono essere prese in considerazioni dosi superiori a 120 Gy.

16.6.2.2
Effetti collaterali della terapia con radioiodio

Gli effetti indesiderati che si verificano precocemente dopo il trattamento radiometabolico con ^{131}I-ioduro sono in genere modesti e non richiedono di solito trattamenti specifici. Essi sono costituiti da dolenzia/dolorabilità in regione cervicale anteriore (determinata dalla flogosi secondaria all'azione citotossica del radioiodio), disgeusia e anosmia, nausea (sintomo frequente), e vomito. Nel 10-60% dei casi si verifica scialoadenite acuta o cronica, secondaria alla captazione del radioiodio da parte delle ghiandole salivari (è interessata prevalentemente la parotide, che è particolarmente ricca di cellule duttali); per prevenire o ridurre l'incidenza di questa complicanza, il paziente è istruito a stimolare le ghiandole salivari mediante succo di limone. La cistite attinica (causata dall'effetto delle radiazioni ionizzanti sulla parete vescicale legato all'escrezione urinaria del radioiodio) è un'evenienza rara e può essere prevenuta mediante abbondante idratazione e frequente minzione.

Dopo circa 6 settimane dal trattamento può verificarsi una riduzione della funzionalità ematopoietica, effetto in genere transitorio e raro se la dose assorbita dal midollo osseo si mantiene inferiore a 200 cGy. L'edema lesionale o l'emorragia intralesionale possono invece determinare importanti complicanze qualora le lesioni si trovino in vicinanza di organi o apparati vitali, quali l'encefalo, il midollo spinale o le vie aeree.

In base ai dati riportati in letteratura per casistiche numerose, il rischio che la terapia con radioiodio induca una seconda neoplasia solida o una leucemia è in genere considerato di modesta entità, molto inferiore a quello determinato da altri approcci terapeutici anti-neoplastici (ad esempio, chemioterapia).

16.6.2.3
Modalità speciale di preparazione alla terapia radiometabolica con ^{131}I-ioduro

Le modalità di preparazione del paziente alla terapia con ^{131}I-ioduro delle recidive e/o delle metastasi a distanza sono identiche a quelle già descritte a proposito della terapia ablativa post-chirurgica, per quanto riguarda sia la stimolazione ottimale da parte del TSH (endogeno o esogeno, a seconda che si opti per l'ipotiroidismo indotto dalla sospensione della terapia con L-Tiroxina oppure per la somministrazione di Thyrogen®), sia il ridotto apporto iodico prima della terapia.

Esiste tuttavia una modalità aggiuntiva particolare di preparazione che è stata proposta per i pazienti nei quali le recidive loco-regionali e/o le metastasi a distanza da carcinoma tiroideo differenziato mostrino ridotta o assente capacità di concentrare iodio (riducendo così le potenzialità della terapia con ^{131}I-ioduro). Si tratta di un atteggiamento funzionale che riflette un certo grado di de-differenziazione delle cellule neoplastiche, che può essere presente già all'esordio della malattia (ad esempio, in alcuni istotipi particolari del carcinoma tiroideo differenziato) oppure manifestarsi con gravità progressivamente crescente dopo uno o più cicli di terapia con radioiodio. In questi casi, è stato proposto un trattamento preliminare con alte dosi di Vitamina-A o suoi metaboliti attivi (ad esempio, acido retinoico somministrato alla dose di 1 mg per kg di peso corporeo al giorno per quattro settimane), in analogia con quanto già sperimentato con successo per indurre un re-differenziazione in alcune forme di leucemia refrattarie alla chemioterapia. L'esperienza più ampia in questo campo è stata accumulata mediante uno studio cooperativo che ha riunito diversi gruppi tedeschi; anche se questo studio ha dimostrato recupero della captazione di radioiodio in più del 40% dei pazienti, con qualche grado di risposta tumorale in almeno il 35% dei casi, non è tuttavia chiaro quale sia l'effettivo impatto clinico di questa procedura sulla sopravvivenza globale. Ulteriori studi sono in corso da parte di molti gruppi, basati sull'utilizzo sia di metaboliti diversi della Vitamina-A (più attivi dell'acido retinoico in questo senso), sia di altri farmaci potenzialmente efficaci (come il rosiglitazone, un antidiabetico orale).

16.6.3
Terapia palliativa del dolore da metastasi ossee

Le metastasi ossee sono una frequente e grave complicanza negli stadi avanzati di malattia neoplastica. Se ne osserva la presenza in circa il 70% dei pazienti con neoplasia prostatica o carcinoma della mammella, e nel 30-50% di quelli con carcinomi polmonari, della vescica e tiroidei. Le maggiori complicanze associate a interessamento metastatico osseo di malattia neoplastica sono il dolore (inizialmente di intensità lieve-media, poi crescente), l'ipercalcemia, la compressione radicolare e/o del midollo spinale, e le fratture patologiche. Il trattamento dei pazienti con dolore da metastasi scheletriche deve essere multidisciplinare, dato che può includere (in sequenza o, talora, in associazione fra alcune delle opzioni terapeutiche) radioterapia, chirurgia, chemioterapia, trattamento ormonale, analgesia, bisfosfonati, e terapia radiometabolica. L'analgesia con anti-infiammatori non steroidei (ma poi con progressiva introduzione di farmaci più potenti, fino agli oppioidi) rappresenta di solito il primo approccio terapeutico, mentre la chirurgia e la radioterapia possono essere impiegate in casi di malattia metastatica localizzata. In pazienti con interessamento metastatico a carico di segmenti multipli dello scheletro, i radiofarmaci osteotropi rappresentano invece un'importante strategia per la palliazione del dolore.

In virtù del loro meccanismo di localizzazione (del tutto analogo a quello dei corrispondenti radiofarmaci diagnostici, come il ^{99m}Tc-MDP), i radiofarmaci osteotropi (^{153}Sm-EDTMP, ^{186}Re-HEDP, ^{89}Sr-cloruro e, più recentemente, $^{223}RaCl_2$, che sta per entrare in commercio anche in Italia) trovano impiego ottimale nella palliazione del dolore da metastasi di tipo osteoblastico, caratterizzate da aumentata attività osteoblastica e sclerosi causate da reazione ossea alla lesione metastatica (come tipicamente osservato nelle metastasi da carcinoma prostatico). Un quadro misto di tipo osteoblastico/osteolitico è comunque comunemente osservato nella maggior parte delle lesioni metastatiche da altre neoplasie (come, ad esempio, il carcinoma mammario).

Anche se l'esatto meccanismo d'azione dei radiofarmaci osteotropi nel determinare palliazione del dolore non è completamente chiarito, esso sembra includere comunque numerosi fattori, soprattutto di tipo indiretto. In particolare, l'azione delle radiazioni ionizzanti a livello delle lesioni neoplastiche sembra tradursi in una riduzione della liberazione di sostanze algogene (interleuchine, prostaglandine e altre citochine varie) da parte sia delle cellule neoplastiche sia delle cellule flogistiche presenti; un'ulteriore componente nella palliazione del dolore sembra essere la riduzione dell'edema periostale indotta dalle radiazioni ionizzanti.

16.6.3.1
Indicazioni

L'indicazione clinica principale per l'utilizzo di radiofarmaci osteotropi a scopo palliativo comprende il trattamento di algie dovute a metastasi ossee osteoblastiche o miste; rientrano in questa categoria innanzitutto le metastasi originate dal carcinoma della prostata o da quello della mammella e, comunque, anche da ogni altra neoplasia (ad esempio, carcinoma polmonare) che presenti lesioni osteoblastiche scintigraficamente dimostrate.

Prima di effettuare la terapia è importante un'attenta selezione dei pazienti che tenga conto del loro profilo ematologico, del grado di interessamento midollare da parte della malattia metastatica, di eventuali recenti altre terapie mielosoppressive, e dell'aspettativa di vita. Il requisito fondamentale che consente di prevedere il raggiungimento di beneficio clinico da parte della terapia con farmaci osteotropi è naturalmente che la scintigrafia diagnostica con ^{99m}Tc-bifosfonati dimostri la presenza di lesioni scheletriche ipercaptanti, e che le aree di netta ipercaptazione corrispondano alle zone in cui è presente dolore; questa condizione garantisce che il radiofarmaco terapeutico si concentri effettivamente nelle aree scheletriche dove origina il problema dolore (vedi Fig. 16.9).

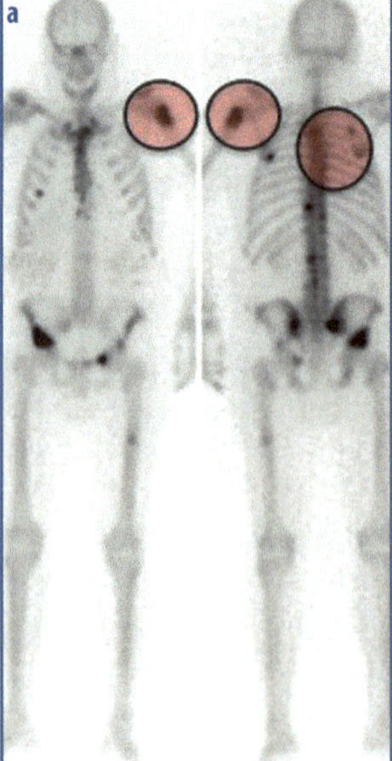

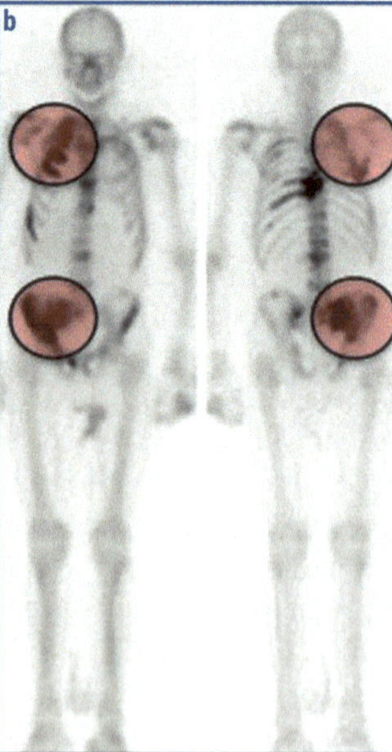

Fig. 16.9 Scintigrafia ossea con ^{99m}Tc-MDP in due pazienti con dolore da metastasi scheletriche che sono stati poi sottoposti a terapia palliativa con ^{153}Sm-EDTMP (con remissione della sintomatologia dolorosa). La evidenziazione in *colore rosa* dei distretti con sintomatologia dolorosa è stata apportata per sottolineare il fatto che non tutte le sedi di metastasi sono dolorose; i pazienti sono tuttavia buoni candidati alla terapia palliativa con radionuclidi, dato che il dolore corrisponde alle aree con netta ipercaptazione del radiofarmaco. **a** Paziente di 67 anni già trattato con chirurgia e con chemioterapia adiuvante per neoplasia polmonare. **b** Paziente di 72 anni già trattato per adenocarcinoma prostatico, attualmente in fase refrattaria alla terapia ormonale e in progressione anche durante chemioterapia

Oltre che sull'esperienza di ogni singolo centro, la scelta finale di uno specifico radiofarmaco per trattare un determinato paziente è basata sulle caratteristiche fisiche del radioisotopo, sull'estensione della malattia metastatica scheletrica, sulla riserva midollare, e sulla disponibilità del radiofarmaco nei singoli paesi. Queste differenze determinano sia il beneficio clinico sia gli effetti collaterali.

16.6.3.2
Controindicazioni

Assolute

- Gravidanza e allattamento;
- ipersensibilità ai componenti del radiofarmaco;
- rischio imminente di frattura patologica o compressione midollare;
- insufficienza renale acuta o cronica (GFR<30 mL/min) che determinerebbe aumento di mielotossicità per rallentata escrezione renale del radiofarmaco;
- breve aspettativa di vita (<1 mese); dato che c'è in genere una certa latenza (anche fino a 2-3 settimane) fra la somministrazione del radiofarmaco e l'inizio del beneficio clinico (palliazione del dolore), in caso di aspettativa di vita inferiore a 4 settimane si ritiene ragionevole ricorrere a misure terapeutiche con effetto immediato;
- ridotta riserva midollare o rapido deterioramento della crasi ematica (piastrine <60 000/µL; leucociti <2500/µL);
- rischio di coagulazione intravascolare disseminata.

Relative

- La presenza di interessamento midollare esteso (che si traduce dal punto di vista scintigrafico nel quadro cosiddetto di "superscan") non presenta di per sé una controindicazione al trattamento, a condizione che il quadro ematologico si mantenga al disopra delle soglie sopra citate o che la sostituzione midollare non sia tale da far presumere una grave mielotossicità;
- riserva midollare ridotta solo modestamente (piastrine fra 60000 e 100000/µL); la decisione se trattare o non trattare il paziente è presa dopo attenta considerazione dei parametri complessivi e dei benefici attesi (nel caso di trattamento, in alcuni centri si segue il principio di somministrare metà dell'attività terapeutica standard);
- coesistenza di metastasi parenchimali predominanti.

16.6.3.3
Radiofarmaci

Il radiofarmaco ^{153}Sm-EDTMP (disponibile in commercio come Quadramet®, CIS Bio International, Gif-sur-Yvette), possiede spiccato osteotropismo, simile a quello dei bifosfonati marcati con ^{99m}Tc comunemente utilizzati per la scintigrafia ossea. Dopo sua somministrazione e.v., il ^{153}Sm-EDTMP è rapidamente rimosso dal compartimento ematico con emivita plasmatica di 5,5 minuti (meno dell'1% della concentrazione iniziale è rilevabile in circolo un'ora dopo la somministrazione); circa il 60% dell'attività iniettata si localizza nello scheletro (con una certa variabilità in funzione dell'entità dell'interessamento metastatico), mentre la restante quota è eliminata per via renale (quasi completamente entro circa 6-12 ore).

Analogamente al ^{153}Sm, l'impiego principale per terapia del ^{186}Re è sotto forma di complesso con un bifosfonato (HEDP), costituendo così un radiofarmaco osteotropo con caratteristiche sovrapponibili a quelle del ^{153}Sm-EDTMP e degli altri bifosfonati marcati con ^{99m}Tc. Il ^{186}Re-HEDP si lega alla matrice inorganica ossea con una cinetica sovrapponibile a quella di altri difosfonati; circa il 40% dell'attività somministrata è eliminato per via urinaria nelle prime 8 ore. Questo radiofarmaco non è attualmente disponibile commercialmente in Italia.

Il radionuclide ^{89}Sr appartiene nella tavola periodica degli elementi allo stesso gruppo chimico del calcio (IIa); del calcio segue pertanto nell'organismo lo stesso destino metabolico, accumulandosi nella matrice minerale ossea (cristalli di idrossiapatite) senza bisogno di essere complessato ad alcuna molecola *carrier*. Nelle sedi di aumentato *turnover* osseo (come le metastasi osteoblastiche o miste), il radiofarmaco $^{89}SrCl_2$ (nome commerciale Metastron®, Amersham Italia srl, Milano) raggiunge concentrazioni da 2 a 20 volte maggiore rispetto all'osso normale. È rapidamente eliminato dal sangue (per via renale), e circa il 50% dell'attività somministrata si lega all'osso.

Poiché il Radio appartiene alla classe dei composti alcalino-terrosi, il radiofarmaco $^{223}RaCl_2$ (che sarà presumibilmente commercializzato anche in Italia con la denominazione di Alpharadin®, Algeta ASA, Oslo) presenta caratteristiche di biodistribuzione analoghe a quelle del $^{89}SrCl_2$, localizzandosi quindi a livello osseo nelle sedi di aumentato *turnover* (lesioni prevalentemente osteoblastiche) entro 24 ore dopo la somministrazione, quando <1% dell'attività iniettata rimane nel *pool* circolante. I nuclidi figli (^{219}Rn, ^{215}Po, e ^{211}Bi) non presentano redistribuzione dal compartimento osseo, e il ^{223}Ra è eliminato prevalentemente per via epatobiliare e intestinale, potendo quindi causare diarrea transitoria.

16.6.3.4
Attività da somministrare

I protocolli clinici comunemente impiegati prevedono la somministrazione di attività fisse (o modulate semplicemente in base al peso corporeo) dei radiofarmaci osteotropi per la palliazione del dolore da metastasi scheletriche. In particolare, l'attività standard del ^{153}Sm-EDTMP è 37 MBq/kg (pari a 1 mCi/kg), mentre il radiofarmaco $^{89}SrCl_2$ è somministrato con attività standard di 150 MBq (o 4 mCi, indipendentemente dal peso corporeo), e il ^{186}Re-HEDP con attività di 1295 MBq (o 35 mCi, anche in questo caso indipendentemente dal peso corporeo); per questi tre radiofarmaci è prevista la somministrazione in dose singola, eccetto che per l'eventuale ripetizione di trattamento a distanza di tempo. Lo schema di trattamento con $^{223}RaCl_2$ è invece più complesso e tuttora in fase di definizione; nella versione più recente è prevista la somministrazione ripetuta del radiofarmaco (50 MBq o 1,35 μCi per kg di peso corporeo), per un totale di quattro somministrazioni a intervalli di quattro settimane una dall'altra.

La somministrazione dei radiofarmaci osteotropi avviene per via endovenosa lenta (dopo aver portato la soluzione del radiofarmaco a temperatura ambiente), seguita da infusione di soluzione fisiologica (anche per aumentare l'idratazione del paziente); è necessario prestare particolare attenzione a evitare stravasi ematici durante l'infusione e, sia prima che dopo la somministrazione, i pazienti devono essere adeguatamente idratati. Una scintigrafia effettuata 24 ore dopo la somministrazione (agevole dopo somministrazione di ^{153}Sm-EDTMP o ^{186}Re-HEDP in virtù della loro emissione di fotoni gamma di idonea energia, più difficoltosa nel caso di $^{89}SrCl_2$, sfruttando l'emissione di raggi-X per effetto *Bremsstrahlung*), permette di verificare che la distribuzione del radiofarmaco terapeutico corrisponda effettivamente al quadro scintigrafico visualizzato in fase diagnostica.

16.6.3.5 Efficacia della terapia

L'inizio della risposta analgesica è più rapido per radiofarmaci con emivita fisica più breve (^{153}Sm-EDTMP e ^{186}Re-HEDP, nell'arco di 1-2 settimane), mentre è meno veloce dopo somministrazione di $^{89}SrCl_2$ (nell'arco di 2-4 settimane); tale fenomeno è legato al diverso andamento temporale della cessione di energia (e quindi di azione terapeutica) a seconda dell'emivita fisica dei diversi radionuclidi. Tale cessione di energia (che può essere definita anche come *dose rate*) è concentrata in un arco temporale molto più breve per il ^{153}Sm e per il ^{186}Re rispetto al radionuclide con emivita fisica più lunga, ^{89}Sr (Fig. 16.10). Se ne può quindi dedurre un orientamento che tende a prediligere la scelta di ^{153}Sm-EDTMP e ^{186}Re-HEDP nei pazienti con malattia rapidamente progressiva (circostanza nella quale si richiede un rapido miglioramento del dolore), mentre pazienti con andamento di patologia meno rapido e con migliori condizioni cliniche globali potrebbero essere trattati con radionuclidi a più lunga emivita (^{89}Sr). In sperimentazioni cliniche su larga scala non sono state evidenziate differenze in termini di efficacia tra bifosfonati marcati (^{153}Sm-EDTMP e ^{186}Re-HEDP) e calciomimetici (^{89}Sr). Si ottengono infatti risposte globali nel 65-75% dei pazienti trattati, suddivise fra complete (scomparsa del dolore) nel 25-35% dei casi, e parziali (riduzione del dolore) nel

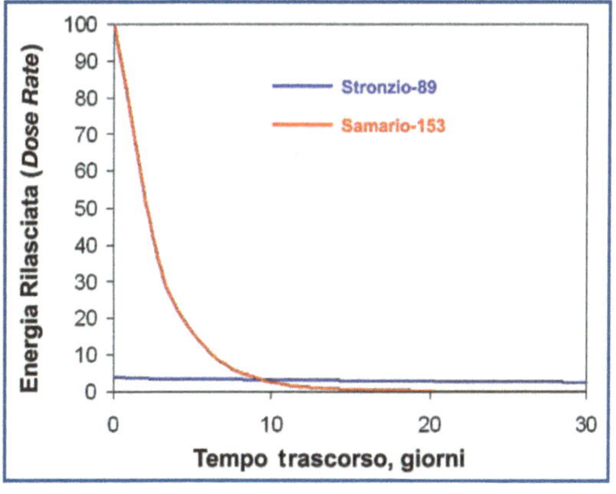

Fig. 16.10 Confronto fra i diversi andamenti temporali del rilascio di energia in un determinato arco di tempo da parte di ^{153}Sm e di ^{89}Sr; il grafico è stato costruito in modo che l'area (o integrale) sotto le due curve (cioè la quantità di energia rilasciata dal tempo zero fino al decadimento totale) sia identica per i due radionuclidi. Tenendo presente che il parametro *dose rate* (comunemente utilizzato in radioterapia esterna) equivale al rapporto tra dose di radiazione somministrata e durata dell'esposizione, praticamente l'andamento delle due curve è proporzionale a quello del *dose rate* per i due radionuclidi; a parità pertanto di dose rilasciata, il *dose rate* del ^{153}Sm (radionuclide con emivita fisica di 1,9 giorni) è molto più alto di quello dello Stronzio-89, ma si riduce praticamente a zero nell'arco di circa 20 giorni, mentre per ^{89}Sr (con emivita fisica di 50,5 giorni) la cessione di energia continua, pur a un livello molto più basso rispetto al ^{153}Sm, in un arco di tempo maggiore

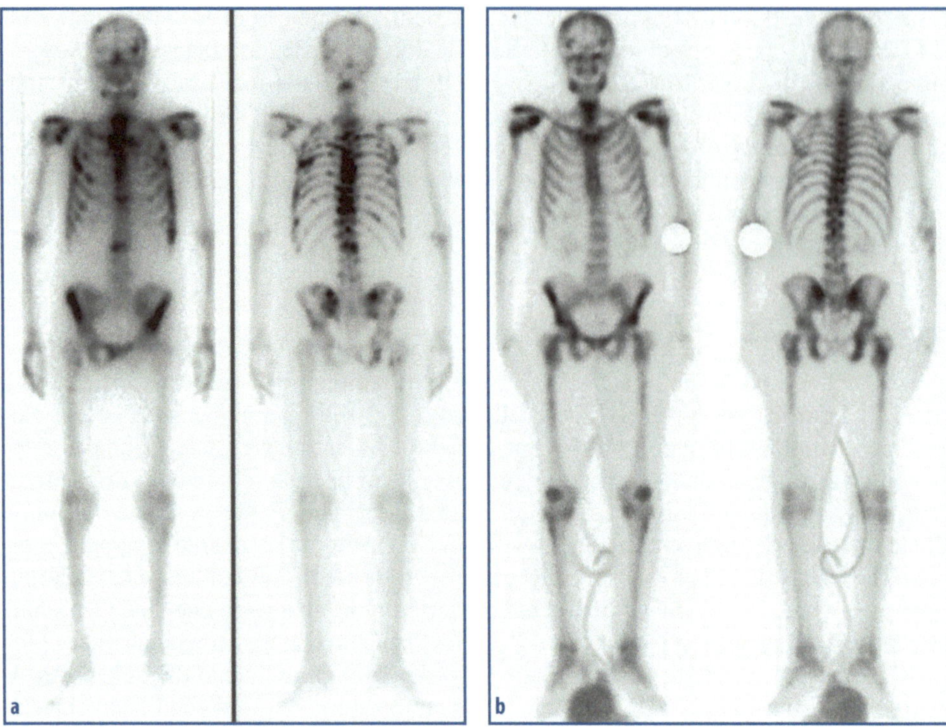

Fig. 16.11 a, b Esempio di efficacia non solo palliativa della terapia con radiofarmaci osteotropi in pazienti con metastasi scheletriche osteoblastiche. **a** Scintigrafia *total body* (proiezione anteriore e posteriore) ottenuta dopo somministrazione di ^{153}Sm-EDTMP (attività standard di 37 MBq/kg di peso corporeo) in un paziente con quadro di diffusa metastatizzazione ossea (con PSA sierico pari a 540 ng/mL): captazione del radiofarmaco terapeutico in corrispondenza di numerose lesioni metastatiche a carico del rachide, bacino, coste e teca cranica. **b** Scintigrafia diagnostica (ottenuta 3 ore dopo la somministrazione di 740 MBq di ^{99m}Tc-HDP) effettuata circa 6 mesi dopo la terapia radiometabolica, senza che nel frattempo il paziente sia stato trattato con chemioterapia o con ormonoterapia: netto miglioramento del quadro di interessamento metastatico dello scheletro (con PSA sierico pari a 45 ng/mL)

40-50% dei casi. Nei casi con risposta favorevole, la durata del beneficio clinico (cioè la scomparsa o la riduzione del dolore) si mantiene in un arco temporale compreso generalmente fra 2 e 4 mesi per ^{153}Sm-EDTMP e ^{186}Re-HEDP, e fra 3 e 6 mesi per $^{89}SrCl_2$ (anche se occasionalmente sono descritti casi in cui la scomparsa/riduzione del dolore si è mantenuta anche fino a un anno dopo la somministrazione).

Inoltre, sono stati segnalati casi nei quali alla terapia palliativa con radiofarmaci osteotropi è in realtà seguito un reale beneficio clinico, cioè miglioramento o regressione (pur se solo temporanei) delle metastasi scheletriche (vedi Fig. 16.11).

16.6.3.6
Effetti collaterali

A parte l'occasionale comparsa di *flush* che possono verificarsi se si infonde troppo velocemente $^{89}SrCl_2$, in circa il 10% dei pazienti trattati è possibile osservare un aumento transitorio del dolore (effetto cosiddetto *flare*), che si manifesta di solito entro 72 ore e che risponde ai comuni analgesici; anche se si tratta di un concetto non da tutti condiviso, questo fenomeno è spesso interpretato come indice prognostico favorevole, cioè di buona risposta alla terapia.

L'effetto collaterale di un certo rilievo clinico più costante è senza dubbio un certo grado di mielosoppressione, cioè trombocitopenia e leucopenia che si manifestano in genere con un *nadir* dopo 3-5 settimane dalla somministrazione del radiofarmaco e recupero pressoché completo entro circa 8 settimane per i radionuclidi con emivita fisica più breve, ma fino a 12-16 settimane per lo Stronzio-89. Poiché la frequenza di tossicità ematologica importante è correlata al grado di interessamento midollare pre-terapia, in pazienti già sottoposti a trattamenti potenzialmente mielotossici (chemioterapia, radioterapia) sono molto importanti sia una accurata valutazione pre-trattamento della riserva midollare, sia un attento monitoraggio dei parametri ematologici per un congruo arco di tempo dopo somministrazione dei radiofarmaci osteotropi.

16.6.3.7
Ritrattamento

Nei pazienti che rispondono favorevolmente a un primo trattamento, è possibile ripetere la terapia con radiofarmaci osteotropi in caso di ricomparsa della sintomatologia algica, dopo aver naturalmente verificato che sussistano le stesse indicazioni e che non siano comparse controindicazioni assenti in occasione del primo ciclo (ad esempio, parametri ematologici incompatibili con la terapia stessa). In generale, nei trattamenti ripetuti si ottiene un grado di beneficio clinico analogo a quello osservato dopo il primo trattamento, anche se l'entità della risposta palliativa può ridursi nei successivi trattamenti, sia per intensità che per durata. È invece opportuno sottolineare che, in caso di fallimento del primo trattamento, è improbabile che trattamenti successivi siano efficaci. L'intervallo di tempo minimo suggerito per la ripetizione della terapia è di 8 settimane per ^{153}Sm-EDTMP, 6-8 settimane per ^{186}Re-HEDP, e 12 settimane per ^{89}Sr (Fig. 16.11).

16.7
Radioimmunoterapia dei linfomi

16.7.1
Generalità sulla radioimmunoterapia

La radioimmunoterapia (RIT) è una modalità di trattamento nella quale la citotossicità determinata dalle radiazioni ionizzanti è veicolata alle cellule mediante il legame con antigeni tumore-specifici o tumore-associati. Un anticorpo monoclonale funge da trasportatore del radionuclide, partecipando con questo all'attività tumoricida.

Nel 1975 Kohler e Milstein scoprirono che le cellule producenti anticorpi isolate dalla milza di topo potevano essere immortalizzate mediante fusione con cellule di mieloma, realizzando così la possibilità di produrre anticorpi monoclonali diretti contro specifici antigeni. I progressi nell'ingegneria genetica, insieme a una migliore conoscenza degli intricati meccanismi della risposta immunitaria e dell'ontogenesi delle cellule normali e maligne, hanno reso possibile lo sviluppo di molti agenti monoclonali attivi contro le neoplasie. I maggiori sforzi negli ultimi 20 anni sono stati rivolti a identificare possibili antigeni tumorali contro cui indirizzare la terapia con anticorpi monoclonali, dato che la scelta di un appropriato antigene riveste un ruolo fondamentale sia per quanto concerne l'attività, sia per la tossicità. L'antigene ideale dovrebbe infatti essere densamente espresso sulla superficie delle cellule maligne (ma non di quelle normali), non dovrebbe essere internalizzato e nemmeno rilasciato dalla superficie cellulare dopo il legame con l'anticorpo, e dovrebbe essere espresso omogeneamente da parte del tumore.

Un altro parametro fondamentale riguarda l'origine e la struttura di questi anticorpi; molti anticorpi (macromolecole proteiche con peso molecolare intorno a 160 kD, se si tratta di IgG) erano infatti inizialmente sviluppati a partire da cellule murine, potendo così risultare immunogene quando somministrate all'uomo in quanto proteine eterologhe. Questa immunogenicità risulta decisamente minore per gli anticorpi chimerici (costituiti da componenti per il 60% umane e per il 40% murine) o per quelli umanizzati (con il 95% di componenti umane, mentre in genere soltanto il *binding site* per l'antigene è di origine murina) sviluppati grazie a tecniche di ingegneria genetica. Infatti, la formazione nel paziente (cui sono somministrati questi preparati) di anticorpi umani anti-topo (HAMA), anti-chimerici (HACA) o anti-umani (HAHA) può alterare i profili farmacocinetico e farmadinamico dell'anticorpo monoclonale stesso o predisporre a reazioni di tipo allergico in occasione di somministrazioni ripetute. I prodotti monoclonali attualmente utilizzati per la preparazione di radiofarmaci sono caratterizzati da un'immunogenicità molto ridotta rispetto ai prodotti iniziali.

16.7.2
Generalità sui linfomi

I linfomi non-Hodgkin (LNH) sono un gruppo estremamente eterogeneo di neoplasie linfo-proliferative con differente comportamento clinico. Possono infatti variare da forme indolenti (rappresentate principalmente dal linfoma follicolare) ad altre altamente aggressive; è perciò opportuno poter disporre di una vasta gamma di approcci terapeutici. I linfomi follicolari che derivano da cellule della linea B sono caratterizzati da esordio in stadio avanzato nell'80% dei casi, e interessano per lo più fasce di età media o avanzata; hanno lento decorso (con mediana di sopravvivenza di 8-10 anni), caratterizzato però da ripetute recidive, progressiva refrattarietà alla terapia e, infine, trasformazione in istotipi più aggressivi. Il quadro clinico di esordio è per lo più rappresentato da linfoadenomegalie (60-80%) non dolenti (90%) superficiali e/o profonde, spesso asimmetriche con coinvolgimento di diverse stazioni linfonodali, a rapida crescita. I linfonodi possono assumere un volume cospicuo e formare conglomerati adesi sia ai piani superficiali che profondi. L'interessamento delle stazioni mediastiniche può determinare la comparsa di una sindrome mediastinica, mentre le localizzazioni intraddominali si accompagnano spesso a dolori addominali, difficoltà digestive, disturbi dell'alvo. Le strutture linfatiche dell'anello di Waldeyer sono coinvolte nel 20-30% dei casi, e il loro interessamento è spesso associato a localizzazioni gastroenteriche o del testicolo. Epato-splenomegalia di lieve entità asintomatica è presente nel 20% dei pazienti.

La terapia convenzionale di queste neoplasie prevede l'impiego, singolarmente o in varia associazione, di diverse modalità come radioterapia, chemioterapia (sia con farmaco singolo che con diverse combinazioni poli-chemioterapiche) e trapianto di midollo autologo (in minor misura quello allogenico). Nonostante la disponibilità di questa ampia gamma di diverse terapie, l'evoluzione naturale della malattia non è spesso significativamente modificata, per cui paradossalmente la grande maggioranza dei LNH a basso grado (in linea di principio meno aggressivi di quelli ad alto grado) rimane una malattia inguaribile con tali terapie convenzionali.

Lo sviluppo dell'immunoterapia ha aperto tuttavia nuovi scenari nel trattamento di queste neoplasie. Alcuni antigeni di superficie espressi dalle cellule B neoplastiche sono infatti bersagli idonei per lo sviluppo di anticorpi monoclonali utilizzabili per immunoterapia. In particolare, l'anticorpo chimerico monoclonale Rituximab, diretto contro l'antigene di superficie CD20 (*cluster* di differenziazione 20 presente nell'intera serie cellulare dalla cellula pro-B, fino alle cellule mature non plasmacellulari) è stato approvato dalla Food and Drug Administration (FDA, USA) nel novembre 1997 per il trattamento dei linfomi non-Hodgkin a cellule B a basso grado, recidivati o refrattari, da solo o in combinazione con la chemioterapia. Questa immunoterapia (basata quindi sulla somministrazione dell'anticorpo come tale, non marcato con radionuclidi) si è dimostrata efficace e sicura, con un tasso di risposte globali del 50%. Tuttavia, anche questa opzione terapeutica non ha modificato significativamente la storia naturale della malattia, non riuscendo a prolungare la sopravvivenza globale dei pazienti trattati; le recidive restano infatti comunque frequenti anche dopo immunoterapia e si manifesta una refrattarietà non trascurabile al Rituximab.

La radiosensibilità dei linfomi non-Hodgkin costituisce la base biologica per superare i limiti dell'immunoterapia, mediante il ricorso all'uso di anticorpi monoclonali marcati con radionuclidi. In Europa il radioimmunoconiugato ^{90}Y-Ibritumomab tiuxetan (IDEC-Y2B8, Zevalin®, Schering, Berlino, basato sullo stesso anticorpo Rituximab) è l'unico radiofarmaco approvato per il trattamento dei linfomi follicolari, mentre negli USA il radiofarmaco ^{131}I-Tositumomab (Bexxar® GlaxoSmithKline, Research Triangle Park, diretto contro un diverso epitopo dello stesso antigene di superficie CD20) è approvato per le stesse indicazioni.

La farmacocinetica del radiofarmaco ^{90}Y-Ibritumomab tiuxetan è caratterizzata da una emivita plasmatica di 28 ore (dopo somministrazione di un'attività pari a 15 MBq/kg). Nessuna correlazione statisticamente significativa è stata notata tra l'andamento della tossicità ematologica e i parametri farmacocinetici del composto. Poiché l'Ittrio-90 non emette raggi γ (e d'altra parte la visualizzazione scintigrafica dei raggi-X secondari emessi per reazione di *Bremsstrahlung* non è soddisfacente), la biodistribuzione è in genere valutata mediante acquisizione di immagini ottenute con ^{111}In-Ibritumomab tiuxetan. Le immagini precoci (fino a circa 24 ore) mostrano tipicamente attività nel *blood pool*, con significativa captazione a livello di fegato e milza, mentre l'accumulo è basso a livello polmonare, osseo, renale e urinario; nelle immagini tardive si nota persistenza di attività a livello epatico e splenico (Fig. 16.12). È molto raro (<1%) osservare alterata biodistribuzione ed è rappresentata da: accumulo renale maggiore di quello epatico a 48-72 ore, captazione polmonare superiore a quella epatica a 48-72 ore (ovviamente in assenza di interessamento neoplastico polmonare), e accelerata *clearance* plasmatica a 2-24 ore. La *clearance* urinaria è considerevolmente bassa (5,8-11,5% nella prima settimana).

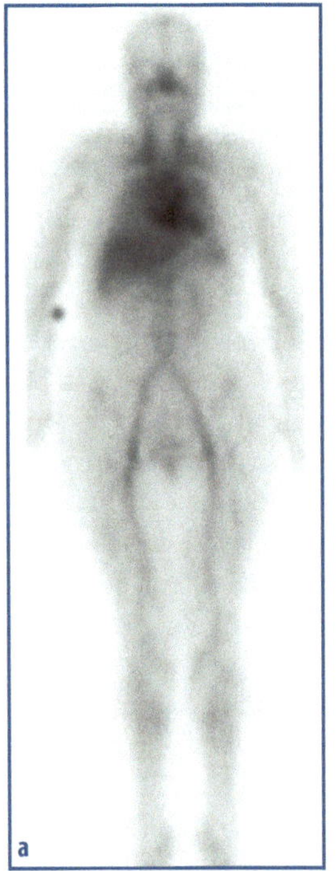

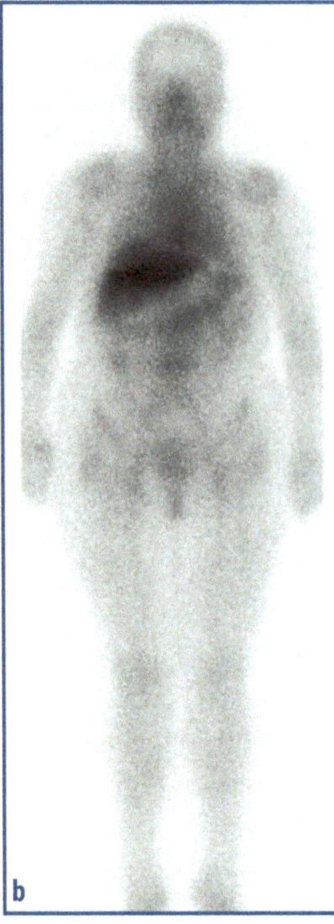

Fig. 16.12 a, b Esempio di biodistribuzione di Zevalin® valutata mediante acquisizione di immagini *total body* (proiezione anteriore) ottenute con ^{111}In-Ibritumomab tiuxetan. **a** Immagine precoce (4 ore) con evidente attività nel *blood pool* e significativa captazione a livello di fegato e milza, mentre l'accumulo è basso a livello polmonare, osseo, renale e urinario. **b** Immagine tardiva (72 ore) nella quale si nota persistenza di attività a livello epatico e splenico, e scarsa attività residua nel *blood pool*

16.7.3 Indicazioni

Trattamento dei linfomi non-Hodgkin di tipo follicolare o trasformato, in pazienti adulti recidivati o refrattari al Rituximab.

16.7.4 Criteri di esclusione

I criteri di esclusione dal trattamento sono costituiti da:

- coinvolgimento midollare da parte del linfoma >25% (determinato mediante biopsia osteo-midollare), parametro che può condizionare lo sviluppo di importante tossicità midollare come conseguenza della radioimmunoterapia;
- precedente terapia mieloablativa seguita da trapianto con cellule staminali periferiche o da trapianto midollare;
- conta piastrinica <100 000/μL) o neutrofili <1500/μL;
- midollo ipocellulato (<15% di cellularità);
- precedente radioterapia esterna che abbia coinvolto più del 25% del midollo osseo attivo.

Nelle donne in età fertile deve essere esclusa una gravidanza prima dell'inizio del trattamento, e per i 12 mesi successivi alla radioimmunoterapia devono essere adottati metodi contraccettivi; la terapia è controindicata anche durante l'allattamento. ^{90}Y-Ibritumomab tiuxetan non può essere somministrato a pazienti che siano ipersensibili ai componenti del prodotto; a tale riguardo, i pazienti che abbiano precedentemente ricevuto immunoterapia con anticorpi murini devono essere testati per la possibile presenza degli HAMA, perché in caso di positività potrebbero verificarsi reazioni di ipersensibilità o anafilattiche in seguito alla somministrazione del radiofarmaco.

16.7.5 Somministrazione e schema di trattamento

L'attività somministrata è di 15 MBq/kg di peso corporeo (0,4 mCi/kg), con limite massimo di 1200 MBq (32 mCi). Nei pazienti con lieve trombocitopenia (conta piastrinica fra 100 000 e 149 000/μL) l'attività da somministrare deve essere ridotta a 11 MBq/kg (0,3 mCi/kg), sempre fino a un massimo di 1200 MBq.

Lo schema di trattamento prevede: al giorno 1, somministrazione di Rituximab (anticorpo non radiomarcato) alla posologia di 250 mg/m^2 in infusione endovenosa (come pre-trattamento); al giorno 8, ripetizione della stessa posologia di Rituximab, seguito dopo circa 1-2 ore dall'infusione di ^{90}Y-Ibritumomab tiuxetan (somministrato per via endovenosa lenta nell'arco di almeno 10 minuti). L'infusione di Rituximab non marcato una settimana prima, quindi ripetuta poche ore prima della somministrazione di ^{90}Y-Ibritumomab tiuxetan, è effettuata allo scopo di saturare le molecole di CD20 presenti sulla superficie delle cellule non neoplastiche della serie linfocitaria (quindi per ridurre la radiotossicità a carico di una componente midollare normale), mentre la quantità di anticorpo "freddo" infuso non è sufficiente per saturare le molecole di CD20 presenti sulla superficie del linfociti neoplastici.

16.7.6 Eventi avversi ematologici

La principale tossicità della radioimmunoterapia è rappresentata dalla mielosoppressione, che è tuttavia in genere reversibile, tanto che è raramente necessario ricorrere alla somministrazione di fattori di crescita midollare o a trasfusioni: il *nadir* nella conta degli elementi cellulari periferici si osserva generalmente dopo 7-8 settimane dal trattamento. La presenza di interessamento midollare esteso di malattia aumenta l'incidenza di mielotosicità rilevante.

16.7.7 Eventi avversi non ematologici

La maggior parte di eventi avversi non ematologici è di lieve entità (di grado importante solo nell'11% dei casi) ed è legata prevalentemente all'infusione dell'anticorpo freddo. Gli eventi avversi più frequenti sono rappresentati da: astenia (35%), brividi (21%), febbre (13%), cefalea (9%), dolore addominale (8%), *flushing* (5%), nausea (25%), vomito (7%), ecchimosi (6%), dispnea (7%), prurito (7%), *rash* cutanei (7%). Non è presente rischio eccessivo di infezioni quale espressione di immunosoppressione (29%), e si tratta in genere di infezioni non specifiche soprattutto del primo tratto delle vie aeree (7,4%) e delle vie urinarie (5,4%), mentre l'incidenza di neutropenia febbrile è molto bassa (2,3%). Non si verificano in genere disfunzioni organiche acute, e non è stata rilevata differenza nel profilo di sicurezza in funzione all'età, per cui tale trattamento può essere somministrato anche a pazienti con età superiore a 65 anni.

16.7.8
Efficacia del trattamento

La radioimmunoterapia con ^{90}Y-Ibritumomab tiuxetan induce un elevato tasso globale di risposte (80%), il 30% delle quali complete; la durata della risposta varia da 10 a 86 mesi, con una mediana di circa 28 mesi. Il trattamento ha mostrato un tasso di risposte globali superiore rispetto al Rituximab (80% *vs* 56%), con più lunga durata di risposta nella maggior parte dei pazienti divenuti refrattari a quest'ultimo. Per quanto riguarda il ritrattamento con ^{90}Y-Ibritumomab tiuxetan del paziente con linfoma non-Hodgkin recidivato, vi sono dati recenti della letteratura che dimostrano la possibilità di ripetere la radioimmunoterapia con risultati simili al primo trattamento in termini di efficacia e tollerabilità.

16.8
Terapia delle neoplasie di derivazione neuro-ectodermica

Il radiofarmaco [^{131}I]MIBG può essere utilizzato nel trattamento di neoplasie di derivazione neuro-ectodermica che concentrano il radiofarmaco in misura adeguata; si tratta in particolare di tumori come neuroblastoma, feocromocitoma, paraganglioma, carcinoma midollare della tiroide e carcinoidi. Requisito essenziale per poter procedere con questo tipo di terapia radiometabolica è la dimostrazione di effettiva intensa captazione del radiofarmaco da parte delle lesioni tumorali, mediante scintigrafia diagnostica effettuata con [^{131}I]MIBG o con [^{123}I]MIBG.

Analogamente a quanto esposto per le applicazioni diagnostiche della MIBG radioiodata, anche prima della somministrazione di [^{131}I]MIBG con intenti terapeutici è necessario sospendere l'assunzione di farmaci che possono interferire con la captazione della MIBG stessa (vedi Capitoli 27 e 28).

Considerando che per scopi terapeutici l'attività di [^{131}I]MIBG somministrata è molto superiore rispetto a quella diagnostica, si rende indispensabile ridurre al massimo la captazione tiroidea del radioiodio che si libera *in vivo* per effetto del catabolismo del radiofarmaco; questo intento si realizza mediante somministrazione di soluzione di Lugol o di una soluzione satura di ioduro di potassio (a iniziare già da 2-3 giorni prima e continuando poi per circa 10-15 giorni). Inoltre, poiché la somministrazione di [^{131}I]MIBG a scopo terapeutico comporta l'introduzione nell'organismo di una massa non trascurabile di principio farmacologicamente attivo (da 500 μg fino a oltre 1000 μg, che possono determinare un eccessivo rilascio in circolo di catecolamine, soprattutto quando si tratta un paziente con feocromocitoma o con paraganglioma), oltre all'adozione di un rigoroso monitoraggio dei parametri vitali (frequenza cardiaca, pressione arteriosa, tracciato ECG) è necessaria una preparazione del paziente mediante l'uso di farmaci α-bloccanti (ad esempio, fenoxibenzamide) o β-bloccanti (ad esempio, propanololo) per prevenire gli effetti acuti determinati dal rilascio di catecolamine. La somministrazione avviene per via e.v. lenta (sempre per prevenire eventuale eccessivo rilascio di catecolamine in circolo) nell'arco di 1-4 ore, dopo aver portato il radiofarmaco a temperatura ambiente e averlo diluito in un volume adeguato di soluzione fisiologica o di soluzione glucosata 5%.

L'attività terapeutica somministrata per singolo trattamento varia in genere da 3,7 a 11,1 GBq (100-300 mCi) con alta attività specifica (superiore a 1,48 GBq/μg). L'attività per ogni trattamento viene determinata tenendo conto dell'estensione della malattia, del numero di trattamenti necessari per ottenere una dose cumulativa di radiazioni efficace al tumore (stimata con preliminare studio dosimetrico *total body*), dell'eventuale riduzione della riserva midollare e della funzione renale. Per quanto riguarda il carico radiodosimetrico ai tessuti normali, l'organo critico è il midollo osseo, dove la dose assorbita deve essere mantenuta <2 Gy.

16.8.1 Neuroblastoma

Il neuroblastoma, neoplasia che origina dal sistema nervoso simpatico e predilige l'età infantile, può presentare evoluzione aggressiva tumultuosa. La sua prognosi e la scelta dell'approccio terapeutico dipendono dallo stadio della malattia; infatti, la chirurgia garantisce buona prognosi negli stadi iniziali (TNM I e II), mentre per gli stadi avanzati (III e IV TNM) sono possibili l'impiego sequenziale di chirurgia, chemioterapia, e trapianto midollare.

In caso di fallimento delle terapie convenzionali, il trattamento con [^{131}I]MIBG garantisce un tasso di risposte variabile dal 35% al 50%. È comunque opportuno segnalare che la terapia con [^{131}I]MIBG garantisce una percentuale di risposte particolarmente elevata se utilizzato in prima linea, come singolo agente o in combinazione con chemioterapia.

Il trattamento con [^{131}I]MIBG è generalmente ben tollerato dai pazienti con neuroblastoma. Tossicità ematologica significativa può verificarsi in caso di importante interessamento midollare da parte della malattia, oppure in caso di ridotta riserva midollare indotta da precedenti terapie (chemioterapia e/o radioterapia).

16.8.2 Feocromocitoma e paraganglioma

La terapia del feocromocitoma è in prima istanza di tipo chirurgico nelle fasi precoci di malattia, mentre il trattamento delle neoplasie inoperabili o disseminate è pressoché sintomatico e prevede l'utilizzo di α- e β-bloccanti e di α-metil-tirosina, che inibisce la sintesi di catecolamine; la radioterapia è impiegata raramente, come trattamento palliativo delle algie determinate da metastasi ossee. La terapia con [^{131}I]MIBG e la chemioterapia possono determinare un miglioramento clinico e ormonale e, in alcuni casi, anche una risposta favorevole in termini di riduzione delle lesioni neoplastiche. In particolare, è stato dimostrato che la terapia con [^{131}I]MIBG può determinare un miglioramento sintomatico nel 75% dei pazienti, con riduzione dei livelli di catecolamine nel 45%, e delle dimensioni delle lesioni tumorali superiore al 25% nel 30% dei pazienti, e infine una risposta completa tumorale e biochimica (assenza di captazione del radiofarmarmaco nelle lesioni tumorali e normalizzazione dei livelli ormonali) nel 5% dei pazienti, per un periodo di tempo variabile da 16 a 58 mesi.

È opportuno ricordare che molti feocromocitomi presentano un andamento lento e poco aggressivo, tanto che nella maggior parte dei pazienti con queste forme indolenti la morte è causata più frequentemente dalle complicanze (ad esempio, edema polmonare o *ictus* cerebrale nel corso di una crisi ipertensiva) che dall'estensione di malattia neoplastica. Poiché il beneficio clinico più comunemente osservato dopo terapia con [^{131}I]MIBG dei feocromocitomi è proprio una significativa riduzione della frequenza delle crisi ipertensive (associata o no a effettiva riduzione di dimensioni delle lesioni neoplastiche), tale trattamento si traduce comunque in un importante prolungamento della sopravvivenza, oltre che in un miglioramento della qualità di vita dei pazienti.

L'impiego terapeutico della [^{131}I]MIBG nel paraganglioma richiede un'attenta valutazione caso per caso, sempre in base alla verifica scintigrafica di intensa captazione del radiofarmaco da parte delle lesioni da trattare associata a uno studio dosimetrico *total body*.

16.8.3 Carcinoma midollare della tiroide

L'esperienza relativa al trattamento del carcinoma midollare della tiroide con [^{131}I]MIBG è limitata, sia a causa della bassa incidenza, sia perché soltanto una piccola percentuale (30-40%) di queste neoplasie capta MIBG. L'efficacia del trattamento è in generale abbastanza bassa (miglioramento sintomatico nel 50% e risposta obiettiva nel 30% circa dei casi), ma è anche opportuno sottolineare che la maggior parte dei pazienti per i quali tale terapia è proposta sono in stadi molto avanzati di malattia. Altri approcci di terapia con radionuclidi suggeriti per il carcinoma midollare della tiroide sono basati sugli analoghi marcati della somatostatina (vedi più avanti) o sull'impiego di anticorpi anti-CEA marcati con ^{131}I.

16.9 Terapia delle neoplasie neuroendocrine

Le neoplasie neuroendocrine sono costituite da un eterogeneo gruppo di tumori che originano dal sistema endocrino diffuso e sono caratterizzati da variabile aggressività; infatti, alcuni hanno evoluzione molto lenta e i sintomi sono più frequentemente rappresentati dalla secrezione di ormoni (o comunque di sostanze peptidiche con attività biologica ormono-simile), mentre altri presentano un atteggiamento biologico più aggressivo e spesso non secernono ormoni/peptidi specifici. Caratteristica comune alla maggior parte dei tumori neuroendocrini è quella di (iper)esprimere sulla superficie cellulare recettori per la somatostatina (SST). La maggior parte dei tumori umani sembra esprimere in gradi diversi l'uno o l'altro dei 5 distinti sottotipi di recettori della somatostatina ($SSTR_{1-5}$). Mentre, ad esempio, i tumori neuroendocrini del tratto gastroenterico esprimono più frequentemente $SSTR_2$, nelle neoplasie tiroidee si rilevano prevalentemente $SSTR_1$; $SSTR_5$ sono invece espressi con maggiore frequenza da cellule tumorali dell'ipofisi anteriore, del muscolo liscio e del tratto gastrointestinale.

Il trattamento iniziale di elezione per queste neoplasie (specialmente se diagnosticate in fase precoce) è l'escissione chirurgica, che risulta generalmente efficace nella maggior parte dei casi. Tuttavia, le neoplasie aggressive, recidivate o disseminate richiedono ulteriori trattamenti, condizione che si verifica frequentemente nel caso dei tumori gastro-entero-pancreatici (GEP). Mentre la chemioterapia ha una certa efficacia (comunque non spiccata) per le neoplasie neuroendocrine scarsamente differenziate (e più aggressive), la maggior parte di quelle ben differenziate è relativamente chemioresistente; tuttavia, quest'ultimo gruppo di tumori neuroendocrini risponde meglio a trattamenti basati su composti con attività biologica, come la SST stessa (il cui nome deriva proprio dalla sua azione inibente la crescita e la secrezione cellulare) e l'interferone-α. Nella pratica clinica, per la terapia dei tumori neuroendocrini non si utilizza la SST nativa (la cui emivita biologica *in vivo* è di pochissimi minuti, motivo per cui sarebbe necessaria una infusione continua), ma piuttosto suoi analoghi sintetici (ad esempio, octreotide, lanreotide ecc.) con emivita biologica più lunga, compatibile con più agevoli modalità di somministrazione. Come tali (cioè come peptidi non radiomarcati), questi analoghi determinano un certo grado di risposta terapeutica, che si esplica sia come stabilizzazione di malattia, sia (e soprattutto) dal punto di vista sintomatologico, inibendo la secrezione di ormoni/peptidi attivi da parte della neoplasia. È opportuno tuttavia sottolineare che nessuno degli analoghi sintetici mostra per tutti i cinque recettori la stessa affinità della SST nativa; più frequentemente l'affinità è conservata per $SSTR_2$, $SSTR_5$ e, talora, anche per $SSTR_3$.

La terapia con analoghi radiomarcati della somatostatina rappresenta ormai da più di un decennio una promettente opzione per il trattamento delle neoplasie neuroendocrine inoperabili o disseminate. Il principio di base è quello già applicato per altri radiofarmaci terapeutici, cioè la sostituzione del radionuclide γ-emittente che marca il radiofarmaco diagnostico (in questo caso ^{111}In-Pentetreotide, Octreoscan®, Mallinckrodt Medical, Petten) con un radionuclide emettitore di particelle β^-. In realtà, l'Indio-111 emette sia raggi γ che elettroni di Auger; poiché il complesso analogo-recettore formatosi alla superficie della cellula è poi internalizzato e arriva in prossimità del nucleo cellulare, era stato ipotizzato un possibile impiego terapeutico dello stesso Octreoscan® semplicemente aumentando l'attività somministrata da circa 185 MBq (diagnostica) a 3700 MBq (terapeutica). Tuttavia, alcune sperimentazioni cliniche in questo senso non hanno avuto largo seguito a causa della risposta scarsa e di breve durata così ottenuta, e anche per l'emergere di altre alternative più promettenti.

Si tratta in particolare degli analoghi della SST marcati soprattutto con ^{90}Y e, più recentemente, con ^{177}Lu. Anche se dal punto di vista strutturale l'Octreotide rappresenta il capostipite di gran parte degli analoghi attualmente in uso, è stato necessario sviluppare alcune modifiche strutturali per produrre radiofarmaci idonei per la terapia, soprattutto per quanto riguarda il gruppo chelante al quale il radionuclide viene coniugato in fase di marcatura. La modifica più importante è stata la sostituzione del DTPA come gruppo chelante con un composto che garantisse una chelazione molto più stabile del radionuclide, cioè l'acido 1,4,7,10-tetra-aza-ciclo-dodecano tetra-acetico (DOTA, vedi formula di struttura nel Capitolo 3); a differenza del DTPA, il DOTA è infatti un anello chiuso (tanto che per la marcatura è necessaria un'incubazione a 80° C anziché a temperatura ambiente, proprio per consentire la chelazione del radionuclide), con conseguente maggiore stabilità del radiofarmaco sia *in vitro* che *in vivo*.

Al momento attuale, l'analogo marcato della SST più frequentemente utilizzato per terapia è il radiofarmaco ^{90}Y-DOTA-Tyr^{3}-Octreotide (^{90}Y-DOTATOC), che possiede elevata affinità soprattutto per i recettori $SSTR_2$. Un altro analogo, che differisce dal DOTATOC solo in posizione C-terminale dove il treoninolo è sostituito dalla treonina, è il DOTATATE (anch'esso con elevata affinità soprattutto per i recettori $SSTR_2$), che è spesso marcato con ^{177}Lu a costituire il radiofarmaco ^{177}Lu-DOTATATE.

Come tutti i composti di natura peptidica, nel loro passaggio attraverso il rene questi radiofarmaci sono filtrati a livello glomerulare, per essere poi riassorbiti (e ritenuti) a livello del tubulo contorto prossimale. L'organo critico per quanto riguarda il carico radiodosimetrico ai tessuti normali è quindi il rene, per il quale non dovrebbe essere superata la soglia di 25 Gy. Sono quindi opportune stime dosimetriche pre-terapia, che nel caso del radiofarmaco ^{90}Y-DOTATOC (che non emette raggi γ) sono basate su un esame diagnostico con Octreoscan® (data l'analogia di biodistribuzione fra i due radiofarmaci), mentre nel caso del ^{177}Lu-DOTATATE sono basate sulla rilevazione scintigrafica dell'emissione γ da parte del radiofarmaco stesso. Per ridurre la tossicità renale, sono stati perfezionati protocolli che prevedono, prima della somministrazione dell'attività terapeutica di ^{90}Y-DOTATOC o ^{177}Lu-DOTATATE, l'infusione per via e.v. di una miscela di amminoacidi carichi positivamente (anch'essi filtrati a livello glomerulare, quindi riassorbiti e ritenuti da parte dei tubuli contorti prossimali), allo scopo di saturare la capacità dei tubuli contorti stessi di riassorbire i peptidi marcati (vedi più avanti).

Una scintigrafia con attività diagnostica di analogo marcato della SST (tipicamente Octreoscan®) è requisito indispensabile per valutare l'intensità di captazione del radiofarmaco a livello delle lesioni neoplastiche e, quindi, per selezionare i pazienti per la terapia. Una modalità abbastanza semplice di effettuare tale valutazione è quella di esprimere l'intensità di captazione delle lesioni (così come visualizzate nella scintigrafia planare) con riferimento alla fisiologica captazione in sede epatica, secondo una scala di quattro valori: 1) lesione non captante, 2) lesione captante con intensità inferiore rispetto a quella del fegato, 3) lesione captante con intensità sovrapponibile a quella del fegato, 4) lesione captante con intensità superiore rispetto a quella del fegato (Fig. 16.13). In base all'esperienza acquisita, sono candidati alla terapia con ^{90}Y-DOTATOC o ^{177}Lu-DOTATATE soltanto in pazienti le cui lesioni neoplastiche mostrino intensità di captazione di grado 3 o (meglio) 4.

Dopo accurata selezione dei pazienti da trattare, fra le precauzioni da adottare nella fase preparatoria alla terapia con analoghi marcati della SST ricordiamo quella di sospendere per un congruo periodo di tempo (in funzione della loro diversa emivita biologica) eventuale terapia con analoghi "freddi" della SST stessa, terapia spesso utilizzata per controllare i sintomi legati alla produzione da parte del tumore neuroendocrino di sostanze biologicamente attive (evento più frequente nel caso dei tumori GEP); infatti, la concomitante presenza in circolo di tali analoghi non radiomarcati è in grado di ridurre significativamente la captazione degli composti marcati, per un semplice meccanismo di competizione con i recettori presenti sulle cellule neoplastiche. Il periodo di sospensione della terapia con analoghi della SST "freddi" può essere breve (24-48 ore) nel caso di farmaci a breve emivita biologica, mentre deve essere considerevolmente più lungo (anche fino a 4-6 settimane) per farmaci a lunga emivita biologica.

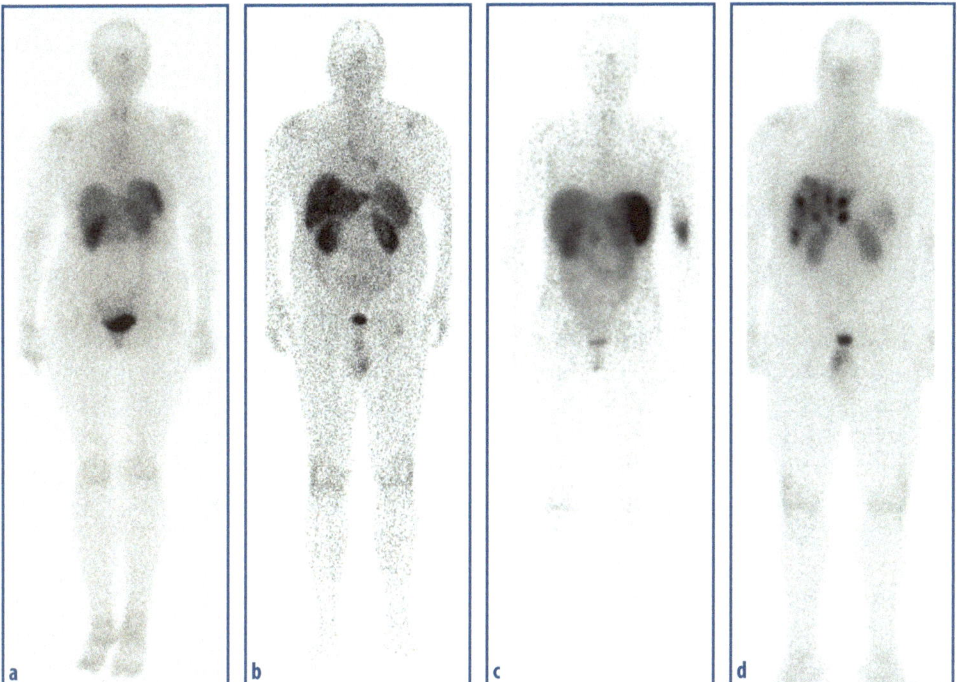

Fig. 16.13 a-d Esempi di immagini scintigrafiche *total body* (proiezione anteriore) con ^{111}In-Pentetreotide utilizzate per la valutazione dell'intensità di captazione di neoplasie neuroendocrine con riferimento alla fisiologica captazione in sede epatica secondo la scala a quattro valori in previsione di terapia con analoghi radiomarcati della somatostatina. **a** Grado 1: neoplasia neuroendocrina a sede addominale non captante. **b** Grado 2: neoplasia neuroendocrina captante a sede toracica, con intensità inferiore rispetto a quella del fegato. **c** Grado 3: neoplasia neuroendocrina captante a sede addominale superiore, con intensità sovrapponibile a quella del fegato. **d** Grado 4: metastasi epatiche multiple da neoplasia neurorendocrina, con intensità superiore rispetto a quella del fegato

Particolare attenzione deve essere posta nel programmare terapia con analoghi marcati della SST in pazienti con esteso interessamento epatico, in quanto ad alto rischio di sviluppare epatite necrotica fulminante per effetto delle radiazioni ionizzanti. È anche importante escludere dalla terapia con analoghi marcati della SST pazienti con estesa infiltrazione metastatica del midollo emopoietico, perché l'aumentato accumulo del radiofarmaco a livello midollare (legato alla captazione da parte delle cellule neoplastiche) può indurre tossicità ematologica (in aggiunta a quella renale); inoltre, particolari cautele devono essere adottate anche nei pazienti precedentemente sottoposti a chemioterapia intensiva, che può aver ridotto la loro riserva midollare. Come accennato sopra, per ridurre il carico radiodosimetrico al parenchima renale, è ormai entrata nella pratica clinica l'infusione per via e.v. (iniziando almeno 30 minuti prima della somministrazione della terapia con ^{90}Y-DOTATOC o ^{177}Lu-DOTATATE), di una miscela di amminoacidi carichi positivamente, soprattutto L-lisina e/o L-arginina (ad esempio, soluzione costituita da un totale di 400 mg/kg di L-lisina e/o L-arginina in un volume di 2000 mL soluzione fisiologica infusi in non meno di 4 ore). Questa preparazione si è dimostrata in grado di ridurre significativamente la dose assorbita dal parenchima renale (in misura variabile dal 20 al 40%), senza influenzare la captazione da parte delle cellule neoplastiche.

La terapia con analoghi radiomarcati della somatostatina ^{90}Y-DOTATOC o ^{177}Lu-DOTATATE si è dimostrata significativamente efficace nei tumori neuroendocrini, con tasso di risposte obiettive fino al 30%. La risposta al suddetto trattamento (anche se variabile a seconda del tipo di tumore, dell'estensione della malattia e del grado di *uptake* delle lesioni documentate allo studio scintigrafico basale con Octreotide) è indubbiamente più elevata anche se confrontata con quella ottenuta con la sola somministrazione di analoghi "freddi" della somatostatina (2-7%) o con la terapia radiorecettoriale con ^{111}In-Pentetreotide ad alte dosi (10-15%).

Un beneficio in termini di sopravvivenza è stato dimostrato in uno studio effettuato con ^{177}Lu-DOTATATE su oltre 500 pazienti affetti da tumori neuroendocrini gastro-enteropancreatici. In particolare, in questa casistica si è documentata una mediana di sopravvivenza globale di circa 46 mesi dall'inizio del trattamento e di circa 128 mesi dalla diagnosi; tali dati dimostrano un significativo beneficio in termini di sopravvivenza da 40 a 72 mesi dalla diagnosi, se confrontato con i dati statistici di analogo gruppo storico di controlli.

16.10 Radiosinoviortesi

Per radiosinoviortesi si intende l'iniezione intrarticolare, a scopo terapeutico, di radiocolloidi β-emittenti. Questa procedura è stata introdotta nella pratica clinica fin dal 1952 e nel 1968 è stato coniato il termine radiosinoviortesi, che significa restauro (ortesi) della membrana sinoviale. La radiosinoviortesi è utilizzata nel trattamento locale delle alterazioni infiammatorie della membrana sinoviale, caratteristiche delle artropatie infiammatorie croniche, in particolare nelle seguenti patologie:

- artrite reumatoide;
- osteoartrite (artropatia attivata);
- spondilo-artropatia sieronegativa (artrite psoriasica, malattia di Bechterew);
- artropatia pirofosfatica cronica;
- sinovite villo-nodulare pigmentata;
- artropatia secondaria a emartrosi nella malattia emofilica.

I radiocolloidi iniettati sono fagocitati dalle cellule sinoviali, e l'effetto ionizzante dovuto alla loro emissione di particelle β^- causa la necrosi soprattutto degli strati superficiali della membrana sinoviale (più tardivamente anche in quelli più profondi), con successiva fibrosi e sclerosi dello stroma dei villi sinoviali e dei vasi; questa serie di eventi condiziona la riduzione del processo infiammatorio.

La scelta del radiofarmaco da impiegare riveste particolare importanza; infatti, è necessario impiegare particelle di dimensioni adeguate (2-5 µm), affinchè possano essere fagocitate senza prima diffondere fuori dall'articolazione; al tempo stesso, la loro presenza nello spazio articolare non deve causare la formazione di tessuto di granulazione. Inoltre, la profondità di penetrazione dell'emissione beta deve essere adeguata alle dimensioni dell'articolazione da trattare e allo spessore della membrana sinoviale; per esempio, nelle piccole articolazioni devono essere impiegati radioisotopi che emettono particelle β^- con energia relativamente bassa. È anche importante valutare l'emivita fisica del radionuclide impiegato, che deve essere adeguata e non inferiore al tempo di ritenzione del radiocolloide.

16.10.1 Radiofarmaci impiegati per la radiosinoviortesi

16.10.1.1 Marcati con Ittrio-90

Le particelle β^- emesse dal ^{90}Y hanno una penetrazione media di 2,8 mm nel tessuto cartilagineo; come radiofarmaci per la sinoviortesi sono utilizzati il citrato e il silicato di ittrio in forma colloidale (particelle con dimensioni di circa 2000 nm), forniti con una concentrazione radioattiva variabile da 37 a 370 MBq/mL alla data di taratura. Questi radiofarmaci sono utilizzati soprattutto per l'articolazione del ginocchio, con somministrazione di 185-222 MBq (che corrisponde a una dose assorbita circa 100 Gy per 100 grammi di membrana sinoviale).

16.10.1.2 Marcati con Renio-186

Le particelle β^- emesse dal ^{186}Re hanno una penetrazione media di 1,2 mm nei tessuti; il solfuro di renio colloidale è utilizzato per le articolazioni di spalla, gomito, polso, anca, tarsali superiore e inferiore. L'attività da somministrare varia in base all'articolazione da trattare (ad esempio, da 185 MBq per l'anca a 55 MBq per il gomito).

16.10.1.3 Marcati con Erbio-169

Le particelle β^- emesse dal ^{169}Er hanno una penetrazione media di 0,7 mm nel tessuto cartilagineo; il radiofarmaco ^{169}Er-citrato colloidale (fornito con concentrazione radioattiva pari a 111 MBq/mL alla data di taratura) è usato per le piccole articolazioni (metacarpo-falangee, interfalangee prossimali, interfalangee distali, metatarso-falangee). L'attività somministrata per ogni singola articolazione varia da da 10 a 80 MBq, con attività cumulativa non superiore a 555 MBq.

16.10.2 Procedura

Per la radiosinoviortesi è fondamentale la corretta iniezione intrarticolare del radiocolloide, la cui diffusione nei tessuti molli peri-articolari potrebbe determinare lesioni da radiazioni ionizzanti, fino a necrosi. La procedura è pertanto di solito effettuata sotto controllo fluoroscopico (oppure anche sotto guida ecografica); dopo l'iniezione si può

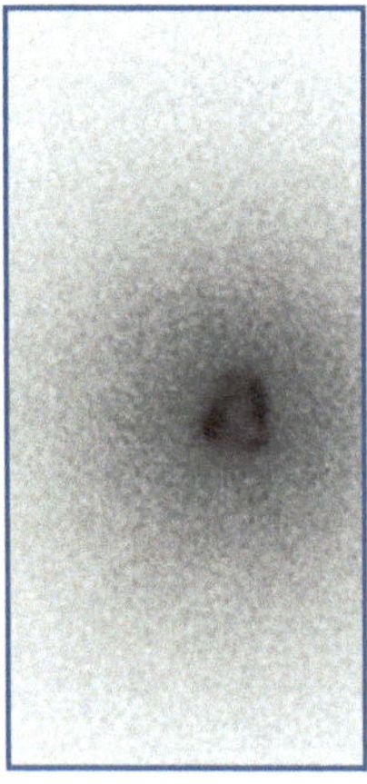

Fig. 16.14 Scintigrafia corporea totale di un paziente sottoposto a radiosinoviortesi mediante iniezione intra-articolare di ^{90}Y-citrato nel ginocchio sinistro (immagini basate sull'emissione di raggi-X secondari, per reazione di *Bremsstrahlung* delle particelle β^- ad alta energia emesse dall'Ittrio-90): accumulo del radiofarmaco soltanto nella cavità articolare, senza alcuna diffusione extra-articolare

effettuare una scintigrafia, per documentare la corretta somministrazione del radiofarmaco (Fig. 16.14). Per la radiosinoviortesi delle medie articolazioni si può effettuare un'artrografia preliminare (dopo aver posizionato l'ago), nella quale la distribuzione del colorante predice quella del radiofarmaco. Alcuni protocolli prevedono, subito dopo l'iniezione del radiocolloide, anche la somministrazione intra-articolare di corticosteroidi mediante la stessa via, allo scopo di prevenire reazioni flogistiche legate all'effetto immediato delle radiazioni ionizzanti: l'articolazione trattata deve essere immobilizzata per le successive 48-72 ore.

Oltre a quelle comuni a tutte le terapie medico-nucleari (gravidanza e allattamento), un'importante controindicazione specifica per la radiosinoviortesi è l'artrite settica.

16.10.3 Efficacia del trattamento

I dati della letteratura mostrano come la radiosinoviortesi sia un trattamento locale efficace; la maggiore esperienza clinica riguarda il trattamento dell'articolazione del ginocchio con ^{90}Y in pazienti con artrite reumatoide. In tali evenienze si verifica miglioramento complessivo nel 40-80% dei casi, con importante riduzione del dolore e della tumefazione; nel 70% circa si ha eliminazione del deficit di estensione dell'articolazione. Buoni risultati si ottengono anche nel trattamento delle medie articolazioni con ^{186}Re (nell'80% dei casi si osserva riduzione dei sintomi e dell'infiammazione). La radiosinoviortesi con ^{169}Er costituisce un'efficace alternativa nei pazienti con artrite reumatoide nei quali la terapia corticosteroidea intrarticolare sia inefficace (recupero di mobilità articolare nella norma, con riduzione della tumefazione, in oltre il 70% dei casi).

La procedura può essere ripetuta, di solito non prima di 6 mesi (arco di tempo entro il quale può ancora manifestarsi il beneficio clinico legato alla precedente terapia).

16.11
Trattamento delle neoplasie e delle metastasi epatiche

Le neoplasie epatiche sono un'importante causa di morbilità e mortalità. Anche se il trattamento radicale per l'epatocarcinoma, in assenza di metastasi, è rappresentato dalla resezione o dal trapianto epatico, soltanto il 10-15% dei pazienti è candidabile per questi tipi di trattamento. In caso di metastasi epatiche da adenocarcinoma (in genere con localizzazione primitiva nel colon-retto), sono possibili numerose opzioni terapeutiche: trattamento chirurgico, chemioterapia sistemica, o trattamenti loco-regionali. I trattamenti loco-regionali sono costituiti da tecniche ablative percutanee (ablazione a radiofrequenza, coagulazione laser, crioterapia, alcolizzazione percutanea) e da metodiche trans-arteriose: chemioterapia epatica arteriosa, chemio-embolizzazione arteriosa, terapia radionuclidica intra-arteriosa, embolizzazione della vena porta.

La terapia radionuclidica per neoplasie o metastasi epatiche ha iniziato a svilupparsi negli anni Settanta con l'impiego di colloidi di albumina marcati con Fosforo-32, in base all'accumulo dei radiocolloidi a livello del sistema reticolo-endoteliale, di cui il fegato è particolarmente ricco. Tale metodica è stata successivamente abbandonata per una significativa tossicità midollare. Le metodiche attualmente più seguite sono basate sull'embolizzazione intra-arteriosa, utilizzando il ^{131}I-Lipiodol o microsfere marcate con ^{90}Y. I vantaggi di questo tipo di terapia consistono nel favorevole profilo di tossicità e nella possibilità di combinarla con altre terapia (come la chemioterapia sistemica o la resezione epatica) senza un incremento di tossicità.

16.11.1
^{131}I-Lipiodol

Il Lipiodol è un olio iodato utilizzato in radiodiagnostica come mezzo di contrasto con particolari applicazioni. Iniettato per via intra-arteriosa a livello epatico, il radiofarmaco (commercializzato con il nome di Lipiocis®, CIS Bio International, Gif-sur-Yvette) presenta tempi relativamente lunghi di ritenzione nelle sedi di deposito, dove rimane sia per intrappolamento a livello dei vasi tortuosi neoplastici, sia per effetto di un meccanismo di endocitosi cellulare. La radioattività derivante dal ^{131}I-Lipiodol non fissato al livello del fegato (o dei polmoni) è eliminata principalmente per via urinaria (e in misura minore per via fecale), con un'emivita effettiva di 4-6 giorni.

L'impiego del ^{131}I-Lipiodol è basato sullo stesso principio fisiopatologico adottato per la chemio-embolizzazione, cioè la persistenza per un certo periodo di tempo del mezzo di contrasto iodato (e quindi anche degli eventuali chemioterapici oppure, per terapia medico-nucleare, di radionuclidi beta-emittenti) a livello dei siti di deposito intraparenchimale mediante cateterismo arterioso selettivo. Le modalità di somministrazione del ^{131}I-Lipiodol sono molto variabili per quanto riguarda sia la localizzazione (arteria epatica propria o arteria epatica destra o sinistra, o perfino rami segmentari) sia il volume iniettato (da 2 a 20 mL), e soprattutto l'attività somministrata per iniezione (da 74 MBq a 4,44 GBq).

16.11.2
Microsfere marcate con ^{90}Y

Esistono attualmente due tipologie di microsfere marcate con ^{90}Y: le microsfere di resina (SIR-Sphere®, Sirtex SIR-Spheres Pty Limited, Wilmington) e le microsfere di vetro (Theraspheres®, MDS Nordion, Ottawa). Somministrate per via intrarteriosa, queste microsfere (che hanno dimensioni di 20-30 µm per quelle di vetro e di 20-60 µm per quelle di resina) embolizzano il circolo pre-capillare a valle dell'iniezione, e sono pertanto utilizzate nel trattamento delle neoplasie epatiche o nelle metastasi epatiche, localizzandosi permanentemente in modo flusso-dipendente a livello del circolo intraepatico interessato.

Una scintigrafia eseguita dopo somministrazione nell'arteria epatica di ^{99m}Tc-MAA permette di identificare e di quantificare un eventuale shunt artero-venoso intra-epatico (visualizzato dalla localizzazione dei macroaggregati a livello polmonare), come pure verso il tratto gastrointestinale; le informazioni quantitative fornite da questa scintigrafia possono essere utilizzate anche per stimare la dosimetria al livello del tumore, del fegato sano e dei polmoni.

Le indicazioni al trattamento radioembolico epatico con ^{90}Y-microsfere sono attualmente rappresentate da pazienti affetti da carcinoma epatico non resecabile e non candidabili al trapianto epatico, in assenza di trombosi della vena porta maligna o metastasi a distanza. In questi pazienti il trattamento radioembolico può sia limitare l'evoluzione dell'epatocarcinoma che ridurre le dimensioni e l'estensione intraepatica di malattia, consentendo al paziente di essere nuovamente candidabile alla resezione chirurgica, all'ablazione, o al trapianto. Altre potenziali indicazioni sono rappresentate dal trattamento di colangiocarcinomi intraepatici e di lesioni secondarie epatiche ipervascolarizzate da carcinoma del colon-retto e da tumori neuroendocrini.

Le controindicazioni al trattamento sono rappresentate dall'evidenza alla scintigrafia pretrattamento con ^{99m}Tc-MAA di shunt epato-polmonari di entità tale da determinare una dose di radiazioni al polmone >30 Gy per singola infusione o >50 Gy per multiple somministrazioni. Controindicazioni relative sono rappresentate da una ridotta riserva epatica, renale, polmonare e midollare.

16.11.2.1
Efficacia del trattamento

Il trattamento con microsfere marcate con ^{90}Y si è dimostrato efficace nel carcinoma epatocellulare non suscettibile di trattamento chirurgico o di trapianto epatico, con risposta globale in circa l'80% dei pazienti. Il trattamento con ^{90}Y-microsfere di resina sembra essere più efficace nell'epatocarcinoma senza trombosi della vena porta, mentre le microsfere di vetro marcate con ^{90}Y sono utilizzabili, per la minor tossicità a parità di efficacia, anche in presenza di tale patologia.

Nel trattamento di pazienti con metastasi epatiche da carcinoma colo-rettale, significativi risultati sono stati ottenuti in termini di risposta globale in associazione con chemioterapia sia come terapia di salvataggio (79%) che in prima linea (91%).

Analoghi risultati sono stati ottenuti nel trattamento di metastasi epatiche da tumori neuroendocrini, con risposta globale nell'80-85% dei pazienti e mediana di sopravvivenza di circa 70 mesi.

16.11.2.2
Effetti collaterali

Nel caso di somministrazione delle microsfere marcate con ^{90}Y, gli effetti collaterali gravi sono rari; le manifestazioni più importanti sono rappresentate da insufficienza epatica, tossicità midollare secondaria al distacco del ^{90}Y dalle microsfere, fibrosi polmonare (secondaria all'effetto delle radiazioni ionizzanti pervenute nel letto polmonare per importante shunt artero-venoso), ulcere ed emorragie digestive (in caso di importante shunt verso il tratto gastro-intestinale).

Letture consigliate

AIMN lg ca tiroide. http://www.aimn.it/pubblicazioni/LG/LG_ca_tiroide.pdf. (Ultimo accesso marzo 2010)

AIMN lg ipertiroidismo. http://www.aimn.it/pubblicazioni/LG/LG_ipertiroidismo_05.pdf. (Ultimo accesso marzo 2010)

Bodei L, Lam M, Chiesa C et al (2008) EANM procedure guideline for treatment of refractory metastatic bone pain. Eur J Nucl Med Mol Imaging 35:1934-1940

Bonnema SJ, Hegedüs L (2009) A 30-year perspective on radioiodine therapy of benign nontoxic multinodular goiter. Curr Opin Endocrinol Diabetes Obes 16:379-384

Ceccarelli C, Brozzi F, Bianchi F (2007) Terapia radiometabolica con iodio-131 nel gozzo multinodulare di grandi dimensioni. L'Endocrinologo 8:144-151

Cooper DS, Doherty GM, Haugen BR et al (2006) The American Thyroid Association guidelines task force. Management guidelines for patients with thyroid nodules and differentiated thyroid cancer. Thyroid 16:109-142

Cremonesi M, Ferrari M, Bodei L et al (2006) Dosimetry in peptide radionuclide receptor therapy: a review. J Nucl Med 47:1467-1475

EANM procedure guideline for ^{32}P phosphate treatment of myeloproliferative diseases. https://www.eanm.org/scientific_info/guidelines/gl_radio_ther_32p.pdf. (Ultimo accesso marzo 2010)

EANM procedure guideline for radio-immunotherapy for B-cell lymphoma with 90Y-radiolabelled ibritumomab tiuxetan (Zevalin). https://www.eanm.org/scientific_info/guidelines/gl_radio_ther_radioimmun.pdf. (Ultimo accesso marzo 2010)

EANM procedure guideline for treatment of refractory metastatic bone pain. https://www.eanm.org/scientific_info/guidelines/gl_radio_treatment.pdf. (Ultimo accesso marzo 2010)

EANM procedure guidelines for ^{131}I-meta-iodobenzylguanidine (^{131}I-mIBG) therapy. https://www.eanm.org/scientific_info/guidelines/gl_radio_ther_benzyl.pdf. (Ultimo accesso marzo 2010)

EANM procedure guidelines for radiosynovectomy. https://www.eanm.org/scientific_info/guidelines/gl_radio_synovectomy.pdf. (Ultimo accesso marzo 2010)

Guidelines for ^{131}I-ethiodised oil [Lipiodol] therapy. https://www.eanm.org/scientific_info/guidelines/gl_radio_ther_lipiodol.pdf. (Ultimo accesso marzo 2010)

Guidelines for radioiodine therapy of differentiated thyroid cancer. https://www.eanm.org/scientific_info/guidelines/gl_radio_ther_259_883.pdf. (Ultimo accesso marzo 2010)

Haq Ms, McCready RV, Harmer CL (2004) Treatment of advanced differentiated thyroid carcinoma with high activity radioiodine therapy. Nucl Med Commun 25:799-805

https://www.eanm.org/scientific_info/guidelines/gl_dosi_standards1.pdf. (Ultimo accesso marzo 2010)

Kwekkeboom DJ, de Herder WW, Kam BL et al (2008) Treatment with the radiolabeled somatostatin analog [^{177}Lu-DOTA ^{0},Tyr^{3}]octreotate: toxicity, efficacy, and survival. J Clin Oncol 26:2124-2130

Lassmann M, Hänscheid H, Chiesa C (2008) EANM Dosimetry Committee series on standard operational procedures for pre-therapeutic dosimetry I: blood and bone marrow dosimetry in differentiated thyroid cancer therapy. Eur J Nucl Med Mol Imaging 35:1405-1412

Mödder G (ed) (2002) Radiosinoviortesi. La medicina nucleare in reumatologia e in ortopedia. CIC Edizioni Internazionali, Roma

Oyen WG, Bodei L, Giammarile F et al (2007) Targeted therapy in nuclear medicine – current status and future prospects. Ann Oncology 18:1782-1792

Pacini F, Schlumberger M, Dralle H et al (2006) European thyroid cancer taskforce. European consensus for the management of patients with differentiated thyroid carcinoma of the follicular epithelium. Eur J Endocrinol 154:787:803

Palliative treatment for painful bone metastases 3.0. http://interactive.snm.org/docs/pg_ch25_0403.pdf. (Ultimo accesso marzo 2010)

Pandit-Taskar N, Batraki M, Divgi C (2004) Radiopharmaceutical therapy for palliation of bone pain from osseous metastases. J Nucl Med 45:1358-1365

Reiners C, Schneider P (2002) Radioiodine therapy of thyroid autonomy. Eur J Nucl Med Mol Imaging 29:471-478

Schering Radiofarmaci - Informazioni di prodotto (2002). Radiosinoviortesi. Trattamento locale delle artriti

Simon D, Korber C, Krausch M et al (2002) Clinical impact of retinoids in redifferentiation therapy of advanced thyroid cancer: final results of a pilot study. Eur J Nucl Med 29:775-782

Sofou S (2008) Radionuclide carriers for targeting of cancer. Int J Nanomed 3:181-191

Therapy of thyroid disease with Iodine-131 (Sodium Iodide) 2.0. http://interactive.snm.org/docs/Therapy%20of%20Thyroid%20Disease%20with%20Iodine-131%20v2.0.pdf. (Ultimo accesso marzo 2010)

Van der Zant FM, Boer RO, Moonlenburg JD et al (2009) Radiation synoviectomy with ^{90}Yttrium, ^{186}Rhenium and ^{169}Erbium: a systematic literature review with meta-analyses. Clin Exp Rheumatol 27:130-139

Van Essen M, Krenning E, De Jong M et al (2007) Peptide receptor radionuclide therapy with radiolabelled somatostatin analougues in patients with somatostatin receptor positive tumors. Acta Oncologica 46:723-734

Volkert W, Goeckeler W, Ehrhardt G et al (1991) Therapeutic radionuclides: production and decay property consideration. J Nucl Med 32:174-185

Zinzani P, D'Amore F, Bombardieri E et al (2008) Consensus conference: implementing treatment recommendations on yttrium-90 immunotherapy in clinical practice – Report of an European workshop. Eur J Cancer 44:366-373

Parte II

APPLICAZIONI DIAGNOSTICHE

Tecniche diagnostiche per lo studio dell'apparato osteo-articolare 17

P.A. Erba, G. Becuzzi, R. Boni

Indice dei contenuti

17.1 Cenni di anatomia e fisiologia

Il tessuto osseo è una forma specializzata di tessuto connettivo, nel quale la mineralizzazione della matrice extracellulare conferisce al tessuto una notevole durezza e resistenza. Esso assolve tre compiti principali:

- funzione meccanica, di sostegno e come sede di inserimento della muscolatura;
- funzione protettiva per i principali organi e per il midollo osseo;
- funzione metabolica, quale riserva di calcio e fosfati, con un ruolo centrale nell'omeostasi del calcio nei liquidi corporei.

Il rimodellamento osseo rappresenta un continuo processo di rinnovamento dello scheletro che si verifica per tutta la durata della vita, con lo scopo di preservarne l'integrità meccanica. Il processo implica una continua rimozione del tessuto osseo (riassorbimento osseo) seguita dalla sintesi di nuova matrice ossea e successiva mineralizzazione (formazione ossea). La rimozione di tessuto osseo vecchio e la successiva formazione di nuovo tessuto da parte degli osteoblasti determina la liberazione nel siero di calcio e di altri componenti della matrice. Il rimodellamento osseo coinvolge due tipi di popolazioni cellulari, gli osteoclasti e gli osteoblasti, la cui interazione è finemente bilanciata; minime alterazioni di questo equilibrio possono determinare perdita di matrice ossea oppure, più raramente, incrementi della stessa massa ossea.

La porzione più esterna dell'osso è costituita da uno strato spesso e denso di tessuto calcificato, la corticale ossea (osso compatto), localizzata nella diafisi adiacente alla ca-

Fondamenti di medicina nucleare. Duccio Volterrani, Paola Anna Erba, Giuliano Mariani (a cura di)

vità midollare dove è contenuto il midollo osseo emopoietico. Verso le metafisi e le epifisi la corticale ossea diviene più sottile e il canale midollare è occupato da strutture trabecolari sottili e calcificate che costituiscono l'osso spongioso (trabecolare). Lo spazio compreso tra le trabecole è anch'esso pieno di midollo emopoietico, in diretta comunicazione con quello contenuto nella cavità midollare della diafisi. Nonostante possiedano differenze strutturali e funzionali, l'osso corticale e quello trabecolare sono costituiti dagli stessi elementi cellulari e di matrice extracellulare. La principale differenza strutturale è di tipo quantitativo: l'80-90% dell'osso compatto è calcificato, mentre l'osso trabecolare lo è solo per il 15-25%. Il risultato di tale differenza è che l'osso corticale ha significato prettamente protettivo e strutturale, mentre la funzione principale dell'osso trabecolare è quella metabolica.

Le cellule responsabili del processo di formazione ossea sono gli osteoblasti. La loro differenziazione dalle cellule progenitrici stromali (cellule mesenchimali a origine dallo strato germinale mesodermico) è stimolata da fattori quali il paratormone (PTH), le prostaglandine (PG) e alcuni fattori di crescita. La principale funzione degli osteoblasti, che sono in grado di sintetizzare un'ampia gamma di molecole (TGF, IGFs, PDGF), è la sintesi della matrice ossea (che è di natura proteica) sulla superficie di formazione dell'osso. La matrice ossea è poi fisiologicamente mineralizzata, e costantemente rigenerata come conseguenza del continuo processo di rimodellamento osseo. Il principale costituente della parte fibrillare della matrice ossea è il collagene di tipo I, ma durante la fase di formazione ossea sono presenti anche minime quantità di collagene di tipo III, V e FACIT; le proteine non collagene rappresentano circa il 10-15% della matrice ossea. La matrice extracellulare, in particolare il collagene tipo I, garantisce elasticità e flessibilità e determina l'organizzazione strutturale dell'osso; l'accrescimento della componente minerale ossea (che si deposita inizialmente in siti specifici della matrice collagene, negli spazi tra le fibre) è facilitata da alte concentrazioni locali di calcio e fosforo.

Gli osteoclasti sono cellule giganti plurinucleate responsabili dell'avvio del processo di rimodellamento osseo. Essi sono prodotti nel midollo osseo, e le cellule mature agiscono sotto stimolo del PTH e di altre sostanze ad azione locale, quali il fattore di crescita TGF, il fattore di necrosi tumorale (TNF), l'interleuchina-1 (IL-1) e l'interleuchina-6 (IL-6). La vitamina D (1-25 di-idrocolecalciferolo) è un potente stimolatore dell'attività osteoclastica, agendo sulla differenziazione dei precursori degli osteoclasti e inibendo, tramite l'interleuchina-2 (IL-2), la proliferazione della cellule T; la calcitonina (CT, prodotta dalle cellule C parafollicolari della tiroide) inibisce invece l'azione degli osteoclasti maturi. Altri fattori prodotti localmente nel microambiente osseo intervengono nel controllo del rimodellamento osseo; l'IL-1 è infatti uno dei più potenti fattori di stimolo degli osteoclasti con effetto mediato, almeno in parte, dalle PG. Un'altra importante citochina coinvolta in questo complesso processo è l'IL-6, secreta dalle cellule ossee in risposta a ormoni osteotropi quali PTH e vitamina D. Tra i fattori con azione antagonista sul processo di rimodellamento osseo degli osteoclasti, un ruolo importante è rivestito dall'osteoprotegerina (OPG). La sequenza di eventi cellulari che accompagnano la perdita di tessuto osseo è alla base dei processi di rimodellamento osseo che avvengono sia durante il fisiologico processo di invecchiamento, sia nel corso di alcune patologie (osteoporosi, fratture, mieloma, metastasi, ecc.).

L'osso corticale e quello trabecolare possono essere considerati come due entità distinte, ciascuna caratterizzata da modificazioni specifiche in ogni fase del rimodellamento osseo, come risultato del diverso ambiente in cui le cellule ossee si trovano inserite. L'osso corticale è prevalentemente di tipo compatto e il suo volume (predominante a livello delle ossa lunghe e dello scheletro appendicolare) è regolato dalla formazione di osso periostale, dal rimodellamento dei canali di Havers e dal rimodellamento dell'osso endostale. La maggior parte degli studi disponibili dimostra che nel sesso femminile la perdita di osso corticale (che è il principale fattore che predispone alle fratture vertebrali e femorali) inizia già dopo i 40 anni e subisce un'accelerazione 5-10 anni dopo la menopausa. La perdita di massa di osso trabecolare avviene invece soltanto dopo la menopausa.

Il primo evento del rimodellamento osseo è l'attivazione dei precursori degli osteoclasti, seguita dalla formazione degli osteoclasti maturi, dalla costituzione della superficie di rimodellamento, dal rimodellamento (formazione di lacune di riassorbimento) e, infine, dall'apoptosi degli osteoclasti (morte cellulare programmata). L'apoptosi degli osteoclasti determina alcune modificazioni delle cellule della linea osteoblastica (chemiotassi, proliferazione e differenziazione), con successiva formazione dell'osso mineralizzato, al cui termine l'attività degli osteoblasti cessa (in genere con riparazione completa della lacuna di riassorbimento).

17.2 I radiofarmaci per lo studio della patologia scheletrica

La captazione e la ritenzione nell'osso dei radiofarmaci appartenenti alla classe dei ^{99m}Tc-Difosfonati (vedi Capitolo 4) è funzione del contenuto di calcio: i tessuti molli caratterizzati da un basso contenuto di calcio (0,005%) presentano uno scarso accumulo, mentre il tessuto osseo (in cui il contenuto di calcio è pari al 14-24%) ha un'alta captazione. La natura dei depositi di fosfato di calcio, le loro dimensioni, il loro stato di idratazione e il rapporto Ca/P, così come la superficie ossea perfusa e l'attività metabolica osteoblastica/osteoclastica rappresentano altri fattori determinanti l'intensità di captazione del radiofarmaco. L'osso trabecolare presenta un indice di ritenzione superiore a quello dell'osso corticale; pertanto, il femore (con la sua spessa componente corticale) ha un indice di ritenzione inferiore rispetto a quello delle coste. La regione metafisaria, caratterizzata da elevato contenuto di calcio (14,3%), riccamente vascolarizzata e con elevata attività metabolica, ha un indice di ritenzione dello 0,77% dose/g a 3 ore, molto maggiore rispetto a quello della sede diafisaria (0,49% dose/g a 3 ore); infatti, la diafisi, pur presentando maggior contenuto di calcio (23,9%), è caratterizzata da una minor vascolarizzazione. Condizione essenziale perché il radiofarmaco sia depositato su un certo segmento osseo è che quella regione riceva un adeguato apporto ematico; infatti, nei casi di necrosi avascolare (ad esempio, della testa del femore), la scintigrafia scheletrica mostra in questa sede una assenza di captazione nelle fasi iniziali dell'evento patologico (1-2 settimane). Soltanto più tardivamente, quando sono iniziati i fenomeni di rimodellamento osseo riparativo, la stessa area che era in precedenza scintigraficamente "fredda" mostra ipercaptazione del radiofarmaco. Fenomeni di iperafflusso ematico sono invece evidenziati scintigraficamente con un aumento di captazione del radiofarmaco.

L'attività media somministrata per una scintigrafia ossea è 740 MBq (20 mCi). L'organo che riceve l'irradiazione più alta è lo scheletro. In età pediatrica l'attività da somministrare deve essere calcolata in base al peso corporeo; un'attività minima di 40 MBq è, comunque, necessaria per ottenere immagini di una qualità tale da poter essere interpretate correttamente.

L'acquisizione scintigrafica avviene generalmente dopo circa 3 ore dall'iniezione del radiofarmaco, ad eccezione degli esami di tipo dinamico (o trifasico) che sono tipicamente eseguiti nel sospetto clinico di patologie flogistico-infettive a carico dell'osso (osteomielite, mobilizzazione o infezione di atroprotesi, ecc.). Questa indagine prevede infatti l'acquisizione di una rapida sequenza di immagini di specifiche regioni di interesse, nell'arco di 2-3 minuti, subito dopo l'iniezione e.v. del radiofarmaco (fase vascolare), seguita da altre statiche circa 5-10 minuti dopo l'iniezione del radiofarmaco (fase di *blood pool*) e, infine, da immagini di tutto il corpo e delle specifiche regioni di interesse ai normali tempi tardivi di 3 ore.

Nell'intervallo di tempo che intercorre tra iniezione del radiofarmaco e acquisizione delle immagini, il paziente è invitato a idratarsi con almeno 1,5 litri di acqua, per stimolare l'eliminazione urinaria del radiofarmaco non adsorbito sullo scheletro e nei tessuti molli, e quindi per migliorare il contrasto scintigrafico. La qualità dell'esame può comunque essere ridotta da diversi fattori legati al paziente, quali una funzione renale compromessa, scompenso cardiaco, obesità, ed età avanzata.

17.2.1
Protocollo di acquisizione delle immagini

Le immagini scintigrafiche sono acquisite con gamma-camera a singola o doppia testa equipaggiata con collimatori per le basse energie (LE) a fori paralleli, ad alta risoluzione (HR) o *general-purpose* (GP). Per lo studio di piccoli particolari anatomici (ad esempio, testa del femore), possono essere impiegati collimatori *pin-hole* ad alta risoluzione.

Immagini *total-body* (Fig. 17.1): acquisizione di proiezioni anteriori e posteriori del corpo intero con matrice 256×1024, zoom 1, velocità di scorrimento del lettino di circa 14 cm/min (equivalente a 70 sec/pixel), con sistema *body contour* laddove presente (che permette di variare automaticamente istante per istante la posizione della testa della gamma-camera in modo da mantenere al minimo la distanza collimatore/paziente). In assenza di tale sistema automatico, la distanza tra testa della gamma-camera e superficie corporea deve essere mantenuta quanto più ridotta possibile. I sistemi *total body* (WB) possono funzionare con due modalità differenti (spesso le due opzioni sono presenti nello stesso strumento):

- immagini mirate sequenziali: la testa della gamma-camera raccoglie un'immagine, poi si sposta al distretto adiacente e il programma di acquisizione/elaborazione fornisce alla fine un'immagine completa dello scheletro;
- immagini continue.

Quando non è disponibile un sistema per acquisizioni WB, è possibile acquisire immagini statiche mirate dei vari distretti corporei, facendo attenzione a sovrapporre parte dell'immagine nelle due scansioni adiacenti per evitare di tralasciare segmenti corporei potenzialmente sede di patologia.

Immagini planari di regioni di interesse in proiezione anteriore, posteriore, obliqua o laterale sono generalmente acquisite con matrice 128×128, zoom 1,33, con conteggio

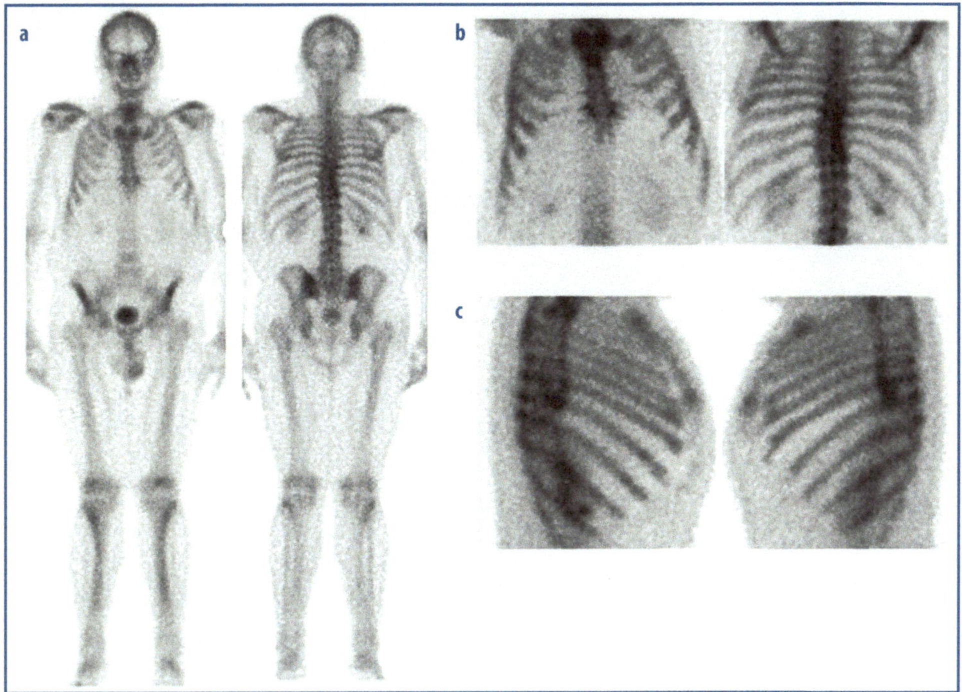

Fig. 17.1 a-c Acquisizioni statiche standard di una scintigrafia scheletrica mediante gamma-camera a doppia testa, circa 3 ore dopo la somministrazione e.v. di ^{99m}Tc-HDP. Rappresentazione delle immagini *total body* in proiezione anteriore e posteriore (**a**): quadro di distribuzione tardiva del radiofarmaco pressoché regolare, con soltanto modica ipercaptazione in corrispondenza del tratto anteriore della seconda costa sinistra; è inoltre rilevabile apparente ipercaptazione focale a carico del tratto posteriore delle ultime bilateralmente, più accentuata a destra (reperto legato alla sovrapposizione delle immagini costali con le immagini renali, sede di fisiologica escrezione del radiofarmaco). Acquisizioni mirate del torace (a braccia alzate, per sfalsare eventuali aree di sovrapposizione del cingolo scapolo-omerale con le coste osservate nell'acquisizione *total body*) nelle proiezioni anteriore e posteriore (**b**) e nelle proiezioni laterali (**c**). L'apparente rinforzo di intensità della captazione a carico del rachide (passaggio dorso-lombare) è dovuto alla sovrapposizione in proiezione laterale di tale tratto del rachide con i reni, sede di fisiologico accumulo/escrezione del radiofarmaco

in genere superiore a un milione per immagine (Fig. 17.1). È possibile che nel caso di strutture ossee molto piccole, o per meglio visualizzare dettagli di immagine, le acquisizioni statiche a largo campo siano integrate con immagini ottenute mediante collimatore *pin-hole* (Fig. 17.2).

Acquisizione tomografica SPECT o SPECT/TC: dopo aver definito la regione di interesse, si posiziona il distretto corporeo da esplorare al centro del campo di vista della gamma-camera. Se è in programma l'acquisizione delle immagini TC, è necessario prestare attenzione al posizionamento del paziente, poiché la regione di interesse deve essere interamente contenuta nello spazio delimitato dagli specifici punti di repere sul lettino della gamma-camera. Sono acquisite immagini nell'arco di 360° con modalità *step-and-shot*, con passo angolare di 3° per un totale di 120 acquisizioni della durata di almeno 20 secondi. In distretti con bassa attività di conteggio (ad esempio, il cranio), il tempo di acquisizione deve essere aumentato a 30-40 secondi per proiezione angolare (Fig. 17.3).

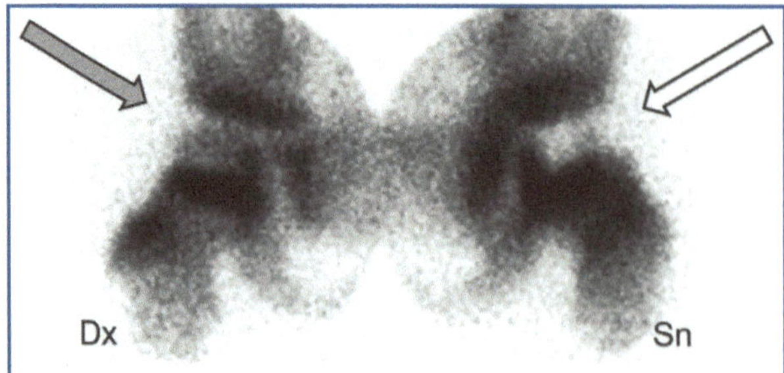

Fig. 17.2 Scintigrafia ossea (fase tardiva) in paziente di 16 anni con recente necrosi avascolare della testa femorale sinistra. Acquisizioni con collimatore *pin-hole* mirate sulle due epifisi prossimali dei femori: mentre l'epifisi femorale prossimale destra presenta una normale distribuzione del radiofarmaco (*freccia grigia*, data la giovane età del soggetto sono ben visibili le zone di apposizione ossea), a sinistra è rilevabile un difetto di captazione (*freccia bianca*) corrispondente all'area di assente afflusso ematico

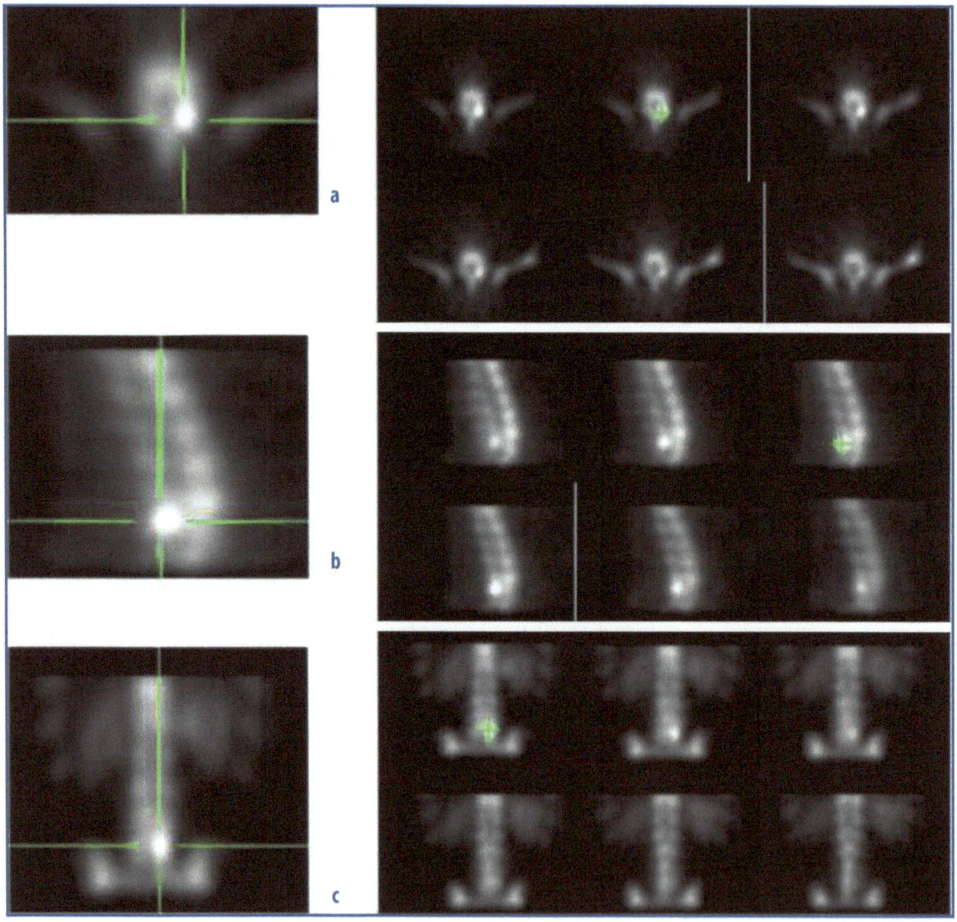

Fig. 17.3 a-c Ricostruzione secondo i piani transassiale (**a**), sagittale (**b**), e coronale (**c**) di un esame SPECT acquisito per meglio localizzare la sede di un'area di ipercaptazione osservata nella scintigrafia planare a carico dell'ultimo tratto lombare: la sede della lesione è identificabile come l'arco posteriore sinistro di L5

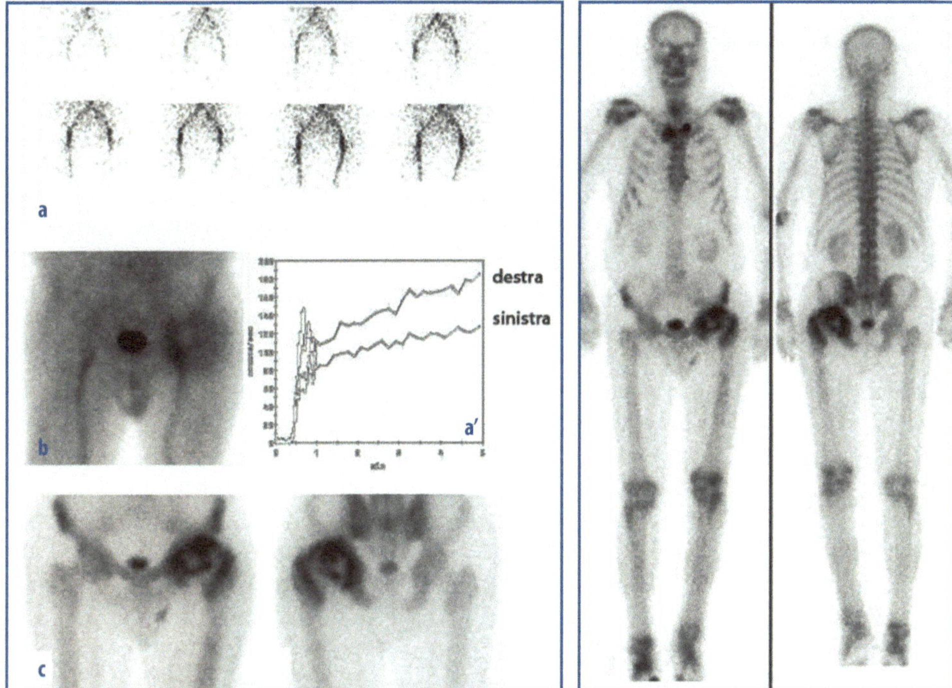

Fig. 17.4 a-c Scintigrafia scheletrica trifasica in un paziente con necrosi avascolare della testa del femore sinistra in fase subacuta. **a** Selezione di alcune immagini della fase vascolare. **a'** Le curve attività/tempo calcolate per ROI definite sulle due articolazioni coxo-femorali evidenziano ipoperfusione a sinistra. **b** L'immagine mirata statica in proiezione anteriore acquisita 15 minuti dopo l'iniezione e.v. del radiofarmaco (fase di *blood pool*) evidenzia aumentata permeabilità capillare a carico dell'articolazione coxo-femorale sinistra. **c** Le acquisizioni mirate statiche anteriore e posteriore in fase tardiva evidenziano la tipica ipercaptazione periferica che delimita una zona di ipocaptazione centrale. Nel pannello di destra sono riportate le immagini *total body* anteriore e posteriore acquisite in fase tardiva

La scintigrafia ossea dinamica o trifasica (Fig. 17.4) prevede l'acquisizione di:

- fase dinamica vascolare o angiografica: acquisizione subito dopo l'iniezione e.v. del radiofarmaco di 30-60 *frame* della durata di 1-2 secondi ciascuno della regione di interesse (ad esempio, bacino o ginocchia);
- fase di *blood pool*: immagine scintigrafica statica della specifica regione di interesse per la durata di 3-5 min entro 10 minuti dalla somministrazione (matrice 128×128, zoom 1,33);
- fase tardiva: acquisizione in proiezione anteriore e posteriore del corpo intero cui si associano immagini statiche mirate (anteriori, posteriori e laterali) della specifica regione di interesse (matrice 128×128, zoom 1,33 con almeno 1,5 milioni di conteggi per immagine), eventualmente integrate da acquisizioni con collimatore *pin-hole* o tomografiche.

17.2.2
Elaborazione delle immagini

Le immagini scintigrafiche *total body* sono visualizzate sul monitor e successivamente su pellicola, come riportato in Figura 17.1: proiezioni *total-body* anteriori e posteriori, e statiche mirate su specifiche regioni di interesse (ad esempio, proiezioni laterali del torace). Non è necessaria una particolare elaborazione delle immagini, ad eccezione di una regolazione del contrasto che consenta una buona visualizzazione anche di segmenti a basso conteggio.

L'elaborazione è più complessa nel caso della scintigrafia trifasica (Fig. 17.4). Le immagini dinamiche della fase vascolare sono elaborate posizionando regioni di interesse (ROI) di uguale area a livello del segmento osseo patologico e in una regione di riferimento, in genere il segmento controlaterale. Le corrispondenti curve di attività/tempo riflettono l'entità del flusso ematico regionale, che aumenta nel caso di iperemia da flogosi/infezione. Alla sequenza delle immagini della fase dinamica e alla corrispondente curva attività/tempo si associano le immagini cosiddette di *blood pool*, nelle quali un aumento dell'accumulo del radiofarmaco nel lato patologico rispetto al controlaterale riflette l'aumento della permeabilità capillare associato ai fenomeni infiammatori. Infine, nelle immagini tardive e in quelle *total-body* si valutano eventuali aree di ipercaptazione, a conferma del patologico rimaneggiamento osseo. L'iconografia da consegnare insieme al referto medico è completata, nel caso di acquisizione SPECT/TC dalle immagini di ricostruzione più significative nei tre piani ortogonali.

17.2.3
Criteri di interpretazione

Il reperto caratteristico più importante di una scintigrafia ossea normale è rappresentato dalla simmetria destra-sinistra sul piano sagittale, con una distribuzione uniforme del radiofarmaco a carico della scheletro *in toto*. Le porzioni maggiormente soggette a stress, e quindi sottoposte a un più frequente rimaneggiamento osseo (ad esempio, regione sacroiliaca, angoli inferiori delle scapole, colonna vertebrale, e articolazioni maggiori), possono apparire come aree di relativa ipercaptazione (vedi Fig. 17.1 e anche Fig. 30.1). Particolare attenzione deve essere posta nella valutazione di alcuni distretti corporei:

- cranio: i conteggi acquisiti a livello del cranio sono relativamente bassi; può residuare anche nell'età adulta una certa ipercaptazione in corrispondenza delle linee di sutura (nell'1% circa dei pazienti adulti). Nelle proiezioni anteriori le orbite e le ossa facciali sono ben visualizzate e si può osservare relativa ipercaptazione soprattutto a carico delle ossa mascellari e dell'etmoide, come risultato dello stress indotto dalla masticazione. Nei bambini può essere presente ipercaptazione a carico di una sutura tra lo sfenoide e la base occipitale, molto attiva in questa età;
- collo: le vertebre cervicali possono essere distinte solo con strumenti ad alta risoluzione; il processo spinoso di C7 è di solito ben evidente, e la captazione a livello del collo (in assenza di ^{99m}Tc-pertecnetato libero nel radiofarmaco somministrato) è normalmente dovuta alla cartilagine tiroidea o all'osso ioide;
- torace: in proiezione anteriore l'articolazione tra corpo e manubrio dello sterno può essere ipercaptante, così come le articolazioni sterno-claveari; nei soggetti più anziani è frequente rilevare la presenza di cartilagini costali calcificate (captanti). Il conteggio a livello delle coste è relativamente basso e uniforme, sebbene le inserzioni dei

muscoli *erector spinae* possano causare disomogeneità di captazione, presenti come variante fisiologica in circa il 7% dei pazienti. Le scapole sono ben visualizzate, con maggiore attività a livello dell'angolo inferiore, dove lo stress meccanico legato dalle inserzioni muscolari è maggiore;
- rachide: le vertebre dorsali superiori non si visualizzano singolarmente, mentre quelle del tratto dorsale inferiore e lombare sono ben distinguibili; la lordosi lombare fisiologica spesso fa apparire le vertebre lombari come relativamente ipercaptanti in proiezione anteriore;
- pelvi: di solito si osserva una simmetria assiale; è di comune riscontro attività residua a livello vescicale (anche subito dopo aver invitato il paziente a svuotare la vescica), per cui la sinfisi pubica e le aree adiacenti possono risultare non ben valutabili;
- arti: a livello degli arti si riscontra una relativa minore attività, con una maggior concentrazione del radiofarmaco a carico delle aree periarticolari; nei bambini è tipico il riscontro di aree di ipercaptazione a livello epifisiario delle ossa lunghe, sede dei nuclei di accrescimento osseo (vedi anche Fig. 30.1).

La diagnostica scintigrafica della patologia ossea permette di valutare l'entità dei fenomeni di rinnovamento, principalmente della sua componente minerale. Infatti, le aree di ipercaptazione sono espressione di un aumento distrettuale dei fenomeni osteoblastici. Poiché l'osteolisi patologica, ad esempio per metastasi ossee da neoplasie varie, si accompagna quasi sempre a una reazione osteoblastica (pur se generalmente insufficiente a controbilanciare l'evento osteolitico), è divenuto quasi paradigmatico identificare la presenza di aree di ipercaptazione scheletrica dei difosfonati con lesioni osteolitiche. Tuttavia, l'ipercaptazione dei radiofarmaci osteotropi è rilevabile in molteplici condizioni fisiologiche e patologiche in assenza di significativa ostetolisi: riparazione delle fratture ossee (con ipercaptazione che può perdurare anche per anni), osteoartrosi, malattia di Paget ecc. Al contrario, lesioni osteolitiche pure senza reazione osteoblastica (come quelle frequentemente causate dal mieloma) sono scintigraficamente mute. Queste considerazioni giustificano la necessità di associare all'indagine scintigrafica un'accurata anamnesi fisiologica e patologica volta all'identificazione di pregressi traumi, fratture, interventi chirurgici o altre patologie concomitanti.

Esistono, inoltre, situazioni cliniche in cui il normale contrasto tra tessuti sani e patologici (come pure fra scheletro stesso e tessuti molli) è ridotto a causa di un netto aumento dell'attività di fondo determinato da un'alterata distribuzione e/o escrezione del radiofarmaco, ad esempio in caso di ridotta funzione renale o di obesità (Fig. 17.5). Alterata biodistribuzione del radiofarmaco può essere legata anche a un errore nella fase di somministrazione, ad esempio per parziale stravaso fuori vena; in questo caso si osserva focale iperaccumulo nel punto di iniezione, talora associato a captazione a livello delle corrispondenti stazioni linfonodali (ascella). Tali reperti sono generalmente ben riconosciuti come non patologici; tuttavia, esiste la possibilità che, nel caso di sedi non tipiche di somministrazione, tali aree di ipercaptazione possano non essere identificate come tali e rappresentare quindi una potenziale fonte di errore. Infine, seppur più rara, esiste anche la possibilità che la somministrazione del radiofarmaco sia eseguita inavvertitamente per via arteriosa (approfondendo troppo l'ago e trapassando così la vena cubitale mediana fino a pungere l'arteria brachiale, tipicamente nella piega del gomito dove i due vasi possono decorrere in stretta contiguità); in questa circostanza il quadro scintigrafico si discosta notevolmente da quello normale, con intenso accumulo nell'arto a valle dell'iniezione intraarteriosa e scarso contrasto osso-tessuti molli per maggior attività di fondo (Fig. 17.6).

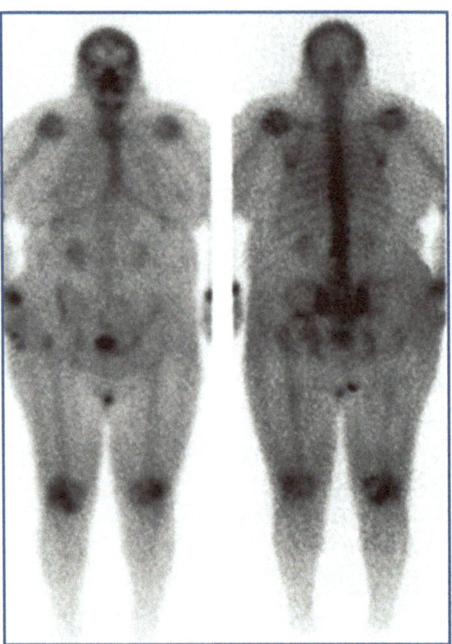

Fig. 17.5 Scintigrafia scheletrica *total body* acquisita in fase tardiva (oltre 3 ore dopo somministrazione del radiofarmaco) in una paziente obesa: la visualizzazione scintigrafica dello scheletro, in particolare in corrispondenza della gabbia toracica e delle ossa dello scheletro appendicolare, è fortemente ostacolata sia dall'elevata attività di fondo contenuta nello spesso pannicolo adiposo, sia anche per effetto dell'aumentata attenuazione dei raggi γ emessi dal radiofarmaco localizzato nelle strutture scheletriche da parte dello spessore dei tessuti molli interposti. Qualche dettaglio scintigrafico è rilevabile soltanto a livello del tronco in proiezione posteriore

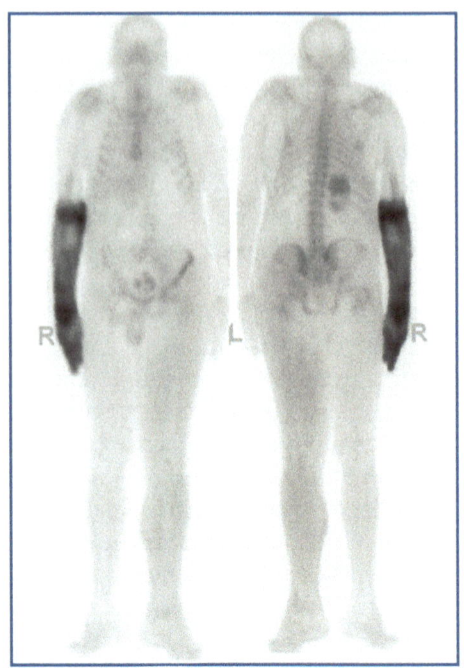

Fig. 17.6 Scintigrafia scheletrica *total body* acquisita in fase tardiva dopo erronea somministrazione per via arteriosa del radiofarmaco in un paziente già operato di nefrectomia sinistra per neoplasia renale. Oltre alla scarsa visualizzazione dello scheletro (con attività di fondo relativamente alta), si nota netta ipercaptazione diffusa del segmento di arto superiore destro a valle del punto in cui è avvenuta l'iniezione del radiofarmaco, con distribuzione del tipo a "guanto da sera". Come reperti scintigrafici collaterali, si segnala l'assenza scintigrafica del rene sinistro (sede della nefrectomia) e l'aumento volumetrico dell'intero arto inferiore sinistro (sede di linfedema secondario), con lieve aumento dell'accumulo di radioattività rispetto al controlaterale

Nella scintigrafia trifasica, tipicamente la curva attività/tempo del segmento patologico presenta ampiezza maggiore rispetto alla controlaterale, quando il flusso ematico è aumentato, e con ampiezza ridotta in caso di ipoperfusione. La presenza di iperaccumulo nelle immagini di *blood pool* è indicativa di coinvolgimento flogistico dei tessuti periarticolari, mentre l'ipercaptazione osservata in fase tardiva denota un attivo processo di rimaneggiamento osseo. La scintigrafia dinamica è necessaria per confermare la presenza di lesioni caratterizzate da ipervascolarizzazione e aumento dell'attività di rimodellamento osseo; ne sono esempio l'osteomielite acuta, in cui coesistono ipervascolarizzazione (fase vascolare aumentata), aumento della permeabilità capillare (iperaccumulo nelle immagini di *blood pool*), e aumentata attività osteoblastica (ipercaptazione tardiva del segmento scheletrico interessato). Al contrario, nella fase precoce di necrosi asettica (avascolare) della testa del femore si osserva ipovascolarizzazione (ipoperfusione in fase vascolare) associata a ipocaptazione tardiva, ma con orletto periferico ipercaptante. La scintigrafia ossea trifasica è inoltre l'indagine di elezione nell'inquadramento iniziale del paziente con mobilizzazione protesica con basso sospetto clinico di natura infettiva.

La Tabella 17.1 riporta schematicamente le principali indicazioni, il tipo e l'attività di radiofarmaco, i parametri di acquisizione e la tecnica di elaborazione delle immagini per ciascuna delle fasi dell'esame (fase vascolare, di *blood pool*, tardiva) e per le acquisizioni *total body*, statiche segmentarie, e tomografiche).

Tabella 17.1 Principali indicazioni, tipo e attività di radiofarmaco, parametri di acquisizione e tecnica di elaborazione delle immagini per ciascuna delle fasi della scintigrafia (fase vascolare, di *blood pool*, tardiva) e per le acquisizioni *total body*, statiche segmentarie, e tomografiche

Indicazioni	Patologie osteo-articolari benigne (patologie reumatologiche, malattie metaboliche dell'osso, mobilizzazione meccanica di protesi ortopediche, fratture), lesioni neoplastiche primitivamente ossee, stadiazione di neoplasie ad alta frequenza di metastasi ossee.
Preparazione del paziente	Nessuna preparazione particolare; in casi selezionati è opportuno verificare adeguato controllo della sintomatologia dolorosa. Dopo la somministrazione del radiofarmaco il paziente deve essere idratato con almeno 1,5 L di acqua per via orale o e.v. (se il paziente ha nausea o è poco collaborante).
Documentazione richiesta	Opportuna documentazione clinica, pellicole radiografiche, TC o RM, ed esami ematochimici (inclusi ALP, PTH, calcio, fosforo, marcatori tumorali).
Radiofarmaci e attività	^{99m}Tc-HDP, ^{99m}Tc-MDP 740 MBq (20 mCi). [^{18}F]Fluoruro, 518 MBq (14 mCi).
Protocollo di acquisizione	Acquisizione *total body*: proiezioni anteriori e posteriori del corpo intero con matrice 256×1024, zoom 1, velocità di scorrimento del lettino di circa 14 cm/min (equivalente a 70 sec/pixel), con sistema *body contour*; in assenza di tale sistema automatico, la distanza tra testa della gammacamera e superficie corporea deve essere mantenuta quanto più ridotta possibile. Immagini planari di regioni di interesse: proiezione anteriore, posteriore, obliqua o laterale con matrice 128×128, zoom 1,33, con conteggio di almeno 1,5 milioni per immagine. Acquisizione tomografica SPECT o SPECT/TC: immagini in un arco di 360° con modalità *step-and-shot*, con passo angolare di 3° per un totale di 120 *frame*, almeno 20 secondi/*frame*. In presenza di distretti con bassa attività di conteggio, il tempo di acquisizione deve essere aumentato a 30-40 secondi/*frame*. Acquisizione fase dinamica vascolare o angiografica: acquisizione subito dopo l'iniezione e.v. del radiofarmaco di 30-60 *frame* della durata di 1-2 secondi ciascuno. Acquisizione fase di *blood pool*: immagine scintigrafica statica della specifica regione di interesse per la durata di 3-5 min entro 10 min dalla somministrazione, matrice 128×128, zoom 1,33. Acquisizione fase tardiva: acquisizione di proiezioni anteriori e posteriori del corpo intero cui si associano immagini statiche anteriori, posteriori e laterali della specifica regione di interesse, matrice 128×128, zoom 1,33 con almeno 1,5 milioni di conteggi per immagine.
Elaborazione	Le immagini scintigrafiche *total body* in proiezione anteriore e posteriore e le statiche di specifiche regioni di interesse sono visualizzate sul monitor e successivamente su pellicola. Non è necessaria una particolare elaborazione delle immagini, a eccezione di una regolazione del contrasto che consenta una buona visualizzazione anche di segmenti a basso conteggio. Nel caso della scintigrafia trifasica, le immagini dinamiche della fase vascolare sono elaborate posizionando regioni di interesse a livello del segmento osseo patologico e in una regione di riferimento, in genere il segmento controlaterale. Le corrispondenti curve di attività/tempo sono indicative del flusso ematico regionale, che aumenta nel caso di iperemia da flogosi/infezione. Nelle immagini della fase di *blood pool* si valuta un aumentato accumulo nel compartimento extravascolare confrontando il lato patologico al controlaterale, reperto che è espressione dell'aumento della permeabilità capillare associato ai fenomeni infiammatori. Infine, nelle immagini tardive si valutano le aree di ipercaptazione presenti, a conferma del rimaneggiamento osseo patologico.

17.2.4
[^{18}F]Fluoruro

Il radiofarmaco [^{18}F]Fluoruro, il cui meccanismo di accumulo nell'osso è simile a quello dei difosfonati (vedi anche Capitolo 5), possiede proprietà eccellenti per lo studio con metodica PET del sistema scheletrico. Il radiofarmaco diffonde velocemente dal circolo ematico al distretto osseo extracellulare con una cinetica bi-esponenziale ($T_{1/2}$ di 0,4 ore e, rispettivamente, 2,6 ore). Tutto il [^{18}F]Fluoruro che arriva a livello dell'osso (circa il 50% dell'attività iniettata, analogamente a quanto si osserva con il ^{99m}Tc-MDP) è adsorbito; infatti, un primo scambio di ioni $^{18}F^-$ con i gruppi idrossilici dei cristalli di idrossiapatite ne permette il legame alla superficie della matrice ossea, mentre la sua ritenzione nelle sedi di rimodellamento osseo dipende dalla successiva migrazione all'interno della matrice ossea cristallina. Il rapido accumulo nel compartimento osseo e la rapida *clearance* ematica (dopo un'ora dalla somministrazione solo il 10% dell'attività iniettata rimane in circolo, circa il 30% della quale sequestrata all'interno dei globuli rossi) permettono di raggiungere un alto rapporto tra l'osso e i tessuti molli in un tempo breve; questa condizione rende possibile l'acquisizione di immagini di alto livello qualitativo in meno di un'ora dal momento dell'iniezione endovenosa.

La scarsa diffusione del [^{18}F]Fluoruro nella pratica clinica non è pertanto da attribuire a limiti intrinseci al radiofarmaco, bensì alle difficoltà di produzione e di distribuzione su larga scala comuni a molti radiofarmaci PET a emivita relativamente breve. Tuttavia, molti limiti nella disponibilità di questo radiofarmaco sono stati recentemente superati, motivo per cui si assiste attualmente a un rinnovato interesse per applicazioni cliniche.

La dosimetria al paziente del [^{18}F]Fluoruro e del ^{99m}Tc-MDP sono riportate in Tabella 17.2, considerando la somministrazione di 2,11 MBq/kg per il [^{18}F]Fluoruro e 7,4 MBq/kg per il ^{99m}Tc-MDP. Mentre il carico radiodosimetrico dei due radiofarmaci è pressoché

Tabella 17.2 Confronto della dosimetria associata ai radiofarmaci ^{99m}Tc-MDP e [^{18}F]Fluoruro

	Adulto	Bambino 15 anni (55 kg)	Bambino 10 anni (32 kg)	Bambino 5 anni (19 kg)	Bambino 1 anno (10 kg)
^{99m}Tc-MDP					
Attività (MBq)	518	407	237	141	73
Dose effettiva (mSv)	3,0	2,8	2,6	2,0	2,0
Parete vescica (mGy)	24,9	24,4	20,9	10,3	9,5
Superficie ossea (mGy)	32,6	33,4	30,8	31,0	38,7
Midollo rosso (mGy)	4,8	4,1	4,0	4,7	4,9
[^{18}F]Fluoruro					
Attività (MBq)	148	116	68	40	21
Dose effettiva (mSv)	4,0	3,9	3,5	3,4	3,6
Parete vescica (mGy)	32,6	31,3	27,2	24,4	23,1
Superficie ossea (mGy)	5,9	5,8	5,4	5,2	6,3
Midollo rosso (mGy)	5,9	6,1	6,0	7,2	8,0

sovrapponibile per i soggetti adulti (4 e 3 mSv, rispettivamente, per un paziente di 70 kg), in bambini di peso <20 kg la dose effettiva è decisamente inferiore per il ^{99m}Tc-MDP (2 mSv) rispetto al [^{18}F]Fluoruro (circa 3,5 mSv).

È possibile iniziare ad acquisire le immagini già 15-30 minuti dopo l'iniezione del radiofarmaco (a causa della rapida *clearance* ematica associata alla veloce captazione ossea), acquisendo un numero di posizioni del lettino sufficienti a coprire l'intera superficie di interesse; se l'area di indagine è limitata (ad esempio, rachide), possono essere sufficienti 2-3 posizioni del lettino, mentre se lo studio è di tipo oncologico è necessario acquisire immagini che comprendano tutto lo scheletro. Si raccomandano tempi di acquisizione di 3-5 minuti/lettino, modificabili però in base alla sensibilità del sistema di acquisizione, all'attività iniettata, alla modalità di acquisizione (2D o 3D); per la ricostruzione delle immagini è possibile impiegare sistemi di retrofiltrazione o di ricostruzione iterativa. In generale, tutto ciò che si applica alle immagini PET con [^{18}F]FDG può essere impiegato per le immagini con [^{18}F]Fluoruro, anche se talvolta può essere necessario l'impiego di filtri ad alta frequenza per correggere l'elevata concentrazione di attività in segmenti corporei molto piccoli. Quando non si applica alcuna correzione per l'attenuazione, possono verificarsi artefatti (più evidenti nelle ricostruzioni sagittali e coronali) per le vertebre della regione toracica, che appaiono più captanti delle vertebre lombari poiché il polmone dà una minore attenuazione rispetto ai tessuti molli. Anche l'iperaccumulo legato all'escrezione urinaria del radiofarmaco può essere causa di artefatti e oscurare la pelvi. Applicando una correzione per l'attenuazione, i dati si presentano con migliore uniformità angolare; la decisione di correggere o meno per l'attenuazione dipende quindi strettamente dal distretto corporeo da studiare.

Il tempo globale richiesto per una PET con [^{18}F]Fluoruro è nettamente inferiore rispetto a quello necessario per una scintigrafia scheletrica con difosfonati: 15-30 minuti di attesa dopo l'iniezione del radiofarmaco (rispetto a 3 ore per il ^{99m}Tc-MDP), e un tempo di acquisizione di circa 15-30 minuti (rispetto ad almeno 40 minuti se, oltre all'esame planare, si intendono chiarire con un'acquisizione SPECT eventuali casi dubbi e/o equivoci). Tali ridotti tempi di acquisizione si riflettono in una diminuzione degli artefatti di movimento, della necessità di sedazione del paziente, e si riflettono quindi in una migliore tolleranza globale dell'indagine.

La PET con [^{18}F]Fluoruro può essere impiegata con le stesse indicazioni per le quali è previsto l'uso della scintigrafia scheletrica convenzionale. La letteratura ne descrive il crescente impiego per la valutazione sia delle lesioni scheletriche primitive, sia dell'interessamento metastatico in pazienti con neoplasie diverse; in generale, il [^{18}F]Fluoruro individua un maggior numero di lesioni scheletriche rispetto al ^{99m}Tc-MDP, soprattutto se localizzate nello scheletro assiale (anche se i confronti sono basati su immagini planari per la scintigrafia ossea, solo in casi selezionati su acquisizioni SPECT), e riduce il numero di reperti dubbi. La Figura 17.7 mostra un esempio di PET/TC con [^{18}F]Fluoruro.

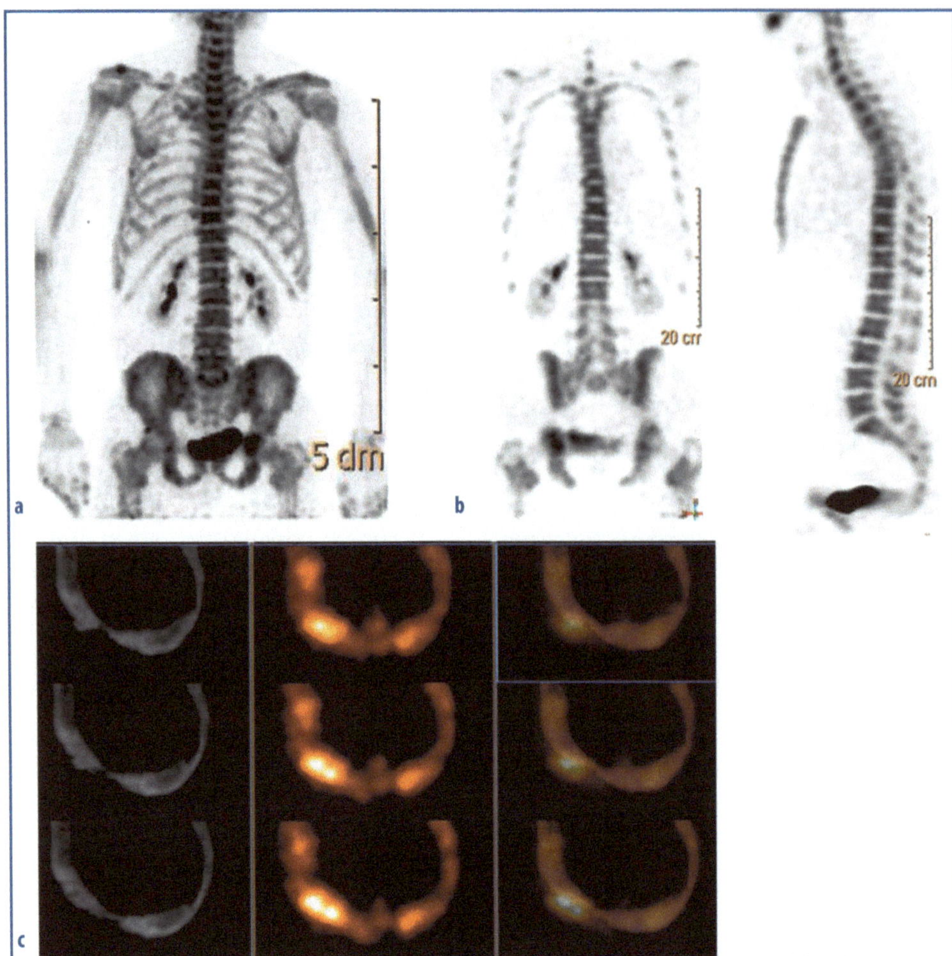

Fig. 17.7 a-c Esame PET con [^{18}F]Fluoruro in un paziente dopo infortunio di elettrofolgorazione sul lavoro (colpito alla testa da un cavo ad alta tensione della linea ferroviaria mentre lavorava su un carrello aereo); l'indagine è stata richiesta per programmare l'intervento di chirurgia plastica ricostruttiva della calotta cranica. **a** Immagine MIP in proiezione posteriore. **b** Sezioni coronale e sagittale della regione corporea compresa tra base del cranio e il terzo superiore del femore: sono evidenti focali aree di ipercaptazione che coinvolgono alcuni somi vertebrali e l'acetabolo destro, sedi di fratture traumatiche conseguenti alla caduta del paziente dal carrello. **c** Ricostruzioni TC (*a sinistra*), PET (*al centro*) e fusione PET/TC (*a destra*) sul piano transassiale a livello della teca cranica, dove è ben evidente la perdita di sostanza conseguente alla folgorazione, con una zona reattiva circostante di ipercaptazione. I risultati dell'indagine hanno indirizzato il chirurgo alla ricostruzione ossea in base alle aree di teca vitale (captante). Immagini gentilmente fornite dal Prof. Alberto Pupi, UO Medicina Nucleare dell'Azienda Ospedaliero-Universitaria Careggi (Firenze)

17.3 Applicazioni cliniche

17.3.1 Patologia scheletrica maligna

Il principale campo di impiego della scintigrafia scheletrica è la ricerca di metastasi ossee; infatti, la sua elevata sensibilità e precocità nell'evidenziare lesioni metastatiche rispetto alle tradizionali indagini radiologiche la rendono un esame fondamentale nella gestione del paziente oncologico. L'elevata sensibilità della tecnica è inevitabilmente associata a una bassa specificità diagnostica, legata al meccanismo fisiopatologico alla base dell'iperaccumulo dei radiofarmaci osteotropi, della quale è opportuno tenere conto.

Per questa applicazione, la scintigrafia ossea occupa un ruolo fondamentale negli algoritmi diagnostici clinici per la sua diffusa disponibilità, per il suo basso costo, e per l'ampia esperienza acquisita nella sua applicazione clinica. L'associazione alle scansioni *total body* di acquisizioni aggiuntive mirate della regione ossea di interesse e di acquisizioni SPECT (ed eventualmente SPECT/TC, se disponibile) permette di raggiungere un'accurata definizione anatomica delle aree di ipercaptazione del radiofarmaco, anche in segmenti scheletrici più difficilmente esplorabili con tecnica planare (vertebre e bacino). Queste informazioni sono estremamente importanti, ad esempio in presenza di una lesione singola dello scheletro assiale, condizione nella quale l'esatta definizione della sede di captazione aumenta la probabilità di una corretta classificazione diagnostica; lesioni dei somi vertebrali a partenza dallo spazio midollare sono, infatti, altamente suggestive di patologia maligna, così come ipercaptazioni dei peduncoli articolari o dei processi spinosi sono interpretabili più frequentemente come malattia flogistica.

In ambito oncologico la scintigrafia ossea *total body* è l'indagine di scelta per:

- stadiazione pre-terapeutica della malattia (ricerca di metastasi o invasione locale);
- ricerca di fratture patologiche;
- rivalutazione in presenza di variazione degli indici biochimici di rimodellamento osseo o dei marcatori sierici tumore-associati, oppure comparsa di dolori ossei;
- valutazione di risposta al trattamento terapeutico.

La Figura 17.8 riporta diversi esempi di patologia metastatica ossea in pazienti con neoplasie varie, mentre la Figura 17.9 riporta un quadro di metastatizzazione diffusa noto con il nome di *superscan* (caratterizzato da intensa captazione diffusa a pressoché tutto l'ambito scheletrico, tanto che può essere difficoltoso, per contrasto scintigrafico e anche perché la maggior parte del radiofarmaco iniettato si localizza nello scheletro, visualizzare scintigraficamente le immagini renali).

17.3.1.1 Patologia neoplastica ossea primitiva

Osteosarcoma (sarcoma osteogenico)

Questo tumore è caratterizzato istologicamente da proliferazione di tessuto osseo, e rappresenta la forma più frequente di neoplasia ossea nel paziente pediatrico e adolescente. Le sedi più colpite sono il ginocchio e la porzione prossimale dell'omero.

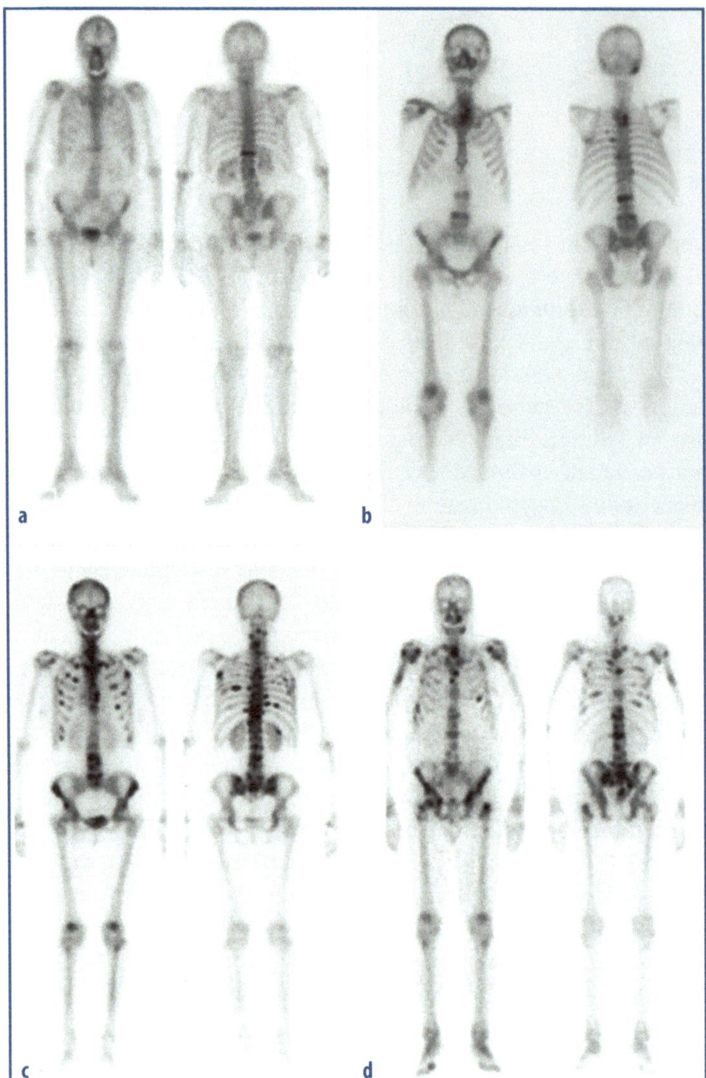

Fig. 17.8 a-d Quadri scintigrafici di metastasi scheletriche da neoplasie diverse, ordinati per gravità crescente dall'interessamento osseo di un singolo soma vertebrale (**a**), al cranio, alcune coste e metameri vertebrali (**b**), all'interessamento costale, vertebrale e del bacino (**c**), con progressivo ingravescente interessamento anche dello scheletro appendicolare (**d**)

Quando acquisite con metodica trifasica, le immagini scintigrafiche presentano tipicamente un aumento del flusso in fase vascolare (solo occasionalmente la vascolarizzazione è ridotta), intenso accumulo nei tessuti molli in fase di *blood pool* e intensa ipercaptazione in fase tardiva, con lesione a margini moderatamente definiti e con frequente componente fotopenica centrale. La scintigrafia con tecnica *pin-hole* può spesso delineare la reazione periostale (triangolo di Codman's, segno di malignità). Come reperto collaterale, possono essere visualizzate a livello muscolare, in prossimità della lesione ossea, linee o chiazze ipercaptanti che rappresentano ossificazione neoplastica a livello del muscolo. La Figura 17.10 riporta un esempio di osteosarcoma costale.

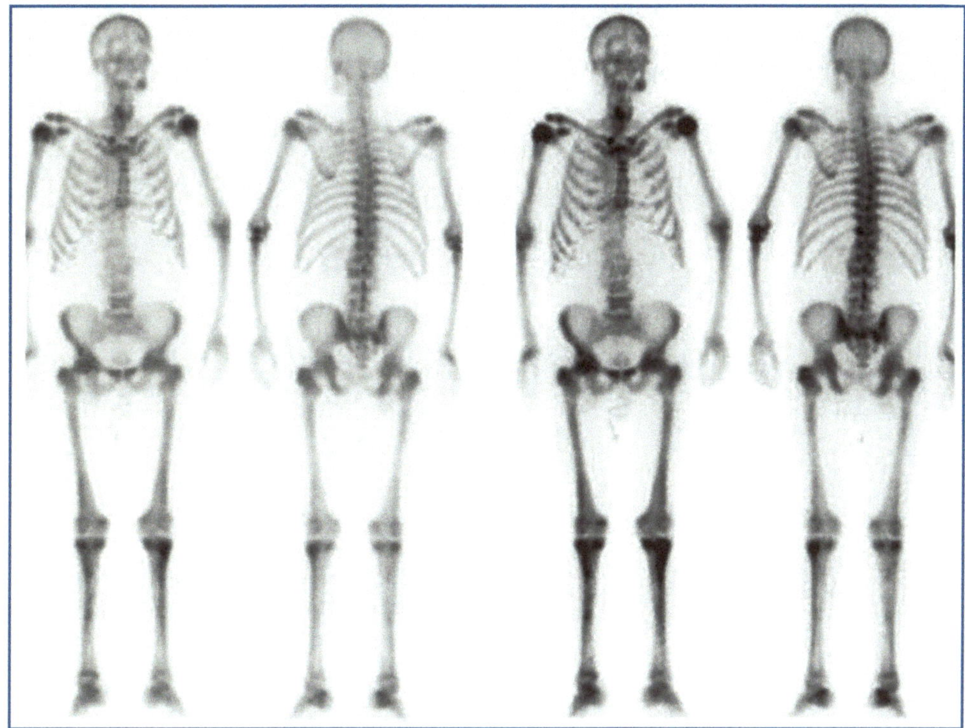

Fig. 17.9 Esempio di *superscan* in paziente con neoplasia della prostata: imagine *total body* in proiezione anteriore e posteriore (ognuna rappresentata con due diversi livelli di intensità/contrasto scintigrafico): anche in questo caso si osserva un'intensa captazione del radiofarmaco a livello dello scheletro, mentre non si rileva la fisiologica visualizzazione delle immagini renali, del sistema escretore calico-pielico, e della vescica

Sarcoma di Ewing

Tumore altamente maligno costituito da piccole cellule rotondeggianti di origine sconosciuta, tipico di bambini e giovani adulti, con forte prevalenza nel sesso maschile. Si localizza potenzialmente a qualsiasi segmento scheletrico, ma prevalentemente alle ossa lunghe degli arti inferiori (localizzazione tipica diafisaria) e alla pelvi. Le lesioni ossee di questa malattia appaiono ipervascolarizzate nella scintigrafia trifasica, con intensa captazione omogenea e moderata alterazione del profilo osseo. Di solito non è ben delimitato e può presentare metastasi a distanza in qualsiasi segmento scheletrico, per cui è necessario studiare, oltre al distretto osseo interessato con tecnica trifasica, l'intero corpo con acquisizione tardiva *total body*.

Fibrosarcoma

Tumore fibroso maligno (primario o secondario, istiocitoma fibroso maligno). La forma primaria (che origina dallo spazio midollare, dal periostio o dai tessuti molli e solo successivamente si estende all'osso) non presenta aspetti tipici, manifestandosi semplicemente con un aspetto fotopenico (area fredda) circondato da un irregolare bordo di

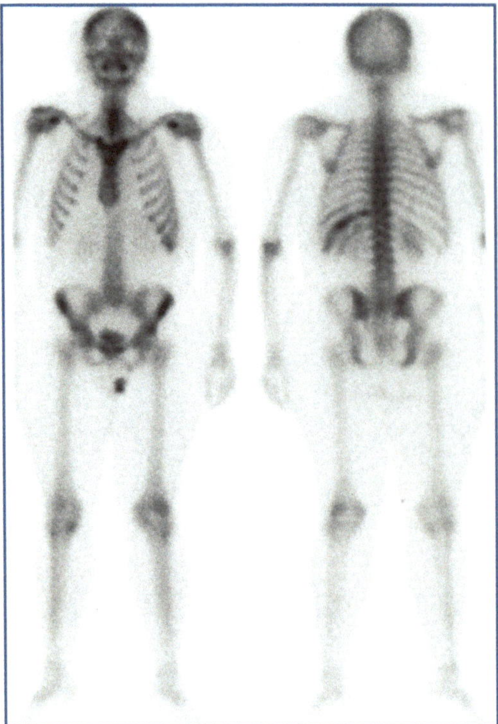

Fig. 17.10 Scintigrafia ossea *total body* in un paziente con osteosarcoma della XI costa sinistra che, infatti, risulta ipercaptante nelle immagini in proiezione posteriore nelle quali è evidente un iperaccumulo lineare del radiofarmaco lungo tutto il tratto posteriore della costa

intensa captazione. La variante infiltrante può presentare aree irregolari di intensa captazione intermezzate ad aree irregolari di ipocaptazione. L'istiocitoma fibroso maligno è una variante con caratteristiche simili al fibrosarcoma primario.

Condrosarcoma

L'esatta origine tessutale di questo tumore è oscura, ma il tessuto di base è cartilagineo. Tipico dell'età di mezzo e anziana (30-70 anni), può essere primitivo o evolvere a partenza da una lesione benigna pre-esistente (osteocondroma, encondroma o esostosi) e manifestarsi come tumore mixomatoso, ossificato o calcificato. Le caratteristiche scintigrafiche includono incremento del flusso ematico, ridotta captazione tardiva, lieve alterazione ossea a limiti ben definiti. Il tumore si presenta fondamentalmente fotopenico (area fredda), con intensa ed estesa captazione a livello dell'osso risparmiato.

Osteoma osteoide

Tumore benigno che si manifesta con dolore localizzato (tipicamente notturno) e può interessare le regioni meta-diafisarie delle ossa lunghe e l'arco neurale delle vertebre. Compare frequentemente nella seconda-terza decade di età e colpisce il sesso maschile con un rapporto di 3:1 rispetto a quello femminile. Istologicamente mostra un nido centrale (costituito da tessuto osteoide, agglomerati di osteoclasti e vasi) e un'intensa

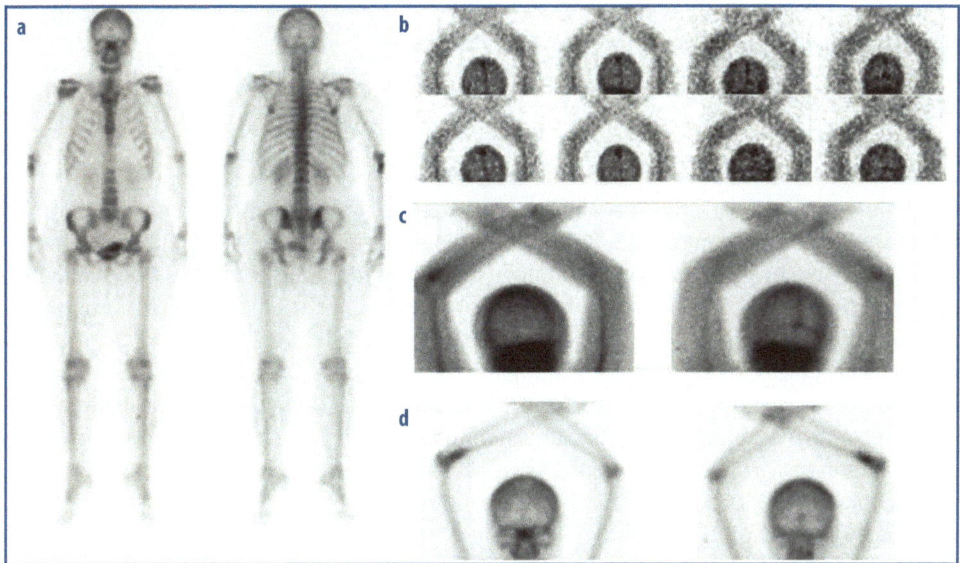

Fig. 17.11 a-d Scintigrafia ossea trifasica in paziente con osteoma osteoide dell'epifisi prossimale del radio destro, mediante somministrazione del bolo di radiofarmaco in una vena periferica dell'arto inferiore: il paziente è stato posizionato supino, con le braccia alzate sopra la testa per consentire la visualizzazione del gomito e proiettare separatamente radio e ulna. **a** Acquisizione *total body* in fase tardiva in proiezione anteriore e posteriore. **b** Immagini selezionate dalla sequenza dinamica precoce (fase vascolare) in proiezione anteriore. **c** Acquisizione statica mirata 15 minuti dopo iniezione del radiofarmaco (fase di *blood pool*), in proiezione anteriore (*a sinistra*) e posteriore (*a destra*). **d** Acquisizioni tardive in proiezione anteriore (*a sinistra*) e posteriore (*a destra*)

reazione osteoblastica. L'aspetto radiologico è quello di una rarefazione ossea rotondeggiante, intra- o iuxta-corticale, delle dimensioni da pochi millimetri a 2-3 centimetri; quest'area è circondata da un orletto sclerotico e al centro si apprezza un nucleo addensato. Quando è localizzato in sede sottoperiostea, può dare un quadro simil-infiammatorio con imponente reazione periostale. L'osteoma osteoide è marcatamente sintomatico, anche quando ha dimensioni di pochi millimetri ed è quindi di difficile rilevazione radiologica, non solo per le piccole dimensioni, ma anche perché spesso è situato in sedi anatomiche complesse e di non agevole studio radiologico (carpo, tarso, arco neurale delle vertebre, bacino). La scintigrafia ossea possiede un'elevata accuratezza diagnostica (risultante da alti valori sia di sensibilità sia di specificità) ed è di grande aiuto nella localizzazione della lesione, permettendo un successivo esame TC mirato sul dato scintigrafico.

Le immagini sono caratterizzate da un'area di ipercaptazione di bassa-media intensità nella sede dell'osteosclerosi reattiva, con un centro più intensamente ipercaptante (che corrisponde al *nidus*); questo aspetto è denominato *double density sign* (Fig. 17.11).

17.3.2
Patologia scheletrica benigna

17.3.2.1
Patologia protesica

L'era moderna dell'artroplastica, che ha rivoluzionato il trattamento dei pazienti con malattie dell'anca e del ginocchio, è iniziata nella seconda metà del 1900 con l'introduzione delle protesi modulari (così definite in quanto adattabili alle necessità del paziente), costituite da metallo (cobalto, cromo o titanio), plastica, o ceramica. Queste componenti possono essere assemblate sul tessuto osseo con tecniche diverse: le protesi cementate sono fissate con polimetilmetacrilato, mentre quelle non cementate utilizzano una superficie porosa posta tra la protesi stessa e il tessuto osseo adiacente. La protesi può essere fissata anche applicando sulla superficie protesica un composto a base di idrossiapatite, su cui si forma nuovo tessuto osseo. Le componenti acetabolari possono essere posizionate a pressione all'interno dell'acetabolo e, quando necessario, assicurate ulteriormente con chiodi ortopedici.

I risultati di queste procedure in termini di sollievo dal dolore e ristabilimento della funzionalità sono di solito molto soddisfacenti. Le complicazioni maggiori insorgono tuttavia a causa di distacchi, dislocazioni, fratture, infezioni, ossificazioni eterotopiche; ognuna di queste condizioni deve essere tempestivamente diagnosticata e adeguatamente trattata. Inoltre, dopo circa 10 anni dall'impianto, il 50% delle protesi dimostra chiari segni radiografici di mobilizzazione, e per il 30% si rende necessario un reimpianto. Una mobilizzazione asettica è spesso dovuta a una reazione immune/infiammatoria che determina la formazione di una pseudomembrana simile alla sinovia (composta da istiociti e cellule giganti), che si posiziona tra la protesi e l'osso; mentre i linfociti e le plasmacellule sono presenti nel 25% dei casi, i neutrofili lo sono in meno del 10%. Il materiale proveniente dalla frammentazione dei componenti protesici attrae e attiva fagociti tessutali, che tuttavia non riescono a distruggere con i loro enzimi litici questo materiale; ciò determina la secrezione di citochine infiammatorie ed enzimi proteolitici (che danneggiano il circostante tessuto osseo e cartilagineo), con conseguente attivazione delle cellule immunitarie, osteolisi, e mobilizzazione protesica.

L'infezione di un impianto protesico si verifica in una proporzione variabile fra circa l'1% (anca) e il 3% (ginocchio) dei casi, causata più frequentemente da *Staphilococcus epidermidis* (31%) e da *Staphilococcus aureus* (20%). Circa un terzo delle infezioni protesiche compare entro 3 mesi dall'intervento chirurgico, un terzo entro un anno, e la rimanente quota a distanza maggiore di un anno. La reazione infiammatoria che si sviluppa è sovrapponibile alla mobilizzazione asettica, tranne che per una caratteristica fondamentale: i neutrofili sono invariabilmente presenti.

La gestione del paziente con mobilizzazione asettica differisce da quella del paziente con infezione protesica; infatti, mentre nel primo caso è di solito sufficiente un'artroplastica di revisione, nel secondo sono spesso necessari diversi interventi, quali artroplastica o rimozione della protesi seguita da una terapia antibiotica e infine, se necessaria, un'artroplastica di revisione. I principali indici di infiammazione (VES e PCR) possono essere alterati in entrambe le condizioni e i risultati di un'eventuale artrocentesi sono spesso discordanti con quelli di altre indagini diagnostiche, in quanto la metodica presenta un'alta percentuale di falsi negativi e falsi positivi. D'altra parte, un esame radiologico non è né sensibile né specifico, e presenta spesso artefatti dovuti alla componente metallica (o ceramica) della protesi.

In caso di sospetta infezione, si esegue di routine la scintigrafia ossea trifasica (Fig. 17.12). Le sole caratteristiche di captazione del ^{99m}Tc-MDP non permettono in genere di distinguere le protesi con mobilizzazione asettica da quelle sede di processo infettivo; infatti, l'iperattività periprotesica visibile nelle immagini riflette l'aumento del *turnover* osseo, che può tuttavia presentarsi in entrambe le condizioni. Inoltre, le caratteristiche di ipercaptazione in presenza di protesi variano molto in funzione della distanza di tempo dall'intervento; dopo un anno (in caso di impianto di protesi cementata) la maggior parte dei pazienti asintomatici presenta immagini nella norma, ma il 10% dimostra ipercaptazione persistente anche in assenza di complicazioni. Nel caso di protesi non cementate, la persistenza della captazione è visibile per periodi anche più prolungati. Nelle protesi di ginocchio è possibile osservare ipercaptazione per più anni dall'impianto, nel 63% dei casi per la componente femorale e nell'89% per quella tibiale.

La maggior parte delle infezioni protesiche avviene entro il primo anno dall'impianto, momento in cui i quadri di captazione possono mostrare una così ampia variabilità che solo un quadro normale può fornire utili informazioni (cioè per escludere una patologia in atto). L'accuratezza globale della scintigrafia nella valutazione di patologia a carico della protesi è del 50-70%. In particolare, mentre una scintigrafia ossea trifasica negativa depone fortemente contro l'ipotesi di infezione protesica, una scintigrafia

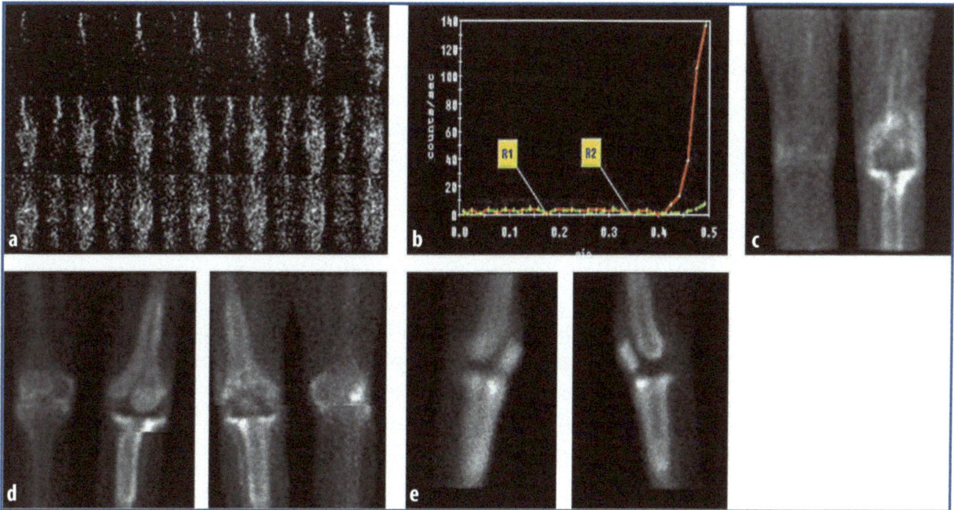

Fig. 17.12 a-e Scintigrafia ossea trifasica eseguita per il sospetto di mobilizzazione di artroprotesi del ginocchio sinistro. **a** Le immagini selezionate dalla sequenza dinamica (fase vascolare) mostrano un netto incremento del flusso ematico a livello del ginocchio sinistro, confermato dalle relative curve attività/tempo (**b**), dove la curva rossa corrisponde al ginocchio sinistro). **c** Acquisizione statica mirata 15 min dopo iniezione del radiofarmaco (fase di *blood pool*), che evidenzia netto iperaccumulo nei tessuti molli periprotesici a sinistra. Le immagini in fase tardiva in proiezione anteriore e posteriore (**d**) e laterale (**e**) dimostrano ipercaptazione del radiofarmaco a livello della parte distale della componente femorale e della parte prossimale della componente tibiale della protesi di ginocchio

patologica non è in generale sufficientemente specifica per diagnosticare con certezza infezione oppure semplice mobilizzazione della protesi; in questo caso sussiste l'indicazione per una scintigrafia con leucociti autologhi marcati, per dirimere il dubbio fra le due condizioni (vedi Capitolo 21).

17.3.2.2
Osteomieliti

Nell'ambito della patologia ossea benigna, l'osteomielite non rappresenta una singola entità di malattia, ma racchiude piuttosto una gamma di condizioni che possono essere definite dallo stato immunologico dell'organismo ospite, da una preesistente patologia ossea, o dalla natura del microrganismo infettante. Tutti questi fattori influiscono sulla sede di insorgenza dell'infezione e condizionano il risultato di qualunque indagine diagnostica. I parametri clinici e bioumorali possono non essere sufficienti a porre una diagnosi corretta, per cui è necessario ricorrere ad altre procedure diagnostiche che consentono di stabilire l'estensione e l'attività di malattia. In questo ambito, la scintigrafia con leucociti marcati è considerata il *gold standard* per la diagnosi e la localizzazione dell'osteomielite.

Una possibile alternativa diagnostica alla scintigrafia con leucociti marcati è rappresentata dalla scintigrafia ossea trifasica. Tale metodica è dotata di elevata sensibilità ma minore specificità, in quanto altre condizioni (quali fratture, pseudoartrosi, o processi di rimodellamento osseo) possono modificare l'intensità di captazione del radiofarmaco. Una positività in fase precoce (flusso ematico arterioso e *blood pool*) riflette l'aumento della vascolarizzazione regionale e modificazioni dello spazio extracellulare (edema interstiziale) come conseguenza dell'aumento della permeabilità capillare; questa situazione, tuttavia, non si verifica solo nei processi infettivi, ma anche nella maggior parte dei fenomeni infiammatori e anche di quelli neoplastici. Solo la combinazione di un quadro di ipervascolarizzazione e di incremento del *turnover* osseo con i dati clinici e biochimici porta alla diagnosi di infezione ossea. Il rilievo scintigrafico di ipercaptazione del radiofarmaco è importante soprattutto nelle osteomieliti croniche, in cui è fondamentale per una corretta gestione del paziente poter distinguere l'aumento della captazione causato dal focolaio infettivo sottostante da quello dovuto ai processi di rimodellamento dell'osso.

La SPECT/TC può aiutare a definire più accuratamente l'interessamento osseo. Questo tipo di acquisizione è fondamentale quando si applicano radiofarmaci specifici per lo studio dei focolai settici, ad esempio i leucociti autologhi marcati e i radiofarmaci anticorpali (anti-granulociti), poiché permette di differenziare l'interessamento infettivo dell'osso dal coinvolgimento dei tessuti molli circostanti, in particolare nello studio dei focolai infettivi nello scheletro appendicolare; più difficile è lo studio di lesioni situate nello scheletro assiale (vedi Capitolo19). Dopo il posizionamento di supporti ortopedici, la sensibilità e la specificità della scintigrafia ossea planare sono basse, riducendosi rispettivamente al 67 e 50%.

17.3.2.3
Fratture occulte e traumi

Mentre la radiografia standard rappresenta la tecnica di indagine primaria in caso di sospetta frattura, la scintigrafia ossea è utile per rivelare fratture occulte e per escluderne una causa patologica quando l'esame radiologico è ancora negativo. Le aree più frequentemente interessate da fratture occulte sono rappresentate dalle ossa carpali, dalla porzione prossimale del femore, dalle coste, dal bacino e dal rachide. La sensibilità della scintigrafia nell'evidenziare fratture occulte (pur variando in base alla sede interessata e all'età del paziente) è >95%, con un valore predittivo negativo vicino al 99%. La scintigrafia ossea trifasica diventa patologica poco tempo dopo la frattura; alcuni studi hanno dimostrato che il 95% delle fratture di pazienti con meno di 65 anni può essere evidenziato scintigraficamente entro 24 ore e il 100% entro 72 ore, mentre nei pazienti con età superiore a 65 anni il quadro scintigrafico diventa positivo entro 72 ore.

Il quadro indicativo di frattura può variare in base al tempo trascorso dall'evento acuto, tanto che la scintigrafia ossea può anche essere utilizzata per stimare quanto tempo sia trascorso dalla frattura. I quadri scintigrafici possono essere classificati in tre tipi: acuto, subacuto e di guarigione. Nella fase acuta (1-4 settimane), l'iperemia e la formazione dell'ematoma attorno alla sede di frattura determinano un aumento del flusso ematico (nella fase vascolare dell'esame) e un aumento dell'attività nell'immagine di *blood pool*. Nella fase subacuta (6-12 settimane), con la formazione del callo osseo e una relativa diminuzione del flusso ematico regionale, si nota la localizzazione dell'attività a livello osseo e, in particolare, attorno alla rima di frattura (Fig. 17.13). Nella fase finale di guarigione, il callo osseo è riassorbito per essere sostituito da tessuto osseo normale, riducendo quindi

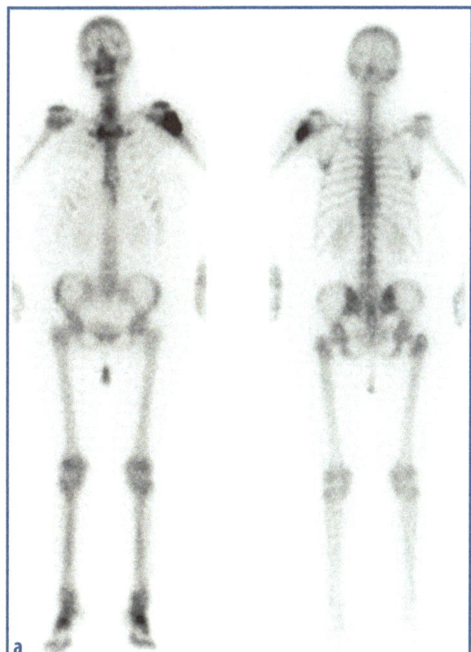

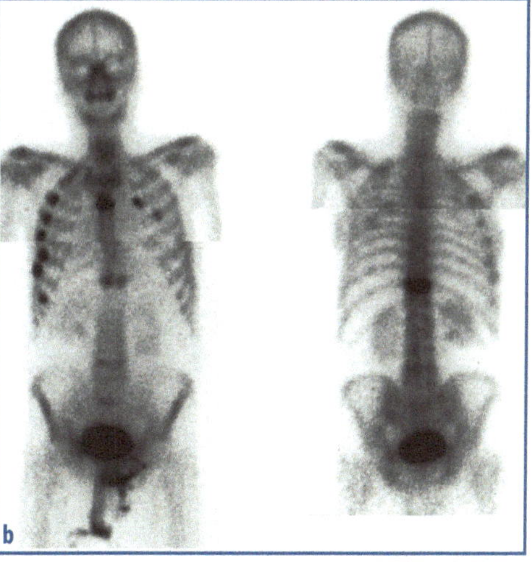

Fig. 17.13 a, b Le immagini scintigrafiche *total body* in proiezione anteriore e posteriore evidenziano intensa ipercaptazione in corrispondenza del terzo prossimale dell'omero sinistro (**a**) e di multipli segmenti costali bilateralmente (**b**) in pazienti con fratture misconosciute post-traumatiche

progressivamente l'intensità di captazione del radiofarmaco. Nelle fratture non complicate il quadro scintigrafico si normalizza nell'arco di 1 o 2 anni; se persiste ipercaptazione può sorgere il sospetto di infezione o mancata unione dei due capi ossei.

17.3.2.4
Fratture da stress

Una sollecitazione ripetitiva a carico di un determinato tratto muscolo-scheletrico provoca una reazione di riassorbimento e neoformazione del tessuto osseo, processo mediato dall'azione concertata degli osteoblasti e degli osteoclasti; questa risposta costituisce un adattamento funzionale da parte del tessuto osseo, che rafforza in questo modo il tratto costantemente posto sotto carico. Tuttavia, tale processo implica che esista una fase in cui l'attività degli osteoclasti è predominante; il verificarsi di un ulteriore stress in questo periodo può causare microfratture (o perfino fratture macroscopiche) da stress.

La scintigrafia ossea riveste un ruolo ben definito nella diagnosi delle fratture da stress, con una sensibilità del 100% anche in fase precoce, quando l'80% di tali lesioni non è ancora evidenziabile all'esame radiologico convenzionale. Infatti, il quadro scintigrafico risulta positivo circa due settimane prima del quadro radiologico; questa precocità diagnostica è molto importante, per esempio per gli atleti che praticano sport a livello agonistico, sia per prevenire le complicazioni di una frattura non diagnosticata, sia per permettere un più rapido recupero. Il più comune sito di frattura è rappresentato dalla tibia, seguito dai metatarsi.

Nelle immagini scintigrafiche la frattura da stress appare come una focale area di ipercaptazione in fase tardiva, più o meno associata a diversi gradi di aumento del flusso ematico e di accumulo in fase di *blood pool* a seconda del tempo trascorso dalla frattura o se la stessa è stata sottoposta a nuove sollecitazioni (Fig. 17.14). In base al quadro scintigrafico è stata proposta una classificazione delle fratture:

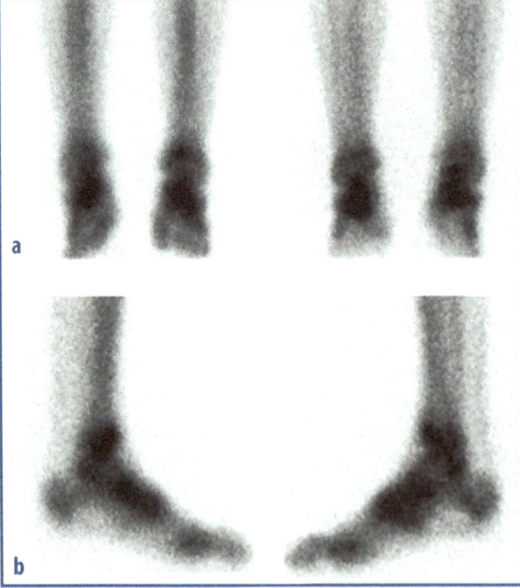

Fig. 17.14 a, b Scintigrafia ossea in paziente con sospetta frattura da stress all'arto inferiore sinistro. Le immagini scintigrafiche tardive in proiezione anteriore e posteriore di entrambi i piedi (**a**) e in proiezione mediale e laterale del piede sinistro (**b**) evidenziano focale ipercaptazione in corrispondenza del condilo distale mediale della tibia sinistra e dell'articolazione tibio-tarsica mediale destra

- grado I: lieve aumento di captazione localizzato alla corticale;
- grado II: ipercaptazione più intensa ed estesa;
- grado III: ipercaptazione estesa a più della metà dell'ampiezza dell'osso;
- grado IV: ipercaptazione estesa all'intero spessore osseo.

In generale, per quanto riguarda le fratture delle estremità inferiori, quelle della tibia prossimale tendono a guarire più precocemente rispetto a quelle del tratto distale; inoltre, le fratture a carico dei tratti anteriori della tibia e dei malleoli presentano più spesso complicazioni (quali non unione del monconi, mal posizionamento, e necrosi avascolare) rispetto ai corrispondenti tratti posteriori. Le fratture del collo femorale si diagnosticano per lo più negli atleti e negli anziani affetti da osteoporosi, e possono essere di due tipi: con compressione (localizzate al margine inferiore del collo femorale) e da tensione (situate al margine superiore).

Fratture occulte a livello della pelvi sono invece dovute per lo più a osteoporosi, sono di solito localizzate lungo il sacro o il pube, e possono essere scambiate scintigraficamente per malattia metastatica. Nell'85% dei pazienti con frattura sacrale da osteoporosi, la scintigrafia ossea mostra anche altre fratture misconosciute, localizzate soprattutto a rachide, coste, e osso pubico.

La spondilolisi, caratterizzata da un difetto a carico dell'arco posteriore della vertebra a livello della *pars interarticularis*, rappresenta la diagnosi primaria nel 47% di giovani atleti con anamnesi negativa per pregressi traumi, ma con algia al rachide lombare; spesso è bilaterale e può quindi causare spondilolistesi. Per la diagnosi scintigrafica di questa patologia, oltre allo studio scintigrafico standard (che mostra un focale aumento della captazione del radiofarmaco in corrispondenza della lesione), la SPECT fornisce migliori risultati soprattutto nella localizzazione della sede interessata e come indice prognostico per il potenziale di guarigione. Infatti, immagini scintigrafiche negative con coesistenza di radiografia positiva depongono per una patologia allo stato inattivo o guarita ed escludono quindi la spondilolisi quale causa di algia.

Esiste anche una classificazione prognostica basata su criteri di RM, utile tuttavia solo negli atleti professionisti, con scarsa applicabilità alla popolazione generale. La RM può però mostrare il recupero dalla frattura in tempi più rapidi rispetto alla scintigrafia ossea (6 mesi contro 8-12 mesi) e fornisce un imaging più definito delle aree difficili da valutare per sede anatomica, come il piede e l'anca. Il principale limite della RM è tuttavia rappresentato dal fatto che l'edema perilesionale nelle sequenze T2 pesate può essere scambiato per un processo infettivo o neoplastico. Pertanto, il ruolo della RM è attualmente riservato alla valutazione o al follow-up di atleti che svolgono attività sportiva a livello agonistico o in combinazione con i dati scintigrafici, se questi non sono conclusivi.

17.3.2.5
Necrosi asettica della testa del femore

La necrosi asettica della testa del femore può essere spontanea o secondaria a fratture, malattie metaboliche, emboli di tessuto adiposo, terapia corticosteroidea, anemie emolitiche, vasculiti. La forma spontanea (o malattia di Legg-Calvé-Perthes) colpisce soprattutto bambini dai 4 agli 8 anni ed è bilaterale nel 10% dei casi alla presentazione iniziale; le forme secondarie sono invece più frequenti nell'età adulta. La sede più colpita è la testa del femore, e spesso il quadro radiologico è normale, potendo restare tale anche per 6 mesi.

Il reperto scintigrafico della necrosi avascolare varia a seconda dello stadio della lesione e del grado di flusso ematico. Di solito si presenta come un'area fotopenica per i primi 7-10 giorni dopo l'evento acuto; in seguito, da una a tre settimane dopo, si assiste invece a un aumento della captazione del radiofarmaco, per i processi di rivascolarizzazione e di riparazione ossea. La sensibilità globale della scintigrafia ossea nel rilevare tale processo è del 78-91% e può arrivare all'85-97% con lo studio SPECT. Le differenze di sensibilità rilevate sono principalmente dovute ai diversi fattori eziopatogenetici che possono causare la necrosi asettica e alla natura dinamica del processo. Ad esempio, l'osteonecrosi successiva a frattura del collo femorale è dovuta a una repentina e considerevole interruzione del flusso ematico (le immagini scintigrafiche mostrano quindi un'area fotopenica); la forma secondaria a terapia corticosteroidea può invece determinare la presenza di piccole lesioni fotopeniche, con microfratture e riparazione di alcuni tratti ossei visibili come aree di aumentata captazione (Fig. 17.2 e 17.4).

Inoltre, la diagnosi scintigrafica è meno influenzata, rispetto alla TC e alla RM, dalla presenza di artefatti dovuti a recenti interventi chirurgici. Nella malattia di Legg-Calvé-Perthes si può osservare un'area fotopenica negli stadi iniziali, seguita da ipercaptazione dovuta alla reazione di riparazione nella fasi più tardive.

17.3.2.6 Distrofia simpatico-riflessa

Si tratta di una sindrome prevalentemente post-traumatica, caratterizzata da dolore, impotenza funzionale, instabilità vasomotoria, gonfiore e distrofia cutanea. A causa di un alterato equilibrio neurovegetativo, in corrispondenza dell'arto affetto si verifica l'apertura degli shunt vascolari, con conseguente iperafflusso ematico da ridotte resistenze. La sensibilità diagnostica della scintigrafia ossea trifasica è molto elevata (>90%), particolarmente in fase precoce (quando l'imaging radiologico può essere ancora del tutto negativo). Il quadro scintigrafico caratteristico è rappresentato da: iperafflusso ematico e aumento della permeabilità capillare (rispetto all'arto controlaterale), di solito evidente solo nei primi 2-3 mesi dall'inizio della malattia; nelle immagini tardive, netta e diffusa ipercaptazione del radiofarmaco nella regione periarticolare dell'arto affetto, che può persistere fino a un anno dall'inizio della sintomatologia (Fig. 17.15). Esiste poi una forma particolare, più frequente nell'infanzia e nell'adolescenza, caratterizzata da franca ipoattività dell'arto leso, sia in fase vascolare sia in fase metabolica.

17.3.2.7 Displasia fibrosa dell'osso

La displasia fibrosa dell'osso è una malattia scheletrica benigna congenita non ereditaria, nella quale l'osso è sostituito da un tessuto simil-fibroso con osteogenesi precoce; la sua prevalenza non è facilmente definibile, in quanto spesso la malattia è asintomatica.

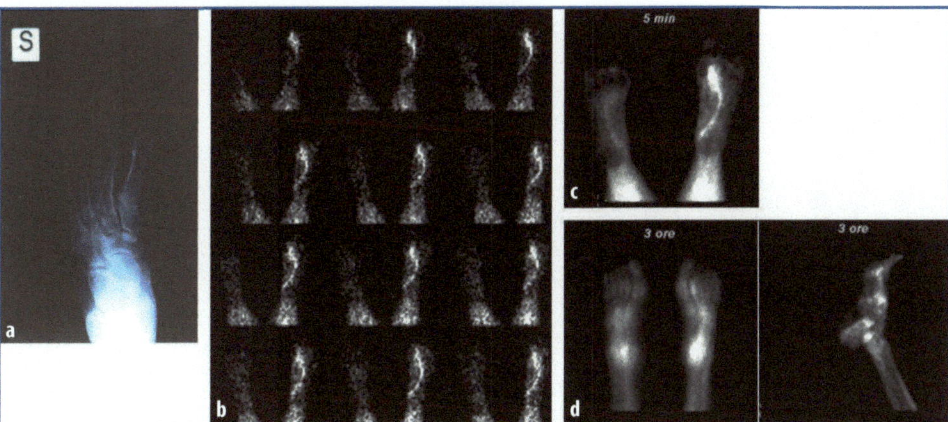

Fig. 17.15 a-d Scintigrafia ossea trifasica in paziente con algoneurodistrofia del secondo metatarso del piede sinistro. **a** Immagine radiografica standard del piede sinistro. Le immagini in proiezione plantare sia della fase dinamica vascolare (**b**), che della fase di *blood pool* (**c**) evidenziano iperflusso e iperaccumulo della regione plantare dell'avampiede sinistro, cui corrisponde, nelle immagini in fase tardiva (statiche planari di entrambi i piedi proiezione plantare e laterale sinistra (**d**), ipercaptazione a livello del secondo metatarso sinistro

Le lesioni ossee sono mono- o poli-ostotiche e possono associarsi a dolore e fragilità ossea, con evoluzione verso le fratture. In alcuni pazienti (o in alcuni siti ossei), le lesioni sono ipertrofiche e possono causare complicazioni neurologiche. La diagnosi si basa sull'imaging radiologico e scintigrafico, nel quale si osserva ipercaptazione del radiofarmaco osteotropo, sia in corrispondenza delle lesioni ossee, sia delle fratture che le possono complicare.

La scintigrafia dimostra che la lesione è composta da un'alternanza di aree ipocaptanti e aree ipercaptanti, che riflettono la natura complessa della lesione. In generale, gli elementi fibrosi o cistici concentrano poco o per niente il radiofarmaco, mentre quelli ossei o calcifici lo concentrano in modo significativo. Il radiofarmaco si accumula inoltre in grado elevato nelle fratture patologiche e moderatamente alla periferia, indicando la natura espansiva della patologia con stimolazione del bordo sclerotico. La captazione del radiofarmaco inizia a intensificarsi quando le lesioni sono sostituite da tessuto osseo.

17.3.2.8 Condroma

Tumore benigno definito encondroma quando si sviluppa nella profondità di un osso, eccondroma quando invece si accresce verso l'esterno. L'encondroma colpisce in ugual misura maschi e femmine (soprattutto in età compresa tra i 20 e 30 anni) e predilige per lo più le ossa della mano; si manifesta di solito con una tumefazione fusata dolente alla pressione. Il più raro eccondroma (detto anche condroma eccentrico o condroma periostale) colpisce in ugual misura maschi e femmine tra i 30 e i 40 anni. Può insorgere nelle diafisi delle ossa lunghe degli arti o nelle falangi, dove si manifesta con una tumefazione a lento accrescimento, priva di dolore. La terapia consiste nell'asportazione

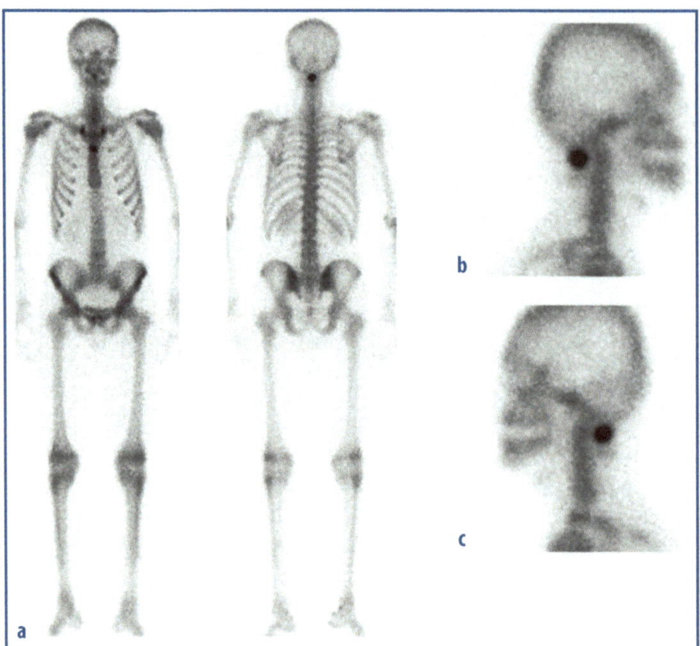

Fig. 17.16 a-c Scintigrafia ossea (fase tardiva) in paziente con eccondroma al rachide cervicale. Le immagini *total body* (**a**) evidenziano un'area singola di netta ipercaptazione che nelle proiezioni laterali (**b** e **c**) appare localizzabile all'apofisi spinosa della seconda vertebra cervicale

chirurgica del tessuto tumorale tramite raschiamento. La radioterapia non è utile perché si tratta di uno dei tumori meno radiosensibili. La Figura 17.16 riporta un esempio di scintigrafia ossea in un paziente con eccondroma cervicale, caratterizzato da intensa ipercaptazione.

17.3.2.9
Difetti corticali fibrosi e fibroma non ossificante

Si tratta di una situazione clinica asintomatica caratteristica dei ragazzi giovani, per lo più di riscontro occasionale. È tipicamente rappresentata da un'unica lesione della corticale delle ossa lunghe che nella maggior parte dei casi regredisce spontaneamente, anche se talora può persistere ed evolvere in fibroma non ossificante dello spazio midollare. La scintigrafia non è di norma appropriata; quando positiva, essa mostra un captazione del radiofarmaco molto lieve, caratterizzata da aspetto ad anello che circonda una lesione ovoidale fotopenica all'interno o vicino alla corteccia. In caso di calcificazione o di ossificazione, l'accumulo del radiofarmaco è uniforme e intenso; può essere utile per questa situazione l'acquisizione di immagini con tecnica *pin-hole*.

17.3.2.10
Miosite ossificante

Rara condizione benigna la cui forma più comune è quella circoscritta, localizzata autolimitante, secondaria a trauma contusivo. La scintigrafia può essere utile soprattutto

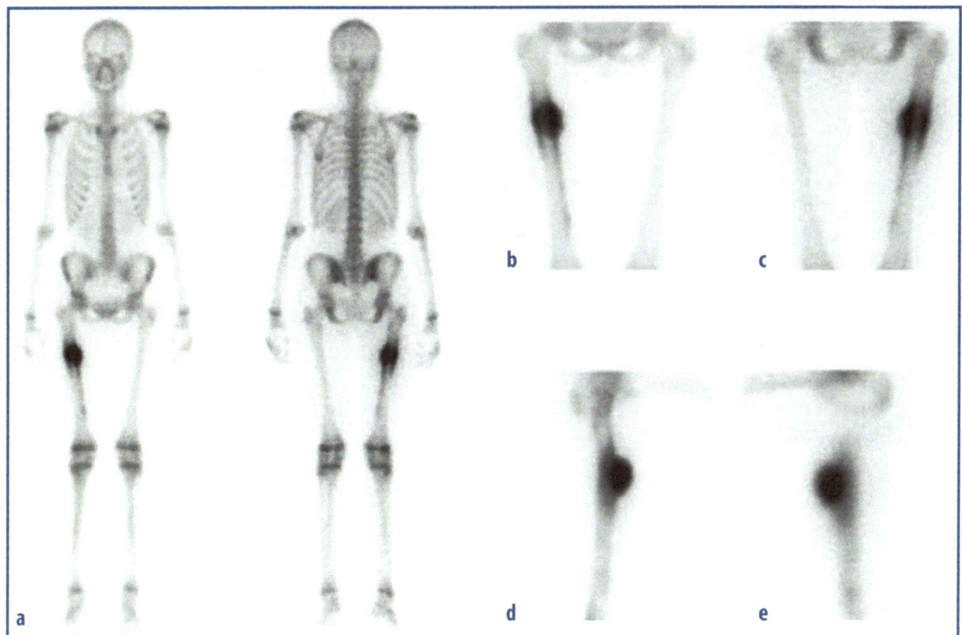

Fig. 17.17 a-e Scintigrafia ossea (fase tardiva) in paziente con miosite ossificante della diafisi femorale destra. Immagini *total body* anteriore e posteriore (**a**), e immagini mirate anteriore (**b**), posteriore (**c**), e laterale destra (**d**) e sinistra (**e**)

per confermare l'unicità della lesione e nella diagnosi differenziale con forme non maligne (fascite nodulare, osteoma iuxta-corticale, osteocondroma, condroma) e maligne (sarcoma osteogenico). La Figura 17.17 ne presenta un esempio tipico.

17.3.3 Malattie metaboliche dell'osso

Con il termine malattie metaboliche dell'osso si intende un gruppo di alterazioni che coinvolgono lo scheletro *in toto*, caratterizzate da un aumento del *turnover* osseo. Il corrispondente quadro scintigrafico è caratterizzato da una diffusa ipercaptazione del radiofarmaco. Esistono, inoltre, quadri di ipercaptazione caratteristici, come quello a carico delle ossa lunghe tipico dell'osteopatia ipertrofizzante pneumica (Fig. 17.18).

17.3.3.1 Osteoporosi

Nell'osteoporosi la scintigrafia ossea risulta utile soprattutto per diagnosticare la fratture patologiche, in particolare per quanto riguarda i cedimenti vertebrali, escludendo al tempo stesso la coesistenza di altre patologie scheletriche che potrebbero causare fratture. È inoltre di notevole ausilio per la diagnosi di sindromi di osteoporosi

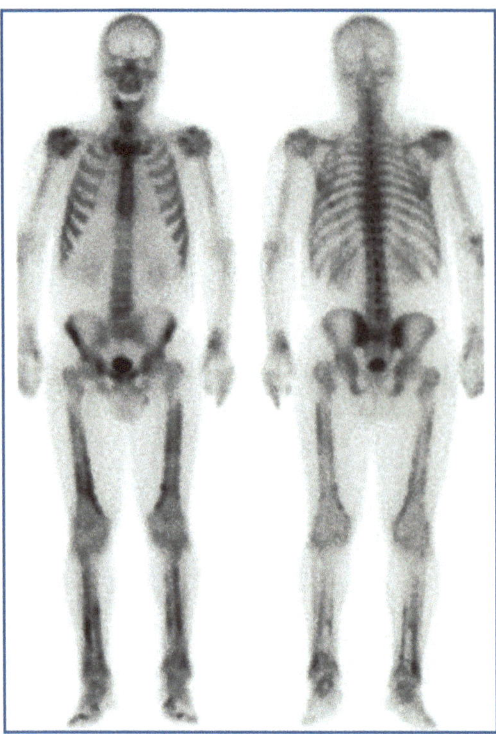

Fig. 17.18 Scintigrafia ossea (fase tardiva) in paziente con osteopatia ipertrofizzante pneumica: le immagini *total body* anteriore e posteriore evidenziano il tipico segno dell'ipercaptazione "a binario" a carico delle diafisi delle ossa lunghe dell'arto inferiore

regionale e di algodistrofia. Anche se la scintigrafia non permette di diagnosticare una ridotta massa ossea, le immagini scintigrafiche possono tuttavia mostrare quadri indicativi di questa condizione, quali una captazione relativamente bassa a livello scheletrico (ma con diffusa ipercaptazione a livello della teca cranica), una non ottimale definizione dei corpi vertebrali, e un ridotto rapporto osso/tessuti molli (Fig. 17.19). In pazienti con fratture vertebrali multiple la scintigrafia può anche evidenziare riduzione dell'altezza del rachide e avvicinamento della gabbia toracica al bacino. È inoltre possibile rilevare fratture vertebrali o costali sconosciute, un quadro in base al quale può essere posto il sospetto di osteoporosi. Il cedimento vertebrale è visibile alla scintigrafia come un'intensa captazione lineare del tracciante, corrispondente al sito di frattura; questa ipercaptazione diminuisce progressivamente in un periodo di tempo che va da 6 a 18 mesi, con un andamento temporale che può quindi aiutare a determinare l'arco di tempo durante il quale si è verificata la frattura. Se ci si trova di fronte a un paziente con algie al rachide e cedimento vertebrale documentato radiologicamente, la scintigrafia ossea può aiutare a stabilire se il dolore è attribuibile alla frattura vertebrale; un quadro normale esclude infatti una frattura recente e indirizza il clinico verso altre ipotesi.

La scintigrafia può altresì evidenziare altre cause di dolore al rachide o di cedimenti vertebrali, quali la presenza di metastasi, morbo di Paget, processi infettivi. La possibilità di acquisire immagini tomografiche (SPECT e, quando possibile, SPECT/TC) ha aumentato il valore diagnostico della scintigrafia ossea, soprattutto per la regione lombare; questa metodica fornisce immagini con migliore contrasto e permette di localizzare

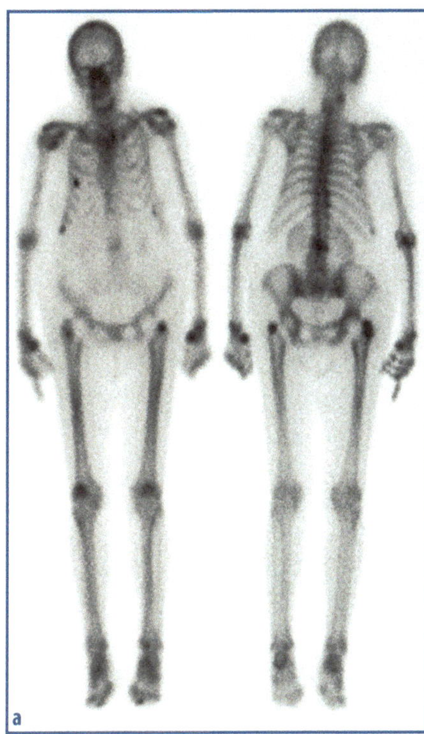

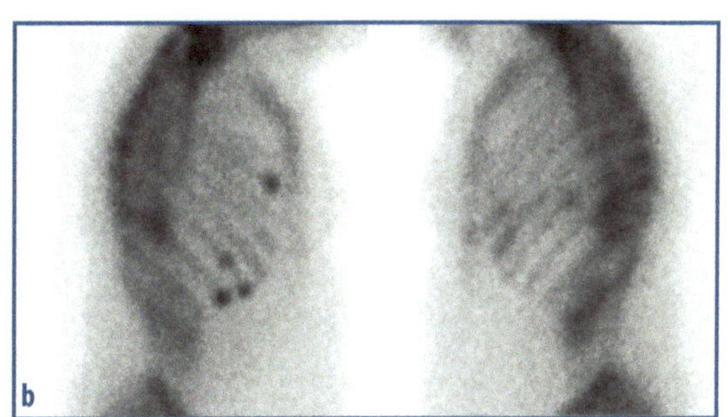

Fig. 17.19 a, b Scintigrafia ossea (fase tardiva) in paziente con osteoporosi e artroprotesi d'anca bilaterale: le acquisizioni *total body* (**a**) evidenziano captazione diffusa a livello della teca cranica e del rachide. Sono inoltre presenti focali aree di ipercaptazione del radiofarmaco caratterizzate da aspetto rotondeggiante e tipico coinvolgimento di più coste in sequenza (**b**), cui si associa ipercaptazione a livello del bacino. Questi reperti permettono di concludere per un quadro di fratture costali multiple in un paziente affetto da osteoporosi

con maggiore precisione le aree di iperattività. Le applicazioni più importanti di questa metodica sono rappresentate dalla valutazione di algie croniche al rachide lombare causate da malattie benigne. Lo studio SPECT dimostra che lesioni delle faccette articolari sono più comuni nei pazienti con cedimenti vertebrali multipli. Poiché la maggior parte delle ipercaptazioni si verifica a livello di L4-L5 e L5-S1, si può supporre che l'iperattività delle faccette articolari in queste aree sia dovuta alla presenza contemporanea di processi osteo-artrosici oppure anche al maggior stress a cui sono sottoposte le faccette dopo il cedimento di una vertebra sopra- o sottostante. I pazienti con cedimenti vertebrali possono presentare altre fratture, che la scintigrafia ossea è in grado di mostrare in fase precoce quando ancora l'imaging radiologico tradizionale è negativo o non dirimente. Sono state descritte fratture misconosciute del bacino rilevate solo dalla scintigrafia ossea, e queste possono mimare il dolore causato dal cedimento vertebrale. Analogamente, possono essere rilevate con la scintigrafia fratture misconosciute del collo femorale, dell'omero, della scapola, del radio e delle coste.

17.3.3.2
Osteomalacia

Il quadro scintigrafico tipico di questa condizione morbosa è costituito da intensa captazione del radiofarmaco a livello delle metafisi e dei centri di ossificazione delle ossa lunghe (segno cosiddetto *chicken bone*). La Figura 17.20 ne riporta due esempi tipici.

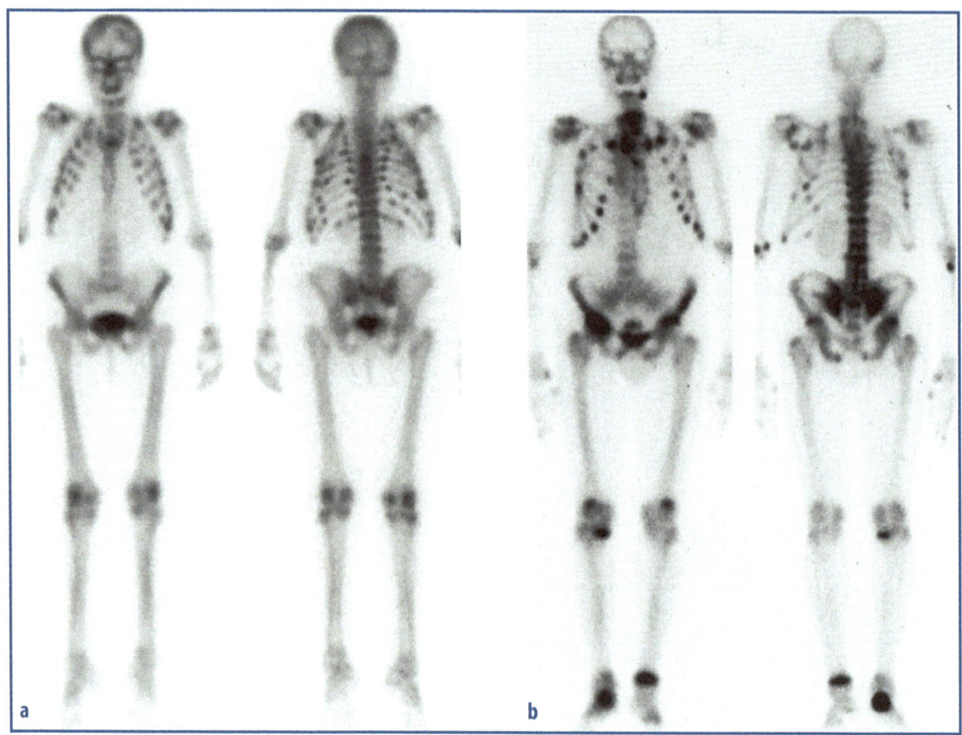

Fig. 17.20 a, b Scintigrafia ossea (fase tardiva) in due pazienti con osteomalacia: le acquisizioni *total body* evidenziano captazione diffusa a livello costale (**a**), in corrispondenza del bacino e delle principali articolazioni (**b**)

17.3.3.3
Iperparatiroidismo primario e secondario

In questa condizione morbosa si evidenzia in genere un diffuso incremento di captazione del radiofarmaco a livello delle ossa del cranio, della mandibola, dello sterno e della spalla (Fig. 17.21). Con la tecnica *pin-hole* si può evidenziare il segno caratteristico dell'incremento lineare della captazione nell'osso sub-periostale, per esempio a livello delle falangi.

17.3.3.4
Osteodistrofia renale

Il quadro scintigrafico più tipico è rappresentato da un'omogenea ipercaptazione dello scheletro *in toto*, con possibile presenza di tipici segni scintigrafici (ipercaptazione della teca cranica, sterno a cravatta). Le immagini acquisite a 24 ore dalla somministrazione del radiofarmaco sono caratterizzate da un alto rapporto scheletro/tessuti molli e possono anche essere visualizzate calcificazioni polmonari, gastriche o renali.

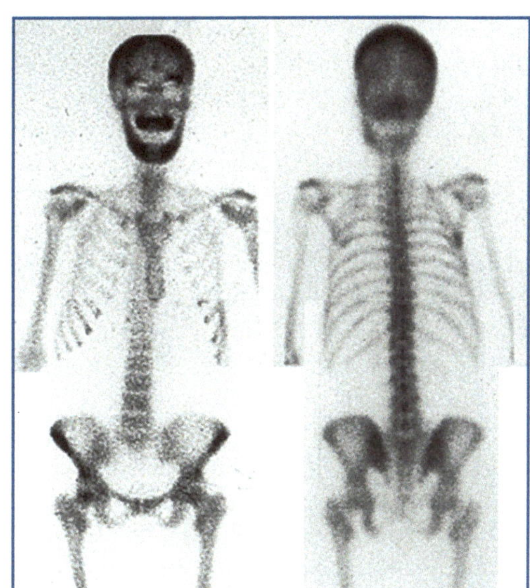

Fig. 17.21 Scintigrafia ossea (fase tardiva) in paziente con iperparatiroidismo (acquisizioni mirate multiple, poi giustapposte in fase di riproduzione iconografica): intensa ipercaptazione localizzata al cranio e alla mandibola

17.3.3.5
Morbo di Paget osseo

La malattia di Paget è un'alterazione focale, ad andamento progressivo, del rimodellamento dell'osso, descritta per la prima volta nel 1876 da James Paget. È caratterizzata inizialmente da un eccessivo riassorbimento osseo, seguito da un secondario incremento dell'attività degli osteoblasti con ricostituzione delle lamelle ossee; una caratteristica istologica fondamentale è un'eccessiva quantità di tessuto connettivo fibroso all'interno dello spazio midollare, con ipervascolarizzazione. La prevalenza della malattia di Paget è dell'1,5-3% nei soggetti di età superiore ai 60 anni, più frequente nel sesso maschile (con rapporto M:F di 1,8:1). Questa malattia è più frequente in Inghilterra, USA e Nuova Zelanda, mentre è meno frequente in Asia, Africa e Scandinavia. Anche se l'eziologia è sconosciuta, si ritiene che alla base della malattia ci sia un'interazione di fattori genetici e fattori ambientali (infezioni virali). Una storia familiare è presente in circa il 15% dei pazienti, con un rischio superiore rispetto alla popolazione generale di sviluppare la malattia nei parenti di primo grado. La malattia di Paget è generalmente asintomatica, tanto che spesso la sua diagnosi è occasionale, durante l'esecuzione di uno studio radiologico eseguito per altro motivo o per riscontro negli esami di laboratorio di un incremento dei valori della fosfatasi alcalina. Nei casi clinicamente manifesti, il dolore o la comparsa di deformità ossee sono le manifestazioni più frequenti. Il dolore è conseguente all'aumentato rimodellamento osseo che caratterizza la patologia o, più frequentemente, è determinato dalle complicanze indirette della malattia quali artrosi degenerative, compressioni delle terminazioni nervose o insorgenza di osteosarcoma. Altre cause di dolore sono l'aumento della vascolarizzazione, la distorsione del periostio causata dalla disorganizzazione della struttura dell'osso durante il processo di rimodellamento e le conseguenze di microtraumi cui l'osso è più esposto. L'ipertrofia dell'osso nella regione sub-condrale può causare osteo-artrosi e questo fenomeno può rendere difficile la diagnosi differenziale fra dolore articolare determinato dalla malattia di Paget e dolore causato da un processo osteoarticolare flogistico-degenerativo.

La diagnosi è spesso radiologica e l'aspetto patognomonico è la deformazione dell'osso; altri aspetti radiologici includono l'ispessimento della corticale e l'alternanza di aree osteolitiche con aree di osteosclerosi. Le lesioni litiche sono ben evidenti nella fase iniziale e si presentano come lesioni focali (osteoporosi circoscritta) o con l'aspetto di una "fiamma". Nelle fasi più tardive compaiono aree di sclerosi, con la contemporanea presenza di lesioni litiche e sclerotiche. L'esame radiologico può consentire la diagnosi, ma talora può essere difficile distinguere le lesioni pagetiche da altre metastatiche litiche o sclerotiche.

La scintigrafia ossea è l'esame più sensibile nell'identificare le lesioni della malattia di Paget e l'indicazione principale alla sua esecuzione è nell'approccio diagnostico iniziale. Infatti, tale indagine è fondamentale per determinare la distribuzione della malattia, per identificare i segmenti ossei interessati e l'eventuale sviluppo di complicanze ossee. I segmenti ossei più spesso colpiti appartengono allo scheletro assiale: pelvi (65%), rachide (42%), femori (37%), tibia (37%), sacro (30%) e teca cranica (29%); sedi meno frequentemente colpite sono omero (13%), clavicola (5%), e avambraccio (5%). La malattia può essere mono-ostotica (quando è coinvolto un solo segmento osseo) oppure poli-ostotica (quando sono colpiti più segmenti ossei), in un *continuum* evolutivo, con un probabilità del 65% di trovare nuove localizzazioni di malattia durante il follow-up. La Figura 17.22 riporta alcuni esempi di patologia mono e pluri-ostotica.

17.3.4
Spondiloartriti

Con il termine spondiloartriti si intende un gruppo di malattie costituito principalmente dalla spondilite anchilosante, la sindrome di Reiter, l'artrite psoriasica, e le artriti enteropatiche. Questo gruppo di malattie ha come epicentro la lesione entesitica, con flogosi e degenerazione della sede di inserzione dei tendini, delle fasce e dei legamenti sull'osso. Tali eventi hanno come principale conseguenza la formazione di ossificazioni distrofiche. La distribuzione di queste lesioni è abbastanza tipica, dato che il coinvolgimento è soprattutto a carico dello scheletro assiale; in particolare, le articolazioni che sono invariabilmente colpite, anche se in tempi diversi, dalla malattia sono le sincondrosi sacro-iliache. Meno frequente è invece il coinvolgimento delle piccole articolazioni dei polsi e delle mani, che avviene eventualmente in maniera asimmetrica. Anche se l'inquadramento diagnostico è affidato alla radiologia tradizionale, i risultati di tale metodica di imaging sono tuttavia meno soddisfacenti rispetto a quelli osservati nell'artrite reumatoide, in quanto l'evolutività di questo gruppo di patologie è più lenta e con una minore componente flogistica; inoltre, le articolazioni assiali sono mal valutabili a causa della complessa geometria tridimensionale e della sovrapposizione con altre strutture scheletriche. Tale ritardo diagnostico può essere ridotto significativamente grazie alla scintigrafia ossea che, nelle scansioni *total body*, è in grado di mostrare multiple ipercaptazioni iuxta-articolari con la tipica distribuzione spaziale in sede assiale, appendicolare e a livello delle entesi. Altamente caratteristici e diagnostici di spondiloartrite sono le ipercaptazioni a sede manubrio-sternale, costo-trasversaria, sacro-iliaca, e

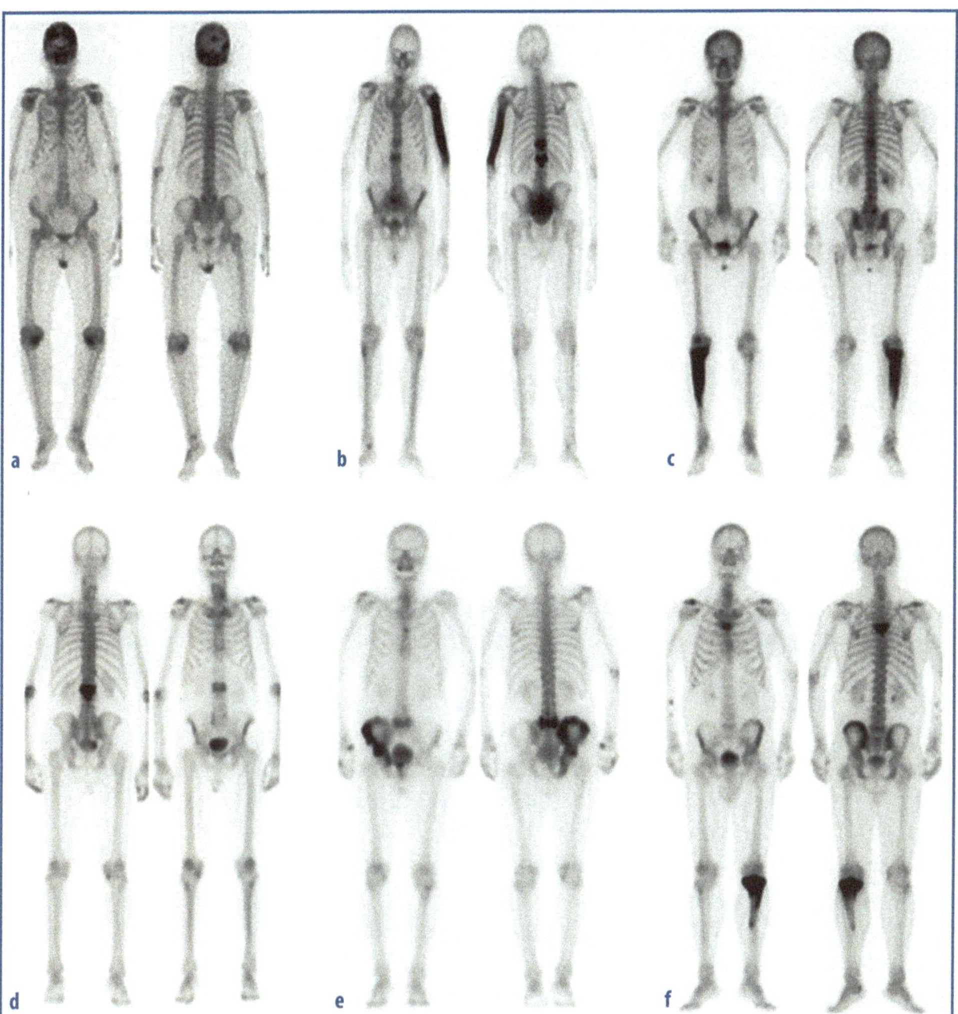

Fig. 17.22 a-f Quadri scintigrafici tipici della malattia di Paget in una sequenza di immagini *total body* in proiezione anteriore e posteriore: prevalente interessamento della teca cranica (**a**); patologia poliostotica con coinvolgimento dell'omero sinistro e delle vertebre dorso-lombari (**b**); malattia in sede vertebrale dorsale e tibiale destra (**c**); interessamento del solo tratto lombare del rachide (**d**), dell'emibacino destro e del soma di L5 (**e**); interessamento del tratto dorsale del rachide, dell'ala iliaca sinistra e del terzo prossimale della tibia sinistra, incluso il piatto tibiale (**f**)

nelle aree di inserzione tendinea (come l'apofisi calcaneare posteriore, il grande trocantere, la tuberosità ischiatica). L'esempio tipico del ruolo della scintigrafia ossea in queste forme è rappresentato dalla diagnosi precoce di sacro-ileite, che si manifesta con segni clinici non patognomonici (glutalgia), la cui diagnosi radiologica è tardiva. La scintigrafia ossea, in particolare attraverso il calcolo degli indici di captazione delle sincondrosi e attraverso uno studio tomografico oltre che planare della regione di interesse, ha un valore predittivo negativo praticamente del 100%. Al contrario, un indice di captazione alterato permette di formulare il sospetto di sacro-ileite, già in fase di iniziale impegno articolare; la SPECT aumenta del 20-50% il numero di lesioni rilevate a livello della regione lombosacrale rispetto alla scintigrafia planare. In ogni caso, è in seguito necessaria una conferma diagnostica mediante TC delle sincondrosi, a causa della bassa specificità della scintigrafia (un aumento di captazione può anche essere determinato da artrosi, sovraccarico funzionale in pazienti con scoliosi e dismetrie degli arti, come pure può essere fisiologicamente osservato nei soggetti in età pre-puberale con cartilagini di accrescimento floride) e per una stadiazione delle lesioni. L'ipercaptazione del radiofarmaco declina nel tempo, con il passaggio cioè delle lesioni alla fase cronica, in cui si manifesta la tendenza alla sinostosi.

17.3.5 Artrite reumatoide

L'artrite reumatoide è una poliartrite infiammatoria di eziologia autoimmune che colpisce circa l'1% della popolazione occidentale, ed è caratterizzata dall'infiltrazione linfocitaria della sinovia che erode la cartilagine articolare e l'osso sottostante. Se non trattato adeguatamente, questo processo può causare deformità articolare con conseguente progressiva invalidità. La malattia colpisce tipicamente le piccole articolazioni delle mani e dei piedi in modo simmetrico, con artrite erosiva che progredisce talvolta fino a un coinvolgimento sistemico. Il rachide è colpito in modo tardivo e modesto, con prevalente interessamento cervicale a carico dell'articolazione atlo-assiale e delle inter-apofisarie. La malattia, che è facilmente diagnosticata in base a parametri clinici e di laboratorio ben codificati, è caratterizzata da fasi di quiescenza e di riacutizzazione; è pertanto molto importante definire lo stato di attività della patologia, in modo da poter modulare la terapia e prevenirne la progressione.

La semeiotica radiologica è ormai ampiamente codificata, con alterazioni che si manifestano singolarmente oppure in associazione (secondo lo stadio), e rappresenta pertanto il presidio diagnostico fondamentale nell'inquadramento clinico. Nelle fasi iniziali si osserva tumefazione delle parti molli articolari legate al versamento, con associate (in variabile combinazione) osteoporosi cortico-spongiosa subcondrale iuxta-articolare, riduzione simmetrica delle interlinee articolari (conseguenza del danno cartilagineo) ed erosioni ossee. L'esame TC non ha indicazioni specifiche, se non in casi particolari, come la stima del danno osseo nelle forme erosive che colpiscono le grandi articolazioni (in funzione di eventuali interventi di protesizzazione). L'ecografia è molto utile nella valutazione delle forme iniziali (che ancora non coinvolgono l'osso), grazie alla sua capacità di rilevare molto precocemente le artrosinoviti e le tenosinoviti; tale metodica costituisce inoltre una guida ottimale per le procedure di infiltrazione endoarticolare e per monitorare nel tempo la risposte alla terapia. La RM è in grado di valutare i danni articolari ed extra-articolari, identificando i danni iniziali del compartimento osseo e di quello capsulo-legamentoso; tale tecnica fornisce inoltre indicazioni prognostiche sull'aggressività della malattia e sulla risposta alle varie terapie. Essa permette infine di valutare in modo molto dettagliato eventuali lesioni dell'articolazione atlo-assiale e, in particolare, le erosioni del dente e delle masse laterali dell'atlante.

In questo scenario, il ruolo della scintigrafia ossea (che è stato in passato rilevante) è attualmente alquanto limitato. Essa è comunque in grado di fornire un imaging panoramico e precoce dell'interessamento articolare; in particolare, il grado di captazione del radiofarmaco in sede iuxta-articolare è proporzionale all'attività di malattia ed è più elevato nelle lesioni acute di data recente. L'osteoporosi iuxta-articolare si manifesta come una più o meno intensa ipercaptazione ossea bicompartimentale a carattere diffuso. Le zone di erosione ossea si presentano come aree di intensa captazione per lo più eccentriche su un fondo di diffusa ipercaptazione. L'identificazione del coinvolgimento articolare è molto precoce, prima che sia manifesto alla radiologia tradizionale; inoltre, la modalità di imaging *total body* permette di individuare anche sedi coinvolte dalla malattia di difficile identificazione radiologica (articolazioni sterno-claveari, acromion-claveari, temporo-mandibolari, atlo-assiali). Un campo di applicazione utile della scintigrafia ossea riguarda l'identificazione della *early rheumatoid arthritis*, cioè della forma di recente insorgenza (non più di tre mesi), in cui il danno osseo erosivo non si è ancora sviluppato e in cui una terapia di fondo ha le massime probabilità di efficacia curativa. In questa fase, l'indagine radiologica tradizionale è negativa, e la RM non fornisce quadri soddisfacenti; la scintigrafia può invece mostrare un quadro di ipercaptazione articolare con una tipica distribuzione periferica e simmetrica. Altra importante applicazione riguarda l'identificazione di eventuali complicanze che possono verificarsi nel corso della malattia, quali le fratture (ad esempio, in seguito a terapia corticosteroidea); le sedi maggiormente coinvolte sono le vertebre, il collo femorale, la metafisi tibiale prossimale, le ali sacrali, i metatarsi. In questi casi la radiologia tradizionale è negativa in fase precoce e solo in seguito si manifestano le linee di radiotrasparenza o di addensamento (legate a compenetrazione trabecolare) corrispondenti alle rime di frattura.

Letture consigliate

Blau M, Ganatra R, Bender MA (1972) ^{18}F-Fluoride for bone imaging. Semin Nucl Med 2:31-37

Bone Scintigraphy 3.0.http://interactive.snm.org/docs/pg_ch34_0403.pdf. (Ultimo accesso marzo 2010)

Buckley O, O'Keeffe S, Geoghegan T et al (2007) ^{99m}Tc bone scintigraphy superscans: a review. Nucl Med Commun 28:521-527

Chakravarty D, Sloan J, Brenchley J (2002) Risk reduction through skeletal scintigraphy as a screening tool in suspected scaphoid fracture: a literature review. Emerg Med J 19:507-550

Dasgeb B, Mulligan MH, Kim CK (2007) The current status of bone scintigraphy in malignant diseases. Semin Musculoskelet Radiol 11:301-311

Delmas PD, Meunier PJ (1977) The management of Paget's disease of bone. N Engl J Med 336:558-566

Duet M, Pouchot J, Lioté F et al (2007) Role for positron emission tomography in skeletal diseases. Joint Bone Spine 74:14-23

Fogelman I, Bessent RG, Beastall G et al (1980) Estimation of skeletal involvement in primary hyperparthyroidism. Ann Intern Med 92:65

Fogelman I, Bessent RG, Turner JG et al (1978) The use of whole body retention of ^{99m}Tc diphosphonate in the diagnosis of metabolic bone disease. J Nucl Med 19:270-275

Fogelman I, McKillop JH, Bessent RG et al (1978) The role of bone scanning in osteomalacia. J Nucl Med 19:245-248

Front D, Israel O, Jerushalmi J et al (1989) Quantitative bone scintigraphy using SPECT. J Nucl Med 30:240-245

Grant FD, Fahey FH, Packard AB et al (2008) Skeletal PET with ^{18}F-fluoride: applying new technology to an old tracer. J Nucl Med 49:68-78

Haugeberg G (2008) Imaging of metabolic bone diseases. Best Pract Res Clin Rheumatol 22:1127-1139

Malizos KN, Karantanas AH, Aritimidis SE et al (2007) Osteonecrosis of the femoral head: etiology, imaging and treatment. Eur J Radiol 63:16-28

Maurer AH, Chen DCP, Camargo EE et al (1981) Utility of three-phase scintigraphy in suspected osteomyelitis. J Nucl Med 22:941-949

Moran DS, Evans RK, Hadad E (2008) Imaging of lower extremity stress fracture injuries. Sports Med 38:345-356

Oncology – Procedure guidelines for tumour imaging: bone scintigraphy. https://www.eanm.org/scientific_info/guidelines/gl_onco_bone.pdf. (Ultimo accesso marzo 2010)

Palestro CJ, Love C, Schneider R (2009) The evolution of nuclear medicine and the musculoskeletal system. Radiol Clin North Am 47:505-32

Thrall JH (1976) Technethium-99m labeled agents for skeletal imaging. CRC Crit Rev Clin Radiol Nucl Med 8:1-31

Van der Wall H, Fogelman I (2007) Scintigraphy of benign bone disease. Semin Musculoskelet Radiol 11:281-300

Weber DA, Greenberg EJ, Dimich A et al (1969) Kinetics of radionuclides used for bone studies. J Nucl Med 10:8-17

Tecniche diagnostiche per lo studio dell'apparato cardiovascolare 18

M. de Scisciolo, R. Raschillà, I. Raugei, A. Giorgetti

Indice dei contenuti

18.1 Introduzione

Le patologie cardiovascolari rappresentano la principale causa di morte nei paesi industrializzati e, tra esse, più della metà dei decessi è imputabile alla cardiopatia ischemica. Ciò spiega lo sforzo profuso in ambito cardiologico per dotarsi di strategie di valutazione per il riconoscimento della malattia, come pure per il monitoraggio della sua evoluzione e della risposta al trattamento in termini prognostici. Negli ultimi quarant'anni, le applicazioni della medicina nucleare in cardiologia nucleare sono diventate strumento diagnostico e prognostico insostituibile nella gestione del paziente con sospetta o accertata cardiopatia ischemica, grazie allo sviluppo di nuovi radiofarmaci, all'applicazione delle modalità tomografiche di ricostruzione delle immagini (SPECT, PET) e allo sviluppo di acquisizioni sincronizzate con l'elettrocardiogramma, che forniscono la simultanea valutazione di perfusione e funzione ventricolare sinistra.

18.2 Cenni di anatomia

Il cuore è l'organo centrale dell'apparato circolatorio che, con le sue contrazioni ritmiche, determina la circolazione del sangue all'interno dei vasi. Ha la forma di un cono appiattito con la base rivolta in alto, a destra e all'indietro, e l'apice in basso, a sinistra e in avanti; l'asse del cuore è quindi obliquo da destra a sinistra, dall'alto in basso, dall'indietro in avanti.

Il cuore presenta al suo interno quattro cavità: due superiori, gli atrii (destro e sinistro), e due inferiori, i ventricoli (destro e sinistro). Ciascun atrio comunica con il sottostante ventricolo mediante una struttura valvolare (tricuspide a destra, mitrale a sinistra). Non esistono dopo la nascita comunicazioni tra i due atri né tra i due ventricoli; una parete continua (setto), in parte di natura fibrosa ma per la massima estensione di natura muscolare, separa le sezioni destre da quelle sinistre. Il ventricolo destro comunica con l'arteria polmonare attraverso l'interposizione della valvola semilunare, mentre il ventricolo sinistro è in connessione con l'aorta attraverso la valvola aortica.

Il miocardio è organizzato in modo da formare due sistemi contrattili fra loro indipendenti, uno per gli atrii e uno per i ventricoli, separati dall'interposizione dello scheletro fibroso del cuore, sul quale le fibrocellule muscolari, soprattutto quelle dei ventricoli, prendono attacco. Il miocardio che forma le pareti del cuore è detto miocardio comune, per distinguerlo da quello specializzato nel trasporto degli impulsi contrattili, che è il miocardio specifico del sistema di conduzione.

Le arterie coronarie sono vasi specializzati nel rifornire sangue ricco di ossigeno al miocardio. Malgrado l'esistenza di una certa variabilità individuale, il miocardio è perfuso dalle due arterie coronarie sinistra e destra, le quali originano dall'aorta ascendente, appena sopra la valvola aortica (Fig. 18.1). La coronaria sinistra origina come tronco comune e dopo circa 1-2 cm si divide in due grossi rami, l'arteria discendente anteriore (o interventricolare anteriore) e l'arteria circonflessa. La coronaria interventricolare anteriore fornisce rami che irrorano il setto anteriore (rami settali), la parete laterale del ventricolo sinistro (rami diagonali) e rami minori destinati alla contigua parete del ventricolo destro. Raramente termina sulla superficie anteriore dell'apice cardiaco; più spesso lo supera e, risalendo posteriormente per circa 2-5 cm, distribuisce rami destinati a irrorare la superficie posteriore dei due ventricoli. L'arteria circonflessa dà origine a grossi rami per l'atrio sinistro, per la parete laterale e per parte della parete posteriore del ventricolo sinistro. La coronaria destra con un suo grosso ramo irrora circa una metà della superficie diaframmatica (o posteriore) del ventricolo sinistro, mentre con due o più rami raggiunge l'apice cardiaco.

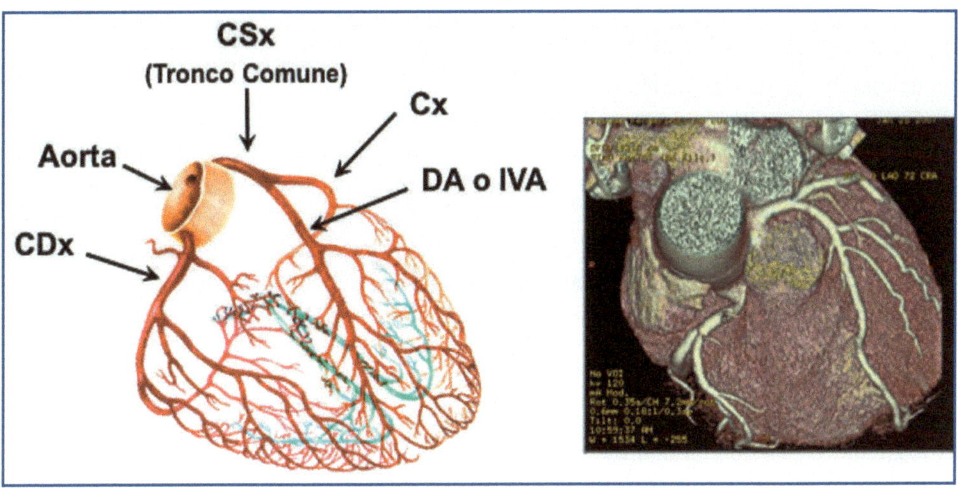

Fig. 18.1 L'immagine a sinistra riporta uno schema anatomico semplificato del circolo coronarico. CSx = coronaria sinistra; Cx = coronaria circonflessa; DA = coronaria discendente anteriore, chiamata talvolta IVA (arteria interventricolare anteriore); CDx = coronaria destra. L'immagine a destra è la ricostruzione tridimensionale (in proiezione anteriore) di una angiografia coronarica ottenuta mediante TC spirale multidetettore dopo somministrazione endovenosa sistemica del mezzo di contrasto iodato. Si noti la corripondenza fra il decorso dei vasi rappresentati nello schema anatomico (*a sinistra*) e la visualizzazione angiografica (*a destra*)

18.3 Cenni di fisiologia

18.3.1 Funzione contrattile

A seguito dell'alternarsi di contrazione e rilasciamento delle fibrocellule miocardiche, nel ciclo cardiaco si realizzano variazioni di pressione e volume, che descrivono un ciclo (*loop* pressione-volume) comprendente quattro fasi: contrazione isovolumetrica, fase eiettiva, fase di rilasciamento isovolumetrico, fase di riempimento.

L'area sottesa al *loop* pressione-volume descrive il lavoro sistolico che, moltiplicato per la frequenza cardiaca, indica il lavoro cardiaco. La frazione di eiezione rappresenta il valore percentuale del rapporto tra gittata sistolica e il volume telediastolico. Una pompa con ergonomicità ideale situa a 2/3 circa il valore della frazione di eiezione; in effetti, nel soggetto normale la frazione di eiezione è pari a circa il 65%, con un limite inferiore al 50%.

18.3.2 Vasi coronarici di resistenza e di conduttanza

Dal punto di vista della regolazione del flusso coronarico, si rilevano due tipi principali di vasi arteriosi: le piccole arteriole di resistenza e le grandi arterie di conduttanza. Le prime, di piccole dimensioni, offrono resistenza al flusso coronarico (secondo la legge di Poiseuille, la resistenza in un circuito idraulico aumenta di una potenza di 4 alla riduzione del raggio del vaso), mentre le seconde regolano la quantità di sangue che giunge ai vasi di resistenza. Il flusso coronarico è direttamente proporzionale alla pressione di perfusione (pressione aortica) e inversamente proporzionale alle resistenze.

Il controllo dell'apporto di ossigeno al muscolo cardiaco avviene a livello delle arteriole coronariche, che si suddividono fino a formare capillari, che a loro volta si riuniscono in venule; l'insieme di queste strutture vascolari prende il nome di microcircolo coronarico. Studi recenti hanno dimostrato che il microcircolo coronarico svolge un ruolo fondamentale nella regolazione della perfusione miocardica, sia in condizioni normali che durante ischemia.

18.4 Fisiopatologia del circolo coronarico

Come conseguenza della ritmica contrattilità del miocardio, il flusso coronarico è fasico. Infatti, durante la sistole si creano elevate pressioni intraventricolari e intramurali (intraparietali), a causa delle quali i vasi coronarici subendocardici intramurali sono compressi. Pertanto, circa l'85% del flusso coronarico totale si verifica durante la diastole, mentre il rimanente 15% ha luogo durante la sistole (solo nelle zone subepicardiche). Inoltre, nel cuore normale l'estrazione miocardica di ossigeno dal sangue è massima già in condizioni di riposo; ne deriva che un incremento del consumo di ossigeno può essere soddisfatto solo con un aumento del flusso coronarico. Il processo per mezzo del quale il flusso coronarico è regolato dalla richiesta di ossigeno è chiamato *autoregolazione*. L'autoregolazione permette un adeguamento del flusso indipendentemente da variazioni della pressione aortica e protegge il miocardio da improvvise variazioni della pressione arteriosa; vi sono precisi limiti di autoregolazione al di sotto dei quali si verifica riduzione di perfusione e conseguente ischemia miocardica.

In condizioni normali, il flusso coronarico (circa 1 mL/min per grammo a riposo) aumenta in maniera adeguata e proporzionale al fabbisogno di ossigeno e al lavoro cardiaco; in particolare, per uno sforzo fisico massimale il flusso coronario aumenta di 2,5-5 volte rispetto al basale. In presenza di un restringimento del lume coronarico, l'ipossia induce vasodilatazione locale, per cui la pressione a valle della stenosi si riduce creando così un gradiente di pressione trans-stenotico che ha il compito di preservare il flusso ematico attraverso la stenosi. Secondo l'ipotesi "idraulica", la stenosi coronarica, grazie ai meccanismi di compenso che sono messi in atto, non influenza la perfusione regionale a riposo fintanto che il diametro del vaso non venga ridotto di più del 90%. Viceversa, stenosi anche di grado inferiore possono compromettere la capacità di incrementare il flusso coronarico durante sforzo o in risposta a stimoli vasodilatatori. Il rapporto tra flusso coronarico massimo e la perfusione a riposo è chiamato *riserva coronarica*. Una stenosi coronarica è emodinamicamente significativa, cioè in grado di causare conseguenze fisiopatologiche e cliniche, quando la riduzione del calibro del vaso determina una compromissione della riserva coronarica (Fig. 18.2).

Determinando ridotta irrorazione di una regione cardiaca e quindi ipossia, la riduzione del calibro di una coronaria si associa ad alterazioni metaboliche, meccaniche ed elettrocardiografiche che possono essere valutate a fini diagnostici. Teoricamente, nella cosiddetta "cascata ischemica" il primo effetto dell'ostruzione è l'ipoperfusione

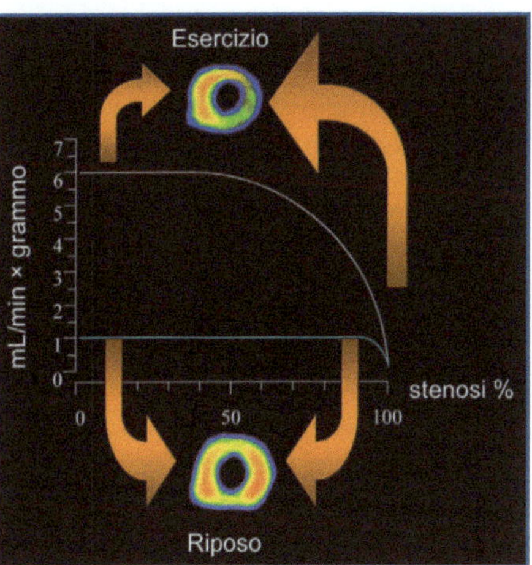

Fig. 18.2 Rappresentazione grafica degli effetti della stenosi vascolare sul flusso coronarico. A riposo (*in basso*), l'autoregolazione coronarica permette di mantenere la perfusione entro il range di valori normali anche in presenza di stenosi coronariche: solo quando la riduzione del diametro del vaso è maggiore del 90% si osserva una riduzione della perfusione regionale. Durante sforzo o vasodilatazione farmacologica (*in alto*), in presenza di una stenosi si osserva la progressiva riduzione della perfusione regionale e la riserva coronarica risulterà compromessa in misura direttamente proporzionale alla gravità della stenosi stessa

regionale, che può essere diagnosticata in maniera non invasiva con le tecniche medico-nucleari; se l'ipoperfusione persiste, darà luogo ad alterazioni metaboliche che causeranno modificazioni della contrattilità regionale, dimostrabili anche con tecniche come l'ecocardiografia o la RM; infine, l'ipoperfusione porta ad alterazioni dei segnali elettrici originati dal cuore, che possono essere valutati mediante il tracciato elettrocardiografico.

18.5 La cardiopatia ischemica

Con il termine di cardiopatia ischemia si intende uno spettro di malattie a diversa eziologia, il cui substrato fisiopatologico comune è rappresentato da uno squilibrio tra il fabbisogno metabolico e l'apporto di ossigeno al miocardio.

Dal punto di vista eziologico, la cardiopatia ischemica è causata dall'ipoperfusione miocardica conseguente a vasospasmo (angina primaria, angina a riposo) o a ostruzione coronarica da placca aterosclerotica (angina secondaria, angina da sforzo). Non infrequentemente i due fenomeni sono entrambi presenti nel determinare gli effetti fisiopatologici clinici (angina mista).

L'infarto miocardico acuto è una condizione clinica caratterizzata da dolore precordiale prolungato (>20 minuti), spesso irradiato alla mandibola e/o al braccio sinistro, accompagnato da disturbi neurovegetativi (nausea, sudorazione algida); alla sintomatologia si associano tipiche alterazioni elettrocardiografiche e rialzo degli enzimi miocardici, indice di danno (irreversibile) delle cellule che costituiscono il miocardio.

18.5.1 Diagnosi di cardiopatia ischemica

L'algoritmo diagnostico della cardiopatia ischemica si avvale di test non invasivi (test ergometrico, eco-stress, scintigrafia miocardica di perfusione, RM e angio-TC) e di indagini invasive (coronarografia). Le varie società cardiologiche identificano percorsi diagnostici specifici sulla base della probabilità pre-test di malattia e sulla gravità presunta della patologia stessa. In tutti i casi, le tecniche medico-nucleari hanno dimostrato alta accuratezza in fase diagnostica, capace di influenzare drasticamente l'iter terapeutico del paziente e l'evoluzione clinica finale.

18.6 Cenni storici sulle applicazioni della medicina nucleare in cardiologia

Le radici storiche delle applicazioni diagnostiche medico-nucleari in cardiologia risalgono agli anni Cinquanta, quando l'interesse era rivolto principalmente allo studio della circolazione centrale, con particolare riguardo alla funzione contrattile del cuore; questo interesse era motivato non soltanto dalla mancanza di strumentazione medico-nucleare e di radiofarmaci idonei a valutare la perfusione miocardica con metodica non invasiva, ma anche dall'impatto epidemiologico delle valvulopatie acquisite (soprattutto di eziopatogenesi reumatica), la cui incidenza è andata poi progressivamente riducendosi nel tempo a causa dell'efficace profilassi e terapia della malattia reumatica stessa. Altro ambito fisiopatologico nel quale lo studio della circolazione centrale costituiva requisito essenziale in fase di caratterizzazione prima dell'intervento chirurgico era quello delle cardiopatie congenite.

La valutazione del principale parametro di contrattilità cardiaca (la gittata sistolica) è stata perfezionata ancor prima che fossero disponibili strumenti per la formazione di immagine (come lo scanner lineare e la gamma-camera), in base all'analisi del cosiddetto "radiocardiogramma", cioè l'andamento temporale nelle camere cardiache di un bolo radioattivo. Il principio di questa metodica è schematizzato in Figura 18.3a, che mostra come lo strumento di misura (un semplice contatore a scintillazione connesso con il tubo fotomoltiplicatore) sia posizionato sul precordio; il cristallo è collimato in modo da includere nel campo di conteggio soltanto le camere cardiache (prevalentemente i due ventricoli, senza tuttavia la possibilità di discriminare il ventricolo sinistro da quello destro), ma escludendo dal conteggio il parenchima polmonare.

Il bolo radioattivo è costituito da un piccolo volume di albumina marcata (in genere con Iodio-131), somministrata tramite un catetere venoso quanto più vicino possibile al cuore, in genere nella vena cava superiore (o perfino in atrio destro), in modo da ridurre la frammentazione del bolo stesso che può verificarsi lungo il percorso da una vena periferica fino alle camere cardiache. A partire dal momento dell'iniezione, lo strumento registra i conteggi sul precordio con frequenza ogni decimo di secondo, registrando al tempo stesso come riferimento il tracciato elettrocardiografico.

La risultante curva è mostrata in Figura 18.3b, dove l'andamento del radiocardiogramma è correlato con i cicli cardiaci (tracciato in alto). Mentre al momento zero il contatore non registra alcuna attività, subito dopo l'iniezione si osserva un rapido aumento del conteggio, il cui picco (registrato meno di 1 secondo dopo l'iniezione) corrisponde alla massima presenza del bolo radioattivo nelle sezioni destre del cuore; subito dopo si osserva una rapida riduzione del conteggio, che corrisponde all'uscita del bolo radioattivo dal ventricolo destro verso il circolo polmonare (che il collimatore esclude dal conteggio). Nei successivi cicli cardiaci si assiste a un nuovo aumento dei conteggi sul precordio (con picco intorno a 6 secondi), che corrisponde al ritorno della radioattività dal circolo

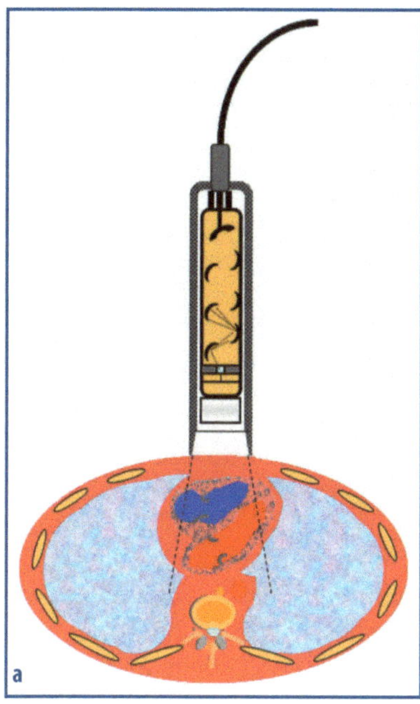

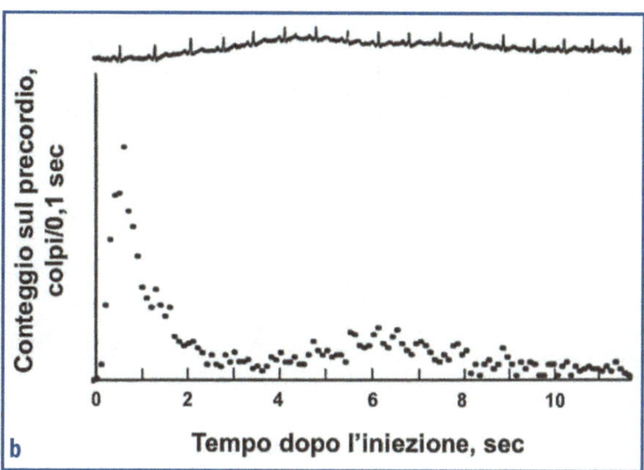

Fig. 18.3 a, b **a** Contatore a scintillazione per radiocardiogramma. Lo strumento, posizionato sul precordio, registra le variazioni di conteggio determinate dal passaggio del bolo radioattivo. **b** Radiocardiogramma: curva dei conteggi misurati dal contatore precordiale durante passaggio del bolo radioattivo attraverso le camere cardiache nell'arco di 17 cicli cardiaci (tracciato ECG, *in alto*)

polmonare alle sezioni sinistre del cuore; anche se questa seconda curva raggiunge un picco più basso ed è distribuita in un tempo più lungo della prima (a causa della frammentazione che il bolo radioattivo ha subito nell'attraversare la circolazione polmonare), in condizioni di equilibrio emodinamico l'area sotto le due curve è uguale.

Il tempo intercorso fra i due picchi di conteggio della radioattività corrisponde al tempo medio di circolo polmonare, mentre le pendenze delle due curve sono proporzionali all'efficienza di svuotamento dei due ventricoli (destro e, rispettivamente, sinistro); conoscendo l'attività iniettata (che è misurata con lo stesso strumento in condizioni geometriche simili a quelle impiegate per il conteggio sul precordio), è possibile calcolare anche il volume di sangue polmonare, la gittata sistolica e la frazione di eiezione del ventricolo sinistro.

Con la successiva disponibilità della gamma-camera, che permette di registrare anche in modalità dinamica con elevata risoluzione temporale l'andamento della radioattività in un intero distretto corporeo (ad esempio, il torace), la metodologia di analisi del radiocardiogramma è stata poi applicata per la valutazione della contrattilità miocardica secondo la procedura denominata "angiocardioscintigrafia al primo passo" (vedi Paragrafo 18.12).

Seguendo il crescente interesse fisiopatologico e clinico verso le problematiche legate alla cardiopatia ischemica, sono stati poi negli anni Sessanta sviluppate metodiche per la valutazione della perfusione miocardica (vedere più avanti in questo Capitolo), con potenzialità tuttavia inizialmente limitate per la mancanza sia di idonea strumentazione di imaging (come la gamma-camera) sia di radiofarmaci idonei a valutare la perfusione miocardica dopo loro somministrazione sistemica (come ^{201}Tl-cloruro oppure ^{99m}Tc-Sestamibi e ^{99m}Tc-Tetrofosmina). Pur senza vasta applicazione clinica a causa di una certa invasività della tecnica, sono state sviluppate metodiche di valutazione del flusso miocardico basate

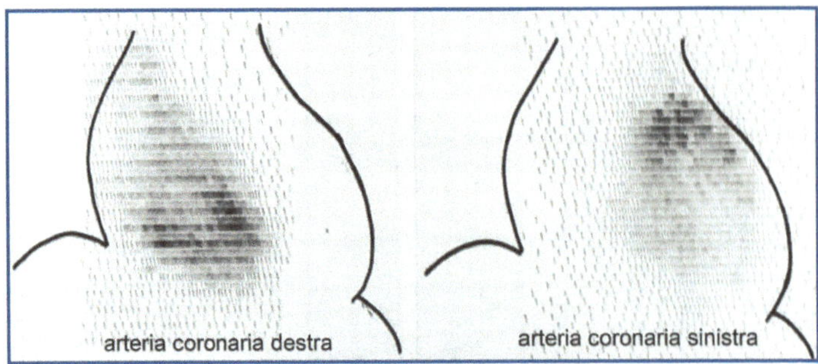

Fig. 18.4 Immagini ottenute mediante scanner lineare dopo iniezione di microsfere di albumina marcate con Iodio-123 selettivamente nella coronaria destra e nella coronaria sinistra (effettuate in corso di angiografia coronarica) di un paziente con recente infarto del miocardio. L'immagine di sinistra mostra una netta riduzione a carico delle porzioni distali del ventricolo sinistro a causa dell'occlusione della coronaria

sull'iniezione intra-coronarica di particelle marcate micro-embolizzanti (a livello arteriolare), analogamente alla metodica impiegata per lo studio della circolazione polmonare mediante somministrazione in vena periferica di macroaggregati marcati di albumina; la stessa tecnica (somministrazione intra-arteriosa) è stata per un certo periodo applicata anche allo studio della perfusione cerebrale, dopo iniezione intra-carotidea degli stessi radiofarmaci. La Figura 18.4 mostra le immagini ottenute mediante scanner lineare dopo iniezione di microsfere di albumina marcate con Iodio-123 selettivamente nella coronaria destra e, rispettivamente, nella coronaria sinistra (effettuate in corso di angiografia coronarica) di un paziente con recente infarto del miocardio; nel ventricolo destro la perfusione è delineata con sufficiente omogeneità di distribuzione del radiofarmaco, mentre in gran parte del ventricolo sinistro è evidente una netta riduzione perfusionale.

18.7 La scintigrafia di perfusione miocardica

La scintigrafia di perfusione miocardica è una metodica non invasiva che permette, utilizzando radiofarmaci specifici, di ottenere informazioni qualitative e semiquantitative sul flusso coronarico del ventricolo sinistro. Il progresso tecnologico ha permesso di passare dalla scintigrafia planare ad acquisizioni SPECT e, più recentemente, alla *Gated*-SPECT (G-SPECT), che consente di ottenere informazioni sul binomio flusso coronarico/funzione ventricolare sinistra.

18.7.1 Indicazioni cliniche

In senso generale, il quesito clinico può essere di natura diagnostica e/o prognostica. Le domande cui la scintigrafia miocardica di perfusione può rispondere sono: 1) è o meno presente ischemia miocardica? 2) In caso affermativo, quale è la sede e la gravità dell'ischemia e, quindi, la coronaria da rivascolarizzare? 3) Se è già stato eseguito un intervento di rivascolarizzazione o una specifica terapia medica, è protetto il paziente dall'ischemia? 4) Se il paziente ha già avuto un infarto, il tessuto residuo è ancora vitale o definitivamente necrotico? In termini prognostici, la presenza, la sede, la gravità e l'estensione dell'ischemia permettono di esprimere un giudizio sull'evoluzione della malattia e sulla sopravvivenza a lungo termine del paziente.

Le linee-guida proposte dalle società scientifiche per un uso appropriato della scintigrafia miocardica possono essere semplificate e riassunte come segue:
- diagnosi di malattia coronarica in pazienti con sospetta cardiopatia ischemica, con probabilità pre-test di malattia intermedia ed elettrocardiogramma non interpretabile (come nel blocco di branca sinistro, in corso di terapia digitalica, sindrome di Wolf-Parkinson-White, presenza di pacemaker);
- diagnosi di malattia coronarica in pazienti con sospetta cardiopatia ischemica, probabilità pre-test di malattia intermedia, e con test ergometrico sottomassimale;
- valutazione del significato funzionale di stenosi intermedie (25-75%);
- indagine iniziale in pazienti ad alto rischio (diabetici o rischio >20%/anno);
- valutazione dell'efficacia di terapia medica o di interventi di rivascolarizzazione in pazienti con persistenza o ricomparsa dei sintomi;
- valutazione della vitalità miocardica ai fini di rivascolarizzazione;
- valutazione del rischio operatorio in pazienti con fattori di rischio (diabetici, nefropatici) o con cardiopatia ischemica accertata;
- stratificazione prognostica in pazienti ad alto rischio.

18.7.2 Test provocativi

La finalità dello studio scintigrafico è quella di identificare la presenza di ischemia miocardica inducibile. Dalle considerazioni sopra riportate sulla fisiopatologia del circolo coronarico si evince che per lo studio della riserva coronarica è necessario eseguire i cosiddetti "test provocativi" (Tabella 18.1). Ne esistono due tipi:

Tabella 18.1 Principali caratteristiche dei test da stress in cardiologia nucleare

Stress	Dose	Rischi	Antidoti	Vantaggi/ Svantaggi
Sforzo isotonico	*Treadmill* Cicloergometro	Ischemia/IMA Crisi vagali Aritmie Crisi ipertensive	Riposo/NTG	Stimolo fisiologico Correlazione sintomo/perfusione
Dipiridamolo	0,56 mg/kg in 4 min	Ischemia/IMA Broncospasmo	Aminofillina	Inabilità all'esercizio No se BAV, asma, TIA
Adenosina	0,142 mg/kg in 6 min	Ischemia/IMA Broncospasmo	Aminofillina	Inabilità all'esercizio No se BAV, asma, TIA
Dobutamina	Step di 5 μg/kg ogni 2-3 min fino a 40 μg	Ischemia/IMA Aritmie Crisi ipertensive	Metoprololo	Inabilità all'esercizio No se asma, ipertensione

IMA = Infarto Miocardico Acuto; *NTG* = Nitroglicerina; *BAV* = Blocco Atrioventricolare

1. Quelli che esplorano la riserva coronarica attraverso un aumento della domanda miocardica di ossigeno: esercizio fisico o dobutamina (attraverso un incremento della frequenza cardiaca e della pressione arteriosa).
2. Quelli che esplorano la riserva coronarica senza indurre aumento della domanda di ossigeno: dipiridamolo o adenosina (che determinano vasoparalisi e massima vasodilatazione annullando le resistenze al flusso coronarico).

In generale, lo sforzo fisico è ritenuto dal cardiologo lo stress ideale, in quanto permette di valutare la tolleranza del soggetto all'esercizio, la sua soglia ischemica e la *performance* cardiovascolare globale. In alternativa all'esercizio fisico, lo stress farmacologico è preferito in soggetti con disturbi della conduzione intraventricolare (blocco di branca sinistro) o portatori di pacemaker (nei quali l'incremento della frequenza cardiaca può aumentare l'incidenza di falsi difetti di perfusione), mentre diviene obbligatorio in coloro che non sono fisicamente in grado di pedalare o correre (a causa di problemi ortopedici, arteriopatia obliterante degli arti inferiori, esiti di vasculopatia cerebrale).

Nel caso in cui l'esame sia eseguito a scopo diagnostico, onde evitare risultati falsamente negativi, è necessario sospendere almeno 4-7 giorni prima dell'esame l'eventuale terapia con farmaci beta-bloccanti a lunga emivita, 48 ore prima i beta-bloccanti a breve emivita e i calcio-antagonisti, e 24 ore prima i nitrati. Nel caso in cui l'esame sia invece eseguito proprio con lo scopo di valutare l'efficacia della terapia farmacologica nel proteggere il paziente da un evento ischemico, i farmaci sopradetti non devono essere sospesi.

18.7.2.1
Sforzo fisico

Preparazione del paziente: posizionamento di cannula venosa per l'iniezione del radiofarmaco, degli elettrodi per il monitoraggio ECG, e dello sfigmomanometro per il monitoraggio della pressione arteriosa durante lo sforzo. Dopo valutazione dell'ECG basale e della pressione arteriosa basale, si chiede al paziente di iniziare a compiere l'esercizio fisico su cicloergometro o tappeto ruotante, seguendo predefiniti schemi di progressivo incremento del carico lavorativo.

L'iniezione del radiofarmaco è effettuata all'acme dello sforzo, cioè quando si verifichi una delle seguenti condizioni:
- il test è massimale (è stato raggiunto l'85% della frequenza cardiaca massima teorica);
- il paziente va incontro a esaurimento muscolare;
- calo della PA sistolica di almeno 20 mmHg;
- comparsa di sintomi importanti (ad esempio, angina, dispnea);
- comparsa di alterazioni ECG indicative di ischemia miocardica o di gravi aritmie.

Dopo l'iniezione del radiofarmaco, il paziente continua a pedalare ancora per 1-2 minuti, allo scopo di permettere una completa estrazione del radiofarmaco stesso da parte dei miocardiociti.

18.7.2.2
Stress farmacologici

Dipiridamolo. Il dipiridamolo è una pirimidina capace di inibire le fosfodiesterasi di membrana e dunque la deaminazione dell'adenosina e la sua ricaptazione cellulare. Pertanto, la somministrazione di dipiridamolo (0,56 mg/kg e.v. da somministrare in 4 minuti nel protocollo a bassa dose) aumenta la quota extracellulare di adenosina, determinando vasodilatazione coronarica (aumento del flusso). Questa vasodilatazione mediata dall'adenosina si esplica nei territori sani (i quali avranno così una "perfusione di lusso"), smascherando quindi la ridotta riserva coronarica nei territori irrorati da vasi stenotici. Circa 2 minuti dopo l'iniezione del radiofarmaco (tempo necessario per consentirne l'accumulo nel miocardio in funzione delle condizioni regionali di perfusione) si somministra l'antagonista aminofillina per terminare l'azione del dipiridamolo. Come preparazione, nelle 24 ore precedenti l'esame il paziente non deve assumere alimenti e bevande contenenti xantine (caffè, tè, pompelmo, cioccolato, ecc.), che ridurrebbero o annullerebbero l'effetto del dipiridamolo.

Effetti collaterali: nausea, vomito, cefalea, dispnea, ipertensione.

Controindicazioni: asma bronchiale (assoluta), ipertensione, recente evento ischemico acuto cerebrale, disturbi di conduzione atrio-ventricolare.

Adenosina. È un nucleoside naturale il cui effetto farmacologico è dovuto alla sua interazione con specifici recettori; in particolare, il legame con il recettore A2 a livello delle cellule muscolari lisce della parete vasale determina rilasciamento muscolare e conseguente vasodilatazione. Come nel caso del dipiridamolo, lo stimolo vasodilatatore permette di identificare la maldistribuzione del flusso coronarico determinata dalla presenza di stenosi coronariche. L'adenosina è somministrata alla posologia 0,142 mg/kg per minuto nell'arco di 6 minuti; il radiofarmaco è iniettato al 3° minuto di infusione dell'adenosina, che continua poi per i successivi 3 minuti. Controindicazioni ed effetti collaterali sono gli stessi del dipiridamolo.

Dobutamina. La dobutamina è un'amina simpatico-mimetica con struttura simile a quella della dopamina. La sua interazione con i recettori β1 induce aumento della domanda di ossigeno a livello miocardico per effetto inotropo e cronotropo positivo (aumento della contrattilità e della frequenza cardiaca); la sua interazione con i recettori α1 e β1 induce invece vasocostrizione arteriolare con conseguente incremento della pressione arteriosa, mimando così gli effetti dell'esercizio fisico. L'azione farmacologica della dobutamina è dose-dipendente: a basse dosi prevale l'effetto inotropo positivo, mentre ad alti dosaggi prevalgono gli effetti cronotropo positivo e vasocostrittivo. Posologia utilizzata: 5 μg/kg per minuto, con incrementi ogni 3 minuti fino a un massimo di 40 μg/kg per minuto. In genere si ricorre alla dobutamina quando vi è controindicazione a eseguire lo sforzo fisico o il test con dipiridamolo/adenosina (pazienti asmatici, con blocco atrio-ventricolare o con pregresso TIA).

Effetti collaterali: ipotensione, nausea, cefalea, tremori, palpitazioni, aritmie ventricolari o sopraventricolari.

18.7.3 Radiofarmaci e protocolli clinici

I radiofarmaci convenzionali (cioè con emissione di fotone singolo) attualmente utilizzati nella pratica clinica per lo studio della perfusione miocardica sono ^{201}Tl-cloruro, ^{99m}Tc-Sestamibi e ^{99m}Tc-Tetrofosmina, le cui proprietà di distribuzione *in vivo* sono trattate nel Capitolo 4.

In linea generale, la caratteristica che accomuna i vari radiofarmaci di perfusione è quella di distribuirsi nel miocardio in misura direttamente proporzionale al flusso coronarico regionale, con un'alta frazione di estrazione al primo passaggio. L'estrazione del radiofarmaco (che è condizionata dall'integrità di membrana e dalla vitalità cellulare) si mantiene linearmente con l'aumento del flusso coronarico, almeno fino a un determinato valore di flusso coronarico.

18.7.3.1 Differenze fra i radiofarmaci

Il ^{201}Tl ha un picco energetico piuttosto basso (69-83 keV, che comporta problemi di attenuazione fotonica), un'emivita relativamente lunga (72 ore, che implica una radiodosimetria abbastanza elevata per il paziente e quindi la necessità di limitare l'attività da somministrare a 74-111 MBq, o 2-3 mCi). Tuttavia, l'accumulo miocardico del ^{201}Tl è caratterizzato da un'alta frazione di estrazione al primo passaggio, lineare con l'aumento del flusso coronarico fino a un *plateau* di 3 mL/min per grammo. Una volta che il radiofarmaco è entrato all'interno della cellula, non è intrappolato in modo stabile ma subisce un processo di continuo scambio tra il miocardio e il *pool* circolante, fenomeno che prende il nome di *washout*. In presenza di una stenosi coronarica, la ridotta disponibilità di radiofarmaco rispetto ai territori normoperfusi determina la presenza del difetto di perfusione sulle immagini scintigrafiche precoci. Poiché nella zona ischemica il *washout* di tracciante è ridotto e ritardato rispetto alle regioni ben irrorate, si verifica un progressivo riequilibrio della concentrazione di radiofarmaco tra la regione ischemica e quella normoperfusa, un fenomeno che prende il nome di "ridistribuzione" (Fig. 18.5). Questo insieme di fenomeni rende necessario iniziare l'acquisizione delle immagini dello stress quanto più precocemente possibile, per poter identificare accuratamente i difetti di perfusione. Acquisizioni tardive (dopo 3-4 ore), che rappresentano la ridistribuzione del radiofamaco e non più la perfusione miocardica regionale sotto stress, permettono invece di differenziare le aree che presentano un recupero di captazione del difetto da stress (ischemia) da quelle nelle quali la condizione rimane invariata (necrosi).

I radiofarmaci marcati con ^{99m}Tc presentano caratteristiche più favorevoli in termini di disponibilità, di energia dell'emissione gamma (140 keV), di emivita fisica (6 ore) e di carico radiodosimetrico al paziente, tanto che il loro uso è ormai largamente preferito a

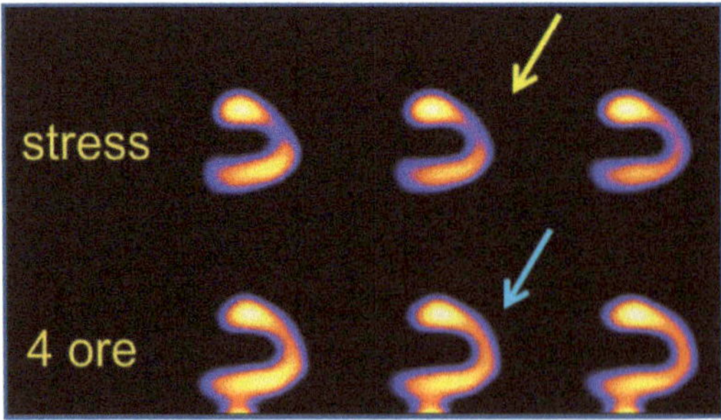

Fig. 18.5 Sezioni tomografiche sagittali ottenute usando ^{201}Tl in un paziente con stenosi significativa della coronaria discendente anteriore. Le immagini ottenute precocemente dopo stress mostrano un evidente difetto di perfusione (*freccia gialla*) a carico della parete anteriore e dell'apice cardiaco. La "ridistribuzione" del radiofarmaco determina con il tempo il riempimento del difetto (indicando pertanto la presenza di ischemia miocardica e non di necrosi miocardica pregressa), come si osserva nelle immagini acquisite a 4 ore dall'iniezione (*freccia azzurra*)

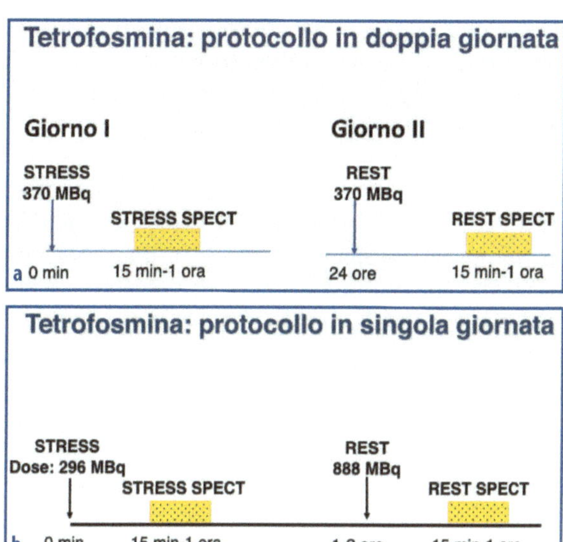

Fig. 18.6 a, b Protocolli clinici di acquisizione usando ^{99m}Tc-Tetrofosmina come radiofarmaco di flusso secondo le modalità in doppia giornata (**a**) e, rispettivamente, in giornata singola (**b**). Nota: nei protocolli clinici in singola giornata la sequenza delle acquisizioni da stress e a riposo può essere invertita a seconda dell'ottimale logistica organizzativa del centro, senza variazioni nell'accuratezza diagnostica dell'esame. Alcuni centri preferiscono eseguire per primo l'esame a riposo per identificare i pazienti ad alto rischio (pazienti con grave ed estesa ipocaptazione del radiofarmaco, grave disfunzione ventricolare sinistra); ciò permette poi la scelta dello stress più adeguato alle caratteristiche del paziente

quello del ^{201}Tl-cloruro, soprattutto in Europa. L'assenza di ridistribuzione e la lenta *clearance* miocardica permettono acquisizioni ritardate rispetto al momento di iniezione; tuttavia, non manifestando ridistribuzione, necessitano di due iniezioni separate per studiare la perfusione da stress e, rispettivamente, a riposo. Il principale svantaggio dei radiofarmaci tecneziati è rappresentato dalla minore estrazione agli alti flussi coronarici (ad esempio, durante infusione di adenosina), con *plateau* di estrazione per valori di flusso appena superiore a 2 mL/min per grammo. La ^{99m}Tc-Tetrofosmina dimostra la stessa accuratezza clinica del ^{99m}Tc-Sestamibi, con una cinetica più favorevole rappresentata da una più rapida *clearance* epato-biliare, caratteristica che permette di ottenere acquisizioni precoci (entro 15 minuti dall'iniezione), come nei protocolli cosiddetti *fast imaging*.

Si distinguono protocolli che prevedono l'iniezione del radiofarmaco in giorni separati per lo stress e per il riposo (protocollo in doppia giornata), oppure nella medesima giornata (protocollo in singola giornata). Nel protocollo in doppia giornata, sono somministrate al paziente due uguali attività di radiofarmaco (370-740 MBq, sia per lo stress che per il riposo). Nei protocolli in singola giornata è necessario invece utilizzare il metodo della cosiddetta *split dose*, che consiste nell'utilizzare multipli di tre dell'attività per la seconda somministrazione rispetto alla prima (ad esempio, 296 MBq per lo stress e 888 MBq per il riposo, o viceversa) (Fig. 18.6).

18.8 SPECT e G-SPECT

La SPECT miocardica prevede generalmente una scansione su un arco di circonferenza di 180°, dalla proiezione obliqua anteriore destra a 45° alla obliqua posteriore sinistra a 45°; è acquisita una serie di proiezioni (di solito 64), per una durata totale di acquisizione di circa 15-20 minuti (Fig. 18.7). La scansione di 180° attorno alla parte anteriore e sinistra del torace ha lo scopo di massimizzare la registrazione dei fotoni emessi dal miocardio, che è situato nel mediastino anteriore e per due terzi spostato a sinistra. Questo particolare tipo di scansione SPECT ha favorito negli ultimi 15 anni lo sviluppo da parte di diverse industrie di gamma-camere con due teste posizionate o posizionabili a 90° l'uno rispetto all'altro (gamma-camere a geometria fissa o variabile); questa conformazione consente una più efficiente e/o rapida scansione del torace, in quanto ciascuna testa è "responsabile" delle proiezioni previste per un segmento di circonferenza di 90° (la gamma-camera ruota in definitiva per soli 90°). Le acquisizioni SPECT sono tradizionalmente ottenute facendo ruotare le testate lungo orbite circolari; tuttavia, orbite definite ellittiche o che sfruttano strumenti per il *body contouring* migliorano la risoluzione spaziale avvicinando il più possibile i rivelatori al paziente, proiezione per proiezione. Tra i parametri di acquisizione, particolare attenzione deve essere posta al fattore zoom nelle acquisizioni con gamma-camera a grande campo, fattore che deve essere adattato alle caratteristiche del paziente; nel caso di soggetti di sesso femminile con cuori molto piccoli, deve essere talvolta impostato un valore maggiore di zoom (1,4-1,6) per consentire una migliore

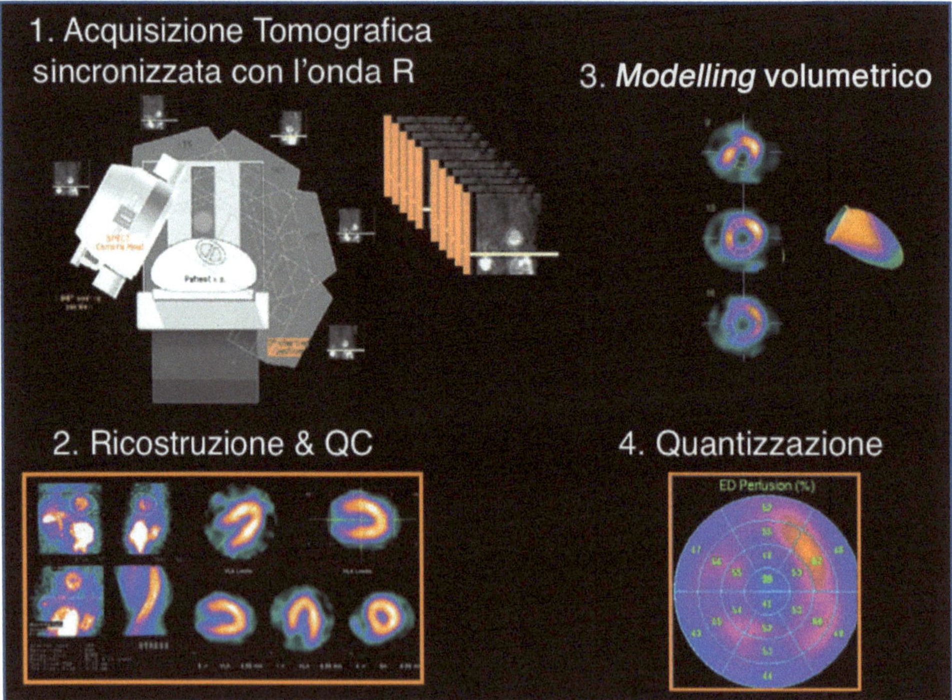

Fig. 18.7 Passaggi fondamentali del processo di imaging tomoscintigrafico G-SPECT. Dopo la somministrazione del radiofarmaco, il paziente è posizionato sul lettino della gamma-camera e sono effettuate acquisizioni parziali su un angolo di 180° sincronizzate con l'onda R dell'ECG (*1*). I dati raccolti sono sottoposti a controllo di qualità, ricostruzione e riallineamento (*2*). Software appositi analizzano le immagini (*3*) permettendo di ottenere informazioni semiquantitative sulla perfusione coronarica e sulla funzione ventricolare sinistra (*4*)

definizione delle pareti e della cavità ventricolare. L'impiego di radiofarmaci tecneziati e l'elevata sensibilità di conteggio delle gamma-camere attualmente disponibili permette di utilizzare collimatori a bassa energia e ad alta risoluzione (LEHR). Alcune gamma-camere attuali sono implementate con sistemi per la correzione dell'attenuazione mediante sorgenti trasmissive o mediante tubo radiogeno. La ricostruzione tridimensionale delle immagini sotto forma di sezioni transassiali è ottenuta elaborando i dati acquisiti nelle diverse proiezioni mediante specifici algoritmi matematici (retroproiezione filtrata o metodi iterativi).

L'acquisizione G-SPECT, cioè sincronizzata sull'onda R dell'ECG (*gating*), consiste nel fatto che per ciascun angolo di proiezione dell'acquisizione tomografica è registrata una serie di segmenti temporali (*bin*) dell'intervallo R-R dell'elettrocardiogramma, ovvero di fasi del ciclo cardiaco (Fig. 18.8). I dati rilevati lungo l'intera orbita di acquisizione sono sottoposti al processo di ricostruzione tomografica e i volumi SPECT risultanti, corrispondenti agli specifici segmenti temporali, possiedono le derivate spazio-temporali idonee a una valutazione dinamica della funzione cardiaca. Se prima del processo di ricostruzione si opera la sommatoria dei *bin* relativi alle varie fasi del ciclo cardiaco per ciascun angolo di proiezione, il risultato ottenuto equivale a una acquisizione SPECT standard (definita *ungated*). Pertanto, con una G-SPECT si ottengono dati che, una volta ricostruiti, forniscono una rappresentazione tridimensionale della bio-distribuzione del radiofarmaco (e quindi della perfusione miocardica regionale) e anche dati corrispondenti alle varie fasi del ciclo cardiaco che consentono una valutazione dei volumi e della funzione cinetica regionale e globale del ventricolo sinistro.

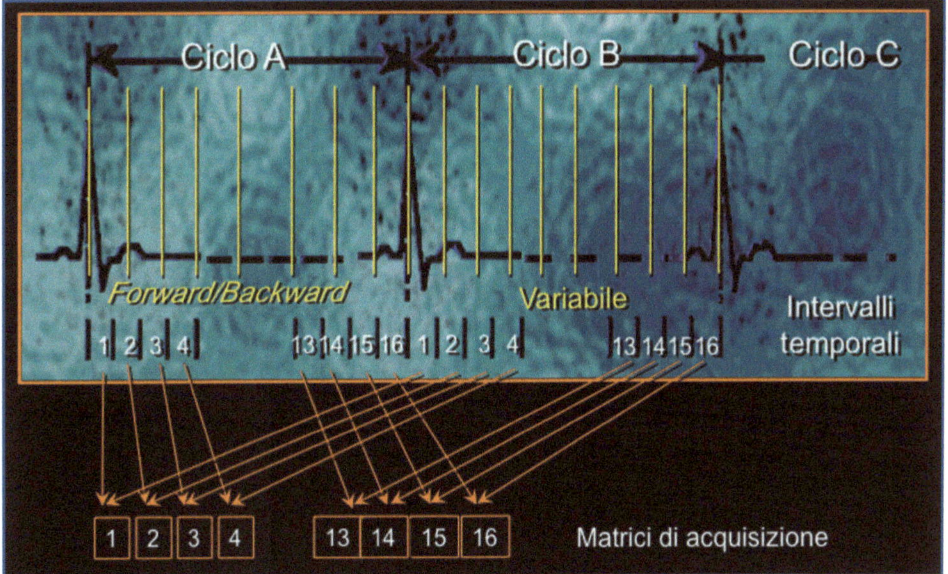

Fig. 18.8 Acquisizione sincronizzata sull'onda R dell'elettrocardiogramma (*gating*). I dati acquisiti lungo l'intera orbita di acquisizione e corrispondenti a diverse fasi del ciclo cardiaco sono ricostruiti tomograficamente e immagazzinati in specifiche matrici di acquisizione, costituendo derivate spazio-temporali idonee per una valutazione dinamica della funzione cardiaca

Il campionamento degli eventi lungo l'intervallo R-R dell'elettrocardiogramma (base dell'imaging G-SPECT) influenza criticamente la qualità dei parametri derivabili. Purtroppo, la variabilità battito-battito (intervallo R-R) nella durata del ciclo cardiaco può far sì che l'evento teoricamente appartenente a uno specifico intervallo di campionamento sia erroneamente attribuito a un altro *frame* temporale. Sono pertanto impiegati opportuni algoritmi di correzione che variano a seconda del tipo di *gating* utilizzato.

Nel *gating* a risoluzione temporale fissa (*fixed time resolution*) si suppone che tutti gli intervalli R-R abbiano la stessa durata, indipendentemente dal tempo effettivo del ciclo cardiaco. Raramente questo assunto è soddisfatto, determinandosi così anomalie nella ripartizione del conteggio che riguardano soprattutto gli ultimi *frame* del ciclo e, quindi, la fase telediastolica. Per ovviare a questo fenomeno può essere impiegata una tecnica di suddivisione dell'R-R detta *backward framing*, nella quale gli intervalli sono sincronizzati con l'onda R successiva e campionati all'indietro. Questa modalità può causare tuttavia una sottostima degli eventi che caratterizzano la telesistole, per cui il *backward framing* è spesso combinato con il *forward framing*, per raggiungere un compromesso nella distribuzione temporale dell'eventuale errore di campionamento.

Nell'approccio a risoluzione temporale variabile (*variable time resolution*), la durata degli intervalli di campionamento è aggiustata in maniera dinamica, secondo la variabile durata battito-battito del ciclo cardiaco.

Il metodo forse più sofisticato ed accurato di *gating* è rappresentato dalla acquisizione *list mode*, nella quale i dati acquisiti sono registrati in unità di memoria contenenti le rispettive coordinate spaziali e temporali. Ad acquisizione completata, la distribuzione della durata dei cicli cardiaci acquisiti è rappresentata in istogrammi, applicando a posteriori una finestra di accettazione; i battiti di lunghezza compresa nel range accettato sono quindi sottoposti a campionamento con una risoluzione temporale fissa o variabile.

La tolleranza di accettazione dell'intervallo R-R durante l'acquisizione *gated* è esprimibile con una finestra di riferimento (± % dell'intervallo R-R). Finestre del 20% o inferiori causano il rigetto di numerosi battiti, comportando quindi una bassa statistica di conteggio che si riflette sulla qualità delle immagini *gated* e *ungated*. Per questo motivo è stato messo a punto un sistema (attualmente disponibile su un solo modello di gamma-camera) che raccoglie i battiti fuori range di accettazione in un *extra frame*, aggiungendoli successivamente durante la generazione delle immagini *ungated*.

Alcune alterazioni del ritmo cardiaco possono inficiare il risultato scintigrafico quando si esegue un'acquisizione G-SPECT. In presenza di fibrillazione atriale la variabilità dell'intervallo R-R battito-battito rende impossibile derivarne parametri funzionali accurati, a eccezione dei casi di fibrillazione atriale isoritmica. Non meno importante è la condizione di extrasistolia che, se molto frequente, può determinare problemi analoghi. Per tale motivo risulta fondamentale controllare la finestra di acquisizione valutando la percentuale dei battiti rigettati dal sistema di acquisizione; se tale percentuale è superiore al 4-5% dei battiti totali, il risultato finale potrebbe non risultare accurato, a causa di una ridotta statistica di conteggio nei *frame* di acquisizione. Inoltre, anomalie del ritmo cardiaco possono determinare falsi difetti di perfusione sulle immagini scintigrafiche che devono essere ricostruite come *ungated*.

Si sottolinea che il principio fondamentale per garantire un risultato finale accurato in termini clinici è il continuo e rigoroso controllo di qualità della strumentazione e dei parametri di acquisizione, ricostruzione ed elaborazione delle immagini scintigrafiche, processo che vede operative tanto le competenze del medico specialista, quanto quelle del tecnico di radiologia. Ad esempio, l'ispezione delle proiezioni in cine-mode consente di rilevare eventuali movimenti del paziente durante l'acquisizione, che possono generare falsi difetti di perfusione nelle immagini ricostruite. Il controllo cine-mode serve, inoltre, per monitorare la statistica di conteggio, che in caso di errori nel *gating* può essere ridotta in una o più proiezioni e causare il fenomeno del *flashing* alla base di artefatti nella ricostruzione dei dati di perfusione e funzione.

Nelle Tabelle 18.2 e 18.3 sono riassunti i protocolli e le tecniche di acquisizione ed elaborazione della SPECT/G-SPECT con radiofarmaci tecneziati e, rispettivamente, con ^{201}Tl-cloruro.

Tabella 18.2 SPECT/G-SPECT con ^{99m}Tc-Tetrofosmina/^{99m}Tc-Sestamibi: protocolli e tecniche d'esame

Radiofarmaci e attività	^{99m}Tc-Tetrofosmina/^{99m}Tc-Sestamibi. – Protocollo "doppia giornata": 740 MBq sia dopo stress che a riposo. – Protocollo *single day*: 1ª acquisizione: (300-370 MBq), 2ª acquisizione: (900-1100 MBq).
Tecnica scintigrafica	Digiuno da almeno 6 ore. Sospensione dell'eventuale terapia farmacologica secondo indicazione del cardiologo. **Stress:** iniezione e.v. del radiofarmaco al picco massimo dello sforzo o stress farmacologico, e inizio dell'acquisizione scintigrafica a 30-60 min. La ^{99m}Tc-Tetrofosmina permette l'acquisizione di immagini a 15 min (*fast imaging*). **Rest:** iniezione e.v. e acquisizione scintigrafica a 30-60 min. Per agevolare lo svuotamento della colecisti e ridurre così la captazione epatica, è consigliabile invitare il paziente ad assumere un leggero pasto grasso. – Paziente supino, braccia sollevate sopra la testa. – Posizionare elettrodi e selezionare la migliore derivazione ECG (con finestra dell'intervallo R-R). – È possibile utilizzare una gamma-camera dual-detector, a geometria fissa o variabile a 90°, con collimatori a fori paralleli, bassa energia, alta risoluzione (LEHR) e finestra centrata sul picco fotoelettrico del ^{99m}Tc (140 KeV ± 10%). – Orbita circolare, ellittica o con *body contouring* su 180° (*start angle* RAO 45° a LPO -135°). – Acquisizione *step-and-shoot*. – Campionamento angolare di 3-4°. – 60-64 proiezioni della durata di almeno 40 sec. – Numero di *bin* 8-16. – Matrice 64×64. – Zoom di acquisizione >1 (1,3/1,4) con gamma-camera a LFOV. – Framing FT/VT.
Elaborazione	*Post-processing*: la ricostruzione di immagini *gated* e *non gated* è rappresentata dalla "retroproiezione filtrata" (FBP) o dalla "ricostruzione iterativa".
Possibili cause di errore	– Iniezione fuori vena del radiofarmaco. – Artefatti da movimento e da errato posizionamento del paziente. – Alterazioni del ritmo cardiaco. – Errata elaborazione *post-processing*.

Tabella 18.3 SPECT/C-SPECT con ^{201}Tl-cloruro: protocolli e tecniche d'esame

Radiofarmaci e attività	^{201}Tl-Cloruro 111-148 MBq (3-4 mCi).
Tecnica scintigrafica	Il paziente deve essere digiuno da almeno 6 ore, con sospensione della eventuale terapia farmacologica secondo indicazione del cardiologo, prima di iniziare il test ergometrico o farmacologico. Il digiuno deve essere mantenuto fino al termine dell'esame. Iniezione e.v. del radiofarmaco effettuata al picco massimo dello stress (fisico o farmacologico) nella prova da stress. Protocollo **Stress-Redistribution**: Acquisizione G-SPECT-stress effettuata entro 10 min dall'iniezione del radiofarmaco. Acquisizione G-SPECT-basale effettuata a 4 ore dall'iniezione del radiofarmaco. Paziente supino a braccia sollevate. Utilizzare una gamma-camera a doppia testa a geometria fissa o variabile a 90°, con collimatori a fori paralleli, bassa energia, alta risoluzione (LEHR) con finestra centrata sul picco fotoelettrico del 201Tl: 25% sul primo picco (72-75 keV), 20% sul picco di 167 keV. Le immagini di proiezione sono distribuite su un arco di 180°, dalla proiezione obliqua anteriore destra (*start angle* RAO 45°) alla obliqua posteriore sinistra (LPO -45°). Orbita circolare in senso orario con *body contouring*. La modalità classica di rotazione è *step-and-shoot*. 32-64 proiezioni della durata di 40-50 sec con campionamento angolare di 4°/6°. – Numero di *bin* 8-16. – Matrice 64×64. – Zoom di acquisizione >1 (1,3/1,4). – Framing FT/VT.
Elaborazione	*Pre-processing*: correzione per l'attenuazione, per l'uniformità, per il centro di rotazione, per il decadimento del radionuclide. *Post-processing*: la ricostruzione di immagini *gated* e *non gated* è rappresentata dalla "retroproiezione filtrata" (FBP) o dalla "ricostruzione iterativa". Le immagini *gated* sono più sottoposte a *smoothing* rispetto alle *non gated*, perché hanno minore statistica di conteggio. I filtri che sono più frequentemente utilizzati per questo fine appartengono alle famiglie Hanning e Butterworth.
Possibili cause di errore	– Iniezione fuori vena del radiofarmaco. – Artefatti da movimento e da errato posizionamento del paziente. – Alterazioni del ritmo cardiaco. – Inappropriata elaborazione in fase di *post-processing*.

18.8.1
Post-processing e interpretazione dei dati

Sia nel caso dei dati SPECT (*ungated*) che G-SPECT, i volumi ricostruiti su piani transassiali sono riorientati secondo l'asse lungo del ventricolo sinistro (asse ideale che unisce l'apice al centro della base del ventricolo sinistro) su tre piani ortogonali tra loro denominati asse corto, asse lungo verticale, e asse lungo orizzontale (Fig. 18.9):

- in asse corto le varie sezioni identificano il ventricolo sinistro, assimilabile a un cono, dall'apice alla base;
- in asse lungo orizzontale le sezioni sono convenzionalmente visualizzate con l'apice ventricolare rivolto verso l'alto, mentre il setto a sinistra e la parete laterale a destra identificano il miocardio dalla parete inferiore a quella anteriore;
- in asse lungo verticale le sezioni, convenzionalmente visualizzate con l'apice ventricolare rivolto verso destra e la base a sinistra, identificano il miocardio dal setto alla parete laterale.

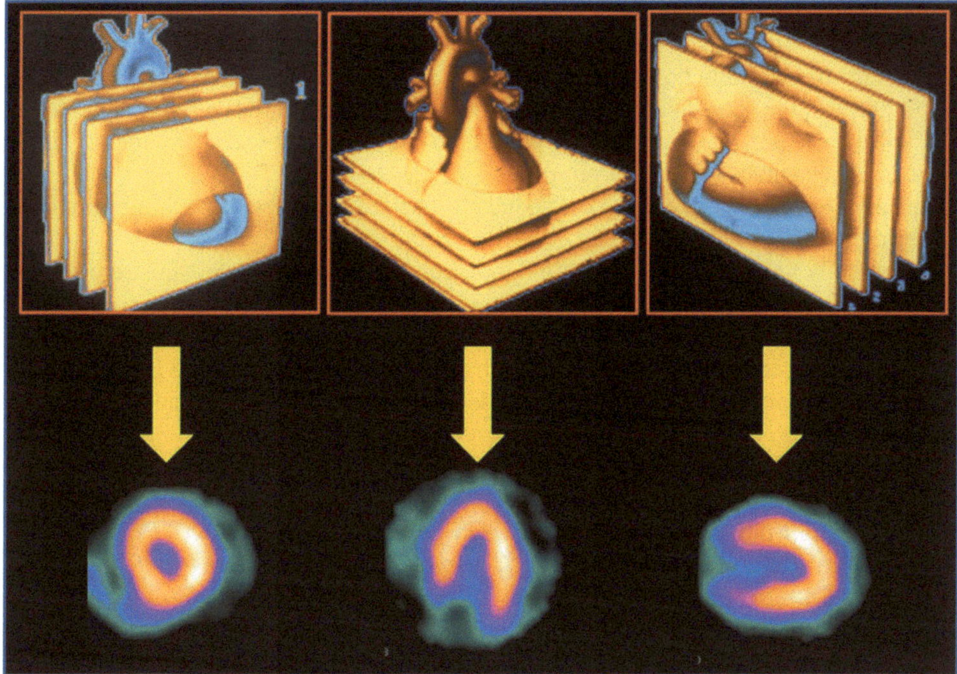

Fig. 18.9 Segmentazione ventricolare secondo gli assi cardiaci principali (*in alto*) e corrispondente immagine scintigrafica rappresentativa di ogni asse (*in basso*)

Le immagini così ottenute sono sottoposte a valutazione qualitativa, semiquantitativa e quantitativa. Infatti, parallelamente allo sviluppo tecnologico e alla progressiva adozione di protocolli di acquisizione G-SPECT, si è verificato uno sviluppo proporzionale degli algoritmi di elaborazione. Esistono oggi diversi software commerciali (la cui accuratezza clinica è stata ampiamente convalidata) che permettono di analizzare in modo automatico non operatore-dipendente le immagini scintigrafiche, derivandone parametri semiquantitativi e quantitativi di perfusione, come pure di funzione regionale e globale del ventricolo sinistro.

L'*analisi qualitativa* prevede che il medico confronti le immagini da stress e a riposo con uno standard di normalità dettato dall'esperienza, interpretando le immagini scintigrafiche in termini di presenza, sede ed estensione del difetto di perfusione. La gravità del difetto è valutata mediante una scala soggettiva (difetto lieve, moderato, o grave) che tiene empiricamente conto dell'entità di riduzione del conteggio regionale in riferimento a una regione di controllo dove si assume presente una perfusione normale. Altro parametro valutato mediante confronto con le immagini ottenute a riposo è la reversibilità del difetto, equivalente scintigrafico della presenza di ischemia miocardica; un difetto fisso di captazione del radiofarmaco può invece essere espressione di pregresso infarto.

L'*analisi semiquantitativa* può essere effettuata attribuendo al difetto di perfusione uno *score* di gravità sulla base dell'esperienza dell'operatore, oppure utilizzando software specifici che confrontano la perfusione regionale con un database di normalità costituito da soggetti con bassa probabilità di rischio di coronaropatia. A tal fine, è utilizzata una rappresentazione dei dati SPECT mediante una mappa polare definita "occhio di bue" (*bull's eye*); sulle singole sezioni in asse corto, dall'apice alla base del ventricolo sinistro, è effettuato un campionamento circolare ottenendo diversi profili angolari di attività che sono riportati su anelli concentrici a costituire il *bull's eye*, dove:

- l'apice del ventricolo sinistro è rappresentato dal centro del *bull's eye*, mentre la base è rappresentata dall'anello più periferico;
- le pareti inferiore e anteriore corrispondono rispettivamente ai settori inferiore e superiore;
- il setto e la parete laterale corrispondono rispettivamente ai settori sinistro e destro.

I conteggi di attività riportati nel *bull's eye* sono normalizzati per il valore di conteggio massimo misurato in tutto il ventricolo sinistro. Potendo essere suddiviso in segmenti, dal confronto con un database di normalità si può ottenere una valuzione semiquantitativa automatica, operatore-indipendente della perfusione o funzione ventricolare sinistra.

Attualmente esistono software commerciali in grado di fornire dati quantitativi o semiquantitativi altamente riproducibili riguardanti perfusione e funzione ventricolare sinistra. Due tra i più diffusi sono il QPS/QGS (*Quantitative Perfusion SPECT/Quantitative Gated SPECT*) sviluppato presso il Cedars-Sinai di Los Angeles (California, USA) e l'*Emory Cardiac Toolbox* (ECToolbox™) sviluppato presso l'Emory University di Atlanta (Georgia, USA).

L'algoritmo QPS, forse il più usato, prevede *score* perfusionali in una mappa polare di 20 segmenti, usando una scala a cinque punti (da 0 = normale a 4 = perfusione assente) derivata dal confronto della captazione del radiofarmaco in ogni segmento rispetto a un database di riferimento. I valori ottenuti nei singoli segmenti sono poi sommati per le immagini, rispettivamente, dopo stress e a riposo, ottenendo un punteggio detto *Summed Stress Score* (SSS), che stima l'estensione e la gravità della ipoperfusione in condizioni di stress, e *Summed Rest Score* (SRS). Dalla differenza tra SSS ed SRS si ottiene il cosiddetto *Summed Difference Score* (SDS), che esprime la reversibilità del difetto perfusorio presente. Questi parametri, in particolare l'SSS, possiedono una importante capacità di stratificazione del rischio di morte e di eventi cardiovascolari (Fig. 18.10).

18.8.1.1 Parametri funzionali derivabili dalla G-SPECT

La G-SPECT fornisce, in maniera non invasiva, numerosi parametri relativi alla funzione regionale e globale del ventricolo sinistro, come le misure di frazione di eiezione, i volumi, la massa miocardica, la cinetica e l'ispessimento parietale regionale.

Volumi ventricolari sinistri. I volumi sono ricavati mediante algoritmi matematici che identificano il contorno della parete miocardica, con una misura che rappresenta pur sempre una approssimazione del dato reale. Inoltre, altri fattori tecnici, insiti nella metodica impiegata, possono inficiare la qualità del risultato clinico. Ad esempio, l'utilizzo di 8 *frame* di campionamento si traduce in una curva di volume più grossolana, con sovrastima del volume telesistolico e sottostima di quello telediastolico (e quindi sottostima della frazione di eiezione). I volumi risultano sottostimati anche quando l'analisi quantitativa è effettuata su G-SPECT di cuori di piccole dimensioni, soprattutto se non si usa un corretto fattore

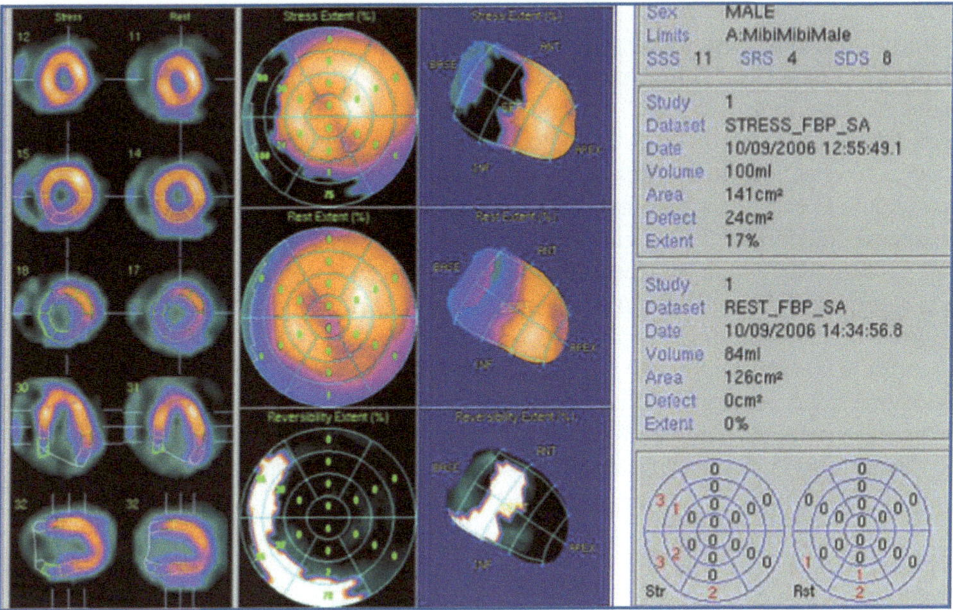

Fig. 18.10 Tipico esempio di analisi semiquantitativa automatica utilizzando il software QPS (Cedar Sinai) in paziente con stenosi significativa della coronaria destra. La mappa polare a *bull's eye* evidenzia la presenza di difetto di perfusione dopo sforzo in sede settale e inferiore prossimale, territorio di distribuzione della coronaria destra, con un SSS di 11. A riposo si osserva il miglioramento della perfusione regionale con un SRS di 4 e il relativo SDS di 7. L'analisi semiquantitativa automatica della perfusione rappresenta un secondo operatore virtuale che aiuta il medico nucleare nell'interpretazione dell'imaging scintigrafico

di zoom in fase di acquisizione. Altra possibile fonte di errore è rappresentata da un impreciso calcolo delle dimensioni del pixel, più frequente in gamma-camere di vecchia generazione. Tenendo conto di quanto detto e del fatto che, più della misura assoluta, in ambito clinico interessa l'adeguatezza di impiego del parametro misurato, sono stati pubblicati numerosi studi comprovanti il buon accordo tra i risultati della G-SPECT con quelli di vari metodi di riferimento (angiocardioscintigrafia, ecocardiografia, RM).

Frazione di eiezione ventricolare sinistra. La convalida della misura dei volumi ventricolari rappresenta condizione necessaria, ma di importanza relativa quando il quesito primario diventa la stima della frazione di eiezione. Infatti, è presumibile che eventuali errori nella misura dei volumi avvengano nella stessa direzione e si annullano quindi a vicenda quando si esegue il rapporto per il calcolo della frazione. Naturalmente, gli stessi fattori in grado di compromettere l'accuratezza diagnostica nella stima dei volumi ventricolari possono inficiare la qualità del dato di funzione globale. Ad esempio, i filtri di ricostruzione possono influenzare la risoluzione delle immagini SPECT e quindi la misura di frazione di eiezione. Utilizzando un filtro di ricostruzione Butterworth, il *cut-off* impiegato risulta critico per frequenze ≤0,3 (in scala 0-1), poiché lo *smoothing* eccessivo determina una progressiva obliterazione della cavità ventricolare, con conseguente sovrastima della frazione di eiezione. L'accuratezza delle misure dipende anche dalle dimensioni reali del ventricolo sinistro e dalle dimensioni del ventricolo ricostruito.

Indici di funzione regionale. La G-SPECT permette la valutazione non invasiva, automatica, qualitativa e semiquantitativa di parametri di funzione contrattile regionale come la cinetica e l'ispessimento parietale. Sullo stesso principio dell'analisi della perfusione miocardica si basa l'analisi quantitativa della funzione ventricolare sinistra secondo l'algoritmo QGS, per la quale si utilizza sempre un approccio con *bull's eye*. In questo caso però il punteggio assegnato ai vari segmenti non è relativo alla perfusione, bensì alla cinetica, e la scala di valori è a sei punti (0 = normale; 1 = ipocinesia lieve; 2 = ipocinesia moderata; 3 = ipocinesia grave; 4 = acinesia; 5 = discinesia). Dalla somma dei punteggi di ciascun segmento si ottiene il *Summed Motion Score* (SMS, da sforzo e a riposo), che esprime il grado di alterazione della motilità di parete regionale e globale (escursione parietale).

Altro parametro importante è il *Summed Thickening Score* (STS), da sforzo e a riposo, espressione del grado di alterazione dell'ispessimento sistolico della parete. In questo caso la scala utilizzata è a 4 punti (0 = normale; 1 = lieve riduzione dell'ispessimento; 2 = riduzione medio-grave dell'ispessimento; 3 = ispessimento sistolico assente).

18.8.1.2
Match flusso/funzione

Quale è il valore incrementale che la valutazione G-SPECT può garantire in ambito sia diagnostico che prognostico? È noto che la SPECT è afflitta da problemi di specificità, in larga misura dovuti a fenomeni di attenuazione fotonica. La caratterizzazione eziologica del difetto di perfusione "fisso" (stress e *rest*) risulta di agevole soluzione mediante l'analisi del *match* flusso/funzione. In epoca *pre-gated*, non infrequentemente apparenti difetti fissi di perfusione a carico della parete inferiore negli uomini (diaframma) e della parete anteriore della donna (mammella) erano interpretati come espressione di coronaropatia. A questo riguardo, la presenza del difetto fisso in associazione ad alterazione della cinesi o dell'ispessimento parietale depone per un effettivo danno miocardico, mentre il riscontro di normale funzione regionale ne chiarisce la natura artefattuale da attenuazione diaframmatica o mammaria (Figg. 18.11, 18.12). Il valore incrementale in ambito diagnostico sembra anche maggiore di quello ottenibile utilizzando sistemi di correzione per l'attenuazione fotonica, sebbene recenti studi abbiano dimostrato che utilizzando entrambe le strategie (correzione per l'attenuazione e *gating*) si può ottenere un ulteriore incremento della specificità.

18.9
Identificazione del miocardio vitale

Il termine "miocardio vitale" si riferisce a una regione miocardica ipofunzionante e ipoperfusa, ma ancora metabolicamente attiva e suscettibile di recupero funzionale, se adeguatamente riperfusa. I substrati fisiopatologici del miocardio vitale sono il "miocardio stordito" e il "miocardio ibernato". Il miocardio stordito è caratterizzato da disfunzione contrattile e alterazioni metaboliche persistenti, malgrado lo spontaneo ripristino del flusso coronarico, che seguono un episodio ischemico prolungato. Il miocardio ibernato è invece

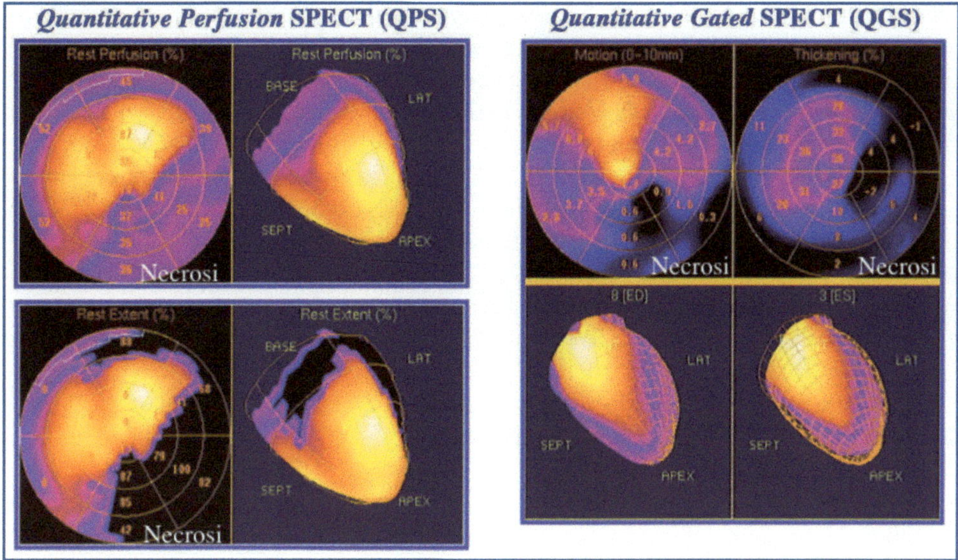

Fig. 18.11 Analisi del *match* flusso/funzione mediante i risultati derivabili dai software "*quantitative gated* SPECT" (QGS, *a destra*) e "*quantitative perfusion* SPECT" (QPS, *a sinistra*). La valutazione comparativa dei dati semiquantitativi sulle mappe polari permette una rapida e agevole integrazione, segmento per segmento, della perfusione e della funzione regionali. In questo paziente con pregressa necrosi infero-laterale, il difetto di perfusione (espresso dal QPS sulle mappe a sinistra in termini di captazione percentuale ed estensione del difetto, *dall'alto in basso*) correla con la disfunzione regionale al QGS (in termini di cinetica e ispessimento parietale, *a destra*)

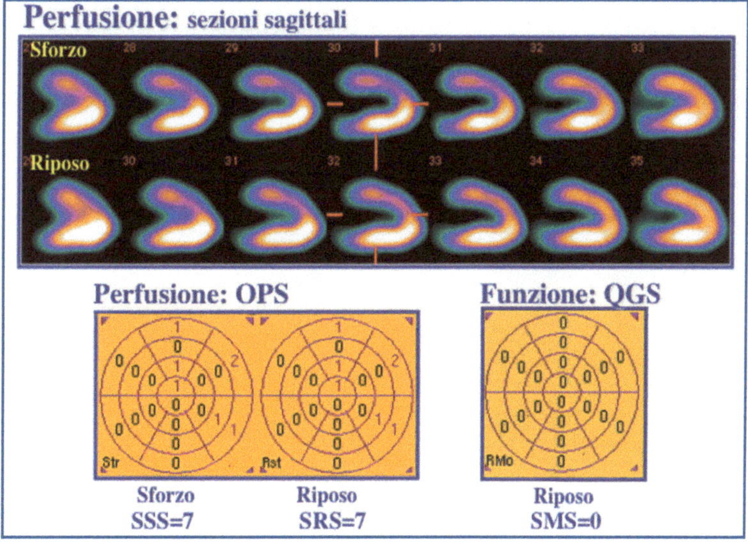

Fig. 18.12 Paziente di sesso femminile con proiezioni sagittali da stress (*prima riga, in alto*) e a riposo (*seconda riga, in basso*) indicative di difetto fisso di perfusione a carico della parete anteriore del ventricolo sinistro. Il reperto perfusorio è confermato dagli *score* del QPS, in basso a sinistra. L'analisi degli *score* di funzione (*in basso, a destra*) mostra la presenza di cinetica conservata. L'integrazione dei reperti depone per difetto perfusorio fisso da attribuirsi ad attenuazione fotonica da parenchima mammario. In epoca *pre-gated*, tali apparenti difetti di perfusione erano erroneamente attribuiti a pregresso infarto miocardico, con conseguente riduzione di specificità della metodica

un miocardio persistentemente disfunzionante per cronica riduzione di flusso; secondo alcune teorie, si tratterebbe di un meccanismo di difesa nei confronti dell'ischemia duratura messo in atto dai miocardiociti, che ridurrebbero la loro attività contrattile per riportare in pareggio il bilancio tra domanda e offerta miocardica di ossigeno. Dimostrare l'assenza di miocardio vitale evita ai pazienti il rischio di inutili procedure di rivascolarizzazione.

L'identificazione medico-nucleare del miocardio vitale è stata effettuata originariamente con l'uso di ^{201}Tl-cloruro iniettato a riposo. La captazione iniziale del ^{201}Tl da parte dei miociti è determinata principalmente dalla perfusione regionale, mentre l'integrità della membrana cellulare è il fattore predominante nel processo di ridistribuzione. Per questo motivo le immagini ottenute dopo la ridistribuzione forniscono informazioni sulla vitalità miocardica. Diversi protocolli sono stati proposti con questa finalità diagnostica:

1. Protocollo stress-ridistribuzione-redistribuzione a 24 ore.
2. Protocollo stress-ridistribuzione-reiniezione.
3. Protocollo *rest*-ridistribuzione.

Se il quesito clinico riguarda soltanto la vitalità miocardia e non l'ischemia inducibile, il ^{201}Tl con protocollo *rest*-ridistribuzione può fornire informazioni sufficienti. In questo caso il protocollo risulta molto più semplice, consistendo in un'acquisizione precoce (10-15 minuti dopo l'iniezione del radiofarmaco) e in una'altra tardiva (a 2-4 ore) per valutare la ridistribuzione. Come già accennato, in Europa l'uso di radiofarmaci tecneziati (^{99m}Tc-Sestamibi e ^{99m}Tc-tetroformina) ha soppiantato per vari motivi l'utilizzo del ^{201}Tl, anche nelle sue applicazioni alla problematica della vitalità miocardica. Tuttavia, i tecneziati possono sottostimare la presenza di vitalità nelle aree con ridotta perfusione basale; per tale motivo, l'iniezione a riposo del radiofarmaco tecneziato è preceduta dalla somministrazione di nitrati (per via sublinguale o endovenosa), in modo da ottimizzare la captazione a valle di coronarie gravemente stenotiche. Tale tecnica ha dimostrato alti livelli di accuratezza diagnostica nei confronti di *gold standard* di riferimento indipendenti (ripresa funzionale dopo rivascolarizzazione, PET, RM) (Fig. 18.13).

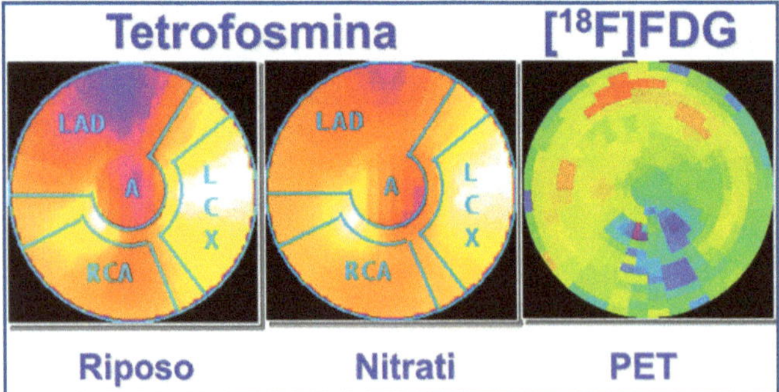

Fig. 18.13 Mappe polari a *bull's eye* (ottenute in condizioni di riposo e dopo infusione e.v. a riposo di nitrati) con ^{99m}Tc-Tetrofosmina e metabolismo miocardico PET con [^{18}F]FDG (*da sinistra a destra*) in paziente con pregresso infarto miocardico della parete anteriore. Le immagini a riposo con ^{99m}Tc-Tetrofosmina evidenziano un chiaro difetto di captazione del radiofarmaco a livello della parete anteriore del ventricolo sinistro (*in rosa in alto* nell'immagine a riposo), che si riduce significativamente nelle immagini ottenute dopo infusione di nitrati. Tale reperto rappresenta l'equivalente scintigrafico di vitalità miocardica, in accordo con la persistenza di metabolismo miocardico presente alla PET nella stessa regione miocardica

Inoltre, l'integrazione dei dati di captazione distrettuale del radiofarmaco con gli indici di funzione derivabili dalla G-SPECT possiede un valore incrementale nella corretta definizione della presenza ed estensione della massa di miocardio vitale.

18.10
Il dolore precordiale acuto e la gestione del paziente dopo sindrome coronarica acuta

Nel paziente con sospetta sindrome coronarica acuta o con dolore precordiale ed ECG non diagnostico per ischemia, la scintigrafia miocardica (effettuata in questa circostanza clinica semplicemente mediante somministrazione del radiofarmaco a riposo, anche in fase di emergenza) ha mostrato un alto valore di accuratezza predittiva. In particolare, la presenza di un difetto di captazione rilevabile dopo iniezione di radiofarmaco tecneziato a riposo è altamente predittiva per infarto miocardico acuto in atto. Inoltre, si può identificare in questo modo la sede della lesione e quindi la relativa coronaria interessata occlusa; infine, se ripetuto dopo rivascolarizzazione primaria, l'esame permette di stimare l'entità del miocardio salvato dalla procedura terapeutica d'urgenza. Se il difetto di perfusione si associa ad anomalie di contrattilità rilevabili mediante valutazione *gated*-SPECT, la probabilità di danno infartuale aumenta. È tuttavia opportuno segnalare che un difetto di captazione può anche indicare semplicemente la presenza di tessuto fibro-cicatriziale legata a un precedente evento infartuale, che costituisce comunque valida motivazione per prolungare il periodo di osservazione del paziente per ulteriore caratterizzazione. Viceversa, un esame scintigrafico completamente negativo si associa a buona prognosi e nessuno dei pazienti sottoposti ad angiografia mostra aterosclerosi coronarica significativa; considerando il valore predittivo negativo estremamente elevato dell'esame, il paziente può quindi essere dimesso senza la necessità di ulteriore caratterizzazione in fase di urgenza.

Nel periodo subacuto dell'infarto miocardico, la miocardioscintigrafia perfusionale con test al dipiridamolo permette la stratificazione prognostica e il riconoscimento di quei pazienti da indirizzare a trattamenti terapeutici più aggressivi. L'esame *gated*-SPECT, attraverso gli indici di funzione regionale e globale del ventricolo sinistro, fornisce ulteriori informazioni prognostiche relative alla sopravvivenza a lungo termine, con aumento esponenziale della mortalità per valori della frazione di eiezione inferiori al 40%. Altri importanti indici prognostici sono rappresentati dal numero dei difetti di perfusione, dalla loro gravità, e dalla dilatazione transitoria del ventricolo sinistro; tutti questi parametri sono associati a peggioramento prognostico dopo infarto miocardico, in quanto espressione di grave ed estesa coronaropatia con compromessa funzione ventricolare.

18.11
Angiocardioscintigrafia all'equilibrio (*blood pool gating*)

L'angiocardioscintigrafia all'equilibrio o *blood pool gating* (tecnica scintigrafica basata sulla marcatura degli eritrociti circolanti) era fino a non molti anni fa l'unica metodica in grado di fornire in modo non invasivo valori attendibili della frazione di eiezione di entrambi i ventricoli. La marcatura del *pool* ematico circolante permette anche l'analisi qualitativa e quantitativa della cinesi regionale e fornisce una valutazione della funzione diastolica ventricolare, utile in alcune condizioni cliniche quali l'ipertensione arteriosa con ipertrofia ventricolare, la cardiomiopatia ipertrofica e le forme restrittive (ma anche in caso di ischemia miocardica). L'esame necessita della marcatura dei globuli rossi (vedi Capitolo 4), con un'attività somministrata di circa 740 MBq (20 mCi) (vedi Tabella 18.4).

Lo studio è eseguito a paziente supino con il braccio sinistro alzato, posizionando la testa della gamma-camera in proiezione obliqua anteriore sinistra (OAS 40°-45°) e inclinata (quando possibile) in direzione cranio-caudale; questa particolare proiezione (chiamata *best septal view*) consente di discriminare i due ventricoli. Lo studio è generalmente completato con le proiezioni anteriore e laterale sinistra. L'acquisizione delle immagini planari è eseguita con una gamma-camera a piccolo campo (o a grande campo con fattore zoom 2) in modo tale da ottenere pixel della dimensione di circa 3 mm utilizzando una matrice di acquisizione di 64×64. È generalmente utilizzato un collimatore

Tabella 18.4 SPECT/G-SPECT con eritrociti marcati: protocolli e tecniche d'esame

Radiofarmaci e attività	^{99m}Tc-pertecnetato: 370/740 MBq (10/20 mCi).
Tecnica scintigrafica	– Per la tecnica *in vivo* (più diffusa), iniezione e.v. di agente stannoso. – Non è necessario il digiuno del paziente, mentre una buona idratazione accelera l'eliminazione del radionuclide. – Dopo 20-30 min circa dalla pre-marcatura con agente stannoso, iniezione e.v. di ^{99m}Tc-pertecnetato. – Subito dopo, il paziente è posizionato supino sul lettino della gamma-camera, con il braccio sinistro alzato. – Posizionare gli elettrodi e selezionare la migliore derivazione ECG (con finestra ± 20% dell'intervallo R-R). – È possibile utilizzare una gamma-camera a singola o a doppia testa con collimatori a fori paralleli, bassa energia, alta risoluzione (LEHR) con finestra centrata sul picco fotoelettrico del ^{99m}Tc (± 20% intorno a140 keV). – Il centraggio della parte in esame è eseguito in maniera tale che il cuore risulti al centro del campo di vista (FOV), posizionando i detettori molto vicini al torace. – Acquisizioni: immagine planare LAO 45°; matrice 64×64.
Elaborazione	*Smoothing* spaziale e temporale. Disegno manuale o automatico delle regioni di interesse sui ventricoli e sul fondo circostante il cuore. Software specifici permettono di derivare parametri quali la frazione di eiezione ventricolare (EF), la gittata cardiaca e i volumi ventricolari (EDV, ESV). Analisi matematica della curva attività-tempo, che permette il calcolo automatico dei parametri: – PER (*Peak Ejection Rate*) massima velocità di eiezione ventricolare; – PFR (*Peak Filling Rate*) massima velocità di riempimento; – TPER (*Time to Peak Ejection Rate*) tempo che intercorre tra telediastole e punto della curva corrispondente alla massima velocità di eiezione; – TPFR (Time to Peak Filling Rate) tempo che intercorre tra la telesistole e punto della curva corrispondente alla massima velocità di riempimento ventricolare. Calcolo della cinetica globale e segmentaria con tecnica cine-mode.
Possibili cause di errore	– Errata pre-marcatura dei globuli rossi. – Iniezione fuori vena del radiofarmaco. – Posizionamento errato del paziente. – Artefatti da movimento del paziente. – Alterazioni del ritmo cardiaco e quindi statistica di conteggio inadeguata. – Errata definizione della ROI in fase di *post-processing*.

LEGP (o LEHR) eseguendo un'acquisizione sincronizzata (*gated*) con l'onda R dell'elettrocardiogramma (Fig. 18.14).

Sono di solito acquisiti cicli cardiaci suddivisi in 24 *frame*, con acquisizione in *frame-mode* (e ricostruzione del ciclo *forward/backward*), oppure in *list-mode*, registrando almeno 200 000 conteggi per *frame* sul cuore, statistica di conteggio che permette di ottenere misure accurate di funzione biventricolare. Per raggiungere un tale numero di conteggi è necessaria l'acquisizione di molti cicli cardiaci (300-500 in relazione alla frequenza cardiaca), che equivale a un tempo di 5-10 minuti per ciascuna proiezione.

L'angiocardioscintigrafia all'equilibrio (che può essere eseguita anche durante un test ergometrico come *handgrip*, oppure durante stress farmacologico) fornisce informazioni cliniche importanti in fase sia diagnostica che prognostica; oltre che nei pazienti con cardiopatia ischemica, la metodica è particolamente utile in pazienti oncologici candidati a chemioterapia con farmaci potenzialmente cardiotossici, sia per escludere cardiopatie concomitanti con ridotta frazione di eiezione già in condizioni basali, sia per monitorare l'effetto cardiotossico in corso di chemioterapia. Attualmente, l'ampia diffusione dell'ecocardiografia, l'avvento della G-SPECT e degli studi di RM cardiaca hanno tuttavia ridotto l'impiego clinico della metodica.

L'elaborazione prevede l'impiego di software che consentono di calcolare la frazione di eiezione in modalità automatica, semiautomatica o manuale utilizzando l'acquisizione in proiezione *best septal*. In genere è disegnata (oppure posizionata) una ROI che include il ventricolo sinistro (*master* ROI) e che ha lo scopo di identificare i *frame* con attività ventricolare massima (volume telediastolico, EDV) e minima (volume telesistolico, ESV). Nel caso di impiego di software che identificano il ventricolo sinistro in modo automatico, viene generata automaticamente all'interno della

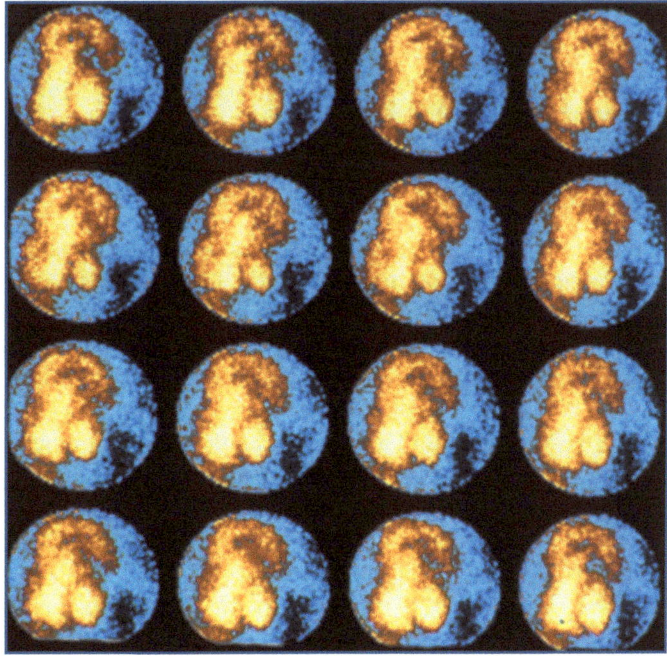

Fig. 18.14 Angiocardioscintigrafia miocardica all'equilibrio. Dopo marcatura del *pool* ematico, l'acquisizione delle immagini planari è eseguita in proiezione obliqua anteriore sinistra (*best septal*) sincronizzata (*gated*) con l'onda R dell'elettrocardiogramma. Come mostrato, si ottengono singoli *frame* (in questo caso 16) rappresentativi delle variazioni della radioattività biventricolare nelle diverse fasi del ciclo cardiaco

master ROI una ROI sul ventricolo sinistro in ciascun *frame*, in modo tale da seguire il contorno ventricolare nelle diverse fasi del ciclo cardiaco. La modalità semiautomatica prevede la possibilità di modificare le ROI nei singoli *frame*, laddove il software, a giudizio dell'operatore, non aveva identificato correttamente il contorno del ventricolo. Nella modalità manuale sono disegnate due ROI, nel *frame* relativo a EDV e ESV, rispettivamente; è quindi generata una curva che descrive le variazioni di conteggio ventricolare nelle varie fasi del ciclo cardiaco, detta curva di volume (i conteggi sono direttamente proporzionali al volume ventricolare). La frazione di eiezione è calcolata come:

$$\frac{EDV - ESV}{EDV} \times 100$$

La frazione di eiezione può essere calcolata anche per i singoli settori del ventricolo sinistro (frazione di eiezione regionali). Altri parametri utili dal punto di vista fisiopatologico sono la velocità di eiezione sistolica e quella di riempimento diastolico (calcolate dalla 1ª derivata della curva di volume ed espresse come quota di EDV/secondo) dette *peak emptying rate* (PER) e, rispettivamente, *peak filling rate* (PFR).

Sono inoltre di aiuto all'interpretazione e refertazione due immagini "parametriche" dette di ampiezza e di fase. Il software genera per ciascun pixel una curva che descrive le variazioni di conteggio nei vari *frame* dell'acquisizione; di ciascuna curva esegue quindi un *fit* con una funzione coseno o armonica principale, calcolandone l'ampiezza (differenza tra massimo e minimo) e la fase (punto di attività massima espresso in gradi). Il software genera infine due immagini dove il valore di ciascun pixel (espresso con una scala di colore) corrisponde rispettivamente all'ampiezza e alla fase calcolate. I valori di ampiezza e fase relativi a un ventricolo sinistro (o destro) che si contrae omogeneamente e simultaneamente in tutte le sue pareti risultano uguali (stesso colore).

18.12 Angiocardioscintigrafia di primo passo (*first pass*)

L'angiocardioscintigrafia di "primo passo" utilizza sequenze di immagini, acquisite con tecnica *gated* e non, per osservare un bolo di radiofarmaco intravascolare marcato con ^{99m}Tc o con altro idoneo radionuclide, nel suo transito attraverso atrio destro, ventricolo destro, arteria polmonare, polmoni, atrio sinistro, ventricolo sinistro e aorta. Dato che la frequenza di campionamento temporale è elevata in rapporto all'intervallo R-R (frequenza cardiaca), è possibile campionare di continuo alcuni cicli cardiaci durante il passaggio del bolo radioattivo, con modalità che rappresenta in definitiva un'evoluzione tecnologica di quanto già descritto a proposito del radiocardiogramma acquisito con semplice sonda di conteggio sul precordio. Analizzando le curve attività/tempo è possibile stimare il tempo medio di transito polmonare, i volumi ventricolari, la gittata sistolica (e quindi la portata cardiaca), la frazione di eiezione e la cinetica regionale, come pure identificare la presenza di shunt ventricolari. Un esempio di elaborazione dell'esame scintigrafico è riportato in Figura 18.15.

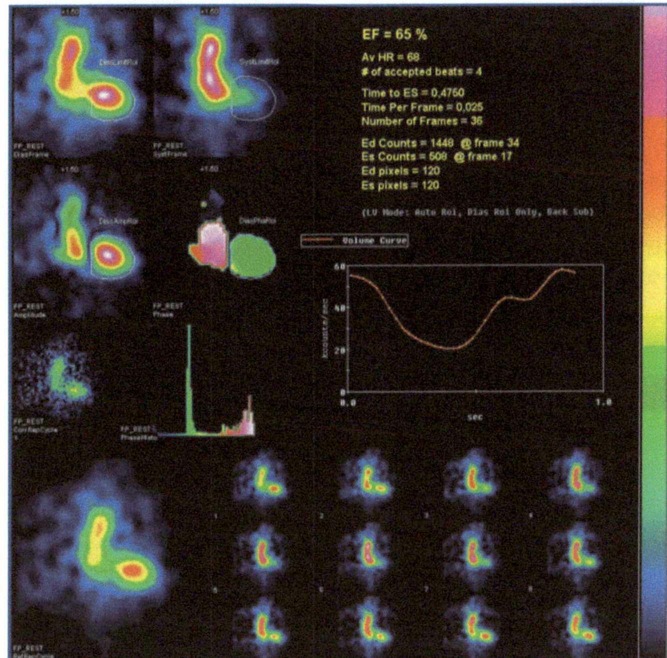

Fig. 18.15 Esempio di elaborazione di angiocardioscintigrafia di primo passo. L'identificazione di regioni di interesse ventricolari, in fase tele-diastolica e tele-sistolica, permette di generare le curve attività/tempo e di derivare valori di frazione di eiezione biventricolare

18.13 La PET in cardiologia

La SPECT di perfusione miocardica rimane la tecnica medico-nucleare più impiegata nella pratica clinica per caratterizzare i pazienti con cardiopatia ischemica dal punto di vista diagnostico e prognostico. Sfortunatamente, malgrado la recente introduzione della G-SPECT, soffre ancor oggi di limiti intrinseci legati al mancato sviluppo di nuovi radiofarmaci miocardio-specifici, alla limitata risoluzione spaziale, e alla bassa accuratezza diagnostica nel riconoscere pazienti con malattia multivasale o del tronco comune. La PET fornisce, in maniera non invasiva, uniche informazioni qualitative e, soprattutto, quantitative su perfusione e metabolismo miocardico. In passato, la scarsa diffusione sul territorio dei tomografi PET, gli alti costi di gestione e la necessità di un ciclotrone per la produzione di radioisotopi a breve emivita hanno fortemente limitato l'impiego clinico estensivo della metodica. Lo sviluppo tecnologico, la disponibilità di traccianti (ad esempio, il Rubidio-82) ottenibili per eluizione da generatori, e l'ampia diffusione della strumentazione PET per uso oncologico hanno recentemente riacceso l'interesse del mondo scientifico per un impiego clinico della PET in cardiologia.

18.13.1 Traccianti di flusso

Come precedentemente illustrato nel Capitolo 4, l'Azoto-13 prodotto da ciclotrone può essere utilizzato per marcare l'ammoniaca ([^{13}N]NH_3), uno dei traccianti di flusso coronarico più utilizzati nell'imaging PET. Dopo iniezione endovenosa, la $[^{13}N]NH_3$ si distribuisce nel miocardio in misura proporzionale al flusso regionale e all'interno dei miocardiociti è trasformata in glutammina, che rimane intrappolata all'interno delle cellula e la cui captazione è quindi proporzionale al flusso coronarico. Tramite la funzione di ingresso dal sangue arterioso al muscolo cardiaco (*input function*) è possibile misurare, mediante complessi modelli matematici, il flusso miocardico distrettuale in termini quantitativi assoluti (mL/min×grammo). Anche se la breve emivita fisica del ^{13}N (598 secondi) consente ripetute misure di flusso nella stessa giornata in condizioni diverse (ad esempio, a riposo e durante stimolo vasodilatatore), essa rappresenta anche il principale svantaggio del radiofarmaco, la cui produzione necessita di un ciclotrone nel luogo di utilizzo.

Valori analoghi di flusso miocardico sono ottenuti utilizzando un tracciante molto diverso dalla $[^{13}N]NH_3$ come l'acqua marcata con Ossigeno-15, una molecola metabolicamente inerte e liberamente diffusibile tra lo spazio extravascolare e quello intracellulare. Le misure di flusso sono ottenute tramite l'analisi di *washout* del tracciante corretto per l'*input function* arteriosa e riflettono il valore di perfusione nelle aree accessibili al tracciante, cioè nel miocardio normoperfuso.

Il Rubidio-82 è un analogo del potassio con emivita fisica talmente breve (75 secondi) che deve essere somministrato per infusione continua. La breve emivita consente l'esecuzione di misure ripetute con una durata totale dell'esame notevolmente inferiore rispetto all'uso della $[^{13}N]NH_3$. La possibilità di ottenere il Rubidio-82 da un generatore a colonna ($^{82}Sr/^{82}Rb$, vedi Capitolo 5) con funzionamento analogo a quello del generatore $^{99}Mo/^{99m}Tc$ lo rende particolarmente utile nel valutare il flusso miocardico nei centri privi di ciclotrone. Attualmente, l'assenza di modelli di cinetica regionale non permette tuttavia di ottenere misure quantitative di flusso assoluto, come nel caso della $[^{13}N]NH_3$ o del tracciante $[^{15}O]H_2O$.

18.13.2
Applicazioni cliniche degli studi di perfusione

La PET ha fornito contribuiti essenziali allo sviluppo delle conoscenze sulla fisiologia e sulla fisiopatologia della perfusione miocardica. Sebbene l'utilizzo di tale metodica rimanga spesso confinato all'ambito della ricerca, l'alta sensibilità e specificità diagnostica che la contraddistinguono la rendono potente strumento clinico nell'iter diagnostico di pazienti con cardiopatia ischemica sospetta o accertata. Numerosi studi PET hanno dimostrato che in pazienti con grave stenosi coronarica il flusso miocardico basale rimane nel range di normalità. Tuttavia, la capacità del flusso coronarico di incrementare in risposta all'esercizio o alla vasodilatazione indotta farmacologicamente (riserva coronarica) comincia a essere compromessa quando la stenosi riduce di più del 40% il diametro del vaso; in particolare, la riserva coronarica risulta esaurita quando la stenosi è maggiore dell'80% (Fig. 18.16). Pertanto, la misura del flusso regionale con la PET consente di stimare con elevata accuratezza diagnostica il significato funzionale di una stenosi coronarica. Inoltre, a differenza della scintigrafia convenzionale dove il giudizio sul difetto di perfusione è sempre relativo a una regione del miocardio che si assume "normale" (o normoperfusa), con la PET il flusso può essere quantificato in tutte le pareti del miocardio ventricolare sinistro. Ciò permette di identificare con precisione la

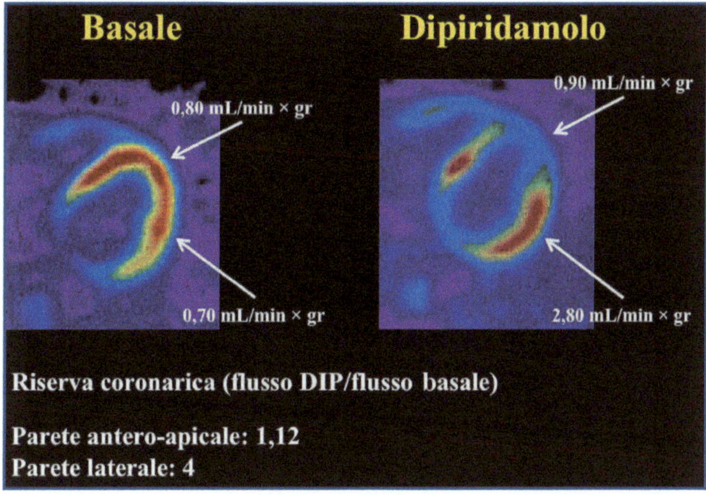

Fig. 18.16 Immagini transassiali PET ottenute con [^{13}N]ammoniaca in paziente con malattia monovasale della coronaria discendente anteriore, in condizioni di riposo (*a sinistra*) e durante infusione di dipiridamolo (*a destra*). In condizioni di riposo si osserva omogenea distribuzione del flusso coronarico (pressoché normale) in tutte le pareti del ventricolo sinistro. Durante stimolo vasodilatatore, la stenosi coronarica impedisce l'incremento di flusso a valle del restringimento, mentre la perfusione nella regione controlaterale aumenta di circa 4 volte. La riserva coronarica nel territorio di distribuzione del vaso stenotico risulta pertanto compromessa (parete antero-apicale), mentre è conservata in quelle irrorate da coronarie normali (parete laterale)

malattia multicoronarica o la stenosi del tronco comune, condizioni che determinano una riduzione globale dei valori di riserva coronarica (fenomeno non identificabile mediante esame basato sul confronto semiquantitativo fra diverse regioni miocardiche, come quello possibile con un esame SPECT).

La rivascolarizzazione coronarica mediante by-pass o con angioplastica percutanea rappresenta il trattamento più efficace per pazienti con stenosi coronarica e con i sintomi a essa correlati (angina, dispnea), influenzando positivamente la loro prognosi. Questi effetti benefici sono il risultato del migliorato flusso dovuto all'intervento, che rende anche possibile adeguare il flusso coronarico regionale a incrementi del carico lavorativo. Recenti studi con la PET hanno dimostrato che dopo angioplastica coronarica si verifica un progressivo incremento del flusso miocardico massimo e della riserva coronarica a valle della coronaria dilatata. Risultati simili sono stati ottenuti dopo by-pass aorto-coronarico in pazienti con malattia aterosclerotica dei tre vasi, nei quali il benefico effetto della rivascolarizzazione risultava in un aumento del 170% della riserva coronarica un mese dopo l'intervento e del 230% dopo sei mesi. Il graduale aumento del flusso coronarico dopo rivascolarizzazione è stato attribuito al progressivo miglioramento funzionale del microcircolo coronarico, cioè della funzione dei vasi di calibro più piccolo. Infatti, il processo aterosclerotico determina effetti macroscopici sulle coronarie epicardiche (stenosi), ma è anche responsabile di deleteri effetti sui piccoli vasi intramiocardici (microcircolo). Con la PET è stato dimostrato che, in pazienti con stenosi coronarica di un vaso, il flusso coronarico è anormale non solo nel territorio di distribuzione della coronaria malata, ma anche in distretti miocardici perfusi da coronarie sane. Questi risultati hanno portato alla convinzione che l'aterosclerosi, quando presente, è una malattia che coinvolge globalmente tutto il miocardio e non solo quello a valle di una coronaria epicardica stenotica. Le anomalie del flusso coronarico sono pertanto imputabili anche ad alterazione aterosclerotica del microcircolo coronarico, fenomeno che può spiegare la presenza di difetti di perfusione alla SPECT in soggetti con fattori di rischio per l'aterosclerosi (diabetici, ipertesi, dislipidemici), ma senza restringimenti significativi delle coronarie epicardiche rilevabili mediante angiografia (risultato scintigrafico definito comunemente come "falso positivo"). La PET ha dimostrato che in questi soggetti il flusso e la riserva coronarica sono spesso ridotti a causa di alterazioni funzionali del microcircolo coronarico. Una terapia adeguata può riportare alla norma la funzione del microcircolo e ripristinare valori normali di flusso coronarico, come dimostrato da studi PET in soggetti dislipidemici sottoposti a trattamento con statine. Pertanto, nel paziente con sospetta o accertata malattia arteriosa coronarica gli studi PET di perfusione forniscono uniche informazioni sulla presenza di coronaropatia e sul significato funzionale di stenosi coronariche, indicando come appropriato il trattamento di rivascolarizzazione, grazie a un'accuratezza diagnostica che è la massima attualmente ottenibile tra le tecniche non invasive (eco-stress, G-SPECT, RMN). La PET di perfusione permette anche di identificare la malattia in fase precoce (alterazioni del microcircolo) e di monitorare in entrambi i casi la risposta terapeutica. Inoltre, la conoscenza dei valori di flusso e di riserva coronarica si è dimostrata strumento efficace di stratificazione prognostica in pazienti sia con aterosclerosi coronarica che con cardiomiopatia primitiva.

La recente introduzione di strumentazioni ibride PET/TC lascia prevedere un ulteriore incremento delle potenzialità di applicazione della metodica PET per la diagnosi e la stratificazione della malattia coronarica, con possibilità di effettuare nel corso della stessa seduta diagnostica indagini morfologiche sulle coronarie (angio-TC, valutazione del *calcium-score*), perfusionali (PET) e funzionali (frazione di eiezione, volumi ventricolari sia con TC che con PET) con elevati livelli di accuratezza diagnostica e con una completezza di informazioni fino a oggi inimmaginabile.

18.13.3 Applicazioni cliniche della PET negli studi di vitalità miocardica

Dopo un insulto ischemico il miocardio ventricolare risulta disfunzionante. La disfunzione può essere dovuta a un evento ischemico transitorio cui è seguito rapido ripristino del flusso coronarico (miocardio stordito dell'ischemia), a un'ipoperfusione cronica con mantenuta vitalità tessutale (miocardio ibernato dell'occlusione coronarica cronica) o a un'ipoperfusione prolungata e grave tale da determinare un danno irreversibile (necrosi miocardica dell'occlusione coronarica acuta nell'infarto). La dimostrazione che aree miocardiche disfunzionanti (ma con conservata attività metabolica) possono recuperare contrattilità dopo rivascolarizzazione, ha stimolato lo sviluppo di tecniche per il riconoscimento della vitalità miocardica, al fine di identificare i pazienti che possono beneficiare dell'intervento di rivascolarizzazione.

Permettendo di definire il substrato metabolico della disfunzione ventricolare sinistra, la PET identifica il tessuto potenzialmente salvabile, fornendo informazioni importanti sull'iter diagnostico che il paziente deve seguire per un miglioramento della prognosi. Pertanto, la PET rappresenta il attualmente *gold standard* di riferimento medico-nucleare nella ricerca di vitalità, in quanto permette di fare il punto su:

- stato perfusorio a valle della lesione coronarica;
- preservato metabolismo;
- relazione flusso-metabolismo, informazione utile per una corretta definizione della reversibilità-irreversibilità del processo e dei meccanismi responsabili della disfunzione ischemica.

L'approccio più comune è rappresentato dall'identificazione di aree con ridotta perfusione a riposo (utilizzando radiofarmaci di flusso), ma che presentano un metabolismo conservato (captazione di [^{18}F]FDG), configurando pertanto un quadro denominato "*mismatch* flusso-metabolico"; di fatto, questo risultato scintigrafico identifica il miocardio ibernato. Ovviamente il miocardio stordito è caratterizzato da un "*match* positivo" di flusso e metabolismo, mentre il tessuto necrotico è caratterizzato da un "*match* negativo" (ridotto/assente flusso + ridotta/assente attività metabolica) (Fig. 18.17).

Il "*mismatch* flusso-metabolico" si è dimostrato un indicatore accurato di vitalità miocardica, con valori di accuratezza predittiva per la ripresa di contrattilità intorno all'85%. È stata osservata una stretta correlazione tra il numero di segmenti vitali alla PET e il miglioramento della frazione di eiezione ventricolare sinistra e dei sintomi dopo rivascolarizzazione. Inoltre, studi retrospettivi hanno dimostrato che, fra i pazienti con vitalità miocardica identificata mediante esame PET, la sopravvivenza è superiore in quelli indirizzati alla rivascolarizzazione coronarica rispetto a quelli indirizzati alla sola terapia medica.

Il confronto con le metodiche scintigrafiche convenzionali sembra suggerire una maggiore sensibilità della PET nel riconoscimento del miocardio vitale. Ciò può essere di

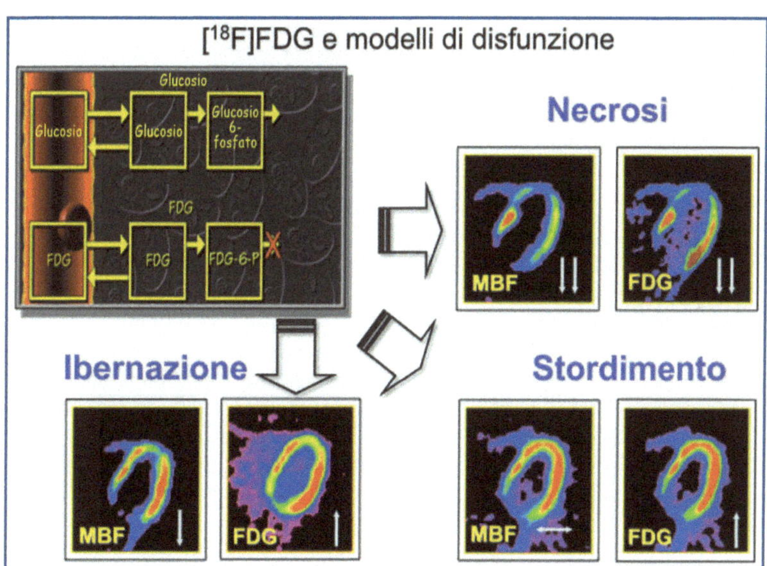

Fig. 18.17 Modelli fisiopatologici di disfunzione ventricolare sinistra e *pattern* flusso/metabolico alla PET. L'approccio più comune è rappresentato dall'identificazione di aree con ridotta perfusione a riposo (utilizzando traccianti di flusso come la [^{13}N]ammoniaca), ma che presentano un metabolismo conservato (captazione di [^{18}F]FDG); questo quadro, che è chiamato "*mismatch* flusso-metabolico", identifica il miocardio ibernato (*in basso a sinistra*). Ovviamente, il miocardio stordito è caratterizzato da un "*match* positivo" di flusso e metabolismo (*in basso a destra*), mentre il tessuto necrotico da un "*match* negativo" (ridotto/assente flusso + ridotta/assente attività metabolica, *in alto a destra*)

particolare rilevanza nei pazienti con grave depressione della funzione ventricolare sinistra e scompenso cardiaco conclamato, nei quali il giudizio prognostico è fondamentale per la scelta terapeutica. La valutazione flusso/metabolica integrata con il quadro clinico del paziente rappresenta in questi casi strumento di eccellenza per prevedere accuratamente il risultato di un intervento di rivascolarizzazione, della terapia medica, oppure per indirizzare il paziente a trapianto cardiaco.

Letture consigliate

Bacharach SL, Green MV, Borer JS et al (1979) Instrumentation and data processing in cardiovascular nuclear medicine: evaluation of ventricular function. Semin Nucl Med 9:257-274

Beller GA, Bergmann RS (2004) Myocardial perfusion imaging agents: SPECT and PET. J Nucl Cardiol 11:71-86

Chua T, Yin LC, Thiang TH et al (2000) Accuracy of the automated assessment of left ventricular function with gated perfusion SPECT in the presence of perfusion defects and left ventricular dysfunction: correlation with equilibrium radionuclide ventriculography and echocardiography. J Nucl Cardiol 7:301-311

DePuey EG, Nichols K, Dobrinsky C (1993) Left ventricular ejection fraction assessed from gated technetium-99m-sestamibi SPECT. J Nucl Med 34:1871-1876

DePuey EG, Rozansky A (1995) Using gated technetium-99m-sestamibi SPECT to characterize fixed myocardial defects as infarct or artifact. J Nucl Med 36:952-955

de Silva R, Camici PG (1994) The role of positron emission tomography in the investigation of coronary circulatory function in man. Cardiovasc Res 28:1595-1612

Di Carli MF, Dorbala S, MeserveJ et al (2007) Clinical myocardial perfusion PET/CT. J Nucl Med 48:783-793

EANM/ESC guidelines for radionuclide imaging of cardiac function. https://www.eanm.org/scientific_info/guidelines/gl_cardio_ranuc_img_card_funct.pdf. (Ultimo accesso marzo 2010)

EANM/ESC procedural guidelines for myocardial perfusion imaging in nuclear cardiology. https://www.eanm.org/scientific_info/guidelines/gl_cardio_myocard_perf.pdf. (Ultimo accesso marzo 2010)

Garcia EV, Faber TL, Cooke CD et al (2007) The increasing role of quantification in clinical nuclear cardiology: the Emory approach. J Nucl Cardiol 14:420-432

Gated equilibrium radionuclide ventriculography 3.0. http://interactive.snm.org/docs/pg_ch01_0403.pdf. (Ultimo accesso marzo 2010)

Germano G, Erel J, Lewin H et al (1997) Automatic quantitation of regional myocardial wall motion and thickening from gated technetium-99m sestamibi myocardial perfusion single-photon emission computed tomography. J Am Coll Cardiol 30:1360-1367

Germano G, Kiat H, Kavanagh PB et al (1995) Automatic quantification of ejection fraction from gated myocardial perfusion SPECT. J Nucl Med 36:2138-2147

Gimelli A, Marzullo P, Rovai D (2009) Physiologic risk assessment in stable ischemic heart disease: still superior to the anatomic angiographic approach. J Nucl Cardiol 16:697-700

Gimelli A, Rossi G, Landi P et al (2009) Stress/rest myocardial perfusion abnormalities by gated SPECT: still the best predictor of cardiac events in stable ischemic heart disease. J Nucl Med 50:546-553

Giorgetti A, Marzullo P, Sambuceti GM et al (2004) Baseline/post-nitrate ^{99m}Tc-Tetrofosmin mismatch for the assessment of myocardial viability in patients with severe left ventricular dysfunction: comparison with baseline ^{99m}Tc-Tetrofosmin scintigraphy/^{18}FDG-positron emission tomography imaging. J Nucl Cardiol 11:142-151

Giorgetti A, Pingitore A, Favilli B et al (2005) Baseline/postnitrate tetrofosmin SPECT for myocardial viability assessment in patients with postischemic severe left ventricular dysfunction: new evidence from MRI. J Nucl Med 46:1285-1293

Giorgetti A, Rossi M, Stanislao M et al (2007) Feasibility and diagnostic accuracy of a gated-SPECT imaging protocol: a multicenter study of the myoview imaging optimization group. J Nucl Med 48:1670-1675

Go V, Bhatt MR, Hendel RC (2004) The diagnostic and prognostic value of ECG-Gated SPECT myocardial perfusion imaging. J Nucl Med 45:912-921

Hachamovitch R, Berman DS (2005) The use of nuclear cardiology in clinical decision making. Semin Nucl Med 35:62-72

Hachamovitch R, Berman DS, Shaw LJ et al (1998) Incremental prognostic value of myocardial perfusion single photon emission computed tomography for the prediction of cardiac death: differential stratification for risk of cardiac death and myocardial infarction. Circulation 97:535-543

Ioannidis JP, Trikalinos TA, Danias PG (2002) Electrocardiogram-gated single-photon emission computed tomography versus cardiac magnetic resonance imaging for the assessment of left ventricular volumes and ejection fraction: a meta-analysis. J Am Coll Cardiol 39:2059-2068

Iskandrian AE, Germano G, VanDecker W et al (1998) Validation of left ventricular volume measurements by gated SPECT ^{99m}Tc-labeled sestamibi imaging. J Nucl Cardiol 5:574-578

Myocardial perfusion imaging 3.3. http://interactive.snm.org/docs/155.pdf. (Ultimo accesso marzo 2010)

Nakajima K, Higuchi T, Taki J et al (2001) Accuracy of ventricular volume and ejection fraction measured by gated myocardial SPECT: comparison of 4 software programs. J Nucl Med 42:1571-1578

Nitzsche EU, Choi Y, Czernin J et al (1996) Noninvasive quantification of myocardial blood flow in humans: a direct comparison of the [^{13}N]ammonia and [^{15}O]water techniques. Circulation 93:2000-2006

Rahimtoola SH (1989) The hibernating myocardium. Am Heart J 117:211-221

Russel RR, Zaret Bl (2006) Nuclear cardiology: present and future. Curr Probl Cardiol 31:557-629

Sabharwal NK, Lahiri A (2003) Role of myocardial perfusion imaging for risk stratification in suspected or known coronary artery disease. Heart 89:1291-1297

Sambuceti G, Marzullo P, Giorgetti A et al (1994) Global alteration in perfusion response to increasing oxygen consumption in patients with single vessel coronary artery disease. Circulation 90:1696-1705

Sambuceti G, Parodi O, Giorgetti A et al (1995) Microvascular dysfunction in collateral-dependent myocardium. J Am Coll Cardiol 26:615-623

Schelbert HR, Phelps ME, Huang SC et al (1981) ^{13}N-ammonia as an indicator of myocardial blood flow. Circulation 63:1259-1272

Schinkel AFL, Eldhendy A, Bax JJ et al (2006) Prognostic implications of a normal stress Technetium-99m-Tetrofosmin myocardial perfusion study in patients with a healed myocardial infarct and/or previous coronary revascularization. Am J Cardiol 97:1-6

Sciagrà R (2007) The expanding role of left ventricular functional assessment using gated myocardial perfusion SPECT: the supporting actor is stealing the scene. Eur J Nucl Med Mol Imaging 34:1107-1122

Sharir T, Bacher-Stier C, Dhar S et al (2000) Identification of severe and extensive coronary artery disease by postexercise regional wall motion abnormalities in Tc-99m sestamibi gated single-photon emission computed tomography. Am J Cardiol 86:1171-1175

Smith WH, Kastner RJ, Calnon DA et al (1997) Quantitative gated single photon emission computed tomography imaging: a counts-based method for display and measurement of regional and global ventricular systolic function. J Nucl Cardiol 4:451-463

Tadamura E, Kudoh T, Motooka M et al (1999) Assessment of regional and global left ventricular function by reinjection T1-201 and rest Tc-99m sestamibi ECG-gated SPECT: comparison with three-dimensional magnetic resonance imaging. J Am Coll Cardiol 33:991-997

Thompson RC, Heller GV, Johnson LL et al (2005) Value of attenuation correction on ECG-gated SPECT myocardial perfusion imaging related tobody mass index. J Nucl Cardiol 12:195-202

Uren NG, Melin JA, De Bruyne B et al (1994) Myocardial blood flow as a function of coronary stenosis severity in man. N Engl J Med 330:1782-1788

Williams KA, Taillon LA (1996) Left ventricular function in patients with coronary artery disease assessed by gated tomographic myocardial perfusion images: comparison with assessment by contrast ventriculography and first-pass radionuclide angiography. J Am Coll Cardiol 27:173-181

Tecniche diagnostiche per lo studio dell'apparato respiratorio

19

P. Fazzi, A. D'Abrosca

Indice dei contenuti

19.1 Cenni di anatomia del polmone

Le principali funzioni del sistema respiratorio, intimamente connesso con l'apparato circolatorio, consistono nel trasporto dell'ossigeno (O_2) necessario ai tessuti per produrre energia dall'ambiente esterno ai tessuti e nella rimozione dell'anidride carbonica (CO_2) prodotta dal metabolismo cellulare aerobico.

Il sistema respiratorio è composto dalle vie aeree di conduzione (trachea e bronchi), dai polmoni (che attraverso l'unità alveolo-capillare adempiono allo scambio dei gas), e da quelle parti del sistema nervoso centrale che controllano i muscoli respiratori.

La trachea si compone di una porzione cervicale e di una toracica, ed è rivestita internamente da una tonaca mucosa (epitelio ciliato, membrana basale) e da una sottomucosa. Dei due bronchi principali che originano dalla biforcazione tracheale, il destro è più corto (misurando in media 21 mm rispetto ai circa 50 mm del sinistro), ma ha un calibro superiore che riflette il maggior volume e capacità del polmone destro rispetto al sinistro. L'epitelio di rivestimento dei bronchi presenta cellule caliciformi che nei bronchi al di sotto di 2 mm di diametro si riduce a epitelio cilindrico, che poggia sopra una membrana basale.

Considerando come origine la trachea, l'aria passa attraverso 23 generazioni bronchiali per arrivare agli alveoli polmonari. Le prime 16 generazioni bronchiali rappre-

Fondamenti di medicina nucleare. Duccio Volterrani, Paola Anna Erba, Giuliano Mariani (a cura di)

Tabella 19.1 Generazioni bronchiali dalla trachea ai sacchi alveolari

Generazione	Albero respiratorio	Diametro (cm)	Lunghezza (cm)	Numero	Superficie totale di sezione (cm^2)
0	trachea	1,80	12,0	1	2,54
1	bronchi principali (Dx e Sn)	1,22	4,8	2	2,33
2	diramazioni Dx e Sn	0,83	1,9	4	2,13
3	diramazioni intrapolmonari	0,56	0,8	8	2,00
4	bronchioli	0,45	1,3	16	2,48
5-16	bronchioli terminali	0,35-0,06	1,07-0,17	$32\text{-}6\times10^4$	3,11-180,0
17-19	bronchioli respiratori	0,05	0,10	5×10^5	10^3
20-22	dotti alveolari	0,05	0,10	5×10^5	10^3
23	sacchi alveolari	0,04	0,05	8×10^6	10^4

sentano le vie aeree di conduzione che, non partecipando agli scambi gassosi, costituiscono il cosiddetto *spazio morto anatomico*. Segue la cosiddetta *zona di transizione*, compresa fra la 17ª e la 19ª generazione bronchiale, dove iniziano a comparire i primi alveoli, mentre i dotti alveolari (che terminano nei sacchi alveolari a livello della 23ª generazione) si rinvengono fra la 20ª e la 22ª generazione bronchiale. La porzione dei bronchioli compresa fra la 20ª e la 23ª generazione bronchiale rappresenta pertanto la cosiddetta *zona respiratoria* (Tabella 19.1).

I polmoni costituiscono in realtà un immenso agglomerato di piccole unità fra loro indipendenti, che si definiscono *lobuli polmonari*. Ciascuno di essi possiede vasi e nervi e risulta di una massa spugnosa di piccolissime cavità (in comunicazione con l'esterno per mezzo del bronco), che sono riconoscibili soltanto all'osservazione microscopica. Il loro volume varia secondo l'età, il grado di distensione e la posizione che occupano, con un valore medio di 0,5 cm^3 nell'adulto. Ogni bronco lobulare si divide 4-5 volte in bronchioli intralobulari di 0,3-0,4 mm di diametro, dai quali originano i bronchioli terminali che giungono a loro volta ai *bronchioli alveolari o respiratori*, sulla cui parete iniziano ad apparire singoli alveoli che diventano poi sempre più numerosi lungo i *condotti alveolari* e terminano, infine, a fondo cieco a costituire l'*acino polmonare*. Ogni acino, che deve essere considerato la vera *unità funzionale del polmone*, contiene circa 60 alveoli. Il polmone contiene circa 300 milioni di alveoli (ognuno del diametro di circa 300 μm), organizzati in circa 5 milioni di acini, a loro volta distribuiti in circa 280 000-420 000 lobuli.

La superficie complessiva degli alveoli è di circa 34 m^2 a respirazione tranquilla e aumenta a 51-56 m^2 nell'inspirazione, ma può raggiungere anche 72 m^2. Affinché gli scambi gassosi (che avvengono attraverso la superficie alveolare che corrisponde ai capillari sanguigni) avvengano velocemente, la vascolarizzazione dell'alveolo deve essere estremamente ricca, e la sua parete molto sottile ed elastica. La superficie di ciascun polmone è rivestita da una membrana sierosa, la *pleura*, che lo delimita in uno spazio perfettamente chiuso (e indipendente fra i due polmoni). Il *cavo pleurico* è lo spazio compreso fra la pleura *viscerale o polmonare* (il foglietto applicato sul polmone) e la *pleura parietale* (il foglietto disteso sulle pareti interne della cavità toracica). Le *scissure pleuriche* sono formate dalla pleura viscerale che penetra a separare i lobi polmonari (tre a destra, due a sinistra). I lobi polmonari sono ulteriormente suddivisi in segmenti broncopolmonari in base all'anatomia dei bronchi (Fig. 19.1).

I polmoni sono forniti di un doppio ordine di vasi sanguigni, i *vasi polmonari* e quelli *bronchiali*. I vasi polmonari originano dall'arteria polmonare (trasportanto quindi san-

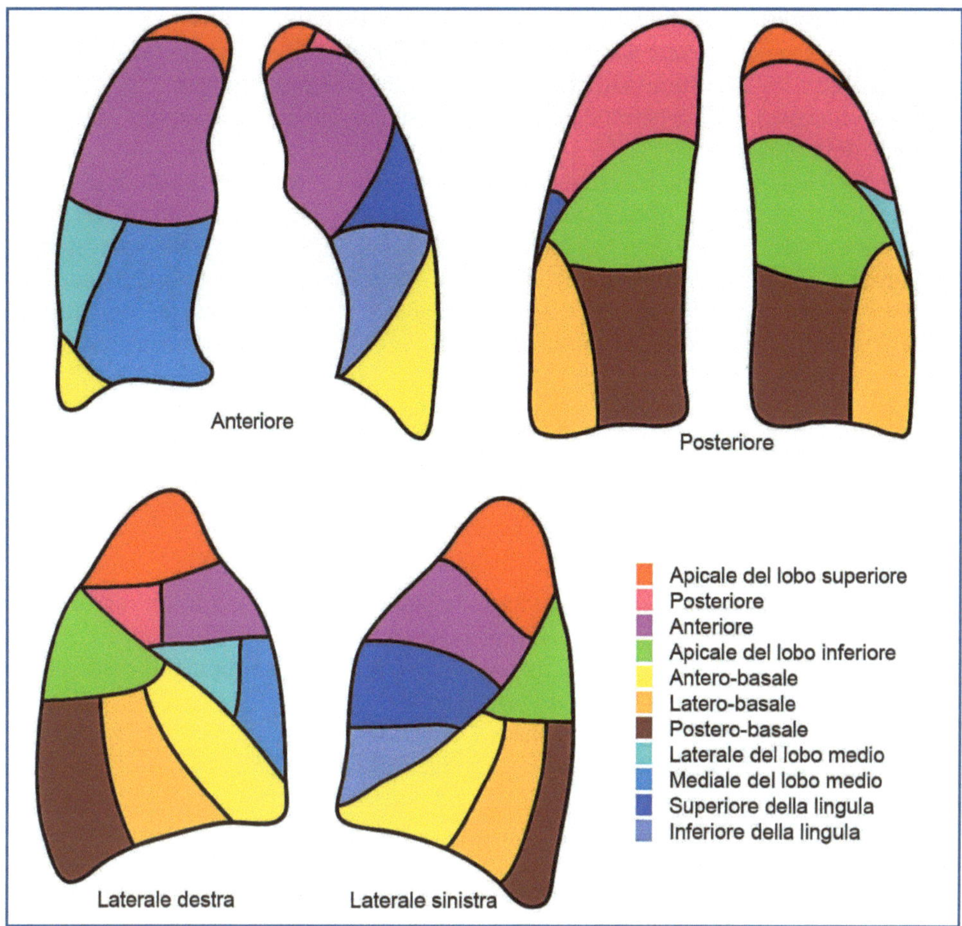

Fig. 19.1 Rappresentazione schematica nelle diverse proiezioni ortogonali dei segmenti polmonari originanti dalle diramazioni dell'albero tracheobronchiale, ognuno dei quali è irrorato da uno specifico ramo terminale dell'arteria polmonare

gue povero di O_2 e ricco di CO_2) e, attraverso diramazioni successive (che seguono in generale le suddivisioni dell'albero bronchiale), arrivano a realizzare una rete capillare posta nelle pareti dell'alveolo. Dalla rete capillare polmonare originano le vene polmonari in posizione opposta al punto di arrivo delle arterie (circolazione termino-terminale), che confluiscono a formare la vena polmonare, la quale trasporta all'atrio sinistro del cuore sangue che ora è diventato ricco di O_2 e povero di CO_2. I vasi bronchiali nascono dall'aorta toracica (uno a destra e due a sinistra) e accompagnano i bronchi fino al loro ingresso nei lobuli e anche oltre (verso i condotti alveolari), con un sistema capillare in connessione con quello dell'arteria polmonare. I capillari che fan seguito alle arterie bronchiali si uniscono in piccole vene, alcune delle quali sboccano nelle vene polmonari (quelle provenienti dai bronchi più sottili), mentre altre sfociano nelle vene bronchiali. Uscendo dall'ilo, le vene bronchiali si raccolgono da ogni lato in uno o due tronchi, che terminano in generale nelle vene azygos ed emiazygos.

I vasi linfatici del polmone si distinguono in superficiali e profondi. I primi formano una rete sottopleurica che drena linfa verso i linfonodi dell'ilo e della radice del polmone. Anche i linfatici profondi, che originano dalla parete dei bronchi (specialmente dalla loro mucosa) e dalle pareti dei vasi, confluiscono verso i linfonodi dell'ilo e della radice del polmone.

L'innervazione polmonare deriva dai plessi polmonari anteriore e posteriore, costituito dal nervo vago (con fibre parasimpatiche), e da rami del simpatico toraco-lombare provenienti dai primi 4-5 gangli toracici. I rami del vago contengono fibre broncocostrittrici e vasodilatatrici, quelle del simpatico fibre broncodilatatrici e vasocostrittrici. Le fibre vasodilatatrici del vago e quelle broncodilatatrici del simpatico sono attivate durate l'inspirazione, mentre in espirazione intervengono le fibre vasocostrittrici del simpatico e quelle broncocostrittrici del vago.

19.2 Cenni di fisiopatologia della respirazione

Nella posizione eretta, la forza di gravità crea una certa differenza fra le regioni polmonari sia in termini di flusso sanguigno (Q) che di ventilazione (V), creando così una sorta di gradiente crescente in senso apice-base. Nella posizione supina, il gradiente di Q e V si realizza invece in senso antero-posteriore.

Per quanto riguarda il sangue polmonare, l'aumento di pressione idrostatica legato alla gravità è di circa 1 mmHg per ogni cm, così che la differenza apice-base (U/L) del flusso ematico (Q) causata dalla gravità è di quasi 18 volte in posizione eretta (da 0,07 L/min in corrispondenza dell'apice fino a 1,3 L/min alla base). Oltre ai regimi pressori che regolano il flusso ematico in tutti gli altri tessuti (pressione arteriosa in ingresso e venosa in uscita), il flusso ematico polmonare è influenzato da un fattore aggiuntivo, cioè la pressione dell'aria alveolare. In base ai rapporti tra le pressioni arteriosa (PA), alveolare (Pa) e venosa (Pv), possono essere distinte nel polmone tre zone di perfusione ematica:

- nelle regioni apicali la pressione alveolare eccede la pressione arteriosa e venosa, per cui i capillari sono collassati e non c'è flusso (PA>Pa>Pv);
- nelle regioni medio-polmonari la pressione arteriosa eccede quella alveolare, per cui il flusso è determinato dal gradiente pressorio alveolo-arterioso (Pa>PA>Pv);
- nelle regioni basali la pressione venosa eccede la pressione alveolare e il flusso è determinato dal gradiente artero-venoso (Pa>Pv>PA).

La differenza di ventilazione fra apice (U) e base (L) del polmone in posizione eretta è solo di tre volte (cioè da 0,25 L/min in corrispondenza dell'apice a 0,82 L/min alla base), molto inferiore rispetto alla differenza di perfusione ematica. Dato che i regimi pressori nello spazio aereo sono molto inferiori rispetto a quelli del versante ematico, assume un certo rilievo anche il gradiente di pressione intra-pleurica dall'apice alla base dovuto al peso del polmone. Poiché la pressione intrapleurica è più negativa nelle regioni superiori del polmone (dove è circa -10 cm H_2O) che in quelle inferiori (dove è circa -2,5 cm H_2O), la pressione transpolmonare (alveolare - intrapleurica) è maggiore nelle regioni apicali che in quelle basali. Ciò determina una maggiore distensione alveolare agli apici rispetto alle basi, per cui sono sufficienti piccole variazioni di volume per distendere gli alveoli alla base, mentre sono necessarie pressioni superiori per quelli all'apice.

L'efficacia degli scambi gassosi, funzione primaria del polmone, dipende dal grado di contatto fra aria e sangue. Poiché, in virtù dell'effetto di gravità, sia V che Q aumentano nella posizione eretta dall'apice verso la base con gradienti diversi, il corrispondente rapporto ventilazione/perfusione (V/Q) cambia procedendo dall'apice alla base. Infatti, la ventilazione aumenta meno rapidamente del flusso ematico, per cui il rapporto V/Q è minore alla base rispetto all'apice. Il rapporto V/Q è importante non solo per l'efficacia dello scambio gassoso, ma anche per la concentrazione intralveolare finale del gas inalato. Nella posizione eretta la concentrazione di gas all'apice del polmone è quasi uguale a quella del gas inspirato, mentre alle basi è diminuita rispetto alla concentrazione inspiratoria.

19.3 Scintigrafia polmonare perfusionale

Il radiofarmaco utilizzato per ottenere mappe scintigrafiche della distribuzione della perfusione polmonare (Q) è costituito da particelle marcate di dimensioni idonee, abitualmente i macroaggregati (MAA) di albumina umana marcati con Tecnezio-99m (^{99m}Tc-MAA). La quantità standard somministrata è di 222 MBq (6 mCi), che, seguendo le procedure raccomandate per la ricostituzione del kit liofilo con ^{99m}Tc-pertecnetato, contiene circa 300 000 particelle di MAA (corrispondente a circa lo 0,1% dei capillari polmonari). Poiché le particelle di ^{99m}Tc-MAA hanno diametri compresi tra 5 e 90 μm, dopo iniezione e.v. esse si arrestano a livello dei precapillari polmonari e non passano nel circolo arterioso. Assumendo che le particelle si siano mescolate omogeneamente con il sangue venoso, la loro distribuzione nei capillari polmonari è pertanto proporzionale al flusso arterioso polmonare. Con la scintigrafia polmonare perfusionale si producono quindi immagini statiche che riflettono la distribuzione della vascolarizzazione arteriosa polmonare nelle condizioni esistenti al momento dell'iniezione del radiofarmaco.

Tecnica di iniezione. Se possibile, l'iniezione deve essere eseguita con il paziente in posizione eretta (ortopnoica), che permette di valutare il gradiente fisiologico di distribuzione della perfusione, con migliore visualizzazione della basi polmonari. Se ciò non è possibile per le condizioni cliniche del paziente, il tecnico deve avvisare il medico che valuta l'esame, in modo che possa interpretarlo correttamente, tenendo conto che il gradiente non è più apice-base ma antero-posteriore. La somministrazione e.v. di ^{99m}Tc-MAA deve essere effettuata con attenzione, iniettando lentamente (in 5-10 secondi) mentre il soggetto compie degli atti respiratori moderatamente profondi. La siringa che contiene il radiofarmaco deve essere agitata immediatamente prima dell'iniezione per assicurare una sospensione omogenea delle particelle marcate. Si deve infine evitare la coagulazione del sangue all'interno della siringa, dato che i coaguli inglobano i ^{99m}Tc-MAA determinandone una disomogenea distribuzione in ambito polmonare. Se vengono iniettati inavvertitamente molti coaguli "caldi", la scintigrafia perfusionale non può essere considerata attendibile e deve essere ripetuta dopo 18-24 ore (cioè dopo decadimento fisico della radioattività somministrata in modo non corretto). Si dovrebbero evitare le iniezioni per mezzo di cateteri, poiché il flusso laminare o una posizione particolare del catetere possono determinare una distribuzione disomogenea del radiofarmaco iniettato. Nel caso sia comunque necessario iniettare ^{99m}Tc-MAA attraverso un catetere endovenoso (ad esempio, perché non è possibile reperire una vena idonea), l'iniezione deve essere rapida per evitare che una certa quota del radiofarmaco aderisca alle pareti del catetere stesso.

Acquisizione. Le immagini possono essere aquisite già pochi secondi dopo l'iniezione con il paziente supino (oppure anche seduto, a seconda delle condizioni cliniche). Mentre si sta diffondendo anche in ambito polmonare l'acquisizione tomografica (SPECT o preferibilmente SPECT/TC), la tecnica più comunemente impiegata si basa su 6 proiezioni planari (anteriore, posteriore, laterale destra e sinistra, obliqua posteriore destra e sinistra, Fig. 19.2), registrando 500 000 conti con matrice 256×256 per ciascuna proiezione (picco energetico centrato sui 140 KeV del ^{99m}Tc, con finestra del 20%). Le proiezioni oblique posteriori sono molto importanti perché consentono di distinguere meglio i segmenti postero-basali e latero-basali di entrambi i lobi inferiori e di separare i due polmoni, evitando così gli artefatti da sovrapposizione talora presenti nelle proiezioni laterali.

Controindicazioni. La micro-embolizzazione provocata dall'arresto delle particelle marcate a livello precapillare comporta un ostacolo meccanico al flusso arterioso polmonare, con un effetto emodinamico tuttavia insignificante dato che esse occludono meno dello 0,1% dell'intero letto vascolare polmonare. Vi sono infatti circa 3×10^8 arteriole polmonari di calibro tale da bloccare le particelle immesse in circolo, rispetto alle circa 5×10^5 particelle iniettate; sussiste quindi un fattore di sicurezza di circa 10^3. La micro-embolizzazione delle arteriole è temporanea, in quanto i macroaggregati di albumina sono degradati in particelle più piccole che abbandonano il letto vascolare polmonare con una emivita biologica di circa 6-8 ore. Tali piccoli frammenti sono poi fagocitati dalle cellule del sistema reticolo-endoteliale.

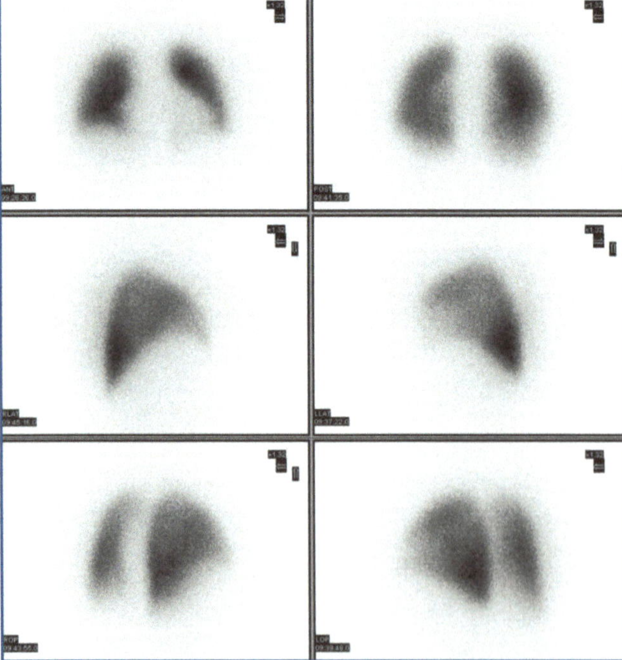

Fig. 19.2 Scintigrafia polmonare da perfusione normale: la distribuzione della perfusione è uniforme secondo il fisiologico gradiente apice-base (e parzialmente anche in senso antero-posteriore)

19.3.1
Scintigrafia polmonare perfusionale nella diagnosi di embolia polmonare

Data la particolare struttura anatomica termino-terminale della vascolatura arteriosa polmonare, nell'embolia polmonare (occlusione di un vaso, in genere a causa di frammenti di trombi mobilizzati dalla circolazione venosa), la scintigrafia con ^{99m}Tc-MAA mostra alterazioni della distribuzione del flusso di sangue polmonare che possono facilmente essere riconosciute come assenza scintigrafica di segmenti polmonari (Fig. 19.1 e Tabella 19.2). Salvo rarissime eccezioni (ad esempio, un trombo nell'arteria polmonare principale che non la occlude completamente, ma riduce omogeneamente il flusso ai due polmoni), una scintigrafia perfusionale normale esclude la diagnosi di embolia polmonare (Fig. 19.2). Tuttavia, a questi alti valori di sensibilità e di valore predittivo negativo corrisponde una bassa specificità. Infatti, molte condizioni morbose diverse dall'embolia possono causare alterazioni focali nella distribuzione del flusso polmonare; ad esempio, neoplasie, processi granulomatosi, fibrosi interstiziale, enfisema, bronchiectasie, atelettasie, ecc. Tali alterazioni del flusso sono talora determinate da compressione diretta sui vasi polmonari, oppure da meccanismi di compenso intrapolmonare che dirigono il flusso ematico preferenzialmente da zone ipoventilate ad altre con normale ventilazione (al fine di ottimizzare gli scambi gassosi a livello alveolare).

Nel tentativo di aumentarne la specificità per la diagnosi di embolia, è stato proposto di associare alla scintigrafia polmonare perfusionale quella di ventilazione (vedi Paragrafo 19.4), in base al presupposto che la presenza di zone in cui siano assenti contemporaneamente sia la ventilazione che la perfusione (i cosiddetti *matching defects*) indicherebbe una preesistente patologia a carico del parenchima polmonare e renderebbe quindi meno probabile la diagnosi di embolia. Tuttavia, anche se questo argomento è stato per molti anni oggetto di vivo dibattito fra diversi gruppi di studio, è stato anche dimostrato che la valutazione combinata di scintigrafia perfusionale e ventilatoria non aumenta il valore diagnostico dell'analisi. Questi concetti sono alla base di due diversi protocolli di studio per la diagnosi di embolia polmonare con metodiche non invasive, il PIOPED (*Prospective Investigation of Pulmonary Embolism Diagnosis*) e il PISA-PED (*Prospective Investigation Study of Acute Pulmonary Embolism Diagnosis*). Nel PIOPED, la scintigrafia ventilo-perfusoria, correlata con l'esame Rx standard del torace, permette di suddividere i pazienti in tre diverse categorie di probabilità per embolia

Tabella 19.2 Criteri di interpretazione e classificazione della scintigrafia polmonare perfusionale secondo il protocollo PISA-PED

Normale	Assenza di difetti da perfusione
Quasi normale	Difetti di perfusione più piccoli o uguali per dimensione e morfologia a quelli delle seguenti alterazioni radiologiche: cardiomegalia, ingrandimento aorta, ili e mediastino; innalzamento emidiaframmatico; obliterazione del seno costo-frenico; ispessimento pleurico; raccolta di liquido intrascissurale
Patologica (PE+)	Singoli o multipli difetti di perfusione cuneiformi con o senza corrispondente alterazione radiologica; coesistono aree di iperperfusione
Patologica (PE–)	Singoli o multipli difetti di perfusione non cuneiformi con o senza corrispondente alterazione radiologica, in assenza di aree di iperperfusione

PE+ = scintigrafia perfusionale indicativa di embolia polmonare in atto; *PE–* = scintigrafia perfusionale non indicativa di embolia polmonare in atto

polmonare: alta, media, e bassa. Nel PISA-PED (che tiene conto anche della probabilità clinica di embolia polmonare nell'ambito di un algoritmo diagnostico sequenziale), la sola scintigrafia perfusionale correlata con l'esame Rx del torace permette di classificare i pazienti rispettivamente con o senza embolia polmonare (Tabella 19.2).

La Figura 19.3 evidenzia il quadro radiologico e quello scintigrafico perfusionale di un paziente con embolia polmonare massiva bilaterale. Il quadro radiologico mostra ili polmonari di aspetto vascolare ingranditi in assenza di lesioni pleuro-parenchimali con carattere di attività; al contrario, la distribuzione scintigrafica della perfusione nello stesso paziente mostra in entrambi i polmoni la presenza di difetti segmentali multipli accompagnati da aree di perfusione forzata che consentono di porre diagnosi di embolia polmonare. La Figura 19.4 illustra un altro caso di embolia polmonare massiva: la radiografia standard mostra minime alterazioni (tenue velatura del seno costo-frenico anteriore sinistro e ingrandimento delle sezioni cardiache destre), a fronte della presenza in entrambi i polmoni di difetti multipli della perfusione accompagnati da aree di perfusione forzata.

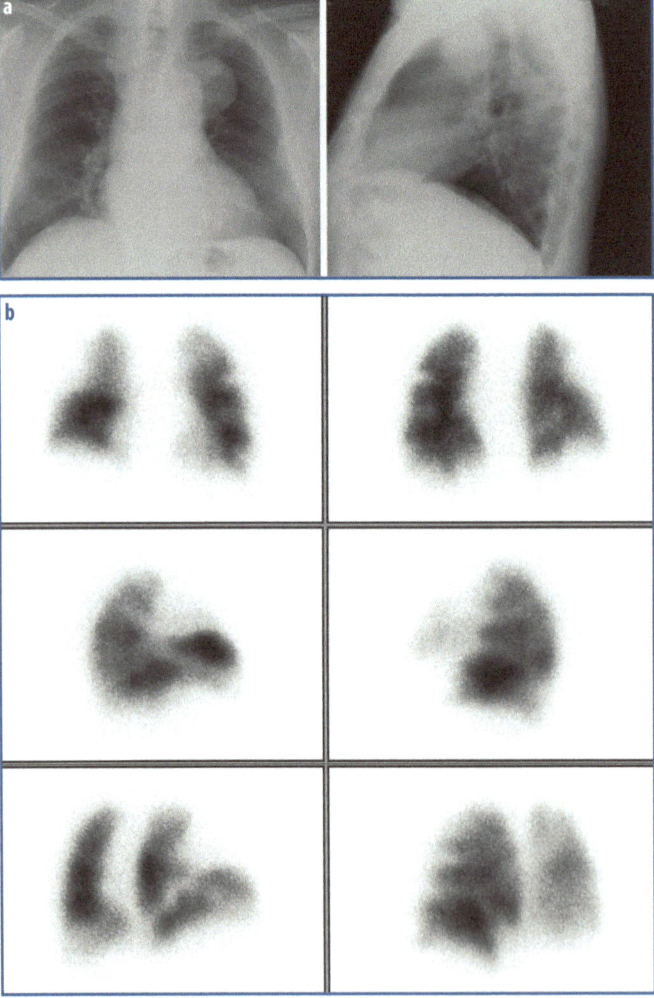

Fig. 19.3 a, b **a** Rx standard del torace (due proiezioni ortogonali) in paziente con embolia polmonare massiva, manifestata in decima giornata dopo asportazione di protesi vascolare aorto-aortica addominale infetta e impianto di omo-graft in portatore di aneurisma dell'arco aortico. **b** Scintigrafia perfusionale, che dimostra distribuzione della perfusione marcatamente alterata per la presenza di multipli difetti segmentali, associati ad aree di perfusione forzata

La Figura 19.5 evidenzia il quadro radiologico e quello scintigrafico perfusionale di un paziente con embolia polmonare monolaterale monosegmentale (concomitante con pancreatite acuta). Il quadro radiologico mostra una sopraelevazione dell'emidiaframma

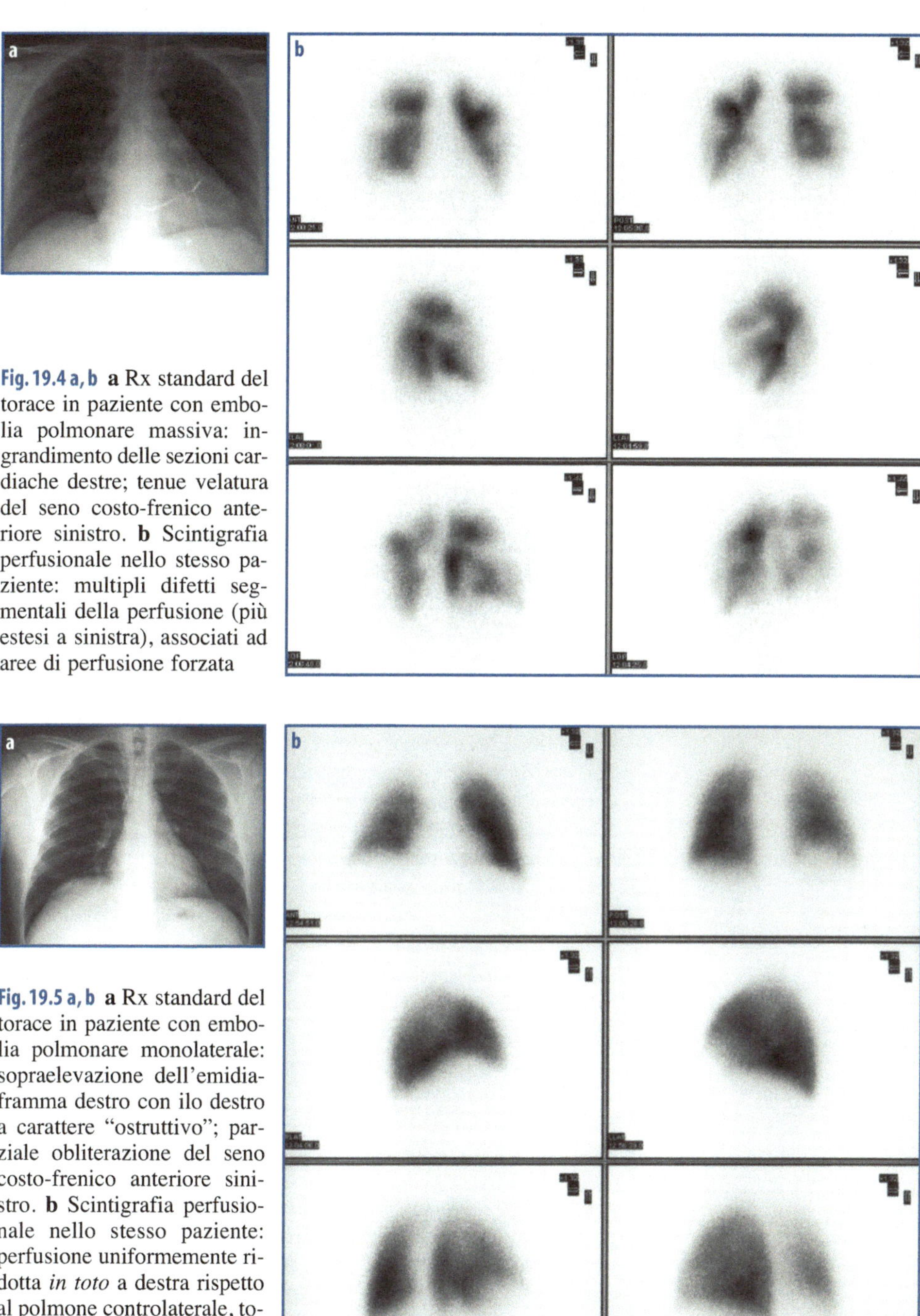

Fig. 19.4 a, b **a** Rx standard del torace in paziente con embolia polmonare massiva: ingrandimento delle sezioni cardiache destre; tenue velatura del seno costo-frenico anteriore sinistro. **b** Scintigrafia perfusionale nello stesso paziente: multipli difetti segmentali della perfusione (più estesi a sinistra), associati ad aree di perfusione forzata

Fig. 19.5 a, b **a** Rx standard del torace in paziente con embolia polmonare monolaterale: sopraelevazione dell'emidiaframma destro con ilo destro a carattere "ostruttivo"; parziale obliterazione del seno costo-frenico anteriore sinistro. **b** Scintigrafia perfusionale nello stesso paziente: perfusione uniformemente ridotta *in toto* a destra rispetto al polmone controlaterale, totalmente assente in sede basale posteriore destra

destro e un ilo omolaterale a morfologia "ostruttiva" (cioè un aumento di calibro dell'arteria polmonare, che appare poi come bruscamente interrotta), nonché una parziale obliterazione del seno costo-frenico anteriore sinistro; la scintigrafia evidenzia una riduzione *in toto* della perfusione a destra e l'assenza della perfusione in sede basale posteriore destra (deficit cuneiforme accompagnato da aree di perfusione forzata).

Le procedure pratico-operative relative alla diagnostica medico-nucleare dell'embolia polmonare sono riassunte nella Tabella 19.3.

Tabella 19.3 Procedure operative per la diagnostica medico-nucleare dell'embolia polmonare

Indicazioni	Diagnosi di embolia polmonare in pazienti con sospetto clinico; follow-up di pazienti con embolia polmonare.
Preparazione del paziente	Nessuna. Eseguire l'esame quanto prima rispetto all'insorgenza dei sintomi e possibilmente entro la 24ª ora.
Informazioni da raccogliere	Verificare la disponibilità di un radiogramma del torace (che deve essere quanto più recente possibile) e dei referti e/o delle immagini di eventuali precedenti scintigrafie polmonari.
Radiofarmaci e attività	Perfusione: ^{99m}T-MAA; marcatura del radiofarmaco: circa 1850 MBq di $^{99m}TcO_4^-$ in un volume di 5 mL sono inseriti nel kit e incubati per 5-10 minuti, quindi disposti su un agitatore; attività somministrata: 120-185 MBq; somministrazione da eseguirsi con il paziente in posizione seduta o in clinostatismo. Ventilazione con radioaerosol: ^{99m}Tc-DTPA o particelle colloidali di albumina umana marcate con ^{99m}Tc; marcatura del radiofarmaco: circa 1110 MBq di $^{99m}TcO_4^-$ in un volume di 3 mL sono inseriti nel kit e incubati per 10 minuti; attività nel nebulizzatore: non più di 1100 MBq. Attività inalata: da 40 MBq a 160 MBq.
Protocolli di acquisizione	L'esame può essere eseguito secondo due differenti protocolli operativi: – *Scintigrafia di perfusione da sola*: collimatore a fori paralleli, preferibilmente tipo *general purpose*, paziente in posizione supina, 6 acquisizioni planari (anteriore, posteriore, laterale destra, laterale sinistra, obliqua posteriore destra, obliqua posteriore sinistra) con matrice 128×128 o 256×256; conteggio totale almeno 500 000 colpi per rilevazione; – *scintigrafia di ventilazione/perfusione*: la scintigrafia di ventilazione è eseguita impiegando la stessa tecnica descritta per quella di perfusione. I due esami possono essere eseguiti in ordine inverso. Deve essere tenuto presente che il radioaerosol di ^{99m}Tc-DTPA presenta una velocità di *clearance* polmonare molto variabile (rapida nei fumatori e in alcune condizioni patologiche), che può ridurre la statistica di conteggio e prolungare significativamente il tempo d'esame. È pertanto opportuno iniziare l'acquisizione subito dopo il termine dell'inalazione e non prolungare indebitamente il tempo totale di esame.
Sorgenti di errore	– aggregazione di particelle di ^{99m}Tc-MAA nella siringa o l'iniezione del radiofarmaco attraverso un catetere centrale possono dare luogo ad aree focali di aumento del segnale (*hot spot*); – se iniettato attraverso un catetere centrale, il radiofarmaco di perfusione può aderire alle pareti del catetere e causare un'eccessiva riduzione del numero di particelle che raggiungono i polmoni; – il confronto ventilazione/perfusione può essere difficile in casi di: a) iperdeposizione focale del radioaerosol e/o scarsa penetrazione periferica; b) diverso decubito del paziente durante le fasi di somministrazione dei due radiofarmaci; c) presenza di eccessiva radioattività esofagea nella scintigrafia di ventilazione; d) laddove le due scintigrafie siano state eseguite a distanza di molte ore l'una dall'altra, può verificarsi un'evoluzione della malattia di base con conseguente modificazione dei quadri scintigrafici.

19.3.2
Scintigrafia polmonare perfusionale nelle broncopneumopatie croniche ostruttive (BPCO)

Nelle diverse forme di BPCO (asma, bronchite cronica, enfisema), la scintigrafia polmonare perfusionale non mostra quadri patognomonici come nel caso dell'embolia. In particolare, i difetti di perfusione non hanno una distribuzione di tipo segmentale, ma mostrano invece caratteri di "disomogeneità" di grado più o meno variabile, in rapporto con la distribuzione "diffusa" nel parenchima polmonare della malattia di base; si possono comunque evidenziare anche "alterazioni del gradiente di flusso di sangue polmonare". La Figura 19.6 (paziente con BPCO) mostra una marcata disomogeneità di distribuzione della perfusione, che è ridotta negli strati mantellari di entrambi i polmoni, con un gradiente del flusso di sangue polmonare tendente al bilanciamento apice-base e all'anteriorizzazione. Nella Figura 19.7 sono confrontati due quadri scintigrafici perfusionali dello stesso paziente: il primo corrisponde al momento in cui è stata posta diagnosi di BPCO, mentre il secondo è stato ottenuto quattro anni dopo, in seguito al verificarsi di embolia polmonare dopo frattura traumatica di femore. Nella Figura 19.8, la presenza di difetti segmentali multipli accompagnati da aree di perfusione forzata consente di porre diagnosi di embolia polmonare.

Nella fase di caratterizzazione dei pazienti con BPCO trova particolare indicazione la scintigrafia polmonare di ventilazione.

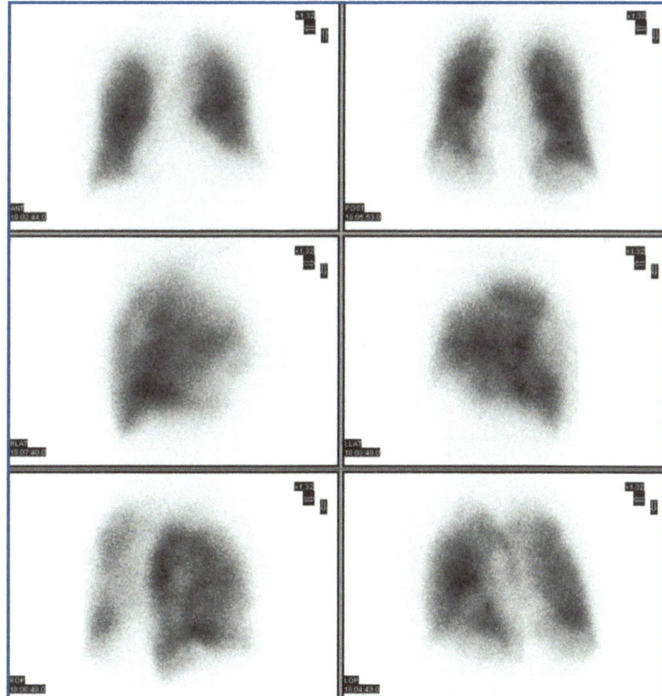

Fig. 19.6 Scintigrafia perfusionale in paziente con BPCO. Marcata disomogeneità di distribuzione della perfusione, ridotta sul versante mantellare di entrambi i polmoni; gradiente di flusso di sangue polmonare tendente al bilanciamento e all'anteriorizzazione

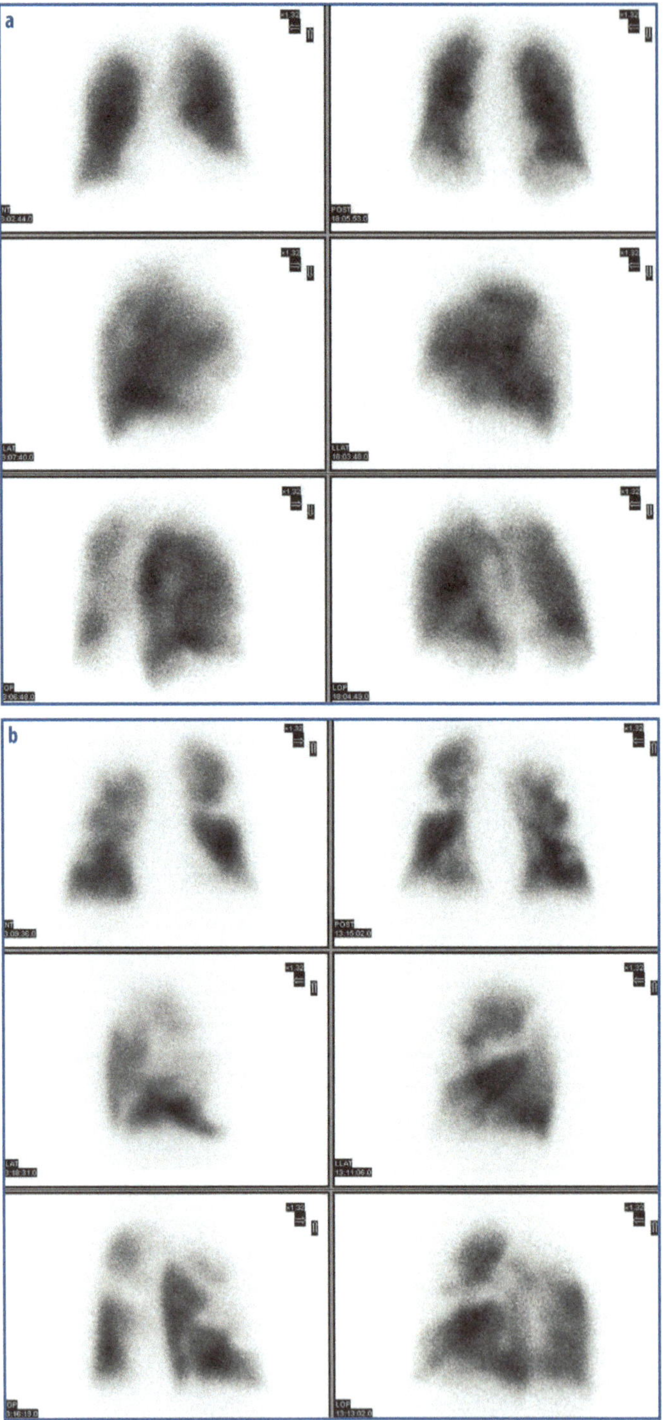

Fig. 19.7 a, b Diversa distribuzione della perfusione nello stesso paziente il cui quadro (**a**) concorda con la diagnosi clinica di BPCO, mentre il quadro (**b**) (ottenuto a distanza di circa 4 anni) conferma la diagnosi di sopraggiunta embolia polmonare (post-traumatica), con la comparsa di multipli difetti segmentali associati ad aree di perfusione forzata

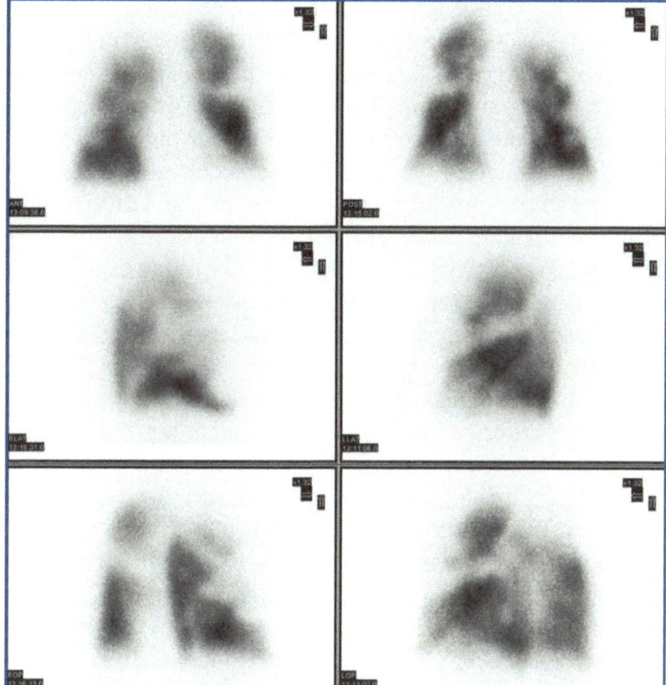

Fig. 19.8 Scintigrafia perfusionale in paziente con BPCO e concomitante embolia polmonare massiva. La presenza di multipli difetti segmentali della perfusione associati ad aree di perfusione forzata permette di porre diagnosi di embolia polmonare

19.4 Scintigrafia polmonare di ventilazione

19.4.1 Basi fisiopatologiche

La visualizzazione scintigrafica della ventilazione polmonare è più problematica di quella della perfusione, perché la prima è sostenuta da un flusso di aria che percorre le stesse vie sia per entrare che per uscire dal polmone. Inoltre, la ventilazione è la somma di due fenomeni, il movimento di aria per trasporto di massa (ventilazione convettiva) e quello di molecole di gas verso zone a più bassa concentrazione (ventilazione diffusiva).

Lo studio della ventilazione è storicamente basato su traccianti gassosi oppure su radiofarmaci corpuscolati (aerosol). Esistono importanti differenze fra i due tipi di traccianti, in relazione alle diverse basi fisiche che regolano la loro distribuzione nello spazio aereo polmonare. La ventilazione degli spazi alveolari è basata su due fondamentali meccanismi: trasporto di massa (ventilazione convettiva) e diffusione molecolare (ventilazione diffusiva). Il gas inspirato attraverso il movimento convettivo raggiunge soltanto quella parte dell'elemento respiratorio che è più vicina al bronchiolo, mentre tutto il volume aereo rimanente si rinnova per diffusione molecolare (ventilazione diffusiva). Le particelle inalate, invece, hanno una così bassa capacità di diffusione che sono trasportate solo dal flusso aereo e possono essere usate come traccianti del trasporto di massa (ventilazione convettiva). Inoltre, poiché le particelle di un aerosol sono più pesanti delle molecole di un gas, non tutte rimangono sospese durante un ciclo respiratorio e alcune di loro si "depositano" nelle unità respiratorie periferiche (bronchioli respiratori) con un meccanismo di "sedimentazione gravitazionale". Quella parte dell'aerosol che sedimenta descrive in realtà la distribuzione della ventilazione convettiva, mentre una frazione più piccola di quella che sedimenta si deposita nelle vie aeree di conduzione per impatto inerziale. I tre meccanismi fisici che determinano la deposizione intrapolmonare delle particelle di dimensioni fra 0,001 e 100 μm (impatto inerziale, sedimentazione gravitazionale e diffusione) sono espressi dalle equazioni di Landahl come probabilità (in percentuale), che ciascun evento si realizzi a livello di una certa generazione delle diramazioni bronchiali, da 0 (che corrisponde alla trachea) a 23 (dotti alveolari). I calcoli teorici basati sulle equazioni di Landahl suggeriscono che la deposizione nelle vie aeree centrali sia dovuta soprattutto a un meccanismo di impatto, mentre quella periferica avviene principalmente per sedimentazione.

I fattori estrinseci che influiscono maggiormente sul tipo di deposizione sono il flusso aereo e le dimensioni delle particelle. Infatti, nelle vie aeree maggiori il flusso è massimo e la deposizione per impatto raggiunge il suo picco a livello della quinta generazione bronchiale, mentre è minima la probabilità di sedimentazione a causa del ridotto tempo di transito. Procedendo verso le vie aeree più periferiche, aumenta l'area totale delle sezioni trasverse, si riduce quindi il flusso e aumenta il tempo di transito; di conseguenza, la probabilità di impatto si riduce e quella di sedimentazione raggiunge i valori massimi.

I fattori intrinseci che regolano la deposizione sono rappresentati dalle alterazioni del calibro delle vie aeree. Una riduzione del diametro delle prime diramazioni bronchiali (come avviene nella broncocostrizione asmatica) fa aumentare l'impatto dell'aerosol a questo livello, generando il quadro scintigrafico di deposizione centrale (CD). Una riduzione del lume delle piccole vie aeree (come si verifica per flogosi e ipersecrezione nella bronchite cronica e per distruzione dei bronchioli respiratori nell'enfisema) comporta la riduzione della sedimentazione periferica a valle delle vie aeree interessate, originando il quadro scintigrafico disomogeneo (ID) e a macchie (SD).

19.4.2 Traccianti gassosi

Quando si impiega un gas per la scintigrafia ventilatoria, questo tende a diffondere nella fase gassosa degli spazi aerei e, quindi, le immagini che si ottengono non rappresentano la distribuzione del flusso aereo, bensì quella del volume. I traccianti gassosi più usati sono:

- Xenon-133 (emivita fisica 5,3 giorni, energia delle radiazioni gamma di 80 KeV, emissione β^- associata di 346 keV). Con questo tracciante la ventilazione delle varie regioni polmonari si determina misurando il tempo di lavaggio (*washout*) del gas radioattivo da ciascuna regione. Questo studio della ventilazione polmonare si basa sull'analisi sequenziale delle fasi di: 1) *wash-in* (durante il quale il paziente inspira ^{133}Xe in un circuito chiuso per 15 secondi, equilibrio, respirazione normale), 2) *washout* (durante il quale si respira aria ambiente, quindi con esalazione di ^{133}Xe, sempre in circuito chiuso con sistema di intrappolamento del gas radioattivo per evitare conta-

minazione dell'ambiente e del personale addetto). Il presupposto fondamentale di questa applicazione è che lo ^{133}Xe sia insolubile e inerte. In realtà, anche se questo gas ha una bassa solubilità, in una certa frazione si distribuisce anche nel sangue e nel tessuto adiposo toracico, per cui i conteggi ottenuti dall'esterno riflettono anche il *washout* del tracciante da questi compartimenti;
- Kripton-81m (energia delle radiazioni gamma di 190 KeV, emivita fisica 13 secondi, ma prodotto da un generatore di Rubidio-81 che ha una emivita fisica di 4,7 ore) è un gas inerte relativamente insolubile. La sua rapida scomparsa dai polmoni consente di eseguire entro breve tempo ripetuti esami della ventilazione, dapprima in condizioni basali poi dopo trattamenti farmacologici (ad esempio, un broncodilatatore somministrato mediante spray), per valutare la risposta alla terapia.

19.4.3 Radioaerosol corpuscolati

Gli aerosol radioattivi sono costituiti da particelle che, a differenza dei gas, si depositano nei polmoni tramite un processo di "impatto" nelle vie aeree centrali, di "sedimentazione" in quelle più distali, e di contatto casuale con le pareti alveolari nella fase di "diffusione" alveolare. Essi sono distinti in:
- ^{99m}Tc-DTPA, sospensione di particelle di dimensioni <2 µm. Queste particelle sono in grado di attraversare l'epitelio respiratorio e sono quindi rimosse dai polmoni per via ematica (con un'emivita biologica di circa 50 minuti), contrariamente agli aerosol insolubili che vengono eliminati attraverso il meccanismo di *clearance* mucociliare delle vie aeree;
- ^{99m}Tc-Technegas, aerosol di particelle di carbonio ultrafini (40-50 nm di diametro). Queste particelle hanno una *clearance* polmonare lenta (emivita biologica di ore o giorni) e la loro eliminazione avviene prevalentemente per *clearance* mucociliare e tramite il sistema linfatico;
- ^{99m}Tc-Pertechnegas, aerosol di particelle ultrafini di ^{99m}Tc-pertecnetato in dispersione (25 nm di diametro), con emivita biologica di circa 10 minuti e *clearance* per trasporto alveolo-capillare (analoga a quella dell'aerosol di ^{99m}Tc-DTPA);
- ^{99m}Tc-Venticoll, particelle di albumina di diametro compreso tra 30 e 70 nm (nella sospensione di marcatura), con emivita biologica di 76 ore in ambito polmonare. L'impiego di questa preparazione con un nuovo sistema di inalazione (denominato FAI, distribuito dalla Medical Products Research, Legnano) produce particelle di radioaerosol del diametro medio di 1,4 µm (80% delle particelle nel range 0-2,5 µm). La distribuzione della ventilazione visualizzata mediante inalazione di particelle di Venticoll con il sistema FAI non mostra nel soggetto normale deposizione centrale (Fig. 19.9), e consente quindi di acquisire immagini di ventilazione immediatamente dopo l'inalazione e di discriminare soggetti normali da quelli affetti da varie forme di BPCO (Fig. 19.10);
- le immagini scintigrafiche sono ottenute facendo inalare al paziente, seduto con il torace appoggiato al collimatore, un aerosol di particelle marcate (^{99m}Tc-Venticoll) con 925 MBq di ^{99m}Tc-pertecnetato, opportunamente agitate e incubate, in 3 mL di soluzione fisiologica. Al raggiungimento di 100 000 conti, l'aerosol è interrotto e sono acquisite 6 immagini standard come per la perfusione, con una matrice di 256×256.

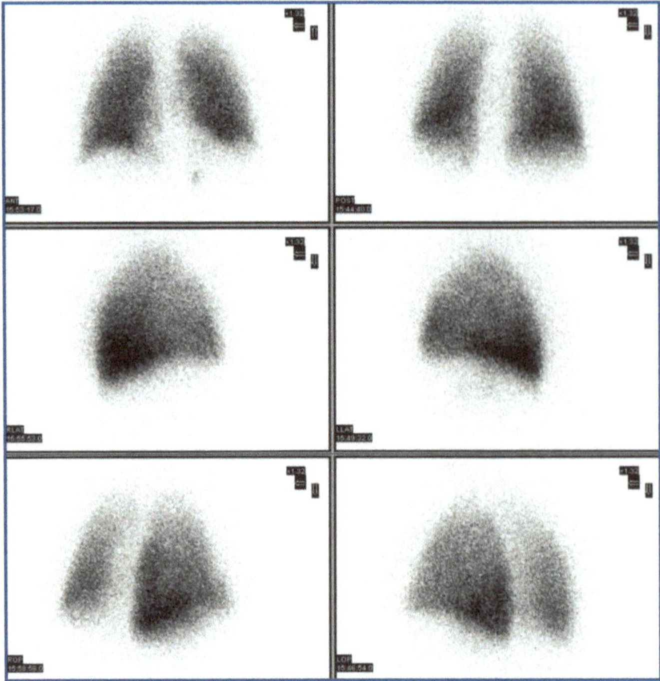

Fig. 19.9 Scintigrafia polmonare da ventilazione. Uniforme distribuzione della ventilazione, con rispetto del fisiologico gradiente apice-base. Riprodotta da: Fazzi P, Albertelli R, Grana M, Paggiaro PL (2009) Lung ventilation scintigraphy in the assessment of obstructive lung diseases. Breathe 53:252-262

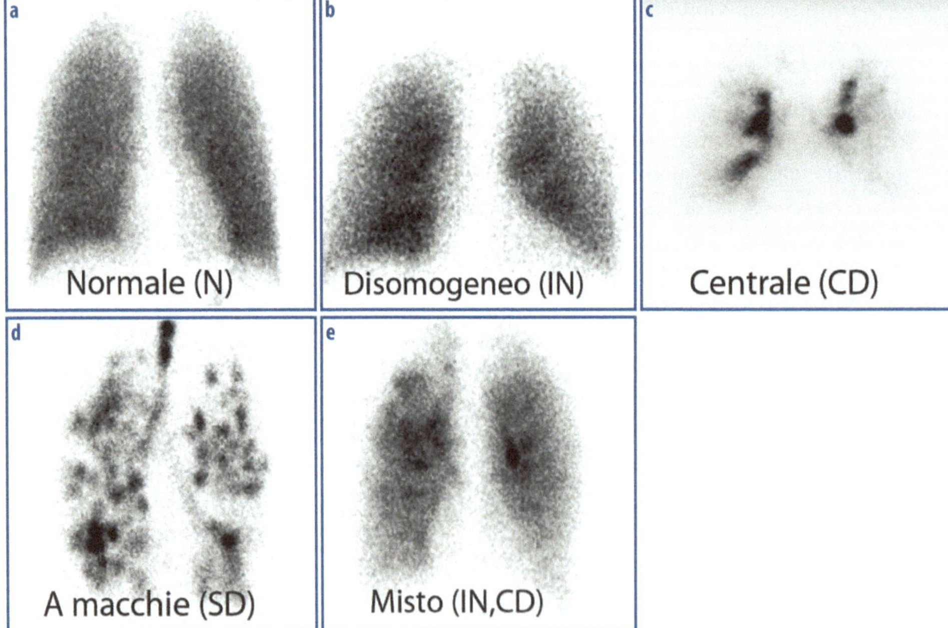

Fig. 19.10 a-e Cinque diversi quadri di distribuzione della ventilazione polmonare in cui si distinguono il normale (*N*), il centrale (*CD*) tipico dell'asma, e lo *spotty* (*SD*) più frequentemente associato all'enfisema. Il quadro disomogeneo (*ID*) e il misto (*ID*, *CD*) possono essere rispettivamente quadri intermedi di remissione di asma cronico e/o enfisema. Riprodotta da: Fazzi P, Albertelli R, Grana M, Paggiaro PL (2009) Lung ventilation scintigraphy in the assessment of obstructive lung diseases. Breathe 53:252-262

La Figura 19.11 mostra la distribuzione della ventilazione e della perfusione in un paziente con BPCO a prevalente componente enfisematosa. La distribuzione della ventilazione evidenzia un quadro di tipo misto, disomogeneo (ID) e centrale (CD), dove la quota (ID) prevale su quella (CD) ed è marcatamente ridotta sul versante mantellare di entrambi i polmoni.

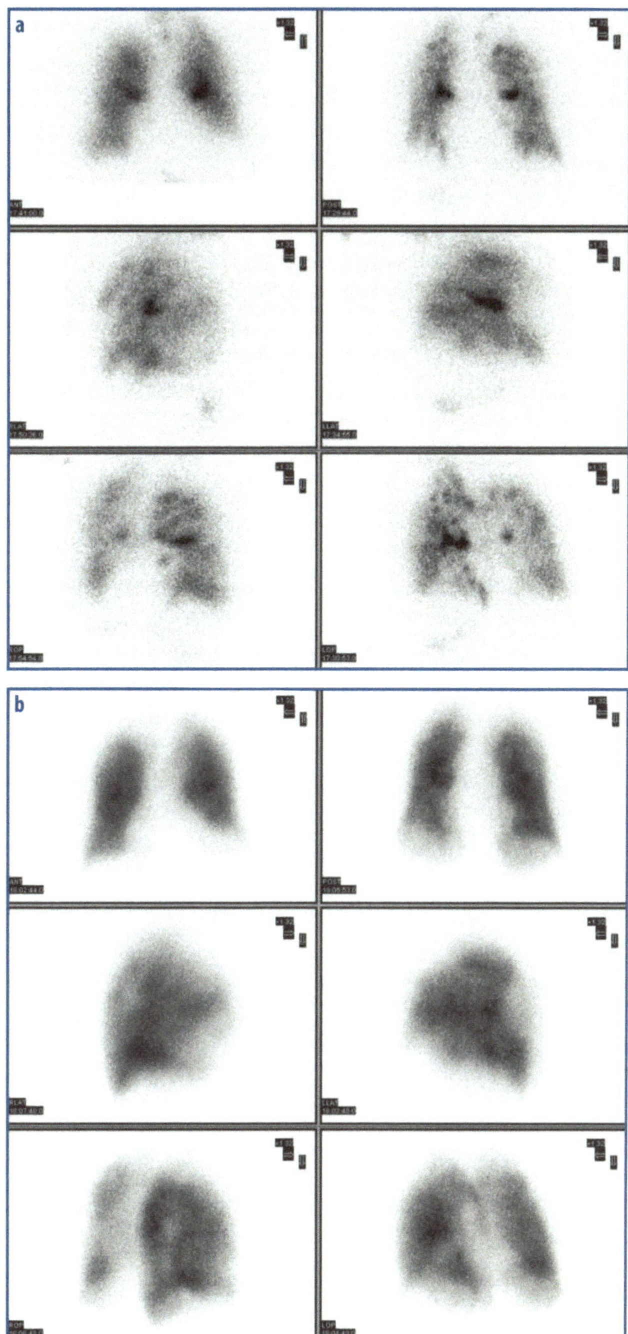

Fig. 19.11 a, b a Scintigrafia polmonare da ventilazione in paziente con BPCO a prevalente componente enfisematosa. Il quadro di ventilazione è tipo misto (ID, CD) e la ventilazione è ridotta sul versante mantellare in entrambi i polmoni. **b** Scintigrafia polmonare da perfusione nello stesso paziente affetto da BPCO. Ventilazione e perfusione si distribuiscono in maniera molto simile, sia sotto l'aspetto della disomogeneità che delle alterazioni del gradiente. Non si rilevano comunque segni di *mismatch* V/Q

19.5 Scintigrafia con ^{67}Ga-citrato in ambito polmonare

Il ^{67}Ga-citrato è utilizzato da molti anni come "indicatore positivo" per la visualizzazione scintigrafica delle neoplasie e dei processi infiammatori, dopo il riscontro occasionale di accumulo di tale tracciante nei linfonodi interessati da linfoma di Hodgkin. Pur se sensibile indicatore di interessamento neoplastico, tale captazione è comunque aspecifica, dato che si verifica anche in focolai di infezione e/o infiammazione, specialmente se costituiti da processi cronici di tipo granulomatoso (come si verifica appunto nel caso della sarcoidosi).

Se il complesso ^{67}Ga-transferrina (formatosi *in vivo* dopo somministrazione di ^{67}Ga-citrato) si accumula fisiologicamente nel fegato, nella milza e nel midollo osseo, il polmone non rappresenta una sede di fisiologica captazione; pertanto, la presenza di radioattività a livello polmonare, ilo-mediastinica e/o parenchimale polmonare deve essere considerata espressione di un processo patologico in quelle sedi.

Poiché il meccanismo di accumulo del complesso ^{67}Ga-transferrina è piuttosto lento e sussiste inizialmente un'elevata attività di fondo, le immagini scintigrafiche sono normalmente acquisite a una considerevole distanza di tempo dopo la somministrazione del ^{67}Ga-citrato, cioè in genere a 48 e 72 ore (alcune volte anche fino a 96 ore). È tuttavia opportuno segnalare che, in caso di sarcoidosi polmonare in fase attiva florida, la scintigrafia con ^{67}Ga può risultare positiva (anche se con elevata attività di fondo) anche in tempi molto più precoci, cioè a 24 e perfino a 12 ore.

Nella sarcoidosi polmonare, la scintigrafia con ^{67}Ga-citrato riveste un ruolo complementare alla radiografia del torace, dato che essa è in grado di indicare, con migliore accuratezza rispetto all'esame radiologico convenzionale, non solo l'estensione e la localizzazione, ma soprattutto il grado di attività della malattia. Alcuni quadri scintigrafici con ^{67}Ga sono considerati tipici di sarcoidosi, come il quadro definito "lambda" (dalla forma di questa lettera greca, legato all'interessamento di linfonodi intratoracici, cioè gli ilari bilateralmente e quelli dell'azygos), oppure il cosiddetto "panda" (per interessamento extra-toracico, con simmetrica captazione oculo-nasale e delle parotidi). La presenza concomitante dei quadri "panda" e "lambda" è generalmente considerata altamente specifica per sarcoidosi (Fig. 19.12). In altri quadri si osserva invece una ipercaptazione diffusa a pressoché tutto il parenchima polmonare, anche se più accentuata a livello dei linfonodi ilari (Fig. 19.13).

Anche considerando lo sviluppo recente di tecniche avanzate di imaging ad alta risoluzione (come la TC), la scintigrafia con ^{67}Ga-citrato conserva nella sarcoidosi un ruolo importante perché è particolarmente sensibile nel valutare il grado di attività della malattia, come pure nel monitorare la risposta al trattamento (Figg. 19.14 e 19.15).

Considerando il processo patologico alla base della sarcoidosi (malattia infiammatoria cronica con aspetto di granulomatosi), altri radiofarmaci sono stati più recentemente proposti per la valutazione scintigrafica dei pazienti affetti, anche se la loro utilità clinica non è stata ancora convalidata così ampiamente come per il ^{67}Ga-citrato. È opportuno qui citare in particolare la scintigrafia con l'analogo della somatostatina ^{111}In-pentetreotide e la PET con [^{18}F]FDG (Fig. 19.16).

Infine, si segnala la ben convalidata utilità clinica della scintigrafia con ^{67}Ga-citrato in pazienti con immunodeficienza (tipicamente la forma acquisita per infezione dal

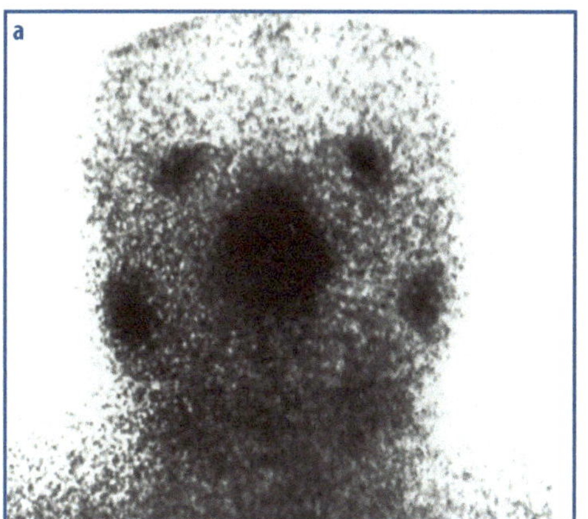
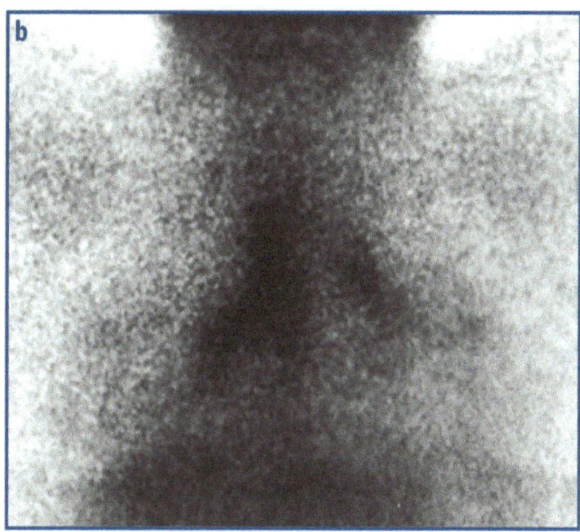

Fig. 19.12 a, b Scintigrafia con ^{67}Ga-citrato nella sarcoidosi. **a** Segno scintigrafico definito come "panda" cefalico, dovuto all'intensa e simmetrica captazione naso-oculo-parotidea. **b** Segno scintigrafico definito come "lambda" intratoracico, dovuto alla simmetrica captazione linfonodale ilare bilaterale e dei linfonodi dell'azygos, retrocavali o della loggia di Barety

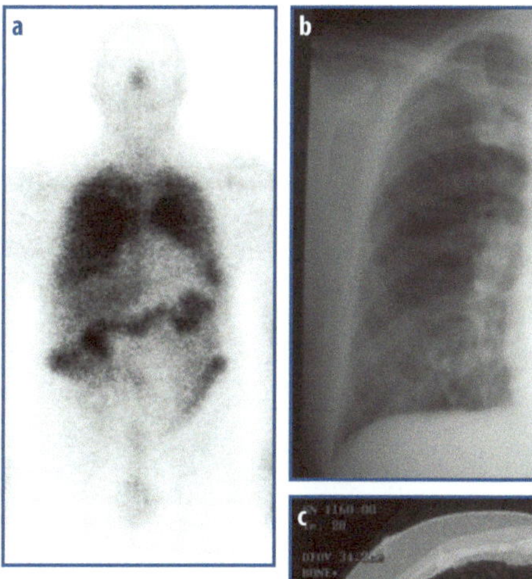
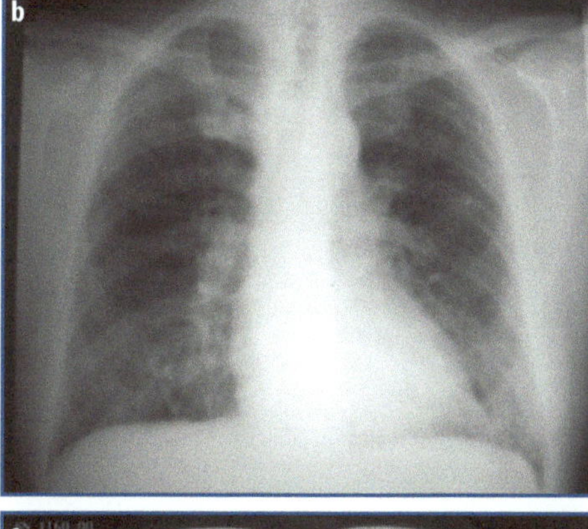
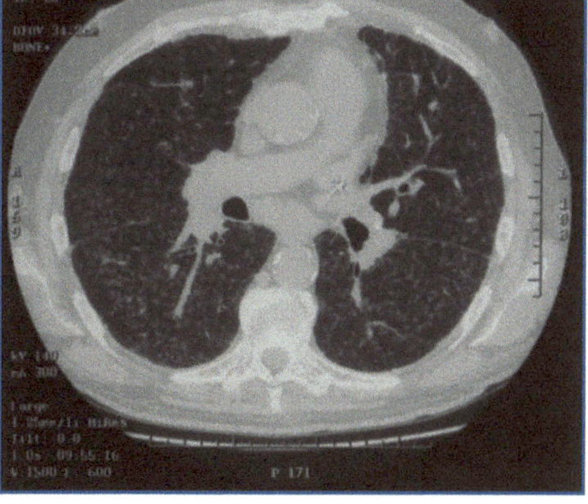

Fig. 19.13 a-c Scintigrafia con ^{67}Ga-citrato nella sarcoidosi. **a** Immagine *total body* che permette di rilevare patologica ipercaptazione a carico sia del parenchima polmonare che, in misura maggiore, dei linfonodi ilari bilateralmente; a questo livello la captazione è più intensa della fisiologica captazione epatica. **b** Radiografia standard del torace e (**c**) sezione transassiale di esame TC, che dimostrano entrambe esteso interessamento polmonare nodulare parenchimale e linfonodale ilare bilaterale

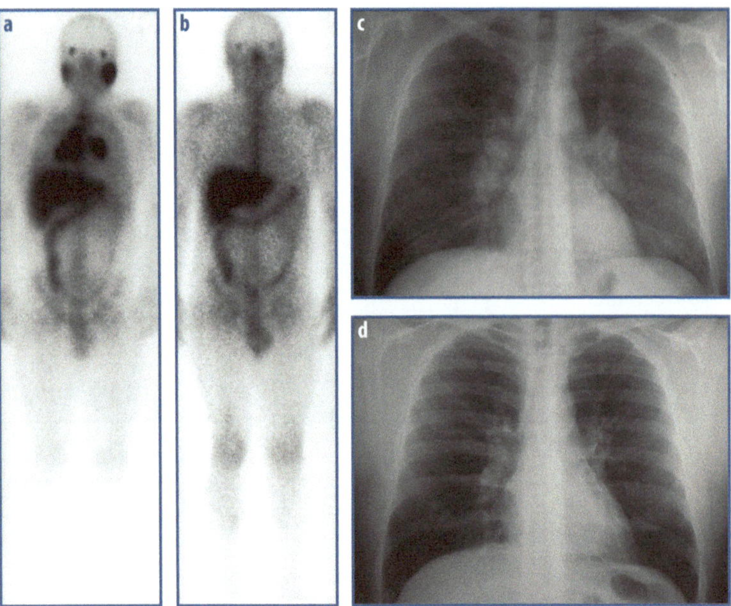

Fig. 19.14 a-d Scintigrafia con ^{67}Ga-citrato nella sarcoidosi. **a** Immagine *total body* ottenuta in un paziente al momento della diagnosi, con evidenza scintigrafica dei segni "panda" e "lambda"; l'ipercaptazione asimmetrica fra le due parotidi è dovuta in questo paziente alla presenza di un linfonodo ancora più nettamente ipercaptante nel contesto della parotide sinistra. **b** Corrispondente immagine ottenuta nello stesso paziente dopo terapia steroidea, con pressoché totale scomparsa della patologica ipercaptazione in ambito polmonare e cefalico. **c** Radiografia standard del torace al momento della diagnosi, con evidente linfoadenomegalia ilare bilaterale, simmetrica. **d** Radiografia standard del torace dopo terapia steroidea, con persistenza di linfoadenomegalia ilare, particolarmente a destra

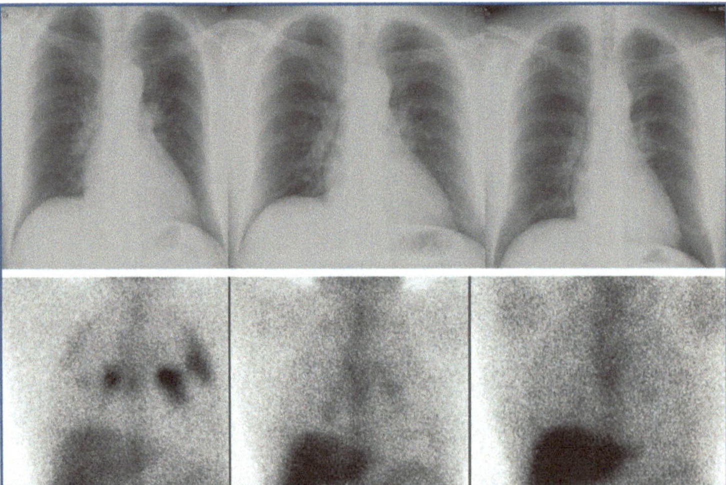

Fig. 19.15 Scintigrafia con ^{67}Ga-citrato nella sarcoidosi. Immagini relative alla radiografia standard del torace (*parte superiore*) e alla scintigrafia in ambito polmonare (*parte inferiore*) ottenute sequenzialmente in un paziente affetto da sarcoidosi, rispettivamente subito dopo la diagnosi (*colonna di sinistra*), dopo circa 1 anno di terapia steroidea (*colonna centrale*) e dopo un ulteriore anno di follow-up (*colonna di destra*). Mentre le immagini radiografiche mostrano soltanto modeste variazioni nel quadro di linfoadenomegalia bilaterale, quelle scintigrafiche riflettono il quadro effettivo di attività della malattia (con notevole miglioramento in seguito alla terapia)

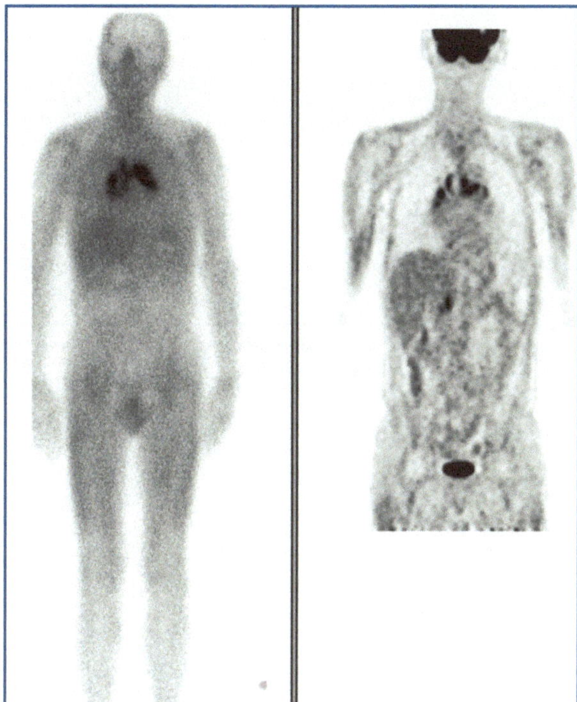

Fig. 19.16 Confronto fra scintigrafia *total body* ottenuta in un paziente con sarcoidosi polmonare rispettivamente 48 ore dopo somministrazione di ^{67}Ga-citrato (*a sinistra*) e PET con [^{18}F]FDG (*a destra*, sezione coronale attraverso un piano intermedio)

virus HIV) nel sospetto di infezione polmonare da *Pneumocystis carinii*. Tale sospetto può essere praticamente escluso nel caso di negatività della scintigrafia, mentre un aspetto scintigrafico caratterizzato da ipercaptazione diffusa a entrambi i campi polmonari depone con elevata probabilità per questo tipo di infezione; la concomitante presenza di accumuli focali multipli a margini sfumati depone invece per sovrapposta infezione batterica. Anche se caratterizzata da sensibilità e specificità intorno all'82-85% (rispetto a sensibilità di 80% e specificità di 64% per l'esame TC), questa tecnica scintigrafica è attualmente impiegata solo nei centri di medicina nucleare dove non sia disponibile la scintigrafia con leucociti autologhi marcati, che rappresenta attualmente la metodica preferita per l'infezione da *Pneumocystis carinii* (pur se talora di difficoltosa applicazione a causa della leucopenia che tipicamente può presentarsi nei pazienti con infezione avanzata da HIV).

Risultano attualmente di limitata diffusione clinica altre applicazioni della scintigrafia con ^{67}Ga-citrato in altre patologie in ambito toraco-polmonare, come nella valutazione dei pazienti con linfoma o con altra neoplasia a interessamento polmonare (impiego ormai soppiantato dalla PET con [^{18}F]FDG), nell'identificazione di processi infettivi occulti oltre a quello sopra citato dell'infezione da *Pneumocystis carinii*, nella valutazione dell'attività e dell'estensione dell'impegno polmonare in granulomatosi diverse dalla sarcoidosi (come la malattia di Wegener) o in altre interstiziopatie e, infine, nella valutazione dell'attività di malattia tubercolare (Fig. 19.17).

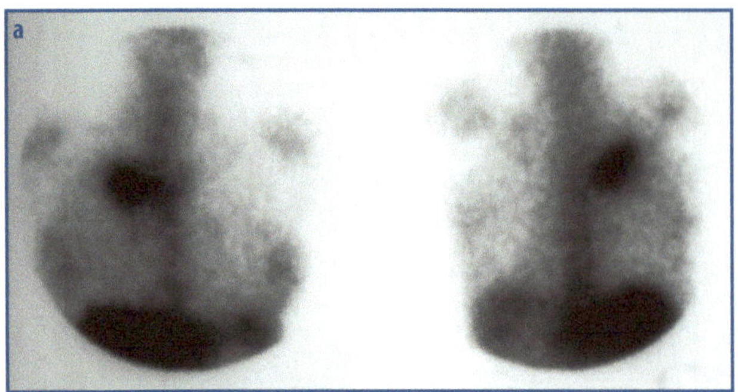

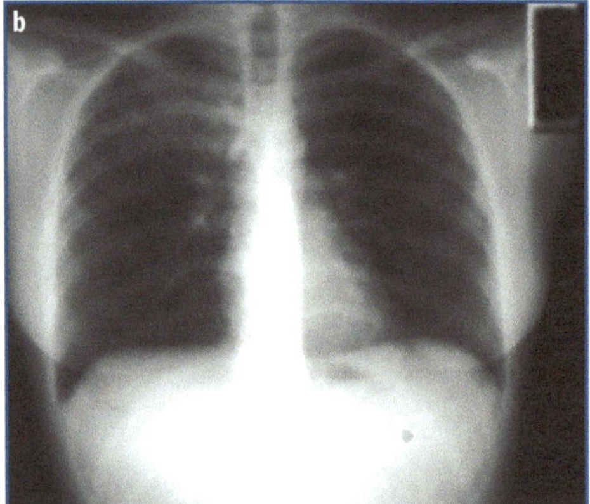

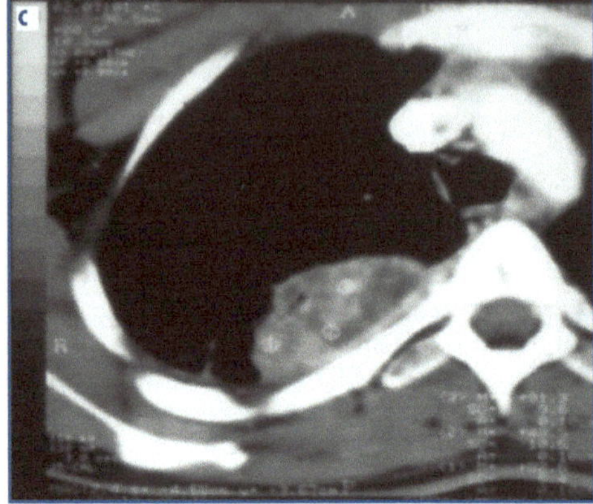

Fig. 19.17 a-c **a** Immagini scintigrafiche in proiezione anteriore (*a sinistra*) e posteriore (*a destra*) ottenute 48 ore dopo somministrazione di ^{67}Ga-citrato in una paziente con infezione tubercolare attiva a carico del lobo polmonare superiore destro. **b** Radiografia standard del torace che evidenzia diffusa opacità parenchimale all'apice polmonare destro. **c** Dettaglio dell'esame TC (sezione transassiale), che evidenzia una massa polmonare la cui morfologia aveva fatto porre il sospetto di lesione tumorale insorta in esiti di infezione tubercolare

Letture consigliate

Associazione Italiana di Medicina Nucleare. Linee Guida Procedurali AIMN - Pneumologia, Vers 12.10.2004, pp 113-140

Bekerman C, Hoffer PB, Bitran JD, Guptar G (1980) Gallium-67 citrate imaging studies of the lung. Sem Nucl Med 10:286-301

EANM guidelines for ventilation / perfusion scintigraphy – Part 1. https://www.eanm.org/scientific_info/guidelines/gl_pulm_embolism_part1.pdf. (Ultimo accesso marzo 2010)

EANM guidelines for ventilation / perfusion scintigraphy – Part 2. https://www.eanm.org/scientific_info/guidelines/gl_pulm_embolism_part2.pdf. (Ultimo accesso marzo 2010)

Edward CL, Hayes RL (1969) Tumor scanning with Gallium-67 citrate scanning. J Nucl Med 10:103-105

Fazzi P, Borsò E, Albertelli R et al (2009) Comparative performance of two inhaler systems to assess distribution of convective ventilation by ^{99m}Tc-labeled aerosol scintigraphy in patients with airway obstruction. Q J Nucl Med Mol Imaging 53:1-9

Fazzi P, Sbragia P, Solfanelli S et al (2001) Functional significance of the decreased attenuation sign on expiratory CT in pulmonary sarcoidosis: report of 4 cases. Chest 119:1270-1274

Fazzi P, Solfanelli S, Begliomini E et al (1993) ^{67}Ga, symptoms and treatment in sarcoidosis. Sarcoidosis 10:155-156

Gallium scintigraphy in the evaluation of malignant disease 3.0. http://interactive.snm.org/docs/pg_ch23_0403.pdf. (Ultimo accesso marzo 2010)

^{67}GA scintigraphy. https://www.eanm.org/scientific_info/guidelines/gl_onco_gascin.pdf. (Ultimo accesso marzo 2010)

Heshiki A, Schatz SL, McKusik KA et al (1974) Gallium 67 citrate scanning in patients with pulmonary sarcoidosis. Am J Roentgenol122:744-749

Hull RD, Hirsh J, Carter CJ et al (1985) Diagnostic value of ventilation-perfusion lung scanning in patients with suspected pulmonary embolism. Chest 88:819-828

Kroe DM, Kirsch CM, Jensen WA (1997) Diagnostic strategies for Pneumocystis carinii pneumonia. Semin Respir Infect 12:70-78

Line BR, Hunninghake GW, Keogh BA et al (1981) Gallium-67 scanning to stage the alveolitis of sarcoidosis: correlation with clinical studies, pulmonary function studies and bronchoalveolar lavage. Am Rev Respir Dis 123:440-446

Lucignani G, Pistolesi M (2009) Diagnosing pulmonary embolism: clinical problem or methodological issue? Eur J Nucl Med Mol Imaging 36:522-528

Lung scintigraphy. http://interactive.snm.org/docs/Lung%20Scintigraphy_v3.0.pdf. (Ultimo accesso marzo 2010)

McNeil BJ, Holman BL, Adelstein SJ (1974) The scintigraphic definition of pulmonary embolism. JAMA 227:753-756

Miniati M, Pistolesi M, Marini C et al (1996) Value of perfusion lung scan in the diagnosis of pulmonary embolism: results of the Prospective Investigative Study of Acute Pulmonary Embolism Diagnosis (PISA-PED). Am J Respir Crit Care Med 154:1387-1393

Miniati M, Sostman HD, Gottschalk A et al (2008) Perfusion lung scintigraphy for the diagnosis of pulmonary embolism: a reappraisal and review of the Prospective Investigative Study of Acute Pulmonary Embolism Diagnosis methods. Semin Nucl Med 38:450-461

Palestro CJ, Torres MA (1999) Radionuclide imaging of nonosseous infection. Q J Nucl Med 43:46-60

Reid JH, Coche EE, Inoue T et al (2009) Is the lung scan alive and well? Facts and controversies in defining the role of lung scintigraphy for the diagnosis of pulmonary thromboembolism in the era of multidetector CT. Eur J Nucl Med Mol Imaging 36:505-521

Sostman HD, Miniati M, Gottschalk A et al (2008) Sensitivity and specificity of perfusion scintigraphy combined with chest radiography for acute pulmonary embolism in PIOPED II. J Nucl Med 49:1741-1748

Sulavik SB, Spencer RP, Palestro CJ et al (1993) Specificity and sensitivity of distinctive chest radiographic and/or ^{67}Ga images in the non-invasive diagnosis of sarcoidosis. Chest 103:403-409

Sulavik SB, Spencer RP, Weed DA et al (1990) Recognition of distinctive pattern of Gallium-67 distribution in sarcoidosis. J Nucl Med 31:1909-1914

The PIOPED Investigators (1990) Value of the ventilation/perfusion scan in acute pulmonary embolism. Results of the prospective investigation of pulmonary embolism diagnosis (PIOPED). JAMA 263:2753-2759

Tumeh SS, Belville JS, Pugatch R, McNeil BJ (1992) Ga-67 scintigraphy and computed tomography in the diagnosis of pneumocystis carinii pneumonia in patients with AIDS. A prospective comparison. Clin Nucl Med 17:387-394

Wassie E, Buscombe JR, Miller RF, Ell PJ (1994) ^{67}Ga scintigraphy in HIV antibody positive patients; a review of its clinical usefulness. Br J Radiol 67:349-352

West JB (ed) (1995) Respiratory Physiology 5th edn. Williams & Wilkins, Baltimore

West JB (1977) State of the art: ventilation-perfusion relationships. Am Rev Respir Dis 116:919-943

Tecniche diagnostiche per lo studio del sistema nervoso centrale 20

E. Filidei, R. Raschillà, I. Raugei, D. Volterrani

Indice dei contenuti

20.1 Cenni di anatomia e fisiologia

Il Sistema Nervoso Centrale (SNC) è formato dall'encefalo (contenuto nella scatola cranica) e dal midollo spinale (che decorre nel canale vertebrale). Entrambe le strutture sono costituite da sostanza grigia (composta dai neuroni) e da sostanza bianca (formata dai tratti nervosi).

Appartengono all'encefalo: telencefalo, diencefalo, cervelletto, e tronco encefalico. Il telencefalo e il diencefalo formano il cervello, che è suddiviso in due emisferi, in una sottostante sostanza bianca, e nei nuclei della base (nuclei di sostanza grigia collocati alla base degli emisferi cerebrali). I due emisferi, connessi tra loro dal corpo calloso, sono composti da una porzione superficiale di sostanza grigia (corteccia cerebrale). La superficie cerebrale ha un aspetto irregolare per la presenza di solchi principali (scissure) che dividono ogni emisfero in sei lobi, quattro dei quali sono superficiali (lobo frontale, lobo parietale, lobo temporale, lobo occipitale) e due profondi (lobo limbico e lobo dell'insula) (Fig. 20.1).

I nuclei della base sono formazioni di sostanza grigia collocate nella profondità della sostanza bianca degli emisferi cerebrali; esse comprendono il nucleo caudato, il nucleo lenticolare (diviso a sua volta in *putamen* e *glubus pallidus*), il claustro, e l'amigdala.

Il nucleo caudato ha la forma di una virgola che avvolge superiormente il talamo in senso antero-posteriore ed è separato infero-lateralmente dal nucleo lenticolare a opera della capsula interna. Il nucleo lenticolare ha forma triangolare con apice rivolto medialmente ed è diviso in una porzione più laterale, il *putamen*, e una più mediale, il *globus pallidus* (suddiviso a sua volta in una porzione interna e una esterna). Questi sono coinvolti nella determinazione dei parametri del movimento (Fig. 20.2).

Il diencefalo è formato da due strutture, il talamo e l'ipotalamo.

Il cervelletto è localizzato nella porzione infero-posteriore della cavità cranica al di sotto del lobo occipitale, ed è formato da due emisferi e da una porzione centrale (verme). È coinvolto nella coordinazione dei movimenti attraverso il confronto e la correzione di quelli programmati rispetto a quelli eseguiti.

Nel tronco encefalico (struttura di congiunzione tra midollo spinale ed encefalo) si riconoscono tre porzioni (il bulbo, il ponte, e il mesencefalo), ed è formato sia da sostanza grigia che da sostanza bianca. In esso decorrono infatti le vie ascendenti e discendenti che si continuano nel midollo spinale, ma vi trovano collocazione anche numerosi nuclei.

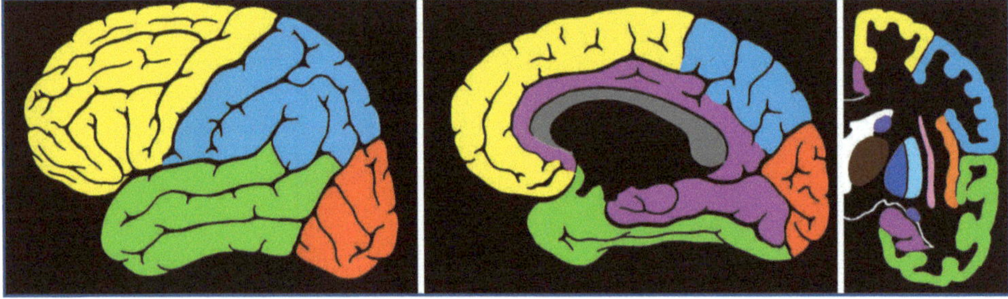

Fig. 20.1 Neuroanatomia macroscopica, rappresentazione schematica: superficie laterale (*a sinistra*), mediale (*al centro*) e sezione coronale (*a destra*) dell'encefalo. Lobo frontale (*giallo*), lobo parietale (*azzurro*), lobo occipitale (*rosso*), lobo temporale (*verde*), lobo limbico (*fucsia*). In sezione: lobo dell'insula (*arancione*), corpo e coda del caudato (*viola*), *putamen* (*blu*), pallido (*azzurro chiaro*), claustro (*rosa*), talamo (*marrone*)

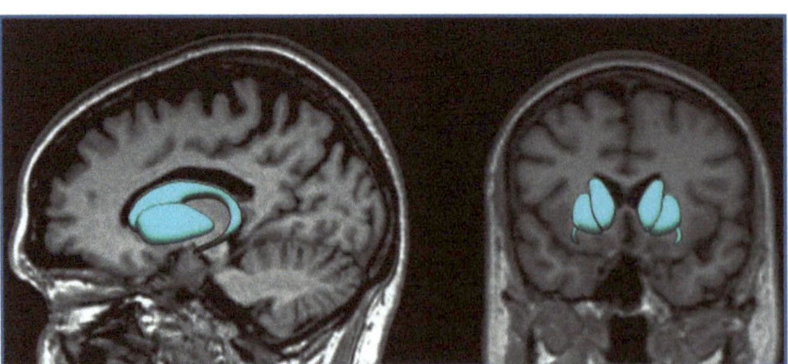

Fig. 20.2 Rappresentazione tridimensionale degli striati (caudati e *putamen*) proiettati su una sezione sagittale e coronale di una RM

Accanto al SNC merita di essere citato il sistema nervoso autonomo, che comprende l'insieme di cellule e fibre che innervano gli organi interni e le ghiandole, svolgendo funzioni che non sono sotto il controllo volontario. La via efferente (dal SNC agli organi innervati) è sempre costituita da due neuroni, un neurone pregangliare a livello del SNC (sede cranica o spinale) e uno postgangliare che risiede in un ganglio (centrale o periferico) o nella parete stessa del viscere innervato.

20.1.1 Circolazione cerebrale

L'apporto ematico cerebrale è garantito dal circolo carotideo e da quello vertebro-basilare, in comunicazione tra loro attraverso il circolo di Willis:

- la carotide interna dà luogo all'arteria cerebrale anteriore e media; le due arterie cerebrali anteriori comunicano attraverso l'arteria comunicante anteriore;
- le arterie vertebrali si uniscono a formare l'arteria basilare, che dà origine alle arterie cerebrali posteriori, che comunicano attraverso l'arteria comunicante posteriore.

L'insieme di vasi formato dalle arterie cerebrali anteriore, media e posteriore unite dalle arterie comunicanti anteriori e posteriori costituisce il poligono del Willis, che rappresenta il principale sistema di compenso intracranico. La circolazione cerebrale è dotata di un sistema di autoregolazione che mantiene costante la pressione di perfusione per variazioni della pressione sistemica media comprese tra 50 e 160 mmHg.

Il drenaggio venoso avviene attraverso le vene profonde (che ricevono il sangue dalla base cranica) e quelle superficiali (che decorrono sulla superficie emisferica), per affluire nei seni venosi della dura madre e lasciare la scatola cranica mediante le vene giugulari.

20.1.2 Metabolismo cerebrale

Il cervello è un organo metabolicamente molto attivo e richiede l'apporto continuo di ossigeno e del principale substrato energetico, il glucosio, il quale fornisce circa il 95% dell'energia necessaria per le sue funzioni. Il cervello non riesce infatti a metabolizzare gli acidi grassi come gli altri tessuti e, soprattutto, non dispone di una riserva energetica. Perciò, sebbene rappresenti solamente il 2% del peso corporeo, riceve circa il 20% della gittata cardiaca. In caso di anossia (assenza di ossigeno), le cellule cerebrali iniziano rapidamente a soffrire e in pochi minuti vanno incontro a morte con conseguenze irreversibili sulle funzioni cerebrali colpite.

20.1.3 La barriera emato-encefalica (BEE)

È una barriera caratteristica dei capillari cerebrali che ha lo scopo di difendere il cervello da eventuali sostanze tossiche provenienti, ad esempio, dai processi digestivi o metabolici e dagli stimoli ormonali diretti verso altri distretti corporei. Il passaggio attraverso la BEE avviene passivamente, per le piccole molecole liposolubili, o attraverso meccanismi di trasporto attivo, mentre non è consentito alle macromolecole e alle sostanze con elevata carica elettrica. L'integrità della BEE viene meno in caso di traumi, ischemia, infiammazione e infezione, o processi neoplastici.

20.1.4
Le cellule cerebrali

Nel cervello esistono due categorie cellulari, i neuroni e la neuroglia. I neuroni sono cellule perenni che trasportano segnali elettrici. Le sinapsi sono le connessioni tra un neurone e l'altro e consentono il passaggio dell'impulso nervoso attraverso la liberazione di una sostanza chimica, detta neurotrasmettitore. Questa, contenuta in apposite vescicole nel terminale assonico, viene rilasciata nello spazio sinaptico e va a interagire con specifici recettori collocati sulla membrana cellulare del neurone a cui è destinato il segnale nervoso, provocandone modificazioni del potenziale elettrico. Esistono popolazioni neuronali diverse altamente specializzate che utilizzano specifici neutrotrasmettitori: l'acido gamma-aminobutirrico (ad azione generalmente inibitoria), il glutammato (ad azione principalmente eccitatoria), le amine biogene (serotonina, noradrenalina, dopamina, acetilcolina, ad azione mista), e i neuropeptidi (endorfine).

La neuroglia è composta da cellule (astrociti) che non conducono impulsi elettrici, ma svolgono soprattutto un ruolo di supporto e protezione dei neuroni.

20.1.5
Relazione flusso/metabolismo/attività neuronale

Il flusso e metabolismo cerebrale da una parte e la presenza della BEE dall'altra rendono il cervello un organo unico nel suo genere. Infatti, non è presente in un altro organo una struttura simile alla BEE, ed esiste una relazione molto stretta tra flusso ematico, metabolismo ossidativo/glucidico e attività neuronale. Il motivo di questa stretta relazione è da ricercarsi nel fatto che la cellula neuronale non possiede scorte metaboliche, e necessita pertanto di un continuo apporto di ossigeno e glucosio per le sue funzioni. A un incremento di attività sinaptica in una determinata area cerebrale consegue quindi un consensuale rapido aumento del flusso ematico e del metabolismo regionale; in virtù di questa stretta relazione, le variazioni nel flusso e/o metabolismo possono essere sfruttate come surrogato dell'attività neuronale. Il principale determinante del consumo metabolico sembra essere lo stimolo sinaptico mediato dal glutammato, il più importante neurotrasmettitore eccitatorio neuronale. Tuttavia, è probabile che anche gli astrociti fungano da "intermediari", affinché sia assicurato il rapporto tra il flusso sanguigno alle diverse aree del cervello e i loro livelli di attività sinaptica. Essi, rilevando la presenza di glutammato a livello sinaptico, stimolano la vasodilatazione, aumentando in questo modo il flusso ematico.

20.2
Studio del SNC con metodiche medico-nucleari

Numerosi sono stati e tuttora sono i radiofarmaci per lo studio del SNC prodotti sia in ambito clinico che sperimentale. In questo capitolo verrà fatto riferimento essenzialmente a quei radiofarmaci utilizzabili nella routine clinica.

Per una maggiore semplificazione distinguiamo i radiofarmaci (SPECT e PET) che permettono lo studio di:

- parametri in rapporto con l'attività funzionale cerebrale e con il suo metabolismo energetico; in particolare, flusso ematico e metabolismo glucidico;

– parametri in relazione con la funzione di popolazioni neuronali diverse; in particolare, densità recettoriale e metabolismo di specifici neurotrasmettitori;
– neoplasie cerebrali primitive e secondarie.

20.3 Studio SPECT e PET dell'attività funzionale cerebrale

20.3.1 SPECT di perfusione cerebrale

Lo studio scintigrafico del flusso cerebrale regionale (rCBF) è passato attraverso l'impiego di diversi tipi di radiofarmaci e di strumentazione. Da un punto di vista storico, è importante ricordare lo Xenon-133, gas diffusibile attraverso la BEE, che in passato ha consentito di ottenere una valutazione quantitativa assoluta del rCBF in termini di mL/min/per 100 gr di tessuto. Il paziente doveva inalare attraverso uno speciale dispositivo il gas radioattivo che passando in circolo, in quanto lipofilo, superava la BEE e le membrane cellulari dei neuroni, accumulandovisi all'interno. Una serie di problemi tecnici ne ha limitato l'impiego in clinica: la rapida *clearance* cerebrale e il breve tempo di acquisizione (5 minuti durante inalazione dello ^{133}Xe gas) richiedevano una strumentazione dedicata, le immagini SPECT avevano una bassa risoluzione spaziale e l'inalazione richiedeva attiva cooperazione da parte di pazienti che potevano avere problemi respiratori o deficit neurologici. Negli anni Ottanta questo tracciante è stato sostituito dapprima da amine marcate con Iodio-123, come la [^{123}I]isopropil-iodo-anfetamina o [^{123}I]IMP (IK-3) che, superata la BEE, si lega ai recettori neuronali per l'anfetamina. Dal momento che il costo elevato e la scarsa disponibilità non ne facilitavano l'impiego nella routine, soprattutto in Europa, sono stati sintetizzati gli attuali due radiofarmaci marcati con tecnezio-99m, ^{99m}Tc-HMPAO e ^{99m}Tc-ECD, per le cui caratteristiche specifiche si rimanda al Capitolo 4. Nella Tabella 20.1 si ricordano alcune generalità che accomunano i radiofarmaci per lo studio del rCBF.

Diverse sono le indicazioni cliniche (Tabella 20.2) potenziali della SPECT di perfusione cerebrale: dalla valutazione del paziente con malattia cerebrovascolare, alla

Tabella 20.1 Caratteristiche generali dei radiofarmaci ideali per lo studio dell'rCBF

Molecole di piccole dimensioni, lipofile e neutre, capaci di attraversare la BEE intatta
Distribuzione proporzionale al flusso cerebrale
Ritenzione per un tempo sufficiente a effettuare l'acquisizione
Captazione sufficiente a effettuare imaging con strumentazione SPECT standard
Rapido *washout* dai tessuti extracerebrali (tessuti molli, ghiandole salivari, vasi)
Alto rapporto sostanza grigia/bianca

Tabella 20.2 Principali indicazioni cliniche della SPECT di perfusione cerebrale

Demenze	Malattia cerebro-vascolare acuta (TIA, ICTUS)
Disturbi del movimento	Malattia cerebrovascolare cronica
Diagnosi di morte cerebrale	Epilessia
	Traumi cerebrali

localizzazione di foci epilettogeni in pazienti con epilessia farmaco-resistente, alla conferma di morte cerebrale (Fig. 20.3).

Tuttavia, l'introduzione nella routine di modalità diverse di imaging neuroradiologico (TC e RM in particolare) ne ha limitato l'impiego in molte situazioni cliniche. La circostanza nella quale la SPECT di perfusione cerebrale viene eseguita frequentemente, specie in reparti dove non è ancora presente una PET, è nel paziente con una sospetta demenza in fase iniziale. La demenza è una disfunzione cronica e progressiva delle funzioni cerebrali che riconosce diverse cause (Tabella 20.3) e che porta a un declino delle facoltà cognitive della persona.

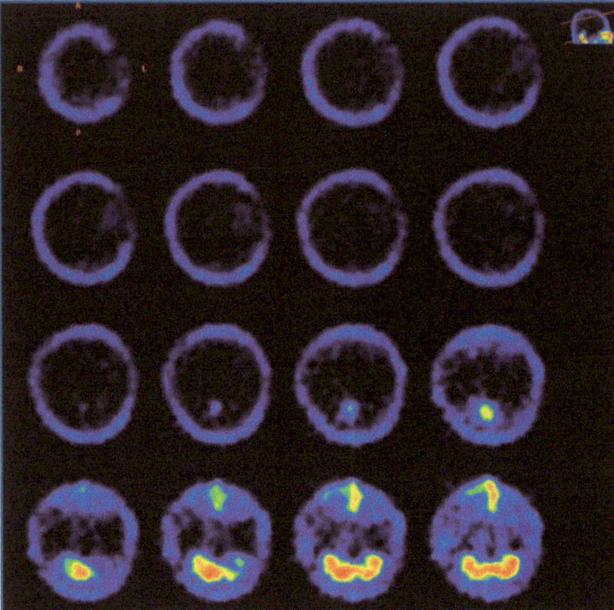

Fig. 20.3 SPECT di perfusione cerebrale con ^{99m}Tc-ECD: morte cerebrale. Assenza di captazione del radiofarmaco a livello di tutta la corteccia cerebrale e dei nuclei della base; è presente un residuo di attività a livello del tronco encefalico e del cervelletto (l'attività rilevabile perifericamente corrisponde allo scalpo)

Tabella 20.3 Demenze

Demenze
Demenze primarie o degenerative
Demenza di Alzheimer (AD)
Demenza a corpi di Lewy (LBD)
Demenza fronto-temporale (Pick)
Demenza associata ad altre malattie degenerative del SNC (morbo di Parkinson)
Demenze secondarie
Demenze vascolari (demenza multi-infartuale)
Disturbi endocrini/metabolici
Malattie metaboliche ereditarie
Malattie infettive e infiammatorie
Stati carenziali
Sostanze tossiche
Processi espansivi intracranici
Idrocefalo normoteso
Traumi cranici

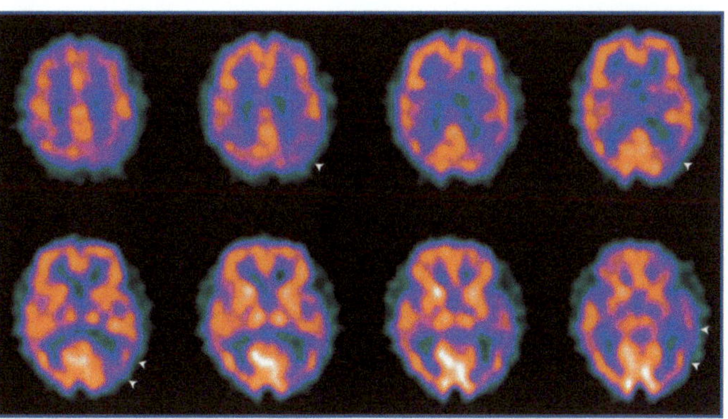

Fig. 20.4 SPECT di perfusione cerebrale (^{99m}Tc-ECD) in paziente con malattia di Alzheimer. Si apprezza ipoperfusione in regione temporo-parietale e frontale bilaterale (*frecce bianche*). Conservata la perfusione in sede occipitale e delle aree sensitivo-motorie

La riduzione dell'attività conseguente alla perdita (morte) neuronale in specifiche aree che si verifica nelle varie forme di demenza si evidenzia con aree di ipoperfusione alla SPECT con ^{99m}Tc-HMPAO o con ^{99m}Tc-ECD. La malattia di Alzheimer (AD) è la più comune forma di demenza primaria (60%), con una prevalenza nella popolazione oltre i 65 anni che varia dal 3 al 6%, nei paesi industrializzati. Considerato il progressivo invecchiamento della popolazione, è previsto il raddoppiarsi, ogni 20 anni, del numero dei pazienti affetti dalla malattia. La AD si caratterizza con il deficit di almeno due facoltà cognitive (memoria, orientamento temporale, fluenza verbale, abilità visuo-spaziali), spesso associato ad alterazioni psicologiche e del comportamento. È legata alla progressiva perdita neuronale a carico del giro posteriore del cingolo e della corteccia associativa parieto-temporo-occipitale. Il sospetto di AD si basa su criteri clinici, mentre TC e RM sono principalmente utili nell'escludere altre possibili cause di demenza. Grazie alla recentissima introduzione di nuovi farmaci neuroprotettori per la cura delle demenze, diventa quanto mai importante stabilire una corretta diagnosi precoce di AD utilizzando tecniche sensibili e specifiche come la SPECT di perfusione (o la PET di metabolismo glucidico cerebrale). Il quadro della SPECT è specifico ed è caratterizzato da ipoperfusione in sede temporale, a livello delle aree associative parietali posteriori e del cingolo posteriore. In fase molto precoce di malattia è possibile riscontrare ipoperfusione isolata a livello della corteccia temporo-mesiale, mentre in fase più avanzata sono interessati anche i lobi frontali. Generalmente sono risparmiati i lobi occipitali e la corteccia sensitivo-motoria (Fig. 20.4).

20.3.2 Aspetti tecnici della SPECT di perfusione cerebrale

Gli studi SPECT di flusso cerebrale, come anche quelli recettoriali di cui si parlerà in seguito, presentano peculiari caratteristiche che richiedono particolare attenzione sia nella fase di acquisizione che in quella di elaborazione.

In fase di acquisizione è infatti necessario:

- ricercare la massima risoluzione spaziale possibile, viste la complessità dell'anatomia del cervello e le ridotte dimensioni delle diverse strutture che lo compongono (corteccia, nuclei della base, ecc.);

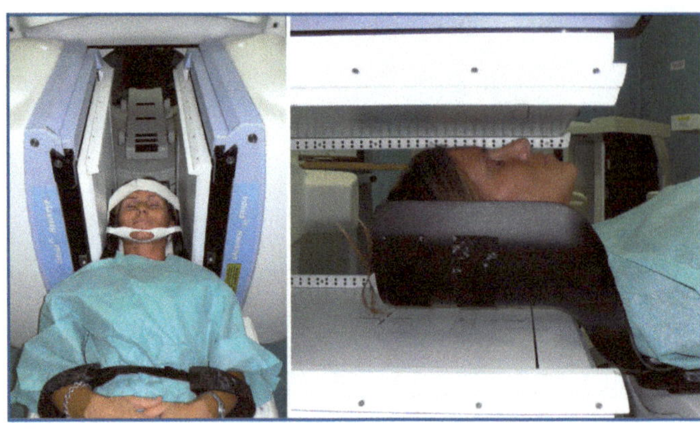

Fig. 20.5 Posizionamento del paziente e delle teste della gamma-camera in uno studio SPECT cerebrale

- contenere i tempi di acquisizione entro i 30-45 minuti per cercare di ottenere la massima immobilità del paziente, non sempre collaborante;
- standardizzare le procedure di preparazione del paziente, in quanto farmaci e condizioni esterne possono influire su metabolismo e flusso cerebrale.

La strumentazione ottimale per un'indagine SPECT cerebrale è una gamma-camera multi-detettore che, equipaggiata con collimatori LEHR o LEUHR o *fan-beam*, consenta di ottenere immagini con la più alta risoluzione spaziale e sensibilità. La gamma-camera deve inoltre permettere la minima distanza tra i detettori e la testa del paziente (raggio di rotazione), allo scopo di ottimizzare la risoluzione spaziale; a tal fine è necessario l'ausilio di poggiatesta confortevoli che, inoltre, agevolano l'immobilità del paziente per tutta la durata dell'acquisizione. Il paziente è posizionato supino sul tavolo del tomografo con le braccia lungo il corpo e la testa inserita in un comodo poggiatesta utilizzando, solo quando necessario, alcune fasce come mezzi di contenzione. La testa è posta in estensione (non iperestensione), in modo tale da far coincidere la linea orbito-meatale con la verticale, e da porre il piano sagittale mediano perpendicolare al piano sensibile (detector) (Fig. 20.5). È bene che tale posizione non risulti forzata per il paziente; utilizzare una qualsiasi altra posizione del capo, più naturale, eviterà movimenti involontari durante l'acquisizione.

20.3.2.1
Preparazione del paziente

La preparazione del paziente riveste particolare importanza: è necessario che alcune ore prima dell'esame sia sospesa l'assunzione di sostanze (caffè, fumo, alcool) che possono alterare la perfusione e il metabolismo. Anche diversi farmaci possono ridurre la perfusione e il metabolismo cerebrale (le benzodiazepine determinano riduzioni globali, più accentuate nelle aree frontali; la dintoina può determinare ipoperfusione cerebellare). In caso sia necessaria la sedazione per eseguire l'esame, essa dovrà essere indotta dopo la somministrazione del radiofarmaco. È importante inoltre che il paziente non sia sottoposto a eccessivi stimoli sensoriali esterni (visivi e acustici), per mantenere l'attività cerebrale in condizioni "basali". Il paziente è preparato con un accesso venoso e posto per almeno 10 minuti in un ambiente silenzioso e poco illuminato prima dell'iniezione del tracciante e per almeno i 5 minuti successivi. L'impiego di strumenti quali una mascherina sugli occhi e tappi per le orecchie possono essere di aiuto.

L'attività consigliata di ^{99m}Tc-HMPAO e ^{99m}Tc-ECD è circa 740 MBq (20 mCi). La captazione cerebrale del radiofarmaco è rapida (<2 minuti). L'acquisizione SPECT può avvenire già 15-20 minuti dopo la somministrazione, tempo minimo necessario per una sufficiente *clearance* del radiofarmaco dai tessuti extracerebrale (per migliorare il rapporto *target/background*).

20.3.2.2
Acquisizione

Viene eseguita un'acquisizione SPECT su un'orbita circolare di 360° con il minore raggio possibile (ideale < 16 cm). La finestra energetica è posizionata sul picco fotoelettrico del ^{99m}Tc (140 keV ± 10%). Le proiezioni sono acquisite in modalità *step-and-shoot* con campionamento angolare di circa 3° (120-128 proiezioni). Il tempo di acquisizione per ogni singola proiezione varia a seconda del tipo di gamma-camera e collimatore utilizzati (20-40 secondi/proiezione). In media, il tempo totale di acquisizione è di circa 30 minuti. La matrice di acquisizione è di128×128. Può essere necessario un fattore di zoom tale da ottenere una dimensione del pixel di 2-4 mm.

Terminata l'acquisizione, è utile verificare che il paziente abbia mantenuto fermo il capo (di rado, in pazienti particolarmente non collaboranti, è necessario ripetere l'acquisizione).

20.3.2.3
Elaborazione

La ricostruzione dei dati avviene utilizzando software per la ricostruzione mediante retroproiezione filtrata o iterativa (oggi preferita), con pre- o post-filtraggio passa-basso (ad esempio, filtro Butterworth 0,5 cicli/cm, ordine 6-8). Poiché il rCBF viene valutato sia a livello della corteccia cerebrale (che è superficiale) che di strutture come talami e nuclei della base (che sono in profondità), è consigliabile eseguire una correzione dei dati per l'attenuazione. Questa correzione è effettuata senza l'impiego di una mappa di correzione trasmissiva, ma per via analitica utilizzando vari algoritmi matematici: il più impiegato è quello di Chang. Questo metodo si basa essenzialmente sul presupposto che il contenuto all'interno della scatola cranica abbia una densità uniforme e un coefficiente di attenuazione per i raggi gamma di 140 keV uguale a quello dell'acqua (ad esempio, 0,12 cm^{-1}). Il metodo prevede l'identificazione (mediante una serie di ellissi generate nelle diverse sezioni transassiali che individuano, in modo semi-automatico, il contorno della scatola cranica) e il calcolo, voxel per voxel, del fattore di correzione per l'attenuazione da applicare sulla base della distanza dal perimetro dell'ellisse (Fig. 20.6).

Il volume ricostruito e corretto per l'attenuazione viene riorientato secondo riferimenti anatomici standard, quali l'asse AC-PC (commissura anteriore – commissura posteriore) o fronto-occipitale, per ottenere la migliore simmetria sui piani transassiale, coronale e

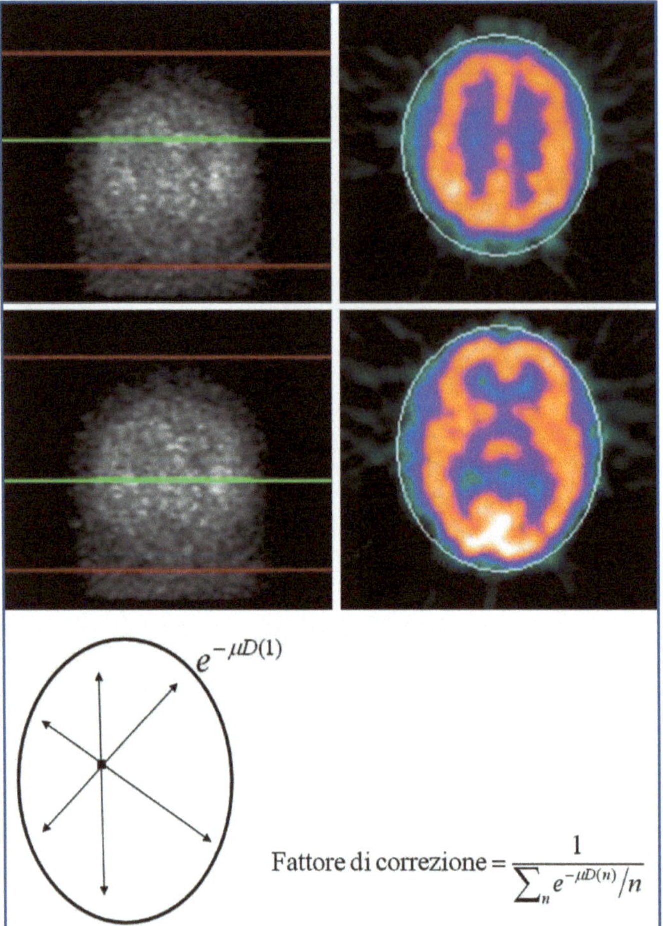

Fig. 20.6 Metodo di Chang per la correzione dell'attenuazione tessutale

sagittale che, rappresentati su monitor, saranno alla base della interpretazione da parte del medico (Fig. 20.7).

La più comune sorgente di errore tecnico è dovuta alla generazione di artefatti derivanti dal movimento del paziente, a causa della non sempre ottimale collaborazione e della lunga durata dell'esame. Anche la non corretta generazione delle ellissi utilizzate dal metodo di Chang per la correzione dell'attenuazione può condurre ad artefatti. È bene fare in modo che le ellissi seguano il profilo del cranio del paziente applicando valori soglia diversi. Altri artefatti possono essere dovuti a una non perfetta messa a punto della strumentazione (problemi di uniformità di campo o del centro di rotazione).

20.3.3 Applicazioni particolari della SPECT di perfusione

Due indicazioni della SPECT di perfusione cerebrale meritano una trattazione a parte, perché si associano a specifiche problematiche tecniche: studio delle epilessie in fase critica-intercritica, e valutazione della riserva vascolare cerebrale con test all'acetazolamide.

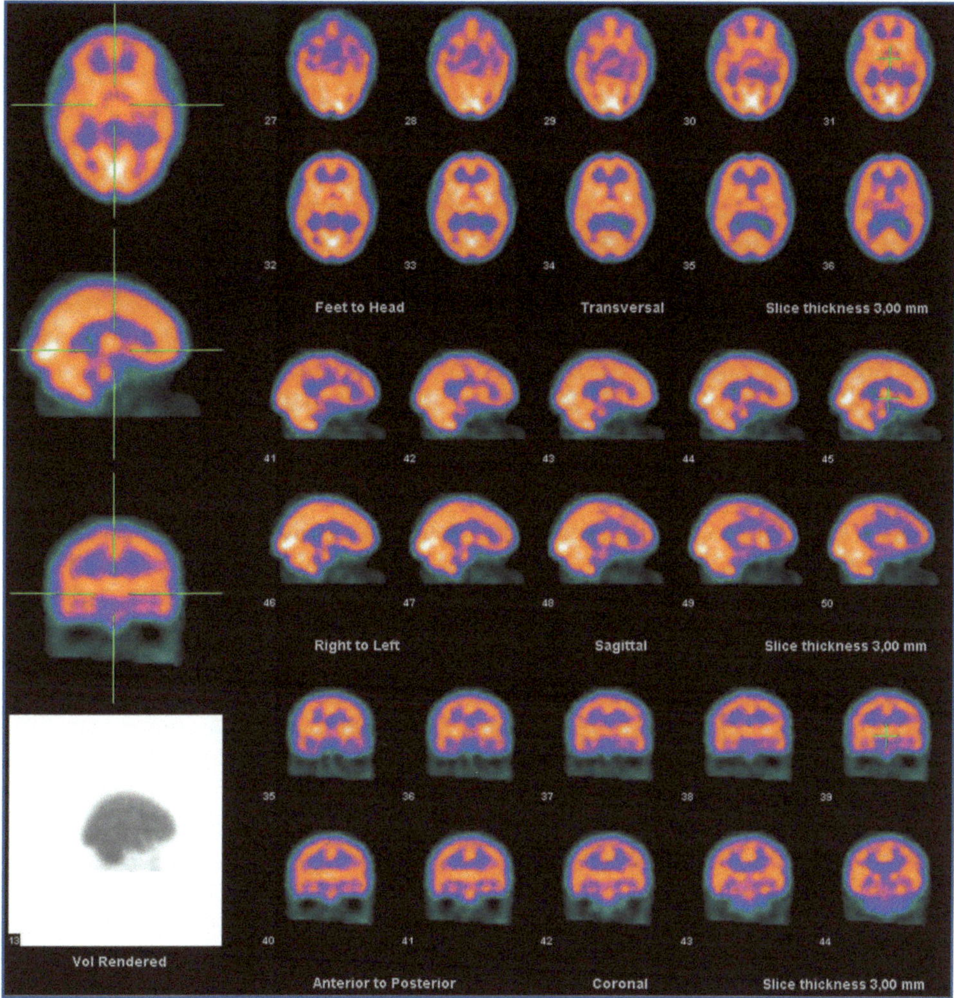

Fig. 20.7 Ricostruzione di una SPECT di perfusione cerebrale: sezioni transassiali, sagittali e coronali riorientate sulla linea fronto-occipitale

20.3.3.1
SPECT di perfusione cerebrale nelle epilessie

L'epilessia è una malattia cronica del SNC caratterizzata dall'insorgenza di attacchi a presentazione variabile, a seconda dell'origine del segnale epilettogeno. Il trattamento è in prima istanza farmacologico (spesso plurifarmacologico), ma in alcuni soggetti (15%) non è sufficiente a impedire l'insorgenza degli attacchi. L'incapacità di controllare l'attacco epilettico (epilessia farmaco-resistente) può condurre nel tempo a una sofferenza del SNC. Circa la metà dei pazienti con epilessia focale farmaco-resistente può avvalersi dell'approccio chirurgico, finalizzato ad asportare il *focus* epilettogeno. La RM è certamente l'indagine principe nella definizione anatomica della lesione epilettogena. Anche la PET con [^{18}F]FDG e la SPECT con traccianti di perfusione cerebrale trovano un impiego sempre più routinario. Mentre la SPECT intercritica (effettuata cioè in assenza di crisi) è intrinsecamente poco sensibile, la SPECT critica (si definisce tale quando l'iniezione viene effettuata entro 45 secondi dall'insorgenza della crisi epilettica) è una procedura impiegata con successo in diversi centri di riferimento per la cura dell'epilessia per individuare il *focus* epilettogeno, che appare come un'area di iperperfusione. Le limitazioni insite nella SPECT critica sono legate agli aspetti logistici indispensabili all'iniezione del tracciante quanto più precocemente possibile al momento della crisi epilettica. Infatti, tanto prima si pratica l'iniezione del tracciante, maggiore è la sensibilità della procedura. Un'altra conseguenza delle difficoltà logistiche associate alla SPECT critica è l'alto costo legato alla disponibilità di personale medico, infermieristico e tecnico dedicato alla sorveglianza del paziente in attesa della crisi epilettica, all'insorgenza della quale deve essere prontamente somministrato il radiofarmaco.

Il ^{99m}Tc-HMPAO o il ^{99m}Tc-ECD sono entrambi traccianti di perfusione cerebrale, pur presentando alcune differenze: il ^{99m}Tc-HMPAO potrebbe essere più indicato nell'evidenziare aree di rCBF aumentato, in quanto la captazione cerebrale presenta una migliore relazione per flussi elevati. Tuttavia l'instabilità della molecola del ^{99m}Tc-HMPAO rende necessaria la sua ricostituzione esattamente al momento dell'insorgenza della crisi, aumentando il rischio di ritardare l'iniezione e di effettuare quindi uno studio postcritico piuttosto che critico. Al contrario, la stabilità del ^{99m}Tc-ECD per 6-8 ore dal momento della sua preparazione ne facilita la somministrazione in tempi rapidi.

L'esame viene eseguito in tempi successivi, un giorno la SPECT intercritica e in un altro quella critica, sotto monitoraggio video-elettroencefalografico. Le acquisizioni e le elaborazioni dei due studi avvengono con le medesime modalità descritte nel paragrafo precedente. L'analisi comparativa tra i due studi SPECT, critico e intercritico, fornisce le informazioni per dimostrare la sede del *focus* epilettogeno (Fig. 20.8). Anche se l'analisi può essere semplicemente visiva, attualmente si preferiscono utilizzare software basati sulla coregistrazione spaziale dei dati SPECT:

- ISAS (*Ictal-Interictal SPECT Analyzed by SPM*). Il software esegue un confronto statistico tra i dati di sottrazione delle SPECT critica-intercritica e quelli ottenuti in un pool di soggetti normali sottoposti alla somministrazione della dose di tracciante e all'imaging in due tempi consecutivi. Per dettagli sull'analisi basata su SPM si rimanda al Paragrafo 20.5;

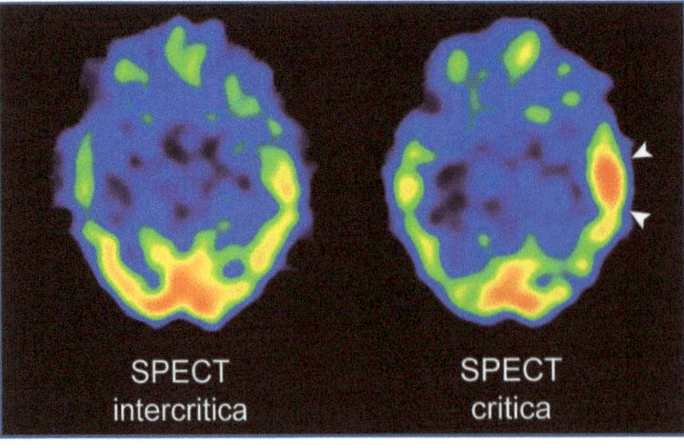

Fig. 20.8 SPECT nell'epilessia: *a sinistra* sezione transassiale di uno studio intercritico; *a destra* la stessa sezione nello studio critico. Si evidenzia iperperfusione del lobo temporale sinistro nello studio critico (*frecce bianche*)

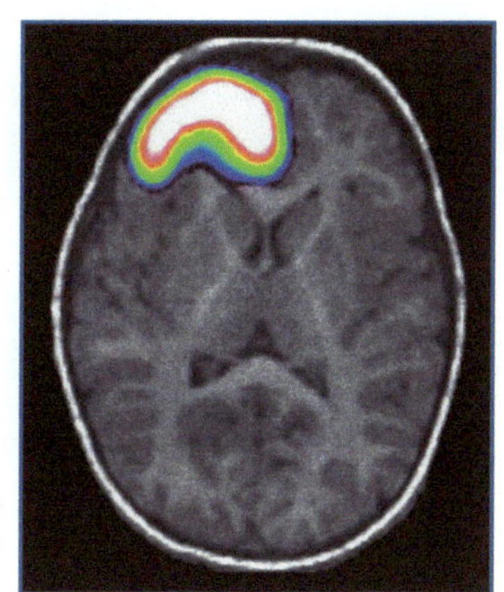

Fig. 20.9 SISCOM: area di aumentata perfusione in sede frontale destra ottenuta sottraendo la SPECT critica alla SPECT intercritica e coregistrando alla RM del paziente

- SISCOM (*Subtraction of Ictal SPECT CO-registered to MRI*), sviluppata con il software Analyze della Mayo Foundation, utilizza la combinazione delle immagini SPECT e RM per migliorare l'identificazione delle aree cerebrali che si attivano durante la crisi epilettica; dopo il riallineamento dei due studi SPECT, si effettua la sottrazione tra studio critico e intercritico, coregistrandoli alla RM preoperatoria del paziente stesso (Fig. 20.9).

20.3.3.2
SPECT con test all'acetazolamide (DIAMOX®)

Anche se è previsto nelle linee-guida della Society of Nuclear Medicine fin dal 1998, l'uso dell'acetazolamide (Diamox®, Teofarma Srl, Valle Salimbene, PV) a fini diagnostici non è ancora registrato in Europa.

In quanto inibitore dell'anidrasi carbonica, l'acetazolamide determina a livello cerebrale un transitorio aumento della CO_2 che esplica a questo un elevato potere vasodilatante, incrementando il flusso ematico. La vasodilatazione raggiunta dopo 15-20 minuti dalla somministrazione del farmaco (1 g e.v.) consente di esplorare la riserva vascolare cerebrale (il flusso cerebrale aumenta in caso di riserva conservata, rimane invariato o diminuisce in caso di riserva compromessa). La SPECT con test all'acetazolamide è un metodo clinicamente accessibile ed efficace, impiegato principalmente per la valutazione della riserva di perfusione cerebrale in pazienti con stenosi carotidea (Fig. 20.10). Contribuisce a definire il rischio di ictus o TIA e a selezionare i pazienti da sottoporre a un intervento di rivascolarizzazione (endoarterectomia o by-pass).

Il test consiste nell'esecuzione di due SPECT (generalmente in giorni separati), una basale e una sotto stimolo con acetazolamide. Nel giorno dello studio con il test farmacologico, al paziente viene preparato l'accesso venoso tramite il quale sarà somministrata (in bolo lento) l'acetazolamide, seguita dopo 20 minuti dal radiofarmaco, con le modalità previste per un qualsiasi studio SPECT di perfusione basale.

Nella Tabella 20.4 sono riportati i principali aspetti tecnici della SPECT di perfusione cerebrale.

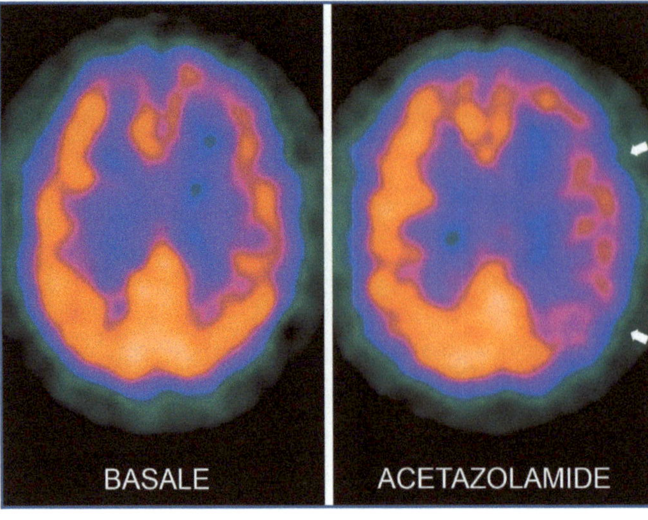

Fig. 20.10 Test all'acetazolamide. Paziente con stenosi critica della carotide interna sinistra: rispetto alla SPECT basale (*a sinistra*), nello studio con acetazolamide (*a destra*) si evidenzia ipoperfusione frontale e parietale sinistra (ridotta riserva vascolare) (*frecce bianche*)

Tabella 20.4 Protocolli e tecniche di esame consigliati: SPECT di perfusione cerebrale (^{99m}Tc-ECD o ^{99m}Tc-HMPAO)

Indicazioni	Malattia cerebrovascolare, epilessia, demenze ecc. (vedi Tabella 20.2).
Preparazione del paziente	Evitare caffè, fumo e alcool il giorno dell'esame. Alcuni farmaci possono ridurre la perfusione e il metabolismo cerebrale (benzodiazepine, dintoina), e non devono pertanto essere assunti prima dell'esame. In caso sia necessaria la sedazione, essa dovrà essere indotta dopo la somministrazione del radiofarmaco. Evitare eccessivi stimoli sensoriali esterni (stimoli visivi e acustici) al momento della somministrazione del radiofarmaco; è consigliabile l'impiego di strumenti quali una mascherina sugli occhi e tappi per le orecchie.
Documentazione richiesta	Anamnesi, eventuale TC o RM.
Radiofarmaci e attività	740 MBq (20 mCi) da iniettare entro 30 minuti dalla ricostituzione del tracciante se ^{99m}Tc-HMPAO ed entro 6 ore se ^{99m}Tc-ECD.
Tecnica scintigrafica	Collimatori LEHR, LEUHR o *fan-bean*. Finestra energetica: 140 keV $\pm$ 10%. Orbita circolare di 360° con il minore raggio possibile. 120-128 proiezioni con campionamento angolare di 3°. Matrice 128$\times$128, pixel di 2-4 mm.
Elaborazione	Ricostruzione iterativa o con retro-proiezione filtrata. Correzione per l'attenuazione (metodo di Chang). Riorientamento: – il volume SPECT ricostruito è orientato secondo la linea orbito-meatale o intercommissurale o fronto-occipitale; per ottenere immagini simmetriche può essere necessario riorientare anche i piani coronale e sagittale; – le sezioni ricostruite vengono rappresentate sui tre piani ortogonali. Analisi qualitativa dei tre piani assiali, sagittali e coronali oppure semiquantitativa mediante ROI o con approccio voxel-by-voxel (SPM).
Possibili cause di errore	Artefatti dovuti al movimento del paziente. Artefatti dovuti a una non esatta correzione per l'attenuazione.

20.4 PET di metabolismo glucidico ([^{18}F]FDG-PET)

Il tracciante per lo studio *in vivo* del metabolismo del glucosio è il [^{18}F]2-fluoro-2-deossi-D-glucosio ([^{18}F]FDG). Il [^{18}F]FDG attraversa la BEE utilizzando gli stessi meccanismi di trasporto del glucosio, e all'interno dei neuroni è fosforilato dall'enzima esochinasi a [^{18}F]FDG-6-fosfato ([^{18}F]FDG-6-P). Dopo somministrazione endovenosa in bolo (attività di 185-370 MBq), la captazione cerebrale del [^{18}F]FDG ha un progressivo incremento che, mentre nei primi 10-15 minuti è espressione dei meccanismi di trasporto, a 30-45 minuti riflette la reazione di fosforilazione, approssimando così il metabolismo regionale del glucosio (rCGMR) che può essere misurato in modo quantitativo mediante l'applicazione di modelli fisiologici che descrivono il diverso comportamento cinetico del [^{18}F]FDG rispetto a quello del glucosio. In condizioni basali, i valori di rCGMR sono di 15 μmol di glucosio/min/per 100 g, per la sostanza bianca, e di 40-60 μmol di glucosio/min/100 g, per la sostanza grigia.

L'approccio quantitativo, tuttavia, risulta complesso per l'analisi della PET cerebrale, ed è quindi utilizzato solo a fini di ricerca.

20.4.1 Indicazioni cliniche

In Tabella 20.5 sono riportate le principali indicazioni della PET con [^{18}F]FDG per lo studio del SNC. Come per la SPECT di perfusione, la principale indicazione clinica è quella della diagnosi di demenza su base degenerativa (soprattutto AD). Rispetto alla SPECT, presenta un'accuratezza diagnostica maggiore, in quanto le immagini sono caratterizzate da una più elevata risoluzione spaziale e di contrasto. Il *pattern* è simile a quello descritto per la SPECT, con sedi tipiche di ipometabolismo glucidico a livello corticale temporale, parietale, e del cingolo posteriore. Anche le altre forme di demenza primaria presentano quadri di distribuzione di attività metabolica caratteristici: ipometabolismo frontale, insulare e temporale anteriore (demenza fronto-temporale), *pattern* simile alla AD, con cointeressamento del lobo occipitale (demenza a corpi di Lewy e malattia di Parkinson con demenza). Questo dato è attualmente di grande importanza perché sono in fase di sperimentazione e, verosimilmente, di imminente commercializzazione i primi farmaci con ruolo neuroprotettivo che possono arrestare o rallentare l'evoluzione del processo degenerativo. La PET con [^{18}F]FDG, oltre a consentire una diagnosi precoce di malattia, può anche dimostrare *in vivo* l'efficacia di questi farmaci, valutando l'evoluzione nel tempo del quadro metabolico cerebrale. Il target di tali farmaci è una sostanza,

Tabella 20.5 Indicazioni cliniche della PET con [^{18}F]FDG

Indicazioni cliniche
Diagnosi malattia di Alzheimer iniziale
Diagnosi differenziale delle demenze
Diagnosi differenziale tra parkinsonismi degenerativi
Malattie cerebro-vascolari acute e croniche (estensione del danno)
Epilessia

la β-amiloide, che si accumula nei neuroni che vanno progressivamente incontro a degenerazione (anticorpi anti-β-amiloide, inibitori delle β-secretasi responsabili dell'accumulo di β-amiloide). Probabilmente in un prossimo futuro proprio la β-amiloide sarà il target anche del neuro-imaging con la PET. Sono in fase di sperimentazione diversi radiofarmaci che si legano a questa sostanza consentendone la visualizzazione diretta *in vivo*. Il più noto è il ^{11}C-PIB (Pittsburgh Compound-B, University of Pittsburgh); è in corso uno studio di fase II anche su un radiofarmaco analogo marcato con Fluoro-18 (AV45, Avid Radiopharmaceuticals, Philadelphia).

20.4.2
Preparazione del paziente

Anche se non strettamente necessarie, sono osservate le stesse attenzioni che riguardano gli esami oncologici con [^{18}F]FDG:
- digiuno;
- nessuna bevanda contenente zucchero consentita (solo acqua);
- niente glucosio o destrano e.v. nelle 6 ore prima dell'esame;
- glicemia <200 mg/dL.

Come per la SPECT di perfusione, l'iniezione del radiofarmaco deve essere effettuata in un ambiente oscurato e silenzioso, con il paziente rilassato quanto più possibile. Tali condizioni devono essere mantenute, anche dopo somministrazione del tracciante, per 30-40 minuti, tempo necessario per una sufficiente metabolizzazione cerebrale del [^{18}F]FDG. Le stesse precauzioni già citate per la SPECT devono essere osservate per quanto riguarda caffè, fumo e farmaci.

Il paziente è posizionato supino sul lettino del tomografo con la testa inserita in un comodo poggiatesta, con le stesse accortezze descritte per la SPECT.

20.4.3
Acquisizione

È acquisita una mappa di correzione per l'attenuazione che, con i moderni tomografi PET/TC, è costituita da un'acquisizione TC a bassa dose (60-80 mAs). Con la TC si acquisisce inizialmente lo *scout* per definire i limiti della scansione TC e PET. Nei tomografi PET senza tubo TC la mappa di correzione è data dall'acquisizione della trasmissione di una sorgente lineare esterna di un radionuclide emettente positroni (ad esempio, ^{68}Ge/^{68}Ga).

La PET è acquisita al termine della TC con modalità 3D; un solo segmento o lettino (dimensione assiale di circa 15 cm) è generalmente sufficiente a includere nel campo di vista il cranio, dal vertice alla base.

20.4.4
Ricostruzione

La scansione PET è ricostruita su matrice 128×128 o 256×256 usando la retroproiezione filtrata, o preferibilmente un algoritmo di tipo iterativo con un filtro passa-basso Gaussiano. Sia i dati PET che TC sono retro-ricostruiti con un FOV di 25-30 cm.

Le possibili fonti di errore tecnico sono:

- insufficiente attesa per la metabolizzazione, con conseguente basso rapporto *target/background*;
- artefatti da movimento del paziente durante l'esame PET, o tra acquisizione TC e acquisizione PET.

20.5 Analisi dei dati SPECT e PET

L'informazione estraibile da immagini funzionali, come la SPECT di perfusione cerebrale e la [^{18}F]FDG-PET, consiste nel rilievo di variazioni distrettuali della concentrazione del radiofarmaco nelle diverse strutture cerebrali. Tali variazioni di distribuzione possono indicare la presenza di aree cerebrali la cui funzione devia dalla norma. I criteri diagnostici non sono rappresentati soltanto dall'entità (gravità ed estensione) di tali alterazioni, ma anche dalla loro sede; patologie del SNC come la AD (Fig. 20.11), la demenza fronto-temporale (Fig. 20.12) e la malattia di Parkinson si accompagnano, infatti, a riduzioni del rCBF o del metabolismo glucidico, ciascuna con localizzazione più o meno specifica.

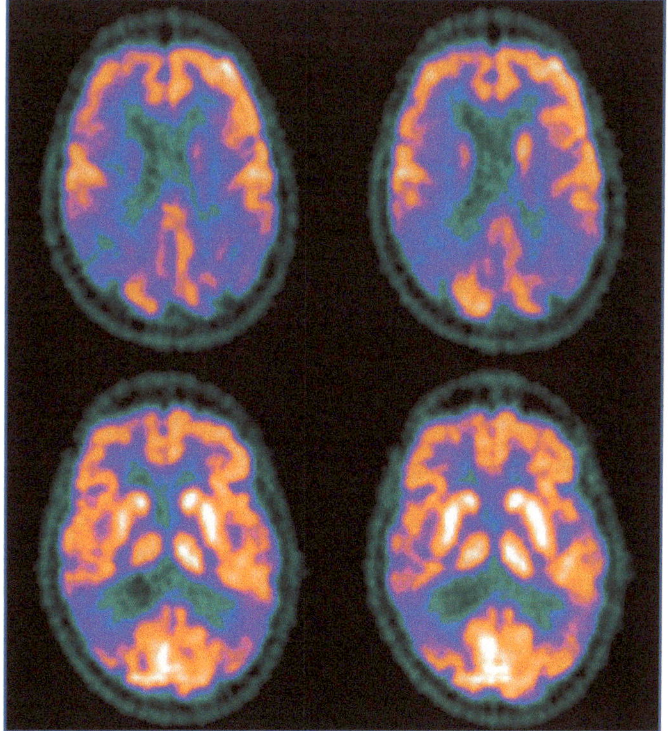

Fig. 20.11 PET cerebrale con [^{18}F]FDG di un paziente con malattia di Alzheimer. Si evidenzia la riduzione di attività metabolica prevalentemente nelle aree temporali e parietali posteriori

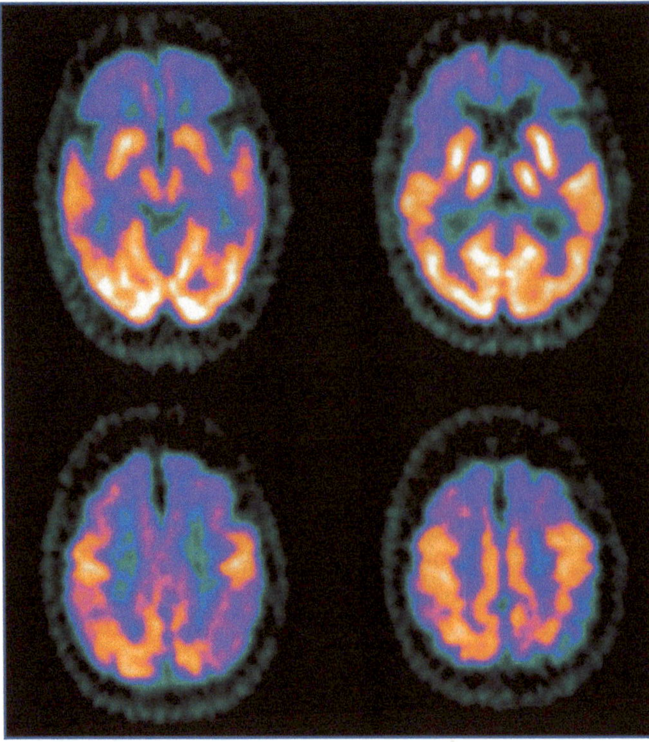

Fig. 20.12 PET cerebrale con [^{18}F]FDG di un paziente con demenza fronto-temporale. Si evidenzia la riduzione di attività metabolica prevalentemente nelle aree frontali, insulari, e temporali anteriori

20.5.1 Analisi qualitativa

La presenza e la sede di queste variazioni può essere apprezzabile con la semplice analisi visiva delle immagini tomografiche, specialmente nei casi in cui le alterazioni della distribuzione del radiofarmaco sono di grado piuttosto marcato. Nel caso di alterazioni più lievi, l'analisi visiva diviene più critica, richiedendo da parte dell'esaminatore un particolare addestramento. Bisogna inoltre considerare che, parallelamente alle alterazioni patologiche del rCBF o del metabolismo glucidico, esistono variazioni fisiologiche di tipo individuale o legate all'età e al sesso del soggetto esaminato.

20.5.2 Analisi quantitativa e semiquantitativa

Sebbene la quantizzazione assoluta del flusso o del metabolismo cerebrale mediante SPECT o PET sia possibile, essa necessita di procedure invasive e complesse, nonché diverse assunzioni matematiche, tali da limitarne pesantemente l'uso nella routine clinica.

L'analisi che si basa sull'impiego di regioni di interesse (ROI) è diventata da diversi anni il metodo più diffuso. Questo metodo di quantizzazione, detto anche semiquantizzazione, si basa sul calcolo di rapporti di captazione tra differenti regioni cerebrali e una regione standard di riferimento. I rapporti regione cerebrale/regione di riferimento (in genere il cervelletto) sono calcolati ottenendo la media dei conteggi per pixel delle ROI posizionate in ciascuna delle diverse aree cerebrali. Nonostante la semplicità di questo concetto, generare un numero considerevole di regioni di interesse e, quindi, di rapporti di captazione è sicuramente una procedura laboriosa e che richiede molto tempo per la sua realizzazione; soprattutto, contiene insiti problemi quali la scelta soggettiva di come disegnare e dove selezionare le varie ROI per calcolare i rapporti di captazione. Le ROI possono essere di tipo geometrico (regioni di interesse regolari, come cerchi o quadrati di varia dimensione), posizionate in prestabiliti territori cerebrali, oppure possono delineare le diverse strutture anatomiche o i vari territori cerebro-vascolari (ROI irregolari). Tuttavia, disegnare ROI identiche e posizionarle esattamente nelle stesse aree, costituisce un lavoro dispendioso in termini di tempo e che richiede una particolare abilità ed esperienza. Infatti, se tale procedura non è eseguita con particolare attenzione, la riproducibilità di questo tipo di analisi risulta limitata.

20.5.3
Imaging Parametrico e *Statistical Parametric Mapping*

Negli ultimi anni è emersa la necessità di disporre di una tecnica semiquantitativa e "automatica" per la refertazione di studi cerebrali SPECT e PET. Per rispondere a questa esigenza, sono state proposte tecniche di analisi statistica cosiddette *voxel-by-voxel*, basate sul confronto dello studio PET o SPECT di un soggetto patologico (o con sospetta patologia) con una banca-dati di studi corrispondenti in una popolazione sana.

Tralasciando gli aspetti matematici e ingegneristici di queste procedure, è sufficiente dire che esse consentono di assimilare tra loro cervelli diversi. Una SPECT (o PET) cerebrale può essere considerata come una "popolazione" di voxel o gruppi di voxel (variabili), cui è possibile applicare metodi di analisi statistica. Il fondamento razionale di tali metodi è il concetto di segregazione delle funzioni cerebrali, che implica che il cervello sia costituito da una grande quantità di moduli che processano l'informazione in maniera sostanzialmente indipendente.

A questo scopo è stato proposto l'approccio chiamato *Statistical Parametric Mapping* (SPM). SPM è stato sviluppato originariamente presso il Functional Imaging Lab (FIL) di Londra, per l'analisi di studi di attivazione cerebrale PET e fMRI. L'uso di SPM è stato successivamente esteso a studi per il riconoscimento di *pattern* di ipoperfusione o ipometabolismo, rispetto a un quadro di normalità. In questo ambito, l'analisi SPM può essere utilizzata nella diagnosi delle malattie neurodegenerative e, in particolare, nella diagnosi della AD.

Il primo *step* di SPM è quello della trasformazione spaziale o *normalizzazione spaziale* dei dati. La procedura consente di trasformare il volume ricostruito SPECT o PET in modo tale da minimizzare le differenze rispetto a un modello (*template*) di SPECT o PET cerebrale registrato in uno spazio stereotassico (Fig. 20.13). La procedura inizia con una registrazione *affine* che adatta la dimensione e la posizione dell'immagine (12 parametri che consentono operazioni di traslazione, rotazione, zoom e ritaglio), e prosegue poi con un processo di deformazione o *warping* dell'intera forma dell'immagine cerebrale.

Dopo che la SPECT o la PET del paziente è stata trasformata, è possibile eseguire l'analisi statistica che confronta il valore del singolo voxel dell'esame del paziente con quelli con le medesime coordinate spaziali del *database* di soggetti normali. Sarà così

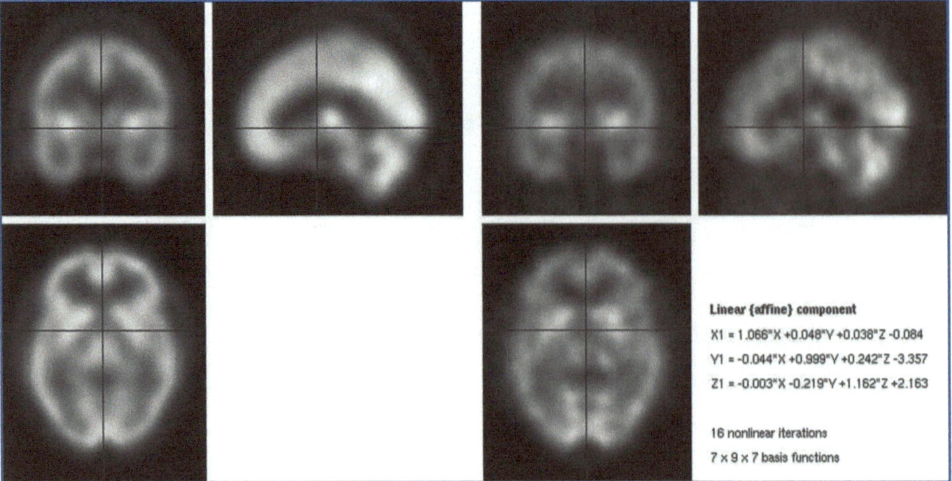

Fig. 20.13 Normalizzazione spaziale con SPM. La SPECT del paziente (*a destra*) è stata trasformata in modo tale da trovarsi in uno spazio comune a quello del *template* (*a sinistra*), dove ciascun voxel possiede precise ccordinate (x, y, z) anatomiche (spazio stereotassico)

possibile identificare quei voxel con relativa ipoperfusione o ipometabolismo che differiscono in misura statisticamente significativa dai soggetti normali. A questo punto è possibile rappresentare i risultati sotto forma di immagini parametriche, dove ciascun voxel assume il valore statistico di T (significatività statistica). I valori assunti come significativi (mappa di risposta di SPM) possono essere rappresentati come valore di grigio o come mappa di colore sovrapposta a un *template* di SPECT, PET o RM.

Sulla scia di SPM sono stati sviluppati altri software commerciali, basati sempre su approccio *voxel-by-voxel* e statistico, come NEUROSTAT (*Neurological Statistical Image Analysis*, University of Washington), BRASS (*Brain Registration & Analysis Software Suite*, Hermes, Stoccolma), *PMOD Alzheimer's Discrimination Tool* (PMOD Technologies Ltd, Zurigo), NEUROGAM (Segami, Columbia, MD), con lo scopo primario di migliorare la specificità e la sensibilità dell'imaging funzionale SPECT e/o PET nella diagnosi di AD (Fig. 20.14).

20.6 Imaging molecolare del sistema dopaminergico

20.6.1 Il sistema dopaminergico

Una cospicua popolazione di neuroni dopaminergici è concentrata a livello della *substantia nigra*, formazione nervosa grigia laminare, conosciuta anche come sostanza nera di Sömmering, situata a livello mesencefalico. Il nome è dovuto alla presenza, nei neuroni che la compongono, di elevate quantità di pigmento melanico, che conferisce a tali cellule un particolare colore scuro. La *substantia nigra* è costituita da due porzioni:

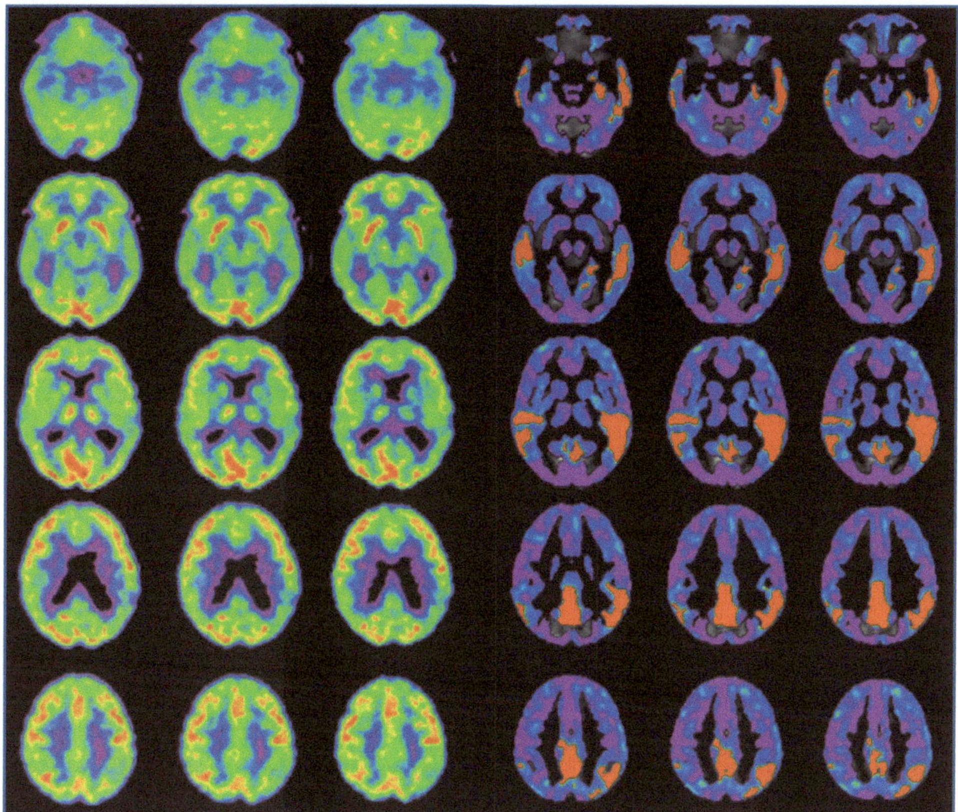

Fig. 20.14 Malattia di Alzheimer. *A sinistra*, PET cerebrale con [^{18}F]FDG. *A destra*, il risultato dell'analisi statistica *voxel-by-voxel*: in rosso sono evidenziate le aree che presentano un'attività metabolica statisticamente ridotta rispetto a una popolazione di soggetti normali di pari età

la reticolare e la compatta. I neuroni della sostanza nera compatta sono quelli dopaminergici, che utilizzano dopamina al loro terminale assonico pre-sinaptico per stabilire una connessione con gli altri neuroni. La principale stazione verso la quale si dirigono gli assoni dalla sostanza nera compatta è il nucleo striato (*putamen* e caudato). Le vie nigro-striatali sono implicate nei meccanismi di facilitazione del movimento.

La dopamina è sintetizzata nel terminale assonico delle fibre nigro-striatali a partire dalla tirosina che, a opera dell'enzima tirosina-idrossilasi, è convertita in 3,4-diidrossifenilalanina (DOPA), a sua volta trasformata dall'enzima amino-acido decarbossilasi (AADC) in dopamina. Grazie al trasportatore vescicolare delle monoammine di tipo 2 (VMAT2), la dopamina è trasferita in apposite vescicole citoplasmatiche che, in seguito alla depolarizzazione della membrana cellulare assonale, la liberano nello spazio sinaptico. La dopamina agisce su cinque tipi di recettore dopaminergico post-sinaptico, suddivisibili in due categorie principali: *D1* (D1 e D5) di tipo eccitatorio; e *D2* (D2, D3, D4) di tipo inibitorio. Dopo aver esplicato la sua funzione, la dopamina è ricaptata dalla terminazione nervosa a opera di uno specifico trasportatore di membrana (DAT) e immagazzinata nuovamente nelle vescicole citoplasmatiche (Fig. 20.15).

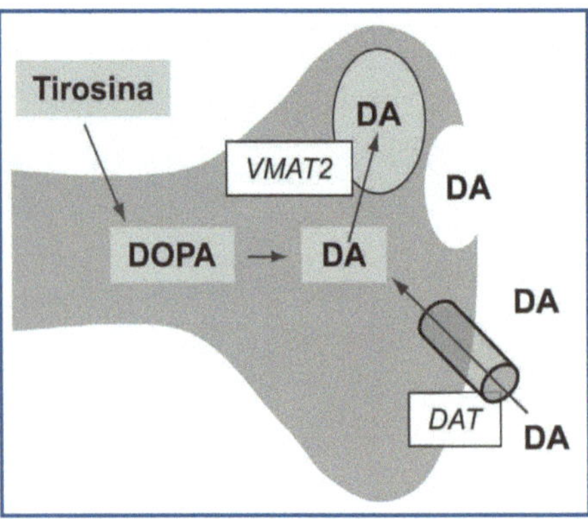

Fig. 20.15 Schema della terminazione dopaminergica pre-sinaptica (vedi testo)

Esistono numerosi radiofarmaci che consentono lo studio del sistema dopaminergico. Tra questi si distinguono i radiofarmaci che studiano la via nigro-striatale (versante pre-sinaptico) e quelli che studiano il versante post-sinaptico (antagonisti per i recettori D2).

Le varie tecniche di imaging del sistema dopaminergico sono attualmente molto importanti per la diagnosi e l'inquadramento nosologico di pazienti affetti da disturbi del movimento, un insieme eterogeneo di patologie neurologiche (la più importante delle quali è la malattia di Parkinson), che hanno in comune un'alterazione qualitativa del movimento volontario e involontario, difficoltà di coordinazione, e la produzione di movimenti anomali in assenza di perdita della forza muscolare.

La *malattia di Parkinson* è una patologia ad andamento cronico evolutivo con interessamento del sistema extrapiramidale, caratterizzata dalla progressiva degenerazione dei neuroni dopaminergici della parte compatta della sostanza nera, associata alla presenza di inclusioni citoplasmatiche eosinofile (corpi di Lewy). Clinicamente si caratterizza per la presenza di disturbi motori definiti cardinali, quali tremore a riposo distale, rigidità e bradicinesia (ovvero lentezza di esecuzione e incapacità a iniziare un nuovo movimento). In questa malattia la degenerazione della sostanza nera del Sömmering porta a una progressiva riduzione degli stimoli dopaminergici diretti al *putamen* dorsale, che regolano il funzionamento del circuito nervoso deputato alla programmazione del movimento.

Oltre alla malattia di Parkinson, esistono altre patologie che sono alla base di disturbi del movimento, comunemente raggruppate sotto la denominazione di parkinsonismi atipici. Le pincipali sono:
- Paralisi Sopranucleare Progressiva, o PSP.
- Atrofia Multisistemica, o MSA.
- Degenerazione Cortico-Basale, o CBD.

La *demenza a corpi di Lewy* (LBD): prende il nome dai tipici reperti istologici (corpi di Lewy) rinvenibili nelle strutture cerebrali interessate dalla malattia (sostanza nera, nuclei della base e corteccia cerebrale). È caratterizzata dalla presenza di fluttuazioni cognitive, allucinazioni visive, intolleranza ai farmaci neurolettici, e parkinsonismo.

Infine, il *tremore essenziale* è una condizione clinica a carattere generalmente familiare, che entra in diagnosi differenziale con la malattia di Parkinson. È infatti caratterizzata dalla presenza di tremore posturale e cinetico (iniziale, dinamico, terminale) in assenza, tuttavia, di altri segni extrapiramidali. A differenza della malattia di Parkinson, presenta una scarsa evolutività.

20.6.2
SPECT e PET del sistema dopaminergico pre-sinaptico

La valutazione della funzione pre-sinaptica dopaminergica ha seguito due strategie, una con lo scopo di valutare la densità dei siti pre-sinaptici di trasporto della dopamina, e l'altra con il fine di valutare l'incorporazione di un substrato metabolico della sintesi della dopamina nei terminali assonici nigro-striatali.

20.6.2.1
SPECT del trasportatore dopaminergico (DAT)

Nella malattia di Parkinson e nei parkinsonismi atipici, la degenerazione dei neuroni dopaminergici della sostanza nera porta alla progressiva riduzione delle proiezioni nigrostriatali (e con esse della densità di DAT a livello dei nuclei caudato e *putamen*) valutabile *in vivo* con imaging medico-nucleare grazie all'uso di specifici traccianti recettoriali.

Lo [^{123}I]Ioflupano o [^{123}I]FP-CIT (DaTSCAN®, GE Healthcare, UK) è un analogo della cocaina che si lega al DAT bloccando il *re-uptake* della dopamina: in considerazione dei bassi livelli della sostanza somministrata come tracciante, non esiste la possibilità di effetti farmacologici derivanti dal blocco dei trasportatori striatali della dopamina.

Le indicazioni cliniche per cui il radiofarmaco è registrato sono la diagnosi differenziale tra malattia di Parkinson e tremore essenziale e tra LBD e AD. Lo studio fornisce anche una valutazione oggettiva della gravità del danno dopaminergico nigro-striatale e si propone come metodo per valutare oggettivamente *in vivo* la progressione della malattia di Parkinson, informazione utile soprattutto alla luce del potenziale effetto neuroprotettivo che alcuni farmaci possono avere sulla malattia.

Preparazione del paziente

Per quanto riguarda la preparazione del paziente, è necessario effettuare il blocco della tiroide con soluzione di Lugol o perclorato di potassio (400 mg) da somministrare *per os* almeno 30-60 minuti prima dell'iniezione del radiofarmaco. Non esistono accertate interferenze farmacologiche, se si eccettua un farmaco antidepressivo, la sertralina, che riduce la captazione striatale del radiofarmaco (deve essere quindi sospeso qualche giorno prima dell'esame). Poichè il [^{123}I]FP-CIT è in soluzione alcolica con etanolo, è raccomandata cautela nella somministrazione ai pazienti etilisti.

Acquisizione ed elaborazione

L'attività consigliata [^{123}I]FP-CIT è di 111-185 MBq (3-5 mCi) per via endovenosa. Non sono necessarie particolari attenzioni per quanto riguarda stimoli visivi o acustici al momento della somministrazione.

L'acquisizione delle immagini deve avvenire dalle 3 alle 6 ore dopo la somministrazione del [^{123}I]FP-CIT, nella fase del cosiddetto equilibrio transitorio. Infatti, mentre inizialmente il radiofarmaco (superata la BEE) diffonde all'interno di tutti i neuroni, nelle ore successive tende a legarsi in maniera selettiva ai DAT sulle terminazioni assoniche presinaptiche nigro-striatali raggiungendo, tra le 3 e le 6 ore successive, una fase in cui il rapporto tra captazione striatale (legame specifico ai DAT) e captazione aspecifica (aree dove non sono presenti DAT) è massimo e corrisponde alla densità di DAT disponibili. Le modalità di posizionamento del paziente e di impostazione tecnica dell'acquisizione SPECT sono le stesse della SPECT di perfusione, fatta eccezione per la scelta della finestra energetica che verrà posizionata sul picco fotoelettrico dello iodio-123 (159 keV ± 10%). I dati sono ricostruiti e riorientati con modalità analoghe a quelle della SPECT di perfusione (può cambiare il valore del pre- o post-filtro passa-basso Butterworth).

Analisi qualitativa e semiquantitativa dei dati

Nel soggetto normale, la distribuzione del tracciante deve essere intensa e simmetrica nei gangli della base, con scarse tracce di attività nella corteccia cerebrale e scarsissime in quella cerebellare (Fig. 20.16). Nella malattia di Parkinson si assiste a una riduzione significativa della captazione che inizialmente interessa i *putamen* in modo asimmetrico (Fig. 20.17). Nei parkinsonismi atipici in genere la riduzione della captazione è a carattere più diffuso (*putamen* e caudati). Quando la degenerazione è particolarmente grave, si nota una relativa maggiore captazione a livello corticale rispetto agli striati.

È possibile utilizzare ROI di forma e dimensioni prefissate, in quanto le dimensioni dei caudati e dei *putamen* non presentano grosse variazioni tra individui

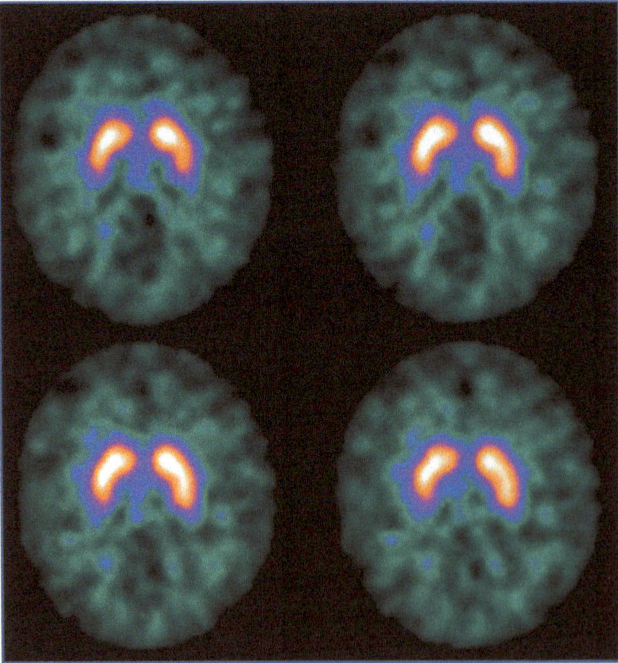

Fig. 20.16 SPECT con [^{123}I]FP-CIT in un soggetto normale

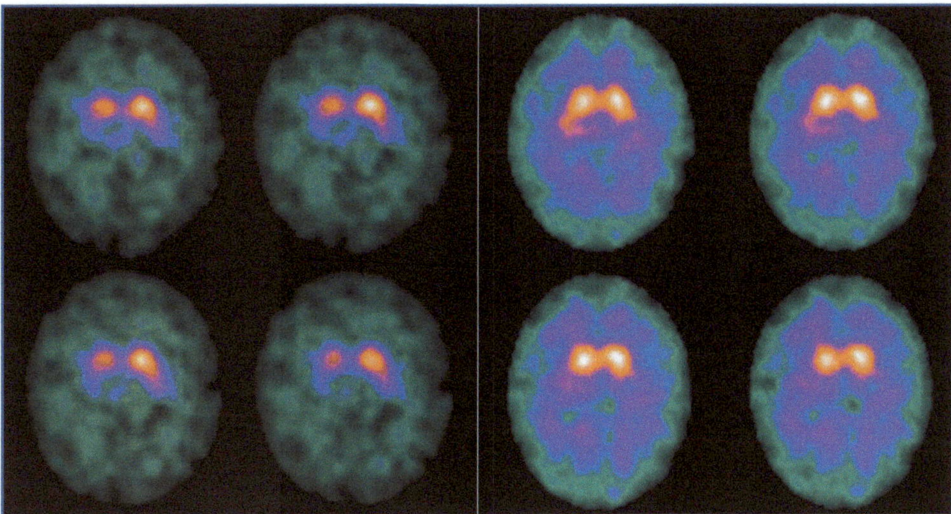

Fig. 20.17 SPECT con [^{123}I]FP-CIT in due pazienti con malattia di Parkinson di grado lieve e, rispettivamente, avanzato. Nelle quattro sezioni di sinistra si apprezza riduzione della captazione del radiofarmaco in particolare a carico del *putamen* destro, indice di degenerazione delle fibre nigro-putaminali. Nelle quattro sezioni di destra la captazione del radiofarmaco risulta marcatamente ridotta a carico di entrambi i *putamen* e i caudati, tanto che si rende evidente la captazione aspecifica a livello della corteccia cerebrale

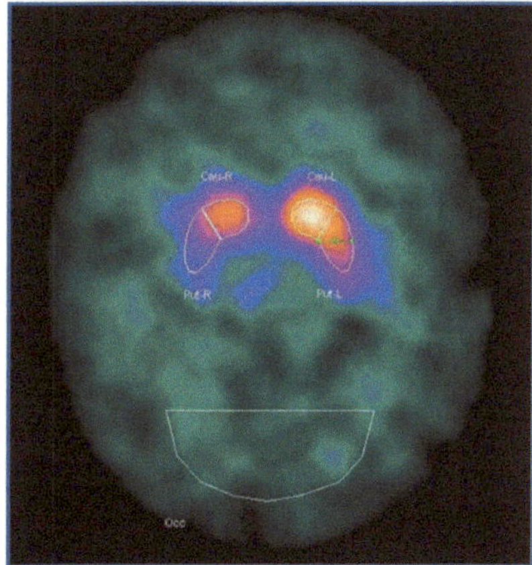

Fig. 20.18 SPECT con [^{123}I]FP-CIT. Analisi mediante ROI predefinite che vengono posizionate e/o riorientate su caudati, *putamen* e regione occipitale in una sezione transassiale che comprende gli striati

diversi (Fig. 20.18). Tuttavia, è auspicabile impiegare ROI volumetriche che seguono la distribuzione spaziale tridimensionale dei caudati e dei *putamen* (Fig. 20.19). A tal fine sono disponibili diversi software tra i quali uno non commerciale, messo a punto presso l'Università di Genova, chiamato *Basal Ganglia Matching Tool*, che effettua una trasformazione "non rigida" di un *template* tridimensionale adattandolo al volume dei dati SPECT del paziente (http://www.disi.unige.it/person/Inguglia F/BasGan/). La diffusione di sistemi RIS-PACS e la disponibilità *on-line* di esami con diverse modalità consentirà in futuro di effettuare di routine la definizione di ROI volumetriche dei caudati e *putamen* sulla RM del paziente stesso.

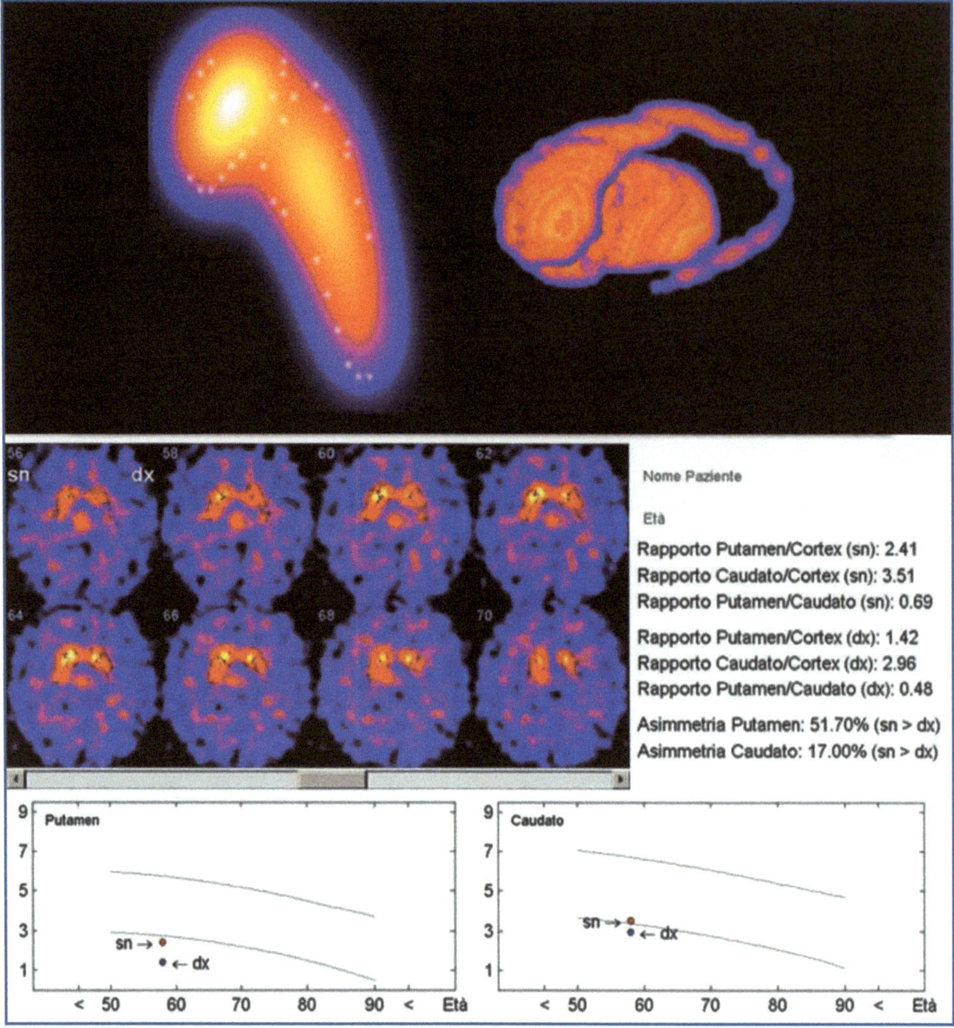

Fig. 20.19 ROI volumetriche con *Basal Ganglia Matching Tool*. Le ROI nelle singole sezioni transassiali definiscono esattamente il profilo dei caudati e dei *putamen*. In basso sono rappresentati i valori di captazione striatale del radiofarmaco di un paziente rispetto ai limiti di normalità (database di soggetti normali)

Indipendentemente dal metodo scelto, vengono ottenuti dei valori di capacità di legame (*binding potential*), che indicano la densità dei DAT in base al rapporto tra captazione specifica (striato) rispetto a quella non specifica, secondo la seguente formula:

$$Binding\ Potential = \frac{striato\ \text{-}\ occipitale}{occipitale}$$

L'utilizzo di valori di normalità permette di accertare o escludere la presenza di una degenerazione nigrostriatale.

In Tabella 20.6 sono riportati i principali aspetti tecnici della SPECT recettoriale con [^{123}I]FP-CIT.

Tabella 20.6 Protocolli e tecniche di esame consigliati: SPECT cerebrale recettoriale ([^{123}I]FP-CIT)

Indicazioni	Diagnosi differenziale tra parkinsonismo e tremore essenziale. Diagnosi differenziale tra malattia di Alzheimer e demenza a corpi di Lewy.
Preparazione del paziente	Blocco della tiroide con soluzione di Lugol o perclorato di potassio (400 mg) da somministrare almeno 30-60 minuti prima dell'iniezione del radiofarmaco. Sospensione almeno nei tre giorni precedenti di eventuale trattamento con sertralina (antidepressivo). È raccomandata cautela nella somministrazione ai pazienti etilisti.
Documentazione richiesta	Anamnesi clinica, eventuale TC o RM.
Radiofarmaci e attività	Iniezione e.v. lenta di [^{123}I]FP-CIT (DaTSCAN). Attività: 111-185 MBq (3-5 mCi).
Tecnica scintigrafica	Acquisizione 3-6 ore dopo l'iniezione (fase di equilibrio transitorio). Collimatori LEHR o *fan-beam*. Finestra energetica (159 keV ± 10%). Orbita circolare di 360° con il minore raggio possibile. 120-128 proiezioni con campionamento angolare di 3°. Matrice 128×128, pixel di 2-4 mm.
Elaborazione	Ricostruzione iterativa o con retro-proiezione filtrata. Correzione per l'attenuazione (metodo di Chang). Riorientamento: – il volume SPECT ricostruito viene orientato secondo la linee intercommissurale o fronto-occipitale; per ottenere immagini simmetriche può essere necessario riorientare anche i piani coronale e sagittale; – le sezioni ricostruite vengono rappresentate sui tre piani ortogonali; Analisi qualitativa o semiquantitativa mediante ROI.
Possibili cause di errore	Acquisizione eseguita in tempi troppo precoci o tardivi. Artefatti dovuti al movimento del paziente. Artefatti dovuti a una non esatta correzione per l'attenuazione.

20.6.2.2
PET con ^{18}F-DOPA

La ^{18}F-DOPA è stato il primo tracciante a essere utilizzato nello studio della funzione dopaminergica nigro-striatale. È un analogo della DOPA, da cui si differenzia per l'aggiunta nella molecola di un atomo di Fluoro-18. È attualmente poco utilizzata, almeno in Italia, soprattutto perché è costosa e di difficile sintesi. Inoltre, non si ritiene che abbia particolari vantaggi nella pratica clinica rispetto alla SPECT del DAT. Per questo motivo, non verrà trattata nel dettaglio in questo capitolo.

Dopo somministrazione endovenosa (attività di 185-259 MBq), eseguita previo blocco della decarbossilasi periferica mediante carbidopa, la ^{18}F-DOPA attraversa la BEE, penetra nei neuroni dopaminergici e si accumula nelle terminazioni presinaptiche nigro-striatali, dove è convertita a [^{18}F]Fluoro-dopamina dall'enzima AADC. È quindi trasportata nelle vescicole sinaptiche, e da queste successivamente rilasciata nello spazio sinaptico.

A 60-90 minuti dalla somministrazione del radiofarmaco la captazione striatale riflette l'attività dell'enzima AADC e il trasporto del tracciante nelle vescicole delle terminazioni presinaptiche. L'analisi può essere quantitativa assoluta (utilizzando un'acquisizione dinamica di 90 minuti e particolari modelli matematici) o semiquantitativa (analogamente alla SPECT del DAT eseguendo un'acquisizione statica 60-90 minuti dopo la somministrazione del radiofarmaco).

20.6.3
SPECT del sistema dopaminergico post-sinaptico

Capostipite dei radiofarmaci SPECT affini ai recettori dopaminergici D2 è lo $[^{123}I]$(S)-2-Idrossi-3-iodo-6-metossi-N-[(1-etil-2-pirrolidinil)metil]benzamide o $[^{123}I]$IBZM, che ha struttura chimica affine alla sulpiride. È registrato in Europa, anche se non è disponibile in commercio in Italia e deve essere acquistato direttamente in Olanda dove viene prodotto (Cygne, Eindoven). Il target di $[^{123}I]$IBZM è lo striato, dove si verifica il legame specifico a livello post-sinaptico (presenza di recettori dopaminergici D2). Può quindi fornire informazioni su tutti quei disordini del movimento in cui sia presente un danno striatale. È importante sottolineare che, mentre nella malattia di Parkinson il danno è a livello della sostanza nera con conseguente degenerazione delle fibre nigro-striatali (danno pre-sinaptico), nei parkinsonismi atipici la degenerazione coinvolge anche gli striati, con perdita di neuroni sul versante post-sinaptico. Ne consegue che la principale indicazione clinica di una SPECT con $[^{123}I]$IBZM è la diagnosi differenziale tra malattia di Parkinson e parkinsonismi atipici (in particolare l'atrofia multisistemica). Mentre nella malattia di Parkinson la densità di recettori D2 risulta normale o talora aumentata, per sopperire alla carenza di dopamina prodotta (*up-regulation*), nei parkinsonismi atipici la densità di D2 risulta compromessa.

20.6.3.1
Preparazione del paziente

Al contrario del $[^{123}I]$FP-CIT, sono numerosi i farmaci che interferiscono con la captazione specifica striatale della $[^{123}I]$IBZM. Prima di eseguire una SPECT cerebrale con $[^{123}I]$IBZM è importante quindi sospendere butirrofenoni, fenotiazine, tioxantine, derivati delle benzamidi, L-DOPA o altri farmaci dopaminergici, che competono per i recettori D2. Tale importante svantaggio ha limitato la diffusione in ambito clinico della metodica in questione.

20.6.3.2
Acquisizione ed elaborazione

Poiché il legame specifico della $[^{123}I]$IBZM aumenta fino a circa 40 minuti e si mantiene stabile per circa 2 ore, l'esame SPECT viene acquisito dopo circa 60-90 minuti dalla somministrazione del radiofarmaco. I parametri di acquisizione ed elaborazione sono gli stessi di quelli del $[^{123}I]$FP-CIT.

20.6.3.3
Analisi dei dati

Un'analisi qualitativa delle immagini non è sufficiente, ed è generalmente necessario fornire dati numerici semiquantitativi. Analogamente al $[^{123}I]$FP-CIT, per misurare il legame recettoriale specifico della $[^{123}I]$IBZM viene presa come riferimento una regione cerebrale che notoriamente è povera di recettori D2, come il cervelletto o la corteccia frontale dorso-laterale. Il rapporto calcolato mediante analisi delle ROI ottenute sullo striato (legame specifico) e sulla regione di riferimento consente di ottenere un indice semiquantitativo che riflette la densità dei recettori D2 striatali.

Sono stati ampiamente sperimentati anche radiofarmaci PET per i recettori D2, con il vantaggio di consentire una valutazione quantitativa della densità recettoriale e una risoluzione spaziale e di contrasto migliore rispetto alla SPECT. Tuttavia, al momento non sono largamente disponibili e soprattutto non sono registrati per un uso clinico routinario. I più noti sono: [^{18}F]fluoroetilspiperone, [^{11}C]raclopride, [^{18}F]fallypride.

20.7 Imaging neuro-adrenergico nelle disautonomie

Tra le cause di disautonomia primaria (disfunzione del sistema neuro-vegetativo autonomo), troviamo la malattia di Parkinson e l'atrofia multisistemica (MSA). L'ipotensione ortostatica, uno dei segni principali di disautonomia associata a parkinsonismo, è considerata un tratto caratteristico della MSA, in particolare quando è grave o associata ad altri segni disautonomici. Tuttavia, anche molti pazienti con malattia di Parkinson possono presentare nel quadro clinico ipotensione ortostatica.

La diagnosi differenziale tra malattia di Parkinson e MSA è necessaria quando un paziente presenta un parkinsonismo associato a disautonomia. Nonostante esistano dei criteri diagnostici clinici, la diagnosi differenziale non è sempre agevole. La RM, la SPECT con [^{123}I]IBZM e la PET con [^{18}F]FDG sono possibili modalità di neuroimaging che possono aiutare a dirimere il quesito clinico.

20.7.1 Razionale dell'impiego dell'imaging neuro-adrenergico

Da studi autoptici è noto che nella MSA sono coinvolti nella neurodegenerazione principalmente i neuroni simpatici pre-ganglionari, mentre sono in genere risparmiati quelli post-ganglionari. Al contrario, nella malattia di Parkinson la neurodegenerazione è prevalente a livello post-ganglionare, con la presenza dei corpi di Lewy a livello dei gangli simpatici (Fig. 20.20). Tali alterazioni sembrano essere presenti anche quando la disautonomia non è ancora clinicamente manifesta.

La dimostrazione *in vivo* della presenza di degenerazione neuro-adrenergica post-ganglionare è possibile evidenziando il ridotto accumulo di radiofarmaci specifici per la terminazione neuro-adrenergica a livello cardiaco.

A livello della terminazione sinaptica neuro-adrenergica sono concentrate in maggior quantità le vescicole di accumulo delle catecolamine. La membrana cellulare di queste terminazioni presenta il trasportatore per la neuroadrenalina che, con meccanismo attivo, trasporta all'interno della terminazione nervosa il neurotrasmettitore. Tale proteina trasportatrice è stata anche definita come *uptake-1* per contraddistinguerla da un altro trasportatore non neuronale post-sinaptico, chiamato *uptake-2*. Una volta all'interno della cellula, il neurotrasmettitore è accumulato all'interno delle vescicole di deposito a opera di un altro trasportatore specifico per le monoamine, chiamato VMAT2.

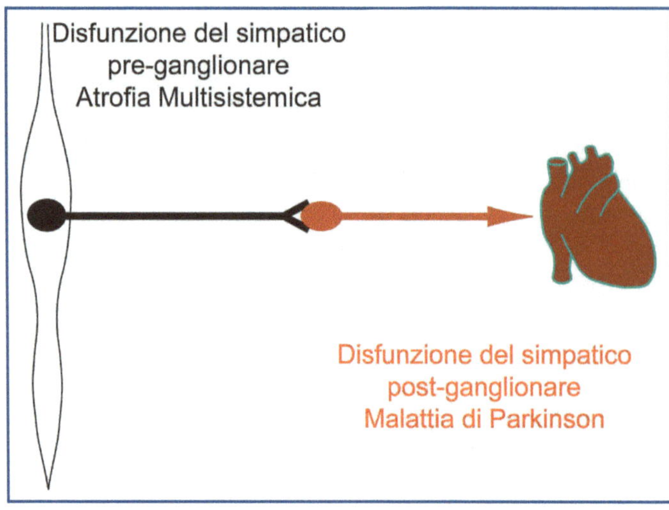

Fig. 20.20 Rappresentazione schematica dell'innervazione autonomica neuro-adrenergica e principali sedi di degenerazione nella malattia di Parkinson e nella MSA

20.7.2 Radiofarmaci

Diversi sono i radiofarmaci che possono essere impiegati per lo studio dell'innervazione neuro-adrenergica cardiaca. Tuttavia, la [^{123}I]MIBG è l'unico radiofarmaco attualmente utilizzato in medicina nucleare tradizionale per lo studio dell'innervazione miocardica.

20.7.2.1 Esame scintigrafico cardiaco con [^{123}I]MIBG

Preparazione del paziente

La preparazione prevede il blocco tiroideo con soluzione di Lugol o perclorato di potassio (Pertiroid 400 mg *per os*) almeno 30 minuti prima dell'esame. È opportuna la sospensione di farmaci neurolettici, antidepressivi triciclici, anfetamine, in quanto possono comportare un ridotto *uptake* cardiaco del radiofarmaco.

Procedura di acquisizione

Si somministrano 111-185 MBq (3-5 mCi) di [^{123}I]MIBG per via e.v. lenta (1-2 minuti). Le immagini classicamente sono acquisite in due tempi distinti, a 1 ora e a 3-4 ore dall'iniezione del radiofarmaco. Sebbene entrambe le acquisizioni, precoce e tardiva, consentano una buona distinzione tra un cuore normalmente innervato e uno con disfunzione neuro-adrenergica, è l'acquisizione più tardiva, per effetto di un più rapido *wash-out* della componente di *uptake* non neuronale, che meglio correla con il trasporto neuronale specifico (*uptake-1*). Secondo l'esperienza clinica riportata in diversi centri, è sufficiente quindi un'unica acquisizione, preferibilmente tardiva.

Nella procedura più classica l'esame è eseguito semplicemente acquisendo un'immagine planare statica del torace a grande campo (matrice di acquisizione 128×128) comprendente cuore e mediastino superiore in proiezione anteriore. A completamento dell'esame può essere effettuato uno studio SPECT. In questo caso, come in tutti gli studi miocardici, è opportuno acquisire i dati SPECT su un'orbita di 180° (dalla proiezione OAD45 alla OPS45), utilizzando 60 (o 64) proiezioni con *step* angolare di circa 3°, uno zoom non troppo spinto (1,3), per poter includere anche il mediastino superiore nel FOV, e un tempo di acquisizione di 30-40 sec/proiezione. Si suggerisce di utilizzare collimatori LEHR, anche se alcuni centri preferiscono utilizzare collimatori per le medie energie.

Elaborazione e interpretazione dei dati

Anche la sola analisi visiva consente in molti casi di esprimere un giudizio diagnostico; tuttavia, è consigliabile effettuare un'analisi semiquantitativa ottenuta dal rapporto tra i conteggi ottenuti sul cuore e quelli a livello del mediastino superiore, preso come attività di fondo di riferimento. A tale scopo sono posizionate due ROI irregolari o di forma rettangolare su entrambe le regioni, ed è così calcolato un indice definito come rapporto cuore/mediastino (H/M). Sebbene i valori di *cut-off* H/M siano intorno a 1,7, è preferibile che ciascun centro definisca i propri limiti di normalità (Fig. 20.21).

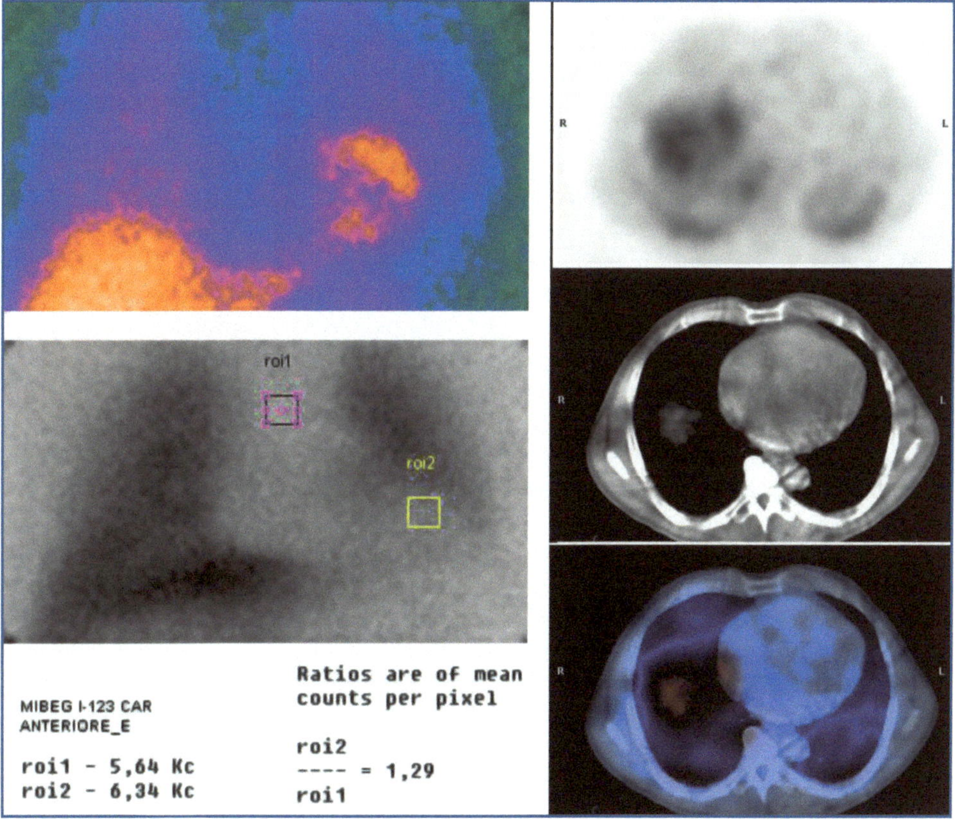

Fig. 20.21 Scintigrafia miocardica neuro-adrenergica con [^{123}I]MIBG. *In alto a sinistra*, scintigrafia planare di un paziente parkinsoniano con disautonomia e normale captazione miocardica del radiofarmaco (MSA). In basso a sinistra, valutazione dell'indice di captazione cuore/mediastino in un paziente con ridotta captazione di [^{123}I]MIBG (malattia di Parkinson). *A destra*, SPECT/TC con [^{123}I]MIBG che evidenzia l'assenza di captazione miocardica in un paziente con malattia di Parkinson

Nonostante i brillanti risultati riportati nella maggior parte dei lavori scientifici pubblicati, esistono tuttavia alcuni problemi nella valutazione dei pazienti con parkinsonismo e disautonomia con [^{123}I]MIBG. È bene ricordare come, nella pratica clinica, patologie coesistenti (ad esempio, malattia cardiovascolare o disautonomie secondarie come il diabete mellito) possano interferire con il risultato scintigrafico.

La scintigrafia con [^{123}I]MIBG impiegata nella diagnosi differenziale dei parkinsonismi degenerativi associati a disautonomia può essere considerata un ulteriore ottimo strumento nelle mani del medico nucleare per poter rispondere ai quesiti del neurologo.

20.8 SPECT e PET nello studio delle neoplasie cerebrali

In oncologia cerebrale la diagnosi è prerogativa delle metodiche di neuroimaging come la TC e la RM. A causa dell'intensa captazione da parte della sostanza grigia, il cervello è infatti un territorio critico da studiare con la PET con [^{18}F]FDG al fine di poter formulare una diagnosi di natura in caso di sospette neoformazioni cerebrali. Tuttavia, sulla base dell'entità di captazione del radiofarmaco, la PET con [^{18}F]FDG è utile per definire il grado di aggressività delle lesioni neoplastiche, informazione che riveste un ruolo importante nella prognosi e nella strategia di trattamento. Un ulteriore impiego della PET è quello di guidare la scelta di sede di un'eventuale biopsia. È noto infatti come le neoplasie cerebrali possano raggiungere dimensioni anche cospicue, con alternarsi di zone di necrosi e di centri proliferativi.

Ma il quesito che più di frequente viene posto alla PET è la diagnosi differenziale fra radionecrosi e recidiva tumorale. L'incidenza della radionecrosi è aumentata con l'avvento delle nuove opzioni radioterapiche, come la radioterapia conformazionale e la radiochirurgia, dato che queste procedure consentono un aumento delle dosi di trattamento al focolaio tumorale. I sintomi (cefalea, astenia, crisi epilettiche, deficit neurologici focali) possono confondersi con quelli del tumore originario, mimando la presenza di una recidiva.

In generale, nello studio delle neoplasie cerebrali, l'imaging con [^{18}F]FDG può risultare utile, specialmente se associato a tecniche di co-registrazione con RM e TC, al fine di utilizzare al meglio l'informazione strutturale e di integrare le informazioni che ne derivano (Fig. 20.22). Tuttavia, la strada che molti centri PET hanno ormai intrapreso è quella di utilizzare radiofarmaci alternativi al [^{18}F]FDG. Questi radiofarmaci presentano tutti il vantaggio di essere metabolizzati pressoché esclusivamente dalla neoplasia, ma non dal tessuto nervoso circostante. Tra i più utilizzati vi sono aminoacidi radiomarcati come la [^{11}C]Metionina e la ^{18}F-etil-tirosina. Altri sono costituiti da precursori di fosfolipidi di membrana, come la [^{11}C]Colina e ^{18}F-colina, che sono presenti in elevate concentrazioni nelle cellule neoplastiche.

La loro principale applicazione clinica è nel sospetto di recidiva di malattia neoplastica in pazienti affetti da glioma ad alto grado, già trattati con chirurgia e radiochemioterapia.

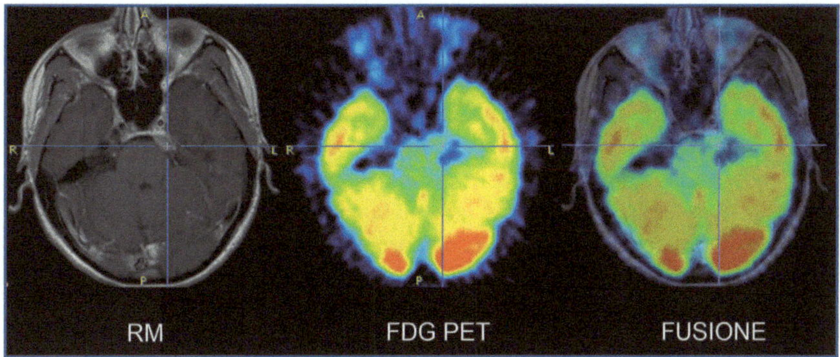

Fig. 20.22 Fusione di immagini [^{18}F]FDG-PET e RM. Questo tipo di approccio aiuta nell'identificazione di neoplasie che hanno un'attività metabolica non particolarmente elevata (sovrapponibile a quella della sostanza grigia. In questo caso l'esame dimostra la captazione di [^{18}F]FDG a carico di una lesione meningea (reperto dubbio alla RM) che, successivamente, si è rivelata una metastasi da carcinoma mammario

20.8.1 SPECT con ^{99m}Tc-Sestamibi

È noto che il ^{99m}Tc-Sestamibi è un radiofarmaco che si accumula in funzione del flusso ematico e della presenza di cellule metabolicamente attive. In quanto catione, il ^{99m}Tc-Sestamibi non è in grado di superare la BEE intatta. Tuttavia, in presenza di una recidiva neoplastica cerebrale la BEE alterata è in grado di far passare il ^{99m}Tc-Sestamibi, che può accumularsi a livello delle cellule tumorali (Fig. 20.23).

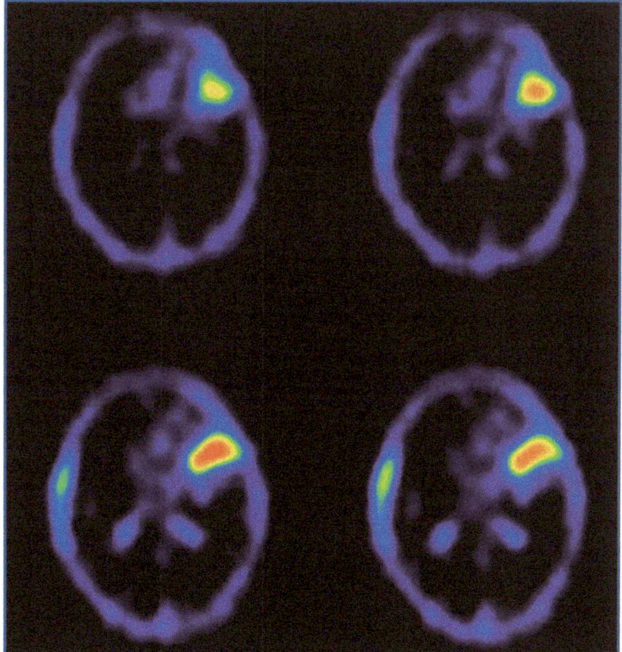

Fig. 20.23 SPECT cerebrale con ^{99m}Tc-Sestamibi: la captazione in sede frontale sinistra identifica una zona di ripresa di malattia in un paziente già trattato per glioblastoma

L'esame è eseguito 15 minuti dopo la somministrazione e.v. di ^{99m}Tc-Sestamibi (740 MBq).

Le modalità tecniche di acquisizione e ricostruzione dei dati sono le medesime della SPECT di perfusione cerebrale.

Questo approccio semplice, economico e alla portata di tutti i centri di medicina nucleare presenta una buona accuratezza diagnostica per la diagnosi differenziale tra recidiva neoplastica cerebrale ed esiti di precedente terapia chirurgica e/o radioterapia.

Una possibile alternativa è rappresentata dalla SPECT cerebrale con ^{201}Tl-cloruro, utilizzato come indicatore di vitalità cellulare nella valutazione differenziale fra esiti di precedente terapia (chirurgia e/o radioterapia) e ripresa di malattia neoplastica.

20.9 Cisternoscintigrafia

Il liquido cefalo-rachidiano (denominato anche liquido cerebro-spinale o *liquor*) ha, tra le varie funzioni, quella di proteggere il cervello e il midollo spinale da urti contro le strutture ossee che li contengono. È prodotto a livello dei plessi corioidei nei ventricoli cerebrali, da dove passa nel terzo ventricolo (forami del Monro), quindi nel quarto ventricolo (acquedotto del Silvio) e, attraverso i fori del Luschka e del Magendie, si porta nella cisterna magna e, infine, nello spazio subaracnoideo. È riassorbito dalle granulazioni aracnoidali del Pacchioni a livello della volta cranica.

La scintigrafia degli spazi liquorali, o cisternoscintigrafia, si esegue utilizzando una gamma-camera a grande campo equipaggiata con collimatori MEGP nel caso si usi come radiofarmaco ^{111}In-DTPA, oppure collimatori standard quando si utilizzi ^{99m}Tc-DTPA. La scelta fra i due radiofarmaci è basata essenzialmente sulla durata presunta dell'esame, riservando quello con emivita fisica più lunga (^{111}In-DTPA) per le indagini nelle quali le acquisizioni scintigrafiche devono essere effettuate in un arco di tempo fino a 24 ore (e talora anche oltre). Dopo somministrazione di un radiofarmaco idoneo a livello subaracnoideo mediante puntura lombare (in genere 18,5-37 MBq di ^{111}In-DTPA), si effetua una serie di acquisizioni statiche di 300-500 Kconteggi (matrice 128×128, zoom 1,33-1,5) in più proiezioni (anteriore, posteriore, laterali, vertice) e in tempi diversi (4, 24, 48 ore). In condizioni fisiologiche, il radiofarmaco risale dagli spazi subaracnoidei del midollo fino a raggiungere (dopo circa 4 ore) la cisterna magna, per poi portarsi in alto attraverso lo spazio subaracnoideo fino alla volta cranica, dove viene riassorbito (24 e 48 ore). In passato quest'indagine trovava indicazione principale nella diagnosi di idrocefalo normoteso, dimostrando l'inversione del flusso del *liquor* che dagli spazi subaracnoidei refluiva all'interno dei ventricoli. Attualmente la cisternoscintigrafia continua talvolta a essere utilizzata, sebbene raramente e in genere in pochi centri specializzati, nelle seguenti situazioni sotto riportate.

- *Sospetto di otorinoliquorrea* (perdita di *liquor* tramite l'orecchio o il naso, evento in genere post-traumatico o post-chirurgico). Dopo somministrazione intratecale del radiofarmaco (che in questo caso può essere anche il ^{99m}Tc-DTPA), oltre all'acquisizione delle immagini, la procedura consiste nel posizionare a livello delle narici o dei meati acustici esterni dei tamponi assorbenti. A 6 ore si rimuovono i tamponi e si esegue un prelievo di sangue, misurandone poi l'attività mediante un contatore gamma. Un rapporto tampone/sangue >2 depone per la presenza di liquorrea.

- *Sospetto di ostruzione di derivazioni liquorali in pazienti con idrocefalo.* Il trattamento dell'idrocefalo prevede l'impianto di un catetere ventricolo-peritoneale che drena il *liquor* dai ventricoli in cavità addominale. Tale catetere (che ha un calibro interno di 2 mm) può ostruirsi. La cisternoscintigrafia, attraverso l'acquisizione di immagini statiche dell'addome (oltre che del cranio), consente di mettere in evidenza l'ostacolo al deflusso del *liquor*, con il ritardo o la mancata visualizzazione di attività in addome.
- *Valutazione del flusso del* liquor *in previsione di trattamenti chemioterapici o radiometabolici intratecali.* Alcuni tumori cerebrali come i glioblastomi o la carcinomatosi leptomeningea possono essere trattati con chemioterapia o mediante radiofarmaci somministrati per via intratecale. In questi casi la cisternoscintigrafia è eseguita somministrando il radiofarmaco direttamente nello stesso *reservoir*, preventivamente posizionato dal neurochirurgo, che sarà utilizzato per il trattamento. Un regolare flusso del *liquor* è pre-requisito indispensabile per un esito favorevole del trattamento.

Letture consigliate

Berardelli A (2005) Organizzazione dei gangli della base: aspetti neurofisiologici. Neurol Sci 26:S149-S150

Bergamasco B (2002) Linee guida per il trattamento della malattia di Parkinson. Neurol Sci 23: S1-S64

Bonavita V, Sorrentino G (2004) Diagnosi clinica differenziale delle demenze. Neurol Sci 25: S363-S365

Brain death scintigraphy 1.0. http://interactive.snm.org/docs/pg_ch20_0403.pdf. (Ultimo accesso marzo 2010)

Brain imaging using [18F]FDG. https://www.eanm.org/scientific_info/guidelines/gl_neuro_img_fdg.pdf. (Ultimo accesso marzo 2010)

Brain neurotransmission SPET using ^{123}I-labelled dopamine D2 receptor ligands. https://www.eanm.org/scientific_info/guidelines/gl_neuro_spet_trans.pdf. (Ultimo accesso marzo 2010)

Brain neurotransmission SPET using ^{123}I-labelled dopamine transporter ligands. https://www.eanm.org/scientific_info/guidelines/gl_neuro_spet_trans.pdf. (Ultimo accesso marzo 2010)

Brain perfusion single proton emission computed tomography (SPECT) Using Tc-99m radiopharmaceuticals 3.0. http://interactive.snm.org/docs/Brain_SPECT_Guideline_2003.pdf. (Ultimo accesso marzo 2010)

Brain perfusion SPET using ^{99m}Tc-labelled radiopharmaceuticals. https://www.eanm.org/scientific_info/guidelines/gl_neuro_spet_radio.pdf. (Ultimo accesso marzo 2010)

FDG-PET brain imaging 1.0. http://interactive.snm.org/docs/Society%20of%20Nuclear%20Medicine%20Procedure%20Guideline%20for%20FDG%20PET%20Brain%20Imaging.pdf. (Ultimo accesso marzo 2010)

Guerra UP, Nobili F (eds) (2006) SPECT e PET in neurologia. Patron Editore, Bologna

Herholz K, Herscovitch P, Heiss WD (2006) NeuroPET: Positron Emission Tomography in neuroscience and clinical neurology. Springer, Berlin-Heidelberg

Messa C, Fazio F, Costa DC, Ell PJ (1995) Clinical brain radionuclide imaging studies. Semin Nucl Med 25:111-143

Procedure guidelines for brain tumor imaging using labelled amino acid analogues. https://www.eanm.org/scientific_info/guidelines/gl_neuro_brain_tumor_060327.pdf. (Ultimo accesso marzo 2010)

Varma AR, Adams W, Lloyd JJ et al (2002) Diagnostic patterns of regional atrophy on MRI and regional cerebral blood flow change on SPECT in young onset patients with Alzheimer's disease, fronto-temporal dementia and vascular dementia. Acta Neurol Scand 105:261-269

Tecniche diagnostiche per lo studio delle infezioni/flogosi 21

M. Sollini, B. Dell'Anno, E. Lazzeri

Indice dei contenuti

21.1 Introduzione

La risposta dell'organismo verso la colonizzazione di un tessuto corporeo da parte di un germe patogeno determina l'inizio di un processo fisiopatologico chiamato infezione. L'agente patogeno può essere rappresentato da batteri, virus, funghi, o protozoi. A seconda dello specifico meccanismo fisiopatologico, l'infezione è classificata in acuta, cronica, e cronica con riacutizzazione. L'infezione acuta è caratterizzata dalla presenza di essudato, nel quale le cellule infiltranti sono rappresentate prevalentemente da polimorfonucleati; nell'infezione cronica le cellule infiltranti sono invece costituite da linfociti, monociti e macrofagi, con associata proliferazione di vasi sanguigni, fibrosi e necrosi. Le risposte cellulari e vascolari sono mediate da agenti chimici liberati, attivati, o prodotti in risposta allo stimolo infiammatorio.

Nel processo infettivo acuto si verifica un aumento di flusso ematico e di permeabilità vascolare, con conseguente trasudazione di proteine plasmatiche (inclusi fattori del complemento e anticorpi) e di leucociti nel tessuto infetto. I leucociti migrano attivamente nella sede di infezione (chemiotassi) dapprima aderendo all'endotelio vascolare, fuoriuscendo poi dal vaso per accumularsi in corrispondenza del tessuto infetto, dove sono attivati come parte di un complesso processo finalizzato alla morte/eliminazione del microrganismo infettivo. I leucociti attivati possono determinare il rilascio di metaboliti tossici e di proteasi, che inducono un certo grado di danno tessutale; nel focolaio flogistico acuto sono inoltre presenti alcune citochine (IL-1, IL-6, IL-8, IL-10).

Nel processo flogistico cronico la reazione persistente allo stimolo lesivo determina un infiltrato infiammatorio costituito prevalentemente da macrofagi, linfociti, e plasmacellule. Sono inoltre presenti alcune citochine diverse da quelle della fase acuta (IL-2, IL-4, IL-5, IL-9, IL-12, IL-13, IL-14) e l'attivazione persistente dei macrofagi, tipica della fase cronica, determina la liberazione di molecole biologicamente attive (ad esempio, proteine, componenti del complemento, proteasi, metaboliti attivi dell'ossigeno, citochine) che inducono a loro volta un danno tessutale. Il tentativo di guarigione innescato dal processo cronico comporta la proliferazione dei vasi sanguigni (angiogenesi), la deposizione di collagene, e la proliferazione dei fibroblasti, con conseguente sostituzione fibrosa del tessuto danneggiato.

21.2 Approcci metodologici alla patologia flogistica acuta

Con riferimento alle differenti popolazioni cellulari e molecolari che caratterizzano il processo infettivo acuto, sono stati individuati radiofarmaci in grado di marcare molte delle componenti presenti in questa patologia.

21.2.1 Leucociti

21.2.1.1 Scintigrafia con leucociti autologhi marcati in vitro

La scintigrafia con leucociti autologhi marcati trova impiego nello studio della sede e dell'estensione di processi flogistici acuti, nel valutare il grado di attività di malattia, e nella stima della risposta alla terapia antibiotica.

L'indagine scintigrafica prevede l'esecuzione di un prelievo ematico, eseguito a digiuno da vena periferica; successivamente, i globuli bianchi sono separati dalle altre cellule ematiche con processi di sedimentazione e centrifugazioni differenziate, o tramite tecnica del doppio gradiente. Attraverso centrifugazione differenziata si ottiene una popolazione cellulare mista contenente anche una piccola percentuale di linfociti e globuli rossi; con la tecnica del doppio gradiente si ottiene, invece, una popolazione cellulare costituita prevalentemente da granulociti. La marcatura *in vitro* può essere effettuata con ^{111}In-ossina, ^{111}In-tropolonato, o con ^{99}Tc-HMPAO. I leucociti così marcati sono reinfusi e si acquisiscono le immagini scintigrafiche in fase precoce e tardiva, con modalità planare e/o SPECT (quando disponibile, SPECT/TC).

Affinché le cellule radiomarcate possano assolvere al loro compito è necessario che:

- i leucociti marcati si comportino, una volta re-iniettati, esattamente come i nativi; pertanto, il processo di isolamento e marcatura non deve danneggiarli, né deve variarne le capacità funzionali e la sopravvivenza;

- il radionuclide usato abbia un'energia adeguata al rilevamento da parte della gamma-camera e un'emivita sufficientemente lunga da consentire il completamento dell'esame, ma non tanto lunga da esporre il paziente e la popolazione a una dose di radiazioni ingiustificatamente elevata;
- il legame cellule-radiofarmaco rimanga stabile per tutta la durata dell'esame, evitando così una ridotta sensibilità dell'analisi e un'elevata attività aspecifica nei distretti corporei che potrebbe interferire con la valutazione delle immagini.

La maggior parte dei radionuclidi utilizzati per le marcature cellulari è costituita da elementi metallici che non possono essere incorporati nelle cellule come sali inorganici. È possibile ottenere questa incorporazione mediante complessi formati da un sale metallico (ad esempio, ^{111}In-citrato) e da un agente chelante (ad esempio, ossina), che per le loro caratteristiche di lipofilicità possono passare facilmente la membrana plasmatica e penetrare nella cellula per diffusione passiva. La maniera più semplice per marcare le cellule sarebbe quella di utilizzare un radiofarmaco che, iniettato in circolo al paziente, fosse in grado di marcare unicamente e selettivamente le cellule d'interesse, prima di essere metabolizzato ed escreto. Tuttavia, i complessi lipofilici impiegati per la marcatura non sono selettivi, ma diffondono in ogni tipo di cellula; l'iniezione diretta nel paziente o l'aggiunta a un campione di sangue intero si tradurrebbe quindi soprattutto nella marcatura dei globuli rossi, data la loro spiccata preponderanza numerica rispetto agli altri elementi figurati del sangue. Questo è il motivo per cui la tecnica prevede una fase preliminare di isolamento cellulare, seguita dal processo di marcatura.

Captazione *in vivo* nei distretti di fisiologica distribuzione dei leucociti

La biodistribuzione *in vivo* dei leucociti marcati, rilevata scintigraficamente, è indice della loro integrità funzionale, dato che fisiologicamente essi si localizzano in sede polmonare, epatica, splenica e midollare. Un'acquisizione scintigrafica mirata del torace entro 30 minuti dal momento dell'iniezione, con visualizzazione dei campi polmonari, fornisce una conferma preliminare dell'integrità funzionale delle cellule e consente di standardizzare il processo (tramite la definizione di curve attività/tempo). La captazione polmonare corrisponde normalmente a circa il 10% delle cellule somministrate, valore che riflette la frazione percentuale di cellule che sono state attivate (e che quindi aderiscono all'endotelio) durante il processo di separazione e marcatura. Poiché i leucociti attivati non migrano dalla circolazione generale ai siti di infezione, questa quota di cellule marcate attivate deve essere idealmente quanto più bassa possibile; pertanto, una diffusa e intensa visualizzazione precoce del parenchima polmonare (primo letto endoteliale incontrato dopo re-iniezione e.v. dei leucociti marcati) è indice di eccessiva attivazione *in vitro* e, quindi, di bassa qualità della preparazione cellulare ai fini della localizzazione scintigrafica di focolaio di infezione. La presenza di aree con focale iperaccumulo precoce di radioattività in ambito polmonare è invece dovuta a una microaggregazione con conseguente cattura endoteliale. La radioattività polmonare osservata nelle acquisizioni precoci si riduce normalmente fino a scomparire quasi completamente entro 90 minuti dalla re-iniezione delle cellule marcate, mentre contemporaneamente si assiste a un aumento dell'attività epatica. La persistenza della captazione in ambito polmonare oltre 4 ore dalla re-iniezione è indicativa di una patologia polmonare. Il tempo di *washout* polmonare è simile per i diversi sistemi di marcatura dei leucociti (^{99m}Tc-HMPAO o ^{111}In-Ossina), mentre il fattore discriminante è costituito dal tipo di popolazione, cioè leucociti misti (con *washout* completo in circa 30 minuti) o granulociti (con *washout* completo in 5 minuti, seguito da rapido aumento dell'attività splenica per il processo di fisiologica marginazione). I leucociti si distribuiscono rapidamente anche a livello epatico (entro i 15 minuti), sia per il processo di marginazione delle cellule marcate vitali, sia per la rimozione delle cellule danneggiate o dei frammenti cellulari, con considerevole aumento dell'attività di captazione. La *clearance* leucocitaria avviene in sede splenica a partire da 40 minuti dopo re-iniezione della preparazione, e la riduzione dell'attività è proporzionale all'importanza dei focolai settici presenti. Solitamente, l'attività splenica è più intensa di quella epatica; infatti, dopo 4 ore dalla re-iniezione dei leucociti il 19% dell'attività si localizza a livello della milza e il 12% nel fegato. L'alterazione del rapporto di captazione fegato/milza è indice di un maggior sequestro da parte del fegato, ulteriore espressione della presenza di un maggior numero di cellule danneggiate. Pertanto, si raccomanda di acquisire un'immagine planare dell'addome a 2-4 ore, per verificare che il rapporto di captazione fegato/milza sia mantenuto. Col passare del tempo l'attività di *pool* ematico tende a ridursi, fino a essere minima o assente dopo 24 ore dalla re-iniezione dei leucociti. La persistenza di elevata attività di *pool* ematico nelle acquisizioni a 24 ore è indice indiretto della contaminazione dei leucociti marcati con eritrociti e/piastrine.

Gli svantaggi della scintigrafia con leucociti autologhi marcati sono rappresentati da:

- necessità di adeguate apparecchiature (lavorazione in condizioni di sterilità e apirogenicità, cappa a flusso laminare, centrifuga ecc.) per ridurre il rischio biologico sia al paziente che agli operatori;
- necessità di qualificazione e addestramento del personale coinvolto nel processo di separazione/marcatura dei leucociti.

La scintigrafia con leucociti marcati con ^{111}In è preferibile nello studio di infezioni addominali, perché il ^{99m}Tc-HMPAO è escreto fisiologicamente nell'intestino a partire dalla 2ª ora dopo l'iniezione endovenosa. Se si utilizza ^{111}In, le acquisizioni scintigrafiche (*total body* e planari della regione d'interesse), sono effettuate dopo 4 e 24 ore dalla re-infusione della preparazione (naturalmente dopo acquisizione precoce a 30 minuti sul torace), con matrice 128×128, tempo di acquisizione 10-15 minuti/vista, collimatore per le medie energie, con picchi di acquisizione a 170 Kev e 240 Kev con finestra del 20%. Nel caso si usi il ^{99m}Tc, le immagini (*total body* e planari della regione d'interesse) sono acquisite dopo 30 minuti e 6 ore dalla re-iniezione dei leucociti marcati con matrice 128×128, tempo di acquisizione 10 minuti/vista per l'acquisizione precoce e 15 minuti/vista per quella tardiva, con collimatore *high resolution* per le basse energie, picco energetico a 140 Kev con finestra del 20%. Per lo studio di processi infettivi a localizzazione addominale, l'acquisizione tardiva è effettuata a circa 2 ore dalla re-iniezione dei leucociti marcati, mentre in alcuni casi selezionati (ad esempio, endocardite, osteomielite), può essere necessaria una terza acquisizione scintigrafica a 24 ore.

Esistono situazioni in cui bisogna completare la scintigrafia con leucociti marcati con uno studio con radiocolloidi marcati con ^{99m}Tc, un radiofarmaco che visualizza in modo preferenziale il sistema reticolo-endoteliale e quindi il fegato, la milza, e il midollo osseo. Questa integrazione è di norma riservata alle situazioni in cui al termine dell'indagine con leucociti marcati sussiste il dubbio interpretativo di un'area di ipercaptazione legata non alla presenza di infezione, bensì a isole di midollo osseo (che normalmente captano i leucociti marcati). La dimostrazione di una concomitante ipercaptazione, sia alla scintigrafia con leucociti marcati sia alla scintigrafia con radiocolloidi, è indicativa di captazione aspecifica da parte del midollo osseo; al contrario, un'ipercaptazione alla scintigrafia con leucociti marcati senza associata captazione dei radiocolloidi depone per la presenza di coinvolgimento infettivo del distretto sede di iperaccumulo.

21.2.1.2
Scintigrafia con leucociti marcati in vivo

Sono stati sviluppati anticorpi monoclonali diretti verso i granulociti, utilizzabili per la marcatura *in vivo* di questa popolazione leucocitaria. Tale tecnica è stata concepita per superare gli svantaggi derivanti dalle operazioni di separazione/marcatura dei leucociti *in vitro*. Marcati con ^{99m}Tc, questi anticorpi monoclonali sono diretti contro alcune glicoproteine di superficie, e si legano quindi ai granulociti neutrofili e alle cellule mielocitiche del midollo osseo. Sono stati sviluppati e studiati diversi anticorpi di origine murina (ad esempio, NCA-95 IgG, NCA-90 Fab', anti SSEA-1 IgM), il cui uso clinico mostra però caratteristiche di biodistribuzione *in vivo* diverse da quelle dei leucociti autologhi marcati. Infatti, oltre che tramite il loro legame con i granulociti, gli anticorpi marcati si accumulano nel sito d'infezione principalmente per meccanismi non specifici legati all'aumentata permeabilità vascolare, mentre il legame specifico anticorpo-granulocita contribuisce alla ritenzione di radioattività nel sito di infezione. Le immagini ottenute con questi radiofarmaci permettono una buona visualizzazione delle infezioni periferiche dell'apparato locomotore; meno soddisfacenti sono invece i risultati ottenuti per lo studio di sepsi localizzate a livello del rachide o del bacino, come pure dell'addome e delle protesi vascolari. Inoltre, dato che si tratta di proteine di origine murina, questi radiofarmaci possono stimolare nel paziente la produzione di anticorpi umani antimurini (HAMA), con possibile comparsa di reazioni allergiche e/o produzione di immunocomplessi (e conseguente inattivazione dell'anticorpo usato a scopo diagnostico) in occasione di successive somministrazioni. Lo sviluppo di frammenti anticorpali, anziché di IgG intere, ha notevolmente ridotto i tempi di *clearance* e, quindi, anche il possibile sviluppo di HAMA, determinando così una maggiore possibilità di impiego nella pratica cinica. Gli anticorpi più usati sono rappresentati dal Leukoscan (Immunomedics GmbH, Darmstadt) e dal Granuloscint (Cis bio International, Parigi). Grazie alle sue piccole dimensioni, il ^{99m}Tc-Fab' (Leukoscan) presenta una *clearance* piuttosto rapida e una maggiore maneggevolezza; le immagini scintigrafiche sono acquisite in fase precoce (entro 6 ore dall'iniezione e.v.) e in fase tardiva (24 ore dopo l'iniezione e.v.). Nel caso in cui si utilizzi invece il prodotto ^{99m}Tc-IgG (Granuloscint), le immagini scintigrafiche sono acquisite dopo 6 e 24 ore dalla somministrazione del radiofarmaco. Un altro promettente radiofarmaco utile nella valutazione di bambini con segni/sintomi di appendicite acuta in virtù del suo legame selettivo al recettore CD-15 espresso dai granulociti neutrofili, è costituito da un anticorpo (IgM) marcato con ^{99m}Tc (non più disponibile tuttavia in commercio). Le acquisizioni scintigrafiche (*total body* e planari della regione d'interesse) sono effettuate dopo 4 e 24 ore dall'infusione del radiofarmaco, utilizzando i parametri comunemente impiegati per radiofarmaci marcati con ^{99m}Tc.

21.2.2
Proteine (lattoferrina) e siderofori batterici

21.2.2.1
Scintigrafia con ^{67}Gallio-citrato

Il ^{67}Ga-citrato è un radiofarmaco ampiamente utilizzato in passato per lo studio dei processi infiammatori-infettivi. Lo ione $^{67}Ga^{++}$ è un analogo dello ione ferroso e a pH fisiologico si lega alla transferrina. Nonostante il meccanismo di accumulo del tracciante a livello del sito d'infezione non sia stato ancora del tutto chiarito, sembra che la sua localizzazione sia dovuta a un processo di diapedesi che coinvolge un fenomeno di diffusione passiva legato all'aumentata permeabilità capillare. Nello spazio intercellulare, il $^{67}Ga^{++}$ troverebbe poi la lattoferrina, prodotta dai granulociti (e anche dal tessuto tumorale) e i siderofori prodotti dai batteri, per i quali sembra avere maggiore affinità di legame rispetto alla transferrina. Per tale ragione, la scintigrafia con ^{67}Ga-citrato è stata impiegata per lo studio di differenti patologie come i linfomi, le patologie interstiziali polmonari (ad esempio, sarcoidosi), le flogosi acute ("marcatura" dei granulociti) e croniche ("marcatura" dei linfociti). Attualmente questa metodica è impiegata per valutare lo stato di attività di processi infiammatori-infettivi interstiziali polmonari (ad esempio, polmonite da *P. Carinii*, infezione tubercolare), in casi selezionati di febbre di natura da determinare, e per lo studio di alcuni processi di osteomielite cronica (soprattutto a localizzazione vertebrale). La via di eliminazione principale del ^{67}Ga-citrato è quella intestinale, per cui questo radiofarmaco non trova indicazione nello studio dei processi infiammatori-infettivi addominali.

Gli svantaggi della scintigrafia con ^{67}Ga-citrato sono rappresentati da:

- meccanismo aspecifico di localizzazione nella sede d'infezione, con visualizzazione fisiologica delle ghiandole lacrimali e mammarie (legata nel secondo caso all'elevata produzione di lattoferrine);
- scarsa specificità di patologia, con tendenza ad accumularsi anche nei tessuti neoplastici e nelle aree di rimodellamento osseo;
- elevata dose equivalente al paziente;
- relativa lentezza di localizzazione a livello dei siti d'infezione, con lunghi tempi di attesa per l'acquisizione delle immagini scintigrafiche (48-72 ore dall'iniezione del radioisotopo);
- metabolismo epatico, con eliminazione per via intestinale e "fisiologica" attività epatica e intestinale;
- scarsa qualità delle immagini per la presenza di elevata attività di fondo (oltre che per l'energia gamma non ottimale per la visualizzazione con la gamma-camera).

L'attività del radioisotopo da somministrare è di 185 MBq per via endovenosa. Le immagini scintigrafiche sono acquisite dopo 6, 24, e 48 ore, utilizzando collimatori per medie o alte energie, con picchi energetici a 185 e 296 Kev, con finestra del 20%. Nelle immagini planari (matrice 128×128, zoom 1,33) è raccomandato acquisire fino a 2 milioni di conti; 1 milione di conti con modalità SPECT (matrice 128×128, zoom 1,33; 360°; almeno 20 secondi per ogni vista). Come per altre indagini diagnostiche tipicamente a bassa definizione, la fusione di immagini realizzabile con apparecchiatura ibrida SPECT/TC migliora la possibilità di localizzare correttamente in senso anatomo-topografico eventuali aree di ipercaptazione, aumentando quindi la specificità della metodica.

21.2.3
Ipermetabolismo cellulare

21.2.3.1
PET con [^{18}F]FDG

Il [^{18}F]FDG può essere impiegato nella diagnostica PET dei processi flogistico-infettivi. Il meccanismo di accumulo del radiofarmaco è legato all'iperemia associata al processo flogistico acuto e al fatto che le cellule infiammatorie richiamate nel sito d'infezione presentano un elevato metabolismo e, quindi, un aumentato consumo di glucosio rispetto ai tessuti sani circostanti. Questa metodica, per l'elevata sensibilità diagnostica, può risultare di grande utilità nello studio di casi di febbre di origine sconosciuta e di processi infettivi del rachide.

21.2.4
Batteri

21.2.4.1
Scintigrafia con ^{99m}Tc-Ciprofloxacina

La ciprofloxacina è un antibiotico di sintesi (della classe dei fluorochinolonici) con attività battericida, che blocca la replicazione batterica legandosi alla DNA-girasi e alla topoisomerasi. I vantaggi di utilizzare questo farmaco marcato con ^{99m}Tc nello studio delle sepsi sarebbero dovuti al suo meccanismo d'azione, che dovrebbe consentire la distinzione tra processi infiammatori e processi infettivi (l'ipotesi di base è infatti che interagisca solamente con batteri in fase di attiva proliferazione). Tuttavia, la ciprofloxacina marcata potrebbe essere richiamata anche nel sito di flogosi asettica e un'eventuale concomitante terapia antibiotica potrebbe ridurre l'attività replicativa batterica, diminuendo così notevolmente la sensibilità della metodica.

21.2.5
Target potenziali ancora in fase sperimentale

21.2.5.1
Scintigrafia con ^{111}In-Biotina

La vitamina H (Biotina) è un fattore di crescita batterica. La biotina marcata è quindi in grado di accumularsi nel sito d'infezione dove siano presenti batteri in crescita biotino-dipendente. La biotina, coniugata con il chelante DTPA, può essere direttamente marcata con ^{111}In mediante incubazione a temperatura ambiente per 15 minuti. Si utilizza in via ancora sperimentale, specialmente per lo studio della patologia flogistica vertebrale (spondilodiscite).

21.2.5.2
Scintigrafia con liposomi

I liposomi utilizzati per questo tipo di scintigrafia sono microsfere, costituite da un doppio strato lipidico che circonda un *core* acquoso, “stabilizzate” da un rivestimento idrofilico (ad esempio, poli-etilene-glicolico). I liposomi marcati con ^{99m}Tc-HMPAO o con ^{111}In-ossina sono stati utilizzati con buoni risultati nello studio dei processi flogistici acuti dell’apparato muscolo-scheletrico e dell’addome, senza trovare tuttavia applicazione diffusa nella pratica clinica.

21.2.5.3
Scintigrafia con Anticorpi monoclonali anti E-selectina

La E-selectina è una molecola di adesione prodotta dalle cellule endoteliali attivate dal processo infiammatorio-infettivo che, legandosi con i leucociti, ne favorisce la diapedesi. Sono stati sviluppati frammenti anticorpali $F(ab')_2$ di origine murina diretti verso la E-selectina per lo studio delle artriti e delle malattie infiammatorie intestinali. Il nuovo tracciante necessita comunque di ulteriori valutazioni per stabilire il suo effettivo ruolo diagnostico.

21.2.5.4
Scintigrafia con Ubiquicidina 29-41

Il peptide sintetico Ubiquicidina 29-41, analogo di quello umano, sembra avere un’alta specificità per i batteri. È stato marcato con ^{99m}Tc e utilizzato nel modello animale, con ottimi risultati nello studio di patologia infettiva dei tessuti molli.

21.3
Principali applicazioni cliniche

Riportiamo di seguito le principali patologie flogistiche in cui si utilizzano i radiofarmaci di flogosi decritti:
- malattie infiammatorie intestinali (morbo di Crohn, rettocolite ulcerosa);
- infezioni dell’apparato muscolo-scheletrico (artrite, osteomielite, infezione di protesi ortopediche, spondilodiscite, piede diabetico);
- infezioni di protesi vascolari;
- endocardite;
- infezioni cerebrali;
- febbre di origine sconosciuta (FUO).

21.3.1
Malattie infiammatorie intestinali

21.3.1.1
Morbo di Crohn

Si tratta di una malattia infiammatoria transmurale aspecifica, che colpisce più frequentemente la parte distale dell'ileo e il colon, ma che può localizzarsi in qualsiasi porzione del tratto gastro-intestinale e associarsi a manifestazioni sistemiche. La malattia è caratterizzata inizialmente da infiltrato infiammatorio (prevalentemente neutrofilo) a livello della parete intestinale, con formazione di ascessi. La diffusione transmurale dell'infiammazione causa linfedema e ispessimento della parete intestinale, che può evolvere in una fibrosi estesa; il mesentere è ispessito, edematoso e talvolta fibroso.

Oltre alla presenza di sintomi collegati con la patologia intestinale (diarrea, dolore addominale crampiforme), si associano spesso calo ponderale, febbre e manifestazioni sistemiche (non tutte contemporaneamente), come poliartrite migrante, sacroileite, spondilite anchilosante, dita a bacchetta di tamburo, eritema nodoso, pioderma gangrenoso, episclerite, uveite, calcolosi renale, idronefrosi, infezioni genito-urinarie, colangite sclerosante primitiva, alterazioni del metabolismo dell'acido urico, ed episodi trombo-embolici.

Per quanto riguarda la diagnosi, la sintomatologia clinica e le alterazioni degli esami di laboratorio sono spesso aspecifici e possono risultare anche negativi in alcune fasi della malattia. L'esame radiologico del tenue permette di visualizzare il ridotto calibro delle anse ("segno della corda"), l'irregolarità del profilo mucoso, l'aspetto a "ciottolato", come pure eventuali stenosi, restringimenti e fistolizzazioni. L'esofago-gastro-duodenoscopia è indicata soltanto nel sospetto di interessamento dei tratti prossimali dell'intestino. La colonscopia permette l'esecuzione di prelievi bioptici essenziali per la diagnosi. Mentre la TC può essere particolarmente utile per determinare la presenza di complicanze extramurali (in particolare gli ascessi, con un'accuratezza diagnostica del 73,9%), la scintigrafia con indicatori positivi di flogosi/infezione (con accuratezza 85-98%) permette di ottenere informazioni aggiuntive in relazione allo stato di attività della malattia (Fig. 21.1) e di esplorare la presenza di altre manifestazioni flogistiche concomitanti eventualmente presenti in sede extra-addominale.

21.3.1.2
Rettocolite ulcerosa

Malattia ulcero-infiammatoria cronica del colon, limitata alla mucosa e alla sottomucosa, che si estende in senso caudo-craniale e può associarsi a manifestazioni sistemiche. La malattia è caratterizzata da lesioni continue con progressiva infiltrazione della lamina propria da parte di plasmacellule, eosinofili, linfociti, mastcellule e leucociti polimorfonucleati; in fase avanzata si sviluppano ascessi nelle cripte, necrosi dell'epitelio e ulcerazione della mucosa. Nella fasi di attività della malattia la mucosa appare iperemica e friabile e possono formarsi lesioni ulcerose che rimangono limitate alla mucosa e alla sottomucosa. La malattia è caratterizzata da un andamento remittente a carattere recidivante, in cui gli episodi di diarrea e dolore addominale sono separati da interval-

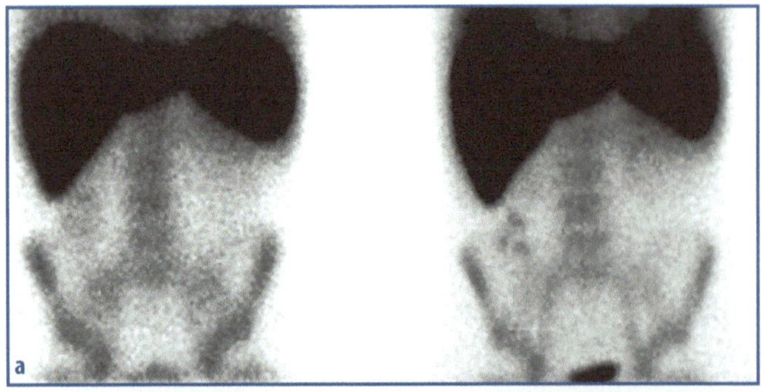

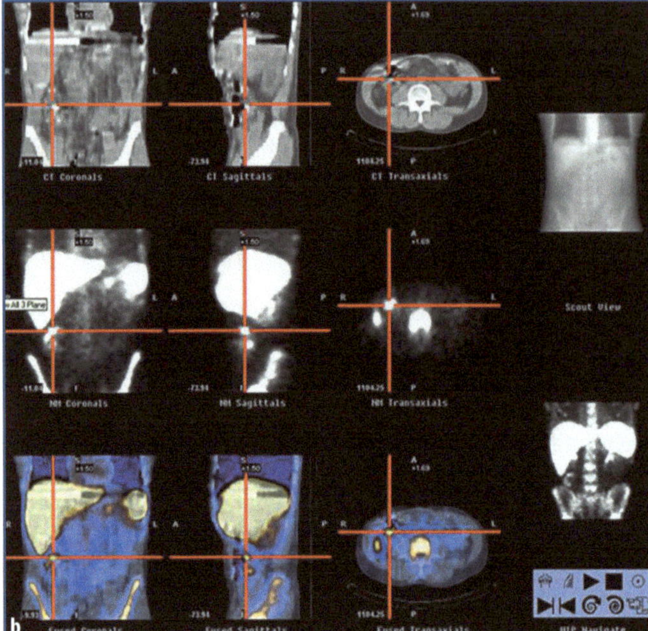

Fig. 21.1 a, b Scintigrafia con leucociti autologhi marcati con ^{99m}Tc-HMPAO in paziente con sospetto Morbo di Crohn. **a** L'acquisizione planare dell'addome in proiezione anteriore evidenzia area di iperaccumulo leucocitario in corrispondenza del quadrante addominale inferiore destro. **b** L'acquisizione SPECT/TC localizza la sede dell'iperaccumulo leucocitario in corrispondenza dell'ileo terminale

li asintomatici (mesi/anni). Le manifestazioni extra-addominali più frequenti sono poliartrite migrante, sacroileite, spondilite anchilosante, eritema nodoso, episclerite, uveite anteriore, pioderma gangrenoso, steatosi epatica, epatite autoimmune, colangite sclerosante primitiva (5%), e cirrosi.

La sintomatologia clinica e le alterazioni degli esami di laboratorio sono aspecifici, e possono essere negativi in alcune fasi della malattia. L'esame radiologico diretto in ortostatismo può essere utile nel sospetto di colite tossica/megacolon tossico (distensione del colon con multipli livelli idroaerei). La retto-sigmoido-colonscopia permette di eseguire prelievi bioptici (utili sia per la diagnosi che per il follow-up). La TC può essere particolarmente utile per determinare la presenza di manifestazioni extra-addominali. La scintigrafia con leucociti autologhi marcati fornisce informazioni aggiuntive sullo stato di attività della malattia e consente di identificare la presenza di altre manifestazioni flogistiche concomitanti eventualmente presenti in sede extra-addominale (Tabella 21.1).

Tabella 21.1 Protocollo e tecniche d'esame per le malattie infiammatorie intestinali

Indicazioni	– Localizzazione ed estensione della malattia – Valutazione del grado di attività di malattia – Diagnosi differenziale tra morbo di Crohn e rettocolite ulcerosa – Diagnosi differenziale tra malattia infiammatoria intestinale cronica e coliti aspecifiche o colon irritabile – Valutazione delle complicanze di malattia.
Preparazione del paziente	Digiuno da almeno 6 ore prima dell'esecuzione del prelievo ematico.
Precauzioni	Alcuni farmaci (cefalosporine, azatioprina, prednisolone, ciclofosfamide, nifedipina, sulfasalazina, ferro ed eparina) riducono la chemiotassi dei leucociti e, quindi, anche la sensibilità della metodica.
Documentazione richiesta	Quesito diagnostico e anamnesi (in particolare interventi chirurgici pregressi, come resezioni intestinali), valutazione clinica dell'attività di malattia (ad esempio, *Crohn Disease Activity Index*), esami di laboratorio con indici di flogosi, indagini strumentali già eseguite dal paziente (in particolare esami endoscopici, TC, RM).
Radiofarmaci e attività	^{99m}Tc-HMPAO-leucociti misti autologhi (o granulociti puri): – adulto: 370-555 MBq; – bambino: attività adeguata al peso corporeo (dose minima 185 MBq). Per la scintigrafia con ^{111}In-ossina-leucociti misti autologhi (o granulociti puri): 10-18,5 MBq per il bambino e 20-40 MBq per l'adulto.
Tecnica scintigrafica	^{99m}Tc-HMPAO-leucociti: immagini *total body* e planari dell'addome in proiezione anteriore e posteriore a 0,5, 1, e 2, due ore dopo re-iniezione della preparazione cellulare. In caso di sospetta localizzazione rettale/anale: acquisizioni planari in proiezione pelvica ottenute con il paziente seduto sul collimatore (valutazione più accurata). Acquisizione SPECT utile a 2 ore. Nei pazienti con Morbo di Crohn e sospetta localizzazione esofagea della malattia: acquisizione del torace in proiezione anteriore. ^{111}In-ossina-leucociti: immagini *total body* e planari dell'addome in proiezione anteriore, posteriore, e pelvica dopo 1 e 4 ore dalla re-iniezione, utilizzando un collimatore per medie energie.
Elaborazione	Elaborazione classica delle immagini SPECT, quando acquisite.
Analisi	Descrizione delle aree di captazione patologica delle cellule marcate nei quadranti della regione addominale, descrivendo il tratto d'intestino coinvolto con valutazione del grado di captazione dei leucociti marcati in ogni segmento, confrontando il grado di attività con quella dell'ala iliaca e del fegato: 0 negativo + captazione inferiore a quella dell'ala iliaca ++ captazione uguale a quella dell'ala iliaca +++ captazione superiore a quella dell'ala iliaca, ma inferiore a quella epatica ++++ captazione superiore a quella epatica. La valutazione del grado di positività è di norma effettuata nelle immagini a 2-3 ore. Fistole e ascessi possono essere visualizzati solo nelle acquisizioni tardive.
Possibili cause di errore	Iniezioni fuori vena, errori nel processo di separazione/marcatura dei leucociti, artefatti dovuti alla presenza di accumulo addominale aspecifico di complessi idrofilici secondari del ^{99m}Tc, particolarmente a carico del cieco e del colon ascendente (non compaiono prima di 3 ore dall'iniezione del radiofarmaco).

21.3.2
Infezioni dell'apparato muscolo-scheletrico

21.3.2.1
Artrite infettiva

Infiammazione dell'articolazione conseguente a infezione batterica, fungina, o virale dei tessuti sinoviali o periarticolari. Abitualmente è monoarticolare (80% dei casi); le forme poliarticolari si verificano di solito in pazienti con artrite cronica o con protesi articolari. La diffusione dei microrganismi al tessuto sinoviale può avvenire per batteriemia, per penetrazione diretta dall'esterno (morsi, chirurgia, traumi penetranti), o per contiguità da focolai infettivi vicini (osteomielite, ascessi dei tessuti molli, ferita infetta). I germi si moltiplicano nel liquido e nel tessuto sinoviale di rivestimento; i polimorfonucleati migrano nell'articolazione, fagocitano i germi infettanti e determinano il rilascio di enzimi lisosomiali in sede intra-articolare con conseguente danno alla sinovia, ai legamenti e alla cartilagine. Nelle infezioni croniche la membrana sinoviale può proliferare (formando un panno) ed erodere la cartilagine articolare e l'osso subcondrale.

L'artrite batterica acuta insorge rapidamente (ore/giorni) con dolore articolare progressivo (moderato/grave) peggiorato dal movimento, dolorabilità, segni locali d'infiammazione (spesso è presente versamento sieroso/purulento) e limitazione funzionale; la febbre può essere assente o bassa (50%). Le infezioni delle protesi articolari che si verificano entro 1 anno dall'intervento chirurgico di impianto sono associate solitamente a una storia di infezione post-operatoria della ferita chirurgica, che inizialmente sembra risolversi, ma che in realtà persiste fino alla comparsa della sintomatologia.

La diagnosi clinica non è difficile quando le manifestazioni infiammatorie articolari sono contemporanee o in vicinanza di un manifesto episodio infettivo; quando invece l'infezione sia sconosciuta o pauci-sintomatica, la diagnosi può essere difficile. In circa la metà dei casi si ha leucocitosi e aumento degli indici di flogosi. L'esame del liquido sinoviale dell'articolazione tumefatta di solito rivela leucocitosi (>20 000-100 000/μL), con prevalenza di polimorfonucleati nelle forme acute. L'emocoltura è positiva nel 60-75% dei casi durante la prima settimana; la coltura di liquido articolare nelle tenosinoviti in fase precoce è talvolta negativa, mentre è frequentemente positiva nell'artrite franca purulenta. L'esame radiologico in fase precoce rileva tumefazione dei tessuti molli e i segni del versamento articolare, mentre dopo 10-14 giorni compaiono il restringimento dello spazio articolare (segno della distruzione articolare), erosioni, o *foci* di osteomielite subcondrale. Nell'artrite batterica cronica, lo spazio articolare è conservato più a lungo e si verificano erosioni marginali e sclerosi ossea. La scintigrafia ossea con difosfonati presenta un'accuratezza del 77% (vasospasmo, ascessi e trombosi vascolare possono infatti alterare l'aumentata captazione causata dall'infezione). La scintigrafia con leucociti marcati, è molto più sensibile nelle infezioni acute che in quelle croniche, mostrando iperaccumulo dell'indicatore in corrispondenza del liquido sinoviale purulento (Fig. 21.2, Tabella 21.2).

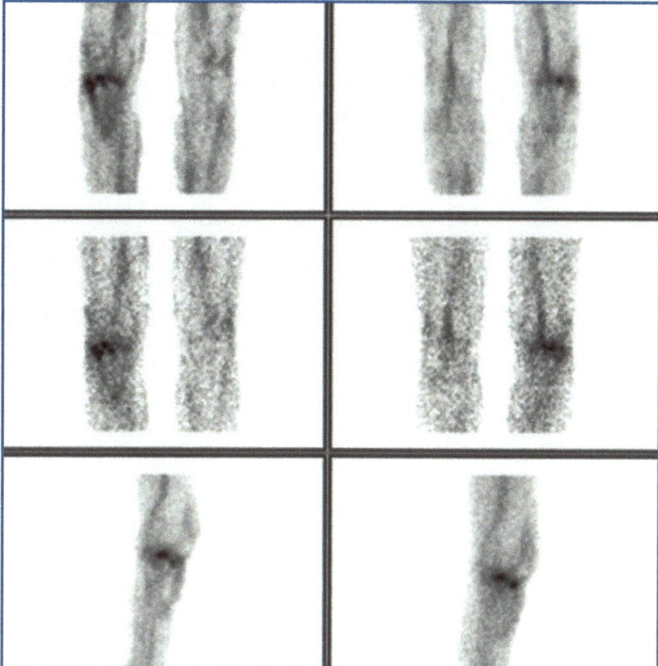

Fig. 21.2 Scintigrafia con leucociti autologhi marcati con ^{99m}Tc-HMPAO in paziente con sospetta artrite settica del ginocchio destro. Le immagini statiche planari precoci (*in alto*) e tardive (*al centro*) nelle due proiezioni anteriore e posteriore e in proiezione laterale (*in basso*) evidenziano iperaccumulo dei leucociti marcati in corrispondenza della cavità articolare del ginocchio destro

Tabella 21.2 Protocollo e tecniche d'esame per artrite infettiva. Riprodotta ed elaborata con autorizzazione AIMN

Indicazioni	^{99m}Tc-HMPAO-/^{111}In-ossina-leucociti: – Sospetto di infezione di protesi d'anca o ginocchio pre-reimpianto – Valutazione di infezione di protesi d'anca o ginocchio dopo trattamento antibiotico (previo adeguato periodo di sospensione della terapia antibiotica) ^{99m}Tc-difosfonati: – Sospetto di mobilizzazione di protesi dolorose d'anca e ginocchio ^{67}Ga-citrato: – Valutazione di infezioni dell'osso centrale (cranio, rachide, gabbia toracica, bacino).
Preparazione del paziente	Digiuno da almeno 6 ore prima dell'esecuzione del prelievo ematico e adeguata pulizia della ferita (se esiste un tramite fistoloso) prima di acquisire le immagini nel caso di scintigrafia con i leucociti marcati. Adeguata idratazione nel caso di scintigrafia con difosfonati.
Precauzioni	Alcuni farmaci (cefalosporine, azatioprina, prednisolone, ciclofosfamide, nifedipina, sulfasalazina, ferro ed eparina) riducono la chemiotassi dei leucociti e quindi anche la sensibilità della metodica. Sospendere, quando possibile, la terapia antibiotica almeno 1 settimana prima dell'esame con i leucociti marcati e almeno 4 giorni prima dell'esame con anticorpi anti-granulociti. Gli steroidi riducono la captazione, i chemioterapici aumentano la ritenzione renale, e gli estrogeni (accumulo a livello mammario) alterano la distribuzione dei difosfonati.
Documentazione richiesta	Quesito diagnostico e anamnesi (in particolare interventi chirurgici ortopedici pregressi e terapia farmacologica in atto), esame obiettivo (valutazione di eventuali sintomi funzionali), esami di laboratorio, indagini strumentali (in particolare Rx, TC, RM) già eseguite dal paziente.

(*cont.* ⟶)

(*cont.*)

Radiofarmaci e attività	^{99m}Tc-HMPAO-leucociti (o granulociti puri): 370-550 MBq ^{111}In-ossina-leucociti (o granulociti puri): 20-40 MBq ^{99m}Tc-difosfonati: 700-1110 MBq ^{67}Ga-citrato: 185 MBq
Tecnica scintigrafica	^{99m}Tc-HMPAO-leucociti: acquisizione di immagini planari (proiezioni anteriore e laterale, con matrice 256×256) 60 min, 3-5 e 20 ore (500 *Kcount*) dopo l'iniezione del radiofarmaco. Utile esame tomografico. ^{111}In-ossina-leucociti: acquisizione di immagini planari (proiezioni anteriore e laterale), con matrice 256×256, 24 ore dopo l'iniezione del radiofarmaco. Utile esame tomografico. ^{99m}Tc-difosfonati: scintigrafia trifasica: 1. Fase angiografica: acquisizione dinamica sulla sede d'interesse di 60 *frame* (0,5 sec/*frame*). 2. Fase di *blood pool*: acquisizione di immagini planari di 3-5 minuti, con matrice min 128×128, entro 10 minuti dalla somministrazione del radiofarmaco. 3. Fase metabolica ossea: acquisizione di immagini planari mirate e *total body* (proiezioni anteriore e laterale) con matrice minima 128×128, 2-3 ore dopo l'iniezione del radiofarmaco. ^{67}Ga-citrato: acquisizione di immagini planari con matrice 256×256, 24 e 72 ore (500 *Kcount*) dopo l'iniezione del radiofarmaco. È consigliabile prolungare le osservazioni fino alla 24ª ora, soprattutto nelle infezioni croniche. Per la valutazione delle infezioni localizzate allo scheletro assiale e per quelle ossee croniche o secondarie si consiglia almeno un'acquisizione con doppio isotopo, 3 ore dopo sommministrazione di **^{99m}**Tc-MDP (370 MBq).
Elaborazione	^{99m}Tc-difosfonati: elaborazione dell'acquisizione dinamica, definizione delle ROI per la costruzione delle curve attività/tempo. ^{99m}Tc-HMPAO-leucociti: elaborazione classica delle immagini SPECT, quando acquisite. ^{111}In-ossina-leucociti: elaborazione classica delle immagini SPECT quando acquisite. ^{67}Ga-citrato: nessuna elaborazione.
Analisi	^{99m}Tc-difosfonati: analisi e confronto delle curve attività/tempo; analisi visiva delle aree di ipercaptazione. ^{99m}Tc-HMPAO-leucociti: analisi visiva con valutazione delle differenze di captazione tra le immagini precoci e tardive (dopo normalizzazione, applicando eventualmente all'immagine tardiva un filtro di *smoothing* spaziale a 9 punti moderato), tenuto conto della fisiologica distribuzione del radiofarmaco. Le aree in cui la radioattività aumenta nel tempo rispetto all'area di midollo osseo presa come riferimento o che si modificano sostanzialmente di forma, sono infette. Se si rileva un accumulo nei tessuti molli che non si modifica sostanzialmente nel tempo rispetto all'attività vascolare, si tratta verosimilmente di una flogosi asettica (intervento troppo recente). ^{111}In-ossina-leucociti: analisi visiva con valutazione delle differenze di captazione tra le immagini precoci e tardive, tenuto conto della fisiologica distribuzione del radiofarmaco. ^{67}Ga-citrato: analisi visiva e valutazione delle differenze di captazione tra le immagini precoci e tardive. Confrontare le immagini del ^{67}Ga con quelle del tracciante osteotropo (^{99m}Tc-difosfonato); se nella zona di interesse è più intenso l'accumulo del tracciante di flogosi rispetto all'osso sano, si parla di infezione, mentre nel caso sia più intenso l'accumulo del tracciante osteotropo, ci si riferisce a una frattura (non consolidata).
Possibili cause di errore	Iniezioni fuori vena, interferenza farmacologica, errori nel processo di separazione/marcatura dei leucociti, falsi negativi nelle infezioni croniche (aree fredde nel 30-75% dei casi delle infezioni scheletriche assiali).

21.3.2.2
Osteomielite

L'osteomielite (che consiste nell'infiammazione e distruzione ossea causata da batteri, micobatteri, virus, parassiti, e funghi) può rappresentare la complicanza di un'infezione sistemica oppure essere la manifestazione di un processo infettivo che si localizza primitivamente in corrispondenza dell'osso. La via di trasmissione più frequente è quella ematogena, ma gli agenti infettanti possono anche penetrare direttamente dall'esterno (fratture esposte, chirurgia ortopedica, traumi penetranti), o per contiguità da tessuti infetti (ad esempio, infezione di una protesi articolare).

La proliferazione dei batteri nell'osso determina una reazione infiammatoria acuta che porta velocemente alla necrosi (in circa 48 ore). Il rimodellamento dell'osso normale, infatti, è alterato dal potere osteolitico delle citochine prodotte dalla reazione infiammatoria. I batteri e il processo infiammatorio si diffondono fino al periostio, dove formano ascessi; la rottura del periostio può determinare la formazione di una fistola che drena spontaneamente attraverso la cute. Il coinvolgimento del periostio compromette ulteriormente il flusso ematico nelle regioni colpite; la lesione suppurativa e l'ischemia sono responsabili della necrosi ossea segmentaria (sequestro), con conseguente reazione infiammatoria che aumenta il riassorbimento osseo e induce lo sviluppo di tessuto fibroso e osso reattivo, che si deposita a rivestire il segmento necrotico (involucro).

Dal punto di vista clinico, i pazienti con osteomielite acuta presentano solitamente dolore (moderato/intenso), febbre, leucocitosi, alterazione degli indici di flogosi. Sono spesso presenti i segni locali d'infezione/infiammazione (arrossamento, calore, tumefazione e dolorabilità). La presenza di dolore osseo localizzato, febbre, e malessere suggeriscono un'osteomielite. Le prime alterazioni (osteonecrosi, tumefazione, scollamento periostale, riduzione in altezza del corpo vertebrale o appiattimento dello spazio discale intervertebrale adiacente) sono evidenti all'esame Rx standard dopo 3-4 settimane dall'esordio. La TC può definire con maggiore risoluzione dell'esame planare le anomalie ossee ed evidenziare l'eventuale formazione di ascessi paravertebrali. La RM è estremamente sensibile, dato che può rilevare la malattia negli stadi iniziali prima che siano radiologicamente evidenti le alterazioni ossee (accuratezza 88,7%). L'ecografia è utile nello studio di ascessi periossei e di raccolte liquide. La biopsia ossea con ago o durante intervento di toilette chirurgica dell'ascesso permettono l'esame colturale con un'accuratezza 88,4%, mentre la coltura del drenaggio dalle fistole non è affidabile per la diagnosi eziologica di un'osteomielite sottostante, a causa delle frequente contaminazione con popolazioni batteriche sulla superficie cutanea. La scintigrafia con leucociti autologhi marcati (o con altro indicatore di infezione) permette di identificare la presenza di un focolaio settico osseo attivo (accuratezza 89%) (Figg. 21.3 e 21.4) e, soprattutto con l'ausilio dell'acquisizione SPECT/TC, la sua estensione, sia in ambito osseo sia verso i tessuti molli adiacenti (Tabella 21.3).

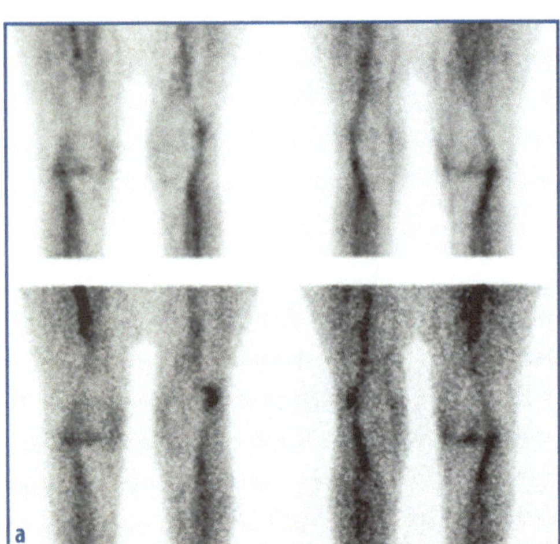

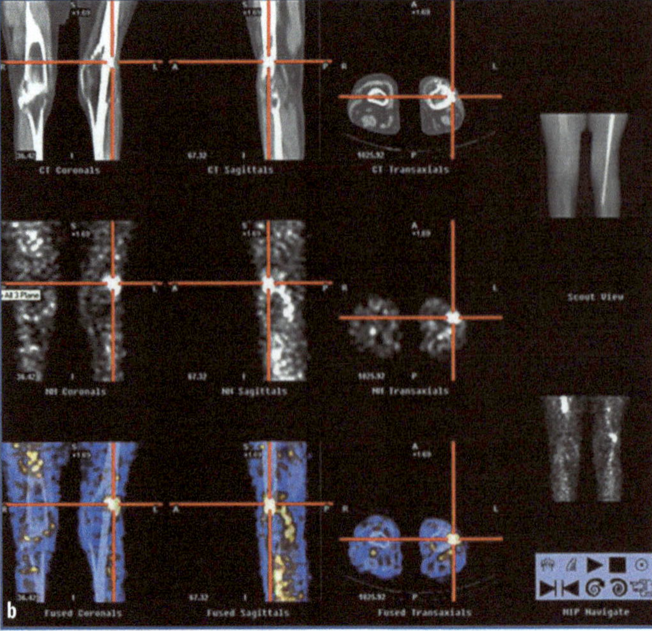

Fig. 21.3 a, b Scintigrafia con leucociti autologhi marcati con ^{99m}Tc-HMPAO in paziente portatore di esteso mezzo di sintesi (impiantato dopo frattura di femore) con sospetta infezione del ginocchio sinistro. **a** Acquisizione planare precoce nelle due proiezioni anteriore e posteriore (*in alto*) e tardiva (*in basso*) delle ginocchia: si evidenzia un'area di iperaccumulo leucocitario in corrispondenza della regione supero-laterale del ginocchio sinistro. **b** Acquisizione SPECT/TC: precisa localizzazione della sede di iperaccumulo leucocitario in sede corticale laterale femorale sinistra contigua al mezzo di sintesi femoro-tibiale

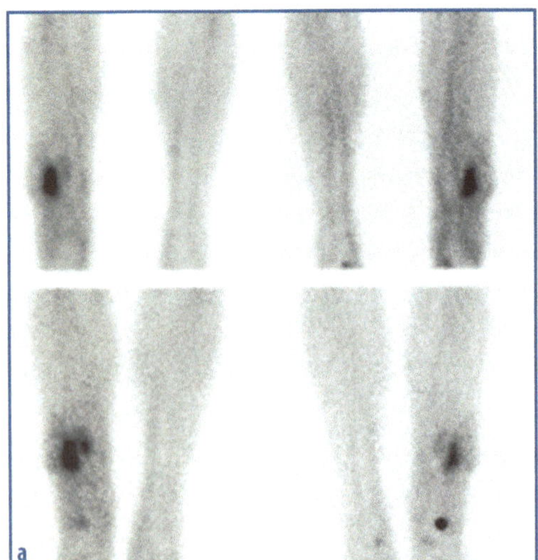

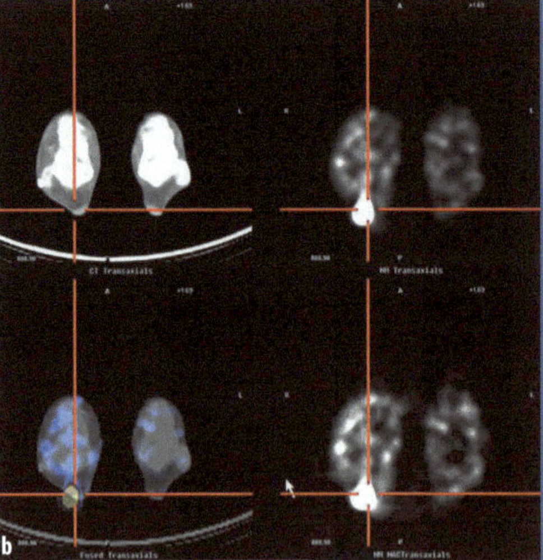

Fig. 21.4 a, b Scintigrafia con leucociti autologhi marcati con ^{99m}Tc-HMPAO in paziente con sospetta osteomielite tibiale destra. **a** Acquisizione planare precoce nelle due proiezioni anteriore e posteriore (*in alto*) e tardiva (*in basso*) delle gambe: si evidenziano due aree di iperaccumulo leucocitario (la maggiore in corrispondenza del terzo inferiore della diafisi tibiale e la minore presso la metafisi distale tibiale di destra). **b** Acquisizione SPECT/TC: precisa localizzazione delle sedi di iperaccumulo leucocitario, rispettivamente in sede diafisaria tibiale (terzo distale) e in corrispondenza del tendine di Achille

Tabella 21.3 Protocollo e tecniche d'esame per osteomielite. Riprodotta ed elaborata con autorizzazione AIMN

Indicazioni	^{99m}Tc-HMPAO-/^{111}In-ossina-leucociti: – Osteomieliti subacute e croniche – Artriti settiche – Fratture post-traumatiche e pseudoartrosi dell'osso periferico – Infezioni dei tessuti molli (esclusi fegato, milza e rene) ^{99m}Tc-difosfonati: – Osteomielite acuta – Screening dell'osteomielite ematogena in età pediatrica (spesso multifocale) ^{99m}Tc-MoAb-antigranulociti – Osteomieliti subacute/croniche periferiche.
Preparazione del paziente	Digiuno da almeno 6 ore prima dell'esecuzione del prelievo ematico e adeguata pulizia della ferita, se esiste un tramite fistoloso, prima di acquisire le immagini nel caso di scintigrafia con i leucociti marcati. Adeguata idratazione nel caso di scintigrafia con difosfonati.
Precauzioni	Alcuni farmaci (cefalosporine, azatioprina, prednisolone, ciclofosfamide, nifedipina, sulfasalazina, ferro ed eparina) riducono la funzionalità dei leucociti e, quindi, anche la sensibilità della metodica. Sospendere, quando possibile, la terapia antibiotica almeno 1 settimana prima dell'esame con i leucociti marcati e almeno 4 giorni prima dell'esame con anticorpi anti-granulociti. Gli steroidi riducono la captazione, i chemioterapici aumentano la ritenzione renale, e gli estrogeni (accumulo a livello mammario) alterano la distribuzione dei difosfonati.
Documentazione richiesta	Quesito diagnostico e anamnesi (in particolare interventi chirurgici ortopedici pregressi e terapia farmacologica in atto), esame obiettivo, esami di laboratorio, indagini strumentali (in particolare Rx, TC, RM) pregresse eseguite dal paziente.
Radiofarmaci e attività	^{99m}Tc-HMPAO-leucociti (o granulociti puri): 370-555 MBq ^{111}In-ossina-leucociti (o granulociti puri): 20-40 MBq ^{99m}Tc-difosfonati: 700-1110 MBq ^{99m}Tc-MoAb-antigranulociti: 500-700 MBq.
Tecnica scintigrafica	^{99m}Tc-HMPAO-leucociti: acquisizione di immagini planari (proiezioni anteriore e laterale, con matrice 256×256), 45-60 minuti, 3-5 e 20 ore (500 *Kcount* in prima giornata) dopo l'iniezione del radiofarmaco. Utile esame tomografico. ^{111}In-ossina-leucociti: acquisizione di immagini planari (proiezioni anteriore e laterale, con matrice 256×256), 4 e 24 ore dopo l'iniezione del radiofarmaco. Utile esame tomografico. ^{99m}Tc-difosfonati: Studio trifasico: 1. Fase angiografica: acquisizione dinamica sulla sede d'interesse di 60 *frame* (0,5 sec/*frame*). 2. Fase di *blood pool*: acquisizione di immagini planari di 3-5 min, con matrice minima di 128×128, entro 10 minuti dalla somministrazione del radiofarmaco. 3. Fase metabolica ossea: acquisizione di immagini planari mirate e *total body* (proiezioni anteriore e laterale, con matrice minima di 128×128), 2 ore dopo l'iniezione del radiofarmaco. ^{99m}Tc-MoAb-antigranulociti: acquisizione di immagini planari (proiezioni anteriore e laterale, con matrice 256×256), 1, 6 e 24 ore (500 *Kcount* in prima giornata) dopo l'iniezione del radiofarmaco. È consigliabile prolungare le osservazioni fino alla 24ª ora, soprattutto nelle infezioni croniche.
Elaborazione	^{99m}Tc-difosfonati: elaborazione dell'acquisizione dinamica, disegno di ROI per la costruzione delle curve attività/tempo. ^{99m}Tc-HMPAO-leucociti: elaborazione classica delle immagini SPECT quando eseguite. ^{111}In-ossina-leucociti: elaborazione classica delle immagini SPECT quando eseguite. ^{99m}Tc-MoAb-antigranulociti: elaborazione classica delle immagini SPECT quando eseguite.

(*cont.* →)

(*cont.*)

Analisi	^{99m}Tc-difosfonati: analisi e confronto delle curve attività/tempo. Analisi visiva delle aree di ipercaptazione. ^{99m}Tc-HMPAO-leucociti: analisi visiva con valutazione delle differenze di captazione tra le immagini precoci e tardive (dopo normalizzazione applicando eventualmente all'immagine tardiva un filtro di *smoothing* spaziale a 9 punti moderato), tenuto conto della fisiologica distribuzione del radiofarmaco. Le aree in cui la radioattività aumenta nel tempo rispetto all'area di midollo osseo presa come riferimento o che si modificano sostanzialmente di forma, sono infette. Se si rileva un accumulo nei tessuti molli che non si modifica sostanzialmente nel tempo rispetto all'attività vascolare, si tratta verosimilmente di una flogosi asettica (intervento troppo recente). ^{111}In-ossina-leucociti: analisi visiva con valutazione delle differenze di captazione tra le immagini precoci e tardive, tenuto conto della fisiologica distribuzione del radiofarmaco. ^{99m}Tc-MoAb-antigranulociti: analisi visiva con valutazione delle differenze di captazione tra le immagini precoci e tardive.
Possibili cause di errore	Iniezioni fuori vena, interferenza farmacologica, errori nel processo di separazione/marcatura dei leucociti, falsi negativi nelle infezioni croniche (aree fredde nel 30-75% dei casi delle infezioni scheletriche assiali).

21.3.2.3 Spondilodiscite

Infezione microbica del disco intervertebrale con interessamento dei piatti cartilaginei e/o dei corpi vertebrali. La via di trasmissione più frequente è quella ematogena, ma l'agente infettante può anche penetrare direttamente dall'esterno (traumi penetranti o interventi chirurgici). La maggior parte delle spondilodisciti post-chirurgiche inizia come discite (infezione primaria del nucleo polposo) e si trasforma successivamente in spondilodiscite (che può progredire fino a determinare una distruzione del corpo vertebrale). La localizzazione più frequente è quella lombare (50-60%), seguita dalla dorsale e da quella cervicale. Il microrganismo determina un focolaio iniziale che, superando il piatto cartilagineo, diffonde al metamero contiguo estendendosi in sede peri- e paravertebrale; il processo infettivo tende a infiltrare e distruggere la corticale, indebolendo la struttura dell'osso e predisponendolo a fratture patologiche.

Il sintomo più comune è il dolore (intenso, continuo, localizzato/irradiato, che non recede con il riposo, resistente agli analgesici) che può essere associato ad astenia, febbre, compromissione dello stato generale e deficit neurologici (compressione del midollo/nervi spinali e crolli vertebrali). Si associano aumento degli indici di flogosi, leucocitosi, modesta anemia.

La spondilodiscite presenta problemi diagnostici in fase precoce, poiché nelle fasi iniziali della malattia i sintomi e segni clinici sono sovrapponibili a quelli di altre patologie. L'emocultura e l'ago-biopsia (sensibilità del 75%) permettono talvolta l'individuazione del germe patogeno. I segni radiografici sono tardivi rispetto alla manifestazione clinica; la RM è attualmente l'esame di scelta, in quanto consente lo studio delle alterazioni morfologiche presenti (modeste nelle prime fasi di malattia) e la valutazione dell'estensione del processo infettivo. In caso di spondilodiscite post-chirurgica, la sensibilità e la specificità delle metodiche radiologiche si riducono ulteriormente per la presenza di tessuto cicatriziale e/o reattivo post-intervento. In questi casi sono particolarmente utili la scintigrafia con ^{67}Ga-citrato (specificità dell'85,5%) (Fig. 21.5, relativa a una fase iniziale della malattia) e la PET con [^{18}F]FDG (alta specificità) (Fig. 21.6). In caso di spondilodiscite, la scintigrafia con leucociti marcati può risultare di difficile interpretazione diagnostica. L'edema e l'infiltrazione leucocitaria sono infatti fenomeni

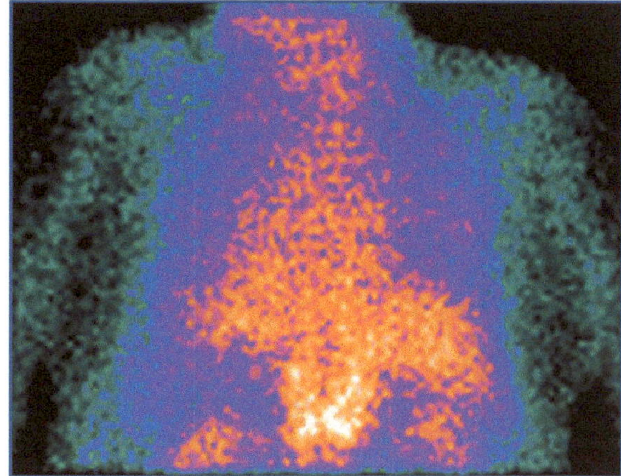

Fig. 21.5 Scintigrafia con ^{67}Ga-citrato in paziente con sospetta spondilodiscite dorsale. L'acquisizione planare a 24 ore del rachide dorsale in proiezione posteriore evidenzia iperaccumulo del radiofarmaco in corrispondenza di D12

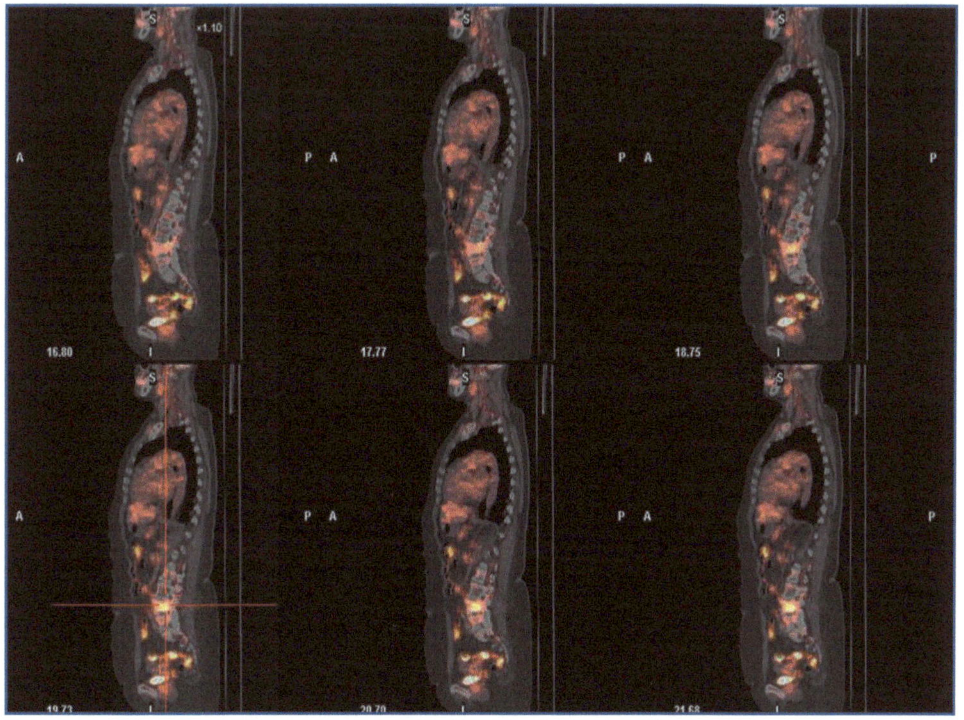

Fig. 21.6 PET/TC con [^{18}F]FDG in paziente con sospetta spondilodiscite lombare. La sequenza di immagini di fusione PET/TC su diversi piani successivi in sezione sagittale evidenzia un iperaccumulo del radiofarmaco in corrispondenza di pressoché tutto il corpo vertebrale di L4

correlati all'inizio del processo flogistico, quando la scintigrafia con leucociti evidenzia un iperaccumulo nella regione vertebrale interessata; nella fase infiammatoria successiva, l'esame scintigrafico può invece rilevare un'area di ipocaptazione o una lacuna di captazione della stessa regione vertebrale, dovuta a processi di trombosi e ischemia locale (Fig. 21.7, Tabella 21.4).

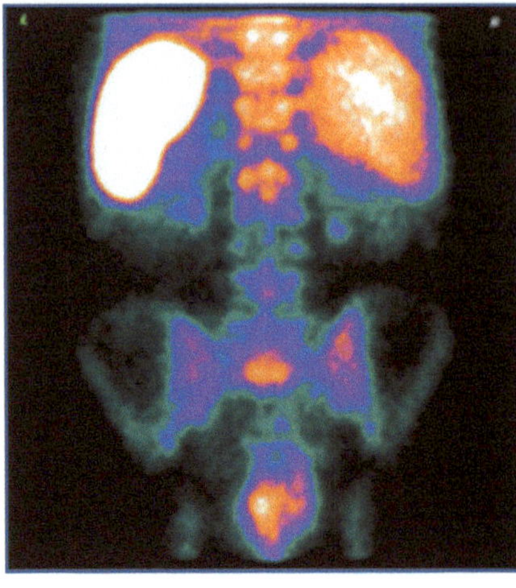

Fig. 21.7 Scintigrafia con leucociti autologhi marcati con ^{99m}Tc-HMPAO in paziente con sospetta spondilodiscite a livello di L3-L5. L'immagine (acquisita in proiezione posteriore) rileva la fisiologica distribuzione dei leucociti nei corpi vertebrali non affetti, mentre l'interessamento vertebrale nei livelli L3-L4 è evidenziato da un difetto della fisiologica captazione a questo livello

Tabella 21.4 Protocollo e tecniche d'esame per spondilodiscite. Riprodotta ed elaborata con autorizzazione AIMN

Indicazioni	– Sospetta spondilodiscite post-chirurgica – Sospetta spondilodiscite con TC e/o RM negativa/dubbia e/o scintigrafia ossea positiva.
Preparazione del paziente	Digiuno da almeno 6 ore per l'esame PET.
Precauzioni	[^{18}F]FDG: Glicemia <180 mg/dL (inibizione competitiva della captazione del radiofarmaco da parte del D-glucosio).
Documentazione richiesta	Quesito diagnostico e anamnesi (in particolare interventi chirurgici pregressi), indagini strumentali (TC, RM) pregresse eseguite dal paziente.
Radiofarmaci e attività	[^{18}F]FDG: 370 MBq ^{67}Ga-citrato: 185 MBq ^{99m}Tc-difosfonati: 700-1110 MBq
Tecnica scintigrafica	[^{18}F]FDG: acquisizione di immagini PET 1 ora dopo l'iniezione e.v. del radiofarmaco. ^{67}Ga-citrato: acquisizione di immagini planari (nelle proiezioni più idonee) e SPECT del rachide a 6, 24 e 48 ore dall'iniezione e.v. del radiofarmaco. ^{99m}Tc-difosfonati: acquisizione *total body* + eventuale SPECT del rachide 2-3 ore dopo la somministrazione.
Elaborazione	Elaborazione delle immagini SPECT o PET.
Analisi	Analisi visiva con valutazione delle differenze di captazione nella zona d'interesse tra le immagini ottenute con ^{67}Ga-citrato e quelle ottenute con ^{99m}Tc-difosfonati: – infezione: captazione ^{67}Ga-citrato > captazione ^{99m}Tc-difosfonati; – lesione ossea non infettiva: captazione ^{67}Ga-citrato < captazione ^{99m}Tc-difosfonati.
Possibili cause di errore	Presenza di placche metalliche o di esiti di laminectomia; neoplasie primitive o secondarie del rachide; spondiliti reattive.

21.3.2.4
Piede diabetico

Si tratta di una complicanza del diabete, rappresentata da infezione dei tessuti molli e ossei del piede, che riconosce come condizione predisponente più importante la polineuropatia diabetica; infatti, la denervazione sensoriale compromette la percezione dei traumi minori provocati da cause banali, e le alterazioni della sensibilità propriocettiva conducono ad anomalie di distribuzione del carico corporeo e, talvolta, allo sviluppo di un'artropatia di Charcot. Il rischio di infezioni da funghi e batteri è aumentato a causa della depressione dell'immunità cellulare provocata dall'iperglicemia acuta e dai deficit circolatori indotti dall'iperglicemia cronica. Molti casi di osteomielite del piede o della gamba nei diabetici iniziano come ulcere croniche perforanti. Queste possono cicatrizzare e recidivare ripetutamente nell'arco di lunghi periodi di tempo, perché i fattori che predispongono alla scarsa nutrizione tessutale e alle ridotte difese antimicrobiche rimangono immodificati. Il processo iniziale porta alla formazione di lesioni interdigitali umide, rotture, fissurazioni e ulcerazioni che favoriscono l'invasione batterica secondaria, con conseguente propagazione per via diretta all'osso sottostante.

Nel paziente diabetico il meccanismo per cui il processo infettivo determina, nel sito interessato, un'iperemia reattiva (veicolo di cellule immuncompetenti ad azione macrofagica e battericida) è modificato per la concomitante presenza di arteriopatia (riduzione del flusso di sangue e di ossigeno) e di endotossine, prodotte dai germi, che provocano necrosi cellulare e trombosi vasale (ipoafflusso tessutale). La necrosi cellulare induce poi liberazione di enzimi lisosomiali, vasodilatazione locale, aumento della permeabilità vascolare ed edema, con conseguente compressione meccanica del microcircolo e ulteriore riduzione dell'afflusso ematico. Dal punto di vista anatomo-patologico, la lesione può essere distinta in: cellulite superficiale (interessamento del derma con secrezione modesta ed eritema perilesionale limitato), cellulite suppurativa (interessamento della cute e del sottocute con fascia muscolare indenne, associato a secrezione abbondante e purulenta e a vasto eritema perilesionale), fascite necrotizzante (infezione estesa alla fascia muscolare, con necrosi e colliquazione tessutale), cellulite necrotizzante (necrosi estesa al muscolo e ai tendini, con possibile interessamento delle strutture ossee), e gangrena.

I primi sintomi (ipo-iperestesie, alterazioni della sensibilità e assenza del riflesso Achilleo) sono generalmente legati alla polineuropatia. L'ulcera neuropatica tende a localizzarsi nelle zone di maggior pressione (calcagno e teste metatarsali) e appare circondata da cute ipercheratosica (margini irregolari e mal definiti), a differenza di quella ischemica (che presenta margini definiti a stampo ed è circondata da cute sottile e atrofica). Il piede è rossastro, ha una temperatura aumentata, e può essere deforme. L'arteriopatia ostruttiva periferica, quando presente, è precoce e rapidamente progressiva. Colpisce prevalentemente le arterie di piccolo calibro bilateralmente (interessamento dei vasi sottopoplitei). Una caratteristica tipica è l'assenza, a causa della concomitante neuropatia sensitiva, della *claudicatio intermittens*.

La sintomatologia clinica e la comune diagnostica per immagini non sono in grado di distinguere con certezza l'osteomielite dalle lesioni dell'osteopatia diabetica o dalle malattie articolari neuropatiche che si verificano nella neuropatia periferica grave; la biopsia ossea rappresenta pertanto il *gold standard* per la diagnosi di osteomielite.

Tuttavia, non sempre tale procedura è eseguibile in pazienti che presentano una grave vasculopatia; inoltre, la sua accuratezza è bassa se il frammento bioptico è contaminato dai tessuti superficiali infetti. Numerose metodiche di imaging (ognuna con caratteristiche diagnostiche e fisiopatologiche diverse) sono oggi disponibili per lo studio delle diverse espressioni dell'infezione nel piede diabetico, e la scelta del singolo esame è condizionata dalla sede e dalla fase di attività della malattia. A causa del diverso momento fisiopatologico che caratterizza le manifestazioni cliniche del piede diabetico, la diagnosi di osteomielite della parte anteriore del piede (metatarso e falangi) è distinta da quella della porzione media e posteriore (tarso e tarso-metatarso). Mentre la RM rappresenta l'indagine radiologica più utilizzata nel sospetto di infezione del piede diabetico (sensibilità 78%, specificità 60%), la scintigrafia con leucociti marcati è in grado di differenziare, con le acquisizioni SPECT/TC, il coinvolgimento infettivo osseo da quello dei tessuti molli e consente, quindi, di formulare diagnosi di cellulite, di osteomielite e/o di cellulite e osteomielite (sensibilità 91%, specificità 67%) (Tabella 21.5).

Tabella 21.5 Protocollo e tecniche d'esame per piede diabetico. Riprodotta ed elaborata con autorizzazione AIMN

Indicazioni	Avampiede: – Sospetta spondilodiscite con TC e/o RM negativa/dubbia e/o scintigrafia ossea positiva – Diagnosi/estensione dell'osteomielite – Valutazione della risposta alla terapia medica – Valutazione in caso di scintigrafia ossea positiva. Medio e retro-piede: – Diagnosi/estensione dell'osteomielite.
Preparazione del paziente	Digiuno da almeno 6 ore prima dell'esecuzione del prelievo ematico nel caso di scintigrafia con i leucociti marcati. Adeguata idratazione nel caso di scintigrafia con difosfonati.
Precauzioni	Alcuni farmaci (cefalosporine, azatioprina, prednisolone, ciclofosfamide, nifedipina, sulfasalazina, ferro ed eparina) riducono la funzionalità dei leucociti e quindi anche la sensibilità della metodica. Gli steroidi riducono la captazione, i chemioterapici aumentano la ritenzione renale e gli estrogeni (accumulo a livello mammario) alterano la distribuzione dei difosfonati.
Documentazione richiesta	Quesito diagnostico e anamnesi (in particolare interventi chirurgici pregressi e terapia farmacologica in atto), esame obiettivo, esami di laboratorio, indagini strumentali pregresse eseguite dal paziente.
Radiofarmaci e attività	^{99m}Tc-HMPAO-leucociti: 370-555 MBq ^{111}In-ossina-leucociti: 20-40 MBq ^{99m}Tc-difosfonati: 700-1110 MBq ^{99m}Tc-solfuro colloidale: 300-370 MBq [^{18}F]FDG: 370 MBq.

(*cont.* ⟶)

(*cont.*)

Tecnica scintigrafica	^{99m}Tc-HMPAO-leucociti: acquisizione di immagini planari (nelle proiezioni più opportune) di 5-10 min/proiezione, con matrice 256×256, 60 minuti e 3-5 ore dopo l'iniezione del radiofarmaco. Utile esame tomografico SPECT/TC. ^{111}In-ossina-leucociti: acquisizione di immagini planari (nelle proiezioni più opportune) di 10-15 min/proiezione, con matrice 256×256, 3-5 e 20 ore dopo l'iniezione del radiofarmaco. Utile esame tomografico SPECT/TC. ^{99m}Tc-difosfonati: Studio trifasico: 1. Fase angiografica: acquisizione dinamica sul piede di 60 *frame* (0,5 sec/*frame*). 2. Fase di *blood pool*: acquisizione di immagini planari di 3-5 minuti, con matrice minima di 128×128, entro 10 minuti dalla somministrazione del radiofarmaco. 3. Fase metabolica ossea: acquisizione di immagini planari *total body* e mirate (300 *Kcounts* nelle proiezioni anteriore/posteriore e laterali) con matrice minima di 128×128, 2 ore dopo l'iniezione del radiofarmaco. ^{99m}Tc-solfuro colloidale: acquisizione di immagini planari (nelle proiezioni anteriore/posteriore e laterali) 30 minuti dopo l'iniezione del radiofarmaco. [^{18}F]FDG acquisizione immagini con TC.
Elaborazione	^{99m}Tc-difosfonati: elaborazione dell'acquisizione dinamica, disegno di ROI per la costruzione delle curve attività/tempo. ^{99m}Tc-HMPAO-leucociti: elaborazione classica delle immagini SPECT, quando eseguite. ^{111}In-ossina-leucociti: elaborazione classica delle immagini SPECT, quando eseguite. ^{99m}Tc-solfuro colloidale: nessuna elaborazione.
Analisi	^{99m}Tc-difosfonati: analisi e confronto delle curve attività/tempo, analisi visiva delle aree di ipercaptazione. ^{99m}Tc-HMPAO-leucociti: analisi visiva con valutazione delle differenze di captazione tra le immagini precoci e tardive, tenuto conto della fisiologica distribuzione del radiofarmaco. ^{111}In-ossina-leucociti: analisi visiva con valutazione delle differenze di captazione tra le immagini precoci e tardive, tenuto conto della fisiologica distribuzione del radiofarmaco. ^{99m}Tc-solfuro colloidale: analisi visiva della distribuzione del radiofarmaco, in particolare valutazione delle aree di concordanza/discordanza nella distribuzione del solfuro colloidale e dei leucociti.
Possibili cause di errore	Iniezioni fuori vena, artefatti da movimento, lesioni di dimensioni inferiori alla risoluzione della metodica, interferenza farmacologica, errori nel processo di separazione/marcatura dei leucociti.

21.3.2.5
Infezione di protesi vascolari

Infezione microbica della protesi vascolare caratterizzata da febbre, leucocitosi neutrofila con aumento degli indici di flogosi, e dolore. La contaminazione può avvenire in fase intra-operatoria, o essere conseguente a trombi settici o a batteriemie transitorie. Sembra che il germe penetri nella parete della protesi vascolare e vi rimanga allo stato latente per parecchi mesi, producendo una sostanza capace di proteggere la sua colonia dai meccanismi naturali di difesa dell'ospite e dalla terapia antibiotica. Tale meccanismo di difesa si realizzerebbe sia per la presenza di un biofilm, sia attraverso l'inibizione della chemiotassi, dei meccanismi ossidativi, e della fagocitosi dei neutrofili.

Dal punto di vista clinico, è quasi sempre presente febbre; si osserva inoltre un innalzamento degli indici di flogosi e, talvolta, dolore/dolorabilità della regione interessata. A causa della scarsa specificità dei segni/sintomi, la valutazione clinica non è utile nella diagnosi. L'emocoltura è negativa nel 50% dei casi. L'imaging morfologico permette la diagnosi sicura solo se la protesi è circondata da un ascesso. La presenza di aria, segno radiologico di infezione, è normalmente presente a 6 settimane dall'impianto. L'agoaspirato guidato da tecniche di imaging è utile per identificare l'agente patogeno. La RM sembra essere più sensibile della TC (70-75%), ma non riesce a distinguere il liquido periprotesico infetto da ematomi/essudati che possono formarsi in seguito all'intervento. L'angiografia è di aiuto nel determinare la morfologia, la presenza di falsi aneurismi e la pervietà della protesi. La scintigrafia con leucociti marcati è altamente sensibile (>90%) nell'evidenziare un accumulo leucocitario in ambito addominale ed è per questo motivo largamente impiegata nel sospetto di infezione protesica vascolare (Fig. 21.8); inoltre, questa tecnica offre il vantaggio di esplorare anche gli altri distretti corporei e, quindi, può essere utile per escludere la presenza di complicanze emboliche settiche (Tabella 21.6).

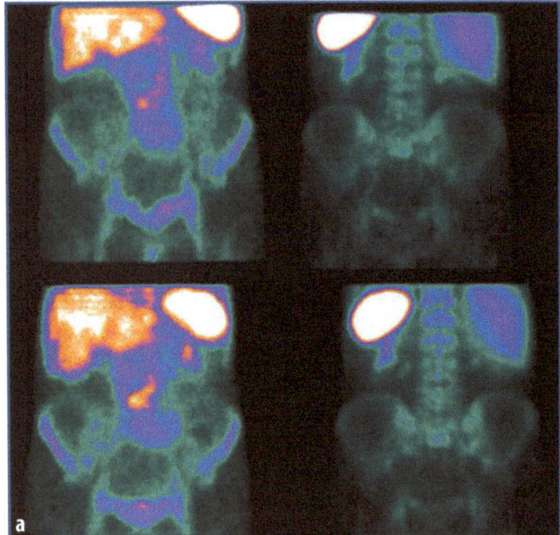

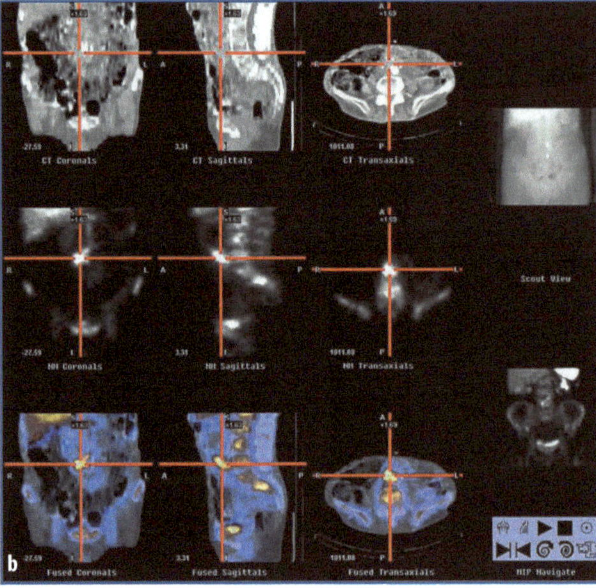

Fig. 21.8 a, b Scintigrafia con leucociti autologhi marcati con ^{99m}Tc-HMPAO in paziente con sospetta infezione periprotesica vascolare aorto-bisiliaca. **a** L'acquisizione planare dell'addome in proiezione anteriore evidenzia un'area di iperaccumulo leucocitario in corrispondenza della regione mesogastrica. **b** Acquisizione SPECT/TC con sezioni transassiale, coronale e sagittale: corretta localizzazione della sede dell'iperaccumulo leucocitario nella regione vascolare protesica dell'aorta addominale

Tabella 21.6 Protocollo e tecniche d'esame per infezioni di protesi vascolari. Riprodotta ed elaborata con autorizzazione AIMN

Indicazioni	– Diagnosi di infezione di protesi vascolari – Localizzazione e valutazione dell'estensione della malattia.
Preparazione del paziente	Digiuno da almeno 6 ore prima dell'esecuzione del prelievo ematico.
Precauzioni	Alcuni farmaci (cefalosporine, azatioprina, prednisolone, ciclofosfamide, nifedipina, sulfasalazina, ferro ed eparina) sono noti per avere effetti negativi sulla funzionalità dei leucociti riducendo la sensibilità della metodica.
Documentazione e richiesta	Quesito diagnostico e anamnesi (in particolare interventi chirurgici pregressi e terapia farmacologica in atto), indici di flogosi, indagini strumentali pregresse eseguite dal paziente (in particolare ecografia, TC, RM).
Radiofarmaci e attività	^{99m}Tc-HMPAO-leucociti misti autologhi (o granulociti puri): 370-555 MBq. ^{111}In-ossina-leucociti misti autologhi (o granulociti puri): 20-40 MBq.
Tecnica scintigrafica	Studio polifasico: 1. Fase precoce (a 30-60 minuti dall'infusione, 500 *Kcounts*; matrice minima di 128×128) in proiezione anteriore. 2. Fase tardiva (a 2-3 ore dall'infusione, 500 *Kcounts*; matrice minima di 128×128) in proiezione anteriore, obliqua posteriore destra (30 o 45°) e obliqua posteriore sinistra (30 o 45°). Utile acquisizione SPECT. L'acquisizione tardiva può essere ripetuta anche dopo 20-24 ore (con acquisizioni di circa 2000 sec) per incrementare la specificità diagnostica (non per protesi localizzate a livello addominale). Consigliata un'acquisizione con tecnica *total body* (10 cm/min) per escludere la presenza di altri focolai infettivi che potrebbero "rifornire" di batteri un'eventuale sostituzione protesica.
Elaborazione	Elaborazione qualitativa delle immagini. Nei casi dubbi, calcolare il rapporto di captazione lesione/fondo tra le immagini precoce e tardiva e valutarne l'eventuale incremento nel tempo. Elaborazione classica delle immagini SPECT quando acquisite.
Analisi	Valutazione della differenza di intensità ed estensione di captazione tra le immagini planari precoci e tardive e nelle immagini ottenute in scansione *total body*. Calcolo del rapporto di captazione lesione/fondo tra l'immagine precoce e quella tardiva.
Possibili cause di errore	Iniezioni fuori vena, errori nel processo di separazione/marcatura dei leucociti, artefatti dovuti alla presenza di un accumulo addominale aspecifico di complessi idrofilici secondari del tecnezio, particolarmente a carico del cieco e del colon ascendente (non compaiono prima di 3 ore dall'iniezione del tracciante).

21.3.2.6
Endocardite infettiva

Si definisce con questo termine l'infezione microbica dell'endocardio (caratterizzata da febbre, soffi cardiaci, petecchie, anemia, fenomeni embolici e vegetazioni endocardiche) dovuta alla colonizzazione o all'invasione delle valvole cardiache e dell'endocardio parietale da parte di microrganismi (batteri, funghi, rickettsie), con formazione di vegetazioni di consistenza friabile composte da detriti trombotici e germi, spesso associata a distruzione del tessuto cardiaco sottostante. La lesione caratteristica dell'endocardite infettiva è rappresentata dalle vegetazioni singole o multiple, con interessamento contemporaneo anche di più di una valvola del cuore destro e/o sinistro, più frequentemente a carico delle valvole mitrale e aortica. Si ritiene che inizialmente la vegetazione sia costituita da materiale sterile (fibrina e piastrine) che si forma in risposta al danno subito dalle cellule endoteliali; i microrganismi che colonizzano le vegetazioni sono poi ricoperti da uno strato di piastrine e fibrina che permette loro di resistere alle difese immunitarie attivate dall'ospite. Le vegetazioni (le cui dimensioni possono anche superare il centimetro) sono friabili e possono determinare fibrosi, calcificazione e infiltrato infiammatorio cronico a livello della base, o causare perforazione/erosione dei lembi valvolari.

I sintomi/segni dell'endocardite batterica sono: febbre, affaticabilità e malessere, perdita di peso, petecchie cutanee e noduli eritematosi sottocutanei (noduli di Osler), emorragie subungueali e retiniche (macchie di Roth), insufficienza valvolare con compromissione della funzione cardiaca. Si possono verificare complicanze emboliche (infarti o infezioni a distanza) o renali (glomerulonefrite focale o diffusa, ascessi, infarti). Il sospetto è massimo nei pazienti con storia di valvulopatia o recentemente sottoposti a procedure diagnostico-terapeutiche interventistiche, come pure nei tossicodipendenti. L'emocoltura è spesso positiva e l'ecocardiografia trans-toracica riesce a individuare la presenza di vegetazioni nel 30-50% dei casi; tuttavia, per la scarsa riproducibilità della metodica e per la sua modesta sensibilità (60%), è più indicata l'ecocardiografia trans-esofagea, che riesce a identificare le lesioni e le eventuali complicanze cardiache in più del 90% dei casi (sensibilità 85-98%, specificità 75-95%). La scintigrafia con leucociti marcati può essere utile nel caso di sospetto clinico di endocardite (Fig. 21.9) senza riscontro ecocardiografico di vegetazioni o di dubbia interpretazione (accuratezza 86%), nel sospetto di emboli settici e, infine, per valutare la risposta alla terapia antibiotica (Tabella 21.7).

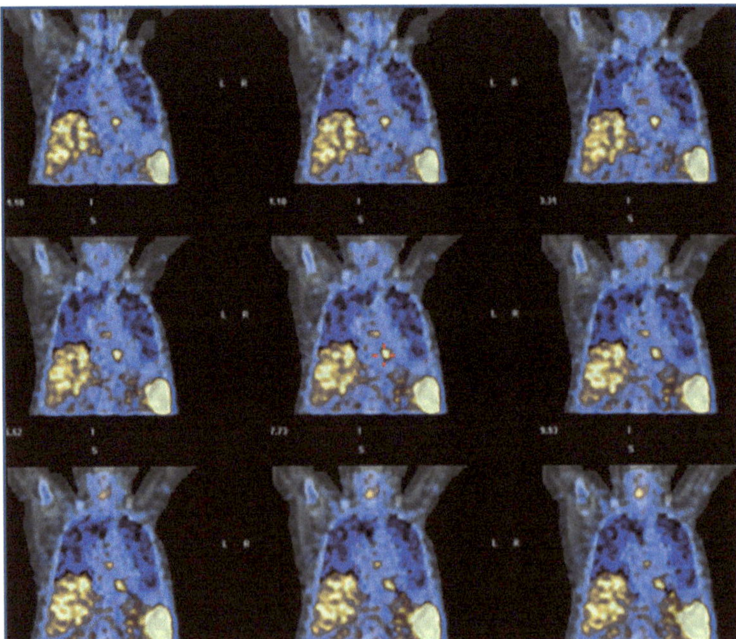

Fig. 21.9 Scintigrafia con leucociti autologhi marcati con ^{99m}Tc-HMPAO in paziente con sospetta endocardite batterica. Le immagini di fusione SPECT/TC nelle sezioni transassiale, coronale e sagittale evidenziano un'area di focale iperaccumulo in corrispondenza della regione cardiaca

Tabella 21.7 Protocollo e tecniche d'esame per endocardite infettiva. Riprodotta ed elaborata con autorizzazione AIMN

Indicazioni	– Sospetto clinico di endocardite in pazienti con valvole native e/o con protesi valvolari – Sospetto clinico di infezioni di pacemaker cardiaco – Valutazione della risposta alla terapia antibiotica – follow-up in pazienti con evidenza biochimica/strumentale di ripresa di malattia.
Preparazione del paziente	Digiuno da almeno 6 ore prima dell'esecuzione del prelievo ematico nel caso di scintigrafia con i leucociti marcati.
Precauzioni	Alcuni farmaci (cefalosporine, azatioprina, prednisolone, ciclofosfamide, nifedipina, sulfasalazina, ferro ed eparina) riducono la funzionalità dei leucociti e, quindi, anche la sensibilità della metodica. Sospendere, quando possibile, la terapia antibiotica almeno 1 settimana prima dell'esame con i leucociti marcati e almeno 4 giorni prima dell'esame con anticorpi anti-granulociti.
Documentazione richiesta	Quesito diagnostico e anamnesi (in particolare interventi chirurgici pregressi e terapia farmacologica in atto), valutazione clinica (febbre), esami di laboratorio ed emocolture, indagini strumentali pregresse eseguite dal paziente (in particolare ecocardiografia trans-toracica e/o trans-esofagea).
Radiofarmaci e attività	^{99m}Tc-MoAb-antigranulociti: 555-925 MBq. ^{111}In-ossina leucociti o granulociti puri: 20-40 MBq. ^{99m}Tc-HMPAO- leucociti o granulociti puri: 370-555 MBq. ^{67}Ga-citrato:185 MBq.
Tecnica scintigrafica	Acquisizione statica planare del torace dopo 30 minuti, 4 e 24 ore dalla somministrazione in proiezione anteriore, obliqua anteriore sinistra (45 e 70°) e posteriore. Eventuale acquisizione SPECT del torace a 4 e 24 ore dalla somministrazione del radiofarmaco in caso di leucociti marcati o anticorpi marcati. Le stesse acquisizioni dopo 24 e 48 ore in caso di ^{67}Ga-citrato. Consigliata un'acquisizione con tecnica *total body* (10 cpm/min) per escludere la presenza di altri focolai infettivi in fase precoce.
Elaborazione	Elaborazione classica delle immagini SPECT quando acquisite.
Analisi	^{99m}Tc-MoAb-antigranulociti/^{67}Ga-citrato: descrizione dell'accumulo in sede cardiaca. ^{111}In-ossina-leucociti o granulociti puri: descrizione dell'accumulo in sede cardiaca, con valutazione del rapporto di *uptake* target/background nelle immagini precoci e tardive. ^{99m}Tc-HMPAO-leucociti o granulociti puri: descrizione dell'accumulo in sede cardiaca con valutazione del rapporto di *uptake* target/background nelle immagini precoci e tardive.
Possibili cause di errore	Iniezioni fuori vena, errori nel processo di separazione/marcatura dei leucociti, artefatti dovuti al *pool* ematico.

21.3.2.7
Infezioni del Sistema Nervoso Centrale (SNC)

Nella maggior parte dei casi, la patologia infettiva cerebrale è rappresentata dagli ascessi; nel SNC un'infiammazione/infezione si necrotizza e si incapsula per l'azione delle cellule gliali e dei fibroblasti, che cercano di delimitarla in modo da impedirne l'estensione all'area sana circostante. I sintomi/segni (generalmente attribuibili all'edema che si sviluppa intorno all'ascesso) sono: nausea, vomito, edema della papilla, sonnolenza, convulsioni, cambiamenti della personalità, deficit neurologici, febbre, cefalea, ipertensione endocranica, innalzamento degli indici di flogosi. La sintomatologia clinica non è, nella maggior parte dei casi, diagnostica per processo infettivo. La coltura del liquor è positiva nel 10% dei casi, anche se la puntura lombare è solitamente controindicata per il rischio di erniazione transtentoriale. Mentre la diagnostica radiologica (TC, RM) può essere non sufficientemente specifica (70-75%) in caso di raccolte ascessuali, la scintigrafia con leucociti marcati (completata eventualmente da acquisizione tomografica) offre un'accuratezza diagnostica di circa il 90% (Tabella 21.8).

Tabella 21.8 Protocollo e tecniche d'esame per infezioni del sistema nervoso centrale. Riprodotta ed elaborata con autorizzazione AIMN

Indicazioni	– Lesioni cerebrali ipodense con anello periferico ipervascolarizzato alle immagini TC – Complicanze settiche e post-traumatiche in ambito neurochirurgico – follow-up di lesioni settiche del SNC.
Preparazione del paziente	Digiuno da almeno 6 ore prima dell'esecuzione del prelievo ematico.
Precauzioni	Alcuni farmaci (cefalosporine, azatioprina, prednisolone, ciclofosfamide, nifedipina, sulfasalazina, ferro ed eparina) riducono la funzionalità dei leucociti e, quindi, anche la sensibilità della metodica.
Documentazione richiesta	Quesito diagnostico e anamnesi (in particolare traumi e interventi chirurgici pregressi), indici di flogosi, indagini strumentali pregresse eseguite dal paziente (in particolare TC e RM).
Radiofarmaci e attività	^{99m}Tc-HMPAO-leucociti misti autologhi (o granulociti puri): – adulto: 370-555 MBq; – bambino: dose adeguata al peso corporeo (dose minima 185 MBq). Per la scintigrafia con ^{111}In-ossina-leucociti misti autologhi (o granulociti puri): 10-18,5 MBq.
Tecnica scintigrafica	Acquisizioni *total body* in proiezione antero-posteriore a 30 min dall'iniezione del tracciante. Acquisizioni statiche del cranio in proiezione anteriore, posteriore e laterali a 30 minuti, 4 e 24 ore dalla somministrazione della preparazione. Acquisizione SPECT utile a 4 o 24 ore.
Elaborazione	Elaborazione classica delle immagini SPECT quando acquisite.
Analisi	È raccomandato l'utilizzo di una scala semiquantitativa per la valutazione delle lesioni cerebrali: 0 negativo + captazione uguale a quella della teca cranica ++ captazione superiore a quella della teca cranica +++ captazione uguale a quella della base cranica ++++ captazione superiore a quella della base cranica Le lesioni ascessuali hanno di norma una captazione di grado +++/++++, mentre le lesioni non ascessuali mostrano solitamente una captazione di grado +/++ o sono negative. La valutazione del grado di positività va effettuata nelle immagini a 24 ore. Nelle lesioni ascessuali è comune osservare un incremento della captazione tra le immagini a 4 ore e quelle a 24 ore.
Possibili cause di errore	Iniezioni fuori vena, errori nel processo di separazione/marcatura dei leucociti.

21.3.2.8 Febbre di origine sconosciuta

La definizione di "febbre di origine sconosciuta" è riservata a quei casi con febbre >38,3 °C in più occasioni, nel corso di 2 settimane (o di 3 giorni in caso di ricovero ospedaliero), di cui non si riconosca l'eziologia, nonostante i comuni accertamenti clinici e laboratoristici. Le cause più frequenti sono: infettive (26%), infiammatorie (24%) e neoplastiche (12%). In relazione al periodo d'insorgenza della febbre e alle condizioni cliniche del paziente si distinguono: febbre di origine sconosciuta classica, febbre di origine sconosciuta nosocomiale (si sviluppa in un paziente che era afebbrile al momento del ricovero), febbre di origine sconosciuta neutropenica (neutrofili <500/μL; è dovuta più frequentemente a candidosi, aspergillosi e ascessi), e febbre di origine sconosciuta associata a HIV (insorge nel paziente con HIV conclamata e può essere causata da infezioni, linfoma non-Hodgkin, o farmaci). La manifestazione clinica costantemente presente è la febbre, a cui possono essere associati vari segni/sintomi a seconda della causa che la determina.

Nei pazienti con febbre di origine sconosciuta è necessario eseguire varie volte l'indagine anamnestica (con particolare attenzione all'attività lavorativa, ai viaggi, e ai farmaci assunti) e l'esame obiettivo (ricerca di eruzioni/lesioni cutanee, linfoadenopatie anche in sedi non classiche, e splenomegalia). Tra gli esami ematochimici, può essere utile ripetere emocromo, indici di flogosi, profilo immunitario, funzione tiroidea, marcatori tumorali, striscio ematologico periferico. Gli esami strumentali che possono essere fondamentali per determinare la diagnosi sono ecografia, TC (sensibilità 92%, specificità 63-78%), esami scintigrafici con leucociti marcati (accuratezza 83%), PET con [^{18}F]FDG (accuratezza 68%), e biopsia (epatica, midollare, dell'arteria temporale) (Tabella 21.9).

Tabella 21.9 Protocollo e tecniche d'esame per febbre di origine sconosciuta. Riprodotta ed elaborata con autorizzazione AIMN

Indicazioni	– Definire la probabile causa flogistico/infettiva – Valutare l'estensione e la localizzazione di malattia.
Preparazione del paziente	Digiuno da almeno 6 ore prima dell'esecuzione del prelievo ematico nel caso di scintigrafia con i leucociti marcati. Preparazione intestinale con lassativi prima dell'imaging per ridurre l'attività escretiva intestinale nel caso di scintigrafia con ^{67}Ga-citrato.
Precauzioni	Alcuni farmaci (cefalosporine, azatioprina, prednisolone, ciclofosfamide, nifedipina, sulfasalazina, ferro ed eparina) riducono la funzionalità dei leucociti e, quindi, anche la sensibilità della metodica. Sospendere, quando possibile, la terapia antibiotica 2 settimane prima dell'esame con i leucociti marcati.
Documentazione richiesta	Quesito diagnostico e anamnesi (in particolare interventi chirurgici pregressi e terapia farmacologica in atto), esami di laboratorio ed emocolture, trasfusioni e saturazione della transferrina (possono alterare la distribuzione del gallio), indagini strumentali pregresse eseguite dal paziente.
Radiofarmaci e attività	^{99m}Tc-HMPAO-leucociti: – adulto: 370-555 MBq – bambino: 3,7-7,4 MBq/kg ^{111}In-ossina-leucociti: – adulto: 18,5-37 MBq – bambino: 0,25-0,5 MBq/kg ^{67}Ga-citrato: – adulto: 185 MBq – bambino: 1,5-2,6 MBq/kg.
Tecnica scintigrafica	^{99m}Tc-HMPAO-leucociti: acquisizione di immagini *total body* e di immagini mirate di 5-10 min/proiezione. Utile esame tomografico nei casi dubbi. Sempre necessarie scansioni precoci a 1 ora (20-40 minuti nei bambini); consigliate scansioni intermedie a 4-8 ore ed eventualmente anche a 16-24 ore, se negative le precedenti (nel sospetto di infezioni ossee e polmonari). ^{111}In-ossina-leucociti: acquisizione di immagini *total body* e di immagini mirate delle singole regioni da 10-15 min/proiezione. Utile esame tomografico nei casi dubbi. Consigliabili scansioni precoci ad 1-4 ore e tardive 16-30 ore. Ulteriori immagini sono necessarie se le precedenti sono dubbie o negative. ^{67}Ga-citrato: acquisizione di immagini planari delle singole regioni da 10-15 min/proiezione, integrate da scansione *total body*. Utile esame tomografico nei casi dubbi. Consigliabili scansioni a 24, 48, e 72 ore. In caso di sospetta patologia in sede addominale, è utile acquisire immagini a 3-4 ore per l'assenza di escrezione epatobiliare.
Elaborazione	Elaborazione classica delle immagini SPECT quando acquisite.
Analisi	Analisi visiva con valutazione delle differenze di captazione tra le immagini precoci e tardive, tenuto conto della fisiologica distribuzione del radiofarmaco.
Possibili cause di errore	Iniezioni fuori vena, errori nel processo di separazione/marcatura dei leucociti.

21.4 Patologia flogistica cronica

Analogamente a quanto descritto per la patologia flogistica acuta, anche per indagini diagnostiche in caso di patologica flogistica cronica sono stati sviluppati radiofarmaci in grado di evidenziare e localizzare scintigraficamente i fenomeni fisiopatologici che sono alla base della patologia.

- Scintigrafia con immunoglobuline non specifiche (HIG). Si tratta di anticorpi policlonali aspecifici appartenenti alla famiglia delle IgG. Il loro uso era stato inizialmente proposto in base all'ipotesi che fossero ritenute nel sito d'infezione grazie a un'interazione specifica con un recettore di superficie espresso dai leucociti. Successivi studi hanno invece dimostrato che il loro meccanismo di accumulo in corrispondenza della sede dell'infezione è determinato non tanto da fattori immunologici specifici, ma piuttosto da meccanismi aspecifici come l'iperemia e l'aumentata permeabilità capillare. Le HIG marcate con ^{99m}Tc o con ^{111}In hanno trovato impiego con buoni risultati nello studio dei processi flogistici cronici come, ad esempio, l'artrite reumatoide.
- Scintigrafia con ^{67}Ga-citrato. Oltre che per la localizzazione scintigrafica di focolai di flogosi acuta, la scintigrafia con ^{67}Ga-citrato è utilizzata soprattutto nella sarcoidosi (vedi Capitolo 18) e nei processi tubercolari.
- Scintigrafia con ^{123}I-IL-2 e ^{99m}Tc-IL-2. L'IL-2 marcata con ^{99m}Tc o con ^{123}I si lega al proprio recettore espresso dai linfociti T attivati. Questo radiofarmaco è stato proposto per lo studio di processi infiammatori cronici nei quali l'infiltrato linfocitario è più o meno rappresentato (ad esempio, tiroidite di Hashimoto, diabete tipo 1).

Riassumiamo qui di seguito brevemente le varie patologie in cui si utilizzano i traccianti di flogosi cronica appena descritti.

- *Artrite reumatoide*. Si tratta di una sindrome autoimmune caratterizzata da infiammazione cronica sistemica delle articolazioni (prevalentemente, ma non esclusivamente, quelle periferiche) che può evolvere in distruzione progressiva delle strutture articolari e periarticolari. La sinovia, la prima struttura colpita, si presenta inizialmente edematosa, ispessita, e iperplastica. Successivamente, si osserva la formazione del panno sinoviale, costituito da una massa fibrocellulare con uno stroma contenente cellule infiammatorie, tessuto di granulazione e fibroblasti, che determina l'erosione della cartilagine sottostante. L'esordio è solitamente insidioso con un progressivo coinvolgimento articolare, ma in alcuni casi si manifesta con un episodio acuto che colpisce simultaneamente più articolazioni. Rapidamente si sviluppano deformazioni evidenti, di cui la più tipica è la deviazione ulnare delle dita con lussazione dei tendini estensori delle articolazioni metacarpo-falangee. Le manifestazioni extra-articolari sono rappresentate da noduli sottocutanei e viscerali, vasculite, versamenti pleurici/pericardici, mononeuriti multiple, sindromi di Felty e di Sjiögren, ed episclerite. Dal punto di vista ematochimico può essere presente anemia normocitica-normocromica (80% dei casi), neutropenia (1-2% dei casi), ipogammaglobulinemia policlonale o trombocitosi. La VES è alterata nel 90% dei casi, e nel 70% dei pazienti è presente il fattore reumatoide.
  L'artrite reumatoide è caratterizzata da fasi di quiescenza e di riacutizzazione; è importante identificarne lo stato di attività, in modo da modulare la terapia e prevenire la progressione della malattia, al fine di evitare/ritardare la comparsa di deformità e di impotenza funzionale. Oltre alla valutazione clinica e agli esami ematochimici, per

la diagnosi è importante l'esame del liquido sinoviale, che inizialmente risulta opaco ma sterile, con una ridotta viscosità e ricco di leucociti (3000-50 000/μL). Nelle fasi precoci di malattia, l'esame Rx standard evidenzia solamente un rigonfiamento dei tessuti molli cui seguono, nelle fasi di patologia conclamata, la comparsa di osteoporosi, riduzione degli spazi articolari ed erosioni marginali (entro il primo anno). La scintigrafia con immunoglobuline marcate (sensibilità 87,4%, specificità 92%), per il meccanismo aspecifico di accumulo del radiofarmaco, non permette di porre diagnosi certa, ma è utile per identificare l'attività di malattia (Fig. 21.10, Tabella 21.10).

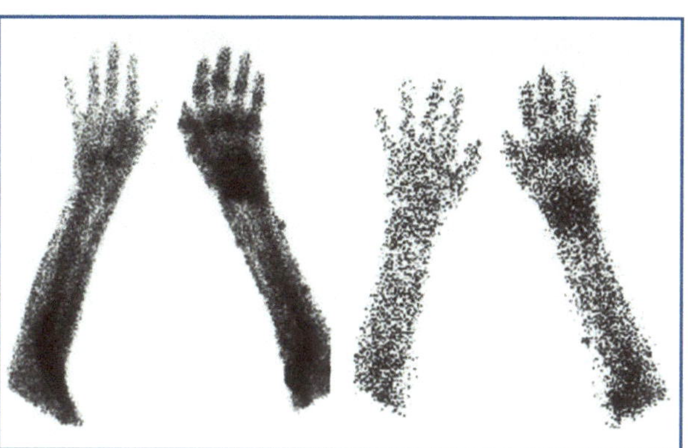

Fig. 21.10 Scintigrafia con ^{99m}Tc-HIG in paziente con artrite reumatoide (impegno articolare di polso e mano sinistri). Acquisizione planare in proiezione anteriore degli avambracci, polso e mani, dopo 4 e 24 ore dall'iniezione e.v. del radiofarmaco. L'esame evidenzia un'area di accumulo del tracciante in corrispondenza del polso sinistro e della II, III, IV e V articolazione metacarpo-falangea della mano sinistra (con migliore visualizzazione scintigrafica nell'immagine tardiva). Riprodotta da Okudan B, Çelik C (2006) con autorizzazione

Tabella 21.10 Protocollo e tecniche d'esame per artrite reumatoide. Riprodotta ed elaborata con autorizzazione AIMN

Indicazioni	Valutazione dello stato di attività della malattia per: – confermare la natura infiammatoria della patologia articolare; – selezionare i pazienti da trattare; – valutare l'efficacia della terapia.
Preparazione del paziente	Per la diagnosi di flogosi: in accordo con il medico curante, sospensione dei farmaci anti-infiammatori e/o immunosoppressori. Per valutare l'efficacia della terapia non è necessaria alcuna preparazione.
Precauzioni	Verificare l'appropriatezza della richiesta dell'esame. Iniettare il radiofarmaco in sedi lontane dalle articolazioni dolenti (in particolare non iniettare il radiofarmaco sulla mano, sede preferenziale di localizzazione della malattia) per evitare l'interferenza con la radioattività dovuta a un eventuale stravaso del tracciante.
Documentazione richiesta	Quesito diagnostico e anamnesi clinica/farmacologica (in particolare durata dei sintomi, presenza di lesioni infettive/traumatiche e interventi alle ossa/articolazioni), esame obiettivo (identificazione delle articolazioni interessate), esami di laboratorio (autoanticorpi, fattore reumatoide, VES e PCR), indagini strumentali pregresse eseguite dal paziente.
Radiofarmaci e attività	^{99m}Tc-HIG: 370 MBq.
Tecnica scintigrafica	Acquisizione di immagini planari segmentarie di spalle, mani, piedi e ginocchia (10 minuti/immagine) a 4-6 ore e a 24 ore dall'iniezione del radiofarmaco, usando collimatore a fori paralleli ad alta risoluzione per basse energie.
Elaborazione	Nessuna.
Analisi	Analisi visiva delle immagini.
Possibili cause di errore	Terapia in atto con farmaci anti-infiammatori/immunosoppressivi; marcatura non efficace del radiofarmaco (visualizzazione della tiroide e dello stomaco); articolazioni affette prossime alla sede di iniezione del radiofarmaco.

- *Tubercolosi.* È un'infezione con elevata tendenza alla cronicizzazione, il cui agente patogeno è il *Mycobacterium tuberculosis (bacillo di* Koch), nelle varianti *Mycobacterium bovis o Mycobacterium africanum,* che interessa prevalentemente il parenchima polmonare. Una volta che l'infezione si è stabilita, la tubercolosi clinica (TBC) può svilupparsi nel giro di mesi/anni o addirittura decenni. Il microrganismo determina una tipica reazione immunitaria "granulomatosa" associata a necrosi tessutale (caseosa). L'infezione primaria determina nella sede di entrata del bacillo una reazione infiammatoria a carattere essudativo, con prevalenza di processi infiammatori vasali e modesta reazione del connettivo (notevole replicazione microbica che in genere si verifica nella prima infezione con scarsa reazione immunitaria), oppure possono prevalere i fenomeni produttivi (con formazione di granulomi e reazione immune con delimitazione dell'infezione). Nel primo caso, l'essudato infiltra gli interstizi e si instaurano fenomeni necrotici con formazione di "necrosi caseosa" (sostanza ricca di germi, giallastra e pastosa, simile a formaggio molle). La lesione dell'infezione primaria può guarire formando cicatrici nodulari generalmente localizzate al segmento apicale del polmone (focolai di Simon), sede più comune di una successiva riattivazione. Nella reazione produttiva prevale la formazione di uno speciale tessuto di granulazione che tende spesso a subire la trasformazione fibrosa e a guarire cicatrizzandosi (cute, linfonodi e fegato). In tutti gli stadi e forme cliniche della TBC si associa linfoadenomeglia; le sedi maggiormente colpite, in relazione al sito primario d'infezione, sono quella cervicale, mesenterica, ascellare e inguinale.
  La diagnosi eziologica è basata sull'isolamento colturale del *Mycobacterium Tubercolosis complex* (*M. tubercolosis, M. bovis, M. africanum*), oppure sull'esame microscopico (diretto) di liquido biologico con evidenza di bacilli alcool-acido resistenti, infine sull'esame istologico con evidenza di bacilli alcool-acido resistenti e/o granulomi tubercolari. Il quadro radiologico caratteristico della TBC primaria è rappresentato dal "complesso primario", costituito dalla triade formata dal focolaio polmonare, dai linfonodi drenanti, e dai vasi linfatici interposti. Nella forma miliare tubercolare il polmone risulta disseminato di noduli compatti distribuiti in modo uniforme. La TC del torace è utile nei casi dubbi. Per le forme non polmonari possono essere utili altri esami strumentali come l'ecografia addominale e l'urografia. La scintigrafia con ^{67}Ga-citrato (sensibilità 88,5%) può essere utile per la valutazione dell'attività di malattia nelle forme polmonari e in quelle a localizzazione vertebrale (Tabella 21.11).
- *Sarcoidosi.* La sarcoidosi è una malattia granulomatosa multisistemica ad andamento cronico ed eziologia ignota, caratterizzata da formazioni microscopiche (granulomi epitelioidi non caseosi) che interessano diversi organi o tessuti (polmone, osso, articolazioni, muscoli, vasi) con sovvertimento della struttura tessutale e compromissione della loro funzione. Le lesioni elementari sono costituite dai granulomi epitelioidi non caseosi multipli, che si presentano comunemente nei linfonodi mediastinici e periferici, nei polmoni, nel fegato, a livello cutaneo e oculare e, meno frequentemente, in ambito splenico, osseo, articolare, muscolare, cardiaco e nel SNC. I granulomi possono risolversi completamente (per dispersione delle cellule accumulate) o evolvere in fibrosi, con conseguente formazione di una piccola cicatrice. I sintomi dipendono dalla sede interessata e possono essere assenti, lievi, o gravi; le sedi interessate possono essere molteplici (linfonodi, polmone,

Tabella 21.11 Protocollo e tecniche d'esame per tubercolosi

Indicazioni	– Valutazione dell'estensione e dello stato di attività della malattia – Valutazione di osteomielite/spondilodiscite.
Preparazione del paziente	Preparazione intestinale con lassativi prima dell'imaging per ridurre l'attività escretiva intestinale, nel caso di scintigrafia con ^{67}Ga-citrato.
Precauzioni	Verificare l'appropriatezza della richiesta dell'esame.
Documentazione richiesta	Quesito diagnostico e anamnesi clinica/farmacologica (in particolare durata dei sintomi), esame obiettivo, esami di laboratorio (autoanticorpi, fattore reumatoide, VES e PCR), trasfusioni e saturazione della transferrina (che possono alterare la distribuzione del gallio), indagini strumentali pregresse (in particolare Rx, TC e RM) eseguite dal paziente.
Radiofarmaci e attività	^{67}Ga-citrato: – adulto: 185 MBq; – bambino: 1,5-2,6 MBq/kg.
Tecnica scintigrafica	^{67}Ga-citrato: acquisizione di immagini planari delle singole regioni da 10-15 min/proiezione, integrate da scansione *total body*. Utile esame tomografico in casi dubbi. Consigliabili scansioni a 24, 48, e 72 ore.
Elaborazione	Elaborazione classica delle immagini SPECT, quando acquisite.
Analisi	Analisi visiva con valutazione delle differenze di captazione tra le immagini precoci e tardive, tenuto conto della fisiologica distribuzione del radiofarmaco.
Possibili cause di errore	Iniezioni fuori vena.

occhio, tessuto cutaneo, tessuto osseo, articolazioni, fegato, milza, nervi cranici, nervi periferici, SNC).

La biopsia tessutale è essenziale per porre diagnosi in pazienti che presentano segni/sintomi indicativi di sarcoidosi. I test di funzionalità polmonare dimostrano sindrome restrittiva, diminuita *compliance*, e ridotta capacità di diffusione. Il lavaggio broncoalveolare evidenzia linfocitosi nella maggior parte dei soggetti con sarcoidosi attiva, con un elevato rapporto CD4/CD8. Gli esami strumentali radiologici permettono la diagnosi e la stadiazione della malattia: le alterazioni radiologiche in ambito toracico (infiltrazione polmonare diffusa a vetro smerigliato, presenza di noduli, linfoadenopatia bilaterale ilare e/o paratracheale destra) si verificano nel 90% dei pazienti.

La scintigrafia con ^{67}Ga-citrato può essere utilizzata per la diagnosi nei pazienti con una radiografia del torace normale o con presentazioni clinico-strumentali atipiche. Inoltre, può essere utile per valutare l'attività di malattia, per la stadiazione e l'individuazione di sedi extrapolmonari di sarcoidosi e di altre facilmente raggiungibili biopticamente (vedi anche Capitolo 18) (Tabella 21.12).

Tabella 21.12 Protocollo e tecniche d'esame per sarcoidosi

Indicazioni	– Valutazione dell'estensione e dello stato di attività della malattia – Individuazione di sedi extrapolmonari di sarcoidosi.
Preparazione del paziente	Preparazione intestinale con lassativi prima dell'imaging per ridurre l'attività escretiva intestinale, nel caso di scintigrafia con ^{67}Ga-citrato.
Precauzioni	Verificare l'appropriatezza della richiesta dell'esame.
Documentazione richiesta	Quesito diagnostico e anamnesi clinica/farmacologica (in particolare durata dei sintomi), esame obiettivo, esami di laboratorio (autoanticorpi, fattore reumatoide, VES e PCR), trasfusioni e saturazione della transferrina (che possono alterare la distribuzione del gallio), indagini strumentali pregresse eseguite dal paziente.
Radiofarmaci e attività	^{67}Ga-citrato: – adulto: 185 MBq; – bambino: 1,5-2,6 MBq/kg.
Tecnica scintigrafica	^{67}Ga-citrato: acquisizione di immagini planari delle singole regioni da 10-15 min/proiezione, integrate da scansione *total body*. Utile esame tomografico in casi dubbi. Consigliabili scansioni a 24, 48, e 72 ore.
Elaborazione	Elaborazione classica delle immagini SPECT, quando acquisite.
Analisi	Analisi visiva con valutazione delle differenze di captazione tra le immagini precoci e tardive, tenuto conto della fisiologica distribuzione del radiofarmaco.
Possibili cause di errore	Iniezioni fuori vena.

Letture consigliate

Annovazzi A, Bagni B, Burroni L et al (2005) Nuclear medicine imaging of inflammatory/infective disorders of the abdomen. Nucl Med Commun 26:657-664

Bruni C, Padovano F, Travascio et al (2008) Usefulness of hybrid SPECT/CT for the ^{99m}Tc-HMPAO-labeled leukocyte scintigraphy in a case of cranial osteomyelitis. J Infect Dis 12:558-560

Burroni L, D'Alessandria C, Signore A (2007) Diagnosis of vascular prosthesis infection: PET or SPECT? J Nucl Med 48:1227-1229

Capriotti G, Chianelli M, Signore A (2006) Nuclear medicine imaging of diabetic foot infection: results of meta-analysis. Nucl Med Commun 27:757-764

Cascini GL, De Palma D, Matteucci F et al (2006) Fever of unknown origin, infection of subcutaneous devices, brain abscesses and endocarditis. Nucl Med Commun 27:213-222

Chianelli M, D'Alessandria C, Conti F et al (2006) New radiopharmaceuticals for imaging rheumatoid arthritis. Q J Nucl Med Mol Imaging 50:217-225

Christian PE, Rich-Waterstram KM (eds) (2007) Nuclear Medicine and PET/CT: Technology and Techniques. Mosby, Philadelphia

Colangelo J, Wright DL (2008) Sarcoidosis: a primer. Radiol Technol 80:49-63

Concia E, Prandini N, Massari L et al (2006) Osteomyelitis: clinical update for practical guidelines. Nucl Med Commun 27:645-660

Davina K, Hughes B (2003) Nuclear medicine and infection detection: the relative effectiveness of imaging with ^{111}In-oxine-, ^{99m}Tc-HMPAO- and ^{99m}Tc-stannous fluoride colloid-labeled leukocytes and with ^{67}Ga-citrate. J Nucl Med Technol 31:196-201

Dondi M, Giubbini R (eds) (2003) Medicina nucleare nella pratica clinica. Edizioni Patron, Bologna

Donovan A, Schweitzer ME (2008) Current concepts in imaging diabetic pedal osteomyelitis. Radiol Clin North Am 46:1105-1124

El-Maghraby TA, Moustafa HM, Pauwels EK (2006) Nuclear medicine methods for evaluation of skeletal infection among other diagnostic modalities. Q J Nucl Med Mol Imaging. 50:167-192

Filippi L, Schillaci O (2006) Usefulness of hybrid SPECT/CT in ^{99m}Tc-HMPAO-labeled leukocyte scintigraphy for bone and joint infections. J Nucl Med 47:1908-1913

Gaeta GB, Fusco FM, Nardiello S (2006) Fever of unknown origin: a systematic review of the literature for 1995-2004. Nucl Med Commun 27:205-211

Gallium scintigraphy in inflammation 3.0. http://interactive.snm.org/docs/Gallium_Scintigraphy_in_Inflammation_v3.pdf. (Ultimo accesso marzo 2010)

Gomollón F (2008) Inflammatory bowel disease. Gastroenterol Hepatol 31(S4):42

Herregods MC, Hill E, Herijgers P et al (2008) Infective endocarditis. Acta Clin Belg 63:414-417

http://www.aimn.it/pubblicazioni/LG/LG.html. (Ultimo accesso marzo 2010)

http://www.infezioniinfiammazioni.org/linee_guida.htm. (Ultimo accesso marzo 2010)

In-111 leukocyte scintigraphy for suspected infection/inflammation 3.0. http://interactive.snm.org/docs/Leukocyte_v3.pdf. (Ultimo accesso marzo 2010)

Keidar Z, Gurman-Balbir A, Gaitini D et al (2008) Fever of unknown origin: the role of ^{18}F-FDG PET/CT. J Nucl Med 49:1980-1985

Lazzeri E, Erba P, Perri M et al (2008) Scintigraphic imaging of vertebral osteomyelitis with 111in-biotin. Spine 33:198-204

Lee A, Biggs H, Chen S et al (2008) SPECT/CT of axillofemoral graft infection. Clin Nucl Med 33:333-334

Liberatore M, Calandri E, Pavoni GL et al (2007) Reliability of white blood cell scan in the follow-up of osteomyelitis. Biomed Pharmacother 61:272-276

Medina M, Viglietti AL, Gozzoli L et al (2000) Indium-111 labelled white blood cell scintigraphy in cranial and spinal septic lesions. Eur J Nucl Med 27:1473-1480

Okudan B, Çelik C (2006) Determination of inflammation of reflex sympathetic dystrophy at early stages with TC ^{99m}HIG scintigraphy: preliminary results. Rheumatol Int 26:404-408

Monetti N, Fanti S (eds) (2006) Compendio di Medicina Nucleare. Ed Esculapio, Bologna

Palestro CJ (2007) In vivo leukocyte labelling: the quest continues. J Nucl Med 48:332-334

Prandini N, Lazzeri E, Rossi B et al (2006) Nuclear medicine imaging of bone infections. Nucl Med Commun 27:633-644

Sachdev M, Peterson GE, Jollis JG (2003) Imaging techniques for diagnosis of infective endocarditis. Cardiol Clin 21:185-195

Seshadri N, Solanki CK, Balan K (2008) Utility of ^{111}In-labelled leucocyte scintigraphy in patients with fever of unknown origin in an era of changing disease spectrum and investigational techniques. Nucl Med Commun 29:277-282

Shahidi S, Eskil A, Lundof E et al (2007) Detection of abdominal aortic graft infection: comparison of magnetic resonance imaging and indium-labeled white blood cell scanning. Ann Vasc Surg 21:586-592

Signore A, D'Alessandria C, Lazzeri E et al (2008) Can we produce an image of bacteria with radiopharmaceuticals? Eur J Nucl Med Mol Imaging 35:1051-1055

Spinelli F, Sara R, Milella M et al (2000) Technetium-99m hexamethylpropylene amine oxime leucocyte scintigraphy in the differential diagnosis of cerebral abscesses. Eur J Nucl Med 27:46-49

Tc-99m exametazime (HMPAO)-labeled leukocyte scintigraphy for suspected infection/inflammation 3.0. http://interactive.snm.org/docs/HMPAO_v3.pdf. (Ultimo accesso marzo 2010)

Tecniche diagnostiche per lo studio dell'apparato nefro-urinario 22

S. Chiacchio, L. Bruselli, E. Biggi, E. Fommei, D. Volterrani

Indice dei contenuti

22.1 Cenni di anatomia e fisiologia del rene

I reni sono situati nello spazio retroperitoneale ai lati del muscolo psoas, all'altezza del tratto D11-L3 della colonna vertebrale, a circa 7 cm di profondità dal piano posteriore. Hanno forma "a fagiolo", con il lato concavo rivolto medialmente e anteriormente; presentano un asse maggiore approssimativamente di 12 cm, e formano un angolo di circa 20 gradi aperto verso il basso, sul piano frontale. L'ilo, attraverso il quale passano vasi, nervi, linfatici e bacinetto, si trova al centro del lato concavo. Il parenchima renale presenta due distinte zone: la corticale, periferica, che contiene i glomeruli e i tubuli contorti prossimali e distali e, con le colonne del Bertin, si approfonda nella midollare fino all'ilo; la midollare, interna, che contiene le restanti parti del sistema tubulare, rappresentata dalle piramidi, le cui basi sono rivolte verso la corticale, mentre gli apici guardano verso l'ilo formando le papille renali che aggettano nei calici. Ogni rene è costituito dai lobi renali, unità funzionali anatomicamente distinte ma fuse tra loro; in ogni rene sono presenti da 5 a 14 lobi, ciascuno dei quali è formato da una massa centrale conica di sostanza midollare (piramide) circondata, eccetto che a livello della papilla, da uno strato di tessuto corticale (Fig. 22.1).

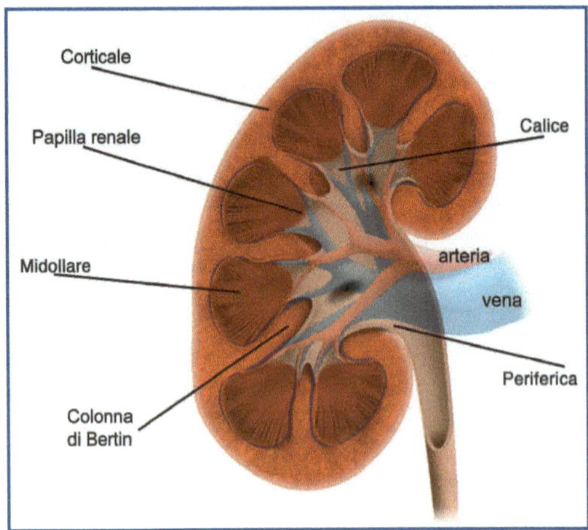

Fig. 22.1 Anatomia macroscopica del rene

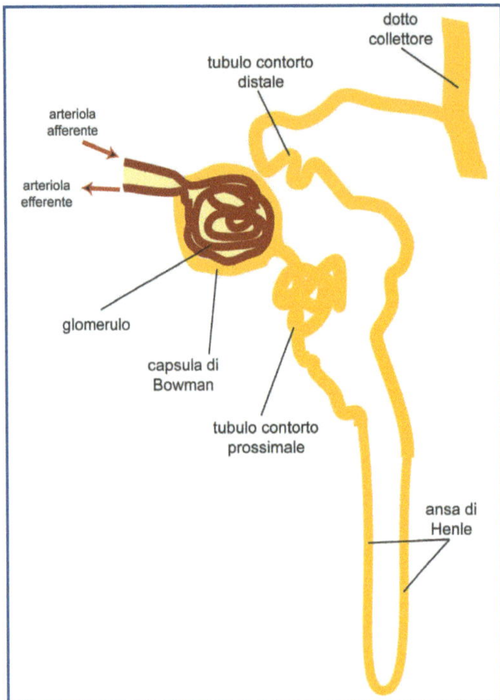

Fig. 22.2 Il nefrone

Ogni rene possiede più di un milione di nefroni, che ne costituiscono l'unità funzionale. Ogni nefrone è formato dal corpuscolo renale (o del Malpighi) contenente il glomerulo, che funge da unità di filtrazione del plasma, e da un sistema tubulare che ha il compito di produrre l'urina definitiva, successivamente convogliata nei calici e da questi nel bacinetto per raggiungere la vescica, dopo aver percorso gli ureteri.

Il nefrone (Fig. 22.2) è formato da:

- il glomerulo, gomitolo di capillari arteriosi racchiusi tra arteriola afferente ed efferente. I capillari sono rivestiti da endotelio fenestrato che permette l'ultrafiltrazione del plasma;

- la capsula di Bowman, corrispondente alla parte iniziale a fondo cieco del tubulo renale, invaginatasi per avvolgere il glomerulo. Al suo interno si raccoglie l'ultrafiltrato glomerulare o preurina;
- il tubulo renale, composto da quattro distinte unità anatomo-funzionali in serie:
  - il tubulo contorto prossimale, continuazione della capsula di Bowman, che avvolge il corpuscolo renale e ha la funzione di riassorbire H_2O, Na^+, Cl^-, HCO_3, glucosio e aminoacidi dalla preurina. Varie sostanze (come, ad esempio, l'acido para-amino-ippurico) vengono, inoltre, attivamente secrete dal sangue a questo livello;
  - l'ansa di Henle, che comprende una parte rettilinea discendente, il segmento a U e la porzione rettilinea ascendente, con riassorbimento differenziato di acqua e soluti che garantisce il gradiente osmotico midollare. Nella sua continuazione con il tubulo contorto distale e contigua al polo vascolare glomerulare è situata la macula densa che, insieme alle cellule juxtaglomerulari dell'arteriola efferente, costituisce l'apparato juxtaglomerulare, sensore del carico di sodio tubulare e regolatore dell'equilibrio glomerulo-tubulare;
  - il tubulo contorto distale, dove viene controllato il riassorbimento di Na^+ e acqua da specifici ormoni, come l'aldosterone e la vasopressina (ADH);
  - il dotto collettore che partecipa alla formazione dell'urina, principalmente attraverso l'azione dell'ADH.

La filtrazione glomerulare avviene per l'elevata pressione idrostatica del sangue nelle anse capillari del glomerulo (70 mmHg, circa il doppio di quella delle comuni reti capillari), dovuta alla resistenza offerta dall'arteriola efferente. Alla pressione idrostatica capillare si oppongono la pressione capsulare e quelle osmotica e oncotica del plasma; la risultante pressione di filtrazione glomerulare è di circa 35 mmHg. L'ultrafiltrato è simile al plasma privo di proteine. La velocità di filtrazione glomerulare (GFR, dall'inglese *Glomerular Filtration Rate*) nel soggetto normale è di circa 125 mL/min (variabile secondo la superficie corporea). In un giorno vengono filtrati circa 180 litri di plasma che vengono riassorbiti in misura maggiore del 99%, mentre vengono concentrati nell'urina i metaboliti da eliminare.

L'arteria renale (raramente duplice) origina dall'aorta addominale all'altezza di L1-L2 e, dopo avere superato l'ilo, si suddivide in arterie segmentarie di tipo terminale. Queste, a loro volta, si suddividono in arterie interlobari, che decorrono al centro delle colonne del Bertin fino al confine tra midollare e corticale, dove si continuano nelle arterie arciformi; queste, con andamento leggermente arcuato, transitano lungo le basi delle piramidi emettendo, dal lato rivolto verso la corticale, numerose arterie interlobulari che percorrono radialmente la corticale. Durante il loro decorso, le arterie interlobulari danno origine a numerose arteriole afferenti che irrorano i glomeruli capillari contenuti nei corpuscoli renali. Ciascuna arteriola afferente raggiunge il polo vascolare di un corpuscolo renale, dove si divide in numerosi capillari a livello dei quali avviene l'ultrafiltrazione del plasma attraverso la membrana basale, con la formazione della preurina all'interno della capsula di Bowman. I capillari quindi confluiscono in corrispondenza del polo vascolare del glomerulo, dando origine all'arteriola efferente da cui origina la rete capillare peritubulare. La midollare è irrorata in minima misura dalle arteriole rette vere che originano dalle arterie arciformi e, in massima parte, dalle arteriole rette spurie che originano dalle arteriole efferenti. Il flusso ematico renale normalmente ammonta a circa 1200 mL/min e costituisce il 20% della portata cardiaca.

Le resistenze vascolari renali sono regolate dall'interazione di molteplici stimoli vasocostrittori e vasodilatatori mediati dal sistema nervoso autonomo, dal sistema renina-angiotensina-aldosterone, dall'endotelina, dalla vasopressina, da peptidi natriuretici, dalle chinine, dalle prostaglandine, e dall'ossido nitrico. La maggior parte di essi interviene nella fine regolazione integrata delle resistenze pre- e post-glomerulari (arteriola afferente ed efferente rispettivamente), che consente l'autoregolazione del flusso renale e del GFR per un ampio range di variabilità della pressione di perfusione renale.

Le numerose patologie che coinvolgono l'apparato nefro-urinario acutamente o cronicamente sono riconducibili a malattie parenchimali, vascolari o ostruttive che, come conseguenza, comportano alterazioni funzionali aspecifiche di perfusione, funzione glomerulare e/o tubulare. Mentre ecografia, eco-color-Doppler, TC, RM contribuiscono all'inquadramento nosologico delle diverse patologie renali e delle vie urinarie, le metodiche medico-nucleari (in particolare la scintigrafia renale dinamica e statica) hanno il fine principale di studiarne l'aspetto funzionale, valutandone il grado di compromissione globale e a livello del singolo rene.

La scintigrafia renale (dinamica e statica) presenta facilità di esecuzione, bassa esposizione a radiazioni ionizzanti, costo contenuto, scarsa dipendenza dall'operatore, ripetibilità e riproducibilità dei risultati.

I comuni radiofarmaci applicati alla scintigrafia renale consentono di valutare funzioni differenti, quali il GFR (^{99m}Tc-DTPA), il flusso plasmatico renale (^{131}I-o ^{123}I-Hippuran) e la funzione tubulare (^{99m}Tc-DMSA, ^{99m}Tc-MAG3); essi vengono estratti (captati) dai reni in proporzione alla funzione "tracciata" (filtrato, flusso plasmatico, ecc.), permettendo di ottenere informazioni morfo-funzionali e dati quantitativi relativi alla funzione di ciascun rene con algoritmi dedicati, come per il GFR o il flusso plasmatico renale effettivo (ERPF, dall'inglese *Effective Renal Plasma Flow*). Per i traccianti a cinetica semplice, con estrazione e rapida eliminazione, l'elaborazione computerizzata fornisce inoltre curve attività renale/tempo definite curve renografiche o renogrammi.

I radiofarmaci possono essere classificati in base al loro meccanismo di estrazione renale in:

- *radiofarmaci escreti per filtrazione glomerulare*. Il tracciante di questo tipo più frequentemente usato è il ^{99m}Tc-DTPA (acido dietilenaminopentacetico), che nel soggetto normale presenta una frazione di estrazione di circa il 20%, corrispondente alla frazione di filtrazione; il suo legame con le proteine plasmatiche (3-5%) determina un piccolo errore nel calcolo del GFR rispetto ai valori di riferimento misurati utilizzando l'inulina. È comunemente impiegato per la determinazione scintigrafica del GFR;
- *radiofarmaci eliminati per secrezione tubulare*: presentano un'escrezione, oltre che per filtrazione glomerulare, anche per secrezione tubulare (la loro *clearance* plasmatica approssima il flusso plasmatico renale). Forniscono immagini renali di qualità superiore al ^{99m}Tc-DTPA e possono essere meglio utilizzati in presenza di compromessa funzione renale. Attualmente, il tracciante più usato è il ^{99m}Tc-MAG3 (mercaptoacetil-triglicina). Viene eliminato pressoché esclusivamente per secrezione tubulare e il suo indice di estrazione è del 60% circa (TER, dall'inglese *Tubular Extraction Rate*). La sua *clearance* esprime la velocità di estrazione tubulare, che può approssimare l'ERPF mediante fattori di correzione ricavati sperimentalmente (moltiplicandone il valore per circa 1,5). È attualmente considerato il radiofarmaco

di prima scelta per l'imaging funzionale in età pediatrica, nello studio del rene trapiantato, e nei soggetti con funzionalità renale significativamente compromessa;
- *radiofarmaci con accumulo tubulare (binding corticale)*: presentano un'elettiva e prolungata ritenzione a livello del parenchima renale. Possono quindi essere utilizzati per valutare l'entità della massa nefronica funzionalmente attiva. Il tracciante più frequentemente utilizzato è il ^{99m}Tc-DMSA (acido dimercaptosuccinico), che presenta una prolungata ritenzione a livello corticale, accumulandosi a livello delle cellule tubulari prossimali. Questo tipo di imaging viene utilizzato principalmente per la diagnosi di pielonefrite nei pazienti pediatrici con reflusso vescico-ureterale o con infezioni ripetute del tratto urinario.

In questi ultimi anni è decisamente aumentata la richiesta di metodi semplici e accurati per la misura della funzione renale. Un parametro che continua a essere attualmente utilizzato nella clinica è la misura della creatinina sierica; tuttavia, è raro che la sua concentrazione sierica, che dipende dalla massa muscolare e dalla eliminazione renale, si elevi significativamente finché il GFR non sia ridotto di almeno il 50%. D'altra parte, anche la *clearance* della creatinina sierica endogena come misura del GFR è spesso inaccurata, specialmente quando la funzione renale è ridotta, a causa di un aumento compensatorio nella secrezione tubulare che limita la sua validità come *marker* del GFR.

La *clearance* dell'inulina rimane il *gold standard* per la stima del GFR. Tuttavia, l'elevato costo e l'indaginosità della metodica, che richiede una concentrazione plasmatica all'equilibrio a mezzo di infusione endovenosa continua, insieme alla raccolta delle urine, sono i principali fattori che ne limitano l'impiego. Il calcolo del GFR avviene secondo la seguente formula:

$$GFR = \frac{U \times V}{P}$$

Dove U è la concentrazione urinaria dell'inulina, V il volume urinario raccolto e P la concentrazione plasmatica dell'inulina.

Una risposta alla richiesta di accuratezza nella stima del GFR è stata offerta negli ultimi venti anni dalle tecniche radioisotopiche.

22.2 La scintigrafia renale sequenziale

Rappresenta la metodica di scelta nella routine clinica per la valutazione quantitativa (assoluta o relativa) della funzione renale globale e separata dei due reni. A seconda del radiofarmaco utilizzato, consente di stimare con relativa semplicità il GFR, l'ERPF, o il TER.

22.2.1 Metodologia di esecuzione

Il paziente necessita di un'adeguata idratazione preliminare, circa 7 mL/kg nell'ora precedente lo studio (la disidratazione può determinare ritardo di transito ed escrezione renale del radiofarmaco), ed è invitato a urinare per svuotare la vescica prima dell'esame.

L'indagine è comunemente eseguita in posizione supina (in ortostatismo può trovare applicazione soltanto nello studio morfo-funzionale della nefroptosi).

La gamma-camera a grande campo, equipaggiata con collimatore a fori paralleli LEGP o LEHR (HEGP nel caso di studi che impiegano ^{131}I-Hippuran), è posizionata posteriormente a livello della regione lombare. Per poter centrare nel campo di vista i due reni è consigliabile utilizzare dei punti di repere in fase di posizionamento; se evidenziati con un marker radioattivo, lo xifoide dovrebbe trovarsi in prossimità del margine superiore del FOV, lo spazio tra cresta iliaca e arcata costale dovrebbe corrispondere al campo centrale, mentre il pube a livello della porzione più inferiore del FOV (Fig. 22.3). Utilizzando questi punti di repere, i reni, quando anche ptosici o ectopici, sono in genere correttamente centrati nel FOV. Nel caso di rene trapiantato in fossa iliaca, si utilizza la proiezione anteriore e il rene situato in fossa iliaca viene posizionato al centro del FOV.

Non esiste un protocollo di acquisizione standardizzato; l'acquisizione dinamica, che inizia al momento della iniezione e.v. del radiofarmaco, ha generalmente una durata di 15-30 minuti (in media 20); il numero di *frame* che compongono la dinamica dipende dalla loro durata, che può essere costante (acquisizione con singola fase, ad esempio *frame* tutti della durata di 10 secondi) oppure variabile (acquisizione con più fasi), come nell'esempio riportato:

- prima fase: 1 *frame*/secondo per un minuto, detta *first pass* o primo passaggio, per evidenziare il primo passaggio renale del radiofarmaco con la perfusione renale;
- seconda fase: 1 *frame* ogni 10 secondi per i successivi 4 minuti, per evidenziare l'estrazione parenchimale (captazione) del radiofarmaco;
- terza fase: 1 *frame* ogni 20 secondi per i successivi 20-25 minuti, per seguire l'escrezione renale del radiofarmaco.

La matrice di acquisizione è di norma 64×64, anche se può esserne utilizzata una più fine (128×128), soprattutto nei bambini.

Al termine della dinamica è spesso acquisita un'immagine statica di circa 1 minuto (se possibile in ortostatismo), dopo avere fatto alzare il paziente e averlo invitato a urinare. Quest'ulteriore acquisizione ha lo scopo di valutare l'eventuale persistenza, dopo ortostatismo, di stasi a livello delle vie urinarie, che potrebbero suggerire la presenza di un ostacolo al normale deflusso urinario e di evidenziare un rene mobile (ptosico in ortostatismo).

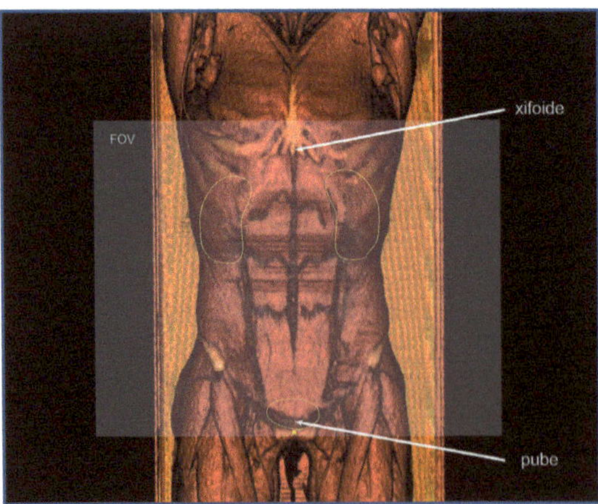

Fig. 22.3 Rappresentazione del corretto posizionamento del FOV nella scintigrafia renale dinamica

22.2.2
Interpretazione delle immagini

L'interpretazione qualitativa delle immagini costituisce la prima fase dell'analisi di una scintigrafia renale dinamica: si basa sulla visualizzazione di tutta la sequenza delle immagini acquisite, relative alle varie fasi di distribuzione del radiofarmaco a livello renale (Fig. 22.4).

Fase di flusso o vascolare: relativa al primo minuto di acquisizione; una significativa asimmetria di flusso tra i due reni è indice di ridotta perfusione di uno dei due.

Fase parenchimale: relativa al secondo e terzo minuto di acquisizione, fase in cui il tracciante si accumula a livello di entrambi i reni, delineandone i relativi parenchimi.

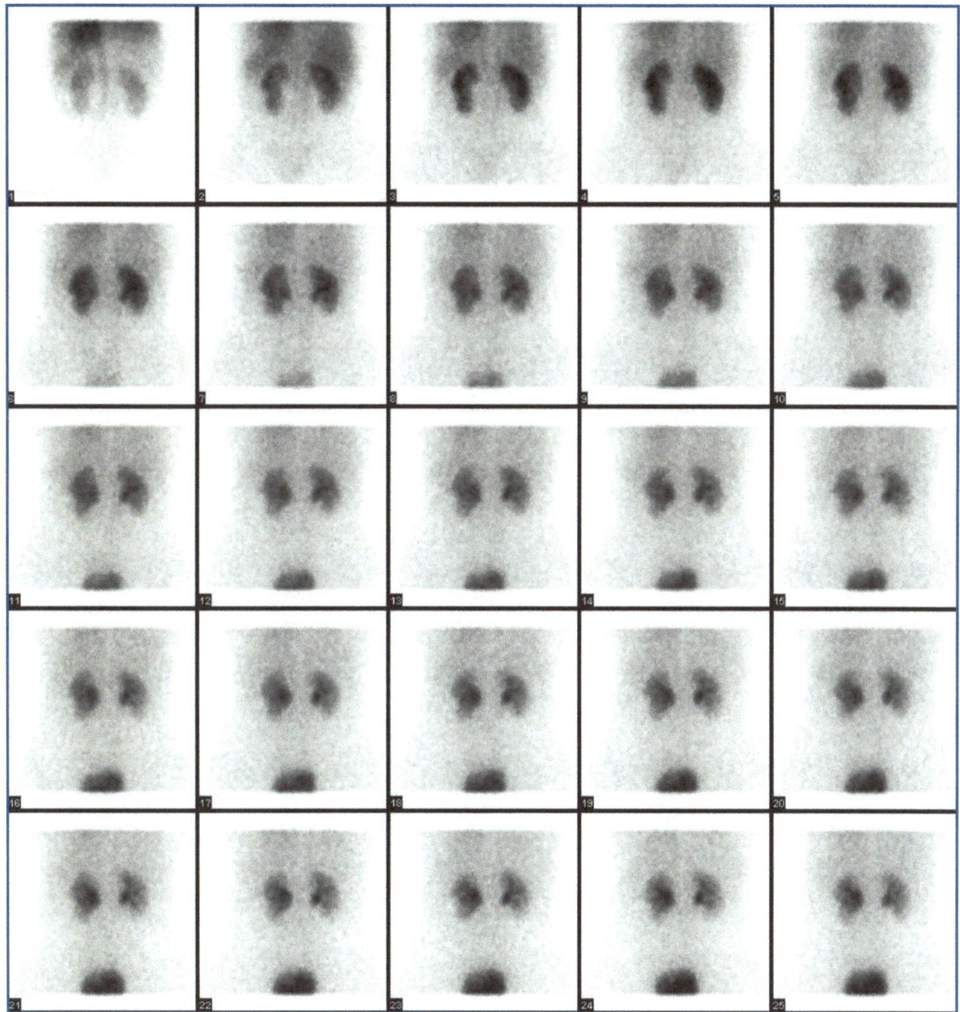

Fig. 22.4 La scintigrafia renale dinamica. Sequenza di *frame* (1 minuto ciascuno) che descrive le varie fasi di distribuzione del radiofarmaco ^{99m}Tc-DTPA, da quella vascolare (1° minuto) a quella di estrazione (2°-4° minuto), infine a quella di escrezione

Fase di escrezione: i calici e la pelvi di norma iniziano ad accumulare il radiofarmaco dopo 3-5 minuti dall'iniezione; nei successivi 10-15 minuti l'attività nel parenchima renale va progressivamente diminuendo, mentre aumenta quella vescicale. Una ritardata visualizzazione dei calici e della pelvi è indice di un rallentato transito parenchimale del radiofarmaco, caratteristico di diverse nefropatie. Un'anomala persistenza di radioattività nelle strutture calico-pieliche, dilatate, suggerisce la presenza di idronefrosi.

22.2.3 Elaborazione dei dati

L'elaborazione standard (più frequentemente utilizzata) di una scintigrafia renale sequenziale prevede la generazione delle curve attività/tempo ottenute da ROI renali e di fondo perirenali o sottorenali. Le ROI sono disegnate in genere manualmente utilizzando un'immagine "somma" relativa alla fase di accumulo parenchimale del radiofarmaco, dove sono meglio identificabili i margini dei reni. È possibile utilizzare software che definiscono in modo automatico o semiautomatico (interattivo) le ROI renali e quelle del fondo (Fig. 22.5). Una volta generate, le curve attività/tempo del fondo sono sottratte a quelle renali (dopo normalizzazione per l'area della ROI), ottenendo le cosiddette curve renografiche o renogrammi (Fig. 22.6). Esse mostrano:

- una prima fase vascolare iniziale, dovuta al primo passaggio arterioso renale del bolo. Tale fase, a rapida ascesa e quindi breve e ripida, è chiamata di "primo passaggio";
- una seconda fase parenchimale, a salita più lenta, dovuta all'estrazione della radioattività circolante da parte del rene (espressione della funzione glomerulare o tubulare, a seconda del radiofarmaco impiegato);
- una terza fase di escrezione, in discesa, che rispecchia il deflusso dell'urina radioattiva dai reni.

Dal renogramma possono essere derivati alcuni indici quantitativi e semiquantitativi che possono essere inseriti nel *report* finale (Fig. 22.7):

- Tmax o tempo di picco parenchimale (tempo necessario per raggiungere il picco di attività parenchimale);
- $T_{1/2}$ di escrezione: tempo necessario affinché i conteggi si dimezzino durante la fase di escrezione;
- tempi medi di transito (vedi Paragrafo 22.2.5);
- indice di funzione parenchimale relativa di ciascun rene (espresso come percentuale rispetto alla funzione renale globale); è calcolato sulla base dei conteggi integrali in un certo intervallo temporale (2° o 3° minuto) o sulla base della pendenza (*slope*) della seconda fase.

È possibile definire anche delle ROI che non includono tutto il rene ma solo il parenchima, escludendo calici e pelvi. Questo tipo di approccio può essere utile in caso di stasi urinaria a livello delle vie escretrici per ottenere delle curve attività/tempo relative al solo parenchima e, per questo motivo, chiamate curve renografiche parenchimali.

Nel caso di acquisizioni che prevedono la fase vascolare (ad esempio, con *frame* di 1 secondo), è possibile analizzare in modo semiquantitativo le curve vascolari (fase arteriosa o di perfusione renale), confrontandole tra loro e con quella ottenuta a livello dell'aorta nel tratto iuxtarenale. La valutazione della pendenza e del tempo di raggiungimento del picco vascolare consente di calcolare gli indici di perfusione renale.

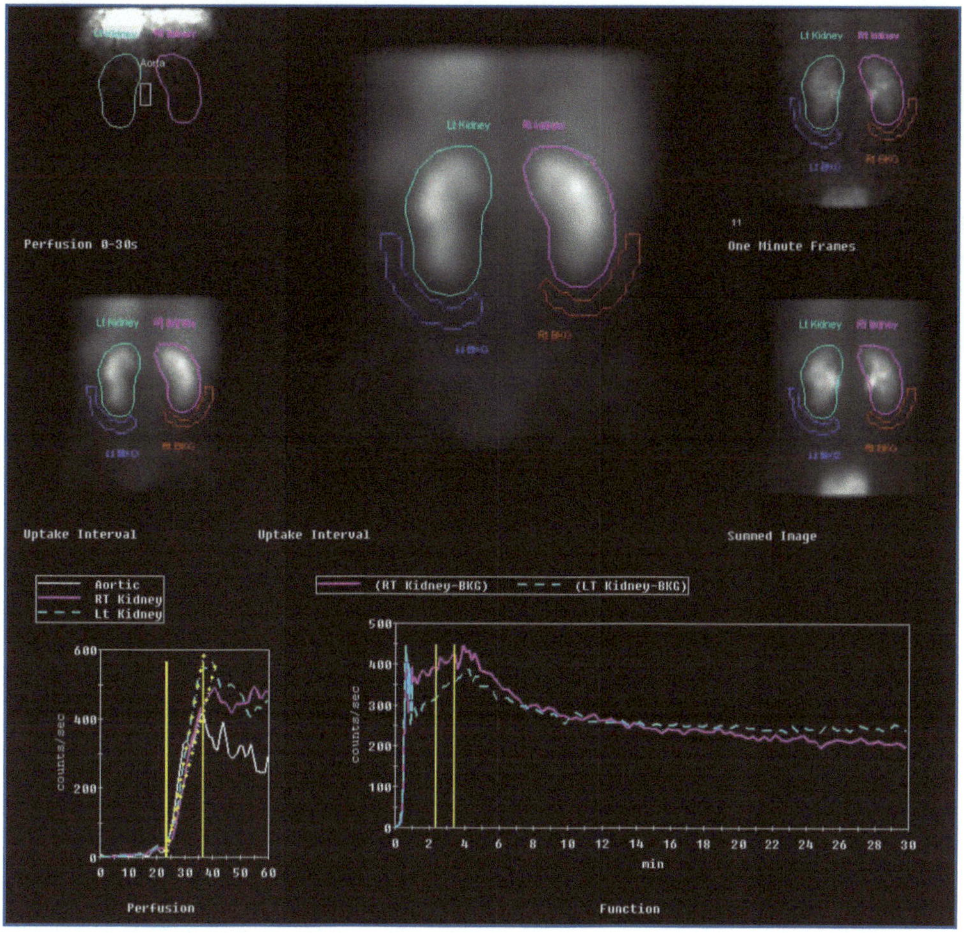

Fig. 22.5 Elaborazione della scintigrafia renale dinamica. L'immagine *al centro* rappresenta la fase di accumulo parenchimale renale dove sono state disegnate le ROI renali e del fondo. *In alto a sinistra* è riportata un'immagine della fase vascolare (somma dei *frame* da 0 a 30 secondi) con le relative ROI renali e una disegnata sull'aorta. L'immagine *in alto a destra* è relativa alla fase di escrezione. *In basso a sinistra* sono riportate le curve attività/tempo della fase vascolare, con in giallo i limiti della fase di inizio e di quella di raggiungimento del picco vascolare. *In basso a destra* sono riportati i due renogrammi

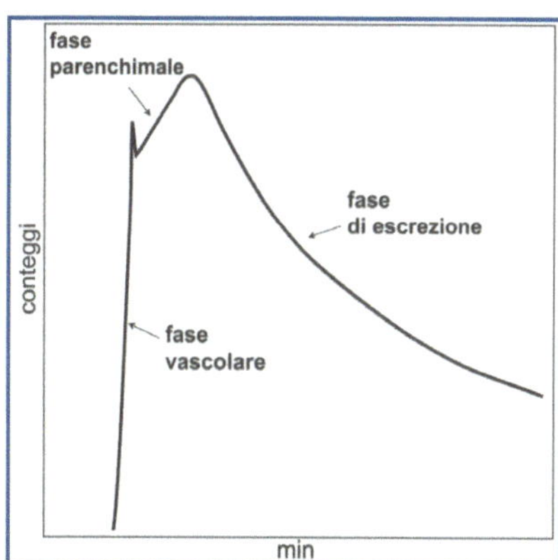

Fig. 22.6 Il renogramma. Rappresentazione schematica delle fasi vascolare, parenchimale e di escrezione

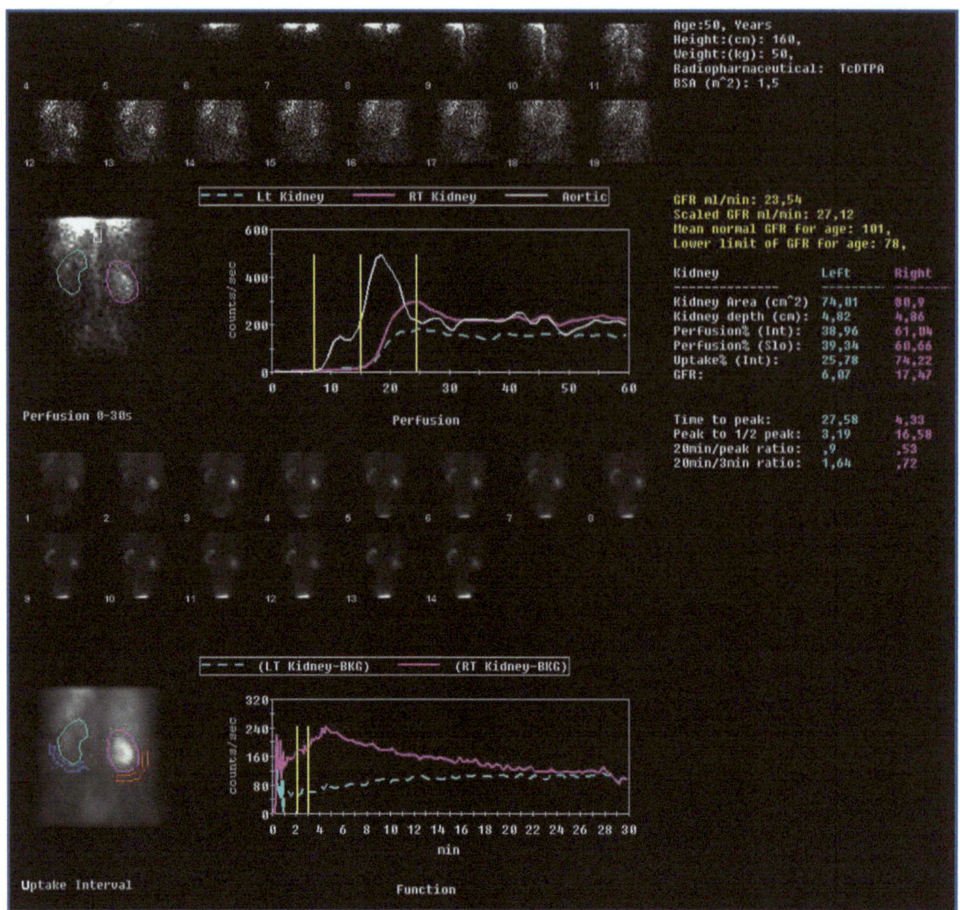

Fig. 22.7 *Report* finale di una scintigrafia renale dinamica con ^{99m}Tc-DTPA. Sono riportate le immagini rappresentative delle fasi vascolare, parenchimale e di escrezione, le curve vascolari, i renogrammi, e gli indici quantitativi e semiquantitativi calcolati

Nella valutazione del rene trapiantato viene spesso utilizzato l'indice di perfusione di Hilson (pubblicato nel 1978), che si basa sul rapporto tra l'area sottesa alla curva vascolare ottenuta sull'arteria iliaca e quella relativa al rene (un rapporto superiore a 150% è indice di ipoperfusione, spesso associata a rigetto acuto).

22.2.4
Calcolo del filtrato glomerulare

La principale indicazione clinica della scintigrafia renale dinamica è quella della stima quantitativa della funzione renale globale e separata di entrambi i reni. Il parametro che più frequentemente interessa il clinico è il GFR. La scintigrafia sequenziale renale con ^{99m}Tc-DTPA è attualmente l'unico metodo che permette il calcolo del GFR globale e separato di ciascun rene. Un metodo di calcolo ormai molto diffuso è quello di Gates, che si fonda sul calcolo dei conteggi integrali renali, durante il terzo minuto dal momento dell'arrivo del bolo del tracciante ai reni; i conteggi renali, al netto dell'attività del fondo e corretti per l'attenuazione tessutale (la profondità renale viene calcolata utilizzando l'algoritmo di Tønnesen, che si basa su peso e altezza del paziente), sono espressi come frazione della dose iniettata. Per calcolare il GFR in mL/min si utilizza l'equazione derivata dalla regressione lineare tra i conteggi integrali renali così calcolati e la *clearance* della creatinina, che Gates aveva utilizzato come riferimento:

$$GFR = \frac{\dfrac{cpm_{rene \cdots dx}}{e^{-0,153 \cdot [13,3 \cdot (Peso/Altezza)+0,7]}} + \dfrac{cpm_{rene \cdots sn}}{e^{-0,153 \cdot [13,2 \cdot (Peso/Altezza)+0,7]}}}{Dose} \times 100 \times 9,75621 - 6,19843$$

Da quanto appena detto si evince che, quando si effettua una scintigrafia renale dinamica con calcolo del GFR con metodo di Gates, sono indispensabili i seguenti passaggi tecnici:

- registrazione del peso e dell'altezza del paziente;
- misura della *dose* (attività iniettata al paziente, espressa in cpm). Per ottenerla è necessario acquisire con la stessa gamma-camera con cui si eseguirà l'esame, una statica relativa alla siringa contenente l'attività che verrà iniettata al paziente (pre-conteggio) e, al termine, un'altra relativa alla stessa siringa con l'attività residua dopo l'iniezione al paziente (post-conteggio).

Il metodo di Gates presenta una relativa inaccuratezza per bassi livelli di funzione renale, a causa dell'inadeguatezza, per tali livelli, della *clearance* della creatinina con cui si misura. Come per tutti i metodi che si basano sui conteggi renali integrali, altri fattori di indeterminatezza possono derivare dalla variabilità delle ROI renali e del fondo e dalla correzione standardizzata per la profondità renale (non misurata nel singolo paziente). Riguardo a quest'ultima, utilizzando la formula di Tønnesen, il contributo percentuale rene destro/rene sinistro varia normalmente da 50:50 a 43:57. Tuttavia, nei pazienti con cifoscoliosi, con reni ptosici, ectopici o malformati, è necessaria una reale misura della profondità renale o l'impiego di altri tipi di approcci metodologici (ad esempio, media geometrica dei conteggi renali ottenuti con un'acquisizione in proiezione anteriore e posteriore), per non commettere grossolani errori della stima della funzionalità renale globale e separata.

22.2.5
Calcolo dei tempi medi di transito

Il radiofarmaco, dal momento in cui viene estratto dal plasma e passa nel parenchima renale, compie un percorso all'interno dei numerosi nefroni che compongono il parenchima renale, per poi arrivare alle vie escretrici. Il tempo impiegato per "attraversare" un singolo nefrone è detto tempo di transito; il tempo medio di transito è il tempo che in media compie il radiofarmaco per transitare attraverso i molteplici nefroni che costituiscono il parenchima del rene.

Idealmente, se il radiofarmaco fosse iniettato in bolo all'interno dell'arteria renale e non ci fosse ricircolo attraverso il sistema venoso (*input* impulsivo, o unitario), la risposta del rene (*output* unitario) risulterebbe come riportato in Figura 22.8:

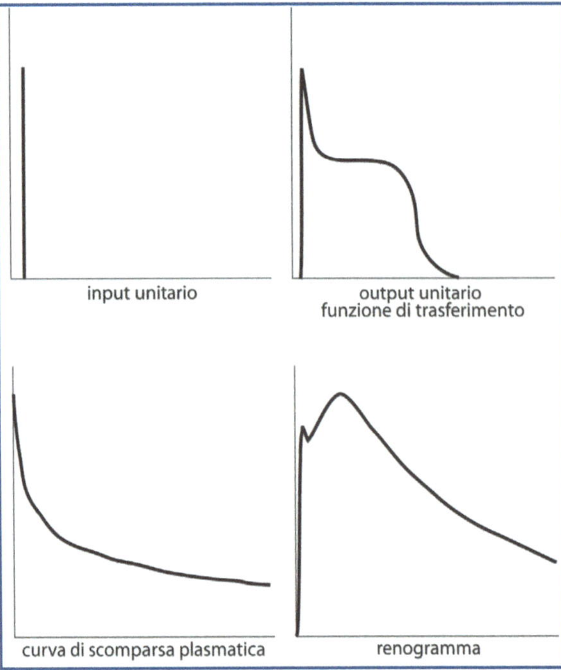

Fig. 22.8 Calcolo dei tempi medi di transito. La curva di *output* unitario (*in alto a destra*) rappresenta la risposta teorica del rene all'*input* unitario (*curva in alto a sinistra*), ma anche la funzione di trasferimento che mette in relazione l'*input* "reale" ovvero la curva di scomparsa plasmatica (*in basso a sinistra*) con l'*output*, cioè il renogramma (*in basso a destra*). La funzione di trasferimento si ottiene deconvolvendo il renogramma per la curva di scomparsa plasmatica

- una curva con un picco precoce e stretto (5-10 secondi), che corrisponde alla quota di tracciante in solo transito intravascolare;
- fase di *plateau* (tempo durante il quale il radiofarmaco transita nel parenchima, della durata di 3-5 minuti); la sua ampiezza, in rapporto alla prima fase, è proporzionale alla frazione di estrazione del tracciante (ad esempio, per il ^{99m}Tc-DTPA corrisponde alla frazione di filtrazione, cioè circa il 20% nel caso di normale funzione renale);
- fase di escrezione.

Nella realtà l'*input* non è unitario, ma determinato dalla sommatoria di successivi *input* unitari decrescenti in cui può essere scomposta la curva di scomparsa plasmatica ($I_{(t)}$), mentre l'*output* del rene è costituito dal renogramma ($R_{(t)}$). Quello che mette in relazione $R_{(t)}$ con la funzione di ingresso è la funzione di uscita unitaria (risposta a *input* unitario), detta anche funzione di trasferimento ($H_{(t)}$). Dall'operazione matematica di *convoluzione* della curva di scomparsa plasmatica con la funzione di trasferimento potremmo ottenere infatti il renogramma:

$$R_{(t)} = I_{(t)} * H_{(t)}$$

Nella pratica, ciò che interessa è ottenere la funzione di trasferimento $H_{(t)}$ che può essere calcolata attraverso l'operazione inversa, detta *deconvoluzione*, ovvero deconvolvendo il renogramma $R_{(t)}$ per la curva di scomparsa plasmatica $I_{(t)}$, ottenuta disegnando una ROI sul ventricolo sinistro:

$$H_{(t)} = R_{(t)} \otimes I_{(t)}$$

dove il simbolo ⊗ rappresenta l'operazione di deconvoluzione.

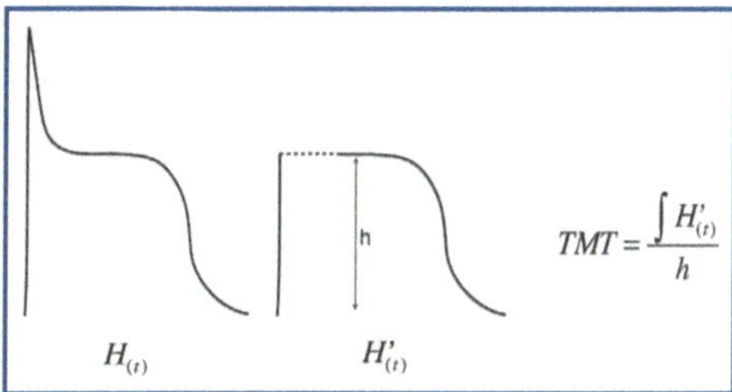

Fig. 22.9 Calcolo dei tempi medi di transito. Dopo avere rimosso lo *spike* iniziale della funzione di trasferimento, il tempo medio di transito (TMT) si ottiene dividendo l'area sottesa alla curva per l'altezza (h) del *plateau* della funzione

Quindi, l'operazione di deconvoluzione è un approccio matematico che consente di risalire a quella che sarebbe la curva di attività/tempo di un determinato rene se l'iniezione del radiofarmaco fosse effettuata direttamente in arteria renale come un bolo unitario.

Da un punto di vista matematico, l'operazione di deconvoluzione è eseguita facilmente da un computer, che opera prima la trasformata di Fourier di $R_{(t)}$ e $I_{(t)}$, che vengono trasferiti dal dominio del tempo a quello delle frequenze (diventando così $R_{(w)}$ e $I_{(w)}$), dove l'operazione di deconvoluzione diventa una semplice divisione:

$$H_{(w)} = R_{(w)}/I_{(w)}$$

$H_{(w)}$ così calcolata, viene riportata nel dominio del tempo ($H_{(t)}$) effettuandone l'antitrasformata. Ottenuta la funzione di trasferimento $H_{(t)}$, su questa può essere calcolato il tempo medio di transito renale dopo avere rimosso il picco precoce relativo al transito intravascolare del radiofarmaco (Fig. 22.9).

Se l'operazione di deconvoluzione viene eseguita utilizzando il renogramma, si ottiene il tempo medio di transito di tutto il rene (parenchima + calici e pelvi); se si utilizza la curva renografica parenchimale si ottiene invece il tempo medio di transito parenchimale.

Le principali applicazioni cliniche dei tempi medi di transito sono la valutazione della stenosi dell'arteria renale, della patologia ostruttiva delle vie escretrici, e del rigetto di trapianto renale. In queste situazioni i tempi medi di transito sono abnormemente prolungati.

22.3 Scintigrafia renale sequenziale con test alla furosemide

Il test consiste nell'applicazione di uno stimolo diuretico (somministrazione endovenosa di furosemide) alla scintigrafia renale dinamica standard. Trova indicazione nella diagnosi differenziale fra semplice stasi urinaria da dilatazione delle vie escretrici (ad esempio, dilatazione congenita, atonia) e patologia ostruttiva (ad esempio, stenosi del giunto pielo-ureterale). Questa diagnosi differenziale è importante nel paziente che presenta dilatazione delle vie urinarie (idronefrosi o idro-ureteronefrosi) in quanto in presenza di una patologia ostruttiva, se non opportunamente corretta, il rene tende a perdere progressivamente la propria funzione (nefropatia ostruttiva), per aumento della pressione endoluminale.

La somministrazione del diuretico determina un sensibile aumento del flusso urinario già dopo 3-6 minuti e raggiunge il suo massimo dopo circa 15 minuti.

All'incremento del flusso urinario, che da 1-2 mL/min può passare a 15-18 mL/min, nella sede della idronefrosi può verificarsi:
- rapido *washout* del radiofarmaco, se non è presente ostruzione;
- assente o incompleto *washout*, se esiste una condizione di uropatia ostruttiva.

Esistono diversi protocolli di esecuzione del test. Quello più frequentemente utilizzato è definito "F +20": si somministra cioè la furosemide in bolo e.v. (0,5 mg/kg per l'adulto; 1 mg/kg in età pediatrica) al termine della scintigrafia renale basale (quindi circa 20 minuti dopo la somministrazione del radiofarmaco). L'acquisizione delle immagini (almeno 120 *frame* da 10 secondi, con la stessa matrice della scintigrafia dinamica) deve iniziare circa 20 secondi prima della somministrazione endovenosa del diuretico. Un *modus operandi* comune a diversi centri di medicina nucleare è quello di eseguire la scintigrafia renale dinamica successivamente all'acquisizione statica post-minzionale e, solo se persiste stasi urinaria, procedere con il test diuretico. Tuttavia, è possibile eseguire il test subito dopo la fine della dinamica renale standard senza far muovere il paziente, oppure impostando in partenza un'unica acquisizione dinamica della durata complessiva di circa 40 minuti, tempo necessario per eseguire la scintigrafia renale dinamica standard e la fase di *washout* dopo somministrazione della furosemide.

Per l'elaborazione dell'esame, sono fondamentali l'analisi delle curve attività/tempo e il calcolo del tempo di dimezzamento dell'attività renale. La curva di *washout* urinario è ottenuta dopo aver sottratto (dopo normalizzazione per area) la curva attività/tempo del fondo (perirenale) da quella acquisita disegnando manualmente la ROI sulla zona dove è presente la stasi (calici e pelvi). Sebbene non vi sia un unanime consenso sui parametri e sui limiti che definiscono l'assenza o la presenza di ostruzione urinaria, i criteri più utilizzati sono i seguenti:
- morfologia della curva di *washout* dopo stimolo diuretico;
- tempo di dimezzamento inferiore a 15 minuti (assenza di ostruzione, Figura 22.10);
- tempo di dimezzamento superiore a 20 minuti (ostacolo ostruttivo, Figura 22.11);
- se il tempo è tra 15 e 20 minuti, la risposta è di tipo dubbio (zona grigia).

Nei casi di esito incerto, alcuni Autori suggeriscono di ripetere il test nella formulazione "F-15", cioè con iniezione della furosemide 15 minuti prima dell'esecuzione della scintigrafia, oppure di applicare il calcolo dei tempi medi di transito parenchimali.

Esistono diverse cause di esito incerto del test; è utile ricordare come il test diuretico dia quasi sempre esito indeterminato in caso di reni scarsamente funzionanti (poco sensibili quindi al diuretico e incapaci di incrementare sufficientemente il flusso urinario) e di idronefrosi particolarmente voluminose (la grande dilatazione è causa di un effetto *reservoir* della pelvi, che tende ad accogliere tutta l'urina prodotta sotto lo stimolo diuretico, senza evidenza di un significativo *washout*).

22.4
Scintigrafia renale sequenziale con test al captopril

La decisione medica di ricercare e trattare la stenosi dell'arteria renale dipende da un significativo sospetto clinico da confermare con metodiche di imaging, dalla verifica

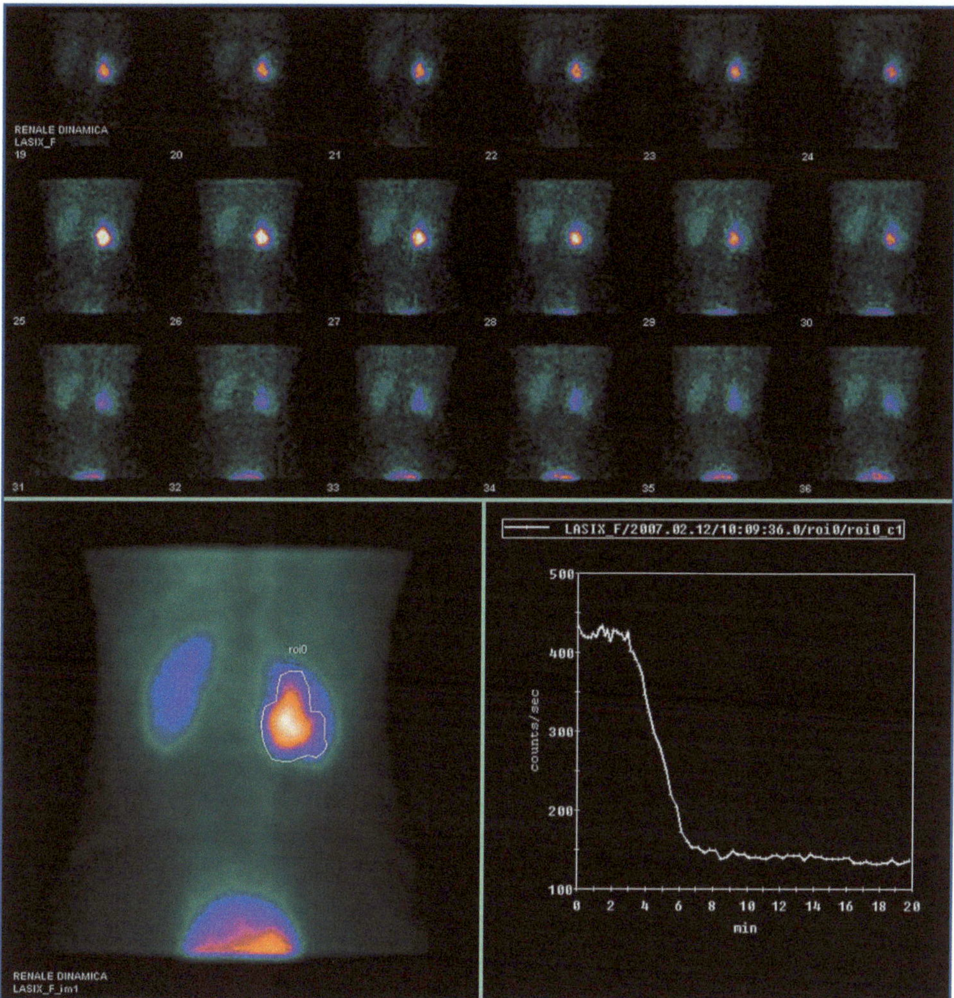

Fig. 22.10 Test alla furosemide. Paziente con dilatazione calico-pielica del rene destro. La stasi urinaria si risolve prontamente ($T_{1/2}$ circa 3 minuti) dopo la somministrazione del diuretico, indicando quindi l'assenza di una stenosi urinaria significativa (dilatazione senza ostruzione)

del rapporto causale della stenosi stessa con l'ipertensione arteriosa e, da ultimo, dalla stima della probabilità di beneficio clinico ottenibile con la rivascolarizzazione.

La scintigrafia renale con test al captopril esplora un aspetto funzionale legato all'ipoafflusso renale e specifico dell'ipertensione nefro-vascolare, in cui l'angiotensina II contribuisce alla regolazione del filtrato renale in caso di bassi livelli di pressione di perfusione renale dovuti alla stenosi dell'arteria renale. Sulla base di tale aspetto fisiopatologico, il test al captopril è stato sviluppato come metodica per la diagnosi di ipertensione nefro-vascolare. Infatti, la somministrazione di ACE-inibitori abolisce il meccanismo di regolazione del filtrato glomerulare mediato dalla vasocostrizione dell'arteriola efferente operata dall'angiotensina II e, di conseguenza, provoca una diminuzione del filtrato glomerulare; a questa segue un rallentamento dei tempi di transito

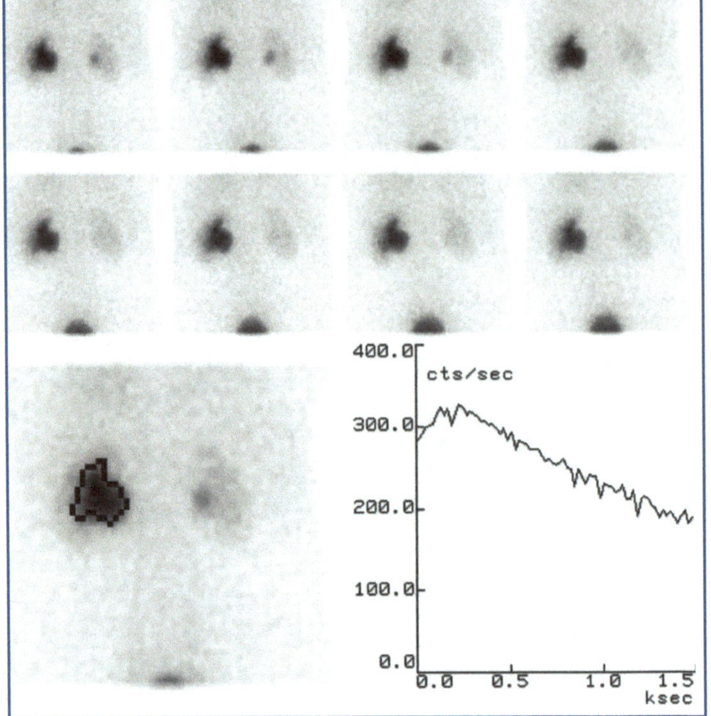

Fig. 22.11 Test alla furosemide. Paziente con dilatazione calico-pielica del rene sinistro causata da stenosi del giunto pieloureterale. La stasi urinaria permane dopo la somministrazione del diuretico ($T_{1/2}$ > 25 minuti), indicando quindi la presenza di ostruzione significativa

tubulari. Tali conseguenze sono specifiche, non dovute all'effetto ipotensivo sistemico, e possono essere evidenziate scintigraficamente con traccianti sia glomerulari che tubulari.

Prima di effettuare l'esame, è necessaria la sospensione della terapia con farmaci ACE-inibitori da alcuni giorni (da 2 a 7, secondo l'emivita) e dei diuretici da almeno una settimana. Dopo adeguata idratazione del paziente (7 mL/kg di peso corporeo nell'ora precedente) e misurazione della pressione arteriosa, viene somministrato il captopril (25-50 mg *per os*) controllando periodicamente lo stato del paziente e i valori pressori per verificare un eventuale effetto ipotensivo. Dopo 60 min dalla somministrazione del farmaco, si esegue una scintigrafia renale dinamica (Tabella 22.1).

22.4.1 Analisi scintigrafica

La valutazione visiva delle modificazioni scintigrafiche e renografiche indotte dal captopril è il più comune criterio di interpretazione del test (Figg. 22.12, 22.13).

L'aspetto renografico nello studio con ^{99m}Tc-DTPA (che risulta il radiofarmaco più comunemente utilizzato) varia da normale-*borderline* (gradi 0, 1), a ritenzione parenchimale con ritardata escrezione e persistenza tardiva di attività parenchimale

Tabella 22.1 Protocolli e tecniche di esame consigliati: scintigrafia renale dinamica (o sequenziale)

Indicazioni	Studio della funzionalità renale globale e separata.
Preparazione del paziente	Idratazione con acqua *per os* (7 mL/kg) 30-60 minuti prima dell'esecuzione dell'esame; è consentita una leggera colazione (non meno di 3 ore prima dell'esame per il test al captopril).
Documentazione richiesta	Anamnesi, farmaci in uso dal paziente al momento dell'esame, quesito clinico-diagnostico, dosaggio della creatininemia, eventuale documentazione di altre procedure diagnostiche eseguite dal paziente.
Radiofarmaci e attività	^{99m}Tc-MAG3: 100 MBq (1,5 MBq/kg). ^{99m}Tc- DTPA: 200 MBq (3 MBq/kg). ^{123}I-Hippuran: 100 MBq (1,5 MBq/kg).
Tecnica scintigrafica	LFOV gamma-camera con collimatore a fori paralleli LEHR. Acquisizione dinamica (matrice 64×64 o 128×128, zoom 1) dal momento dell'iniezione. Durata media dell'acquisizione 20 minuti; al termine è utile acquisire un'immagine statica dei reni post-minzionale e/o in ortostatismo. Valutazione GFR con metodo di Gates: prima di somministrare il tracciante al paziente, acquisizione dell'attività in siringa. Iniezione e.v. in bolo del radiofarmaco, infine conteggio dell'attività residua in siringa al termine dell'acquisizione dinamica. Test con furosemide: il diuretico viene somministrato alla fine della scintigrafia sequenziale, quindi dopo 30 minuti dalla somministrazione del radiofarmaco, alla dose di 0,5 mg/kg nell'adulto, 1 mg/kg nel bambino; la seconda acquisizione delle immagini deve iniziare almeno 20 secondi prima della somministrazione del farmaco (almeno 120 *frame* della durata di 10 secondi). Test con captopril: la scintigrafia viene eseguita un'ora dopo la somministrazione di captopril 25-50 mg *per os*. Se si esegue anche lo studio basale, è preferibile effettuare i due esami in giorni diversi.
Elaborazione	Le ROI renali si tracciano sull'immagine somma dell'intervallo di captazione parenchimale avendo cura di non escludere porzioni di parenchima. Per la sottrazione del fondo è opportuno impiegare aree sottorenali, se si segue il metodo di Gates per la stima del GFR.
Analisi qualitativa	L'analisi deve basarsi sulle immagini oltre che sulle curve renografiche.
Analisi semiquantitativa	Vengono generati i radio-nefrogrammi e possibilmente calcolati indici funzionali: funzione renale separata (%), tempo di picco (sec), indice di ritenzione parenchimale (%), tempi medi di transito (sec), *clearance* del tracciante (mL/min).
Possibili cause di errore	Iniezione fuori vena (sottostima della funzione renale); movimento del paziente; errato inizio della acquisizione; errato posizionamento di ROI. Una grave insufficienza renale può rendere difficile l'interpretazione delle immagini a causa dell'elevata attività di fondo.

(gradi 2, 3), a riduzione della fase di captazione parenchimale come da significativa insufficienza emuntoria, con rarefazione o scomparsa dell'attività renale (gradi 4, 5) (Fig. 22.14).

Una funzione renale compromessa, sia globale che separata, è causa di indeterminatezza della risposta al captopril, per la ridotta riserva funzionale renale. Risultati spuri con curve in accumulo e ritenzione parenchimale (gradi 2-3 bilateralmente), falsamente positivi rispetto alla diagnosi di stenosi dell'arteria renale, possono presentarsi in caso di arterie renali multiple (che in alcuni casi possono configurare un disturbo circolatorio intrarenale) e negli stati di disidratazione o sodio-deplezione con attivazione del sistema reninico (condizioni evitabili con una corretta preparazione del paziente). Risultati falsamente negativi, rispetto alla diagnosi di stenosi dell'arteria renale, possono presentarsi in casi di stenosi non emodinamicamente significative o, senza completo accordo tra i vari Autori, nell'evenienza di terapia con calcio-antagonisti o sartanici. La

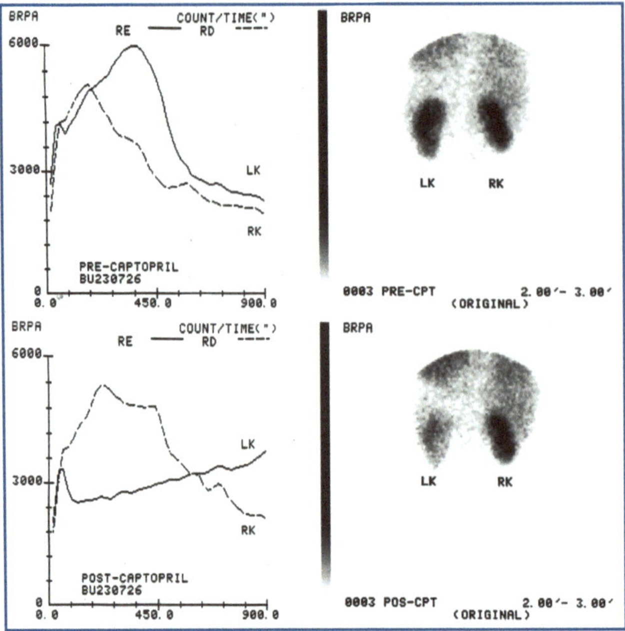

Fig. 22.12 Test al captopril. Paziente con stenosi dell'arteria renale sinistra. Esame basale (*in alto*) e post-captopril (*in basso*) con ^{99m}Tc-DTPA. Nello studio basale i renogrammi evidenziano un aspecifico ritardo di escrezione a livello del rene sinistro. Dopo captopril la curva renografica sinistra appare di ampiezza marcatamente ridotta, con rallentamento della fase di accumulo parenchimale. Anche nell'immagine (relativa alla fase di accumulo parenchimale) si rileva riduzione dell'accumulo del radiofarmaco, indice di riduzione del GFR

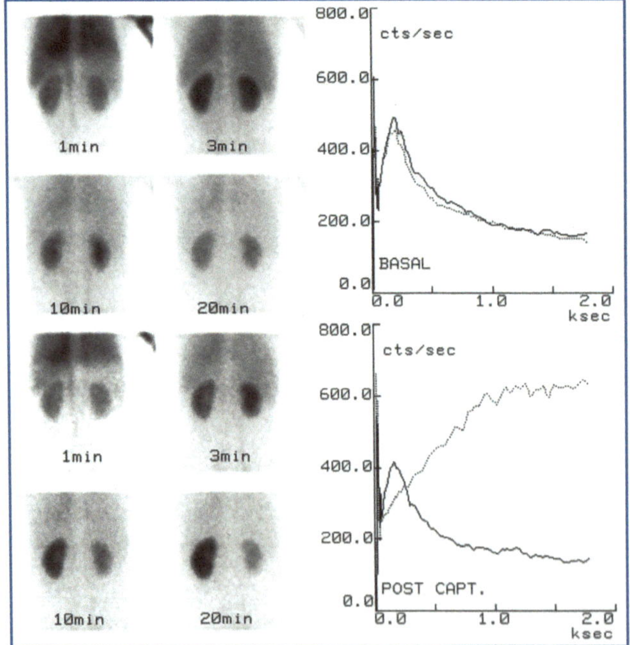

Fig. 22.13 Test al captopril. Paziente con stenosi dell'arteria renale sinistra. Esame basale (*in alto*) e post-captopril (*in basso*) con ^{99m}Tc-DTPA. Dopo captopril la curva renografica destra presenta lieve riduzione di ampiezza e marcato rallentamennto della fase di accumulo parenchimale. Nelle immagini dello studio post-captopril (*in basso a sinistra*) si rileva principalmente il rallentamento del transito parenchimale del radiofarmaco a carico del rene sinistro, che non presenta significativa escrezione anche dopo 20 minuti (il parenchima renale accumula progressivamente il radiofarmaco)

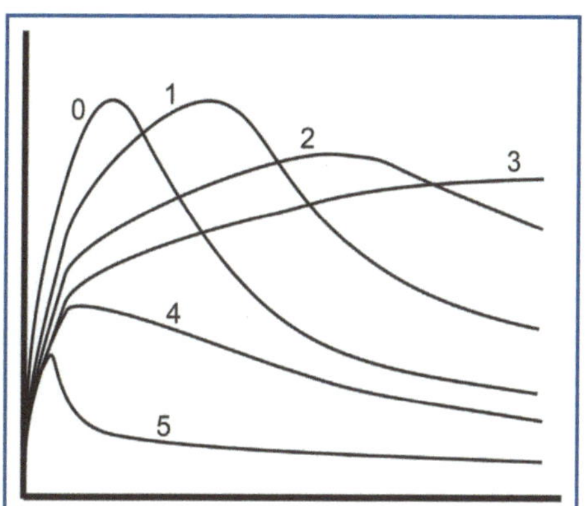

Fig. 22.14 Tipi di curve e di modificazioni renografiche indotte dal captopril: 0 = normale; ritardo parenchimale-escretorio 1 = lieve, 2 = moderato, 3 = marcato (curva in accumulo parenchimale); insufficienza emuntoria 4 = lieve/moderata, 5 = marcata (curva parenchimale in *washout*). Figura modificata da Fommei E, Ghione S, Hilson AJ et al (1993) Captopril radionuclide test in renovascular hypertension: a European multicentre study. Eur J Nucl Med 20:617-623

sensibilità e specificità del test scintigrafico in relazione alla diagnosi della stenosi dell'arteria renale variano nelle diverse casistiche (dal 60% a più del 90%), in relazione a differenti *cut-off* di stenosi, alla prevalenza di malattia renovascolare, al tipo di tracciante, e all'analisi (ad esempio, per rene o per paziente); tuttavia, i risultati sono ottimali (sensibilità ≥80%, specificità ≥90%) se analizzati in relazione alla predittività del successo della rivascolarizzazione sulla cura dell'ipertensione arteriosa.

La scintigrafia renale basale e post-captopril trova principale indicazione come test funzionale che può individuare con alto valore predittivo la significatività in ambito ipertensivo di una condizione renovascolare nota. In particolare, offrendo la possibilità di stimare la funzione renale totale e di ciascun rene, è utile per la valutazione funzionale della condizione renovascolare (sia pre- che post-rivascolarizzazione) e, come risposta al captopril, per l'indicazione alla rivascolarizzazione renale. L'accuratezza del test dipende dalla corretta motivazione clinica e dalla adeguata selezione dei pazienti.

22.5 Scintigrafia renale statica

La scintigrafia renale statica con ^{99m}Tc-DMSA rappresenta la metodica di riferimento per la ricerca di aree di danno parenchimale circoscritto o focale. Per questo motivo, una delle principali applicazioni consiste nella diagnosi e nel follow-up della pielonefrite, sia acuta che cronica, con quantizzazione del danno parenchimale e valutazione degli esiti corticali. È impiegata soprattutto in età pediatrica, in cui la diagnosi di pielonefrite acuta non è sempre agevole, sia per la presenza di forme apiretiche, che per la frequente (40% dei casi) assenza di corrispondenza fra quadro clinico e strumentale. Numerosi studi hanno indicato per questa metodica valori di sensibilità e specificità superiori al 90%. Le altre situazioni cliniche in cui una scintigrafia renale statica può essere eseguita sono riportate in Tabella 22.2.

Tabella 22.2 Principali indicazioni cliniche della scintigrafia renale statica

Valutazione morfologica (presenza, sede, forma)	Sospetta agenesia renale Sospetto rene ectopico Malformazioni (rene a ferro di cavallo)
Valutazione di masse occupanti spazio	
Valutazione parenchima residuo	Reni policistici, insufficienza renale cronica
Pielonefriti	Diagnosi di pielonefrite acuta Follow-up della pielonefrite Valutazione di esiti cicatriziali (*scar*)

22.5.1 Esecuzione tecnica della scintigrafia renale statica con ^{99m}Tc-DMSA

Il ^{99m}Tc-DMSA è eliminato per filtrazione glomerulare e secrezione tubulare, mentre una quota consistente viene riassorbita con conseguente accumulo a livello delle cellule tubulari prossimali (e quindi della corticale renale), consentendo un imaging di elevata risoluzione e contrasto. Al paziente adulto sono iniettati per via endovenosa 74-111 MBq (2-3 mCi) di ^{99m}Tc-DMSA. Non è necessaria alcuna preparazione del paziente. L'acquisizione delle immagini avviene dopo 2-4 ore, tempo necessario per ottenere un sufficiente accumulo corticale del radiofarmaco e una bassa attività del fondo ematico/interstiziale. Sebbene l'esame sia impiegato frequentemente in pediatria, è bene ricordare che il presupposto è che sia presente un'adeguata funzione renale tubulare (nel bambino di età inferiore ai tre mesi, dove è presente una fisiologica immaturità tubulare, la captazione del radiofarmaco è ridotta e l'esame non indicato). Si utilizza una gamma-camera a grande o piccolo campo, con un collimatore LEHR o LEUHR. Una buona idratazione, durante questo intervallo di tempo, facilita l'eliminazione del radiofarmaco non fissato alla corticale renale e minimizza la visualizzazione delle vie escretrici. Con il paziente in decubito supino, sono eseguite immagini in proiezione posteriore (indispensabile), anteriore, obliqua posteriore destra e obliqua posteriore sinistra di circa 500 K-conteggi ciascuna. Le proiezioni laterali sono di scarsa utilità, in quanto l'attività di un rene si sovrappone a quella del controlaterale (fenomeno del cosiddetto *shine-through*) (Tabella 22.3).

22.5.2 Analisi delle immagini

L'elaborazione delle immagini è finalizzata a quantizzare la massa parenchimale funzionante residua e a valutare il grado di compromissione funzionale relativa o assoluta, tramite ROI renali e di fondo perirenali definite in proiezione posteriore. Una proiezione aggiuntiva anteriore può essere utile per la valutazione semiquantitativa della massa funzionante dei due reni, consentendo di minimizzare le differenze legate alla diversa profondità dei reni, mediante il calcolo della media geometrica dei conteggi (Fig. 22.15). Di seguito è riportata la formula per il calcolo della media geometrica, ovvero la radice quadrata del prodotto dei conteggi ottenuti disegnando le ROI renali in proiezione anteriore e posteriore:

$$media\ geometrica = \sqrt{conteggi\ rene\ ANT \times conteggi\ rene\ POST}$$

Tabella 22.3 Protocolli e tecniche di esame consigliati: scintigrafia renale statica

Indicazioni	Valutazione del danno parenchimale renale; studio della funzionalità renale separata.
Preparazione del paziente	Indispensabile una buona idratazione: il paziente viene invitato a bere 30-60 minuti prima dell'esecuzione dell'esame circa 500 mL di acqua; è consentita una leggera colazione.
Documentazione richiesta	Anamnesi, farmaci in uso dal paziente al momento dell'esame, quesito clinico-diagnostico, dosaggio della creatininemia, eventuale documentazione iconografica di altre procedure diagnostiche eseguite dal paziente (ecografia addome in particolare).
Radiofarmaci e attività	1 MBq di ^{99m}Tc-DMSA per kg di peso corporeo (attività minima 40 MBq).
Tecnica scintigrafica	Le immagini vengono acquisite dopo circa 2-4 ore dall'iniezione del radiofarmaco, utilizzando una gamma-camera a grande o piccolo campo, con un collimatore LEHR, LEUHR o *pin-hole* (quando possibile), matrice 128×128 o 256×256. In questo intervallo di tempo una buona idratazione è importante per facilitare l'eliminazione urinaria del radiofarmaco non fissato alla corticale renale. Con il paziente in decubito supino, vengono eseguite immagini statiche planari (500 Kconteggi) in proiezione posteriore, obliqua posteriore destra e obliqua posteriore sinistra (anteriore in casi particolari come nella displasia renale a ferro di cavallo o quando si voglia calcolare la media geometrica dei conteggi renali). È facoltativo lo studio SPECT.
Elaborazione	Conteggi in ROI renali in proiezione posteriore e ROI di *background* perirenali in proiezione posteriore. La proiezione anteriore è utile per il calcolo della media geometrica dei conteggi renali o la generazione di immagini "coniugate", consentendo di minimizzare le differenze legate alla diversa profondità dei reni.
Possibili cause di errore	Iniezioni fuori vena, movimento del paziente.

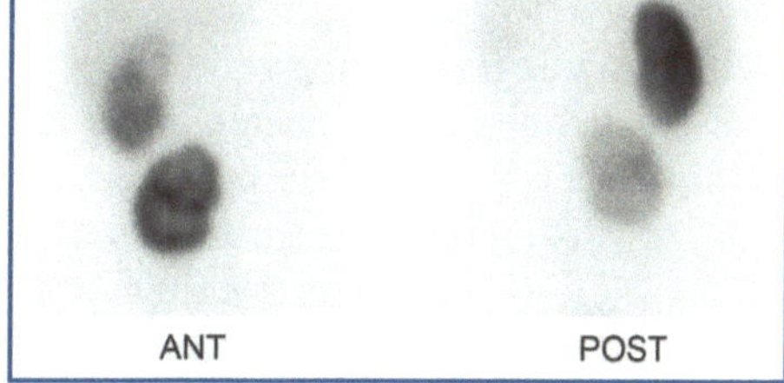

Fig. 22.15 Scintigrafia renale statica con ^{99m}Tc-DMSA. Paziente con rene sinistro pelvico che si visualizza meglio in proiezione anteriore in quanto anteriorizzato. Eseguendo la media geometrica dei conteggi (in proiezione anteriore e posteriore) in questi casi è possibile correggere per la diversa profondità renale dei due reni, migliorando il calcolo della funzione renale separata

La media geometrica può anche essere calcolata direttamente sulle matrici di acquisizione (il valore di ogni pixel è dato dalla media geometrica dei conteggi all'interno del pixel).

In caso di pielonefrite acuta o cronica, le anomalie parenchimali si caratterizzano come aree di riduzione o assenza focale del radiofarmaco. I reperti scintigrafici possono variare a seconda della fase della malattia: se la patologia è in fase acuta, i focolai pielonefritici possono risultare più estesi a causa dell'edema e dell'ischemia associati. Tuttavia, solo il follow-up consente di distinguere i focolai acuti da quelli cronici (un'area di ipocaptazione che permane per più di sei mesi è classificata irrimediabilmente come una cicatrice, o *scar*). Episodi pielonefritici acuti ricorrenti e/o subentranti non correttamente trattati sono alla base della formazione di numerose cicatrici nel parenchima renale, che determinano una contrazione delle dimensioni renali con riduzione della massa funzionante (Fig. 22.16).

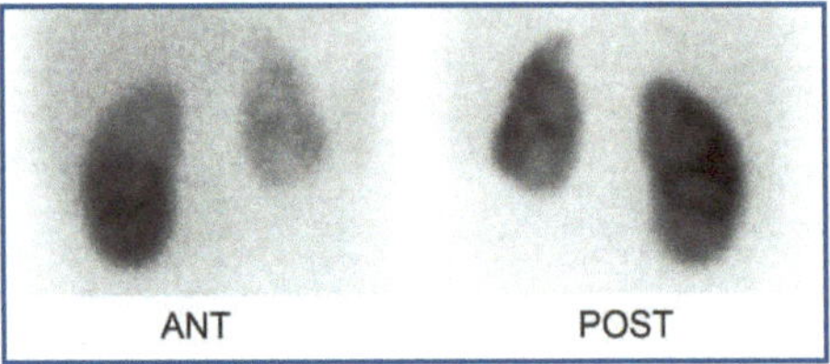

Fig. 22.16 Scintigrafia renale statica con ^{99m}Tc-DMSA. Statiche planari anteriore e posteriore in un paziente con pielonefrite cronica. Il rene sinistro appare con dimensioni e captazione corticale del radiofarmaco ridotte (funzione relativa 31%). Si rilevano alcuni deficit focali di captazione riferibili agli esiti cicatriziali (*scar*)

22.5.3 SPECT e *pin-hole*

È ancora controversa la reale utilità della SPECT nella valutazione del paziente con sospetta o accertata pielonefrite. Dai dati riportati in letteratura non sembrano infatti emergere significativi miglioramenti nell'accuratezza diagnostica rispetto alle acquisizioni planari. Ciò probabilmente è legato al fatto che nonostante la SPECT possa, in linea teorica, migliorare la sensibilità nella visualizzazione dei focolai pielonefritici, in virtù del maggiore contrasto che contraddistingue le immagini SPECT, questo tipo di acquisizione non può prescindere dalla più assoluta immobilità del paziente durante l'acquisizione, che generalmente non ha una durata inferiore a 20 minuti. Analoghe considerazioni possono essere fatte riguardo ad acquisizioni planari con l'utilizzo di un collimatore *pin-hole*: anche in questo caso le immagini, con una potenziale risoluzione spaziale particolarmente elevata (3-4 mm), richiedono tempi di acquisizione piuttosto prolungati, che non sono spesso compatibili con la *compliance* del bambino. D'altro canto, la sedazione del bambino viene evitata per limitare il più possibile "l'invasività" psicologica della procedura.

È comunque da sottolineare come la SPECT, consentendo la valutazione 3D di entrambi i reni, permetta di valutare realmente la massa funzionante renale: mediante l'utilizzo di algoritmi che effettuano il *surface rendering* dei reni (l'algoritmo individua la superficie che delimita il volume di ciascun rene applicando determinati valori soglia), è possibile calcolarne infatti la volumetria e le relative variazioni che possono realizzarsi nel follow-up.

22.6 La cistoscintigrafia nello studio del reflusso vescico-ureterale

Il reflusso vescico-ureterale (RVU, cioè il passaggio retrogrado di urina dalla vescica nell'uretere, fino anche alle pelvi renali) rappresenta un importante fattore predisponente di pielonefriti acute in pazienti con infezioni delle vie urinarie (IVU). Le IVU sono causate per l'80% da *Escherichia coli* e, in minor percentuale, da *Staphylococcus saprophyticus, Proteus, Klebsiella, Enterobacter, Pseudomonas, Serratia, Chlamidia trachomatis, Neisseria gonorrhoeae*, e *Herpes simplex*; la loro insorgenza è favorita da anomalie congenite della giunzione vescico-ureterale.

Nei bambini affetti da IVU è stata documentata la presenza di RVU in una percentuale che varia dal 20 al 50%. È noto inoltre che un RVU può essere presente in circa il 40% di fratelli o sorelle, asintomatici, di bambini con RVU, e nel 50% di figli di soggetti affetti. È altresì noto che, frequentemente, nel corso dello sviluppo tale problematica si risolve spontaneamente. Tuttavia, in soggetti sintomatici con episodi di IVU sostenuti da batteri che più frequentemente sono associati all'interessamento delle vie alte e del parenchima renale, è utile escludere la presenza di un RVU.

Come test diagnostico di prima scelta nei bambini di sesso maschile è utilizzata la cistouretrografia minzionale convenzionale (CUM) con fluoroscopia, perché in grado di valutare sia il grado di RVU, sia l'eventuale presenza di valvole dell'uretra posteriore. Nelle femmine, la cistoscintigrafia (o cistografia radioisotopica) può invece essere impiegata come esame di prima scelta, per la rarità di anomalie congenite associate. In ambedue i sessi la cistoscintigrafia rappresenta un'importante tecnica nel follow-up (ad esempio, dopo interventi di correzione del RVU), essendo caratterizzata da un'elevata accuratezza diagnostica per il RVU e, dato fondamentale nel caso di bambini, da una dose assorbita alle gonadi sensibilmente minore rispetto alla CUM. La cistoscintigrafia è utilizzata anche nella valutazione dell'evoluzione di un RVU in pazienti con vescica neurologica.

22.6.1 Tecnica di esecuzione della cistoscintigrafia

Sono due le metodiche che possono essere impiegate: la cistoscintigrafia diretta e quella indiretta. La diretta, come la CUM, prevede l'introduzione del radiofarmaco in vescica per via cateterale. La cistoscintigrafia indiretta consiste nello studio minzionale che può essere eseguito come fase finale di una scintigrafia renale dinamica convenzionale (Tabella 22.4).

22.6.1.1 Preparazione del paziente

La sedazione del bambino non è necessaria, è anzi sconsigliata per l'interferenza che può causare nella normale fisiologia della minzione. La collaborazione è invece importante per ottenere una buona qualità dell'esame; perciò, quando possibile, bisogna spiegare al paziente cosa si vuole ottenere durante tutte le varie fasi dello studio. L'ambiente deve essere confortevole e rilassante, per mettere il paziente a suo agio.

22.6.1.2 Modalità di esecuzione

Sono comunemente impiegati per la cistoscintigrafia diretta il il ^{99m}Tc-DTPA, il ^{99m}Tc-MAG3 o il ^{99m}Tc-solfuro colloidale (attività 37 MBq), tutti radiofarmaci non assorbibili attraverso la mucosa vescicale. Per la cistoscintigrafia indiretta è preferibile l'impiego dei traccianti tubulari ^{99m}Tc-MAG3 o ^{123}I-Hippuran rispetto al ^{99m}Tc-DTPA per la loro più rapida *clearance* plasmatica cui consegue un migliore rapporto vescica/fondo.

Tabella 22.4 Protocolli e tecniche di esame consigliati: cistoscintigrafia

Indicazioni	Ricerca di reflusso vescico-ureterale.
Preparazione del paziente	Nessuna.
Documentazione richiesta	Anamnesi, eventuale documentazione iconografica di altre procedure diagnostiche eseguite dal paziente (cistografia in particolare).
Radiofarmaci e attività	^{99m}Tc-DTPA, ^{99m}Tc-MAG3 o ^{99m}Tc-solfuro colloidale (attività 37 MBq), tutti traccianti non assorbibili attraverso la mucosa vescicale.
Tecnica scintigrafica	Cistoscintigrafia diretta: al paziente è inserito per via transuretrale un catetere vescicale collegato tramite un deflussore a un flacone di soluzione fisiologica (250 o 500 mL), possibilmente riscaldato a 37 °C, e posizionato su un'asta a un altezza di 70-100 cm dal livello dove si trova la vescica. In questo modo si può ottenere un riempimento della vescica per gravità. Il paziente è posizionato supino sul lettino della gamma-camera. Alcuni centri eseguono l'esame con il paziente seduto su un grosso recipiente di plastica, con la testa della gamma-camera ruotata verso l'esterno, appoggiando il dorso del paziente. Cistoscintigrafia indiretta: è registrata al termine di una scintigrafia renale sequenziale, pertanto non richiede l'inserimento del catetere vescicale, essendo il radiofarmaco iniettato per via endovenosa. La gamma-camera è posizionata verticalmente e il paziente vi appoggia il dorso. Si utilizza una gamma-camera a grande campo con collimatore a fori paralleli LEHR. Devono essere inclusi nel campo di vista, vescica, ureteri e reni. L'acquisizione delle immagini si effettua in modalità sequenziale per tutta la durata del riempimento e della fase minzionale utilizzando una matrice di 64×64 o 128×128, zoom 1-1,5 (in base alle dimensioni corporee del paziente) e un tempo di 5-10 secondi/*frame*. Nella cistoscintigrafia diretta, il radiofarmaco può essere infuso già diluito nellla soluzione fisiologica oppure (più frequentemente) iniettato direttamente nel catetere con immediata infusione della soluzione fisiologica. Il riempimento vescicale non deve essere troppo veloce (in genere circa 15 minuti) per evitare una distensione delle pareti vescicali troppo rapida, che può indurre lo stimolo alla minzione prima del raggiungimento del massimo riempimento vescicale. Il volume da infondere si calcola in base all'età.
Elaborazione	La sequenza delle immagini viene valutata in modalità "cine" sul monitor; la presenza di RVU appare come una stria di attività che risale lungo il decorso di uno o di entrambi gli ureteri. È possibile generare delle curve attività/tempo disegnando due ROI disposte sul presunto decorso degli ureteri.
Possibili cause di errore	Movimento del paziente, insufficiente riempimento vescicale, basso rapporto segnale/rumore (cistoscintigrafia indiretta).

22.6.2 Cistoscintigrafia diretta

Al paziente è inserito per via transuretrale un catetere vescicale di calibro adeguato, collegato tramite un deflussore a un flacone di soluzione fisiologica (250 o 500 mL), possibilmente riscaldato a 37 °C e posizionato su un'asta a un altezza di 70-100 cm dal livello dove si trova la vescica. In questo modo si può ottenere un riempimento della vescica per gravità.

Il paziente è generalmente posizionato supino sul lettino della gamma-camera, protetta preventivamente da eventuali contaminazioni mediante teli assorbenti. Alcuni centri preferiscono sistemare il paziente seduto su un grosso recipiente di plastica, con la testa della gamma-camera ruotata verso l'esterno e contro di essa è posizionato il dorso del paziente. Si utilizza generalmente una gamma-camera a grande campo con collimatore a fori paralleli LEHR. L'esatto centraggio del paziente (devono essere inclusi nel campo di vista vescica, ureteri e reni) avviene utilizzando come repere il pube, che deve risultare nella porzione più inferiore del FOV.

Il radiofarmaco può essere infuso diluito nella soluzione fisiologica oppure (più frequentemente) iniettato direttamente nel catetere con immediata infusione *a tergo* della soluzione fisiologica. Il riempimento vescicale non deve essere troppo veloce (in genere circa 15 minuti), per evitare una distensione delle pareti vescicali troppo rapida, che può indurre lo stimolo alla minzione prima del raggiungimento del massimo riempimento vescicale. Il volume da infondere si calcola in base all'età: per i bambini di età pari o minore di un anno si utilizza la seguente formula:

$$\text{Volume (mL)} = \text{kg di peso corporeo} \times 7$$

mentre per i pazienti che hanno superato il primo anno di vita si calcola nel seguente modo:

$$\text{Volume (mL)} = (\text{età in anni} + 2) \times 30$$

L'acquisizione delle immagini si effettua in modalità sequenziale per tutta la durata del riempimento utilizzando una matrice di 64×64 o 128×128, zoom 1-1,5 (in base alle dimensioni corporee del paziente) e un tempo di 5-10 secondi/*frame*.

L'infusione termina quando il paziente avverte la necessità di urinare o, nei pazienti più piccoli, quando viene raggiunto il volume di riempimento teorico o compare stravaso di urina intorno al catetere. A questo punto inizia la fase minzionale dello studio. Per ottenere uno svuotamento vescicale "fisiologico" è opportuno rimuovere prima il catetere, mentre la scelta di lasciarlo inserito dà la possibilità all'operatore di ripetere il riempimento in caso di esito negativo.

La registrazione della fase minzionale avviene sempre mediante un'acquisizione sequenziale che può essere anche eseguita con campionamento temporale più elevato (1-2 secondi/immagine). La fase minzionale si realizza spesso in circa un minuto.

22.6.3 Cistoscintigrafia indiretta

Si registra al termine di una scintigrafia renale sequenziale, pertanto non richiede l'inserimento del catetere vescicale, essendo il radiofarmaco iniettato per via endovenosa. La gamma-camera è posizionata verticalmente e il paziente vi appoggia il dorso. L'acquisizione delle immagini inizia circa 30 secondi prima dell'inizio della minzione, e richiede gli stessi parametri della metodica diretta, rispetto alla quale tuttavia presenta una minore sensibilità.

22.6.3.1 Interpretazione dell'esame

La sequenza delle immagini viene valutata in modalità "cine" sul monitor, identificando con la semplice osservazione la presenza di RVU che risulta come una stria di attività che risale lungo il decorso di uno o di entrambi gli ureteri (Fig. 22.17). È possibile

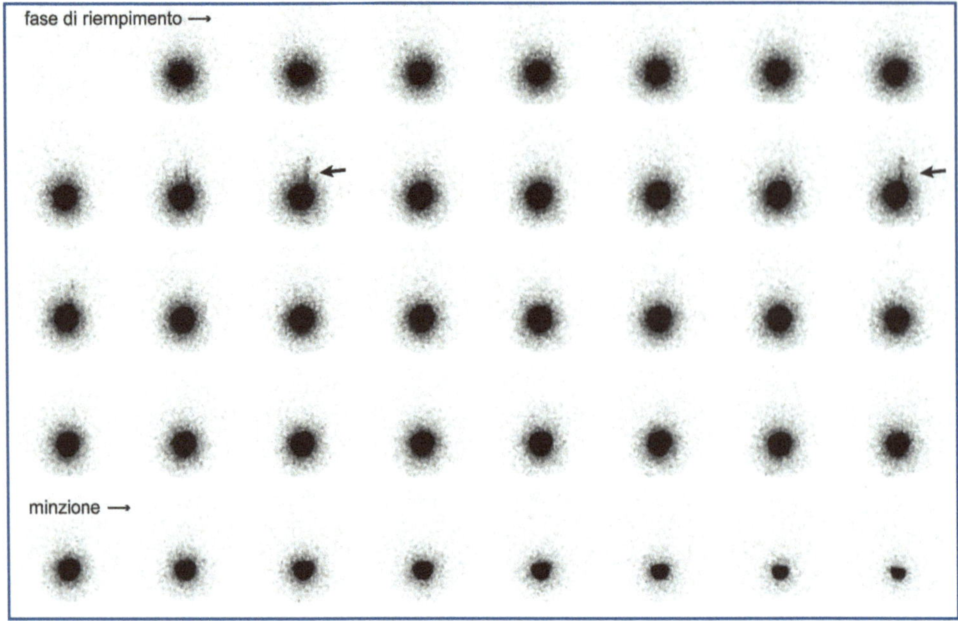

Fig. 22.17 Cistoscintigrafia diretta. Le immagini descrivono la fase di riempimento vescicale e quella minzionale. Durante la fase di riempimento si rileva lieve reflusso vescico-ureterale destro (grado 1), intermittente (*frecce*). Il reflusso non si visualizza durante la minzione

effettuare un'analisi che consiste nel disegnare due ROI disposte sul presunto decorso degli ureteri. Dalle ROI vengono generate due curve attività/tempo che, nel caso di presenza di RVU, presenteranno dei picchi di attività più o meno elevati e ampi sulla base dell'entità e della durata del RVU.

La classificazione del RVU utilizzata in medicina nucleare prevede tre gradi:

- grado 1 o lieve, limitato all'uretere;
- grado 2 o moderato, che coinvolge ureteri e sistema collettore escretorio non dilatati;
- grado 3 o grave, con dilatazione dell'uretere e/o del sistema escretore renale (Fig. 22.18).

Il *report* riproduce la presenza e il numero degli episodi del reflusso, il lato, il grado, e se si verifica in fase di riempimento o minzionale (reflusso passivo o attivo). È utile fornire la misura della capacità totale della vescica (volume infuso) e il volume residuo (VR) post-minzionale, quando presente.

Al fine di misurare il VR post-minzionale è necessario disegnare una ROI sulla vescica prima e una dopo la fase minzionale. Sono disponibili due metodi. Il primo (a) richiede la raccolta urinaria della minzione, il secondo (b) necessita che prima dell'infusione di soluzione fisiologica la vescica sia assolutamente vuota.

$$\mathrm{VR(mL)} = \frac{\mathrm{VU(mL)} \times B(cpm)}{A(cpm) - B(cpm)} \qquad \text{(a)}$$

$$\mathrm{VR(mL)} = \frac{\mathrm{VI(mL)} \times B(cpm)}{A(cpm)} \qquad \text{(b)}$$

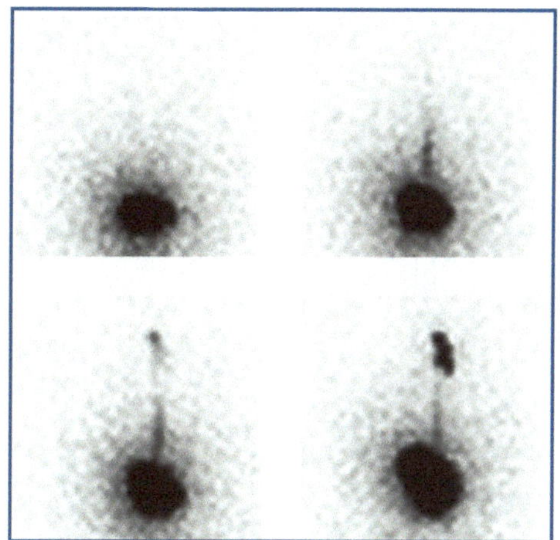

Fig. 22.18 Cistoscintigrafia diretta. Paziente con reflusso vescico-renale destro (grado 3)

dove: A sono i conteggi ottenuti con una ROI sulla vescica piena, B sono i conteggi ottenuti con una ROI sulla vescica post-minzione, VU è il volume di urina prodotta con la minzione, che quindi deve essere raccolta, mentre VI è il volume infuso.

22.7 APPENDICE
Tecniche per la valutazione del GFR con prelievi ematici

Le procedure per la stima della *clearance* renale che richiedono l'infusione continua di radiofarmaci e la raccolta delle urine costituiscono l'approccio migliore per scopi di ricerca. Tuttavia, i metodi di *clearance* con singola iniezione in bolo offrono una maggiore semplicità e una accuratezza sufficiente per soddisfare la domanda clinica. Queste tecniche risultano molto più accurate per la stima del GFR rispetto ai metodi basati sul conteggio esterno con gamma-camera, come quello di Gates precedentemente descritto, ma non consentono di determinare la funzione renale separata.

In questo tipo di applicazione, il radionuclide di scelta per la stima del GFR è il ^{51}Cr-EDTA, poiché la sua *clearance* è considerata essere la più vicina a quella dell'inulina. D'altra parte la *clearance* del ^{99m}Tc-DTPA correla molto bene con quella del ^{51}Cr-EDTA. Alcune preparazioni di ^{99m}Tc-DTPA hanno minimizzato il legame con le proteine sieriche responsabile della sua più bassa *clearance* plasmatica. Entrambi i traccianti sembrano quindi estremamente idonei per la misura del GFR attraverso la *clearance* plasmatica, specialmente quando questa è maggiore di 30 mL/min.

Le tecniche con iniezione singola "in bolo": approccio bicompartimentale

La curva di scomparsa o *clearance* plasmatica di un radiofarmaco a eliminazione renale è riconducibile a un processo bi-esponenziale e, in accordo con Sapirstein e colleghi, può essere descritta come segue:

$$y = Ae^{-\alpha t} + Be^{-\beta t}$$

dove A e B corrispondono alle intercette e α e β alle costanti di rinnovamento dei due rispettivi compartimenti (vedi Fig. 20.19).

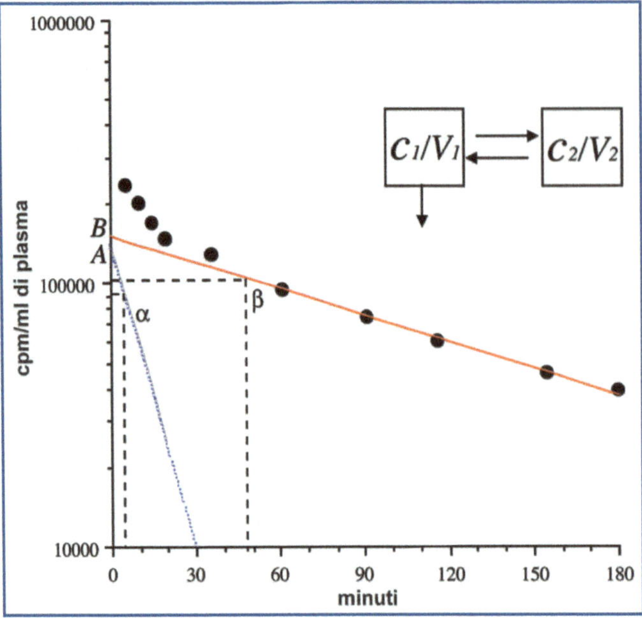

Fig. 22.19 In questo modello, V_1 rappresenta il volume del compartimento centrale (volume plasmatico) in cui il tracciante è stato iniettato e dove si è rapidamente distribuito. Il secondo compartimento (V_2) corrisponde allo spazio extravascolare nel quale il tracciante diffonde, ma dal quale viene anche ridistribuito in V_1 in funzione del gradiente di concentrazione tra i due compartimenti ($|c_1 - c_2|$)

I punti sperimentali, riportati in un grafico su scala semilogaritmica, consentono di individuare i due compartimenti (vedi Fig. 22.19). In accordo con questo modello, la *clearance* (che nel caso di ^{51}Cr-EDTA o ^{99m}Tc-DTPA approssima molto bene il GFR) può essere calcolata come segue:

$$Cl = \frac{Dose}{\int_0^{\infty} Ae^{-\alpha t} + Be^{-\beta t}}$$

L'accuratezza di questo approccio dipende dal numero, dai tempi e dall'intervallo temporale dei prelievi ematici che vengono effettuati dopo l'iniezione in bolo del tracciante: per un'accurata stima del GFR è richiesto un campionamento plasmatico per un tempo di almeno 3 ore; il primo campione ematico dovrebbe essere tra 5 e 10 minuti dopo l'iniezione, e il numero dei campioni ematici dovrebbe essere almeno sei. I risultati ottenuti con il modello bicompartimentale sono frequentemente utilizzati come metodo di riferimento per altre procedure.

La crescente necessità di semplificazione ha portato alla sostituzione del modello bicompartimentale, che richiede prelievi di sangue multipli, con quello a singolo compartimento, che necessita solo di due o tre prelievi ematici. I prelievi vengono effettuati al momento in cui la ridistribuzione del tracciante dallo spazio extravascolare verso l'intravascolare dipende essenzialmente dalla *clearance* renale. In questo modo si assume che il tracciante si distribuisca in un unico compartimento dal quale viene eliminato esclusivamente dai reni. È chiaro che, ignorando il primo esponenziale, il GFR risulterà sovrastimato; l'entità di questa sovrastima dipenderà principalmente dalla relazione tra il primo e il secondo esponenziale. Infatti, in presenza di una funzione renale ridotta, poiché l'area dovuta all'esponenziale lento tende a essere più grande, l'errore introdotto, ignorando l'esponenziale rapido, sarà conseguentemente più piccolo; viceversa, in caso di funzione renale elevata l'errore sarà significativo.

Negli anni sono state sviluppate altre tecniche semplificate, richiedenti un solo prelievo. Tra queste ha avuto un certo successo il metodo iterativo di Christensen e Groth, applicato anche nella pratica pediatrica.

Il livello della funzione renale è un fattore importante per l'accuratezza globale di ciascun metodo, particolarmente di quelli con prelievo singolo. È estremamente importante tenere presente che in caso di grave insufficienza renale, se esiste una *clearance* extrarenale del radiofarmaco utilizzato, qualsiasi studio della *clearance* plasmatica sovrastimerà il vero valore del GFR. Per tale ragione, in presenza di una chiara insufficienza renale, alcuni Autori consigliano di impiegare metodi che si basano sulla raccolta urinaria. La raccolta urinaria è anche indicata in pazienti con ascite o edemi o altre cause di espansione del volume di distribuzione.

Esecuzione pratica del metodo di stima del GFR secondo Sapirstein

1. Al paziente è inserito un ago-cannula in una vena antecubitale del braccio per l'esecuzione dei prelievi ematici. Nel braccio controlaterale sarà effettuata invece l'iniezione del radiofarmaco.
2. Si preparano 2 siringhe con attività equivalenti alla medesima concentrazione (ad esempio, circa 500 μCi di ^{99m}Tc-DTPA):
   A: attività da somministrare al paziente;
   B: standard.
3. Le siringhe sono pesate utilizzando una bilancia elettronica di precisione.
4. Le stesse siringhe sono successivamente ripesate: A) dopo l'iniezione del radiofarmaco al paziente e B) dopo che è stata diluita in un volume di 1000 mL di acqua contenuti in un "pallone" di vetro graduato chiamato matraccio. In questo modo si conosce con precisione, per sottrazione, la quantità in grammi di radiofarmaco effettivamente iniettato al paziente (pA) e diluito (pB).
5. Dal matraccio è prelevato, con una pipetta di precisione Eppendorf, un campione B_dil di 1 mL (corrispondente a 1:1000 di B).
6. Al paziente sono effettuati 11 prelievi ematici di 3-5 mL di sangue a 5, 10, 15, 20, 30, 40, 60, 90, 120, 150, 180 minuti dopo la somministrazione del ^{99m}Tc-DTPA.
7. I campioni ematici sono raccolti in provette contenenti EDTA come anticoagulante, e al termine dello studio sono centrifugati per 10 minuti a 2000 *g* per separare i globuli rossi dal plasma.
8. Utilizzando una pipetta, è quindi prelevato da ciascun campione 1 mL di plasma.
9. L'attività dei campioni plasmatici e di quello dello standard B diluito prelevato dal matraccio è misurata in un contatore gamma a pozzetto.
10. I conteggi dei campioni plasmatici, corretti per il decadimento, e i relativi tempi ai quali sono stati prelevati, sono interpolati con un una funzione bi-esponenziale.
11. La dose (*A*) effettivamente iniettata al paziente si ricava secondo la seguente proporzione:

$$A = \frac{B\_dil \times 1000 \times pA}{pB}$$

12. Dal rapporto tra dose iniettata (A) e l'integrale da 0 a ∞ della curva bi-esponenziale ottenuta, è calcolato il GFR in mL/min.

Letture consigliate

Blaufox MD, Aurell M, Bubeck B el al (1996) Report of the Radionuclides in Nephrourology Committee on renal clearance. J Nucl Med 37:1883-1890

Brown SCW (1994) Nuclear medicine in the clinical diagnosis and treatment of obstructive uropathy. In: Murray IPC, Ell PJ (eds) Nuclear Medicine in Clinical Diagnosis and treatment, vol 1. Churchill Livingstone, Edimburgh London Madrid Melbourne New York and Tokio, pp 271-293

Bui F, Zucchetta P (2004) Nefro-urologia pediatrica. Linee Guida Procedurali AIMN, www.aimn.it

Diagnosis of renovascular hypertension 3.0. http://interactive.snm.org/docs/pg_ch16_0403.pdf. (Ultimo accesso marzo 2010)

Fanti S, Dondi M (2004) Nefrologia. Linee Guida Procedurali AIMN, www.aimn.it

Fommei E, Ghione S, Hilson A et al (1993) Captopril radionuclide test in renovascular hypertension: an european multicentre study. Eur J Nucl Med 20:617-623

Fommei E, Volterrani D (1995) Renal nuclear medicine. Semin Nucl Med 25:183-194

Gordon I (1994) Paediatric aspects of radionuclides in nephrourology. In: Murray IPC, Ell PJ (eds) Nuclear Medicine in Clinical Diagnosis and treatment, vol 1. Churchill Livingstone, Edimburgh London Madrid Melbourne New York and Tokio, pp 259-269

He W, Fischman AJ (2008) Nuclear imaging in the genitourinary tract: recent advances and future directions. Radiol Clin North Am 46:25-43

Morganti A, Bencini C, Del Vecchio C et al (2002) Treatment of atherosclerotic renal artery stenosis. J Am Soc Nephrol 13:S187-S189

Oei HY (1994) Dynamic and static renal imaging. In: Murray IPC, Ell PJ (eds) Nuclear Medicine in Clinical Diagnosis and treatment, vol 1. Churchill Livingstone, Edimburgh London Madrid Melbourne New York and Tokio, pp 213-227

Picciotto G, Sargiotto A, Petrarulo M et al (2003) Reliability of captopril renography in patients under chronic therapy with angiotensin II (AT1) receptor antagoniosts. J Nucl Med 44:1574-1581

Rossleigh M (1994) Renal infection. In: Murray IPC, Ell PJ (eds) Nuclear Medicine in Clinical Diagnosis and treatment, vol 1. Churchill Livingstone, Edimburgh London Madrid Melbourne New York and Tokio, pp 249-258

Safian RD, Textor SC (2001) Renal artery stenosis. N Engl J Med 344:431-442

Taylor A (2000) Functional testing: ACEI renography. Semin Nephrol 20:437-444

Taylor A (2002) Renovascular hypertension: nuclear medicine techniques. Q J Nucl Med 46:268-282

Textor S (2004) Pittfalls in imaging for renal artery stenosis. Ann Intern Med 141:730-741

Zucchelli PC (2002) Hypertension and atherosclerotic renal artery stenosis: diagnostic approach. J Am Soc Nephrol 13:S184-S186

Tecniche diagnostiche per lo studio dell'apparato digerente 23

M. Grosso, E. Biggi, F. Cocco, G. Picchi, R. Cantini, D. Volterrani, I. Paglianiti

Indice dei contenuti

23.1 Le ghiandole salivari

23.1.1 Cenni di anatomia e fisiologia

Le ghiandole salivari sono ghiandole esocrine di tipo acinoso, semplice o composto, che producono saliva.

Si classificano in due gruppi:

- ghiandole salivari maggiori: parotidi, sottomandibolari, e sottolinguali;
- ghiandole salivari minori: numerose e più piccole, si trovano sotto la mucosa delle labbra, del palato, della lingua e della bocca.

Le parotidi secernono un liquido sieroso ricco di amilasi che favorisce la fase iniziale della digestione, mentre le altre ghiandole producono un secreto prevalentemente mucoso che lubrifica la cavità buccale e facilita il passaggio del bolo alimentare.

La formazione di saliva avviene a livello degli acini, mediante filtrazione capillare. Gli acini sono composti da cellule sierose (nella parotide) e da cellule mucose (nelle altre ghiandole). Queste cellule possiedono meccanismi di concentrazione per gli anioni del

Fondamenti di medicina nucleare. Duccio Volterrani, Paola Anna Erba, Giuliano Mariani (a cura di)

Tabella 23.1 Principali patologie delle ghiandole salivari

Principali patologie delle ghiandole salivari
Sindrome di Sjögren
Scialolitiasi
Scialoadeniti batteriche o virali
Sarcoidosi
Lesioni del nervo faciale
Neoplasie benigne e maligne

gruppo VII della tavola periodica, incluso lo iodio e i suoi analoghi, come pure il perclorato e il pertecnetato. Il tasso di secrezione salivare è principalmente influenzato dal sistema nervoso parasimpatico.

In Tabella 23.1 sono riportate le principali patologie che possono coinvolgere le ghiandole salivari. Mentre l'esame ecografico (approccio ideale per la rilevazione di lesioni occupanti spazio o di calcoli), la TC, l'RM e la scialografia forniscono informazioni determinanti di tipo anatomo-patologico sulle ghiandole salivari e sui tessuti circostanti, la scintigrafia salivare è l'unico esame che consente una valutazione funzionale del parenchima ghiandolare. L'indicazione più frequente della scintigrafia riguarda, pertanto, tutte quelle patologie che comportano un'alterazione del funzione ghiandolare e che, generalmente, si esprimono dal punto di vista clinico con una xerostomia o secchezza delle fauci (sindrome di Sjögren, scialoadeniti croniche, esiti attinici post-radioterapia). Più raramente, l'indicazione riguarda la valutazione di scialoadeniti acute, scialolitiasi, e di lesioni occupanti spazio.

23.1.2 Scintigrafia delle ghiandole salivari (scialoscintigrafia)

Il radiofarmaco comunemente utilizzato è il ^{99m}Tc-pertecnetato che, come avviene per altri anioni, è concentrato dalle cellule sierose e mucose che compongono gli acini delle ghiandole salivari; il radiofarmaco è quindi escreto insieme alla saliva nel cavo orale.

23.1.2.1 Protocollo di acquisizione

L'esame è eseguito utilizzando una gamma-camera a grande (o piccolo) campo equipaggiata con un collimatore LEHR. Il paziente è posizionato supino sul lettino della gamma-camera, con la testa inserita, possibilmente, in un comodo poggiatesta e utilizzando, quando necessario, alcune fasce di contenzione. La testa del paziente è posta in estensione (non iperestensione) e diritta sul piano verticale. Il detector della gamma-camera è posizionato in proiezione anteriore, quasi a toccare il naso del paziente. Si imposta un'acquisizione dinamica con matrice 128×128, generalmente composta da *frame* di 60 secondi, per una durata totale dell'esame di 45-60 minuti. Quando è impiegata una gamma-camera a grande campo, si utilizza un fattore di zoom di 1,3-1,6, tale da permettere di centrare nel campo le parotidi, le sottomandibolari e la tiroide (il giugulo dovrebbe corrispondere al limite inferiore del campo di vista). L'acquisizione inizia subito dopo l'iniezione endovenosa di circa 185 MBq (5 mCi) di ^{99m}Tc-pertecnetato. Per valutare la capacità di escrezione ghiandolare, al termine della fase di accumulo parenchimale (30-40 minuti) si può eseguire un test di stimolo della secrezione salivare, che consiste nella somministrazione di pochi mL di succo di limone che il paziente, senza modificare la propria posizione, assume per via orale con l'ausilio di una cannuccia.

23.1.2.2
Analisi ed elaborazione dei dati

L'analisi prevede una valutazione qualitativa delle immagini e la creazione di curve attività/tempo. È possibile il calcolo di indici semiquantitativi. Sulla base dell'analisi visiva si valuta il grado di captazione parenchimale del radiofarmaco a livello di parotidi e sottomandibolari. Utilizzando come riferimento l'attività del fondo e quella della tiroide, si definisce se la captazione e la successiva escrezione sono normali o ridotte (di grado lieve, moderato o grave). È inoltre utile valutare il grado di asimmetria (differenze di lato) e di diversità (tra ghiandole parotidi e sottomandibolari) della captazione. Si procede quindi alla valutazione delle curve attività/tempo, che sono ottenute disegnando delle ROI (generalmente rettangolari) sulle due parotidi e sulle due ghiandole sottomandibolari. Sulle curve attività/tempo si valuta la fase di accumulo parenchimale che raggiunge un valore di picco dopo 20-30 minuti, cui segue una fase di escrezione spontanea, o dopo stimolazione con limone (Fig. 23.1).

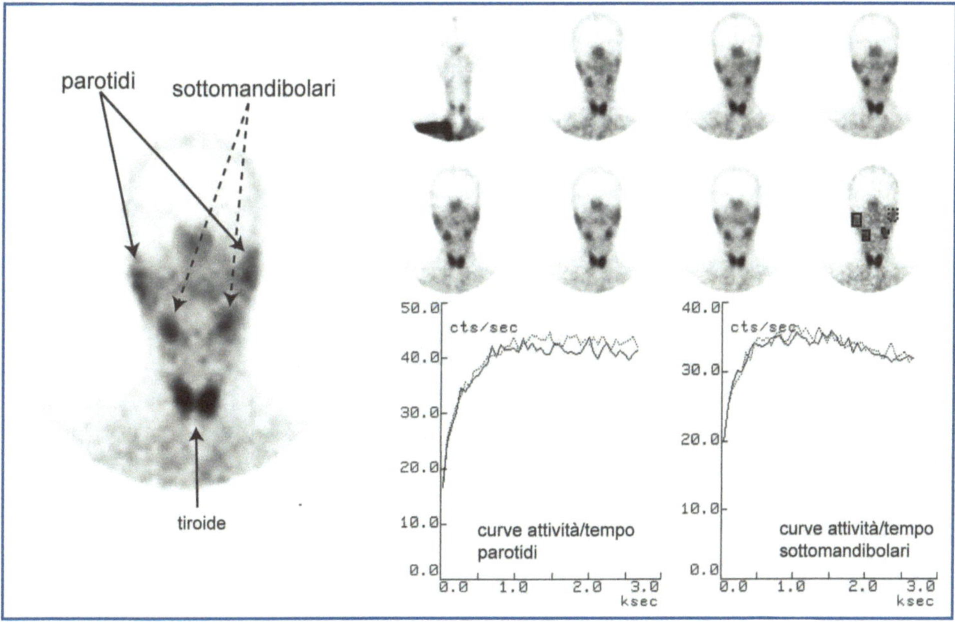

Fig. 23.1 Scintigrafia delle ghiandole salivari. *A sinistra* un *frame* rappresentativo della fase di captazione parenchimale dove si possono osservare le parotidi, le ghiandole sottomandibolari e la tiroide. *A destra* alcuni *frame* dell'acquisizione dinamica che descrivono la progressiva captazione del radiofarmaco da parte delle ghiandole salivari (*in alto*), e le corrispondenti curve attività/tempo (*in basso*)

Tabella 23.2 Protocolli e tecniche di esame consigliati: scintigrafia delle ghiandole salivari

Indicazioni	Sindrome di Sjögren primitiva, scialoadeniti batteriche e/o virali, calcolosi, neoplasie, funzionalità residua post-radioterapia, follow-up della paralisi del nervo facciale.
Preparazione del paziente	Nessuna
Documentazione richiesta	Sintomi clinici ed eventuali esami radiologici.
Radiofarmaci e attività	185 MBq di ^{99m}Tc-pertecnetato per via endovenosa.
Tecnica scintigrafica	Gamma-camera a grande (zoom 1,3-1,6) o piccolo campo con collimatore a fori paralleli LEHR. Posizionare il paziente in posizione supina. Posizionare la testa del paziente in un poggiatesta e, quando necessario, utilizzare mezzi di contenzione per evitare movimenti. Acquisizione dinamica con matrice 128×128 in proiezione anteriore (60 sec/*frame*) per 45-60 min. Per meglio valutare la capacità di escrezione ghiandolare, si esegue (a 30-40 minuti) un test di stimolo della secrezione salivare, realizzato mediante somministrazione orale di succo di limone.
Elaborazione e analisi	Valutazione del grado di captazione ed escrezione del radiofarmaco; valutazione della presenza di asimmetrie di lato e di differenze di captazione tra ghiandole parotidi e sottomandibolari. Si valuta l'andamento delle corrispondenti curve attività/tempo: qualitativamente o secondo un criterio semiquantitativo. Nella curva attività/tempo normale si distingue una fase di accumulo parenchimale, della durata di 20-30 min, cui fa seguito la fase di escrezione.
Possibili cause di errore	Errato posizionamento della testa e movimento del paziente durante l'esame.

I valori del tempo di raggiungimento del picco (Tmax) e della pendenza della fase di accumulo parenchimale costituiscono due tra gli indici semiquantitativi più utilizzati per l'analisi.

In Tabella 23.2 sono riassunti i dati principali della tecnica di esame della scintigrafia delle ghiandole salivari.

23.2 La deglutizione

Recentemente lo studio della fisiopatologia della deglutizione ha suscitato un grande interesse, coinvolgendo in maniera multidisciplinare diversi specialisti in campo otorinolaringoiatrico, neurologico, gastroenterologico e foniatrico.

La deglutizione è un processo complesso, e l'identificazione di qualsiasi alterazione dei suoi normali meccanismi (per cause organiche, neurologiche o post-chirurgiche) può rappresentare un problema diagnostico. Lo studio scintigrafico della deglutizione fornisce utili indicazioni sulle alterazioni funzionali a diversi livelli del meccanismo della deglutizione, e riveste quindi un ruolo particolarmente importante nella gestione diagnostica e riabilitativa.

La metodica scintigrafica permette infatti di valutare i tempi in cui si realizzano le tre fasi della deglutizione (misurando i tempi di transito e le eventuali ritenzioni del bolo) e di valutare anche quantitativamente la possibile aspirazione nell'albero respiratorio.

Il limite principale dell'esame è rappresentato dalla scarsa definizione dell'assetto anatomico delle strutture interessate.

23.2.1
Cenni di anatomia e di fisiopatologia della deglutizione

La bocca, o cavità orale, è definita anteriormente dalle labbra, lateralmente dalle guance, posteriormente dalla parete posteriore della faringe, superiormente dal palato, inferiormente da un pavimento muscolare, teso all'interno dell'arco formato dalla mandibola. Le funzioni della bocca sono numerose, ricoprendo un ruolo nella fonazione e nella comunicazione, nella masticazione e digestione, nella respirazione, nella difesa immunitaria. Nella cavità buccale avviene la triturazione dei cibi, il loro impasto con la saliva e la riduzione in una poltiglia definita bolo che, tramite la deglutizione, verrà indirizzata al canale esofageo. L'istmo delle fauci rappresenta l'area di passaggio tra bocca e faringe. La faringe è un organo muscolo-membranoso comune sia alle vie respiratorie che a quelle digerenti; essa rappresenta quindi un importante crocevia anatomico e funzionale tra gli apparati digerente (esofago) e respiratorio. L'esofago è un organo muscolare cavo (senza tono a riposo) esteso dal muscolo cricofaringeo superiormente, fino allo sfintere esofageo inferiore. Entrambi questi sfinteri presentano un elevato tono a riposo e si rilassano soltanto per consentire il passaggio del bolo deglutito, prima di contrarsi nuovamente in modo da evitarne il reflusso.

La deglutizione rappresenta un processo funzionale estremamente complesso e articolato, dipendente dal coinvolgimento coordinato e sequenziale di numerose strutture nervose e muscolari che integrano e coordinano il processo respiratorio con quello deglutitorio, rendendoli un'unica entità funzionale che garantisce la protezione costante ed efficace della via respiratoria dall'ingresso di sostanze alimentari, e assicura il regolare passaggio del bolo alimentare dalla cavità buccale alle vie digestive inferiori.

La *prima fase* della deglutizione è quella volontaria, durante la quale il bolo, spinto nel retrobocca dalla pressione esercitata dalla lingua in alto e all'indietro contro il palato, passa in faringe. A questo punto il processo della deglutizione diventa quasi totalmente involontario e non può più essere arrestato. La *seconda fase* è quella faringea: a questo livello il bolo stimola le aree recettoriali della deglutizione che circondano l'apertura della faringe; tali zone danno origine a impulsi che sono trasmessi al tronco encefalico, per l'innesco di una serie di processi attivati in sequenza ordinata che determinano il sollevamento del palato molle, l'avvicinamento delle pliche palato-faringee, l'adduzione delle corde vocali, lo spostamento in alto della laringe (che determina l'allargamento dell'apertura dell'esofago). Nello stesso istante in cui la laringe è spostata in alto e lo sfintere esofageo superiore è rilasciato, si contrae il muscolo costrittore della faringe per dare origine a un'onda peristaltica che si propaga ai muscoli costrittori faringei medio e inferiore e all'esofago, spingendo il cibo nel canale esofageo. L'intera fase faringea della deglutizione si svolge in meno di 2 secondi, e durante questo periodo il centro della deglutizione inibisce il centro respiratorio del bulbo.

La *terza e ultima fase* è quella esofagea. Normalmente l'esofago presenta 2 tipi di attività peristaltica: la peristalsi primaria e quella secondaria. La prima è una continuazione dell'onda che inizia in faringe e che percorre poi tutto l'esofago in 8-10 secondi. Se l'onda primaria non riesce a fare passare nello stomaco tutto il bolo arrivato in esofago, si generano onde secondarie tramite il sistema nervoso enterico esofageo (sollecitato dalla distensione dell'esofago provocata dal materiale rimasto); queste onde continuano a formarsi fino a che tutto il bolo presente in esofago non arriva allo stomaco.

All'estremità inferiore dell'esofago (circa 2-5 centimetri al di sopra della giunzione con lo stomaco) la muscolatura circolare ha funzione di sfintere. A questo livello la muscolatura rimane fisiologicamente contratta esercitando una pressione intraluminale di circa 30 mmHg, e si rilascia solo quando un'onda peristaltica deglutitoria scende giù dall'esofago. Questa costrizione tonica impedisce un significativo reflusso del contenuto gastrico nell'esofago.

23.2.2
I disturbi della deglutizione

Non è facile schematizzare le disfagie secondo una classificazione eziologica, poiché numerose sono le malattie che possono essere responsabili di alterazione della deglutizione. Tuttavia, una corretta diagnosi eziologica rappresenta il punto di partenza per attuare provvedimenti terapeutici specifici e individualizzati. Tra le varie disfagie sono da ricordare quelle malformative, immunitarie, degenerative, e infettive. La disfagia può avere inoltre un'eziologia vascolare (centrale o periferica), dismetabolica, tossica, o traumatica. Un capitolo a parte è rappresentato dalle disfagie iatrogene, legate alla terapia chirurgica (interventi chirurgici riguardanti le vie aereo-digestive superiori e di pertinenza oto-neurochirurgica) o alla chemio-radioterapia.

La deglutizione può essere studiata con diverse tipologie di indagini.

La *manometria* permette di valutare le variazioni pressorie che si susseguono durante la progressione del bolo in esofago e le variazioni di progressione di tale onda sfigmica. Con la manometria stazionaria si studia l'attività tonica e fasica degli sfinteri e la peristalsi, principalmente a due livelli (prossimale e distale). Il principale limite della metodica è costituito dal fatto che non è possibile né una valutazione anatomica della struttura, né una stima temporale degli eventi.

La *videofluoroscopia* è un'indagine morfo-funzionale in grado di valutare l'anatomia e di studiare in modo dinamico la deglutizione. Fornisce un'analisi videoregistrata di tutte le fasi del processo di deglutizione, utilizzando cibi di diversa consistenza. È particolarmente indicata nelle anomalie del cavo orale e dell'esofago, aiutando a determinare strategie compensatorie nel problema della deglutizione e a ridurre l'entità dell'aspirazione.

L'*endoscopia flessibile* a fibre ottiche consente invece una stima della struttura interna esofagea, permettendo di visualizzare i siti di accumulo del bolo ed eventuali alterazioni anatomiche che possono esserne causa (lesioni della mucosa o della struttura esofagea, aderenze, o tumori). Permette inoltre di effettuare la biopsia di lesioni eventualmente presenti a carico del tratto esaminato.

23.2.3
La scintigrafia oro-faringo-esofagea

Lo studio scintigrafico dell'esofago è stato introdotto originariamente nel 1972 da Kazem, per poi essere successivamente adattato per valutare anche le fasi orale e faringea della deglutizione. Costituisce un esame di facile esecuzione, non invasivo, facilmente ripetibile, a basso costo e ben tollerato dal paziente. Questa metodica, infatti, anche senza definire l'assetto anatomico delle strutture interessate, è l'unica che permette di studiare esattamente i tempi in cui si realizzano le tre fasi della deglutizione (fasi orale, faringea ed esofagea) e i rispettivi indici di ritenzione, permettendo anche di effettuare una valutazione semiquantitativa del materiale eventualmente aspirato nell'albero tracheo-bronchiale.

23.2.3.1 Metodologia di esecuzione

Si preferisce eseguire la scintigrafia dopo un digiuno di almeno 3 ore. È prevista una prova della procedura facendo deglutire ai pazienti dell'acqua non radioattiva; questo iniziale approccio educa i pazienti alla procedura, assicura una loro attiva partecipazione, e ne valuta la capacità di assumere la quota di liquido (circa 10 mL) prevista.

Trascorsi circa 5 minuti, si inizia l'esame con bolo liquido, con il paziente in posizione ortostatica o seduta con il volto in proiezione obliqua a circa 80° (Fig. 23.2) davanti a una gamma-camera a singola testa a grande campo (LFOV) dotata di collimatore a fori paralleli per basse energie (LEHR o LEGP) e finestra energetica su 140 keV (± 10%).

Si somministra al paziente un bolo unico di 10 mL di acqua marcata con 37 MBq (1 mCi) di ^{99m}Tc-nanocolloide. Tale volume è utilizzato per l'esame standard, ma deve essere personalizzato a seconda della compliance del paziente disfagico (*dysphagia limit*).

Si esegue un'acquisizione dinamica con una risoluzione temporale di 8 *frame*/secondo per la durata di un minuto, con matrice 64×64 e zoom 1, comprendendo nel campo di vista la regione orale fino alla regione epigastrica; dopo 2 secondi dall'inizio dell'acquisizione si invita il paziente a deglutire mediante un atto unico. Al termine dell'esame si

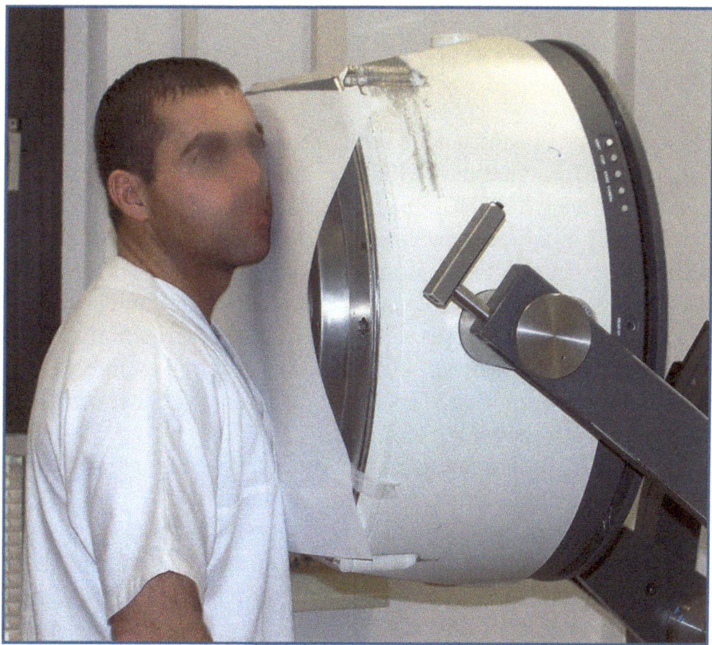

Fig. 23.2 Posizionamento del paziente per l'esecuzione della scintigrafia del transito oro-faringo-esofageo

registra un'immagine statica della durata di circa 60 secondi, con il paziente nella stessa posizione, per valutare la presenza di eventuale aspirato tracheo-bronchiale.

Prima di procedere con la seconda parte dello studio, si visiona in cine-mode la sequenza delle immagini acquisite e si valuta la presenza di eventuali multiple deglutizioni che, se volontarie, non consentono una corretta analisi semiquantitativa e richiedono quindi la ripetizione dell'esame, effettuato dopo ripetute deglutizioni di acqua non contenente radioattività per liberare il cavo orale dall'attività residua.

Trascorso un intervallo di tempo di alcuni minuti, si esegue lo studio scintigrafico utilizzando 10 mL di un bolo semisolido marcato con 37 MBq (1 mCi) di ^{99m}Tc-nanocolloide. Nella nostra esperienza una "bevanda gelificata" (Novartis S.A®, Basilea), utilizzata per la riabilitazione di pazienti con difficoltà deglutitorie, si è rivelato un ottimo bolo semisolido viscoso.

Le acquisizioni scintigrafiche sono effettuate con le stesse modalità dello studio con liquido.

Quando l'analisi del transito esofageo in pazienti con disfagia risulta negativa, deve essere effettuato un esame supplementare più dettagliato della funzione esofagea. A questo scopo, sono somministrati a intervalli di 20 secondi sei boli liquidi e/o semi-solidi indipendenti di 10-15 mL marcati con 11 MBq (0,3 mCi) di ^{99m}Tc-nanocolloide. In questo approccio valutativo basato su atti deglutitori multipli, è molto importante porre attenzione all'intervallo tra le singole deglutizioni: un secondo atto deglutitorio che si verifichi prima di 4 secondi dal primo è in grado di inibire l'onda peristaltica esofagea, mentre se effettuato entro 3-8 secondi può arrestare la contrazione della muscolatura striata faringea. Onde peristaltiche esofagee normali sono invece originate quando gli atti deglutitori avvengono a intervalli superiori a 10-15 secondi. La maggior parte delle metodiche quantitative si basa su deglutizioni multiple, per superare i limiti rappresentati dalla variabilità individuale di un singolo atto deglutitorio.

23.2.3.2
Analisi dei dati

L'acquisizione dinamica della scintigrafia oro-faringo-esofagea permette di eseguire un'analisi sia di tipo qualitativo (in cine-mode), sia di tipo semiquantitativo.

L'analisi visiva delle immagini acquisite consente di identificare la presenza di quadri anomali, quali presenza di multiple deglutizioni, ritenzione orale o faringea, frammentazione del bolo, reflusso gastro-esofageo, aspirazione tracheale, e anomalie esofagee come il movimento incoordinato e caotico del bolo.

L'analisi semiquantitativa consiste nel calcolare il tempo di transito oro-faringo-esofageo del bolo radioattivo, disegnando tre regioni di interesse (ROI) rispettivamente a livello del cavo orale, della regione faringea e dell'esofago, e generando le corrispondenti curve attività/tempo (Fig. 23.3).

I parametri semiquantitativi derivano delle curve attività/tempo generate nelle diverse ROI. I principali dati analizzati sono i seguenti:

- *Tempo di Transito Orale* (TTO): tempo necessario al bolo per lasciare il cavo orale, dopo aver invitato il paziente a deglutire. L'andamento della curva è caratterizzato da un rapido decremento della radioattività dal 100% iniziale a meno del 5%. Tale evento nel soggetto normale si verifica in meno di 1 secondo;

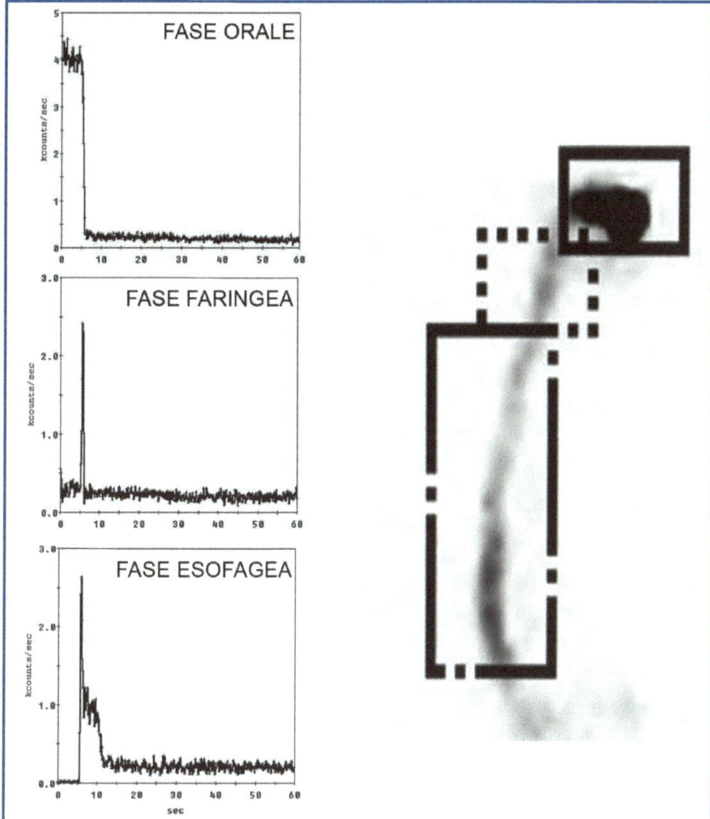

Fig. 23.3 Scintigrafia del transito oro-faringo-esofageo: ROI disegnate in corrispondenza del cavo orale, della faringe e dell'esofago sull'immagine condensata di tutta l'acquisizione dinamica. *A sinistra* sono riportate le tre curve attività/tempo ottenute in un paziente che presenta un transito oro-faringo-esofageo nella norma

- *Tempo di Transito Faringeo* (TTF): intervallo di tempo tra l'ingresso e l'uscita dal faringe del bolo. L'andamento della curva è caratterizzato da un rapido incremento della radioattività dallo 0% iniziale al 100%, seguito da un rapido decremento e con attività residua <5%. Tale evento nel soggetto normale si verifica in meno di 1,2 secondi;
- *Tempo di Transito Esofageo* (TTE): intervallo di tempo tra l'ingresso e l'uscita del bolo nell'esofago; si verifica in meno di 10 secondi (valore medio 5,6 secondi ± 4). L'andamento della curva è caratterizzato da un rapido incremento della radioattività seguito da un decremento più lento. L'attività residua è <20%;
- *Indice di Ritenzione* (RI): indica la quantità di bolo residua 10 secondi dopo l'atto deglutitorio. Nei soggetti normali tale valore è <5% a livello oro-faringeo dopo il passaggio del bolo, mentre a livello esofageo è <20%;
- *Percentuale di svuotamento esofageo a 10 sec* (EER_{10s}): si ottiene con la seguente formula $[(E_{max} - E_{10sec})/E_{max}] \times 100$, dove E_{max} è dato dal conteggio massimo della radioattività rilevata nell'esofago, mentre E_{10s} rappresenta l'attività presente nell'esofago 10 secondi dopo la massima attività. Nei soggetti normali tale valore è superiore all'80%.

In caso di accumulo/ritenzione della radioattività in sede laringea o nell'albero tracheobronchiale, la percentuale di aspirazione può essere calcolata dividendo i conteggi

Tabella 23.3 Protocolli e tecniche di esame consigliati: scintigrafia oro-faringo-esofagea

Indicazioni	Valutazione in pazienti con disfagia.
Preparazione del paziente	Digiuno da almeno tre ore.
Documentazione richiesta	Anamnesi, quesito clinico-diagnostico, eventuale documentazione di altre procedure diagnostiche eseguite dal paziente (manometria, video-fluoroscopia, visita otorinolaringoiatrica).
Radiofarmaci e attività	10 mL di acqua con 37 MBq (1 mCi) di ^{99m}Tc-nanocolloide. 10 mL di un bolo semisolido con 37 MBq (1 mCi) di ^{99m}Tc-nanocolloide.
Tecnica scintigrafica	Deglutizione di prova con acqua, per abituare il paziente alla procedura. Paziente in posizione ortostatica o seduta, il volto in proiezione obliqua a circa 80° davanti a una gamma-camera a singola testa a grande campo (LFOV) dotata di collimatore LEHR o LEGP. Somministrazione di un bolo unico di 10 mL di acqua con 37 MBq (1 mCi) di ^{99m}Tc-nanocolloide Acquisizione dinamica 8 *frame*/secondo (0,125 secondi/*frame*) per la durata di un minuto, matrice 64×64 e zoom 1, comprendendo nel campo di vista la regione orale fino a quella epigastrica, invitando il paziente a deglutire mediante un atto unico dopo circa 2 secondi. Al termine si acquisisce un'immagine statica di 1 minuto, per valutare la presenza di eventuale aspirato tracheo-bronchiale. Eventuale approccio con atti deglutitori multipli.
Elaborazione e analisi	ROI a livello del cavo orale, della regione faringea, e dell'esofago. I principali dati analizzati sono i seguenti: – Tempo di Transito Orale (TTO); – Tempo di Transito Faringeo (TTF); – Tempo di Transito Esofageo (TTE); – Indice di Ritenzione (RI); – Percentuale di svuotamento esofageo a 10 sec (EER_{10s}). In caso di presenza della radioattività in sede laringea o nell'albero tracheo-bronchiale, la percentuale di aspirazione può essere calcolata dividendo i conteggi ottenuti nella regione di aspirazione per l'attività iniziale rilevata nel cavo orale prima della deglutizione.
Possibili cause di errore	Multiple deglutizioni volontarie non consentono una corretta analisi semiquantitativa e richiedono quindi la ripetizione del test. Errato posizionamento delle ROI, movimento del paziente, contaminazione per perdita del bolo dalla cavità orale.

ottenuti nella regione di aspirazione per l'attività realmente deglutita dal paziente (differenza tra i conteggi presenti in cavità orale prima della deglutizione ed alla fine del processo).

In Tabella 23.3 sono riportati i dati principali della tecnica di esame della scintigrafia oro-faringo-esofagea.

23.2.4 Disfagia orofaringea

Nella disfagia oro-faringea il paziente presenta difficoltà a iniziare l'atto deglutitorio, con eventuale rigurgito naso-faringeo e aspirazione nell'albero tracheo-bronchiale. Le principali cause della disfagia orofaringea per solidi sono i disturbi neuro-muscolari (*ictus*, *miastenia gravis*, paralisi pseudo-bulbare, apnee ostruttive del sonno, malattia di Parkinson e sclerosi laterale amiotrofica). In tutte queste patologie si rileva un aumento dei valori medi dei tempi di transito a livello oro-faringo-esofageo e degli indici di ritenzione,

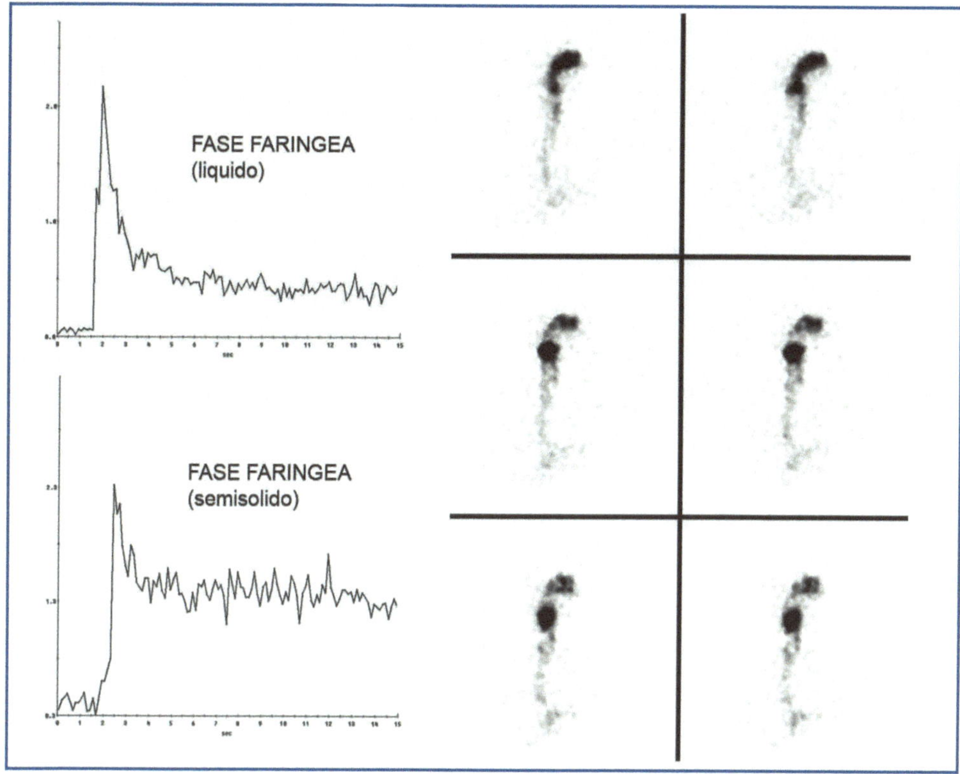

Fig. 23.4 Scintigrafia del transito oro-faringo-esofageo eseguita con bolo liquido e con bolo semi-solido in un paziente affetto da Sclerosi Laterale Amiotrofica (SLA): rallentamento del transito faringeo con bolo liquido che diventa più evidente con bolo semi-solido. Ciò conferma la componente neurogena della disfagia nella SLA, che colpisce in particolare la fase oro-faringea

con rallentamento della fase orale, caduta precoce del bolo dal cavo orale in faringe, frammentazione del bolo per episodi involontari di doppia o tripla deglutizione e/o per ridotta propulsione linguale, episodi faringo-orali di reflusso (Fig. 23.4).

23.2.5 Aspirazione

La disfagia e l'aspirazione tracheo-bronchiale del bolo rappresentano due dei più frequenti e invalidanti sintomi di diverse patologie neurologiche. La principale disfunzione registrata in questi casi riguarda la fase orale od orofaringea della deglutizione, in concomitanza con un incompleto o mancato spostamento in alto della laringe, e conseguente passaggio del bolo nelle vie aeree.

La scintigrafia oro-faringo-esofagea rappresenta l'unica indagine strumentale in grado di effettuare una valutazione semiquantitativa del materiale eventualmente aspirato nell'albero tracheo-bronchiale (Fig. 23.5).

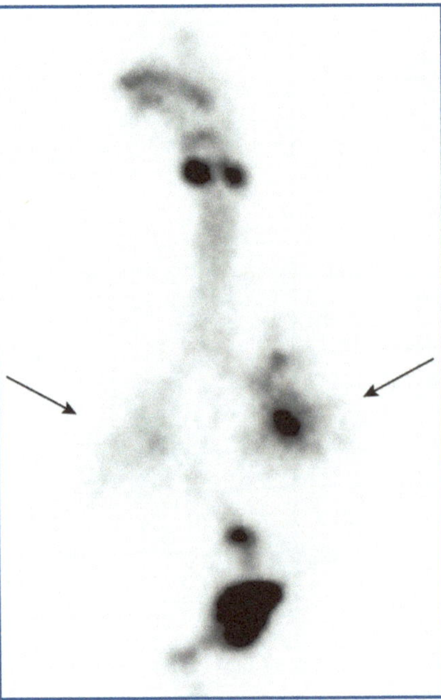

Fig. 23.5 La scintigrafia del transito oro-faringo-esofageo eseguita con bolo liquido in pazienti neurologici rappresenta un utile strumento per determinare e quantificare la percentuale di aspirazione bronco-polmonare e visualizzare la stasi del bolo a livello oro-faringeo. Ciò conferma la componente neurogena della disfagia nella SLA, che colpisce in particolare la fase oro-faringea. Nell'esempio qui riportato è evidente una certa ritenzione del bolo a livello dei seni piriformi, mentre le due frecce indicano la presenza di radioattività nei due bronchi principali (aspirazione tracheo-bronchiale)

23.2.6 Disfagia esofagea

Tra le cause che comportano disfagia sia per i solidi che per i liquidi, l'acalasia è dovuta a un'ostruzione motoria da ipertonia dello sfintere esofageo inferiore, con incompleto rilasciamento o perdita dell'attività peristaltica. Nell'acalasia la ritenzione del bolo a livello dell'esofago distale non si modifica quando il paziente passa dalla posizione supina a quella ortostatica, o quando assume liquidi.

La sclerodermia (o sclerosi sistemica) è una malattia sistemica caratterizzata da alterazioni infiammatorie, vascolari e fibrotiche della cute e degli organi interni (tubo digerente – con ipomotilità dell'esofago –, polmoni, cuore, reni), nella quale l'atrofia della muscolatura liscia esofagea e la fibrosi possono essere responsabili di un esofago aperistaltico e dell'incontinenza dello sfintere esofageo inferiore, accompagnate da esofagite da reflusso e stenosi. La scintigrafia può in questo caso mettere in evidenza un coinvolgimento esofageo anche in pazienti assolutamente asintomatici, mostrando ritenzione della radioattività nell'esofago inferiore, fenomeno che si risolve passando in posizione eretta o assumendo liquidi.

Lo spasmo esofageo diffuso comporta contrazioni multiple del corpo dell'esofago (spontanee e/o indotte dalla deglutizione) che si presentano a esordio simultaneo, di lunga durata e ricorrenti. Questa patologia può essere primitiva (idiopatica) oppure secondaria a malattia da reflusso gastro-esofageo. Altre cause che possono determinare lo spasmo esofageo diffuso secondario oltre alla malattia da reflusso gastro-esofageo sono rappresentate da: stress emotivi, diabete, alcolismo, neuropatia, ischemia, terapia radiante, connettivopatie, malattie vascolari. In questi pazienti le contrazioni esofagee non coordinate

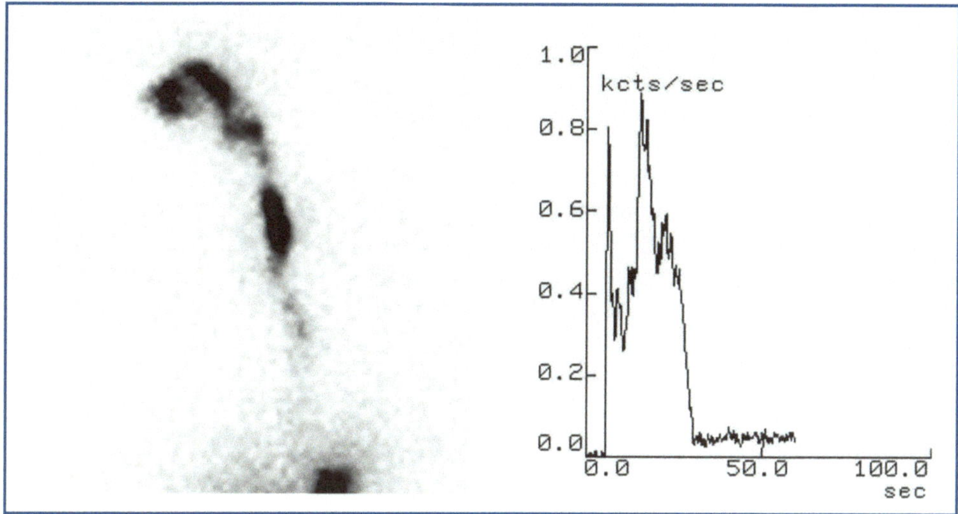

Fig. 23.6 La scintigrafia del transito oro-faringo-esofageo eseguita con bolo liquido in un paziente con spasmo esofageo diffuso evidenzia un movimento caotico del bolo con ritenzione a carico del 1/3 medio del 35% (v.n. <20%)

interferiscono con la normale clearance esofagea; la scintigrafia evidenzia la presenza di un movimento caotico del bolo a livello esofageo, fenomeno che determina picchi multipli di attività nelle curve attività/tempo dopo singola deglutizione (Fig. 23.6).

23.3 Reflusso gastro-esofageo

Il reflusso gastro-esofageo rappresenta una patologia a rischio di complicanze, che possono essere anche molto gravi quando questa condizione è legata a specifiche malattie del SNC (sclerosi multipla e sclerosi laterale amiotrofica).

Nei neonati è difficile differenziare un reflusso patologico da quello fisiologico. Infatti, se l'evento è compreso nei limiti fisiologici, il neonato cresce bene e, in genere, risponde ad accortezze semplici, quali l'allattamento in posizione eretta o la somministrazione di cibi più densi. In età neonatale il reflusso di grado grave è caratterizzato dalla presenza di rigurgito e vomito associati a crescita rallentata; questa sintomatologia può presentarsi a partire dall'età di due mesi. In genere, la malattia ha un decorso benigno; infatti, il 60% circa dei bambini affetti non presenta più sintomi all'età di 18 mesi. Tuttavia il 30% circa mostra sintomi persistenti fino ai quattro anni di età, il 5% sviluppa stenosi esofagea, e un altro 5% può morire se non riceve una terapia adeguata.

Tra le complicanze del reflusso gastro-esofageo si annoverano: infezioni ricorrenti causate da aspirazione tracheo-bronchiale, asma, apnea, tosse, stridore respiratorio, esofagite, anemia, stenosi esofagea, dismotilità esofagea, sindrome di Sandifer e, infine, morte improvvisa infantile.

Bambini affetti da patologie primarie della respirazione possono andare incontro più frequentemente a reflusso gastro-esofageo, come conseguenza dell'aumentata pressione intraddominale causata dalla tosse.

Data la natura episodica del fenomeno, la pH-manometria esofagea registrata nell'arco di 24 ore è l'indagine diagnostica più utilizzata, in virtù dell'alta sensibilità dovuta alla possibilità di valutare il fenomeno in un arco di tempo prolungato. Il quadro morfologico può essere definito combinando i dati ottenuti dall'endoscopia con quelli radiologici derivanti dallo studio delle prime vie digestive con contrasto baritato. La maggior parte dei test convenzionali per la diagnosi del reflusso gastro-esofageo utilizzati negli adulti non è applicabile ai neonati e ai bambini, a causa dell'elevata dose di radiazioni e della necessità di collaborazione del paziente durante l'esecuzione dell'esame. In particolar modo, nello studio radiologico del reflusso gastro-esofageo con pasto baritato si utilizza un preparato non fisiologico, e sono necessarie manovre particolari, come quella di Valsalva o la compressione addominale.

23.3.1 Studio scintigrafico del reflusso gastroesofageo

Questa metodica scintigrafica, messa a punto per i pazienti adulti ma ben adattabile anche per i neonati e i bambini, permette di raccogliere dati funzionali in maniera fisiologica e non invasiva, per un migliore inquadramento diagnostico del reflusso gastroesofageo. Lo studio scintigrafico rappresenta una metodica non invasiva e l'acquisizione dei dati è ininterrotta, per cui consente di osservare gli episodi di reflusso anche molto brevi che possono sfuggire alla pH-manometria. Sia la scintigrafia che la pH-manometria mostrano comunque una sensibilità superiore rispetto a quella dello studio radiologico delle prime vie digestive, con un ulteriore valore diagnostico aggiunto quando le due tecniche si eseguono in combinazione.

23.3.1.1 Metodologia di esecuzione

La metodica scintigrafica prevede l'utilizzo di 3,7-18,5 MBq (100-500 μCi) di ^{99m}Tc-solfuro-colloidale, stabile anche per lunghi periodi a pH acido; il radiofarmaco è miscelato in 300 mL di succo d'arancia per gli adulti (si preferisce una bevanda leggermente acida per accentuare il rilasciamento dello sfintere esofago-gastrico), oppure nel latte o in un formulato per i neonati o per i bambini.

Nei lattanti l'orario dell'esame deve coincidere con quello dell'allattamento, mentre i bambini più grandi e gli adulti devono essere digiuni da almeno 4 ore.

Nel *paziente adulto* è possibile far precedere lo studio del reflusso gastro-esofageo da quello di transito esofageo, facendo deglutire, in ortostatismo, un cucchiaio di succo d'arancia radiomarcato (vedi modalità di acquisizione nel Paragrafo 23.2.3). Successivamente, il paziente assume il resto del succo d'arancia ed è posizionato, supino, sul lettino della gamma-camera (collimatore a fori paralleli per basse energie LEHR o LEGP). L'acquisizione è costituita da una dinamica in proiezione anteriore (matrice 64×64, 5-10 sec/*frame*) della durata di almeno 60 minuti. La gamma-camera è posizionata in modo da comprendere nel FOV lo stomaco e l'esofago. In caso di gamma-camera a doppia testa, è consigliabile l'acquisizione simultanea delle proiezioni anteriore e posteriore.

Nel *lattante* è marcata circa la metà del pasto, lasciando il restante non marcato per il completamento dell'alimentazione. In questo modo, il neonato assumerà tutta l'attività necessaria anche qualora dovesse rifiutare le ultime poppate. Dopo avere terminato il pasto, il bambino è posto in posizione supina sulla testa della gamma-camera munita di collimatore a fori paralleli LEGP o LEHR. Si utilizza la posizione supina perché è più probabile riscontrare il reflusso, piuttosto che in quella prona; il decubito supino con acquisizione in proiezione posteriore è da preferirsi (anche se le vertebre possono attenuare l'attività degli episodi minori di reflusso), perché garantisce un miglior controllo del paziente, riducendo il rischio di aspirazione. Si esegue un'acquisizione dinamica costituita da *frame* di 5-10 secondi per una durata di 60 minuti, con matrice 64×64 (il 20% circa degli episodi di reflusso può essere perso quando l'acquisizione dura soltanto 30 minuti). Lo zoom è adattato alla corporatura del bambino. Al termine della dinamica è utile acquisire immagini statiche, con stessi zoom e matrice, in proiezione anteriore e posteriore, della durata di almeno 5 minuti, segnando con un marker radioattivo come punti di repere la cartilagine cricoidea e lo xifoide. Nel caso di negatività dello studio, si può riprendere l'acquisizione, qualora sia sempre presente attività nello stomaco.

L'acquisizione di immagini statiche tardive ad alcune ore di distanza (fino a 24) è utile per identificare eventuali accumuli di attività in ambito polmonare e per dimostrare così, oltre al reflusso, la presenza di aspirazione tracheo-bronchiale.

23.3.1.2
Analisi dei dati

L'analisi dei dati prevede sempre una valutazione qualitativa visiva delle immagini. La presenza di un reflusso gastro-esofageo si evidenzia come una più o meno fugace risalita di radioattività lungo un tratto dell'esofago (Fig. 23.7). L'elaborazione delle immagini è effettuata previa correzione per eventuali movimenti del paziente.

Per l'analisi dei dati, si possono definire manualmente delle ROI sull'esofago centrale e superiore e sull'orofaringe per creare delle curve attività/tempo, nelle quali gli episodi di reflusso sono caratterizzati da picchi alti.

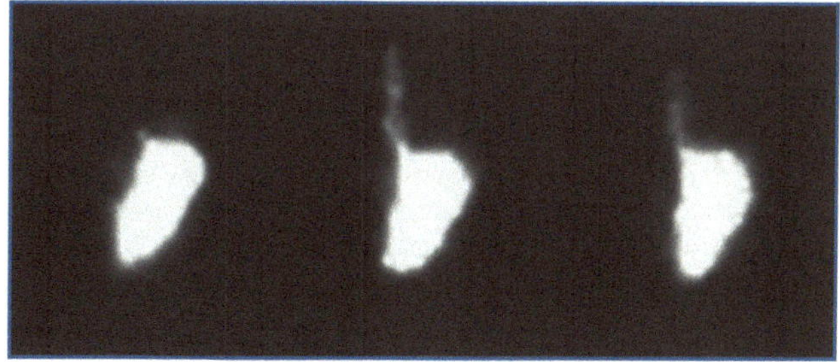

Fig. 23.7 Studio del reflusso gastro-esofageo. Tre *frame* dell'acquisizione dinamica dove si visualizza reflusso gastro-esofageo lungo il tratto distale dell'esofago

L'acquisizione dinamica dovrebbe essere sempre visualizzata in "cine mode", sia per identificare i movimenti del corpo che possono simulare i picchi del reflusso nella curva attività/tempo, sia per meglio valutare lo studio della motilità esofagea. In genere, il transito esofageo dura qualche secondo anche nei bambini più piccoli, e quasi tutta l'attività si trova nello stomaco al termine dell'acquisizione.

Il reflusso gastro-esofageo può essere quantificato utilizzando diversi indici, che in genere considerano il volume e la frequenza di ogni episodio, nonché la velocità di scomparsa del reflusso dall'esofago. Un approccio molto semplice è quello di esprimere l'attività esofagea (sia nei *frame* selezionati dall'acquisizione dinamica che nelle immagini statiche) come una frazione dell'attività gastrica. Questo approccio permette di differenziare i pazienti adulti con reflusso gastro-esofageo da quelli senza reflusso: (11,7 ± 1,8)% contro (2,7 ± 0,3)%. È stato osservato che quando il valore medio dell'attività esofagea è espresso come una frazione dell'attività iniziale gastrica, i pazienti con esofagite peptica presentano valori significativamente diversi da quelli dei controlli: 3,66 ± 0,81% *vs* 0,66 ± 0,12%. Si può anche calcolare un indice globale di reflusso, basato sul rapporto della somma delle attività in ogni episodio rispetto all'attività gastrica di tutti i 60 minuti dello studio dinamico (registrato a 20 secondi per *frame*). Questo indice evidenzia la presenza di reflusso quando è superiore al 5%.

In Tabella 23.4 sono riportati i dati principali della tecnica di esame della scintigrafia del reflusso gastro-esofageo.

Tabella 23.4 Protocolli e tecniche di esame consigliati: scintigrafia del reflusso gastro-esofageo

Indicazioni	Valutazione nei pazienti con reflusso gastro-esofageo.
Preparazione del paziente	Digiuno da almeno quattro ore.
Documentazione richiesta	Anamnesi, quesito clinico-diagnostico, eventuale documentazione iconografica di altre procedure diagnostiche eseguite dal paziente (pH-manometria, Rx con pasto baritato, endoscopia gastro-esofagea).
Radiofarmaci e attività	300 mL di succo d'arancia o la metà del pasto abituale del lattante miscelati con ^{99m}Tc-solfuro colloide (3,7-18,5 MBq [100-500 μCi]).
Tecnica scintigrafica	Collimatore LEHR o LEGP. Paziente adulto: posizionamento in ortostatismo di fronte alla gamma-camera. Somministrazione di un cucchiaio di succo d'arancia con acquisizione dinamica della durata di un minuto circa; in seguito il resto del bolo è somministrato con il paziente supino acquisendo una dinamica di 5-10 sec/*frame* per almeno 60 minuti (matrice 64×64). Bambino e/o neonato: si preferisce la posizione supina perché offre maggiori probabilità di riscontrare il reflusso rispetto a quella prona. Le immagini dinamiche (5 sec/immagine per 60 minuti, matrice 64×64 e zoom adeguato alla corporatura del piccolo paziente) sono acquisite qualche minuto dopo aver terminato il pasto.
Elaborazione e analisi	Si visualizza l'acquisizione in "cine mode" e si procede all'elaborazione delle immagini avendo cura, nel caso dei bambini, di correggere eventuali movimenti del paziente: – ROI sull'esofago centrale e superiore e sull'orofaringe; – Valutazione di: percentuale di bolo refluito, frequenza degli episodi, velocità di scomparsa del reflusso dall'esofago. In caso di presenza di radioattività nell'albero tracheo-bronchiale, la percentuale di aspirazione può essere calcolata dividendo i conteggi ottenuti nella regione di aspirazione per l'attività iniziale rilevata nel cavo orale prima della deglutizione.
Possibili cause di errore	Errato posizionamento delle ROI, movimento del paziente, contaminazione per perdita del bolo dalla cavità orale, persistenza dell'attività nel cavo-oro-faringeo.

23.4 Motilità gastrica

23.4.1 Cenni di anatomia e fisiologia

Lo stomaco è composto da due compartimenti funzionalmente differenti: la porzione prossimale (fondo e regione prossimale del corpo) e la porzione distale (antro e regione distale del corpo). L'unità funzionale prossimale funge da contenitore degli alimenti ed è responsabile dello svuotamento dei liquidi, mentre lo stomaco distale riduce il volume dei frammenti dei solidi (sino a circa 2 mm di diametro), procedendo alla loro "liquefazione".

Lo svuotamento gastrico dipende da diversi fattori tra cui il volume del pasto, il suo contenuto calorico, la composizione in lipidi, proteine e carboidrati, l'osmolarità, il pH, e il volume dei frammenti. Altri fattori sono costituiti da sesso, stato metabolico, ritmo circadiano (mattina, pomeriggio, sera), stress, farmaci (cisapride, metoclopramide, domperidone, eritromicina), posizione (ortostatismo, clinostatismo, seduta). Il contenuto liquido si svuota in funzione del gradiente di pressione tra stomaco e duodeno. La pressione intragastrica è generata dalle contrazioni gastriche lente e rapide che nascono a livello dello stomaco prossimale.

Il controllo dello svuotamento gastrico è pertanto un processo complesso in cui intervengono fenomeni elettrici, meccanici, neurologici, e ormonali (ad esempio, gastrina, secretina e colecistochinina). Ormoni come la colecistochinina e la gastrina sono noti, infatti, per inibire lo svuotamento gastrico.

Studi di svuotamento gastrico sono richiesti quando gli esami radiologici ed endoscopici non riescono a spiegare adeguatamente segni clinici e sintomi come nausea, vomito, fastidi addominali, distensione addominale, e perdita di peso; le cause determinanti possono essere lesioni anatomiche, quali ulcera, edema, tumori, corpi estranei, o disordini della motilità gastrica. In Tabella 23.5 sono riportate le principali cause di alterata motilità gastrica.

Un *ritardato* svuotamento dei solidi e dei liquidi può essere osservato nell'ulcera peptica, nella gastroparesi diabetica, nella sclerodermia, nell'amiloidosi, nei disordini della muscolatura liscia, e dopo radioterapia. Un *rapido* svuotamento dei solidi e dei

Tabella 23.5 Cause di alterata motilità gastrica

Meccaniche	Ulcera peptica (ulcera duodenale e ulcera del canale pilorico) Post-chirurgiche (piloroplastica, emigastrectomia) Stenosi ipertrofica del piloro Cancro dello stomaco Post-radioterapia Trauma
Non meccaniche	Metaboliche (diabete, uremia, ipo- e ipertiroidismo, gastrinoma) Neurologiche (vagotonia, neuropatia, gastroparesi) Malattie sistemiche (sclerodermia, amiloidosi, disordini del sistema muscolare liscio, anoressia nervosa) Farmacologiche (anticolinergici e oppiacei)

liquidi può riscontrarsi dopo chirurgia duodenale, nella sindrome di Zollinger-Ellison, nella malattia da ulcera duodenale, e in alcune sindromi da malassorbimento. Anche diversi farmaci possono indurre un rapido svuotamento gastrico.

23.4.2 Ruolo della diagnostica per immagini nelle alterazioni della motilità gastrica

Lo studio della motilità gastrica è eseguito frequentemente in pazienti che lamentano disturbi del tratto gastroenterico superiore. La scintigrafia che studia il transito gastrico è stata considerata per lungo tempo il *gold standard* per lo studio della motilità gastrica, poiché rappresenta un esame diagnostico non invasivo e facilmente ripetibile. Si affianca ad altre metodiche diagnostiche come la gastroscopia, lo studio radiologico con pasto baritato, l'ecografia, la manometria, e l'elettrogastrografia.

L'ecografia è una tecnica non invasiva che consente lo studio morfologico dell'antro e/o dello stomaco *in toto*. Inoltre, le misurazioni seriate dell'area antrale e/o del volume gastrico e delle contrazioni del viscere permettono di eseguire uno studio funzionale della motilità gastrica, calcolando il tempo di svuotamento gastrico. La manometria è importante nel monitorare i cambiamenti pressori della motilità gastrica, dato che il movimento dei contenuti è dato dalle pressioni differenziali indotte dall'attività peristaltica. L'elettrogastrografia rileva l'attività elettrica della muscolatura gastrica con elettrodi di superficie, consentendo una valutazione indiretta della contrazione della muscolatura liscia.

23.4.3 Studio scintigrafico del transito gastrico

23.4.3.1 Indicazioni

L'esame è indicato in tutte le situazioni in cui si sospetti un'alterata motilità gastrica da causa meccanica e non. Inoltre, è di ausilio per il follow-up del paziente dopo terapia chirurgica e per il monitoraggio del trattamento medico (Tabella 23.6).

23.4.3.2 Tecnica di preparazione

È possibile eseguire l'esame con differenti costituenti del pasto (solido, liquido, o indigeribile) e diverse componenti (proteica, lipidica, fibrosa). Sebbene la valutazione con componente liquida (acqua) o fibrosa indigeribile (*pellet*) sia possibile, lo studio dello svuotamento gastrico trova la massima espressione proprio nella possibilità di marcare un pasto fisiologico, generalmente nella componente proteica, in completa indipendenza, rispetto ad altre tecniche, dalla concomitante presenza di liquidi esogeni (assunti col pasto) o endogeni (provenienti dalle secrezioni del tratto digerente).

Tabella 23.6 Protocolli e tecniche di esame consigliati: studio scintigrafico del transito gastrico

Indicazioni	Diagnosi di anomalie dello svuotamento e/o della motilità gastrica. Monitoraggio post-chirurgico. Valutazione dell'efficacia della terapia medica.
Preparazione del paziente	Digiuno da circa 6 ore. Le donne in età fertile dovrebbero essere studiate, se possibile, nei primi dieci giorni del ciclo mestruale, per evitare gli effetti di variazioni ormonali sulla motilità gastrica.
Documentazione richiesta	Anamnesi, terapia medica in corso (cisapride, metoclopramide, domperidone, eritromicina) ed eventuali interventi chirurgici sul tratto gastroenterico, documentazione di altre procedure diagnostiche, se effettuate.
Radiofarmaci e attività	Pasto solido: pasto proteico (uova) radiomarcato con ^{99m}Tc-colloidale (Nanocoll): 7,4-14,8 MBq (0,2-0,4 mCi). Pasto liquido (utilizzato raramente in associazione al pasto solido): succo d'arancia, acqua o latte radiomarcato con ^{111}In-DTPA: 7,4-14,8 MBq (0,2-0,4 mCi).
Tecnica scintigrafica	L'ingestione del pasto radiomarcato dovrebbe essere completata il più velocemente possibile: ottimale è entro 10 minuti. Gamma-camera a grande campo con collimatore a fori paralleli LEHR o LEGP; finestra energetica 140 keV $\pm$ 10%. Sequenza di immagini statiche con matrice 128×128 della durata di 1 minuto nelle proiezioni anteriore e posteriore, in modo tale da comprendere nel FOV l'esofago distale e il piccolo intestino prossimale. Le immagini sono acquisite in un arco di tempo di 3 ore.
Elaborazione e analisi	Una ROI è disegnata intorno all'attività nello stomaco nelle proiezioni anteriore e posteriore. L'utilizzo di specifici software facilita la definizione del contorno dello stomaco nelle immagini ottenute nei vari tempi prestabiliti. Si genera una curva attività/tempo ottenuta dalla media geometrica dei conteggi (anteriore e posteriore) corretti per il decadimento. Calcolo di parametri quantitativi: – Indice di ritenzione a 60 e 120 minuti; – Velocità di svuotamento; – Tempo di dimezzamento dell'attività gastrica.
Possibili cause di errore	Bassa efficienza di marcatura, pasto non standard, tempo prolungato di ingestione del pasto e assunzione non completa, ansia, paziente non digiuno, presenza di reflusso gastro-esofageo, sovrapposizione di attività del piccolo intestino con la ROI dello stomaco. Il vomito durante l'esecuzione dell'esame è motivo di interruzione dello stesso.

Il pasto solido tipico è costituito da una componente marcata affiancata da altri alimenti che permettano il raggiungimento di almeno 300-400 Kcal, necessarie alla completa attivazione dei meccanismi digestivi post-prandiali.

Per ottenere risultati accurati e riproducibili, è bene che ogni centro di medicina nucleare standardizzi la composizione e la quantità del pasto impiegato per lo studio scintigrafico. Sarebbe inoltre consigliabile che ogni centro costituisse un proprio gruppo di controllo formato da almeno 20 soggetti sani di entrambi i sessi. Infatti, poiché sono state evidenziate differenze nei tempi di svuotamento gastrico tra sesso maschile e sesso femminile, il gruppo di controllo dovrebbe essere misto e bilanciato.

23.4.3.3
Metodologia di esecuzione

È opportuno che l'assunzione del pasto si svolga in condizioni tali da riprodurre il più possibile le situazioni familiari al paziente; l'orario deve essere preferibilmente quello in cui è assunto il tipo di pasto proposto. Il paziente deve essere digiuno da diverse ore (ad esempio, nel caso il test si svolga all'ora di pranzo devono trascorrere circa 6 ore da una leggera colazione). Ogni terapia o sostanza (alcool, tabacco) in grado di interferire con i risultati del test dovrebbe essere interrotta almeno 24 ore prima. Il pasto solido utilizzato nel nostro centro è composto da 2 uova strapazzate, 100 g di prosciutto cotto, un panino e due bicchieri di acqua (per un totale di circa 700 Kcal). Le uova strapazzate vengono marcate con ^{99m}Tc-colloidale (Nanocoll): 7,4-14,8 MBq (0,2-0,4 mCi). Il paziente deve completare il pasto in 10 minuti e l'acquisizione deve iniziare subito dopo.

Per le acquisizioni è utilizzata una gamma-camera a grande campo con un collimatore LEHR o LEGP. Il picco energetico è centrato sui 140 keV ±10% del tecnezio-99m. È sufficiente una gamma-camera a singolo detector con la possibilità di posizionare la testata in verticale, in modo da consentire le acquisizioni mirate sull'addome del paziente in posizione ortostatica. Le acquisizioni constano di statiche dell'addome in proiezione anteriore e posteriore, con matrice 128×128, della durata di 60 secondi ciascuna, ripetute per circa tre ore. L'utilizzo di una gamma-camera a doppia testa riduce i tempi di acquisizione, permettendo la contemporanea registrazione delle immagini in proiezione anteriore e posteriore. Nella prima ora le acquisizioni (anteriore e posteriore) vengono eseguite ogni 15 minuti, nelle successive due ore ogni 30 minuti. Il posizionamento del paziente per le acquisizioni è molto semplice, in quanto è sufficiente centrare nel FOV l'attività contenuta nello stomaco, ponendo a contatto del collimatore prima la parete addominale anteriore e successivamente quella posteriore. È importante comprendere nel FOV il tratto prossimale dell'intestino tenue e l'esofago distale (al fine di evidenziare eventuali reflussi esofagei). La registrazione successiva di una proiezione anteriore e posteriore permette di correggere la diversa geometria che lo stomaco può assumere in rapporto al differente stato di riempimento, in particolare evita errori dovuti alla progressiva anteriorizzazione del contenuto gastrico durante la digestione. Nei minuti di attesa tra un'acquisizione e la successiva, il paziente rimane in attesa calda in posizione seduta, ovviamente evitando di ingerire ulteriore cibo o liquidi di vario genere, come pure di assumere farmaci o di fumare.

23.4.3.4
Analisi dei dati e valutazione dei risultati

L'elaborazione consiste nell'individuazione dell'attività gastrica e nella sua delimitazione mediante una ROI disegnata manualmente. Alcuni software di corredo sulle diverse *workstation* di elaborazione facilitano questa operazione dando la possibilità di disegnare la ROI (anche con modalità semiautomatica) sulla prima acquisizione in proiezione anteriore al tempo 0, che poi potrà essere riposizionata e adattata a tutte le successive immagini acquisite nello studio. Le stesse ROI poi vengono trasferite e riposizionate sulle immagini acquisite in proiezione posteriore. Dopo aver calcolato la media geometrica dei conteggi ottenuti nelle acquisizioni anteriore e posteriore, in occasione dei diversi tempi di rilevazione, secondo la formula:

$$\text{media geometrica (cpm)} = \sqrt{\text{ANT(cpm)} \times \text{POST(cpm)}}$$

si costruisce una curva attività/tempo che descrive l'andamento della radioattività gastrica per l'intera durata del test. La tipica curva che descrive lo svuotamento gastrico dei solidi ha un andamento lineare, talvolta preceduto da una fase iniziale di latenza (detta *lag-time*), il cui significato e valore interpretativo non sono tuttora completamente noti. I più comuni parametri (per lo studio dei solidi) sono rappresentati dal calcolo dell'attività residua a 60 e 120 minuti, dalla pendenza (K) della fase lineare, e dal tempo di dimezzamento ($T_{1/2}$) del contenuto gastrico. Per quanto riguarda il calcolo di K o $T_{1/2}$, il software di analisi ne consente il calcolo eseguendo il *fit* di tipo lineare della curva di svuotamento gastrico. Per il pasto sopra descritto, ci si può aspettare un $T_{1/2}$ di 60-120 min (Figg. 23.8 e 23.9). La riproducibilità intra-soggetto è buona.

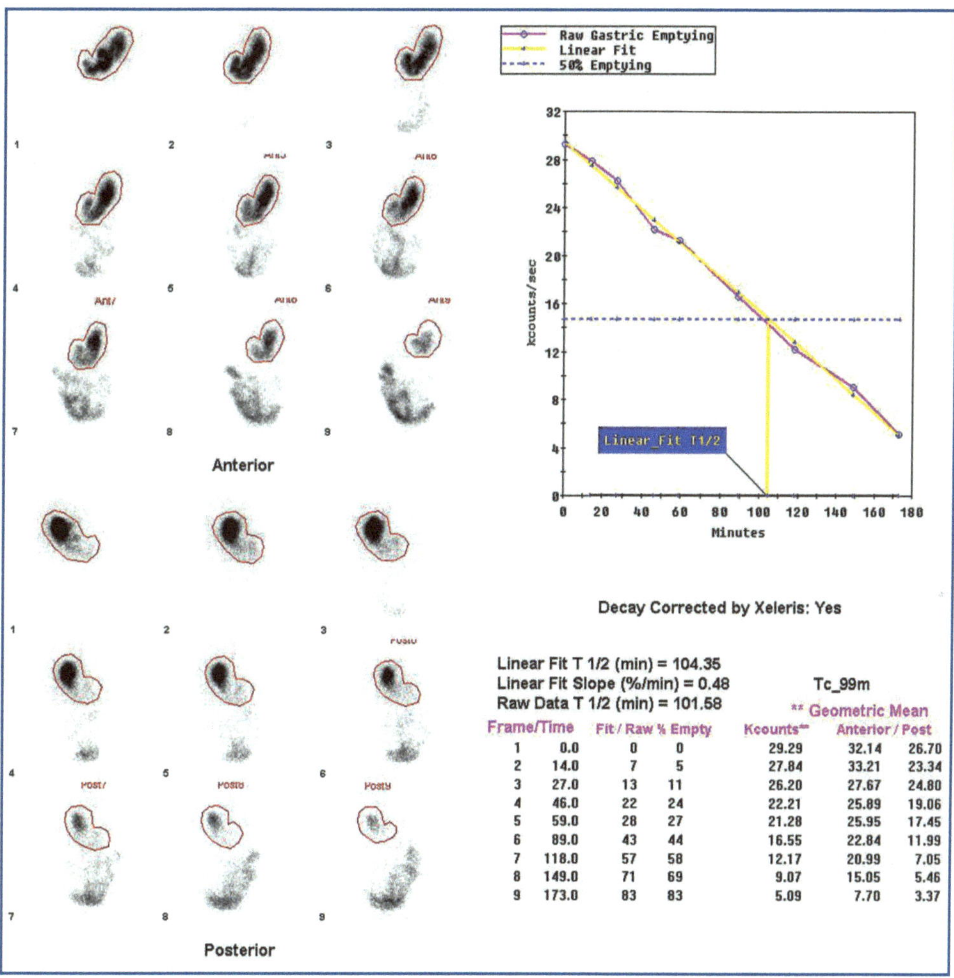

Frame/Time		Fit / Raw % Empty		Kcounts**	Anterior / Post	
1	0.0	0	0	29.29	32.14	26.70
2	14.0	7	5	27.84	33.21	23.34
3	27.0	13	11	26.20	27.67	24.80
4	46.0	22	24	22.21	25.89	19.06
5	59.0	28	27	21.28	25.95	17.45
6	89.0	43	44	16.55	22.84	11.99
7	118.0	57	58	12.17	20.99	7.05
8	149.0	71	69	9.07	15.05	5.46
9	173.0	83	83	5.09	7.70	3.37

Fig. 23.8 Studio della motilità gastrica: *a sinistra*, acquisizioni in proiezione anteriore e posteriore del contenuto gastrico in tempi diversi (fino a 3 ore dall'assunzione del pasto radiomercato). *A destra*, la curva di attività/tempo del contenuto gastrico presenta un tempo di dimezzamento nella norma

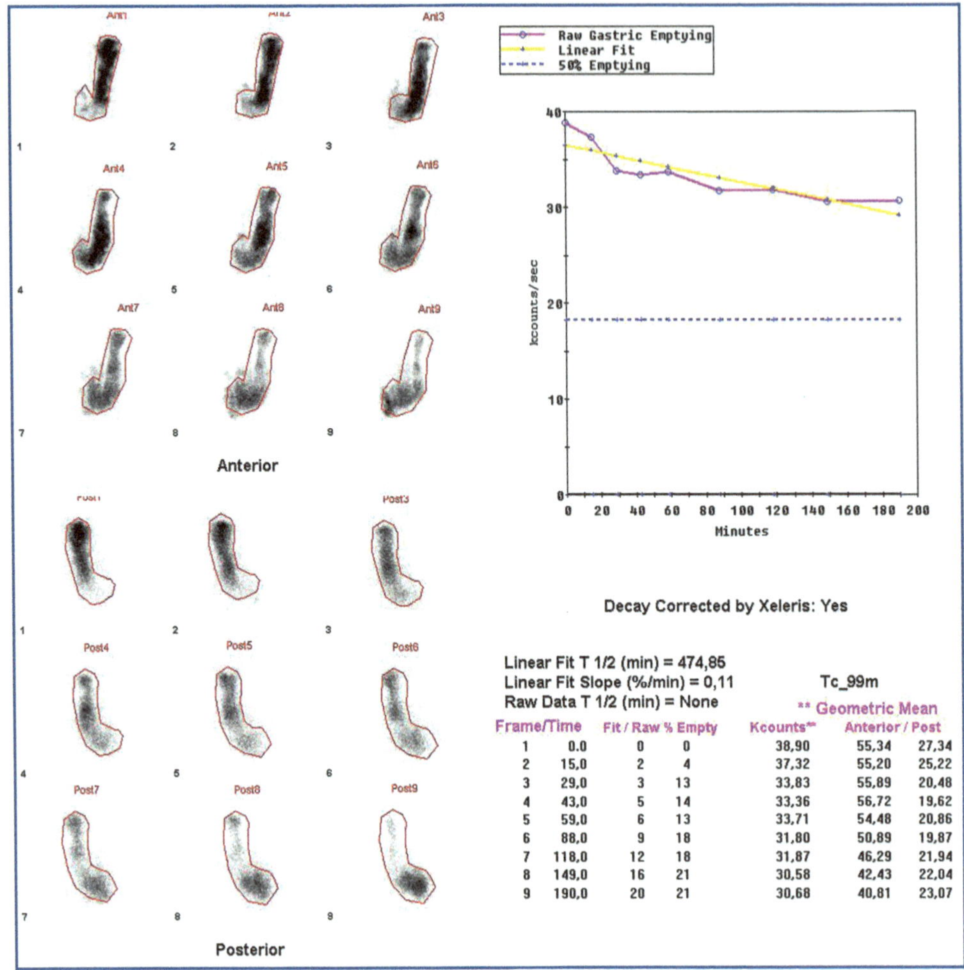

Fig. 23.9 Studio della motilità gastrica: *a sinistra*, acquisizioni in proiezione anteriore e posteriore del contenuto gastrico in tempi diversi (fino a 3 ore dall'assunzione del pasto radiomercato). *A destra*, la curva di attività/tempo del contenuto gastrico presenta un tempo di dimezzamento rallentato

23.4.3.5
Problematiche di carattere tecnico

- Necessità di disporre di una gamma-camera impegnata a intervalli di tempo prestabiliti per circa 3 ore, limitando così l'esecuzione di altri esami.
- Possibilità di effettuare in radiofarmacia una corretta preparazione del pasto radiomarcato (ad esempio, forno a microonde).
- Utilizzo di programmi computerizzati per l'analisi dei dati.
- Gruppo di controllo di soggetti normali centro-specifico, per il confronto dei dati.

23.4.3.6
Varianti tecniche

Sebbene si tratti di una tecnica poco utilizzata, è possibile eseguire uno studio dello svuotamento gastrico che prevede l'impiego di un doppio tracciante: ^{99m}Tc-colloide per la marcatura del pasto solido e ^{111}In-DTPA per quella del pasto liquido (acqua, succo d'arancia o latte). Lo studio consente di seguire simultaneamente il transito delle due componenti del pasto mediante l'acquisizione seriata delle immagini che sono registrate in modalità "doppio isotopo": sono generate per ogni acquisizione due immagini indipendenti, una legata ai conteggi ottenuti sul picco energetico del tecnezio-99m (140 keV ±10%) e l'altra a quelli rilevati sul picco dell'indio-111 (172 keV ±10%, 246 keV ±10%).

23.5
Sanguinamenti gastro-intestinali

Un sanguinamento gastro-intestinale (GI), evidente o occulto, può originare in qualunque punto del tratto digerente. I pazienti con sanguinamento GI vengono classificati in base a due criteri: la sede del sanguinamento e la sua entità.

L'entità del sanguinamento è un fattore determinante per la scelta del trattamento; nei pazienti che presentano una perdita ematica elevata (>30% del volume ematico stimato) si rende necessario un intervento chirurgico in urgenza, in quanto si tratta di pazienti (soprattutto se anziani) con elevato rischio di mortalità.

Per quanto riguarda la sede, vengono comunemente distinti sanguinamenti che originano dal tratto superiore (esofago, stomaco, duodeno), dal tratto inferiore (colon-retto) e dal piccolo intestino (digiuno e ileo). In Tabella 23.7 sono riportate le più comuni cause di sanguinamento GI.

La sintomatologia riferita dal paziente dipende dalla sede e dalla gravità del sanguinamento, nonché dalla patologia di base. In caso di sanguinamento del tratto superiore un sintomo ricorrente è l'*ematemesi* (vomito di sangue rosso) che, quando cospicua,

Tabella 23.7 Cause di sanguinamento GI

Tratto superiore	Ulcera gastro-duodenale Esofagite e gastrite erosiva Varici Lacerazione della giunzione esofago-gastrica Angiomi e malformazioni artero-venose
Tratto inferiore	Angiodisplasia Diverticoli Polipi Carcinoma Colite ulcerosa, coliti attiniche o ischemiche Malattia di Crohn Emorroidi e ragadi
Piccolo intestino	Diverticolo di Meckel Neoplasie Angiomi e malformazioni artero-venose

è da riferire in genere a rottura di varici esofagee. In caso di sanguinamento del tratto GI inferiore il sintomo ricorrente è l'*ematochezia* (o emissione di feci miste a sangue), talvolta associata anche a sanguinamento massivo del tratto GI superiore, con un rapido transito intestinale. La *melena* o emissione di sangue digerito con le feci, che assumono un colorito nero (feci picee), indica più frequentemente un sanguinamento a livello del tratto GI superiore. Tuttavia, può essere causata anche da un sanguinamento dell'intestino tenue o del colon destro.

L'esame di elezione per lo studio dei sanguinamenti del tratto superiore e inferiore è l'endoscopia (esofago-gastro-duodeno-scopia e colonscopia). Sebbene digiuno e ileo non costituiscano una sede frequente di sanguinamento, a questo livello lo studio endoscopico e radiologico con bario hanno un valore di accuratezza diagnostica limitato, specialmente nei casi acuti.

Accanto all'esame endoscopico, riveste un ruolo importante lo studio vascolare mediante esame angiografico o angio-TC (di recente introduzione nella diagnostica, presenta il vantaggio di non richiedere un cateterismo arterioso).

23.5.1 Scintigrafia per la ricerca di sanguinamento GI

Consiste nella visualizzazione dello stravaso ematico a livello GI grazie alla marcatura dei globuli rossi con ^{99m}Tc (vedi Capitolo 4 per le tecniche di marcatura). I vantaggi di questa indagine sono la possibilità di evidenziare in modo totalmente non invasivo la presenza di sanguinamenti a livello di tutto il tubo digerente, anche se di modesta entità (rilevabili anche sanguinamenti di 0,04 mL/min) e di tipo intermittente (con questa procedura è possibile monitorare il paziente per diverse ore).

Lo studio scintigrafico inizia dopo la marcatura dei globuli rossi con circa 740 MBq (20 mCi) di ^{99m}Tc. La marcatura *in vitro* è preferibile, in quanto minimizza la quota di tecnezio libero che, accumulato dalla mucosa gastrica e passando nel lume intestinale, potrebbe essere causa di aumento dell'attività del fondo e di risultati falsi negativi o positivi. Tuttavia, anche la marcatura *in vivo*, se correttamente eseguita, può essere utilizzata (è spesso eseguita perché più semplice). Sebbene non sia obbligatorio (l'esame può essere effettuato in urgenza), è consigliabile eseguire l'esame a digiuno.

23.5.1.1 Metodologia di esecuzione

Il paziente è posizionato supino sul lettino di una gamma-camera a grande campo equipaggiata con un collimatore a fori paralleli LEHR. Si utilizza tutto il campo di vista utile, in modo tale da comprendere addome superiore e inferiore. I protocolli di acquisizione possono variare da centro a centro.

È possibile effettuare uno studio angio-scintigrafico iniziale (iniezione in bolo del tracciante radioattivo con il paziente già posizionato sul lettino), che fondamentalmente può essere utile per valutare la presenza di lesioni ipervascolarizzate (varici, malformazioni vascolari) responsabili del sanguinamento. A tale scopo si acquisisce, contemporaneamente all'iniezione del radiofarmaco, una serie dinamica della durata di 60 secondi

(1 *frame*/secondo) con una matrice di 64×64 o 128×128. Al termine di questa acquisizione (opzionale), inizia la ricerca vera e propria del sanguinamento. In origine è stata proposta l'acquisizione in tempi successivi di immagini statiche dell'addome (matrice 128×128) della durata di 1-2 minuti e registrate a intervalli di 5-15 minuti. Più recentemente è stata dimostrata l'utilità di eseguire acquisizioni dinamiche che, consentendo di valutare le immagini in modalità "cine", migliorano la sensibilità nell'evidenziare il sanguinamento. Le acquisizioni dinamiche (matrice 128×128) sono generalmente costituite da *frame* di 30-60 secondi, per una durata di circa 30 minuti. Poiché sanguinamenti di notevole entità (e che identificano pazienti ad alto rischio) sono frequentemente visualizzati nei primi 60-90 minuti, è bene concentrare il più possibile le rilevazioni in questo intervallo di tempo, indipendentemente dal protocollo di acquisizione utilizzato (statiche o dinamiche). Nei tempi successivi, le acquisizioni possono essere effettuate a intervalli meno frequenti, consentendo di utilizzare la gamma-camera anche per altri esami programmati nella giornata. La durata complessiva dell'esame, soprattutto quando non evidenzi sanguinamenti in atto, è di circa 6-8 ore (alcuni centri eseguono, quando necessario, anche un'ultima acquisizione statica il giorno successivo).

L'interpretazione delle immagini è di tipo qualitativo. Poiché l'esame consente la visualizzazione del *pool ematico*, sono fisiologicamente evidenziabili grandi strutture vascolari e vasi addominali arteriosi e venosi, e organi vascolarizzati come fegato, milza e reni. La presenza di ^{99m}Tc libero è causa della visualizzazione dello stomaco e della presenza di attività a livello urinario (calici, pelvi, ureteri e vescica). La sede di un sanguinamento in atto è rilevabile come una zona di iniziale accumulo focale del radiofarmaco che, per effetto della peristalsi intestinale, tende a progredire lungo le anse intestinali (Fig. 23.10). La progressione è anterograda, ma può essere anche retrograda, in quanto il sangue a livello del lume intestinale ha un effetto irritante e può quindi al-

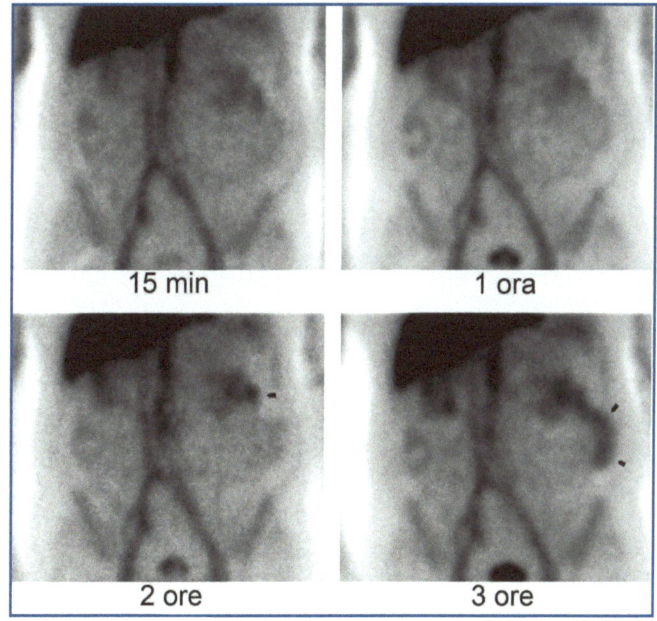

Fig. 23.10 Ricerca di sanguinamento GI: quattro immagini acquisite in tempi diversi che dimostrano la presenza di una zona di progressivo accumulo del radiofarmaco a livello del fianco sinistro riferibile a un sanguinamento di lieve entità a livello del piccolo intestino

terare la normale peristalsi. Questo fenomeno può complicare l'analisi dell'esame, rendendo di più difficile localizzazione l'esatta sede del sanguinamento.

Una peristalsi particolarmente vivace, associata a sanguinamento di lieve entità, può essere causa di mancata visualizzazione, in quanto il sangue non si accumula in quantità sufficiente nella sede del sanguinamento e si disperde lungo il lume intestinale troppo rapidamente. Per limitare l'attività peristaltica intestinale, è consigliabile che il paziente rimanga digiuno per tutta la durata dell'esame. La presenza di una zona di accumulo focale, che permane inalterata nel tempo, può essere dovuta alla presenza di una lesione ipervascolarizzata o di una zona di iperemia.

Nei casi in cui sia presente il sanguinamento, ma ci sia bisogno di meglio caratterizzare la sede anatomica, può essere utile eseguire una o più acquisizioni SPECT o SPECT/TC (Fig. 23.11). I parametri di acquisizione sono standard: zoom 1-1,3, matrice

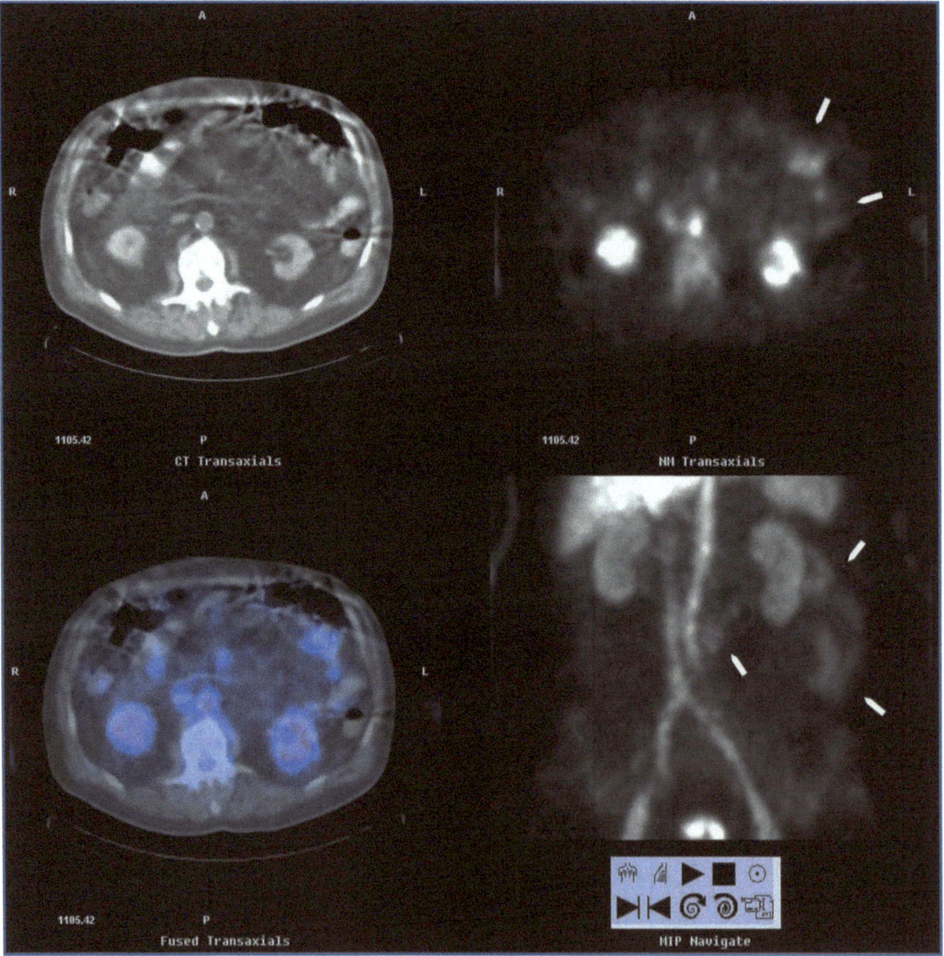

Fig. 23.11 Ricerca di sanguinamento GI: acquisizione SPECT/TC. Le immagini dimostrano la presenza del sanguinamento a livello di un'ansa del piccolo intestino in regione mesogastrica, con progressione a livello del fianco sinistro (immagine MIP, *in basso a destra*)

Tabella 23.8 Protocolli e tecniche di esame consigliati: ricerca di sanguinamento GI

Indicazioni	Paziente con sanguinamento GI occulto.
Preparazione del paziente	Digiuno consigliabile.
Documentazione richiesta	Anamnesi, esofago-gastro-duodenoscopia e/o colonscopia non conclusivi circa la sede del sanguinamento.
Radiofarmaci e attività	Globuli rossi marcati con ^{99m}Tc (740 MBq).
Tecnica scintigrafica	Posizionare il paziente in posizione supina. Gamma-camera con collimatore a fori paralleli LEHR. Il campo di vista deve comprendere addome superiore e inferiore. Acquisizione dinamica in proiezione anteriore con fase vascolare (opzionale) (1 sec/*frame*×1 min, matrice 64×64 o 128×128. Immagini statiche (durata 1-2 minuti, matrice 128×128) o dinamiche (30-60 secondi/*frame*, durata di 15-30 minuti, matrice 128×128) a intervalli di tempo variabili. È consigliabile eseguire acquisizioni frequenti nei primi 60-90 minuti di osservazione, per identificare sanguinamenti di elevata entità e i pazienti a elevato rischio candidati all'intervento chirurgico in urgenza. Studio SPECT (preferibile SPECT/TC) facoltativo.
Elaborazione e analisi	Nessuna.
Analisi	La positività è data da un'area di accumulo del radiofarmaco che tende alla progressione lungo il tratto digerente, per effetto della peristalsi.
Possibili cause di errore	Sanguinamento di scarsa entità (inferiore a 0,04 mL/min). Attività peristaltica accentuata con rapido "lavaggio" del radiofarmaco dalla sede del sanguinamento. Insufficiente efficienza di marcatura dei globuli rossi.

128×128, 60-120 proiezioni su 360° (orbita circolare, elittica o con *body-contouring*), 20-30 secondi/proiezione.

In Tabella 23.8 sono riportati i principali elementi tecnici che caratterizzano la scintigrafia per la ricerca di sanguinamento GI.

23.6 Mucosa gastrica ectopica in diverticolo di Meckel

23.6.1 Cenni di anatomia e fisiologia

Il diverticolo di Meckel è un'anomalia congenita dovuta alla presenza di un residuo del dotto onfalo-mesenterico, che si organizza come un sacco a fondo cieco a livello ileale. Si riscontra in circa il 2% dei pazienti adulti trattati chirurgicamente, e di solito è localizzato a circa 50-80 cm dalla valvola ileocecale, con una lunghezza che varia dai 3 ai 15 cm. All'inizio della vita fetale il dotto vitellino si estende dall'ileo terminale fino all'ombelico e al sacco vitellino; questo dotto si oblitera normalmente entro la 7ª settimana. Il diverticolo di Meckel si forma quando il dotto va incontro ad atresia, a eccezione della parte più vicina all'ileo. È un diverticolo "vero" perché presenta tutte le tuniche di un intestino normale; può, inoltre, contenere tessuto eterotopico dello stomaco, con cellule parietali secernenti HCl e pepsina, ma anche del pancreas o dell'intestino (colico o ileale). Un paziente con diverticolo di Meckel può essere sintomatico a causa dello sviluppo di diversi tipi di complicanze. La presentazione clinica è caratterizzata più spesso da dolore addominale, emorragie acute o croniche recidivanti, per ulcerazione della mucosa ileale adiacente a quella gastrica eterotopica. Altre complicanze sono l'ostruzione, l'intussuscezione, l'infiammazione (meckelite), la perforazione. Raramente sintomatico dopo i 10 anni, più spesso l'emorragia colpisce i bambini al di sotto dei 2 anni di età, mentre l'ostruzione è più comune negli adulti. La diagnosi è difficile, e di solito si basa sui sintomi e sui segni, che sono più comuni nei lattanti e nei bambini. Il quadro clinico può essere spesso confuso con un'appendicite acuta.

Il diverticolo può essere visualizzato con lo studio radiologico del piccolo intestino con bario; tuttavia, la sovrapposizione con le varie anse intestinali e il fatto di possedere anche la tunica muscolare (ha un'attività contrattile conservata che non consente la permanenza prolungata del bario al suo livello), fanno sì che il diverticolo di Meckel non sia facilmente visualizzabile con questa tecnica. La frequente presenza di mucosa gastrica eterotopica a livello del diverticolo è il pressupposto dell'uso della scintigrafia con ^{99m}Tc-pertecnetato.

23.6.2
Studio scintigrafico della mucosa gastrica eterotopica

È un test molto accurato per l'identificazione di mucosa gastrica eterotopica nel diverticolo di Meckel, con un'elevata specificità e valore predittivo positivo (vicino al 100%) sia nei bambini che negli adulti.

Lo studio scintigrafico risulta prezioso sia per confermare il sospetto clinico che per individuare la sede della malattia, semplificando in tal modo l'approccio chirurgico. Esso deve essere eseguito a una certa distanza di tempo da eventuali esami radiologici con pasto baritato, perché questi potrebbero mascherare l'eventuale *focus* di accumulo del radiofarmaco. Dovrebbe inoltre precedere un'eventuale colonscopia, per il pericolo di acquisire false immagini dovute a microtraumi della mucosa. È consigliabile, ma non necessaria, una premedicazione da iniziare 24-48 ore prima dell'esame con inibitori della secrezione acida gastrica come ranitidina o cimetidina (cimetidina orale 300 mg quattro volte al giorno per due giorni negli adulti, 20 mg/kg al giorno per due giorni nei bambini, 10-20 mg/kg al giorno nei neonati prima di iniziare; ranitidina orale 2 mg/Kg nei i bambini e 150 mg negli adulti) somministrando l'ultima dose la mattina stessa dell'esame; così facendo, si riduce la secrezione del radiofarmaco nel lume intestinale (che verrebbe lavato via con la peristalsi), aumentando la captazione del ^{99m}Tc-pertecnetato a livello della mucosa gastrica. Anche farmaci come la pentagastrina e il glucagone possono essere impiegati per incrementare la sensibilità dell'esame.

Lo studio scintigrafico, abbastanza semplice, si basa sulla somministrazione e.v. di 370 MBq (10 mCi) di ^{99m}Tc-pertecnetato nell'adulto, mentre la dose pediatrica minima è di 20 MBq.

Per l'analisi è impiegata una gamma-camera a grande campo equipaggiata con un collimatore a fori paralleli LEHR. Il paziente, preferibilmente digiuno, è posizionato supino con il detector in proiezione anteriore.

L'acquisizione delle immagini ha inizio subito dopo la somministrazione del ^{99m}Tc-pertecnetato in proiezione anteriore (matrice 128×128, con zoom impostato per comprendere tutto l'addome nel campo di vista, compresa la vescica). Si acquisisce una serie dinamica composta da una prima fase vascolare (1-5 sec/*frame* per 1 minuto) e da una seconda con *frame* di 60 secondi per 1 ora. Quando necessario, si possono acquisire ulteriori immagini statiche in diverse proiezioni, per definire meglio la sede dell'eventuale area di accumulo focale del radiofarmaco. Talvolta un'acquisizione SPECT (preferibilmente SPECT/TC) può essere di aiuto nella localizzazione.

La presenza di mucosa gastrica eterotopica in corrispondenza della sede del diverticolo di Meckel (più frequentemente nel quadrante addominale inferiore destro) si osserva sotto forma di una piccola area focale intensamente iperattiva (Fig. 23.12). L'area di

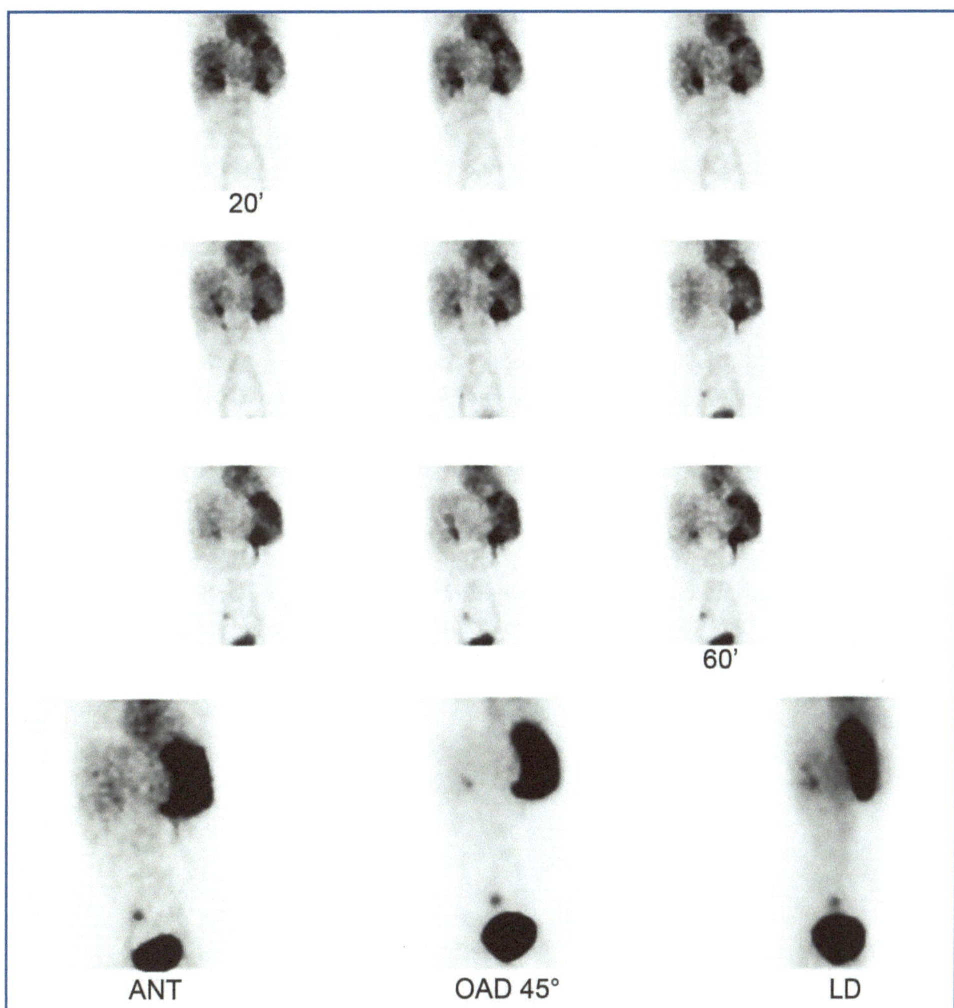

Fig. 23.12 Diverticolo di Meckel. L'area di accumulo del radiofarmaco a livello del quadrante addominale inferiore destro è riferibile alla presenza di mucosa gastrica ectopica. *In alto* sono riportati alcuni *frame* della serie dinamica che evidenziano la progressiva comparsa dell'area di iperattività focale legata alla presenza di mucosa gastrica ectopica a livello del diverticolo. *In basso*, tre acquisizioni statiche eseguite in tre proiezioni diverse al termine della dinamica

Tabella 23.9 Protocolli e tecniche di esame consigliati: ricerca di mucosa gastrica ectopica

Indicazioni	Bambino o adolescente con melena e sospetto di mucosa gastrica ectopica in diverticolo di Meckel.
Preparazione del paziente	Digiuno consigliabile.
Documentazione richiesta	Anamnesi, esito di altre indagini strumentali e per immagini.
Radiofarmaci e attività	^{99m}Tc-pertecnetato 370 MBq nell'adulto (attività pediatrica minima: 20 MBq).
Tecnica scintigrafica	Posizionare il paziente in posizione supina. Gamma-camera con collimatore a fori paralleli LEHR in proiezione anteriore. Il campo di vista deve comprendere addome superiore e inferiore. L'acquisizione delle immagini ha inizio subito dopo la somministrazione del ^{99m}Tc-pertecnetato. Acquisizione dinamica composta da una prima fase vascolare 1-5 sec/*frame* per 1 minuto e da una seconda fase con *frame* di 60 secondi per 1 ora (matrice 128×128, con zoom impostato per comprendere tutto l'addome nel campo di vista, compresa la vescica). Immagini statiche in diverse proiezioni per definire meglio la sede del reperto evidenziato. Eventuale SPECT (o SPECT/TC).
Elaborazione e analisi	Nessuna.
Analisi	La presenza di mucosa gastrica eterotopica in corrispondenza della sede del diverticolo di Meckel si osserva come un'area focale intensamente iperattiva a livello del quadrante addominale inferiore destro.
Possibili cause di errore	L'eliminazione urinaria e il rapido transito intestinale del ^{99m}Tc-pertecnetato dallo stomaco a livello del piccolo intestino possono interferire con la visualizzazione della captazione della mucosa gastrica eterotopica.

accumulo del radiofarmaco in genere appare contemporaneamente alla mucosa gastrica normale, e persiste nella stessa sede per l'intera durata dell'osservazione. Un diverticolo di piccole dimensioni può visualizzarsi anche 20-30 minuti dopo lo stomaco. Talvolta l'eliminazione renale del ^{99m}Tc-pertecnetato può mascherare la captazione da parte della mucosa gastrica eterotopica. La captazione in corrispondenza della mucosa gastrica, specie nei bambini, può essere caratterizzata da un rapido transito nelle anse duodenali e digiunali (fenomeno che talvolta può creare problemi di interpretazione per la sovrapposizione della radioattività che transita per effetto della peristalsi a quella del diverticolo). Anche altre tipi di patologie focali che possono essere caratterizzate da iperemia possono essere causa di false immagini. In Tabella 23.9 sono riportati i principali elementi tecnici che caratterizzano la scintigrafia per la ricerca di mucosa gastrica eterotopica.

23.7 Motilità del colon

Il colon (organo muscolare e tubolare approssimativamente lungo 125 cm *in vivo*) compie 3 importanti funzioni: concentrazione delle feci mediante l'assorbimento di acqua ed elettroliti, deposito ed evacuazione controllata di materiale fecale, e digestione e assorbimento del cibo.

Il colon destro (ceco e colon ascendente) riveste un ruolo importante nell'assorbimento di acqua e di elettroliti e nella fermentazione di zuccheri non digeriti; il colon sinistro (colon discendente, sigma, e retto) è coinvolto essenzialmente nel deposito e nell'evacuazione delle feci.

La mucosa del colon presenta una superficie relativamente liscia, con numerose cripte prevalentemente composte da cellule secernenti muco. La muscolatura è data dal muscolo longitudinale organizzato in 3 nastri che decorrono dal ceco al retto, chiamati *taeniae coli*. I neuroni del sistema nervoso enterico sono organizzati in gangli interconnessi da fibre che formano il plesso mioenterico sottomucoso. Circuiti di riflesso neurali e locali modulano motilità, secrezione, flusso di sangue e, probabilmente, funzione immunitaria. I nervi del sistema parasimpatico svolgono un'attività eccitatoria, mentre quelli del sistema simpatico hanno attività inibitoria.

La diarrea è un'alterazione della funzione intestinale caratterizzata da un aumento di motilità intestinale e della fluidità delle feci. La sindrome del colon irritabile, l'intolleranza al lattosio e ad altri fattori dietetici, la colite ulcerosa, la malattia di Crohn, e alcune neoplasie sono le cause più comuni di diarrea cronica. In particolare, la sindrome del colon irritabile colpisce il 20-25% della popolazione nei paesi occidentali, e nel 47% dei pazienti si alterna a stipsi.

La stipsi cronica può essere idiopatica, secondaria a farmaci (specialmente oppioidi e anticolinergici), o a varie condizioni patologiche. La stipsi cronica idiopatica può essere divisa in 3 sottogruppi: da inerzia colica (transito lento), terminale (il paziente sente lo stimolo ma non riesce a defecare), e con transito normale (stipsi funzionale e sindrome del colon irritabile con stipsi).

23.7.1
Scintigrafia del transito del colon

La scintigrafia del transito del colon è impiegata per caratterizzare quei pazienti che presentano sintomi come la stipsi e la sindrome del colon irritabile. Questa procedura è utile per identificare la presenza e la gravità di alterazioni di transito (fornendo anche informazioni su specifiche regioni del colon), e per valutare la risposta alla terapia medica eventualmente intrapresa.

Per l'esecuzione di questa procedura è utilizzato, in genere, come radiofarmaco il ^{111}In-DTPA, che presenta la caratteristica di non essere assorbito nel tratto gastrointestinale. Inoltre, l'emivita fisica di 67 ore permette di monitorare il transito colico per diversi giorni. Il protocollo proposto dalla Mayo Clinic è basato sull'ingestione orale di una singola capsula di metacrilato che contiene il radiofarmaco (3,7 MBq [100 µCi] di ^{111}In-DTPA adsorbito su particelle di carbone attivo). Il metacrilato si discioglie nell'ambiente basico dell'ileo distale, liberando "in bolo" il radiofarmaco a livello del ceco. Capsule commercialmente disponibili progettate per distribuire farmaci al ceco offrono un'alternativa appropriata e più semplice. Altrimenti, è possibile somministrare il radiofarmaco disciolto in un pasto solido/liquido.

23.7.1.1
Metodologia di esecuzione

Una volta somministrato il radiofarmaco, sono acquisite immagini statiche a tempi prefissati. Per le acquisizioni, il paziente è posizionato supino sul lettino di una gammacamera a grande campo equipaggiata con collimatore a fori paralleli MEGP. Un repere

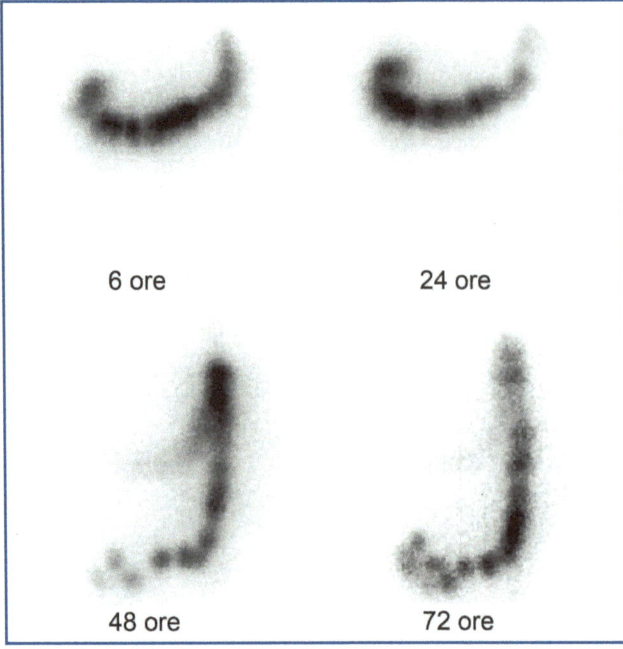

Fig. 23.13 Studio scintigrafico del transito colico con ^{111}In-DTPA in paziente con stipsi e transito colico rallentato (immagini gentilmente fornite dal Dott. Domenico Rubello, Servizio di Medicina Nucleare – Centro PET, Ospedale "Santa Maria della Misericordia", Rovigo)

radioattivo posto a livello dello xifoide (superiore) e del pube (inferiore) aiuta nel centraggio dell'intero colon nel campo di vista. Ogni acquisizione consiste in una immagine statica (matrice 128×128) di 1 minuto, in proiezione anteriore. Sebbene diversi siano stati i protocolli proposti in letteratura, uno dei più accreditati è quello che prevede acquisizioni a 4, 24, 48 (72) ore (Fig. 23.13) con il calcolo del cosiddetto "centro geometrico". Senza entrare nel dettaglio della procedura di calcolo, il centro geometrico, adottato comunemente come un parametro di transito del colon, è la media pesata ottenuta dai conteggi (espressi come frazione rispetto all'attività somministrata), calcolati in 4 (o 6) diverse regioni del colon.

Letture consigliate

Abell TL, Camilleri M, Donohoe KJ et al (2008) Consensus recommendations for gastric emptying scintigraphy: a joint report of the American Neurogastroenterology and Motility Society and the Society of Nuclear Medicine. Am J Gastroenterol 103:753-763

Clouse RE, Richter JE, Heading RC et al (1999) Functional esophageal disorders. Gut 45:31-36

De Rossi G, Calcagni ML (1994) Salivary gland disorders. In: Murray IPC, Ell PJ (eds) Nuclear Medicine in Clinical Diagnosis and treatment, Vol 1. Churchill Livingstone, Edimburgh London Madrid Melbourne New York Tokio, pp 373-376

Donohoe KJ, Maurer AH, Ziessman HA et al (1999) Procedure guideline for gastric emptying and motility. J Nucl Med 40:1236-1239

Fattori B, Grosso M, Bongioanni P et al (2006) Assessment of swallowing by oropharyngoesophageal scintigraphy in patients with amyotrophic lateral sclerosis. Dysphagia 21:280-286

Fattori B, Grosso M, Ursino F et al (2007) Clinical applications of oro-pharyngo-oesophageal scintigraphy in the study of dysphagia. Acta Otorhinolaryngol Ital 27(4):192-199

Gastric emptying 3.0 http://interactive.snm.org/docs/Guideline%20for%20Adult%20Gastric%20Emptying.pdf. (Ultimo accesso marzo 2010)

Gastrointestinal bleeding/Meckel's diverticulum scintigraphy 1.0. http://interactive.snm.org/docs/pg_ch09_0403.pdf. (Ultimo accesso marzo 2010)

Grosso M, Mattone V, Rizza E et al (2005) La scintigrafia nelle patologie della Deglutizione. In: Ursino F, Fattori B, Matteucci F (eds) Approccio multidisciplinare ai disturbi della deglutizione. Inquadramento diagnostico e terapeutico riabilitativo. Edizioni Plus-Università di Pisa, Pisa, pp 49-58

Jorgensen F (1992) Esophageal scintigraphy: reproducibility and normal ranges. J Nucl Med 33:2106-2109

Mariani G, Boni G, Barreca et al (2004) Radionuclide gastroesophageal motor studies. J Nucl Med 45:1004-1028

Mariani G, Pauwels EK, AlSharif A (2008) Radionuclide evaluation of the lower gastrointestinal tract. J Nucl Med 49:776-787

Maurer AH (1994) Gastrintestinal bleeding. In: Murray IPC, Ell PJ (eds) Nuclear Medicine in Clinical Diagnosis and treatment, Vol 1. Churchill Livingstone, Edimburgh London Madrid Melbourne New York Tokio, pp 47-54

Saito T, Fukuda H, Horikawa M et al (1997) Salivary gland scintigraphy with ^{99m}Tc-pertecnetate in Sjögren's syndrome: relationship to clinicopathologic features of salivary and lacrimal glands. J Oral Pathol Med 26:46-50

Tecniche diagnostiche per lo studio del fegato e delle vie biliari 24

I. Paglianiti, G. Picchi, R. Cantini, D. Volterrani

Indice dei contenuti

24.1 Introduzione

Il fegato è l'organo più voluminoso dell'organismo. Classicamente è suddiviso in lobo destro e lobo sinistro, separati tra loro dall'inserzione del legamento falciforme. A livello dell'ilo penetrano all'interno del fegato due collettori ematici, l'arteria epatica e la vena porta, e fuoriesce un collettore biliare (dotto epatico comune). La vena porta e l'arteria epatica danno origine a un ramo destro e uno sinistro, diretti verso i rispettivi lobi epatici. La successiva suddivisione di questi vasi è di tipo segmentario. In totale nel fegato si riconoscono 8 segmenti: nel lobo sinistro sono compresi i segmenti II e III, nel destro il IV, V, VI, VII e VIII (Fig. 24.1). Il primo segmento è costituito dal lobo caudato, che rappresenta un'entità autonoma per quanto riguarda l'apporto vascolare e il drenaggio biliare. Ogni segmento epatico (individuato da una diramazione della vena porta, dell'arteria epatica e da una radice del sistema delle vie biliari) rappresenta un'unità morfo-funzionale, che può contrarre una malattia in modo indipendente e può essere resecato chirurgicamente senza il coinvolgimento di quelli adiacenti.

Il fegato presenta diverse peculiarità anatomo-funzionali. La prima riguarda la *vascolarizzazione*. Il sangue raggiunge l'organo attraverso l'arteria epatica (tronco celiaco) e la vena porta. A livello dei sinusoidi epatici avviene la mescolanza tra sangue arterioso e venoso; il sangue è poi drenato dalle vene sovraepatiche per riversarsi nella

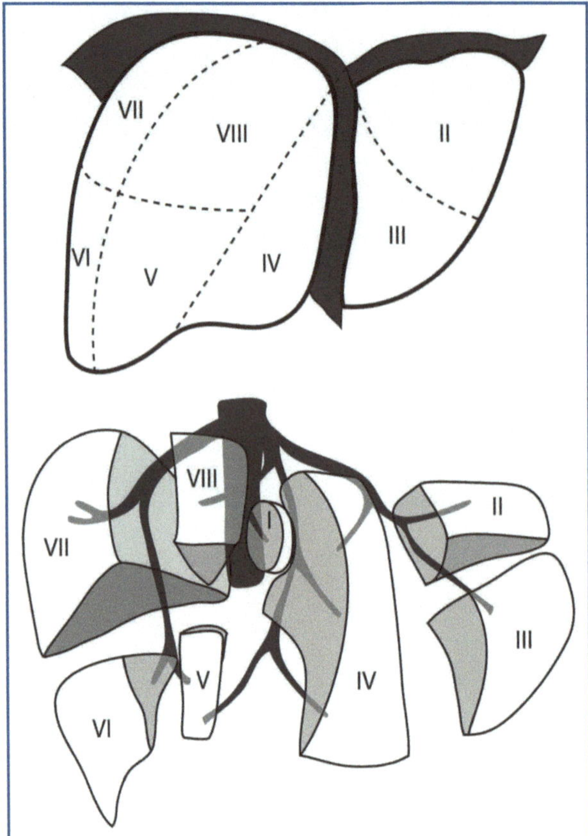

Fig. 24.1 Suddivisione in segmenti del fegato

vena cava inferiore. Mentre il sangue arterioso apporta al fegato ossigeno e metaboliti, la vena porta trasporta il sangue refluo dalla porzione sottodiaframmatica del tubo digerente e dalla milza. In questo modo il fegato riceve tutti i prodotti dell'assorbimento intestinale e dell'eritrocateresi legata all'attività dei macrofagi splenici (prodotti di degradazione dell'eme, come la bilirubina).

Un'altra caratteristica è data dalla presenza di *tessuto reticolo-endoteliale* costituito dalle cellule di Kupfer, macrofagi residenti che proseguono il lavoro di quelli splenici (sono infatti in grado di produrre bilirubina a partire da frammenti di eritrociti).

Oltre a essere una particolare ghiandola endocrina (in quanto riversa direttamente nel sangue numerosi elaborati come proteine, glucosio, lipoproteine), il fegato può considerarsi una ghiandola esocrina: elabora infatti la bile che riversa nel duodeno per mezzo delle vie biliari. Il parenchima epatico è costituito dagli *epatociti*, cellule in cui è possibile individuare un polo vascolare (in corrispondenza del quale l'epatocita opera selettivamente scambi con il sangue) e un polo biliare (in corrispondenza del quale avviene la secrezione della bile).

Le indagini di medicina nucleare per lo studio del fegato sono dirette a queste tre principali costituenti del fegato: il reticolo-endotelio, il sistema epato-biliare, e la componente vascolare. Nel presente Capitolo saranno trattati nel dettaglio la scintigrafia epatobiliare e la ricerca di angiomi epatici. La scintigrafia epatica (o epatosplenica), che utilizzava radiocolloidi captati dalle cellule del reticolo-endotelio, ha ormai un valore pressoché storico. Utilizzata in passato per la valutazione di lesioni epatiche focali benigne e maligne e di patologie diffuse del fegato (cirrosi), attualmente è stata sostituita da altre tecniche di imaging radiologico come ecografia, ecografia con contrasto, eco-color-Doppler, TC e RM.

24.2 Le vie biliari

24.2.1 Anatomia e fisiopatologia

L'albero biliare origina a livello dei *canalicoli biliari*, dove gli epatociti secernono la bile prodotta (costituita principalmente da acqua, elettroliti, acidi biliari, lipidi, proteine, e bilirubina). La quantità di bile prodotta nelle 24 ore è di 600 mL, anche se la sua produzione è influenzata da diversi fattori (composizione e frequenza dei pasti, stato di idratazione, farmaci). I canalicoli biliari confluiscono in dotti di calibro sempre maggiore che vanno a formare i dotti epatici, destro e sinistro. Dall'unione dei due dotti epatici origina il dotto epatico comune che si continua nel coledoco, dopo la confluenza del dotto cistico. Il coledoco ha un decorso in parte intrapancreatico (testa del pancreas), e sbocca a livello della seconda porzione del duodeno nella papilla di Vater, insieme al dotto pancreatico di Wirsung. A livello del collo della papilla di Vater è presente uno sfintere, lo sfintere di Oddi, che regola il deflusso della bile e impedisce il reflusso del contenuto duodenale nel coledoco (Fig. 24.2).

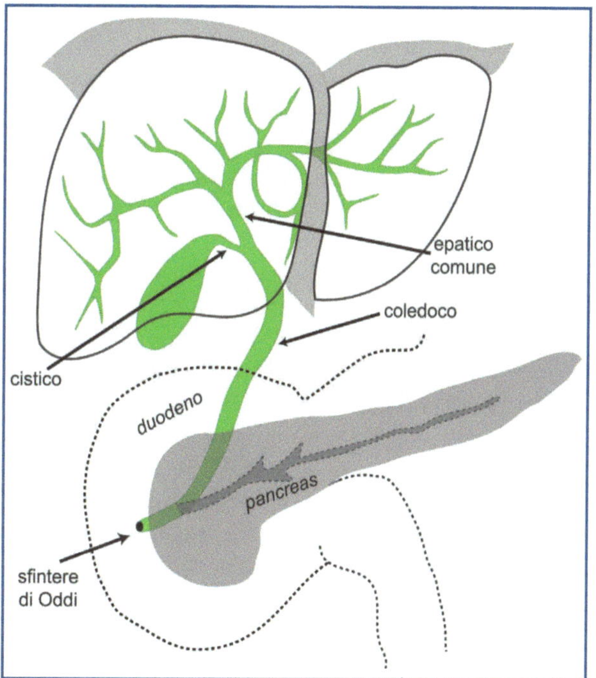

Fig. 24.2 Le vie biliari

Il transito della bile a livello dell'albero biliare è regolato da una serie di fattori che consistono nel ritmo di produzione della bile, nel tono dello sfintere di Oddi, nei livelli sierici di colecistochinina (CCK) e di altri ormoni. La bile si forma a livello di canalicoli biliari come risultato del trasporto attivo di diversi soluti (bilirubina, acidi biliari, lipidi ed elettroliti) e del trasporto passivo di acqua a livello dell'epatocita. Una volta formatasi, transita nei canalicoli biliari, raggiungendo i dotti interlobulari e settali, i dotti epatici destro e sinistro e il dotto epatico comune. Il maggiore o minore tono dello sfintere di Oddi determina (se elevato) il passaggio della bile a livello del dotto cistico e della colecisti, oppure (se rilassato) verso il coledoco, con transito finale nel duodeno. In condizioni di digiuno, il flusso biliare è basso e il tono dello sfintere è elevato. Oltre al digiuno, altri fattori che causano una ridotta produzione e un basso flusso biliare sono disidratazione, stato febbrile, malattia epatocellulare, nutrizione parenterale, e tutte le cause di malassorbimento degli acidi biliari. L'introduzione di cibo induce aumento del flusso biliare, rilassamento dello sfintere e contrazione della colecisti. La riduzione del flusso biliare si estrinseca in un prolungamento dei tempi di transito lungo tutto l'albero biliare. La colecisti ha la funzione di deposito della bile (40-60 mL). La frazione di svuotamento dopo pasto grasso è di circa il 70 ± 20%.

24.2.2 Metodiche d'indagine

Le vie biliari possono essere studiate con differenti metodiche:
- ecografia;
- TC;
- colangio-RM;
- colangiografia retrograda endoscopica;
- colangiografia percutanea trans-epatica;
- scintigrafia epato-biliare.

L'ecografia rappresenta la tecnica di prima scelta nel sospetto di una patologia che interessa le vie biliari che, qualora determini ostacolo al deflusso della bile (colestasi), si manifesta clinicamente con un ittero. È generalmente in grado di stabilire la presenza di calcoli nonché la sede e, talvolta, la causa di una colestasi. La TC con mezzo di contrasto è utilizzata in seconda istanza per stabilire la causa di un ittero e, nel caso di una patologia neoplastica (neoplasia della testa del pancreas, colangiocarcinoma ecc.), per completare la stadiazione loco-regionale. La RM associata alla colangio-RM (particolari sequenze T2-pesate che consentono di evidenziare i liquidi stazionari senza uso di mezzo di contrasto) sono utilizzate per studiare l'albero biliare nella sua interezza, e sono dotate di elevata sensibilità nel dimostrare la presenza, la sede e la natura di un'ostruzione biliare. La colangiografia retrograda endoscopica (ERCP, *Endoscopic Retrograde Cholangio-Pancreatography*) e quella percutanea (entrambe procedure invasive) sono eseguite sempre più raramente. La ERCP è attualmente utilizzata nei casi in cui è necessario associare al dato diagnostico della procedura anche quello terapeutico interventistico.

24.3
Scintigrafia epatobiliare (colescintigrafia)

La scintigrafia epatobiliare è una metodica di imaging che può fornire informazioni utili sulla funzione epatocellulare e sulla pervietà del sistema biliare "tracciando" la produzione epatocitaria e il flusso della bile, che dal fegato, attraverso l'albero biliare, raggiunge il piccolo intestino. In Tabella 24.1 sono riportate le principali indicazioni cliniche della scintigrafia epatobiliare.

24.3.1
Preparazione del paziente

Il paziente deve essere digiuno da almeno 6 ore prima della somministrazione del radiofarmaco (come premesso, il pasto modifica il transito biliare e rende meno probabile la visualizzazione della colecisti). Se il paziente è digiuno da più di 24 ore o è in totale nutrizione parenterale (bile concentrata e basso flusso biliare), è preferibile pre-trattare con sincalide (farmaco colecistocinetico). È bene che il paziente, prima dell'esame, eviti fumo e assunzione di alcool, che possono interferire con la captazione e con il transito biliare del radiofarmaco. Analgesici oppiacei e barbiturici causano ipertono dello sfintere di Oddi. Atropina e somatostatina riducono la capacità contrattile della colecisti.

24.3.2
Radiofarmaci utilizzati, quantità e loro meccanismo d'azione

La colescintigrafia, in passato effettuata con la tetraiodo-tetraclorofluoresceina (o Rosa Bengala) marcata con ^{131}I e successivamente con ^{123}I, attualmente viene eseguita con derivati dell'acido acetanilido-iminodiacetico (IDA), analoghi della lidocaina, marcati con il ^{99m}Tc. Tra questi i più diffusi sono la disofenina (DISIDA) e la mebrofenina (BRIDA).

Si tratta di composti liposolubili in quanto anioni lipofili, con bassa affinità per le proteine plasmatiche e scarsa (<5%) eliminazione urinaria; sono captati dagli epatociti con

Tabella 24.1 Principali indicazioni cliniche della scintigrafia epatobiliare

Diagnosi di colecistite acuta alitiasica (in urgenza)
Diagnosi di deiscenze biliari post-chirurgiche (in urgenza)
Diagnosi di atresia congenita delle vie biliari
Valutazione funzionale della colecistite cronica
Valutazione di ostruzioni della via biliare principale
Valutazione dopo anastomosi bilio-digestive (transito biliare, reflusso duodeno-gastrico)
Valutazione delle disfunzioni dello sfintere di Oddi
Valutazione della funzione colecistica (prove colecistocinetiche con pasto grasso o CCK)
Valutazione funzionale del fegato trapiantato

meccanismo simile a quello della bilirubina. Al contrario della bilirubina, all'interno dell'epatocita i derivati dell'IDA non sono coniugati con l'acido glucuronico e sono secreti, come tali, con la bile in tempi rapidi, per diffusione passiva e trasporto attivo. Sebbene questi radiofarmaci competano con gli stessi siti di captazione della bilirubina, la presenza di ittero (iperbilirubinemia) non è una controindicazione all'esecuzione dell'esame. Tutti i derivati dell'IDA presentano per i siti di captazione epatocitaria valori di affinità maggiori (in particolare la mebrofenina) rispetto alla bilirubina; tuttavia, all'aumentare dei valori di questa, la captazione epatocitaria del radiofarmaco tende a diminuire. La somministrazione avviene per via endovenosa in quantità di circa 5 mCi (185 MBq), per gli adulti. Sono necessarie quantità più alte (370 MBq) in caso di ittero. La mebrofenina è il radiofarmaco di prima scelta nei casi di iperbilirubinemia moderata o grave.

24.3.3 Protocollo di acquisizione

Si utilizza una gamma-camera a grande campo con collimatore a fori paralleli LEHR. Il paziente è posizionato supino, con le braccia lungo i fianchi. Si imposta generalmente un'acquisizione dinamica (è possibile, in alternativa, scegliere una serie di statiche a tempi prefissati). L'acquisizione effettuata in proiezione anteriore inizia subito dopo la somministrazione e.v. del radiofarmaco. Il centraggio deve assicurare che tutto il fegato entri nel campo di vista (arcata costale corrispondente a circa metà del campo). La dinamica (matrice 128×128) è costituita da *frame* di 30-60 secondi, per una durata totale dell'esame di 45-60 minuti (tempo massimo per la visualizzazione della colecisti e per la comparsa di attività nel piccolo intestino). Proiezioni statiche aggiuntive (laterale destra, obliqua anteriore sinistra e destra) possono essere eseguite a completamento dell'esame.

Nel sospetto clinico di colecistite acuta, in caso di mancata visualizzazione della colecisti entro 45-60 minuti, dovrebbero essere acquisite immagini tardive a 3-4 ore; in alternativa, è possibile utilizzare un test di stimolo con morfina. Immagini tardive a 18-24 ore possono essere necessarie in alcuni casi particolari (ad esempio, pazienti molto compromessi, disfunzione epatocellulare grave, sospetta ostruzione del dotto biliare comune, sospetta atresia biliare).

La visualizzazione dei dati in *cine-mode* può rilevare informazioni aggiuntive non immediatamente evidenti nella sequenza delle immagini.

Se il paziente è studiato per il sospetto di stravaso biliare (deiscenza biliare), immagini tardive a 2-4 ore e proiezioni aggiuntive possono essere di aiuto. Qualsiasi sacca di drenaggio dovrebbe essere inclusa nel campo di vista, nel dubbio diagnostico di una fistola o perdita biliare.

Diversi interventi farmacologici (o fisiologici) possono aumentare il valore diagnostico dell'esame (Tabella 24.2).

Tabella 24.2 Test di stimolo farmacologici e fisiologici

Pretrattamento con sincalide	ha azione coleretica (utile in caso di digiuno prolungato o nutrizione parenterale)
Infusione di morfina	facilita la visualizzazione della colecisti (provoca ipertono dello sfintere di Oddi)
Test di stimolo con sincalide	è utile nella valutazione della contrattilità della colecisti
Test di stimolo con pasto grasso	è utile nella valutazione della contrattilità della colecisti

24.3.4
Elaborazione

L'analisi è di tipo visivo e/o quantitativo, basata direttamente sulle immagini o sulla creazione di curve attività/tempo (disegnando ROI a livello del cuore, del parenchima epatico, delle vie biliari intra ed extra-epatiche, della colecisti, e intestinale). Dalle curve attività/tempo si possono ricavare alcuni parametri, tra i quali i più utilizzati sono il T_{max} (tempo di raggiungimento del picco di attività massima) e il $T_{1/2}$ (tempo di dimezzamento) dell'escrezione (Fig. 24.3).

Per studiare la funzione contrattile della colecisti si può calcolare la *frazione di eiezione della colecisti,* utilizzando un'immagine scintigrafica a pieno riempimento (pre)

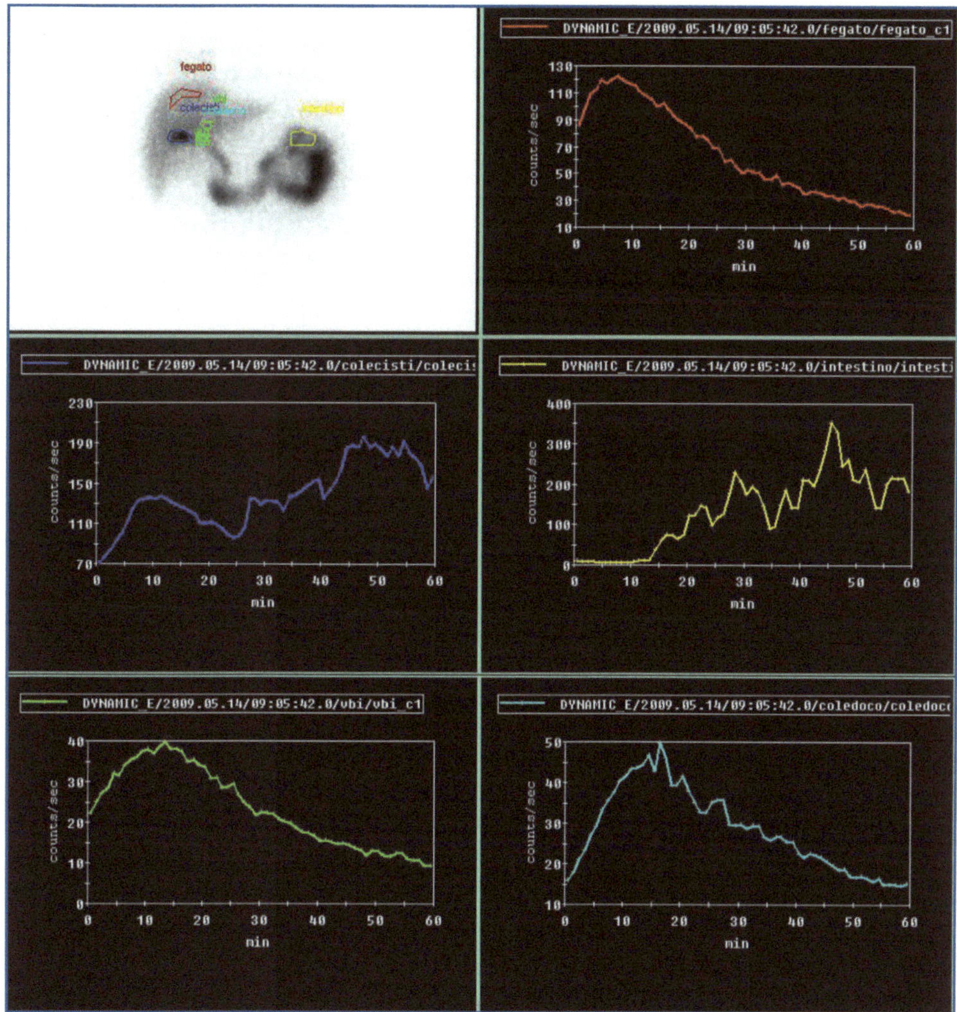

Fig. 24.3 Scintigrafia epatobiliare: curve attività/tempo ricavate da ROI disegnate sul parenchima epatico (*in alto a destra*), sulla colecisti (*al centro a sinistra*), sull'intestino (*al centro a destra*), sui dotti epatici (*in basso a sinistra*) e sul coledoco (*in basso a destra*)

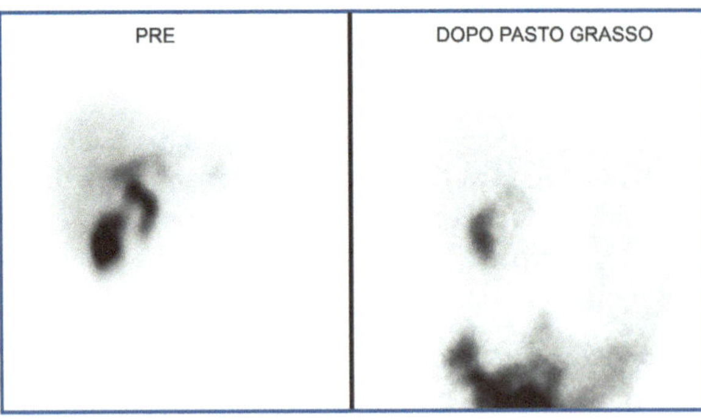

Fig. 24.4 Scintigrafia epatobiliare: a destra una colecisti dopo 60 minuti dalla somministrazione del radiofarmaco, a sinistra la stessa colecisti 60 minuti dopo assunzione di un pasto grasso. Disegnando delle ROI sulla colecisti prima e dopo pasto grasso è possibile calcolarne la frazione di svuotamento

e una 60 minuti dopo l'assunzione di un pasto grasso (post) (Fig. 24.4). Per il calcolo si disegna una ROI attorno alla colecisti e una a livello del parenchima epatico adiacente (fondo). La ROI del fondo viene disegnata facendo attenzione a escludere l'attività duttale. La frazione di eiezione è calcolata con la seguente formula:

$$\text{FE della colecisti (\%)} = \frac{(\text{cpm colecisti\_pre - cpm fondo}) - (\text{cpm colecisti\_post - cpm fondo})}{\text{cpm colecisti\_pre - cpm fondo}} \times 100$$

In Tabella 24.3 sono riassunti i dati principali della tecnica di esame della scintigrafia epatobiliare.

24.3.5 Criteri di interpretazione

Una scintigrafia epatobiliare normale è caratterizzata da:

- una fase iniziale, *pool ematico,* nella quale l'attività si ritrova principalmente nei grossi vasi e a livello cardiaco;
- una fase *epatocellulare*, nella quale si visualizza il parenchima epatico e non è ancora comparsa attività a livello delle le vie biliari (a 5 minuti dalla somministrazione l'attività di *pool ematico* cardiaco è pressoché scomparsa). Il T_{max} (nel caso della mebrofenina) è intorno ai 12 minuti e il $T_{1/2}$ 25-30 minuti;
- una fase *biliare*: normalmente inizia a 5-15 minuti, con attività massima a livello della via biliare principale a 20-40 minuti (la colecisti si visualizza dopo 10-40 minuti);
- una fase *intestinale* caratterizzata dal passaggio della bile radioattiva in intestino attraverso lo sfintere di Oddi (20-45 minuti).

In Figura 24.5 è riportata una sequenza di immagini rappresentative di una scintigrafia epatobiliare normale. Di seguito sono descritti alcuni dei reperti osservati in situazioni patologiche che possono essere studiate con la scintigrafia epatobiliare.

- *Colecistite acuta*: il segno patognomonico di colecistite acuta (litiasica e non) è rappresentato da transito bilio-enterico normale e assenza di visualizzazione della colecisti a 45 minuti dalla somministrazione del radiofarmaco come pure nelle immagini tardive a 3-4 ore (oppure 30 minuti dopo lo stimolo con morfina, quando eseguito). Una banda di aumentata attività (*rim sign*) a livello del letto colecistico è spesso associata a colecistite acuta flemmonosa/gangrenosa.

Tabella 24.3 Scintigrafia epatobiliare: protocolli e tecniche di esame consigliati

Indicazioni	Colecistite acuta, diagnosi differenziale tra ostruzioni intraepatiche ed extraepatiche, epatopatie con ittero, ricerca di reflusso bilio-duodeno-gastrico in corso di valutazione di gastriti da reflusso; sospetta atresia delle vie biliari (importante in campo neonatale); controllo post-chirurgico (resezioni epatiche, reflussi biliari, anastomosi bilio-enteriche, trapianti); coleperitoneo.
Preparazione del paziente	Digiuno da circa 6 ore.
Documentazione richiesta	Anamnesi, dati laboratoristici (bilirubinemia), storia di precedenti interventi chirurgici in particolare sul tratto biliare e gastro-intestinale, documentazione di altre procedure di imaging eseguite dal paziente.
Radiofarmaci e attività	^{99m}Tc-disofenina (DISIDA) o ^{99m}Tc-mebrofenina (BRIDA), circa 185 MBq (5 mCi) e.v.; in caso di iperbilirubinemia, utile aumentare fino a 370 MBq (10 mCi). La mebrofenina è preferibile in caso di ittero.
Tecnica scintigrafica	Gamma-camera LFOV con collimatore a fori paralleli LEHR. Il paziente è posto sul tavolo in posizione supina. Acquisizione di immagini dinamiche e/o statiche planari in proiezione anteriore in modo da centrare tutto il fegato. Protocollo di acquisizione: – *frame* di 30-60 secondi fino a 45-60 minuti, matrice 128×128; – al termine dello studio dinamico, nel sospetto di un'ipotonia della colecisti, si può effettuare un test di stimolo con sincalide o con pasto grasso; si completa lo studio con un'immagine statica in proiezione anteriore, matrice 128×128, acquisita per 1 minuto; – eventuali immagini statiche in laterale destra e posteriore (utili in particolare nel sospetto di stravasi biliari).
Elaborazione e analisi	Sulle immagini si valutano i seguenti parametri: – captazione epatocitaria; – tempi di visualizzazione delle vie biliari, della colecisti e dell'attività a livello intestinale. Si possono generare delle curve attività/tempo sul cuore, parenchima epatico, vie biliari intra- ed extra-epatiche, colecisti e sull'intestino, dalle quali è possibile ricavare alcuni parametri (T_{max}, o tempo di raggiungimento del picco di attività massima, e $T_{1/2}$, o tempo di dimezzamento, dell'escrezione). Per valutare la contrattilità della colecisti può essere calcolata la frazione di eiezione.
Possibili cause di errore	Digiuno insufficiente o troppo prolungato. Interferenze farmacologiche. Movimento del paziente durante l'esame.

- *Colecistite cronica*: è caratterizzata da una mancata o debole captazione del radiofarmaco a livello della colecisti, che si può visualizzare tardivamente (3-4 ore).
- *Ostruzione bilare*: persistenza di attività a livello delle vie biliari (ritardo del *washout* e della comparsa di attività a livello intestinale).
- *Atresia biliare*: l'attività permane a livello intraepatico; si esclude quando si dimostra il transito del radiofarmaco a livello intestinale.
- *Leakage biliare*: si parla di *leakage* o spandimento biliare quando, a causa di una deiscenza biliare post-chirurgica, avviene la fuoriuscita dall'albero biliare di bile e il radiofarmaco si accumula in una sede diversa da fegato, colecisti, vie biliari o intestino.
- *Reflusso biliare duodeno-gastrico*: durante l'esame una quota del radiofarmaco può refluire dal duodeno nello stomaco (Fig. 24.6). Se il reflusso biliare è marcato in un paziente sintomatico, può essere patologico e altamente correlato con una gastrite biliare.

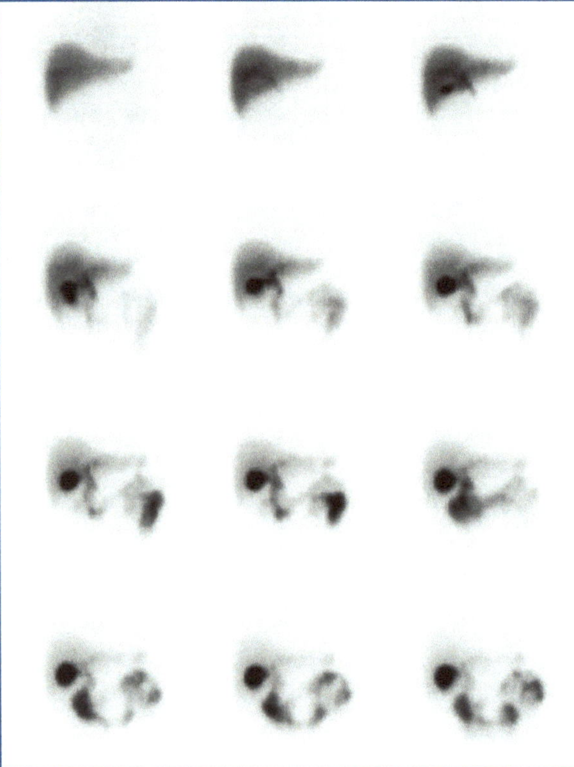

Fig. 24.5 Dodici *frame* (a intervalli di 5 min) rappresentativi di una scintigrafia epatobiliare normale. La captazione parenchimale è elevata rispetto al fondo ematico (*vedi primo frame a 5 minuti*); la colecisti si inizia a visualizzare dopo 15 minuti (*terzo frame*). Non ci sono segni di stasi dei dotti biliari e della via biliare principale; l'attività compare a livello intestinale già a 20 minuti (*quarto frame*)

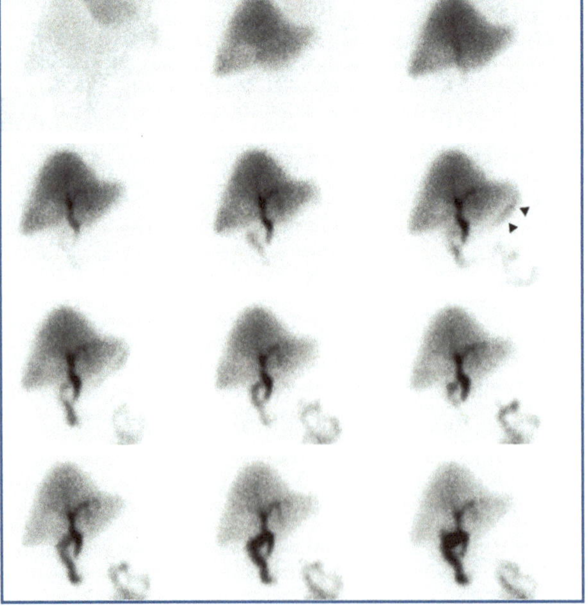

Fig. 24.6 Scintigrafia epatobiliare: le frecce indicano la presenza di una modesta risalita di attività a livello dell'epigastrio/ipocondrio sinistro riferibile a reflusso duodeno gastrico

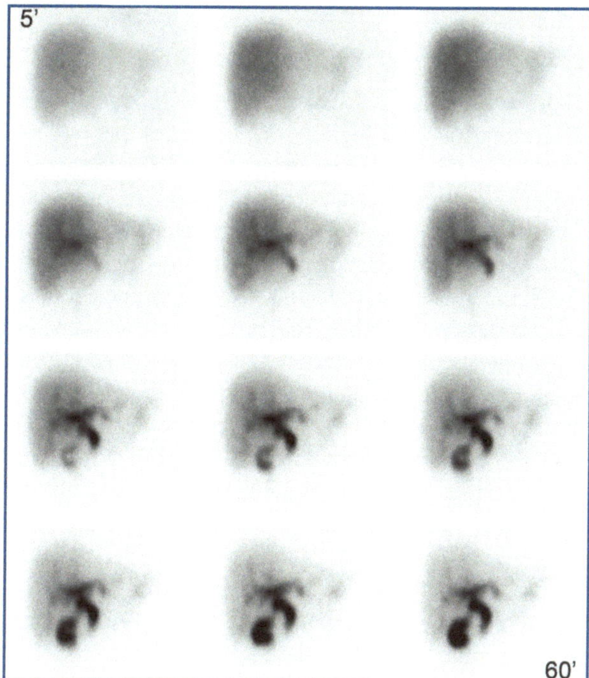

Fig. 24.7 Scintigrafia epatobiliare: dopo 60 minuti persiste attività a livello dei dotti biliari e della via biliare principale, senza che si visualizzi attività intestinale. I reperti sono indicativi di un ostacolo al deflusso di bile a livello dello sfintere di Oddi

- *Disfunzione dello sfintere di Oddi*: la disfunzione dello sfintere di Oddi si visualizza come un'ostruzione della via biliare principale con ritardato transito della bile a livello intestinale (Fig. 24.7). Il reperto si risolve dopo l'applicazione di uno stimolo farmacologico o dopo pasto grasso.

24.4 Scintigrafia epatica per la ricerca di angiomi

24.4.1 Cenni di anatomia e fisiopatologia

Dopo la cisti, l'angioma (o emangioma) epatico è la più frequente lesione epatica focale benigna (2-7% della popolazione adulta). Ha un'origine malformativa vascolare ed è caratterizzato dalla presenza di lacune ematiche (separate da setti fibrosi, delimitate da cellule endoteliali) e, talora, di comunicazioni artero-venose e trombi. L'angioma può essere singolo o multiplo e presentare dimensioni variabili (da pochi millimetri fino a diversi centimetri, tanto da occupare gran parte del fegato); sopra i 10 centimetri si definisce *emangioma gigante*. Quando il fegato è interessato dalla presenza di angiomi multipli si utilizza il termine di *angiomatosi*. L'angioma epatico è generalmente asintomatico, non ha tendenza all'accrescimento, non degenera in senso maligno, raramente presenta complicanze (più frequenti negli angiomi giganti).

24.4.2
Problematiche diagnostiche

L'angioma epatico può essere rilevato come reperto ecografico occasionale o nel corso di una valutazione del fegato per altre patologie (stadiazione per ricerca di metastasi). All'ecografia, l'angioma appare spesso (90% dei casi) come una formazione iperecogena di massimo 2 centimetri, a ecostruttura omogenea e margini netti (angioma tipico). Quando è di maggiori dimensioni, può apparire con caratteristiche ecografiche diverse, potendo risultare di aspetto ipoecogeno o con ecogenicità mista (angioma atipico); in questo caso, è difficilmente distinguibile da altre lesioni focali del fegato, anche di natura maligna. Spesso, infatti, non è tanto la diagnosi di angioma epatico di per sé che interessa il clinico, quanto la sua diagnosi differenziale rispetto ad altre lesioni focali di tipo maligno (metastasi). Questa problematica è ricorrente in pazienti con neoplasie primitive note (con possibili metastasi epatiche) che presentano un sospetto angioma (o più angiomi) atipico all'esame ecografico di stadiazione. Per una diagnosi differenziale, in questi casi è necessario ricorrere a ulteriori indagini di diagnostica per immagini, che possono essere di tipo radiologico (utilizzate più frequentemente), come TC e RM, o di medicina nucleare (scintigrafia per ricerca di angioma epatico, o PET con [^{18}]FDG). Alla TC con mdc, l'angioma presenta un tipico *enhancement* contrastografico che, progressivamente, dalla periferia interessa il centro della lesione (distribuzione centripeta); alla RM l'angioma, che presenta un contenuto di sangue molto più elevato rispetto a tutte le altre neoformazioni solide benigne e maligne, assume un tipico aspetto iperintenso in sequenze T2 pesate.

24.5
Studio scintigrafico per la ricerca di angioma epatico

La scintigrafia epatica con eritrociti marcati permette di confermare la natura angiomatosa di lesioni epatiche focali con sensibilità e specificità piuttosto elevate, soprattutto se tale studio è effettuato con tecnica SPECT. Lo studio SPECT, inoltre, facilita il confronto con le immagini TC e RM. Sensibilità e specificità risultano elevate quando le lesioni (sospette per angiomi) presentano dimensioni superiori ai 2-3 cm di diametro.

L'esame prevede la marcatura delle emazie (^{99m}Tc-pertecnetato 740 MBq), che può essere eseguita utilizzando diversi metodi: marcatura *in vitro* degli eritrociti, tecnica combinata *in vitro*/*in vivo* o marcatura *in vivo* (vedi Capitolo 4). Si ricorda che la resa di marcatura degli eritrociti (alla base della qualità diagnostica dell'esame) può essere condizionata dall'assunzione di alcuni farmaci (eparina, calcio-antagonisti, metildopa, beta-adrenergici, nitrati, antracicline). Soprattutto, è assolutamente da evitare l'utilizzo, per la procedura di marcatura, della medesima via di infusione della terapia potenzialmente interferente.

24.5.1
Acquisizione

Per la procedura di acquisizione si utilizza una gamma-camera a grande campo, preferibilmente a doppia testa (utile per lo studio SPECT) con collimatore a fori paralleli LEHR. Il paziente è posizionato sul tavolo della gamma-camera in posizione supina. Il FOV deve comprendere tutto l'addome superiore (limite superiore poco più craniale al processo xifoideo). Il protocollo di acquisizione può essere variabile e consiste in:

- studio di flusso iniziale (opzionale): si acquisisce una dinamica (matrice 64×64, 1 *frame*/sec per 1 minuto) immediatamente dopo l'iniezione e.v. del radiofarmaco, che può rivelare utili informazioni sul flusso ematico della lesione. Questo studio dinamico dovrebbe essere effettuato nella proiezione (anteriore, posteriore, obliqua anteriore destra, laterale destra ecc.) che consente la migliore identificazione della lesione, sulla base della sede indicata in una precedente indagine di imaging;
- imaging di *blood pool* o di distribuzione all'equilibrio, precoce (opzionale) e tardivo (45-180 minuti dopo l'iniezione): in entrambe le fasi (precoce e tardiva) è possibile eseguire tre acquisizioni planari statiche in proiezione anteriore, posteriore e laterale destra. Le acquisizioni sono effettuate con finestra centrata sul fotopicco del ^{99m}Tc (140 keV ± 10%) utilizzando una matrice 128×128 o 256×256, per un tempo tale da acquisire 1M-2M di conteggi.

Lo studio SPECT è estremamente raccomandato e può anche rendere superflue le acquisizioni planari statiche. Il paziente è posizionato supino con le braccia sollevate sopra il capo; l'acquisizione consiste in una scansione su 360° (matrice 128×128, 120-128 proiezioni, durata totale circa 30 minuti). Un'orbita ellittica o con sistema di *body counturing* sono preferibili a quella circolare, in quanto garantiscono una minore distanza media del detector dall'addome del paziente durante la rotazione, con ottimizzazione della risoluzione spaziale. L'impiego di strumentazione ibrida SPECT/TC consente, da una parte, di integrare le informazioni delle due modalità, dall'altra, di effettuare la correzione per l'attenuazione dei dati SPECT, visualizzando la reale distribuzione intraepatica del radiofarmaco.

In Tabella 24.4 sono riassunti i dati principali della tecnica di esame della scintigrafia per ricerca di angioma epatico.

Tabella 24.4 Scintigrafia per ricerca di angioma epatico: protocolli e tecniche di esame consigliati

Indicazioni	Sospetto di angioma epatico dopo riscontro di una lesione focale dubbia con altre metodiche di immagine.
Preparazione del paziente	Nessuna.
Documentazione richiesta	Anamnesi, altre indagini radiologiche.
Radiofarmaci e attività	Emazie marcate con ^{99m}Tc-pertecnetato (740 MBq).
Tecnica scintigrafica	Acquisizione dinamica (opzionale) con matrice 64×64, 1 *frame*/sec per 1 minuto, immediatamente dopo l'iniezione e.v. del radiofarmaco. Dovrebbe essere effettuata nella proiezione (anteriore, posteriore, obliqua anteriore destra, laterale destra ecc.) che consente la migliore identificazione della lesione, sulla base della sede indicata in una precedente indagine di imaging. Imaging di *blood pool* o di distribuzione all'equilibrio, precoce (opzionale) e tardivo (45-180 minuti dopo l'iniezione): in entrambe le fasi (precoce e tardiva) è possibile eseguire tre acquisizioni planari statiche (matrice 128×128 o 256×256, 1M-2M di conteggi) in proiezione anteriore, posteriore e laterale destra. Lo studio SPECT è estremamente raccomandato e può anche rendere superflue le acquisizioni planari statiche. Il paziente è posizionato supino con le braccia sollevate sopra il capo; l'acquisizione consiste in una scansione su 360° (matrice 128×128, 120-128 proiezioni, durata totale circa 30 minuti).
Elaborazione e analisi	L'analisi è di tipo qualitativo. L'angioma appare come un'area di iperattività focale nel contesto del fegato, più intenso nell'imaging tardivo. Nelle ricostruzioni SPECT sono utilizzati i piani transassiali, coronali e sagittali. Raramente, altri tumori ipervascolarizzati del fegato presentano un aumento del *blood pool* nelle immagini tardive.
Possibili cause di errore	Movimento del paziente. Bassa efficienza di marcatura dei globuli rossi.

24.5.2
Interpretazione dei dati

L'analisi è di tipo qualitativo: si cerca di identificare eventuali aree di iperattività focale nel contesto del fegato nelle immagini planari (Fig. 24.8) e nelle ricostruzioni SPECT (Fig. 24.9), utilizzando i piani di ricostruzione transassiali, coronali e sagittali. Gli angiomi epatici si presentano tipicamente come aree di iperaccumulo del radiofarmaco, più intenso nell'imaging tardivo (gli angiomi tipicamente sono lesioni riccamente vascolarizzate, ma con basso flusso ematico). Raramente altri tumori ipervascolarizzati del fegato (ad esempio, angiosarcomi) presentano un aumento del *blood pool* nelle immagini tardive. Tuttavia, essi possono essere differenziati dagli angiomi, in virtù dell'aumentato flusso ematico evidenziabile nello studio di flusso iniziale.

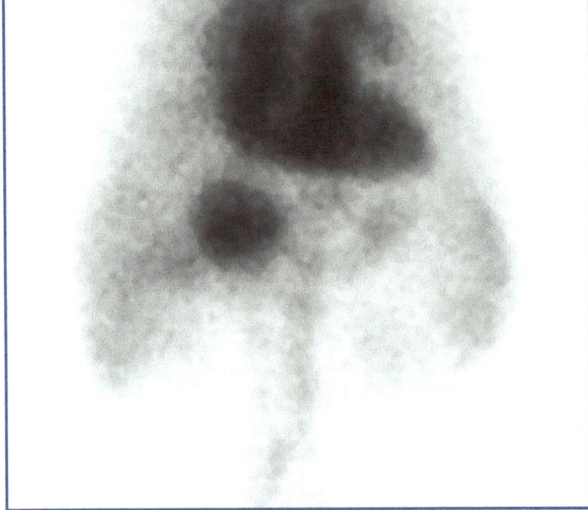

Fig. 24.8 Scintigrafia con emazie marcate: immagine planare in proiezione anteriore eseguita 2 ore circa dopo la somministrazione del radiofarmaco: presenza di voluminoso angioma a livello del IV segmento

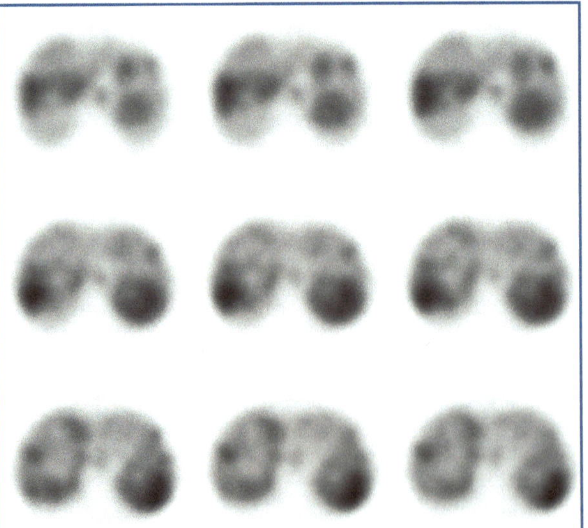

Fig. 24.9 SPECT con emazie marcate in paziente con angiomatosi del fegato: sezioni transassiali che evidenziano numerose aree di accumulo del radiofarmaco riferibili ad angiomi

Letture consigliate

Balon HR, Fink-Bennett BM, Brill DR et al (1997) Procedure guideline for hepatobiliary scintigraphy. J Nucl Med 38:1654-1657

Freitas JE (1994) Cholecistocintigraphy. In: Murray IPC, Ell PJ (eds) Nuclear Medicine in Clinical Diagnosis and treatment, Vol 1. Churchill Livingstone, Edimburgh London Madrid Melbourne New York Tokio, pp 77-86

Hepatic and splenic imaging 3.0. http://interactive.snm.org/docs/pg_ch10_0403.pdf. (Ultimo accesso marzo 2010)

Hepatobiliary scintigraphy 3.0. http://interactive.snm.org/docs/pg_ch11_0703.pdf. (Ultimo accesso marzo 2010)

Linee Guida Procedurali AIMN http://www.aimn.it

Schillaci O, Filippi L, Danieli R, Simonetti G (2007) Single-photon emission computed tomography/computed tomography in abdominal diseases Semin Nucl Med 37:48-61

Sostre S (1994) Hepatobiliary function: biliary kinetics. In: Murray IPC, Ell PJ (eds) Nuclear Medicine in Clinical Diagnosis and treatment, Vol 1. Churchill Livingstone, Edimburgh London Madrid Melbourne New York Tokio, pp 427-437

Society of Nuclear Medicine Procedure Guideline Hepatobiliary Scintigraphy 3.0 (2001) http://interactive.snm.org/index.cfm?PageID=772&RPID=772

Society of Nuclear Medicine Procedure Guideline for Hepatic and Splenic Imaging 3.0 (2003) http://interactive.snm.org/index.cfm?PageID=772&RPID=772

Tecniche diagnostiche per lo studio della tiroide

25

A. Bottoni, A. Lorenzoni, G. Iervasi

Indice dei contenuti

25.1
Cenni di anatomia e fisiologia della tiroide

La tiroide è una ghiandola endocrina situata nella regione anteriore del collo, subito al davanti e lateralmente alla laringe e ai primi anelli tracheali; è costituita da due lobi ognuno dei quali misura approssimativamente 4 cm in lunghezza e 2 cm in spessore e larghezza, fra loro uniti (in corrispondenza del primo o del secondo anello tracheale) da un segmento trasversale chiamato istmo, che misura 2 cm in larghezza e altezza e 0,5 cm in spessore. In circa il 10% dei casi è possibile inoltre osservare un sottile prolungamento ghiandolare che origina dall'istmo, il cosiddetto lobo piramidale (o di Morgagni), quale residuo del dotto tireoglosso. La tiroide è rivestita da una capsula fibrosa connessa alla fascia pre-tracheale, per cui durante l'atto di deglutizione la ghiandola si muove contestualmente alla cartilagine cricoide. L'unità funzionale della tiroide è il follicolo (50-500 μm di diametro), la cui parete è costituita da una fila di cellule cubiche (cellule follicolari o tireociti) che poggiano sulla membrana basale e delimitano una cavità detta follicolare in cui è contenuta la colloide, formata esclusivamente da tireoglobulina, che costituisce la forma di deposito degli ormoni tiroidei. Le cellule parafollicolari (o cellule C), di maggiori dimensioni, si trovano a ridosso della membrana basale e sono deputate alla produzione della calcitonina.

Dal punto di vista funzionale, la tiroide è sotto il controllo dell'asse ipotalamo-ipofisi; l'attività secretoria tiroidea è infatti regolata da un sistema cosiddetto di *feedback* negativo che coinvolge, oltre alla tiroide stessa, l'ipotalamo e l'adenoipofisi. L'ormone di rilascio della tireotropina (TRH, prodotto a livello ipotalamico) stimola la secrezione adeno-ipofisaria della tireotropina stessa (detta anche ormone tireostimolante, TSH) che a sua volta promuove la sintesi e la secrezione degli ormoni tiroidei. Un ruolo minore nel controllo ipotalamo-ipofisario della tiroide è svolto anche da altri fattori, con azione che può essere inibitoria (dopamina e somatostatina) oppure stimolante (estrogeni, catecolamine, prostaglandine, endorfine) sul rilascio finale di TSH.

25.1.1
Iodio

Lo iodio è il componente essenziale per la produzione degli ormoni tiroidei, con un fabbisogno stimato in circa 150-200 µg per giorno. L'organismo umano contiene circa 20-50 mg di iodio, di cui il 60-70% è presente nei follicoli della tiroide e meno di 1 mg negli ormoni tiroidei circolanti. La restante parte è contenuta in sede extratiroidea e concentrata in organi non-follicolari (stomaco, ghiandole salivari, timo, mammella, muscoli). La funzione dello iodio extratiroideo è poco conosciuta, anche se sembra svolgere un'azione antiossidante. Gli alimenti che contengono elevate quantità di iodio sono quelli di origine marina e i prodotti caseari; tuttavia, l'apporto iodico dipende in maggior misura dalle caratteristiche geochimiche del territorio, piuttosto che dalle abitudini alimentari. Dello iodio assorbito a livello dello stomaco e del primo tratto dell'intestino tenue, il 30% circa è depositato nel distretto tiroideo, mentre il restante 70% è eliminato prevalentemente per via urinaria e, in minor misura, attraverso sudore, saliva, bile. Lo iodio circolante è concentrato all'interno della cellula follicolare mediante un sistema di trasporto attivo denominato "co-trasportatore sodio-iodio" (*Natrium-Iodide Symporter*, NIS), sfruttando il gradiente elettrochimico del sodio.

Il NIS è una proteina intrinseca di membrana costituita da 618 aminoacidi, localizzata sulla membrana basolaterale delle cellule follicolari, con l'estremità C-terminale nel lato citosolico, l'N-terminale e i siti di N-glicosilazione in quello extracellulare. La pendrina è una proteina transmembrana di 780 aminoacidi, appartenente a una superfamiglia di trasportatori anionici e localizzata sulla superficie apicale delle cellule follicolari. L'espressione di questa proteina, che è coinvolta nell'organificazione dello iodio regolando il trasporto di iodio dal citoplasma alla lacuna colloidale mediante il contro-trasporto Cl^-/I^-, è regolata dalla concentrazione intrafollicolare di tireoglobulina. La sindrome di Pendred è una malattia a trasmissione autosomica recessiva dovuta a mutazioni del gene della pendrina (gene PDS), caratterizzata da sordità neurosensoriale e da gozzo.

25.1.2
Ormoni tiroidei

Gli ormoni tiroidei attivi, prodotti dalle cellule follicolari della tiroide, sono la tetraiodotironina (o tiroxina, T4) e la triiodiotironina (T3), derivati rispettivamente dai precursori tetraiodati e triodati della tironina. Una volta trasportato all'interno del tireocita, lo iodio è ossidato a I_2 e successivamente va a sostituire l'idrogeno dell'anello fenolico dei residui tirosinici presenti sulle molecole di tireoglobulina (Tg), formando così monoiodotirosina (MIT) e diiodotirosina (DIT). MIT e DIT subiscono poi una condensazione ossidativa (*reazione di accoppiamento*) con la conseguente formazione di T4 e T3.

I processi di ossidazione e di organificazione dello iodio sono catalizzati dall'enzima tireoperossidasi (TPO), posto a livello della membrana apicale. Questi processi richiedono la presenza di H_2O_2, che è generata da un sistema di flavoproteine. La secrezione degli ormoni avviene dopo proteolisi della tireoglobulina, con conseguente liberazione della tiroxina e della triiodiotironina.

L'ormone principale secreto dalla tiroide è la T4; infatti, la maggior parte (circa l'80%) della T3 disponibile per i tessuti periferici deriva dalla rimozione di un atomo di iodio dalla T4 ad opera di enzimi tessutali (deiodasi tipo I e II) presenti in diversi distretti periferici dell'organismo. Un ruolo fondamentale nel processo di conversione periferica della T4 sembra essere svolto da fegato e rene, anche se a tutt'oggi non è del tutto definito il contributo relativo dei vari organi e apparati alla produzione della T3 circolante o localmente prodotta e metabolizzata. Gli ormoni tiroidei sono responsabili di numerosi effetti metabolici e risultano determinanti per la crescita e il differenziamento tessutale della maggior parte degli organi e apparati, primi fra tutti il sistema nervoso centrale e l'apparato cardiovascolare. Gli effetti ormonali, mediati per lo più da un legame specifico recettoriale nucleare, sono riconducibili a un meccanismo di regolazione dell'espressione genica che può favorire (oppure inibire) la sintesi di molecole proteiche ad azione enzimatica, strutturale, e ormonale.

25.2 Patologia tiroidea benigna

Le patologie tiroidee benigne rivestono notevole rilevanza, data l'elevata frequenza con cui si manifestano nella popolazione generale e l'impatto socio-economico che determinano. Si tratta di entità anatomo-cliniche estremamente eterogenee che possono determinare vari quadri funzionali corrispondenti a forme di ipo- iper- o eutiroidismo, che si traducono in quadri clinici e metabolici diversi. La caratterizzazione delle tireopatie benigne appare quindi estremamente complessa e il loro corretto inquadramento prevede l'utilizzo integrato di indagini laboratoristiche, cito-istologiche, e di imaging morfo-funzionale.

25.2.1 Gozzo eutiroideo semplice e nodulare

Il gozzo (o struma) è rappresentato da un aumento ghiandolare tiroideo non sostenuto da processi infiammatori o da patologia neoplastica, con funzione tiroidea nella norma.

Dal punto di vista epidemiologico si distingue una forma endemica (quando la patologia interessa almeno il 5% della popolazione generale o il 10% della popolazione in età scolare), e una sporadica. Il gozzo sporadico si presenta in singoli soggetti in aree geografiche non gozzigene (quelle cioè dove non sussiste carenza iodica idro-alimentare). Questa patologia interessa il 5-7% della popolazione generale, raggiungendo in alcune regioni una prevalenza del 75% (livelli estremi in alcune aree geografiche dove alla situazione di carenza iodica nelle acque si accompagna alimentazione a base di vegetali ricchi di tiocianati, come la tapioca nella Repubblica Centro-Africana). La patogenesi è principalmente da ricondursi a carenza iodica idro-alimentare, che comporta l'instaurarsi di meccanismi adattativi autoregolatori, volti a mantenere l'omeostasi ormonale tramite l'attivazione dell'ormonogenesi e dei processi trofici dei tireociti. Ciò si traduce a livello anatomopatologico in una diffusa iperplasia tiroidea. Con il passare del tempo, la tiroide subisce un marcato sovvertimento strutturale determinato da processi involutivi colloido-cistici e necrotici, con la conseguente comparsa di aree fibrosclerotiche riparative. Queste modificazioni si traducono nella formazione del gozzo nodulare; lo sviluppo di neoplasie in un gozzo multinodulare si attesta intorno all'1-5%.

25.2.2
Gozzo multinodulare tossico

Il gozzo multinodulare tossico è caratterizzato dalla presenza, all'interno di un gozzo, di noduli di tessuto tiroideo iperfunzionanti, cioè con aumentata produzione di ormoni tiroidei. Si tratta quasi costantemente dell'evoluzione di un gozzo eutiroideo caratterizzata dalla costituzione di aree di autonomia funzionale, anatomicamente non distinguibili dai noduli colloido-cistici del gozzo non tossico. L'iperstimolazione determinata dal TSH e la presenza di anticorpi tireostimolanti (nel 50% circa dei pazienti) sembrerebbero determinare la selezione ed espansione di alcuni cloni cellulari dotati di elevata e autonoma capacità secretiva e replicativa. Inoltre, la frequente presenza di anticorpi antitireoglobulina e antimicrosomi tiroidei confermerebbe l'importanza di un processo autoimmune nella patogenesi di questa malattia.

25.2.3
Gozzo diffuso tossico

Il gozzo diffuso tossico, o morbo di Graves-Basedow, è una patologia di natura autoimmune caratterizzata dalla presenza di autoanticorpi tireostimolanti diretti contro il recettore del TSH; si tratta cioè di una categoria di autoanticorpi che, contrariamente alla loro caratteristica generale (di essere inattivanti), inducono un'attivazione continua del recettore per il TSH, con conseguente iperplasia tiroidea e aumento della sintesi e della secrezione degli ormoni tiroidei. Questa malattia ha una prevalenza dell'1-2% nella popolazione generale, con un picco di incidenza nella 3-4ª decade di vita e con rapporto maschi/femmine pari a circa 1:5-7. Nelle aree geografiche con sufficiente apporto iodico rappresenta la prima causa di ipertiroidismo. È stata evidenziata una predisposizione familiare, riscontrandosi un'associazione tra malattia di Graves-Basedow ed espressione di antigeni del sistema maggiore di istocompatibilità HLA-B8 e DR3. Questa patologia è caratterizzata dalla presenza del gozzo, con ghiandola diffusamente ingrandita, di consistenza parenchimatosa, e con aumentata vascolarizzazione. L'oftalmopatia frequentemente associata, che presenta decorso clinico variabile, è determinata dall'aumento del tessuto connettivo retrorbitario e dall'ispessimento dei muscoli oculomotori, anche essa con eziopatogenesi autoimmune.

25.2.4 Adenoma tossico, o morbo di Plummer

Questa patologia, descritta per la prima volta da Plummer nel 1913, è responsabile del 10-15% degli ipertiroidismi. Il quadro clinico è sostenuto dalla presenza di un nodulo adenomatoso iperfunzionante, svincolato dalla fisiologica regolazione dell'asse ipotalamo-ipofisi-tiroide. La patogenesi è legata, in un certo clone cellulare tiroideo, a una mutazione del gene che codifica il recettore per il TSH (in particolare nella sua porzione intracellulare); tutte le cellule derivate da quel clone si trovano pertanto in uno stato di continua attivazione del recettore per il TSH, mentre il restante parenchima ghiandolare si trova in uno stato di riposo funzionale (per una fisiologica risposta ai livelli soppressi del TSH circolante). Il nodulo, circondato da capsula fibrosa, è ben distinto dal tessuto parenchimale e si presenta istologicamente con aspetto microfollicolare a scarso contenuto di colloide, costituito da epitelio cubico o cilindrico. È di frequente riscontro la presenza di fenomeni colliquativi e l'aumento della vascolarizzazione intranodulare. Anche se la descrizione originale di Plummer si riferiva alla presenza di un singolo adenoma iperfunzionante, si comprendono sotto la denominazione di "sindrome Plummeriana" anche quadri caratterizzati dalla presenza di più di un adenoma iperfunzionante.

25.2.5 Tiroiditi

Le tiroiditi comprendono affezioni a carattere infiammatorio di varia eziologia distinguibili, da un punto di vista sia temporale che anatomo-patologico, in acute, subacute e croniche. Le tiroiditi acute sono affezioni rare, determinate prevalentemente da infezione batterica (un vero e proprio ascesso intratiroideo), sostenuta nella maggior parte dei casi da streptococco piogeno, stafilococco aureo e pneumococco *pneumoniae*, e caratterizzate da sintomatologia algica nella regione anteriore del collo, disfagia, disfonia e febbre. Raramente si osserva transitoria tireotossicosi, in relazione all'aumentata liberazione in circolo di ormoni tiroidei determinata da rottura dei follicoli a causa dell'infiammazione.

Le tiroiditi subacute comprendono la forma granulomatosa (o di De Quervain) e quella silente. La prima, a eziologia virale (frequentemente sostenuta da *Coxsackie virus*, virus di Epstein-Barr, virus dell'influenza, adenovirus), è la causa più frequente di dolore nella regione anteriore del collo. Nelle prime 4-6 settimane si osserva aumento degli ormoni tiroidei in circolo (seguito talvolta da ipotiroidismo transitorio), ma in generale con ripristino di una normale funzione tiroidea. La tiroidite silente (denominata anche tiroidite indolore) è caratterizzata da ipertiroidismo transitorio ed è suddivisa nelle forma sporadica e in quella *post-partum*. L'eziologia è sconosciuta, attribuita comunque in entrambe le forme a patogenesi autoimmune.

Le forme croniche comprendono, infine, la tiroidite cronica linfocitaria (tiroidite di Hashimoto) e la tiroidite lignea (o di Riedel). La tiroidite di Hashimoto (denominata anche struma linfomatoso, a causa delle alterazioni anatomo-patologiche), colpisce prevalentemente il sesso femminile (80% dei casi) ed è la prima causa di ipotiroidismo nelle aree non iodo-carenti. Riconosce una patogenesi autoimmune legata alla produzione di autoanticorpi antitiroide; nel 95% dei casi si riscontrano infatti elevati livelli di anticorpi anti-TPO e, in misura minore, di quelli antitireoglobulina (anti-Tg). Anche se gli eventi che conducono al processo autoimmune non sono del tutto chiariti, la predisposizione genetica svolge un ruolo determinate (frequente associazione con gli aplotipi HLA-DR5 e DR3). In pazienti affetti da tiroidite cronica linfocitaria è più frequente, rispetto alla popolazione generale, l'insorgenza di linfomi tiroidei non-Hodgkin.

La tiroidite di Riedel è una patologia rara caratterizzata da un processo fibrosclerotico a eziologia sconosciuta che sostituisce il normale parenchima ghiandolare, potendo determinare un quadro finale di ipotiroidismo.

25.3 Patologia tiroidea maligna

Il carcinoma della tiroide è la più comune neoplasia maligna del sistema endocrino, rappresentando lo 0,6% di tutti i carcinomi nel sesso maschile e l'1,8% nel sesso femminile. La prevalenza di patologia maligna nei noduli tiroidei è di circa il 5%; questo dato assume proporzioni numeriche notevoli considerando l'elevata prevalenza della patologia nodulare, la cui identificazione è aumentata con l'introduzione della tecnica ecografica (incidenza stimata di 4-12 casi/100 000 per anno).

Mentre l'incidenza del carcinoma della tiroide è in aumento, la mortalità legata a questa patologia è in diminuzione, probabilmente per la diffusione crescente dell'ecografia e dell'agoaspirazione dei noduli tiroidei con associato esame citologico, che consentono una diagnosi più precoce rispetto al passato.

25.3.1 Istologia

La classificazione delle neoplasie tiroidee si basa sulla loro origine cellulare; pertanto, si distinguono neoplasie epiteliali, non epiteliali, e forme secondarie. I tumori epiteliali derivano dalle cellule follicolari o da quelle neuroendocrine parafollicolari. I tumori maligni derivati dall'epitelio follicolare della tiroide sono classificati in: carcinomi differenziati (carcinoma papillare e follicolare, che rappresentano l'80-85% di tutti i carcinomi tiroidei), carcinomi scarsamente differenziati, e tumori anaplastici.

25.3.1.1 Carcinoma papillare

- Varietà follicolare: struttura follicolare, con nuclei a vetro smerigliato, con citotipo talvolta a cellule chiare, spesso capsulato.
- Varietà a cellule alte: costituito da cellule poligonali a maggior asse verticale con nucleo a vetro smerigliato, struttura papillare o solida; frequente estensione extracapsulare, elevato indice mitotico.
- Varietà a cellule colonnari (cilindriche): istotipo raro, varietà aggressiva.
- Variante sclerosante: diffuso interessamento linfatico e interessamento fibrotico mono- o bilobare.

Il carcinoma papillare è più frequente tra i 30 e 50 anni di età, si manifesta con invasione dei tessuti cervicali extratiroidei nel 15% dei casi, e con linfoadenopatie clinicamente evidenti nel 30% dei pazienti al momento della diagnosi. La malattia risulta tuttavia confinata in ambito cervicale nel 93-97% dei casi alla diagnosi.

25.3.1.2
Carcinoma follicolare

Il carcinoma follicolare presenta in genere un grado di differenziazione minore rispetto a quello papillare, con una struttura che varia dalla presenza di follicoli ben differenziati a una modalità di crescita solida predominante, con scarsa evidenza di strutture follicolari distinte.

1. Carcinoma a cellule di Hürtle: è costituito dalle caratteristiche cellule di Hürtle (citoplasma granulare con elevato numero di mitocondri); frequenti le metastasi linfonodali e a distanza.
2. Variante a cellule chiare: di raro riscontro, è costituito da cellule con vescicole intracitoplasmatiche, con accumuli di grasso o glicogeno.

Indipendentemente dal tipo cellulare predominante, in base al grado di invasività il carcinoma follicolare è classificato in:

- carcinoma minimamente invasivo: neoplasia capsulata che presenta una modalità di crescita mista, con aspetti simili a quelli riscontrabili nell'adenoma follicolare;
- carcinoma invasivo: capsula assente o superata.

25.3.1.3
Carcinoma anaplastico

Il carcinoma anaplastico della tiroide è caratterizzato da decorso estremamente aggressivo, con precoce interessamento linfonodale e a distanza. È costituito da una popolazione cellulare indifferenziata e può presentarsi in tre varianti diverse: a cellule fusate, a cellule giganti, e a cellule squamose; le varianti sarcomatosa e la paucicellulare sono estremamente rare. Caratteristiche comuni sono la presenza di aree necrotiche ed emorragiche e l'elevata attività mitotica. Questa neoplasia insorge più frequentemente nella 6-7^{a} decade di vita, con incidenza annuale di 1-2 casi/milione e sopravvivenza media di 6 mesi. Insorge come una tumefazione cervicale a rapida crescita e si associa frequentemente a sintomatologia compressiva (dispnea, disfagia, disfonia) causata dall'infiltrazione delle strutture circostanti (70% dei casi). Rari sono i casi di riscontro occasionale. Metastasi a distanza si rilevano nel 75% dei pazienti alla diagnosi, con interessamento prevalente (in ordine di frequenza) di polmone, scheletro, cute, e cervello. Queste neoplasie derivano generalmente da preesistenti neoplasie tiroide differenziate, in particolar modo dalle neoplasie follicolari.

Eziologia

L'esposizione a radiazioni ionizzanti in regione cervicale rappresenta il principale fattore eziologico nello sviluppo di carcinomi della tiroide, soprattutto se tale esposizione avviene durante l'infanzia. Alcune neoplasie sono a carattere familiare (carcinoma tiroideo familiare non midollare) o associate a sindrome ereditarie (ad esempio, poliposi familiare del colon, sindrome di Turcot, *Multiple Endocrine Neoplasia* - MEN). Le mutazioni genetiche più importanti sono state descritte a carico dei geni *ras*, *ret, trk*, *met*, *p53*, e *B-RAF.* Il TSH rappresenta l'unico promotore noto.

25.3.1.4 Carcinoma midollare della tiroide

Il carcinoma midollare, che origina dalle cellule parafollicolari (o cellule C) di derivazione neuroendocrina (sistema APUD), è caratterizzato dalla produzione e secrezione di calcitonina. Nel 75% dei casi si tratta di una forma sporadica; nelle altre evenienze si presenta in forme familiari (carcinoma midollare della tiroide familiare trasmesso con *pattern* autosomico dominante), o nell'ambito delle sindromi da neoplasia endocrina multipla (MEN IIA e IIB).

Il carcinoma midollare produce metastasi linfonodali in sede cervico-mediastinica nel 50% dei casi, e metastasi a distanza nel 10-20% (soprattutto a livello epatico, polmonare e scheletrico). Il principale fattore prognostico è direttamente legato all'estensione della malattia al momento della diagnosi. La sopravvivenza a 5 anni è infatti pari a circa 80-90% in pazienti con malattia confinata alla tiroide o con interessamento loco-regionale, mentre scende al 40% in presenza di metastasi a distanza al momento della diagnosi. La terapia di elezione è il trattamento chirurgico, che comprende la tiroidectomia totale e almeno la dissezione dei linfonodi del comparto centrale. Il follow-up post-chirurgico della malattia si esegue con monitoraggio dei livelli sierici della calcitonina e del CEA (marcatori tumore-associati). L'eventuale presenza di valori di calcitonina in progressivo incremento assume un chiaro significato di persistenza e/o ripresa di malattia.

25.4 Radiofarmaci per diagnostica in ambito tiroideo

Le metodiche medico-nucleari per lo studio della tiroide sono basate, da un punto di vista cinetico e fisiologico, sia sulla rilevazione dell'accumulo (captazione tiroidea) e dismissione ghiandolare di un idoneo radiofarmaco, sia sulla distribuzione intraghiandolare dello stesso (scintigrafia tiroidea).

Il primo tracciante radioisotopico introdotto nella pratica clinica e utilizzato per lo studio morfo-funzionale della tiroide è stato lo Iodio-131, sotto forma di ioduro (vedi Capitolo 4). L'uso di questo radioisotopo è andato progressivamente decrescendo nel tempo, a causa di caratteristiche fisiche e radiobiologiche non ottimali tanto che, sebbene largamente utilizzato in passato per lo studio medico-nucleare della patologia tiroidea, lo Iodio-131 ha oggi un ruolo limitato per la diagnostica delle tireopatie benigne (valutazione della captazione tiroidea del radioiodio), mentre appare insostituibile per la terapia radio-metabolica delle neoplasie differenziate tiroidee.

Lo Iodio-123 è un tracciante gamma-emittente puro con caratteristiche fisiche e radiobiologiche ottimali (emivita 13,3 ore, energia di emissione gamma 159 keV), ma presenta alcune limitazioni connesse alla scarsa disponibilità e soprattutto all'alto costo di produzione. L'uso di Iodio-123 è raccomandato in particolari condizioni (sospetto di gozzo retrosternale o di tiroide linguale) e, più in generale, nella valutazione di agenesie-ectopie della tiroide, incluso lo struma ovarico.

La distribuzione di un radiofarmaco precursore della sintesi ormonale, o analogo dello iodio nativo nella fase di captazione (come il ^{99m}Tc-pertecnetato), può fornire informazioni importanti su sede, estensione e caratteristiche morfo-funzionali del tessuto tiroideo. Infatti, lo ione ^{99m}Tc-pertecnetato presenta importanti caratteristiche di biodistribuzione in ambito tiroideo, del tutto simili a quelle dello iodio; da questo differisce tuttavia in quanto, una volta entrato nel distretto intracellulare (con meccanismo di trasporto mediato dal NIS), non è organificato ed è invece rapidamente dismesso dalle cellule tiroidee. Tali caratteristiche fisiche e cinetiche consentono l'acquisizione di immagini precoci che, pur presentando un'attività di fondo relativamente elevata, sono tuttavia considerate di buona qualità, rendendo questo indicatore un'accettabile alternativa al radioiodio in ambito diagnostico. Elementi favorevoli al suo impiego clinico, oltre al basso costo e al ridotto carico radio-dosimetrico sia per la tiroide che per il paziente, sono l'elevata disponibilità, l'emivita più breve (6 ore) rispetto allo Iodio-123 (13,3 ore) e l'energia di emissione gamma più bassa (140 keV).

25.5 Captazione tiroidea

La captazione iodica è una delle funzioni basilari della ghiandola tiroidea, tappa metabolica fondamentale per la formazione degli ormoni tiroidei. Da un punto di vista strettamente molecolare, la captazione dello iodio è proporzionale all'espressione del NIS.

La *clearance* tiroidea dello iodio è definita come il volume di plasma (generalmente espresso in mL) depurato dallo iodio in un certo tempo per opera della captazione tiroidea; il range di normalità è compreso fra 5 e 40 mL/min nelle regioni con adeguato apporto dietetico di iodio. La *clearance* tuttavia può aumentare fino a 800 mL/min o più in presenza di carenza iodica o di iperfunzione ghiandolare. La *clearance* dello iodio può essere stimata misurando quella del ^{123}I, tracciante *gold standard* nella valutazione della funzione di intrappolamento iodico. Il calcolo di tale parametro rappresenta dunque il metodo più accurato per la quantificazione della captazione iodica tiroidea, sebbene la tecnica richieda tempi di misura e di elaborazione relativamente lunghi. Pertanto, i valori di captazione percentuale di ^{123}I e ^{99m}Tc-pertecnetato a tempi prefissati (ognuno opportunamente standardizzato e riferito a una popolazione di soggetti di controllo con normale funzione tiroidea) possono essere considerati indici affidabili, seppure indiretti, della *clearance* tiroidea dello iodio.

La valutazione della captazione tiroidea in base ad acquisizioni scintigrafiche con gamma-camera è eseguita utilizzando la tecnica delle cosiddette regioni di interesse (ROI). L'attività di fondo in regione cervicale è tuttavia relativamente elevata e in costante trasformazione dinamica, a causa dell'accumulo e dell'escrezione del radiofarmaco anche da parte delle ghiandole salivari. Un'accurata determinazione della captazione tiroidea richiede attenta correzione sulla base della ROI ghiandolare disegnata seguendo il contorno della tiroide e di una corrispondente ROI per il fondo (disegnata in un'area contigua della ghiandola in esame), secondo la seguente formula:

$$\text{captazione (\%)} = \frac{\text{conteggio ROI tiroide - conteggio ROI fondo}}{\text{conteggio attività iniettata}} \times 100$$

Adottando queste necessarie indicazioni, il valore di captazione del radioiodio correla con il valore della *clearance* tiroidea dello iodio. I valori di captazione in tempi precoci (1-2 ore dopo l'iniezione del tracciante) risultano in genere più attendibili rispetto a determinazioni tardive (a 24 ore). Precocemente dopo la sua somministrazione, si osserva inoltre una correlazione lineare tra captazione tiroidea del ^{99m}Tc-pertecnetato (TcTU) e *clearance* tiroidea dello Iodio-123; i valori di TcTU (calcolati con la stessa formula utilizzata per il calcolo della captazione di ^{123}I) riflettono con una certa accuratezza quelli di *clearance* tiroidea dello iodio, specialmente se misurati con un'acquisizione scintigrafica precoce (5-15 minuti dopo la somministrazione del ^{99m}Tc-pertecnetato); una rilevazione precoce della TcTU richiede tuttavia un attento protocollo con tempi di acquisizione ben definiti, spesso difficili da seguire nella pratica clinica quotidiana. Inoltre, anche nella fase precoce di captazione sussistono alcune differenze fra accumulo tiroideo del ^{123}I-ioduro e del ^{99m}Tc-pertecnetato (Fig. 25.1).

La valutazione della TcTU come dato singolo di funzione tiroidea non consente in genere di trarre conclusioni diagnostiche sufficienti, poiché il risultato dipende da molti fattori aggiuntivi: fra tutti, in particolare, il volume ghiandolare, l'apporto di iodio prima dell'esame, e l'età del paziente (Tabella 25.1). Valori talora sovrapponibili di captazione tiroidea sono osservabili sia in pazienti con gozzo endemico normofunzionante che in presenza di autonomia funzionale ghiandolare o di ipertiroidismo primitivo. Ne

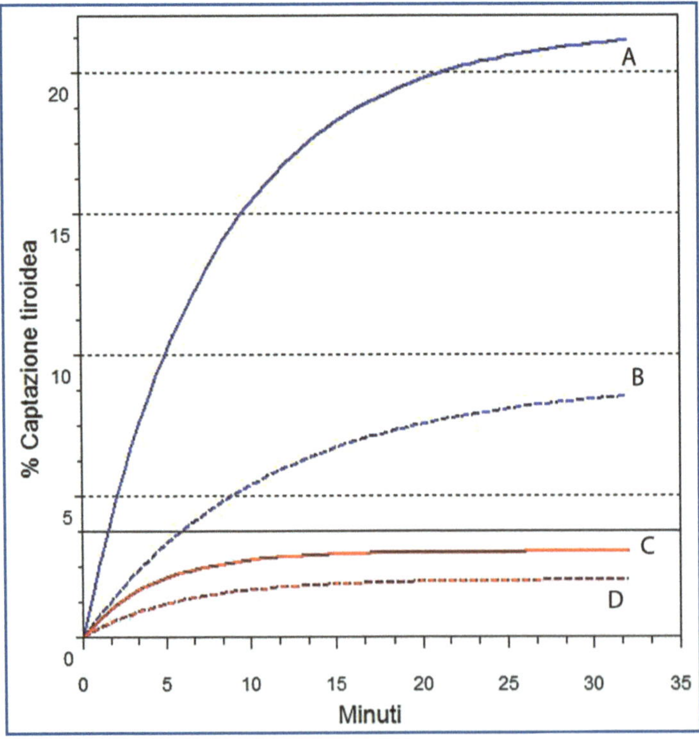

Fig. 25.1 Captazione precoce tiroidea di ^{123}I-ioduro e ^{99m}Tc-pertecnetato. La curva A rappresenta la captazione di ^{123}I in pazienti con ipertiroidismo, la curva B di ^{99m}Tc-pertecnetato nello stesso gruppo. Si noti che la captazione di ^{123}I risulta maggiore del 20% in meno di 30 minuti. Le curve C e D raffigurano rispettivamente la captazione precoce di ^{123}I e ^{99m}Tc-pertecnetato in pazienti eutiroidei. La linea continua orizzontale indica il limite massimo di captazione normale del ^{99m}Tc-pertecnetato

Tabella 25.1 Fattori che influenzano la captazione tiroidea di radioioduro e di ^{99m}Tc-pertecnetato

Fattori che causano incremento della captazione	Fattori che causano un decremento della captazione
Effetto *rebound* dopo aver sospeso l'assunzione di: levotiroxina, liotironina o terapia tireostatica	Assunzione di levotiroxina, liotironina, amiodarone, perclorato di potassio, soluzione Lugol, tintura di iodio, farmaci antitiroidei, espettoranti, polivitaminici, conservanti alimentari, preparati a base di iodio (betadine, Iodosan, prodotti a base di alghe, creme dimagranti o anticellulite)
Morbo di Graves-Basedow in fase attiva	Recente infusione di mezzo di contrasto iodato (entro 1 mese) e.v. per esame radiologico
Carenza Iodica	Tiroidite subacuta
Ipotiroidismo primario	Tiroidite cronica atrofica
Tiroidite linfocitaria	Ipotiroidismo secondario Insufficienza renale Altri farmaci (fenilbutazone, salicilati, steroidei, benzodiazepine, nitroprussiato, anticoagulanti, antistaminici, penicilline, sulfonamidi, tolbutamide, antiparassitari, tiopentale)

consegue che solo valori di captazione particolarmente elevati o ridotti possono risultare diagnostici, rispettivamente per malattia di Graves-Basedow (TcTU >15%) o per contaminazione iodica (TcTU <0,3%).

La causa più comune di una ridotta captazione tiroidea è dunque il sovraccarico iodico, tipicamente secondario a un eccessivo introito alimentare di iodio, ma più spesso su base farmacologica (ad esempio nel corso di terapia con amiodarone). Nella comune pratica clinica questo farmaco a elevato contenuto iodico è somministrato a una dose di mantenimento di 200 mg/giorno; con questa posologia si introducono nell'organismo 75 mg di iodio organico, con una percentuale pari al 10% di iodio inorganico. Considerando che il fabbisogno medio giornaliero di iodio varia da 150 a 300 µg, se ne deduce che questa situazione determina un sovraccarico giornaliero di assunzione iodica pari ad almeno 25-50 volte. Anche le indagini radiologiche che prevedono l'impiego di mezzo di contrasto iodato comportano un elevato carico di iodio per l'organismo; nonostante i mezzi di contrasto di ultima generazione (non ionici) presentino una percentuale di iodio inorganico liberato decisamente più bassa, tali quantità rimangono in valore assoluto pur sempre eccessive per l'economia tiroidea.

Gli ormoni tiroidei di sintesi, quando impiegati a dosaggio soppressivo, sono in grado di diminuire la secrezione endogena di TSH, e con essa l'espressione del NIS sui tireociti; di conseguenza, la captazione di radioiodio o di ^{99m}Tc-pertecnetato è ridotta per un periodo più o meno lungo in relazione a detta terapia. È pertanto raccomandabile una sospensione per almeno 4-6 settimane di ogni composto contenente ormoni tiroidei di sintesi prima di eseguire una scintigrafia tiroidea. Anche il perclorato di potassio interagisce con il NIS, entrando in competizione con il radioiodio o il ^{99m}Tc-pertecnetato; pertanto, questo composto riduce i valori di captazione tiroidea misurati e se ne raccomanda la sospensione per almeno 7 giorni prima di eseguire una scintigrafia tiroidea.

La causa più comune di un incremento della captazione ghiandolare di radioiodio o di ^{99m}Tc-pertecnetato, in assenza di una patologia tiroidea vera e propria, è la carenza alimentare di iodio.

25.5.1
Misura della captazione tiroidea con sonda di rivelazione esterna

La captazione tiroidea di iodio è valutata, dopo somministrazione orale di ^{131}I-ioduro nel paziente digiuno da 12 ore (in forma di capsula o liquida, con attività in genere di 1850 KBq), mediante una sonda a scintillazione dotata di un collimatore divergente posizionata a circa 30-40 cm dalla superficie anteriore del collo (Fig. 25.2), con acquisizioni di circa 2 minuti a intervalli prefissati (tipicamente 2ª e/o 6ª ora e 24ª ora, meno frequentemente alla 48ª e 72ª ora) dalla somministrazione del radiofarmaco. In occasione di ogni rilevazione di radioattività in sede tiroidea, si procede anche a un conteggio dell'attività generale di fondo (in genere in corrispondenza del terzo distale della coscia), da sottrarre al valore di captazione totale misurato.

I fattori e i meccanismi che più frequentemente interferiscono con la captazione tiroidea di radioiodio sono riportati nelle Tabelle 25.1 e 25.2.

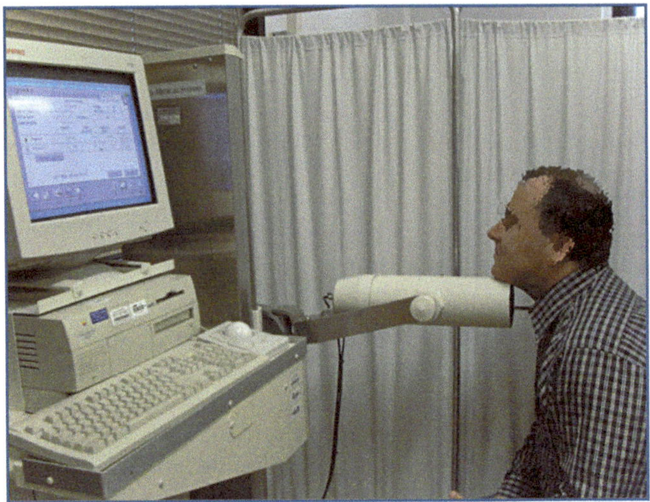

Fig. 25.2 Misura della captazione tiroidea mediante sonda a scintillazione posizionata a circa 30 cm dalla superficie anteriore del collo del paziente

Tabella 25.2 Meccanismi di interferenza e tempi di sospensione dalle principali sostanze interferenti con la captazione tiroidea

Farmaci o altri medicamenti	Meccanismi di interferenza	Durata della sospensione
Preparati naturali o sintetici di ormoni tiroidei	Bloccano l'*uptake* del radiofarmaco	10-14 giorni per la T3 21-28 giorni per la T4
Perclorato di potassio	*Washout* dello iodio non organificato e/o del ^{99m}Tc-pertecnetato	24 ore
Espettoranti, polivitaminici, conservanti alimentari, altri farmaci (amiodarone)	Blocco competitivo dell'*uptake* del radiofarmaco per elevato contenuto iodico	Dipende dal contenuto iodico e dal tempo di assunzione degli stessi (mediamente da 1 a 6 mesi)
Preparati a base di iodio (sale iodato, betadine, tintura di iodio, Iodosan, creme dimagranti o anticellulite)	Vedi sopra	Vedi sopra
Mezzi di contrasto radiografici	Vedi sopra	Ionici: 6 mesi Non ionici 1-2 mesi

25.5.1.1
Valori normali

Nel soggetto normale la captazione tiroidea aumenta progressivamente sino a raggiungere il valore massimo a 24 ore, per poi decrescere senza mai superare il 45% dell'attività somministrata; unendo i tre punti classici di determinazione (2ª, 6ª e 24ª ora) si ottiene la curva di captazione tiroidea del radioiodio (Fig. 25.3). Questa curva è proporzionale alla cinetica di captazione del radioiodio come ioduro nelle prime 2 ore e, successivamente, alla cinetica di organificazione del tracciante e di dismissione ghiandolare. La seconda parte della curva in progressivo decremento (dalla 24ª alla 72ª ora), è funzione della velocità di secrezione ormonale ed è utilizzata per calcolare il tempo di dimezzamento effettivo ($T_{1/2eff}$) della radioattività tiroidea, che nel soggetto normale è di 6-7 giorni.

25.5.1.2
Quadri patologici

Nel gozzo diffuso non tossico, caratterizzato da un incremento del *pool* iodico intratiroideo, si rileva una curva di rapido trasferimento intraghiandolare del radioiodio, non seguito da un altrettanto rapido processo di dismissione. In presenza di un'espansione del *pool* dello iodio circolante, comunque generato, si osserva sia una bassa percentuale di estrazione del radioiodio dal compartimento ematico, sia uno scarso intrappolamento intratiroideo, con valori percentuali di captazione estremamente bassi. Al contrario, nell'ipertiroidismo si rileva una curva in rapida ascesa che raggiunge i valori massimi entro la 2-3ª ora (di solito superiore al 60% dell'attività somministrata), con una successiva rapida discesa che alla 24ª ora può essere leggermente inferiore al 40%, con un $T_{1/2eff}$ di 4 giorni (Fig. 25.3).

L'ipotiroidismo è invece caratterizzato da una cinetica di accumulo molto lenta, con valore massimo percentuale inferiore al 20-25% dell'attività somministrata (Fig. 25.3).

Il test di captazione è attualmente utilizzato prevalentemente come misura preliminare a una successiva terapia con radioiodio (nell'ipertiroidismo), per la quale è necessario stabilire la percentuale di radiofarmaco captato dalla ghiandola per calcolare l'attività del radiofarmaco da impiegare per la terapia secondo formule prestabilite (ad esempio, formula di Marinelli).

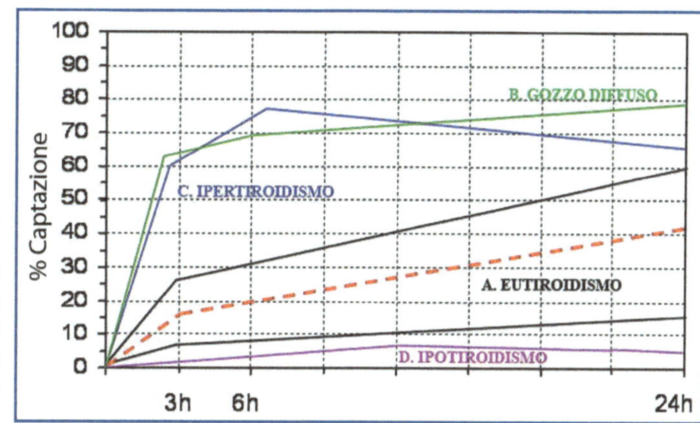

Fig. 25.3 Curve di captazione tiroidea dopo somministrazione di 1850 KBq di ^{131}I-ioduro. Quadro normale (*curva A*); gozzo diffuso (*curva B*); ipertiroidismo (*curva C*); ipotiroidismo (*curva D*)

25.5.2
Test al perclorato

Il test al perclorato ($KClO_4$) è impiegato nei casi di sospetto deficit di organificazione dello iodio. Alcuni ioni, quali il tiocianato e il perclorato, inibiscono il trasporto attivo dello iodio, causando la dismissione dello iodio non legato a proteine tiroidee; pertanto, la misura dello iodio liberato rappresenta una stima del difetto di organificazione. Dal punto di vista pratico, si effettua un test di captazione con ^{131}I-ioduro con misura della captazione alla 2ª ora, che risulta in genere nei limiti della norma; dopo tale misura si somministrano 0,5-1 g di perclorato di potassio *per os*, con prosecuzione della misura della captazione per ulteriori 2 ore. Nel soggetto normale solo modeste quantità di iodio radioattivo sono dismesse in seguito alla somministrazione di perclorato, in quanto gran parte di esso è già stato organificato, con valori di captazione quindi immodificati. Nei difetti di organificazione dello iodio, il radioiodio captato è invece dismesso in circolo, e la sua curva di captazione subisce una rapida flessione (clinicamente significativa solo se pari o superiore al 20% del valore di captazione alla 2ª ora).

È da segnalare tuttavia che in alcune forme di tiroidite cronica si osserva talvolta un analogo fenomeno funzionale determinato dal blocco di organificazione dello iodio, con risposta al test al perclorato sovrapponibile a quanto rilevato in presenza di Sindrome di Pendred e nei deficit di TPO. Questo test ha un'ottima accuratezza diagnostica, ma risulta non attendibile se la captazione alla 2ª ora è bassa.

25.6
Scintigrafia tiroidea

25.6.1
Tecnica di esecuzione dell'esame

Il ^{99m}Tc-pertecnetato somministrato per via endovenosa si lega solo debolmente alle proteine plasmatiche, con conseguente rapida uscita dal compartimento intravascolare. Il volume molecolare di questo radiofarmaco (4,05 Å) è analogo a quello dello ioduro (4,22 Å), motivo per cui viene trasportato all'interno delle cellule follicolari tiroidee ad opera del NIS. Dopo somministrazione per via e.v., la captazione del ^{99m}Tc-pertecnetato aumenta entro i primi 15 minuti (afflusso > efflusso), raggiunge un plateau tra 15 e 30 minuti, per calare poi progressivamente dal 30° minuto in poi. Nelle aree geografiche con sufficiente apporto iodico dietetico, la captazione percentuale del radiofarmaco è bassa, con un range di normalità compreso tra lo 0,3 e il 3% dell'attività somministrata, mentre l'intervallo normale è compreso tra l'1,2 e il 7% nelle zone con carente apporto dietetico di iodio.

Per l'esecuzione di una scintigrafia (e meno frequentemente di una captazione) tiroidea la quantità comunemente usata di ^{99m}Tc-pertecnetato è 74-185 MBq (vedi Tabella 25.3). Dopo circa 15 minuti dalla somministrazione, il paziente è posizionato supino al di sotto di un collimatore da gamma-camera LFOV a fori paralleli per basse energie o a singolo foro (collimatore *pin-hole*) (Fig. 25.4). L'esame si compone di due acquisizioni successive, la prima a largo campo della regione cervicale

Tabella 25.3 Protocolli e tecniche di esame consigliati: scintigrafia tiroidea

Indicazioni	Valutazione radioisotopica della morfologia della tiroide.
Preparazione del paziente	Non è richiesta nessuna preparazione, neppure il digiuno. Accertarsi che sia trascorso un adeguato intervallo di tempo dall'ultima somministrazione di sostanze interferenti (Tabelle 25.1 e 25.2). Accertarsi che il paziente non indossi catenine al collo e, se presenti, rimuoverle. Per evitare artefatti è consigliabile far bere liquidi al paziente prima dell'esecuzione della scintigrafia, per eliminare il ristagno di saliva radioattiva nell'esofago. Criteri di esclusione: gravidanza, allattamento in corso.
Documentazione richiesta	Anamnesi, quesito clinico-diagnostico, dosaggio ormoni tiroidei (se presenti anticorpi antitiroide e TRAb), eventuale documentazione iconografica di altre procedure diagnostiche eseguite dal paziente (in particolare ecografia del collo).
Radiofarmaci e attività	^{99m}Tc-pertecnetato 74-185 MBq (2-5 mCi) o ^{123}I-ioduro 15-20 MBq (0,5-0,7 mCi).
Tecnica scintigrafica	Si consiglia l'utilizzo di una gamma-camera a singola o doppia testa a grande campo fornita di collimatore a fori paralleli per bassa energia ad alta risoluzione (LEHR) e/o collimatore *pin-hole.* Al tempo zero si procede, rispettando le norme e le raccomandazioni radio-protezionistiche, all'iniezione e.v. del ^{99m}Tc-Pertecnetato o del ^{123}I-ioduro. Dopo circa 15-30 min (dalla somministrazione del pertecnetato) o 2-3 ore (dalla somministrazione del ^{123}I) il paziente viene posizionato sul lettino porta-paziente della gamma-camera in posizione supina con il collo iperesteso rispettando le simmetrie dei piani sagittale, coronale e assiale. Posizionamento di un marker a livello del giugulo con acquisizione planare statica di pochi secondi per registrazione dell'immagine. Scintigrafia del collo: acquisizione planare statica con matrice 128×128 e fattore zoom in relazione al campo di vista (ad esempio, 2×), con acquisizione della durata di 10 min (o a conteggio: 50000-150000 colpi). Normalmente si acquisiscono due immagini, la prima con campo di vista più ampio comprendente le ghiandole salivari, e la seconda con zoom e campo di vista ridotto esclusivamente alla ghiandola tiroidea.
Elaborazione e analisi	Nessuna. L'analisi delle immagini è di tipo qualitativo.
Possibili cause di errore	Artefatti da movimento.
Effetti collaterali	Nessuno.
Avvertenze dopo l'esecuzione dell'indagine	Adulti: nelle 24 ore successive evitare di rimanere a lungo in stretto contatto (meno di un metro di distanza) con bambini piccoli o donne in gravidanza. Bambini: per la cura giornaliera igienica utilizzare guanti in gomma; i pannolini sporchi devono essere posti in un sacchetto impermeabile e trattenuti per 24 ore; successivamente possono essere gettati nei normali rifiuti.

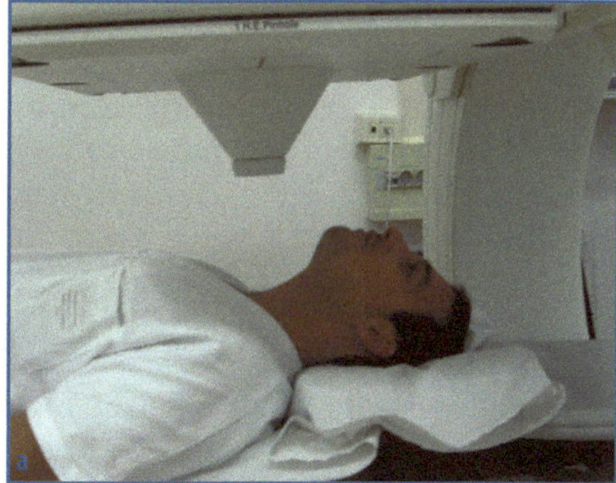

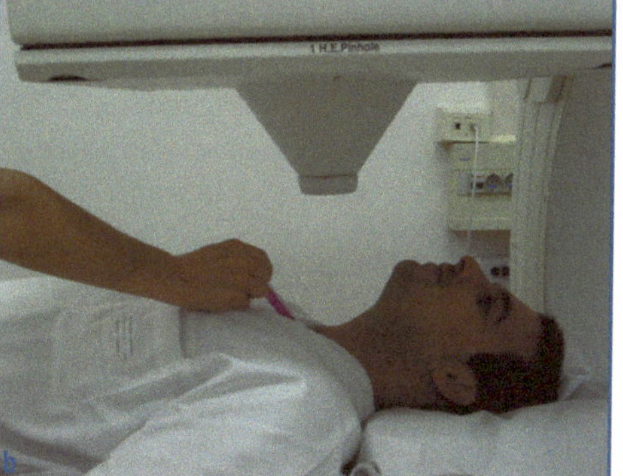

Fig. 25.4 a Il paziente viene posizionato sul lettino porta-paziente della gamma-camera in posizione supina sotto un collimatore *pin-hole* con il collo iperesteso rispettando le simmetrie dei piani sagittale, coronale e assiale. **b** Posizionamento di un marker radioattivo di ^{57}Co a livello del giugulo con acquisizione planare statica di pochi secondi

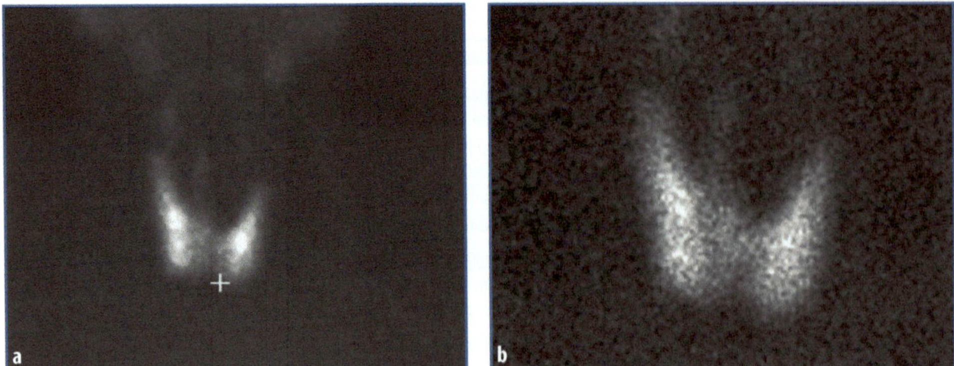

Fig. 25.5 a, b Scintigrafia tiroidea con ^{99m}Tc-pertecnetato, riprodotta con immagini su sfondo nero (così normalmente mostrate sullo schermo della *workstation*). **a** Immagine della regione cervicale in proiezione anteriore a grande campo, acquisita in modo da includere nel FOV l'area delimitata superiormente dalle ghiandole salivari sottomandibolari e che si estende inferiormente fino al distretto toracico superiore (con apposizione di un marker corrispondente alla posizione del giugulo). **b** Immagine focalizzata sulla tiroide, che mostra in migliore dettaglio il quadro scintigrafico del parenchima tiroideo

anteriore, comprendendo prossimalmente le ghiandole salivari e inferiormente il giugulo (tipicamente con matrice 128×128, zoom 1, acquisizione per circa 10 minuti) (vedi Fig. 25.5a), quindi una seconda con dettaglio sul parenchima ghiandolare tiroideo (matrice 128×128, zoom 1,33, acquisizione per circa 10 minuti) (vedi Fig. 25.5b).

25.6.2 Quadro normale

Nel soggetto normale la scintigrafia tiroidea evidenzia la presenza dei due lobi principali tiroidei come due regioni ellittiche lievemente angolate tra loro e convergenti a livello del polo lobare inferiore (dove si trova l'istmo), con il lobo destro di solito più grande del controlaterale. I margini esterni della ghiandola si presentano lineari o lievemente convessi verso l'esterno; la presenza di margini concavi deve essere sempre considerata un reperto sospetto per presenza di lesioni nodulari intraghiandolari non captanti. La regione istmica può essere talora visualizzata, mentre in circa il 10% dei pazienti può essere evidenziato anche il lobo piramidale (vedi Fig. 25.5). La concomitante presenza delle ghiandole salivari nel campo di osservazione ha lo scopo di porre un organo di riferimento con cui rapidamente confrontare la captazione del radiofarmaco da parte del parenchima ghiandolare, considerando che in condizioni normali le ghiandole salivari e la tiroide sono pressoché isocaptanti. Anche la mucosa gastrica può essere visualizzata dopo iniezione di ^{99m}Tc-pertecnetato, dal momento che il NIS è presente anche in questo tessuto.

Qualsiasi modificazione del quadro anatomo-funzionale comporta una alterazione della distribuzione del radiofarmaco e, quindi, uno specifico quadro scintigrafico. Le principali indicazioni per l'esecuzione di un esame scintigrafico sono:

- presenza di patologia nodulare (differenziazione tra noduli cosiddetti "caldi" e "freddi");
- presenza di gozzo semplice, retrosternale, multinodulare e/o tossico;
- presenza di ipertiroidismo a eziologia non ancora nota;
- presenza di ipotiroidismo congenito, per la diagnosi di agenesia o ectopia;

- sospetta tiroidite subacuta, per valutare sia l'entità che l'evoluzione del processo flogistico, nonché per la diagnosi differenziale nelle forme associate a tireotossicosi;
- follow-up post-chirurgico, per valutare eventuale presenza di tessuto tiroideo funzionante residuo.

25.6.3 Nodulo tiroideo singolo

La scintigrafia tiroidea è il solo esame in grado di fornire informazioni sugli aspetti funzionali dei noduli tiroidei, permettendo di definire la presenza di un nodulo con iniziale autonomia funzionale (caratterizzato dall'immagine scintigrafica di un'area di intenso accumulo del radiofarmaco, meglio noto come nodulo iperfunzionante o "caldo"), associato a ridotta o assente visualizzazione del restante parenchima ghiandolare (soppressione funzionale parziale o completa) (Fig. 25.6). L'eccessiva produzione di ormoni tiroidei da parte del nodulo iperfunzionante (o caldo) può infatti inibire la sintesi endogena del TSH e, quindi, ridurre l'attività del parenchima extra-nodulare sano fino a renderlo non visualizzabile all'esame scintigrafico. Un nodulo scintigraficamente caldo è difficilmente associato alla presenza di un carcinoma tiroideo, sebbene siano stati descritti numerosi casi di carcinomi a elevata captazione del radiofarmaco, mentre rappresenta più comunemente un nodulo di iperplasia o un adenoma tossico (adenoma di Plummer), lesioni benigne caratterizzate da un tessuto ricco di cellule iperfunzionanti.

I noduli ipocaptanti nell'immagine scintigrafica (cosiddetti noduli "freddi" in caso di assente captazione nodulare), sono rappresentati di solito da adenomi non funzionanti, raccolte di colloide, aree emorragiche, aree focali di tiroidite o carcinomi primitivi o metastatici. I noduli freddi costituiscono circa l'80% di tutti i noduli solitari; la mancata captazione del radiofarmaco è perciò comune a numerosi quadri patologici e pertanto

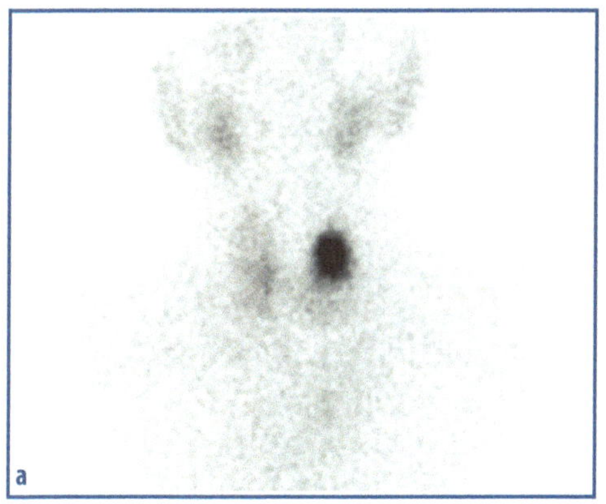

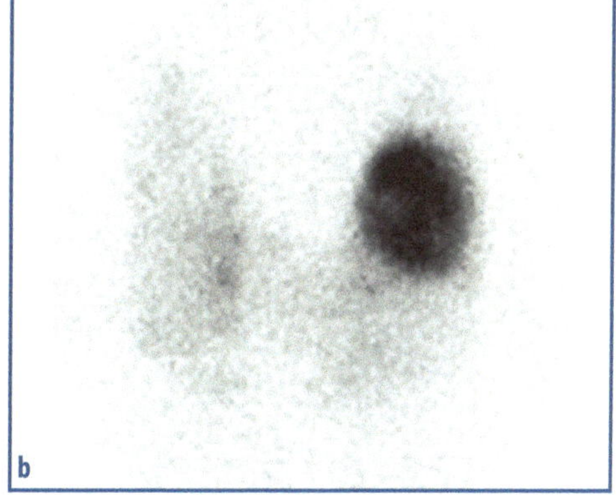

Fig. 25.6 a, b Acquisizioni statiche planari sulla regione cervicale ottenute con collimatore *pin-hole* in paziente con ipertiroidismo e riscontro ecografico di nodulo del lobo sinistro della tiroide. **a** Immagine a largo campo della regione cervicale anteriore che comprende prossimalmente le ghiandole salivari e inferiormente il giugulo. **b** Immagine con dettaglio sul parenchima ghiandolare tiroideo. Visualizzazione di un'area di intenso iperaccumulo del radiofarmaco (nodulo "caldo") a carico del lobo sinistro della tiroide, al cui interno si riscontrano aree di minor fissazione, corrispondenti a fenomeni intranodulari necrotico-colliquativi. Netta riduzione della captazione a carico del restante parenchima ghiandolare

priva di specificità, per cui è necessario un approfondimento diagnostico ulteriore (esame citologico su ago-aspirato). La scintigrafia tiroidea presenta dunque elevata sensibilità nella diagnosi di malignità, ma una specificità molto bassa (non superiore al 10%).

Nella maggioranza dei casi, il carcinoma tiroideo nelle sue molteplici forme istologiche si presenta alla scintigrafia (sia questa eseguita con ^{99m}Tc-pertecnetato o con radioiodio) come un nodulo freddo o ipocaptante. Le basi molecolari della ridotta captazione del radiofarmaco nella maggior parte dei carcinomi tiroidei, ma anche negli adenomi ipofunzionanti, sono attribuibili a una ridotta o assente funzione dell'attività del NIS associata a un difetto di organificazione dello iodio.

Il quadro scintigrafico di un nodulo dopo somministrazione di radioiodio non sempre è concordante con quello visualizzato dopo somministrazione di ^{99m}Tc-pertecnetato. Le basi molecolari per cui si può evidenziare una concentrazione del ^{99m}Tc-pertecnetato nel nodulo, ma non del radioiodio, possono essere rappresentate da un difetto di organificazione dello iodio, cui consegue pertanto un rapido *washout* del radiofarmaco. D'altra parte, noduli che concentrano radioiodio, ma non il ^{99m}Tc-pertecnetato, presentano una scarsa espressione del NIS con normale organificazione dello iodio.

25.6.4 Gozzo multinodulare

L'iperplasia tiroidea multinodulare rappresenta oltre l'80% della patologia ghiandolare nodulare, con caratteristiche tuttavia estremamente variabili dal punto di vista funzionale; può infatti manifestarsi con normofunzione, iperfunzione (gozzo multinodulare tossico) o, infine, ipofunzione.

L'aspetto scintigrafico del gozzo multinodulare è caratterizzato da una o più aree ipocaptanti il radiofarmaco (o relativamente ipocaptanti rispetto al parenchima extranodulare) alternate ad altre di iperfunzione (o di relativa ipercaptazione), o associate a zone di normale accumulo del tracciante (Fig. 25.7). La ghiandola assume spesso un aspetto diffusamente irregolare con profili alterati, e può presentarsi con dimensioni aumentate sia globalmente che a carico di un lobo in particolare (Fig. 25.8).

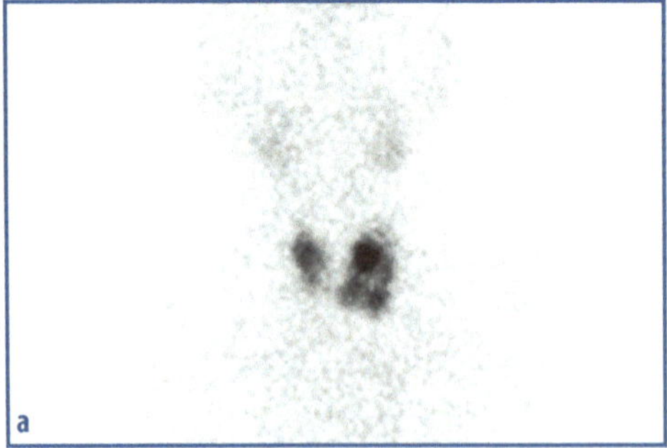

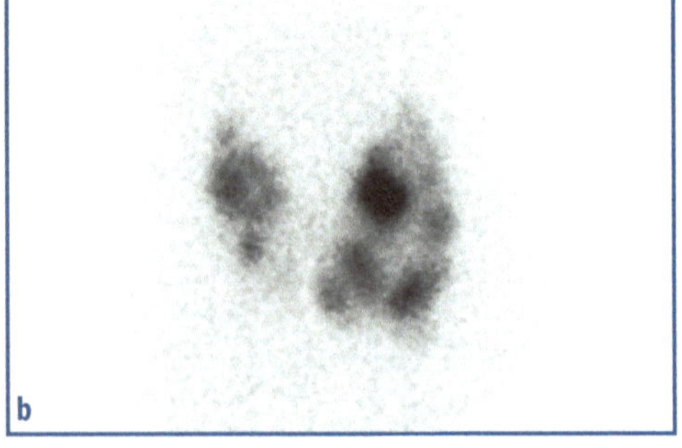

Fig. 25.7 a, b Acquisizioni statiche planari sulla regione cervicale (**a, b**) ottenute con collimatore *pinhole* in paziente con gozzo multinodulare. La tiroide appare di dimensioni aumentate per la prevalenza volumetrica del lobo sinistro e di morfologia irregolare. La distribuzione del ^{99m}Tc-pertecnetato è disomogenea per la presenza di numerose aree ipocaptanti. Si noti inoltre, a livello del lobo sinistro, la presenza in sede medio-apicale di un'area di ipercaptazione focale compatibile con zona ad autonomia funzionale

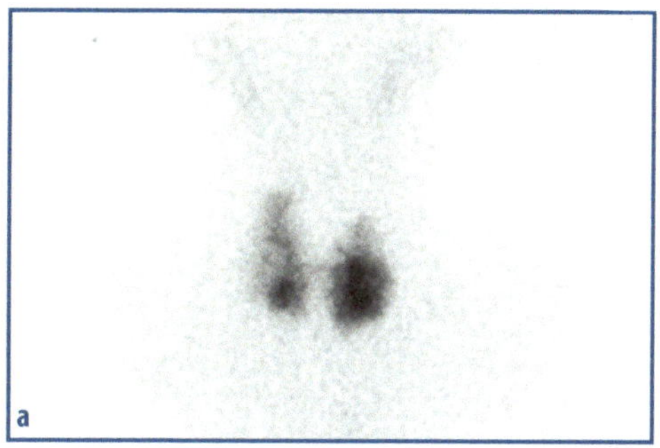

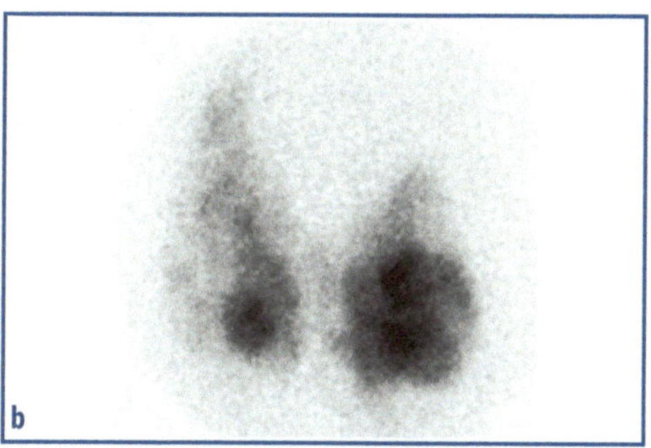

Fig. 25.8 a, b Acquisizioni statiche planari sulla regione cervicale (**a, b**) ottenute con collimatore *pin-hole* in paziente con gozzo multinodulare e tiroidite di Hashimoto. Tiroide di dimensioni aumentate. Presenza di un'area di iperaccumulo del ^{99m}Tc-pertecnetato in sede basale destra. La distribuzione del radiofarmaco a carico del restante parenchima risulta disomogenea per la presenza di aree con ridotta captazione

25.6.5
Gozzo diffuso

Il gozzo diffuso è caratterizzato da un aumento uniforme del volume ghiandolare, che può estendersi in senso caudale fino a occupare il mediastino superiore (gozzo toracico). Il quadro scintigrafico del gozzo diffuso tossico (l'esempio più tipico è in presenza di Morbo di Graves-Basedow) è caratterizzato da un globale e relativamente omogeneo aumento di captazione del radiofarmaco. L'aumento di volume può accompagnarsi a valori elevati della captazione tiroidea, mostrando alla scintigrafia una ghiandola omogeneamente iperfissante il radiofarmaco (gozzo diffuso tossico), con apparente scomparsa della fisiologica attività di fondo delle ghiandole salivari (immagine legata semplicemente all'aumentato contrasto scintigrafico) (Fig. 25.9). Quando la captazione ghiandolare resta entro i limiti della norma, si è in presenza di un quadro di gozzo diffuso non tossico.

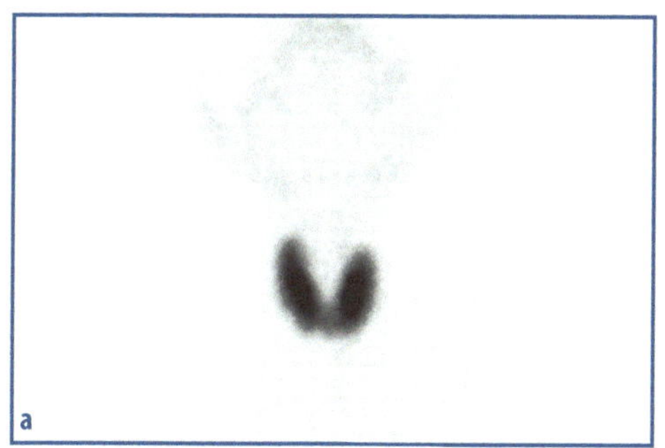

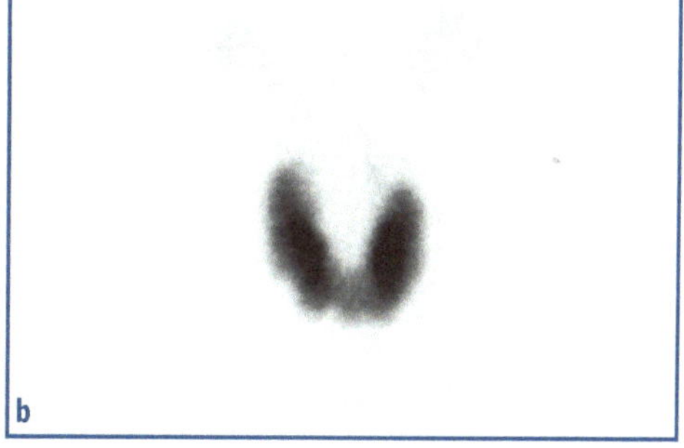

Fig. 25.9 a, b Acquisizioni ottenute con collimatore *pin-hole* in paziente con ipertiroidismo. **a** Immagine a largo campo della regione cervicale anteriore che comprende prossimalmente le ghiandole salivari e inferiormente il giugulo. **b** Immagine con dettaglio sul parenchima ghiandolare tiroideo. Diffusa e uniforme iperfissazione del radiofarmaco a carico di tutto il parenchima ghiandolare, compatibile con il sospetto clinico di Morbo di Graves-Basedow

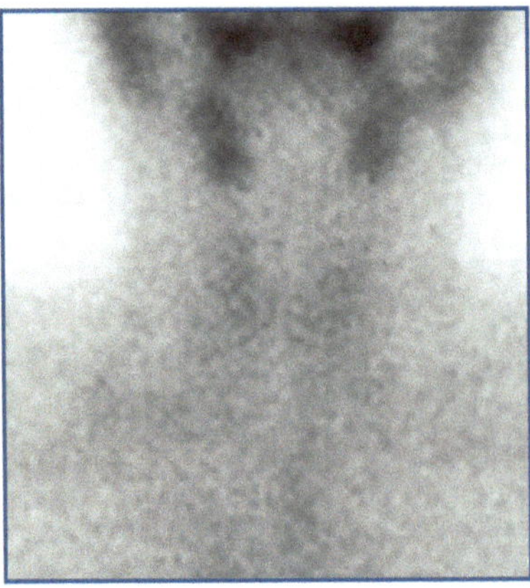

Fig. 25.10 Acquisizione con gamma-camera LFOV con collimatore a fori paralleli per basse energie. Immagine statica a largo campo della regione cervicale anteriore che comprende prossimalmente le ghiandole salivari e inferiormente il giugulo in paziente con sintomatologia algica in regione cervicale e ipertiroidismo. Si noti la significativa riduzione di captazione del radiofarmaco, compatibile con il sospetto clinico di tiroidite subacuta di origine virale

25.6.6 Tiroiditi

Il quadro scintigrafico delle tiroiditi è estremamente variabile. Le tiroiditi acuta suppurativa, subacuta di De Quervain e quella lignea di Riedel sono caratterizzate da una significativa riduzione e disomogenea captazione del radiofarmaco, in relazione al danno del parenchima ghiandolare (Fig. 25.10).

Una situazione particolare è invece rappresentata dalla tiroidite di Hashimoto (tiroidite cronica autoimmune), che si presenta scintigraficamente in modo molto vario, potendo simulare il quadro scintigrafico di tutte delle patologie tiroidee; la captazione complessiva del radiofarmaco può, infatti, risultare normale, ridotta o diffusamente aumentata (fino a mimare un quadro di iperfunzione ghiandolare tipico del Morbo di Graves-Basedow). In alcuni casi è possibile osservare un'immagine assimilabile a quella del gozzo multinodulare, con apparente concomitanza di noduli caldi e freddi.

25.6.7 Agenesia ed ectopia della tiroide

L'ipotiroidismo congenito primario è una causa relativamente comune (ma facilmente trattabile) di potenziale ritardo mentale, con un'incidenza di 1 ogni 3800/4000 nascite. Due terzi dei pazienti affetti da disgenesia della ghiandola tiroidea presentano un'ectopia ghiandolare, mentre un terzo è affetto da agenesia tiroidea. La scintigrafia tiroidea è in grado di dimostrare la presenza di anomalie di sede e dimensioni della ghiandola, con frequente visualizzazione di un'area di iperaccumulo del tracciante in sede ectopica localizzata lungo il dotto tireoglosso, generalmente in sede retrolinguale (vedi Fig. 25.11). La mancata visualizzazione scintigrafica della tiroide o di parte di essa è riconducibile a quadri di agenesie parziali o totali; in questo caso è preferito l'uso dello Iodio-123 al ^{99m}Tc-pertecnetato, sia perché il radioiodio consente modalità e tempi di acquisizione estremamente elastici, sia per l'intrinseca ipocaptazione del tessuto tiroideo in questo genere di patologie.

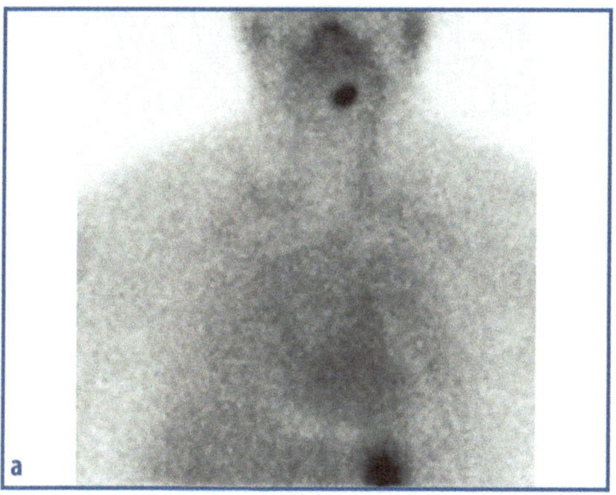

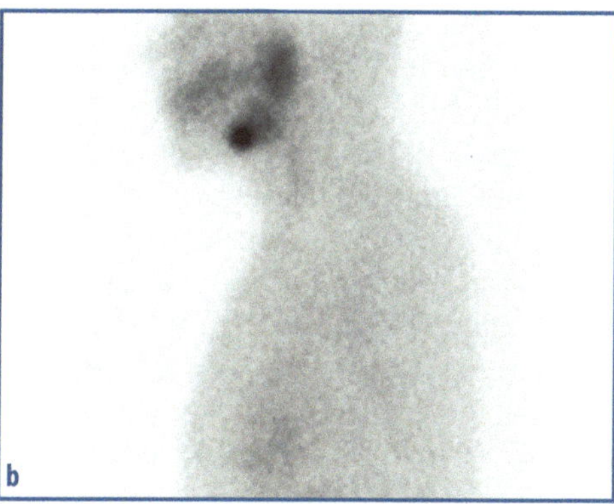

Fig. 25.11 a, b Scintigrafia del distretto cervicale e toracico ottenuta in proiezione anteriore (**a**) e laterale sinistra (**b**) dopo somministrazione di $^{99m}Tc\text{-}O_4^-$ in un paziente di 42 anni con ipotiroidismo di modesta entità. È ben visibile l'area di iperaccumulo del radiofarmaco in corrispondenza della base della lingua, sede della tiroide ectopica (per assente migrazione dalla sede di origine in età fetale alla posizione definitiva in sede cervicale), mentre la captazione è completamente assente nella sede anatomica dove è normalmente posizionata la tiroide.

25.6.8 Ipertiroidismo esogeno (tireotossicosi)

Nella tireotossicosi di origine esogena (5% dei casi con elevati valori ormonali tiroidei), la scintigrafia tiroidea mostra scarsa/assente visualizzazione della ghiandola. Queste forme di iperfunzione tiroidea riconoscono quali cause la forma iatrogenica, la tireotossicosi *factitia*, e la forma iodo-indotta (Jod-Basedow).

25.7 Diagnostica per immagini nel carcinoma tiroideo differenziato

La principale applicazione delle tecniche di medicina nucleare nel paziente con carcinoma tiroideo differenziato è rappresentata dalla terapia radiometabolica con Iodio-131 (dopo intervento chirurgico) e dall'imaging scintigrafico nella fase di follow-up post-trattamento. Infatti, il trattamento primario del carcinoma tiroideo differenziato è chirurgico (tiroidectomia totale), seguito dalla terapia radiometabolica con Iodio-131 allo scopo di eliminare ogni residuo di tessuto rimasto dopo l'intervento chirurgico ("ablazione"). Questa procedura è fondamentale per poter applicare le tecniche biochimiche e strumentali più opportune per il follow-up del paziente. Infatti, oltre a completare il trattamento primario della neoplasia, la terapia radiometabolica aumenta la specificità della misura dei livelli sierici di tireoglobulina, vero e proprio marcatore biochimico (dopo chirurgia e terapia ablativa con radioiodio) il cui valore fornisce un indice di persistenza e/o recidiva di malattia.

La prognosi del carcinoma tiroideo differenziato papillare o follicolare è relativamente favorevole, con tasso di sopravvivenza del 90% a 10 anni; tale valore si riduce tuttavia al 40% in presenza di recidive locali e/o metastasi (5-20% dei casi) che possono presentarsi anche a distanza di molto tempo (12-15 anni, polmone e osso), più spesso nei pazienti anziani e nelle forme scarsamente differenziate o in fase avanzata già all'esordio. Il 5% circa dei pazienti muore a causa della malattia, dopo tempi più o meno lunghi dal trattamento primario. Queste considerazioni giustificano la necessità di un adeguato e accurato monitoraggio del paziente nel tempo (follow-up), con controlli di laboratorio (dosaggio della Tireoglobulina con metodo ultrasensibile) e strumentali (ecografia del collo, diagnostica medico-nucleare, ecc.), con lo scopo di individuare precocemente le eventuali recidive e/o metastasi, stabilirne la capacità iodocaptante, e intervenire di conseguenza con terapia radiometabolica con ^{131}I ad alte dosi oppure con altri presidi terapeutici. La sostituzione della normale funzione tiroidea dopo tiroidectomia è effettuata mediante la somministrazione di L-T4 a una posologia che nei pazienti con neoplasia tiroidea è "soppressiva", cioè deve garantire un valore di TSH indosabile (per azzerare lo stimolo proliferativo del TSH sulle cellule tiroidee e/o tumorali che potrebbero essere residuate).

25.7.1
Scintigrafia corporea con ^{131}I-ioduro dopo terapia radiometabolica

Dopo l'exeresi chirurgica del tumore, le cellule neoplastiche tiroidee ancora differenziate conservano sia la sensibilità all'ormone tireostimolante (TSH) sia l'espressione del NIS. Di conseguenza, conservano una certa capacità di captare lo iodio (che è tuttavia pari a soltanto il 5-10% rispetto alle cellule tiroidee normali). Questa base fisiologica costituisce il razionale per l'impiego di alte attività di Iodio-131 per radioterapia metabolica che, oltre alla distruzione del tessuto residuo, consente anche un imaging scintigrafico essenziale per la stadiazione della malattia. Per ottimizzare il potenziale terapeutico e la sensibilità diagnostica della metodica, è importante che la captazione del radioiodio sia massimizzata. Ciò è favorito dalla riduzione del *pool* di iodio circolante (che si ottiene attraverso dieta ipoiodica per circa due settimane precedenti alla procedura, confermando poi mediante misura della ioduria l'effettiva riduzione del *pool* di iodio dell'organismo). Inoltre, la captazione di iodio da parte delle cellule tiroidee è stimolata dall'aumento dei valori di TSH, incremento che può essere determinato per via endogena mediante la sospensione della terapia con L-T4 (condizione di ipotiroidismo), oppure mediante somministrazione esogena di TSH ricombinante (rhTSH, con il paziente eutiroideo perché in terapia con L-T4). In entrambi i casi, il valore di TSH sierico deve aumentare a livelli maggiori di 30 μUI/ml.

Dopo adeguata preparazione del paziente (TSH >30 μUI/ml e basso contenuto iodico corporeo), si somministra una quantità terapeutica di ^{131}I (capsula per via orale con attività di circa 2960-5550 MBq, ossia 80-150 mCi) in regime di degenza protetta (alcuni protocolli prevedono tuttavia la somministrazione di attività inferiori di ^{131}I, pari a 1110 MBq, specialmente se si tratta di pazienti a basso rischio). Il paziente, opportunamente istruito con misure igieniche e di comportamento, è dimesso dal medico nucleare, previa autorizzazione del fisico sanitario (che determina la radioattività residua nel corpo intero del paziente rientri nei limiti previsti dalla vigente normativa-2-3 giorni dopo il trattamento), e torna a distanza di 5-10 giorni per eseguire una scintigrafia corporea totale ("post-terapeutica"). Questa indagine prevede l'acquisizione di immagini *total body* e di immagini mirate sulla regione di interesse (generalmente collo-

Tabella 25.4 Protocolli e tecniche di esame consigliati: scintigrafia corporea post-terapia con ^{131}I-ioduro

Indicazioni	Valutazione radioisotopica della presenza di residuo tiroideo o metastasi da carcinoma tiroideo differenziato.
Preparazione del paziente	Vedi preparazione effettuata prima della terapia con ^{131}I. Accertarsi che il paziente non abbia oggetti metallici e, se presenti, rimuoverli. Criteri di esclusione: gravidanza, allattamento in corso.
Documentazione richiesta	Anamnesi, dosaggio Tg, eventuale documentazione iconografica di altre procedure diagnostiche eseguite dal paziente (ecografia del collo, TC, RMN).
Radiofarmaci e attività	^{131}I-ioduro con attività variabile (vedi Capitolo 16).
Tecnica scintigrafica	Si consiglia l'utilizzo di una gamma-camera a singola o doppia testa a grande campo fornita di collimatore a fori paralleli per alta energia cristallo di spessore ½ pollice o superiore. Dopo circa 5-10 giorni dalla somministrazione del radioiodio, il paziente viene posizionato sul lettino porta-paziente della gamma-camera in posizione supina con il collo iperesteso rispettando le simmetrie dei piani sagittale, coronale e assiale. Posizionamento di un marker a livello del giugulo con acquisizione planare statica di pochi secondi per registrazione dell'immagine. Scintigrafia corporea globale: acquisizione planare statica *total body* con matrice 256×1024. Acquisizioni cervicali (proiezioni laterali): acquisizione planare statica con matrice 128×128 con zoom in relazione al campo di vista (ad esempio, 2×), con acquisizione 10-15 min (o a conteggio: 150000-300000 colpi). Acquisizione della regione cervico-toracica (proiezione antero-posteriore) con le medesime modalità della precedente.
Elaborazione e analisi	Nessuna. L'analisi delle immagini è di tipo qualitativo.
Possibili cause di errore	Artefatti da movimento. Fisiologica presenza del radioiodio nelle ghiandole salivari, nell'orofaringe, nel sistema urinario e a livello epatico (metabolismo epatico degli ormoni tiroidei radiomarcati). Per eliminare la fisiologica radioattività presente a livello oro-faringoesofageo e gastrico, è sufficiente far bere al paziente dell'acqua. Le rare metastasi epatiche iodiofissanti appaiono generalmente come aree focali di ipercatptazione. Contaminazione di cute, capelli e abiti da escrezione di iodio tramite sudore, urina, saliva (Fig. 25.12). Presenza di ectopie tiroidee (restrosternale, sublinguale e intratoracica). Cause meno frequenti di captazione extratiroidea: a livello mammario, nell'esofagite di Barret, nello struma ovarico, nelle infezioni e neoplasie polmonari, nelle neoplasie delle ghiandole salivari, nel diverticolo di Merkel, nel meningioma papillare.
Effetti collaterali	Nessuno.
Avvertenze dopo l'esecuzione dell'indagine	Attenersi alle norme di comportamento rilasciate dalla Fisica Sanitaria in dimissione.

torace) in proiezione anteriore, posteriore e obliqua con gamma-camera a grande campo, con cristallo di spessore di almeno ½ pollice e con collimatore a fori paralleli per alte energie.

I principali parametri di acquisizione delle immagini *total body* e delle planari sono riportati in Tabella 25.4. Insieme alle immagini planari, è di norma acquisita un'immagine con marker radioattivo di ^{57}Co posto in sede giugulare. Possono essere acquisite anche immagini tomografiche SPECT o SPECT/TC per meglio identificare sedi di possibile ipercaptazione ma di dubbia localizzazione anatomica, con la precauzione di acquisire per almeno 20-25 secondi/vista (per garantire un'adeguata statistica di conteggio).

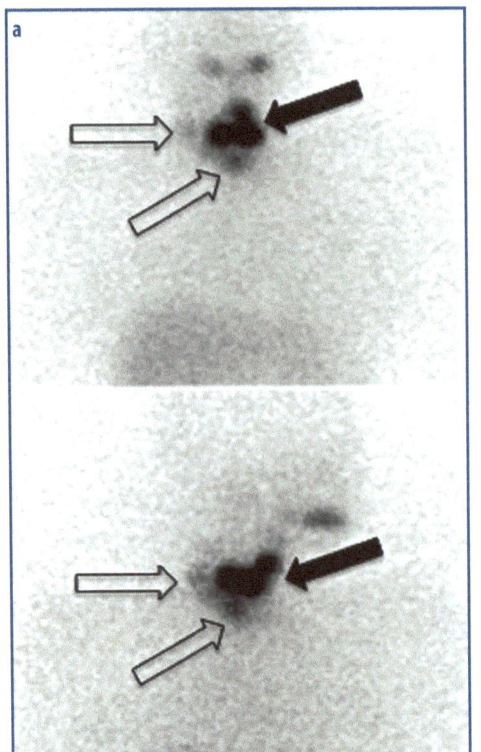

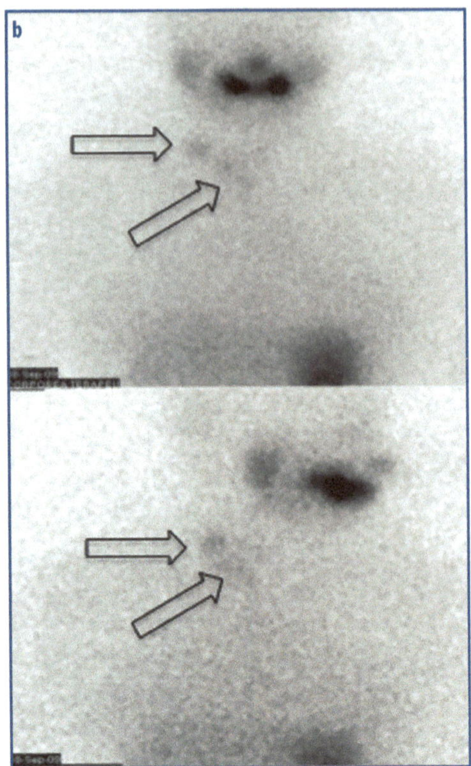

Fig. 25.12 a, b Immagini scintigrafiche mirate su collo e torace nelle proiezioni anteriore (*sopra*) e obliqua anteriore destra (*sotto*) dopo terapia con ^{131}I-ioduro effettuata nella stessa paziente in due diverse occasioni. Si tratta di una donna di 38 anni operata per carcinoma tiroideo papillare (variante classica, multifocale bilaterale, con focale infiltrazione dei tessuti lassi peritiroidei). **a** Scintigrafia acquisita 5 giorni dopo somministrazione di 3700 MBq di ^{131}I-ioduro per ablazione del residuo post-chirurgico: oltre alle aree di intensa ipercaptazione riferibili a residui del parenchima ghiandolare (*freccia piena*), è rilevabile ipercaptazione di minore entità in sede latero-cervicale e sovra-giugulare mediana (*frecce vuote*), riferibile a metastasi linfonadali (Tireglobulina sierica >250 ng/mL, con TSH 80 µUI/mL). **b** Scintigrafia acquisita 4 giorni dopo somministrazione di 4810 MBq di ^{131}I-ioduro per terapia (effettuata 7 mesi dopo la terapia ablativa): mentre non è più rilevabile captazione nella precedente sede dei residui ghiandolari post-chirurgici, è ora più evidente la captazione del radiofarmaco in sede latero-cervicale destra e sovra-giugulare mediana (frecce vuote), in corrispondenza dei linfonodi sede di metastasi (Tireglobulina sierica 31 ng/mL, con TSH 192 µUI/mL)

Oltre all'eventuale parenchima residuo in sede cervicale (che si ritrova in quasi tutti i pazienti), nel 10-26% dei casi la scintigrafia post-terapeutica permette di rilevare la presenza di lesioni iodocaptanti precedentemente misconosciute in sede cervicale (soprattutto linfoadenopatie laterocervicali) o sistemiche (in particolare scheletro e polmoni) (Figg. 25.13 e 25.14), fornendo quindi l'esatta estensione (utile per la "stadiazione" della malattia e fondamentale per i trattamenti e controlli successivi). L'acqusizione di immagini SPECT/TC si è dimostrata utile nella valutazione dell'interessamento linfonodale laterocervicale da parte della neoplasia, fornendo informazioni aggiuntive nel 35% dei casi e variando nel 25% dei pazienti la stratificazione del rischio, con conseguente modificazione del programma di follow-up clinico-strumentale.

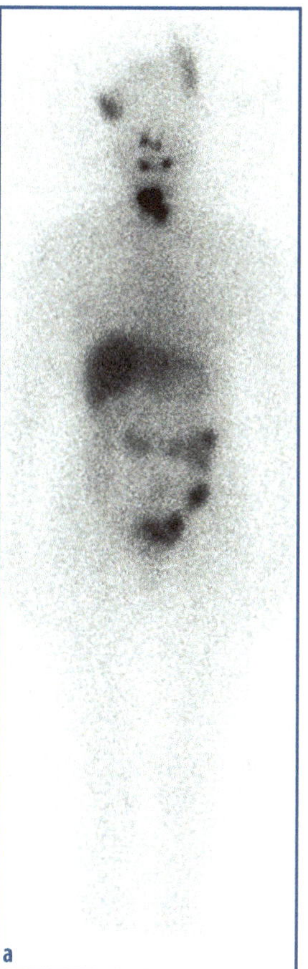

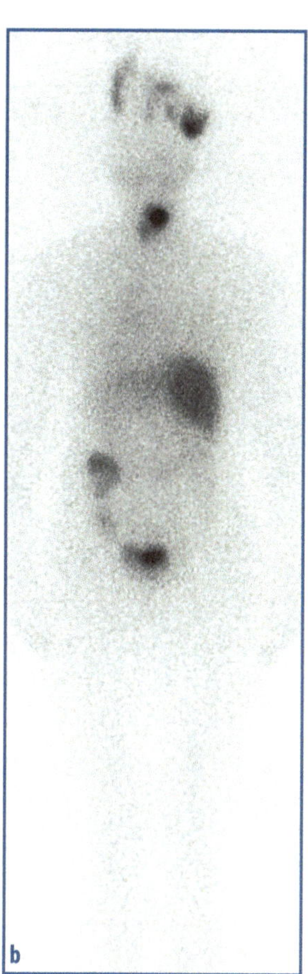

Fig. 25.13 a, b Scintigrafia post-terapia con ^{131}I-ioduro. Acquisizione *total body* in proiezione anteriore (**a**) e posteriore (**b**) dopo 6 giorni dalla somministrazione di 3700 MBq di ^{131}I. Si evidenzia un'area di iodocaptazione in regione cervicale anteriore, da riferire a parenchima ghiandolare tiroideo residuo. Contaminazione cutanea in sede cranica bilateralmente. Visualizzazione del fegato da metabolismo epatico degli ormoni tiroidei radiomarcati, e fisiologica visualizzazione intestinale

25.7.2 Scintigrafia corporea diagnostica con ^{131}I-ioduro

Dopo questa prima valutazione connessa alla terapia radiometabolica, l'imaging scintigrafico può essere ripetuto nel corso del follow-up dei pazienti, in particolare di quelli a maggior rischio. A distanza di 6-12 mesi dal trattamento, si esegue in genere una scintigrafia corporea ("diagnostica") con bassa attività di ^{131}I somministrato *per os* (111-185 MBq, equivalenti a 3-5 mCi); l'acquisizione scintigrafica è effettuata dopo 48 o 72 ore (rispettivamente se il paziente è stato preparato con somministrazione esogena di rhTSH oppure mediante sospensione della terapia con L-T4), con le stesse modalità descritte per la scintigrafia corporea post-terapeutica (i dettagli di acquisizione sono riportati in Tabella 25.5). Il fine di questa indagine è la valutazione dell'efficacia della precedente terapia con radioiodio e la ricerca dell'eventuale persistenza di tessuto tiroideo iodocaptante. In genere si suggerisce di non somministrare più di 185 MBq di ^{131}I, per evitare il cosiddetto fenomeno di stordimento funzionale (*stunning*) prodotto dagli effetti radiobiologici legati all'emissione β^- del ^{131}I sulle cellule tiroidee, fattore importante perché potrebbe successivamente limitare l'entità di concentrazione del ^{131}I

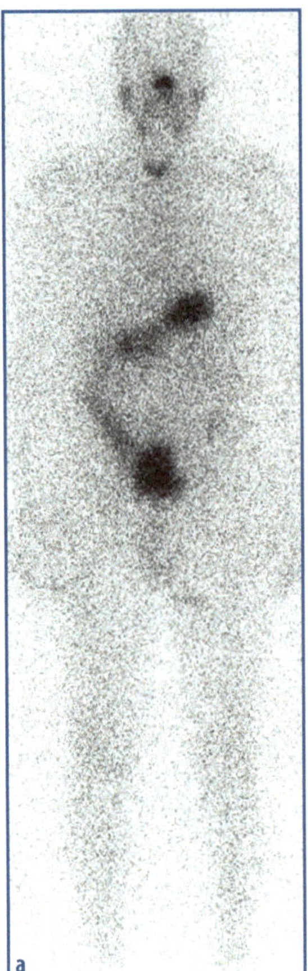

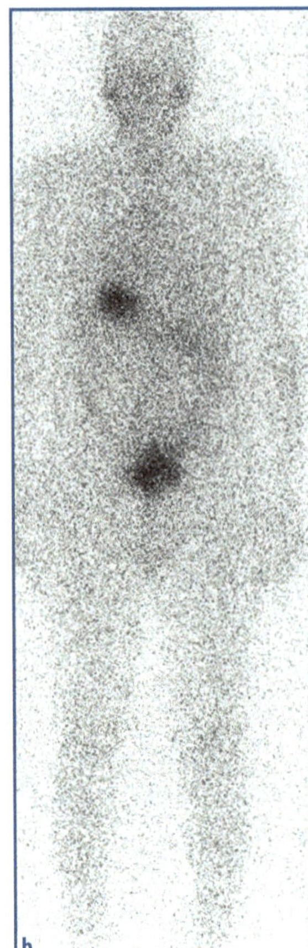

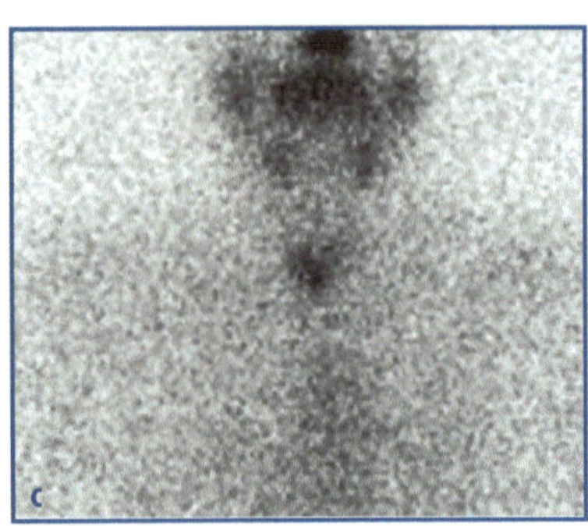

Fig. 25.14 a-c Scintigrafia corporea diagnostica dopo 48 ore dalla somministrazione di 185 MBq di ^{131}I in paziente con carcinoma papillare della tiroide sottoposto 20 mesi prima a tiroidectomia totale e terapia radiometabolica con ^{131}I. Acquisizione planare statica *total body* in proiezione anteriore (**a**) e posteriore (**b**). Si noti la fisiologica visualizzazione delle ghiandole salivari, della mucosa nasale e dell'intestino. **c** Acquisizione sulla regione cervico-toracica (proiezione antero-posteriore). Area di iodocaptazione in regione cervicale anteriore da presenza di residuo di tessuto tiroideo

somministrato per terapia radiometabolica (se effettuata in un arco di tempo ravvicinato alla scintigrafia diagnostica).

La scintigrafia diagnostica può essere eseguita anche impiegando lo Iodio-123, che non genera effetto *stunning* e presenta caratteristiche fisiche più adatte alla strumentazione (gamma-camera), nonché una dosimetria nettamente più favorevole; in questo caso l'acquisizione scintigrafica è effettuata 24 ore (o al massimo 48) dopo la somministrazione. Tuttavia, come già accennato in precedenza, i costi di questo radiofarmaco, nettamente superiori rispetto a quelli del ^{131}I, ne limitano tuttora l'utilizzo su larga scala. Questo radionuclide può essere comunque preferito quando è necessario effettuare uno studio dosimetrico per il calcolo esatto della dose terapeutica di Iodio-131 da somministrare, ad esempio in presenza di metastasi parenchimali polmonari o scheletriche (vedi Capitolo 16).

La visualizzazione di aree focali iodocaptanti fornisce il razionale sia per un'ulteriore somministrazione di ^{131}I-ioduro per terapia, sia per programmare eventuali ulteriori trattamenti complementari (chirurgia, terapia radiante esterna).

Dopo la completa ablazione post-chirurgica del tessuto tiroideo, la scintigrafia totale corporea con radioiodio e la misura dei livelli sierici di tireoglobulina (Tg) possono essere considerati marcatori affidabili di quiescenza o di ripresa di malattia; un aumento

Tabella 25.5 Protocolli e tecniche di esame consigliati: scintigrafia corporea diagnostica con ^{131}I-ioduro

Indicazioni	Valutazione radioisotopica della presenza di residuo tiroideo o metastasi da carcinoma tiroideo differenziato.
Preparazione del paziente	Accertarsi che sia trascorso un adeguato intervallo di tempo dall'ultima somministrazione di sostanze interferenti (Tabella 25.2). TSH > 30 µU/mL (sospensione l-tiroxina o somministrazione di rhTSH). Accertarsi che il paziente non indossi oggetti metallici e, se presenti, rimuoverli. Criteri di esclusione: gravidanza, allattamento in corso.
Documentazione richiesta	Anamnesi, quesito clinico-diagnostico, dosaggio Tg, eventuale documentazione iconografica di altre procedure diagnostiche eseguite dal paziente (scintigrafia post-terapia, ecografia del collo, TC).
Radiofarmaci e attività	^{131}I-ioduro 111-185 MBq (3-5 mCi).
Tecnica scintigrafica	Si consiglia l'utilizzo di una gamma-camera a singola o doppia testa a grande campo fornita di collimatore a fori paralleli per alta energia cristallo di spessore ½ pollice o superiore. Dopo circa 48-72 ore dalla somministrazione del radiofarmaco, il paziente viene posizionato sul lettino porta-paziente della gamma-camera in posizione supina con il collo iperesteso rispettando le simmetrie dei piani sagittale, coronale e assiale. Posizionamento di un marker a livello del giugulo con acquisizione planare statica di pochi secondi per registrazione dell'immagine. Scintigrafia corporea globale: acquisizione planare statica *total body* con matrice 256×1024. Acquisizioni cervicali (proiezioni laterali): acquisizione planare statica con matrice 128×128 con zoom in relazione al campo di vista (ad esempio, 2×), con acquisizione 10-15 min (o a conteggio: 300 000-500 000 colpi). Acquisizione della regione cervico-toracica (proiezione antero-posteriore) con le medesime modalità della precedente.
Elaborazione e analisi	Nessuna. L'analisi delle immagini è di tipo qualitativo.
Possibili cause di errore	Artefatti da movimento. Fisiologica presenza del radioiodio nelle ghiandole salivari, nell'orofaringe, nel sistema urinario e a livello epatico (metabolismo epatico degli ormoni tiroidei radiomarcati). Per eliminare la fisiologica radioattività presente a livello oro-faringoesofageo e gastrico, è sufficiente far bere al paziente dell'acqua. Le rare metastasi epatiche iodiofissanti appaiono generalmente come aree focali di ipercaptazione. Contaminazione di cute, capelli e abiti da escrezione di iodio tramite sudore, urina, saliva Presenza di ectopie tiroidee (restrosternale, sublinguale e intratoracica). Cause meno frequenti di captazione extratiroidea: a livello mammario, nell'esofagite di Barret, nello struma ovarico, nelle infezioni e neoplasie polmonari, nelle neoplasie delle ghiandole salivari, nel diverticolo di Merkel, nel meningioma papillare.
Effetti collaterali	Nessuno.

basale, o farmacologicamente indotto con rhTSH, della Tg e la presenza scintigrafica di aree ipercaptanti sono indice specifico di recidiva o metastasi (Figg. 25.14, 25.15, 25.16).

25.7.3 Ulteriori indagini medico-nucleari nel follow-up del carcinoma tiroideo follicolare

Esistono casi in cui sia la scintigrafia diagnostica che post-terapeutica risultano negative, pur in presenza di segni bioumorali (ad esempio, Tg sierica elevata) o ecografici di presenza di malattia; questa condizione suggerisce una de-differenziazione delle cellule metastatiche, cioè una perdita della loro capacità di concentrare lo iodio.

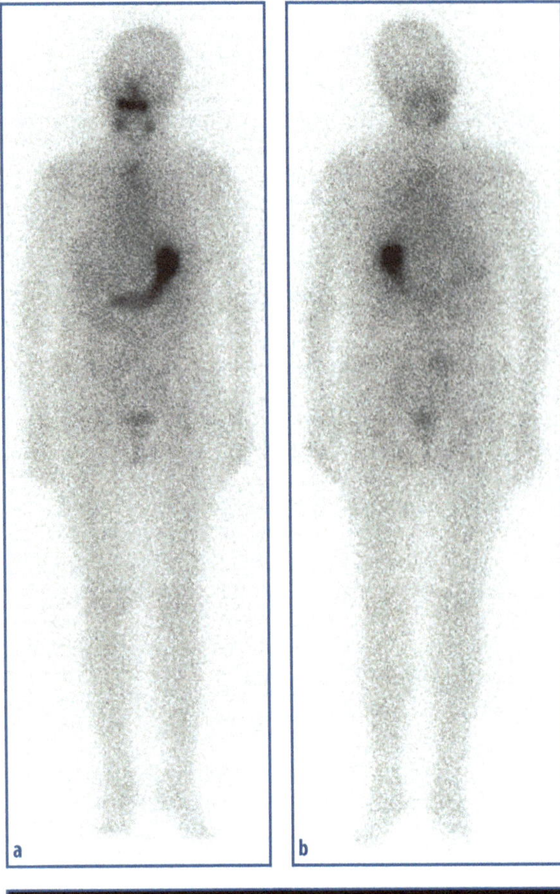

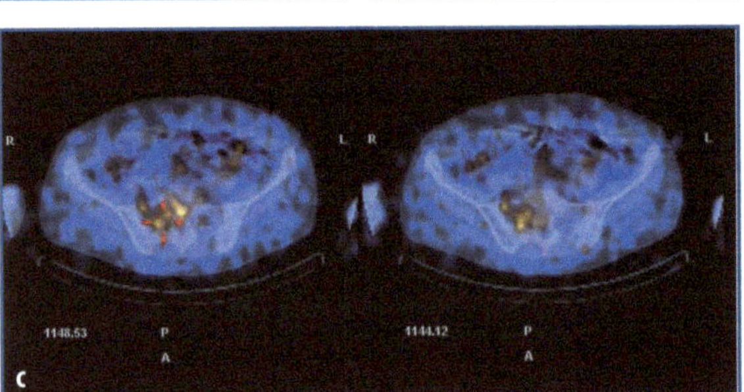

Fig. 25.15 a-c Scintigrafia corporea diagnostica dopo 48 ore dalla somministrazione di 185 MBq di ^{131}I-ioduro in paziente con carcinoma papillare della tiroide e aumento della tireoglobulina sierica. Acquisizione planare statica *total body* in proiezione anteriore (**a**) e posteriore (**b**). Sfumata area di iodocaptazione in regione lombare destra per cui è stata eseguita SPECT/TC (25 secondi/vista) in regione addominale (**c**). Si noti area di iodocaptazione a carico della regione sacro-iliaca destra, compatibile con presenza di metastasi ossea

Questa situazione può presentarsi nel 20-40% dei casi, soprattutto dopo ripetuti trattamenti con radioiodio. La perdita della capacità di iodo-captazione rappresenta un fattore importante poiché, oltre a un significato prognostico sfavorevole, implica l'impossibilità di usare il radioiodio sia ai fini diagnostici che terapeutici nelle successive valutazioni del paziente. In tali casi, il follow-up scintigrafico può essere eseguito con traccianti di cellularità o recettoriali (sebbene questi siano meno specifici del radioiodio), quali il ^{201}Tl, cationi lipofili tecneziati (^{99m}Tc-Sestamibi, ^{99m}Tc-Tetrofosmina), analoghi marcati della somatostatina (^{111}In-pentetreotide). Anche se questi radiofarmaci

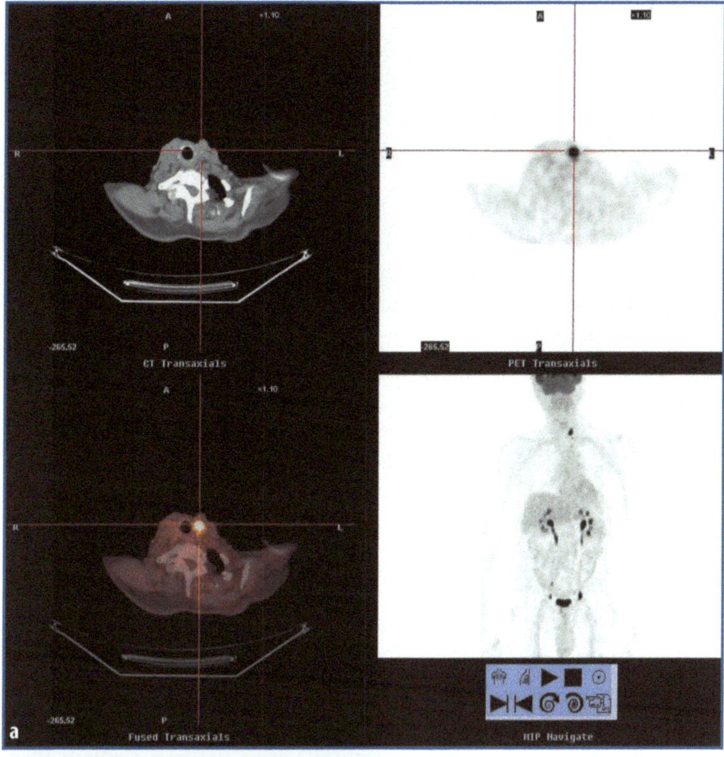

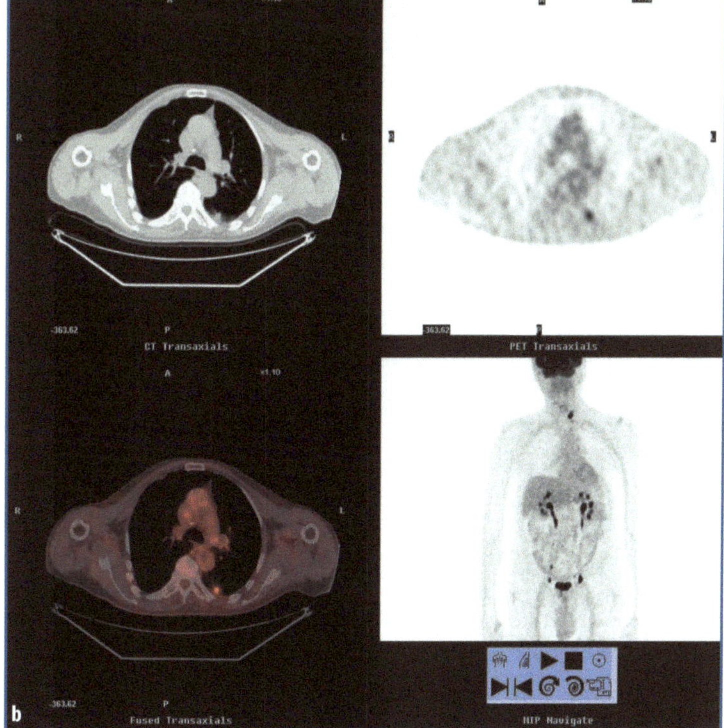

Fig. 25.16 a, b [^{18}F]FDG-PET in paziente con carcinoma papillare della tiroide. **a** Area di ipermetabolismo glucidico a livello linfonodale in regione paratracheale sinistra (SUV_{max} = 6). **b** Interessamento polmonare di malattia indicato dalla presenza di area a elevata attività metabolica in sede submantellare a livello del segmento apicale del lobo inferiore sinistro (SUV_{max} = 4,5)

presentano il vantaggio di non necessitare della sospensione della terapia con L-T4, il loro limite principale è legato alla loro scarsa sensibilità, che risulta soddisfacente solo per il distretto linfonodale cervicale, ma non per le ben più importanti (da un punto di vista clinico) metastasi polmonari e ossee.

A differenza che nel carcinoma tiroideo ben differenziato (per la valutazione del quale la sensibilità della PET con [^{18}F]FDG è in generale piuttosto bassa), la de-differenziazione delle cellule neoplastiche tiroidee determina, parallelamente alla loro perdita di capacità di concentrare lo iodio, la comparsa di ipercaptazione di [^{18}F]FDG (meccanismo cosiddetto di *flip-flop*); questa condizione si traduce nella possibilità di impiegare la PET con questo radiofarmaco per identificare le sedi di ripresa di malattia in questa situazione clinica, così pure come nel caso di alto titolo anticorpale di autoanticorpi anti-Tg (che possono alterare la sensibilità della misura della Tg sierica) o in presenza di carcinomi aggressivi oppure con scarsa captazione dello Iodio-131 (come nel caso del carcinoma a cellule di Hürtle). Per l'esecuzione di indagini PET/TC nel paziente con carcinoma tiroideo sembra comunque opportuno indurre un aumento dei livelli sierici del TSH (mediante somministrazione esogena di rhTSH oppure mediante sospensione della terapia con L-T4), come già precedentemente descritto; infatti, l'espressione delle proteine di trasporto GLUT (indipendente da un aumento dell'espressione dei geni che codificano per i GLUT) sulla cellula tiroidea e, quindi, la captazione di [^{18}F]FDG, è un meccanismo TSH-dipendente. Per la preparazione del paziente, la tecnica di esecuzione ed elaborazione dell'esame si impiegano i protocolli standard (vedi Capitolo 32).

L'esperienza riportata in letteratura per pazienti con scintigrafia con radioiodio negativa e Tg sierica in aumento evidenzia valori di sensibilità e specificità della PET rispettivamente di 85-94% e 90-95%; nel 30-40% dei casi i rilievi PET risultano così importanti da far adottare variazioni nella gestione clinica dei pazienti (Fig. 25.16). L'accuratezza della metodica in presenza di livelli crescenti della Tg (superiori a 10 ng/mL) e di de-differenziazione cellulare è estremamente alta. Per tale ragione, la [^{18}F]FDG-PET, oltre a essere fondamentale nella diagnosi e stadiazione di malattia, assume anche un importante valore prognostico (sfavorevole in presenza di lesioni metabolicamente attive).

La [^{18}F]FDG-PET riveste inoltre un ruolo fondamentale nella stadiazione e nel follow-up dei pazienti con carcinoma tiroideo anaplastico (Fig. 25.17). La mancata captazione di radioiodio in questa patologia non permette infatti l'utilizzo di ^{131}I-ioduro in ambito diagnostico né terapeutico. Le cellule neoplastiche sono però caratterizzate da un'elevata espressione dei trasportatori del glucosio, in particolare GLUT1 e GLUT3.

Anche se per il momento limitata a pochi centri diagnostici, la recente disponibilità di un isotopo dello iodio emittente positroni, lo Iodio-124 (^{124}I), ha ulteriormente ampliato le possibili indicazioni della PET/TC nei tumori tiroidei, rendendola così una tecnica importante in tutte le fasi della gestione del paziente, dalla diagnosi alla valutazione della terapia, al calcolo dell'attività di radioiodio da somministrare per terapia. Lo Iodio-124 ha naturalmente un comportamento biochimico identico a quello degli altri isotopi dello iodio, per cui il suo impiego associa la specificità del tracciante all'alta risoluzione spaziale della tecnica PET/TC. Dati preliminari indicano, infatti, sensibilità e specificità di questa metodica intorno al 95%; questi parametri diagnostici, combinati con un basso carico radiodosimetrico al paziente, rendono la ^{124}I-PET/TC una possibile valida alternativa alla scintigrafia con ^{131}I nel follow-up del carcinoma tiroideo differenziato, una volta che siano risolti i problemi di disponibilità e di costo sia del radionuclide che della metodica PET in generale.

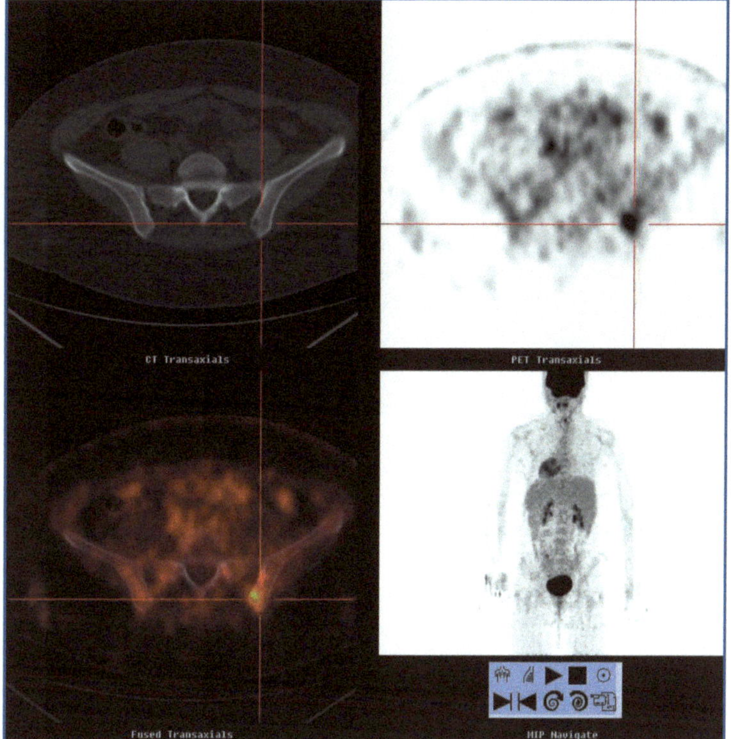

Fig. 25.17 [^{18}F]FDG-PET in paziente sottoposto a tiroidectomia totale per carcinoma tiroideo scarsamente differenziato con estese aree di necrosi e invasione vascolare. Metastasi ossea in corrispondenza della porzione posteriore dell'ala iliaca sinistra (SUV_{max} = 8,7)

25.8 Diagnostica per immagini nel carcinoma midollare della tiroide

La sopravvivenza globale nei pazienti operati per carcinoma midollare della tiroide è strettamente correlata alla recidiva di malattia. La localizzazione e l'estensione delle lesioni neoplastiche in questi casi è importante per il successivo approccio terapeutico; in particolare, il trattamento chirurgico è applicabile in presenza di recidiva cervico-mediastinica. Nei casi non operabili, le terapie convenzionali (radioterapia e chemioterapia) non aumentano significativamente la sopravvivenza dei pazienti. Le indagini diagnostiche morfologiche (ecografia, TC e RM) non sempre sono in grado di localizzare la presenza di malattia, date le spesso piccole dimensioni delle recidive, che si verificano soprattutto a livello linfonodale, epatico e osseo. Nelle ultime tre decadi sono state numerose le indagini medico-nucleari applicate nella valutazione dei carcinomi midollari. La scintigrafia con ^{99m}Tc(V)-DMSA (pentavalente) è stata utilizzata negli anni Ottanta, con risultati tuttavia non soddisfacenti, data la bassa specificità (anche i focolai di infezione concentrano questo radiofarmaco) e una sensibilità pari soltanto al 60%.

I carcinomi che originano della cresta neurale esprimono con frequenza variabile i recettori per la somatostatina, e questa caratteristica può essere sfruttata per utilizzare la scintigrafia con ^{111}In-Pentetreotide. L'espressione dei recettori per la somatostatina nei carcinomi midollari della tiroide è tuttavia generalmente bassa, e l'impiego della scintigrafia recettoriale ha dato risultati molto variabili (sensibilità dal 35 al 65%). Questa indagine risulta però indispensabile per identificare i pazienti che possono essere candidati alla terapia radiometabolica con analoghi marcati della somatostatina (ad esempio, ^{90}Y-DOTATOC o ^{177}Lu-DOTATATE).

Considerazioni analoghe valgono per l'uso diagnostico della scintigrafia con [^{123}I]-MIBG nei pazienti con carcinoma midollare della tiroide; infatti, l'elevata specificità nell'identificazione di recidive locali e/o a distanza (95%) si associa a una bassa sensibilità (25-30%). Tuttavia, l'indagine è utile per identificare quei pazienti che potrebbero essere sottoposti a terapia con [^{131}I]-MIBG.

La [^{18}F]FDG-PET consegue buoni risultati nella valutazione dell'interessamento linfonodale della regione collo-mediastino (sensibilità 78-96%, specificità 79-83%), superiori in generale a quelli delle comuni metodiche di imaging morfologico; nella valutazione di metastasi polmonari, e sopratutto ossee ed epatiche, la sensibilità si riduce però al 60-75%. Inoltre, la sensibilità di tale indagine è correlata con i livelli plasmatici di calcitonina, e riflette il grado di aggressività e della de-differenziazione cellulare della neoplasia. Questa metodica è infatti poco utile in pazienti con valori di calcitonina plasmatici inferiori a 500 pg/mL e lenta progressione di malattia (sensibilità del 20%).

Infine, le cellule parafollicolari della tiroide fanno parte del sistema APUD (dalla definizione *Amine Precursor Uptake and Decarboxylation*), tessuti cioè in grado di captare e decarbossilare i precursori delle amine (ad esempio, DOPA e 5-idrossitriptofano). La PET con ^{18}F-DOPA ha infatti dimostrato risultati superiori all'indagine con [^{18}F]FDG e alle indagini morfologiche come TC e RM, soprattutto in neoplasie ben differenziate a lenta progressione.

Letture consigliate

AIMN lg ca tiroide. http://www.aimn.it/pubblicazioni/LG/LG_ca_tiroide.pdf. (Ultimo accesso marzo 2010)

AIMN lg ipertiroidismo. http://www.aimn.it/pubblicazioni/LG/LG_ipertiroidismo_05.pdf. (Ultimo accesso marzo 2010)

American Thyroid Association Guidelines Task Force, Kloos RT, Eng C et al (2009) Medullary thyroid: management guidelines of the American Thyroid Association. Thyroid 19:565-612

Chiacchio S, Lorenzoni A, Boni G et al (2008) Anaplastic thyroid cancer: prevalence diagnosis and treatment. Minerva Endocrinol 33:341-357

Favia G, Iacobone M, Zanella S et al (2009) Management of invasive and advanced thyroid cancer. Minerva Endocrinol 34:37-55

Gharib H, Papini E, Valcavi R (2006) Linee guida cliniche per la diagnosi ed il trattamento della patologia nodulare tiroidea. AACE/AME Task Force on Thyroid Nodules

Harbert J (1996) The Thyroid. In: Harbert J, Eckelman W, Neumann R (eds) Nuclear medicine. Diagnosis and therapy. Thieme Medical Publishers, New York

Khan N, Oriuchi N, Higuchi T et al (2005) Review of fluorine-18-2-fluoro-2-deoxy-D-Glucose Positron Emission Tomography (FDG-PET) in the follow-up of medullary and anaplastic thyroid carcinomas. Cancer Control 12:254-260

Linee guida procedurali AIMN 2002 www.aimn.it/pubblicazioni/LG/LGPAIMN.pdf

Linee guida SIE-AIMN-AIFM per il trattamento e follow-up del carcinoma tiroideo differenziato 2004 www.aimn.it/pubblicazioni/LG/LGPAIMN.pdf

Pacini F, Castagna MG (2008) Diagnostic and therapeutic use of recombinant human TSH (rhTSH) in differentiated thyroid cancer. Best Pract Res Clin Endocrinol Metab 22:1009-1021

Podoloff DA, Ball DW, Ben Josef E et al (2009) NCCN task force clinical utility of PET in a variety of tumor types. J Natl Compr Canc Netw 7(2):21-26

Reiners C, Dietlein M, Luster M (2008) Radioiodine therapy in differentiated thyroid cancer: indications and procedures. Best Pract Res Clin Endocrinol Metab 22:989-1007

Robbins RJ, Larson SM (2008) The value of positron emission tomography (PET) in the management of patients with thyroid cancer. Best Pract Res Clin Endocrinol Metab 22:1047-1059

Rutherford GC, Franc B, O'Connor A (2008) Nuclear medicine in the assessment of differentiated thyroid cancer. Clin Radiol 63:453-463

Ryo UY, Vaidya PV, Schneider AB et al (1983) Thyroid imaging agents: a comparison of I-123 and Tc-99m pertechnetate. Radiology 148:819-822

Schimdt D, Szikszai A, Linke R (2009) Impact of 131I SPECT/Spiral CT on nodal staging of differentiated thyroid carcinoma at the first radioablation. J Nucl Med 50:18-23

Scintigraphy for differentiated papillary and follicular thyroid cancer. http://interactive.snm.org/docs/Scintigraphy%20for%20Differentiated%20Thyroid%20Cancer%20V3%200%20(9-25-06).pdf. (Ultimo accesso marzo 2010)

Scott AM (2009) Thyroid cancer in adults. Radiol Technol 80:241-261

Selby JB, Buse MG, Gooneratne NS (1979) The Anger camera and the pertechnetate ion in the routine evaluation of thyroid uptake and imaging. Clin Nucl Med 4:233-237

Stokkel MP, Duchateau CS, Dragoiescu C (2006) The value of FDG-PET in the follow up of differentiated thyroid cancer: a review of the literature. Q J Nucl Med Mol Imaging 50:78

Thyroid Scintigraphy 2.0. http://interactive.snm.org/docs/pg_ch05_0403.pdf. (Ultimo accesso marzo 2010)

Thyroid uptake measurement 3.0. http://interactive.snm.org/docs/Thyroid%20Uptake%20Measure%20v3%200.pdf. (Ultimo accesso marzo 2010)

Troncone L, Saletnich I, Salvatori M et al (1992) Radiofarmaci diversi dal radioiodio per la valutazione post-operatoria ed il controllo periodico del paziente con ca. tiroideo differenziato (1992). Atti del 2° Seminario di Terapia in Medicina Nucleare, Clas International Ed, Brescia

Van Veelen W, de Groot JV, Acton Ds et al (2009) Medullary thyroid carcinoma and biomarkers: past, present and future. J Intern Med 266:126-140

Verburg FA, Dietlain M, Lassmann M (2009) Why radioiodine remnant ablation is right for most patients with differentiated thyroid carcinoma. Eur J Nucl Med Mol Imaging 36:343-346

Tecniche diagnostiche per lo studio delle paratiroidi 26

G. Manca, D. Fontanelli, E. Biggi

Indice dei contenuti

26.1 Cenni di anatomia e fisiologia

Le paratiroidi sono ghiandole endocrine tipicamente in numero di quattro (due superiori e due inferiori) presenti nella regione cervicale, da entrambi i lati dell'asse mediano, sui margini postero-mediali dei lobi tiroidei. Anche se di norma queste ghiandole sono quattro, nel 3-6% dei casi sono presenti tre ghiandole e nel 2,5-17% dei casi cinque.

Normalmente esse misurano da 4 a 6 mm in lunghezza, da 2 a 4 mm in larghezza, e da 1 a 2 mm in spessore. La forma è variabile: spesso ovali o sferiche appiattite, possono anche essere oblunghe, bilobate o multilobate. Il peso medio di una paratiroide normale varia tra i 25 e i 40 mg; oltre i 60 mg, la ghiandola è considerata patologica.

Il loro colore è classicamente giallo ocra, diverso dal grasso; a volte è possibile notare la vascolarizzazione sottocapsulare a nervatura di foglia. Le paratiroidi sono solitamente localizzate nel tessuto cellulo-adiposo compreso tra la guaina peri-tiroidea e la capsula del corpo tiroideo, classicamente lungo i margini postero-mediali del lobo tiroideo o nelle sue vicinanze.

Nel 15-20% dei casi le paratiroidi sono in posizione ectopica. Si distinguono due tipi di ectopie: congenite (per conseguenza di migrazioni embrionali patologiche, che riguardano più frequentemente le paratiroidi inferiori) e acquisite (per migrazione secondaria legata a un meccanismo di gravità, che riguardano in genere le ghiandole superiori e sono favorite dall'aumento patologico del loro peso).

Le sedi più frequenti di ectopia sono rappresentate dal mediastino antero-superiore (in sede intra- o extra-timica), lungo il decorso dell'esofago nel mediastino postero-superiore (in sede retro-esofagea e inter-tracheo-esofagea), e a livello della biforcazione carotidea. Nel 2-3% dei casi le paratiroidi possono essere intra-tiroidee (di solito all'interno dei poli inferiori della ghiandola tiroidea).

Le paratiroidi sono deputate alla produzione del paratormone (PTH), detto anche ormone ipercalcemizzante. Il PTH è uno dei principali ormoni che sovrintendono alla regolazione dell'omeostasi del calcio e del fosforo. La sua principale funzione consiste nel mantenere entro certi limiti di normalità i livelli di calcio ionizzato nei liquidi extracellulari, funzione che esso esplica mediante tre meccanismi principali: promuovendo il riassorbimento del calcio direttamente dall'osso e il suo passaggio nel sangue; favorendo a livello renale un aumento del riassorbimento tubulare del calcio; aumentando l'assorbimento intestinale del calcio con un meccanismo mediato dalla vitamina D. La secrezione di PTH è controllata con un meccanismo di *feedback* negativo dalla concentrazione di calcio ionizzato presente nei liquidi extracellulari: livelli elevati di calcio inibiscono la secrezione di PTH, livelli ridotti di calcio stimolano la secrezione di PTH.

26.2 Iperparatiroidismo

L'iperparatiroidismo è una condizione patologica caratterizzata da inappropriata e/o eccessiva produzione di PTH. Dal punto di vista ezio-patogenetico, questa condizione può essere classificata in:

- iperparatiroidismo primario: autonoma secrezione di PTH da parte delle paratiroidi anche in presenza di calcemia normale o aumentata;
- iperparatiroidismo secondario: eccessiva secrezione di ormone a seguito di una condizione cronica di ipocalcemia;
- iperparatiroidismo terziario: autonomia funzionale delle paratiroidi a seguito di iperparatiroidismo secondario di lunga durata.

26.2.1 Iperparatiroidismo primario

La medicina di laboratorio riveste un ruolo fondamentale nella diagnosi di ipercalcemia (rilievo di livelli di calcio circolante eccedenti il limite superiore dei valori di riferimento di 8,5-10,5 mg/dL). La disponibilità del dosaggio routinario della calcemia ha modificato l'epidemiologia e l'approccio clinico alle ipercalcemie. In passato, infatti, quando la calcemia non era inclusa fra i dosaggi di routine, l'iperparatiroidismo primario era sospettato e poi diagnosticato soltanto in pazienti con quadri clinici eclatanti, quali la calcolosi renale recidivante e l'osteopatia. Oggi la presentazione clinica di questa patologia è sicuramente cambiata e si calcola che in circa la metà dei casi la diagnosi sia casuale. Inoltre, nella maggior parte delle situazioni la malattia progredisce molto lentamente.

Tuttavia, anche quando la patologia è diagnosticata solo per il dosaggio occasionale della calcemia, un'anamnesi attenta può rivelare una serie di sintomi che, seppure aspecifici, possono essere riconducibili a una condizione di iperparatiroidismo quali astenia, cefalea, prurito, confusione mentale, e labilità emotiva. Uno dei sintomi caratteristici dell'iperparatiroidismo è la litiasi renale, con presenza di calcoli ricchi di calcio (ossalato o fosfato) a livello delle vie urinarie.

Elevati valori di PTH provocano un aumento del *turnover* osseo, con prevalenza dell'effetto catabolico. La conseguente demineralizzazione dell'osso corticale e trabecolare determina erosioni sottoperiostali a carico delle falangi e demineralizzazione ossea (rilevabili radiologicamente), che simulano un quadro di osteoporosi diffusa; a livello clinico, possono manifestarsi dolori ossei diffusi o localizzati (questi ultimi in caso di fratture spontanee).

Le manifestazioni di natura gastrointestinale sono essenzialmente rappresentate da epigastralgie con nausea e vomito. L'ipercalcemia causa infatti un incremento dei livelli di gastrina: il conseguente aumento della secrezione acida gastrica provoca dispepsia, fino a determinare quadri di ulcera peptica.

Per quanto riguarda i sintomi neurologici, quelli più frequenti sono rappresentati da labilità emotiva, depressione, difficoltà di concentrazione e diminuzione della memoria.

La prevalenza attuale dell'iperparatiroidismo primario è di 1-2/1000, con più frequente interessamento del sesso femminile (F:M = 3:2). L'età media di diagnosi è tra la V e VI decade di vita.

L'ipersecrezione di PTH nell'iperparatiroidismo primitivo può essere causata da:
- adenoma singolo o doppio (85% dei casi), con localizzazione ectopica nel 5-10% dei casi;
- iperplasia delle cellule principali (14% dei casi);
- carcinoma (1% dei casi);
- forme ereditarie (MEN tipo 1, 2A, ipercalcemia ipocalciurica familiare, iperparatiroidismo neonatale grave).

26.2.2 Iperparatiroidismo secondario

L'iperparatiroidismo secondario si manifesta quando, a causa di uno stato ipocalcemico cronico, le paratiroidi vanno incontro a iperplasia compensatoria legata all'ipersecrezione di PTH, che tende a riportare la calcemia verso valori normali.

La causa più frequente di iperparatiroidismo secondario è rappresentata dall'insufficienza renale cronica, e la patologia può iniziare a manifestarsi con valori di filtrato glomerulare anche di poco inferiori a 40-50 mL/min. In questa condizione clinica, la riduzione della vitamina D (i cui metaboliti attivi sono prodotti a livello renale) e l'iperfosfatemia (dovuta alla ridotta escrezione renale di fosfati) determinano una progressiva diminuzione della calcemia, con conseguente incremento compensatorio della secrezione di PTH.

Le varie anomalie scheletriche riscontrabili nel paziente con insufficienza renale cronica sono comprese nella definizione di osteodistrofia renale che si manifesta, dal punto di vista clinico, con dolori ossei diffusi e fratture patologiche, mentre dal punto di vista radiologico sono rilevabili aree di riassorbimento osseo sottoperiosteo a livello dell'estremità (mani e piedi), dell'omero, e della tibia.

Altre cause di iperparatiroidismo secondario sono rappresentate dall'osteomalacia (dovuta a un deficit di vitamina D), dalle sindromi da malassorbimento (che determinano carenza di vitamina D), e dall'acidosi tubulare renale (che provoca ipercalciuria e quindi conseguente ipocalcemia).

26.2.3
Iperparatiroidismo terziario

Si tratta di una condizione patologica che si instaura quando, a causa di un iperparatiroidismo secondario presente da lungo tempo, le paratiroidi si svincolano dai meccanismi di controllo della secrezione di PTH diventando autonomamente iperfunzionanti, anche quando la causa di ipocalcemia è stata corretta (per esempio mediante trapianto renale). In questo caso è riscontrabile aumento dei valori di PTH e della calcemia (come nell'iperparatiroidismo primario), contrariamente a ciò che si verifica nell'iperparatiroidismo secondario, in cui la calcemia tende a valori più bassi della norma.

26.3
Ruolo della diagnostica per immagini nel trattamento dell'iperparatiroidismo

La diagnostica per immagini (scintigrafia, ecografia, Tomografia Computerizzata - TC, Risonanza Magnetica - RM) non ha, nell'ambito dell'iperparatiroidismo, un ruolo diagnostico dirimente, poiché la diagnosi di iperparatiroidismo (nelle sue forme fondamentali sopra descritte) è stabilita sulla base di rilievi bioumorali anche in assenza dell'effettiva identificazione della o delle ghiandole interessate. Il ruolo della diagnostica per immagini è, dunque, quello di permettere la localizzazione pre-operatoria delle ghiandole patologiche, ai fini di una pianificazione ottimale dell'intervento chirurgico da effettuarsi preferibilmente mediante l'esplorazione selettiva mirata del collo, in particolare nell'ottica di un intervento di chirurgia mininvasiva. Inoltre, l'identificazione pre-operatoria delle paratiroidi patologiche, oltre che comportare una migliore condizione psicologica dell'operatore e del paziente, consente la riduzione dei tempi chirurgici, dell'entità dell'anestesia necessaria, della morbilità intra- e post-operatoria e, infine, degli interventi infruttuosi (cervicotomia "in bianco"). Se poi il paziente è stato già sottoposto a precedente paratiroidectomia subtotale e, a causa della persistenza/recidiva di malattia (iperparatiroidismo persistente o recidivante) necessiti di un secondo intervento, la localizzazione pre-operatoria delle ghiandole patologiche diviene obbligatoria considerando l'aumentata difficoltà tecnica e l'aumentato rischio intra-operatorio.

26.4
Scintigrafia delle paratiroidi

26.4.1
Epoca pre-^{99m}Tc-Sestamibi

Tuttora non esiste un radiofarmaco specifico capace di concentrarsi selettivamente nelle paratiroidi, che fra l'altro sono contigue ad altre strutture metabolicamente attive, come la tiroide (vicinanza che ne rende quindi difficile la visualizzazione scintigrafica). Le prime strategie messe a punto per aggirare questo problema comprendevano l'utilizzo di due diversi radiofarmaci con caratteristiche di captazione differenziate nella tiroide e, rispettivamente, nelle paratiroidi. La prima di queste tecniche sfruttava la sottrazione delle immagini ottenute utilizzando l'aminoacido marcato ^{75}Se-metionina (precursore della sintesi proteica, che è fisiologicamente aumentata nei parenchimi con secrezione endogena ed esogena) e ^{131}I-ioduro. La ^{75}Se-metionina si concentra attivamente sia nella tiroide che nelle paratiroidi; il radioiodio, somministrato simultaneamente o successivamente al primo tracciante, si localizza invece esclusivamente nella tiroide. Dopo l'applicazione di un fattore di "normalizzazione" dei conteggi, l'immagine della sola tiroide ottenuta con il ^{131}I-ioduro viene sottratta all'immagine globale (tiroide + paratiroidi) ottenuta con la ^{75}Se-metionina, rendendo visibili in questo modo le aree di concentrazione di radioattività riferibili al tessuto paratiroideo iperfunzionante. Questa tecnica è stata abbandonata a causa dei limiti dosimetrici legati ai radionuclidi utilizzati (entrambi con emivita fisica relativamente lunga e con emissione β^- concomitante all'emissione γ) e a causa della bassa risoluzione spaziale legata alle emissioni γ non ottimali per l'imaging con gamma-camera.

La tecnica di sottrazione d'immagini è stata successivamente migliorata sostituendo la ^{75}Se-metionina con il ^{201}Tl-cloruro (che, analogamente, si concentra sia nelle paratiroidi che nella tiroide) e il ^{131}I-Ioduro con il $^{99m}TcO_4^-$. Sebbene il ^{201}Tl e il ^{99m}Tc siano radionuclidi più idonei dei precedenti per l'imaging con gamma-camere, la tecnica proposta non aveva ancora le caratteristiche ottimali per ottenere immagini scintigrafiche qualitativamente soddisfacenti delle ghiandole paratiroidee. Inoltre, con questa tecnica, si verificava un'elevata esposizione del paziente alle radiazioni derivanti dal decadimento per cattura elettronica caratteristico del ^{201}Tl.

26.4.2
Epoca ^{99m}Tc-Sestamibi

Dopo le iniziali esperienze con il ^{99m}Tc-Sestamibi per lo studio della perfusione miocardica, alcuni Autori hanno osservato incidentalmente che questo radiofarmaco presentava un'elettiva concentrazione e ritenzione in ghiandole paratiroidee iperfunzionanti di pazienti affetti da iperparatiroidismo primitivo (PHPT). L'utilità della scintigrafia con ^{99m}Tc-Sestamibi per la localizzazione di tessuto paratiroideo iperfunzionante è stata in seguito confermata da numerosi studi: questa tecnica d'imaging si è ormai affermata come metodica di riferimento per la localizzazione pre-operatoria delle paratiroidi iperfunzionanti.

Analogamente a quanto osservato in altri tessuti (come il miocardio o le lesioni tumorali in generale), la concentrazione del ^{99m}Tc-Sestamibi a livello delle ghiandole paratiroidee è funzione della loro attività metabolica, che a sua volta condiziona il contenuto in mitocondri (sede di elettiva concentrazione intracellulare del radiofarmaco). I fattori che influenzano la captazione e la ritenzione del radiofarmaco nelle ghiandole paratiroidee iperplastiche o adenomatose sono legati essenzialmente al flusso sanguigno, alle dimensioni della ghiandola, e all'attività metabolica mitocondriale. Il ^{99m}Tc-Sestamibi si concentra sia nel tessuto tiroideo che in quello paratiroideo entro pochi minuti dalla sua somministrazione per via endovenosa. Tuttavia, ciò che rende questo radiofarmaco particolarmente utile per l'imaging delle paratiroidi è il suo *washout rate* differenziale tra i due tessuti, più rapido nella tiroide rispetto alle paratiroidi.

La scintigrafia con ^{99m}Tc-Sestamibi può accuratamente localizzare adenomi paratiroidei nell'85-95% dei pazienti con PHPT. L'uso della SPECT (e in particolare della SPECT/TC) migliora considerevolmente la localizzazione di particolari siti ectopici altrimenti difficili da esplorare, come lo spazio retroesofageo o il mediastino.

Sono comunemente adottati diversi protocolli d'imaging delle paratiroidi iperfunzionanti con ^{99m}Tc-Sestamibi, basati sulla diversa organizzazione e diversa logistica dei vari Centri di Medicina Nucleare, come pure sulle rispettive esperienze professionali.

26.4.2.1
Scintigrafia Dual-Phase a singolo tracciante

Rappresenta la procedura di base di questa tecnica descritta per la prima volta da Taillefer, basata esclusivamente sul *washout* differenziale del ^{99m}Tc-Sestamibi da parte della tiroide e delle paratiroidi. Immagini planari del collo e del torace sono acquisite rispettivamente a 10-15 min e 2-3 ore dopo la somministrazione endovenosa del radiofarmaco (740 MBq) (Fig. 26.1).

La scintigrafia è considerata positiva per la presenza di malattia paratiroidea quando si evidenzia un'area di iperaccumulo del radiofarmaco che persiste nelle immagini tardive. Questa tecnica *Dual-Phase* con singolo tracciante è dotata di alta sensibilità e specificità, specialmente nei pazienti con PHPT.

Esistono, tuttavia, due potenziali limitazioni nella tecnica a singolo tracciante. In primo luogo, la contestuale presenza di noduli solidi della tiroide (in particolare adenomi follicolari) può causare un certo iperaccumulo aspecifico del ^{99m}Tc-Sestamibi (con *washout* rallentato del radiofarmaco) in aree di parenchima tiroideo; data la frequente associazione fra gozzo nodulare e iperparatiroidismo, questa evenienza può generare risultati falsi positivi. A questo riguardo, una scansione tardiva ottenuta dopo la somministrazione di $^{99m}TcO_4^-$ o di ^{123}I-Ioduro in pazienti con una nota o sospetta patologia nodulare tiroidea può aiutare nell'interpretazione delle immagini (tecnica ibrida *Dual-Phase* con doppio tracciante).

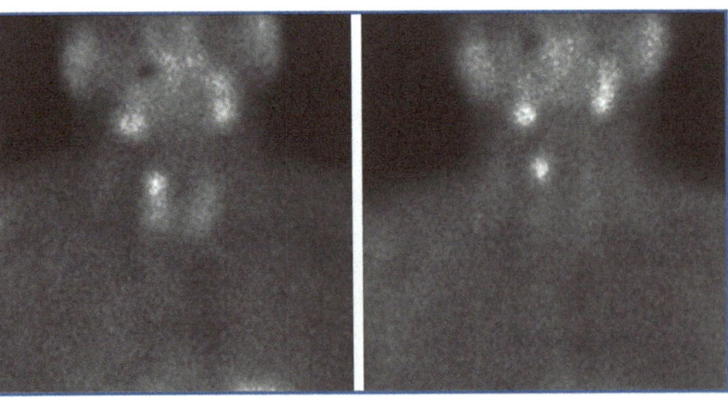

Fig. 26.1 Classica scintigrafia paratiroidea *Dual-Phase* con ^{99m}Tc-Sestamibi. *A sinistra*, immagine ottenuta dopo 15 min, che dimostra la precoce captazione nella ghiandola tiroidea con un'evidente area di focale ipercaptazione al polo superiore del lobo destro. *A destra*, l'acquisizione tardiva mostra il completo *washout* del ^{99m}Tc-Sestamibi da parte della tiroide, con un'area di ritenzione del tracciante al polo superiore del lobo destro

Il secondo potenziale difetto della tecnica *Dual-Phase* con singolo tracciante è rappresentato dai possibili falsi negativi derivanti dal rapido *washout* del ^{99m}Tc-Sestamibi (paragonabile a quello della tiroide) in alcuni tipi di adenomi paratiroidei.

26.4.2.2
Scintigrafia di sottrazione con doppio tracciante

Questa tecnica coniuga i vantaggi del ^{99m}Tc-Sestamibi (radiofarmaco con tropismo sia paratiroideo che tiroideo) con quelli che prevedono la somministrazione di un secondo radiofarmaco a esclusivo tropismo tiroideo. Dopo l'applicazione di un fattore di "normalizzazione" dei conteggi, all'immagine ottenuta con ^{99m}Tc-Sestamibi viene sottratta quella della sola tiroide. Tale metodica prevede l'immobilità del paziente durante l'acquisizione in sequenza delle immagini scintigrafiche, al fine di minimizzare i possibili artefatti da movimento (principale sorgente di errore della metodica).

Sono stati descritti differenti protocolli basati sui diversi tipi di radiofarmaci utilizzati e sulla sequenza della loro somministrazione. Il primo di questi protocolli utilizza la tecnica di sottrazione con doppio tracciante ^{123}I/^{99m}Tc-Sestamibi: al paziente sono somministrati per via e.v. 10 MBq di ^{123}I-Ioduro 2-4 ore prima dell'iniezione di ^{99m}Tc-Sestamibi (740 MBq). Le acquisizioni sono eseguite in due tempi oppure simultaneamente, utilizzando due differenti finestre energetiche (140 keV per ^{99m}Tc e 159 keV per ^{123}I). L'immagine della tiroide ottenuta con il ^{123}I è sottratta da quella globale ottenuta con ^{99m}Tc-Sestamibi (che comprende tiroide e paratiroidi). L'ampia applicazione di questa indagine, che è caratterizzata da ottima visualizzazione delle paratiroidi iperfunzionanti, è tuttavia resa difficoltosa dagli alti costi e dalla scarsa disponibilità di ^{123}I. L'eccessiva durata delle acquisizioni richiesta per ottenere un conteggio statisticamente significativo con le basse dosi di ^{123}I utilizzate è un altro fattore che limita la diffusione della metodica.

Un'altra tecnica utilizzata per l'imaging delle paratiroidi è la scintigrafia per sottrazione con doppio tracciante $^{99m}TcO_4^-$/^{99m}Tc-Sestamibi: al paziente sono somministrati 185 MBq di ^{99m}Tc-Pertecnetato, e le immagini sono acquisite circa 20 minuti dopo l'iniezione. Subito dopo il completamento dell'acquisizione con ^{99m}Tc-Pertecnetato, al paziente (che nel frattempo rimane immobile sotto la testata della gamma-camera) sono somministrati 300-370 MBq di ^{99m}Tc-Sestamibi, quindi è acquisito uno studio dinamico della durata di 10-20 minuti. Sebbene secondo i dati della letteratura questa metodica sia caratterizzata da una sensibilità del 89% e da una specificità del 98%, essa presenta alcune limitazioni. La tecnica è infatti limitata dall'alta percentuale di eventi radioattivi derivanti dalla captazione del ^{99m}Tc-Pertecnetato da parte della tiroide rispetto a quelli originanti dal ^{99m}Tc-Sestamibi. Inoltre, l'identificazione degli adenomi paratiroidei localizzati posteriormente al profilo della tiroide, soprattutto mediante immagini planari, può risultare difficoltosa.

Per indurre un rapido *washout* del ^{99m}Tc-Pertecnetato da parte del tessuto tiroideo può essere utilizzato perclorato di potassio ($KClO_4^-$), come descritto qui di seguito. Sono iniettati per via e.v. 185 MBq di $^{99m}TcO_4^-$ e, dopo circa 20 minuti subito prima del posizionamento del paziente sotto la gamma-camere, sono somministrati per via orale circa 10 mg/kg di $KClO_4^-$. Viene quindi acquisita un'immagine della tiroide della durata di 5 minuti. Successivamente sono iniettati per via e.v. 300-370 MBq di ^{99m}Tc-Sestamibi (senza modificare la posizione del paziente), e si esegue un'acquisizione dinamica del collo e del mediastino di 7 *frame* della durata di 5 minuti ciascuno. L'acquisizione dinamica è esaminata in sequenza e viene selezionato il *frame* più soddisfacente fra quelli acquisiti, in modo da evitare gli artefatti legati al movimento del paziente; dopo idonea normalizzazione, questo *frame* è utilizzato come scansione statica globale dalla quale sottrarre l'immagine della tiroide ottenuta con ^{99m}Tc-pertecnetato.

26.4.2.3 Scintigrafia mediante tecnica ibrida Dual-Phase con doppio tracciante

La tecnica di sottrazione con doppio tracciante con la sequenza ^{99m}Tc-Sestamibi/$^{99m}TcO_4^-$ è un'altra metodica che consente di migliorare l'interpretazione delle immagini ottenute in *Dual-Phase* con ^{99m}Tc-Sestamibi. Al contrario che con la tecnica precedente, in questa variante il radiofarmaco utilizzato per visualizzare la tiroide (^{99m}Tc-pertecnetato) è somministrato dopo aver ultimato l'acquisizione tardiva (2-3 ore) del ^{99m}Tc-Sestamibi. L'immagine che si ottiene dopo 20 minuti combina la captazione del ^{99m}Tc-pertecnetato con l'attività residua del ^{99m}Tc-Sestamibi. Da questa immagine è poi sottratta quella ottenuta tardivamente con ^{99m}Tc-Sestamibi (a 2-3 ore dalla somministrazione), ottenendo in tal modo un'immagine "pura" con ^{99m}Tc-pertecnetato della ghiandola tiroidea, il profilo della quale aiuterà a interpretare l'esame (Fig. 26.2).

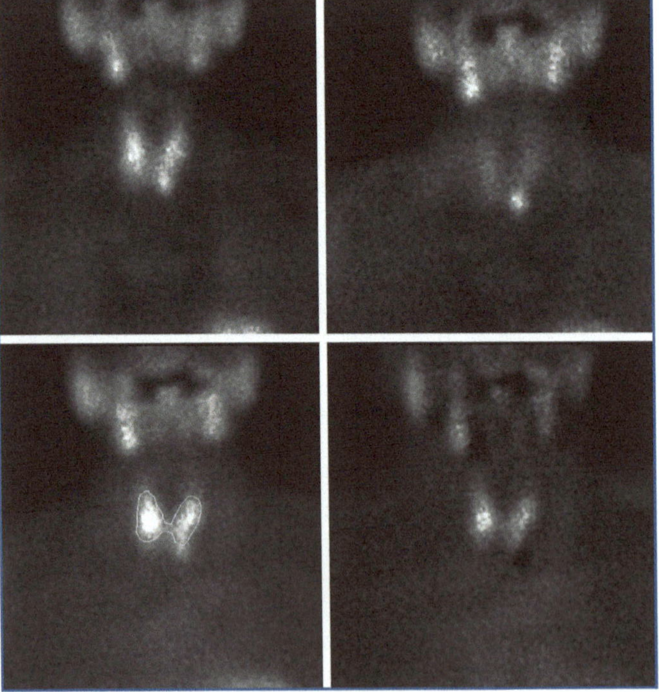

Fig. 26.2 Scintigrafia mediante tecnica ibrida *Dual-Phase* con doppio tracciante. *In alto a sinistra*, immagine dopo 15 min che mostra la fisiologica captazione precoce del tracciante nella tiroide con un'area di focale ipercaptazione al polo inferiore sinistro. *In alto a destra*, acquisizione tardiva con ^{99m}Tc-Sestamibi che mostra attività residua tiroidea con un'area di ritenzione di ^{99m}Tc-Sestamibi al polo inferiore sinistro. Il secondo tracciante (^{99m}Tc-pertecnetato) è stato somministrato dopo l'acquisizione della scansione tardiva con ^{99m}Tc-Sestamibi: *in basso a sinistra*, immagine ottenuta dopo la somministrazione di ^{99m}Tc-pertecnetato. *In basso a destra*, immagine acquisita sottraendo dall'immagine precedente il contributo del ^{99m}Tc-Sestamibi della scansione tardiva per ottenere il profilo della tiroide (captazione "pura" di ^{99m}Tc-pertecnetato)

26.5 Considerazioni generali

I fattori che influenzano la visualizzazione scintigrafica con ^{99m}Tc-Sestamibi delle ghiandole paratiroidi includono la perfusione regionale, le dimensioni e l'attività funzionale della ghiandola, la fase del ciclo cellulare, e la prevalenza di cellule ossifile (ricche di mitocondri). Ghiandole paratiroidee iperfunzionanti anche di piccole dimensioni (100 mg di tessuto) possono essere individuate con l'applicazione di protocolli e tecniche di acquisizione appropriate. L'uso di un collimatore *pin-hole* sul collo aumenta la risoluzione dell'immagine. Il torace è valutato in maniera più dettagliata con un collimatore a fori paralleli, sia in acquisizioni planari che in modalità SPECT. Il vantaggio principale della SPECT è quello di poter meglio definire spazialmente il tessuto paratiroideo iperfunzionante in sede ectopica, in particolare quando l'ectopia si verifica in ambito mediastinico. Tuttavia, per la scarsa presenza di riferimenti anatomico-topografici nelle immagini scintigrafiche, spesso in passato era necessario correlare l'imaging SPECT con quello morfologico derivante da esami TC e, possibilmente, co-registrare le due indagini con metodiche post-acquisizione. Un'alternativa era quella di effettuare al termine dell'acquisizione SPECT l'iniezione di un secondo radiofarmaco, generalmente un tracciante a localizzazione intravascolare (albumina o emazie marcate), per poter identificare reperi anatomici aggiuntivi e quindi definire meglio in particolare i rapporti della lesione paratiroidea con le strutture vascolari intratoraciche. Più di recente sono stati introdotti nella routine clinica strumenti ibridi (SPECT/TC) che consentono in un'unica seduta di acquisire le due modalità d'imaging ed effettuare quindi una più accurata fusione "hardware" di immagini (Figg. 26.3 e 26.4).

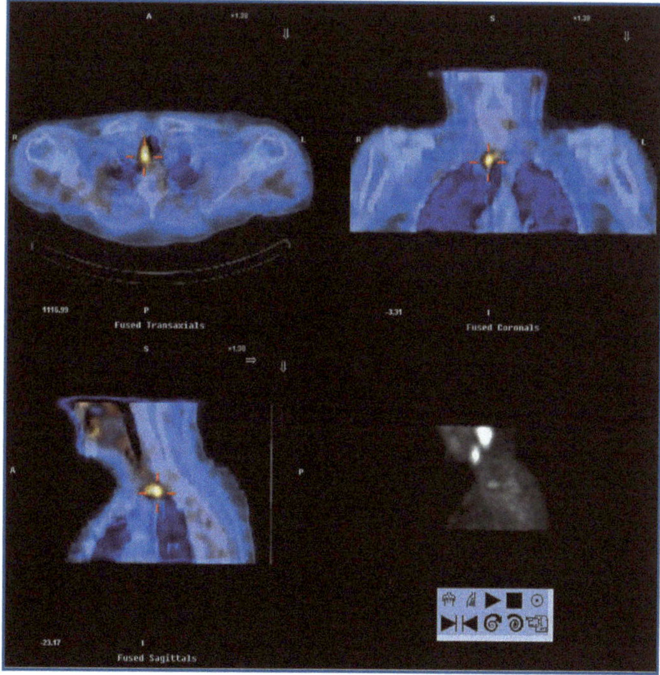

Fig. 26.3 Paziente maschio di 58 anni affetto da iperparatiroidismo primitivo. Lo studio SPECT/TC evidenzia una zona di iperaccumulo del ^{99m}Tc-Sestamibi in sede paratracheale destra riferibile ad adenoma paratiroideo

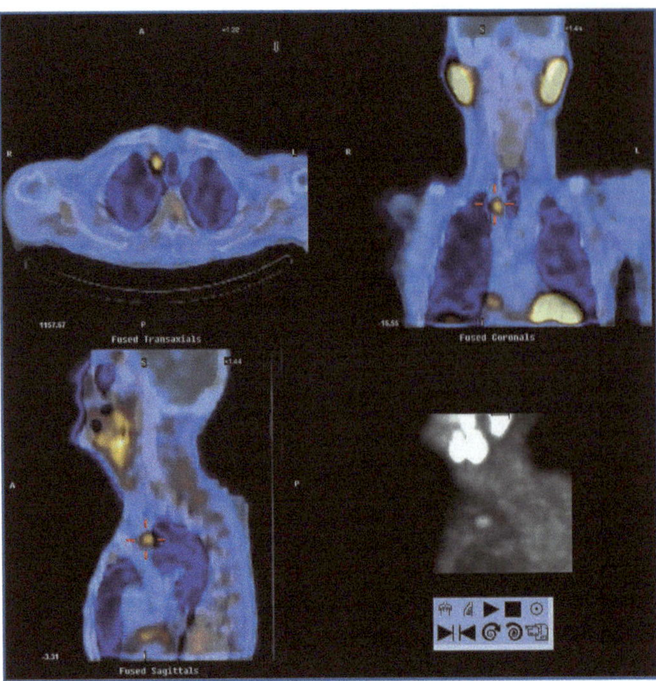

Fig. 26.4 Paziente femmina di 46 anni affetta da iperparatiroidismo primitivo. Lo studio SPECT/TC dimostra la presenza di una zona di iperaccumulo del ^{99m}Tc-Sestamibi in sede mediastinica antero-superiore riferibile ad adenoma paratiroideo

Pertanto, la SPECT/TC rappresenta attualmente lo stato dell'arte nella diagnostica per immagini delle paratiroidi, sia in caso di ectopia che quando le immagini non sono dirimenti per la contemporanea presenza di gozzo multinodulare, specialmente per guidare il chirurgo nella più opportuna pianificazione dell'intervento chirurgico. Poiché la visualizzazione degli adenomi paratiroidei ectopici non è di solito ostacolata dalla vicinanza alla tiroide, la SPECT/TC può essere facilmente eseguita, con soddisfacente statistica di conteggio, relativamente presto dopo l'iniezione di ^{99m}Tc-Sestamibi (ad esempio dopo 30-40 minuti, immediatamente dopo l'acquisizione delle immagini planari precoci di collo e torace). La sua accuratezza diagnostica in tali casi appare sicuramente superiore alla scintigrafia planare e alla SPECT.

Nelle Tabelle 26.1, 26.2 e 26.3 sono riportati i dati principali relativi alle varie tecniche di esame scintigrafico delle paratiroidi.

Tabella 26.1 Protocolli e tecniche di esame consigliati: tecnica ibrida *Dual-Phase* con doppio tracciante ^{99m}Tc-Sestamibi/$^{99m}TCO_4^-$

Indicazioni	Localizzazione pre-operatoria in pazienti con diagnosi clinico-laboratoristica di iperparatiroidismo.
Preparazione del paziente	Non è richiesta nessuna preparazione; trattandosi di un test in cui la compliance del paziente è fondamentale, è buona norma (per il corretto riposizionamento/riallineamento delle immagini ottenute sequenzialmente) prima della somministrazione del radiofarmaco istruire il paziente circa le modalità di svolgimento dell'esame.
Documentazione richiesta	Anamnesi, quesito clinico-diagnostico, dosaggio della calcemia e del PTH, eventuale documentazione iconografica di altre procedure diagnostiche eseguite dal paziente (in particolare ecografia del collo).
Radiofarmaci e attività	^{99m}Tc-Sestamibi 555-740 MBq (15-20 mCi) (consigliati 740 MBq quando si effettua un'acquisizione con tecnica SPECT/TC); ^{99m}Tc-pertecnetato 74-150 MBq (2-4 mCi).
Tecnica scintigrafica	Considerando la durata dell'esame e la criticità della tempistica nell'acquisizione, occorre prestare particolare attenzione alla programmazione dell'attività sulla gamma-camera: 1. Si consiglia l'utilizzo di una gamma-camera a doppia testa a grande campo fornita di collimatore a fori paralleli per bassa energia ad alta risoluzione (LEHR) e/o collimatore *pin-hole*. 2. Al tempo zero si procede, rispettando le norme e le raccomandazioni radio-protezionistiche, all'iniezione e.v. del ^{99m}Tc-Sestamibi (seguita dall'infusione di soluzione fisiologica, 30 mL, per evitare ristagno venoso del tracciante). 3. Dopo circa 5-10 min il paziente è posizionato sul lettino porta-paziente della gamma-camera rispettando le simmetrie dei piani sagittale, coronale, assiale, e posizionando il cranio su un poggiatesta sagomato capace di garantirne il comfort e la stabilità. Il centraggio della parte in esame è effettuato in maniera tale che questa occupi il centro del campo di vista. 4. Scintigrafia del mediastino (facoltativa se lo studio planare è completato con tecnica SPECT/TC): acquisizione planare statica con matrice 128×128 zoom 1 o 1,33; durata di 5-10 min con collimatore a fori paralleli ad alta risoluzione ad ampio campo di vista (si centra in maniera tale che la tiroide occupi il terzo superiore dello schermo e comprenda superiormente le strutture del collo fino alle ghiandole salivari e inferiormente il mediastino con le strutture cardiache). 5. Scintigrafia del collo: acquisizione planare statica con matrice 128×128 con zoom in relazione al campo di vista (ad esempio 2×) con collimatore LEHR della durata di 10 min; se disponibile, usare collimatore *pin-hole*. 6. Al termine dello studio planare, acquisizione con tecnica SPECT/TC utilizzando la stessa centratura descritta per la scintigrafia del mediastino; si esegue lo studio SPECT con gamma-camera doppia testa LFOV fornita di collimatore a fori paralleli LEHR con matrice 128×128, zoom 1 o 1,33; protocollo *step-and-shoot* di 30 s/3° per un totale di 60 *steps* per testata, orbita circolare. Acquisizione TC secondo i parametri della ditta costruttrice. 7. Terminato lo studio SPECT/TC si forniscono chiare istruzioni al paziente in maniera che si ripresenti nel Centro di Medicina Nucleare 2-3 ore dopo la somministrazione del radiofarmaco. 8. Immagine tardiva a 2-3 ore dall'iniezione del radiofarmaco. Si posiziona il paziente in maniera tale da effettuare una seconda scintigrafia del collo nelle stesse condizioni di quella eseguita in fase precoce (punto 1). 9. Senza muovere il paziente, quindi nelle stesse condizioni geometriche della scintigrafia tardiva del collo (punto 8), si completa la procedura *Dual-Phase* con imaging tiroideo iniettando 74-150 MBq di ^{99m}Tc-pertecnetato. 10. Dopo 10 min si acquisisce un'immagine con gli stessi parametri utilizzati nei punti 5 e 8.
Elaborazione	Nessuna per la tecnica *Dual-Phase* pura. L'analisi delle immagini è di tipo qualitativo. Necessaria solo la sottrazione software dell'immagine ottenuta nel punto 10 (dopo somministrazione di ^{99m}Tc-pertecnetato) da quella del ^{9m9}Tc-Sestamibi acquisita in fase tardiva (punto 8).
Possibili cause di errore	Iniezioni fuori vena, errori di posizionamento, artefatti da movimento.

Tabella 26.2 Protocolli e tecniche di esame consigliati: tecnica del doppio tracciante e sottrazione ^{99m}Tc-pertecnetato/^{99m}Tc-Sestamibi

Indicazioni	Localizzazione pre-operatoria in pazienti con diagnosi clinico-laboratoristica di iperparatiroidismo.
Preparazione del paziente	Non è richiesta nessuna preparazione; trattandosi di un test in cui la compliance del paziente è fondamentale, è buona norma (per il corretto riposizionamento/riallineamento delle immagini ottenute sequenzialmente) prima della somministrazione del radiofarmaco istruire il paziente circa le modalità di svolgimento dell'esame.
Documentazione richiesta	Anamnesi, quesito clinico-diagnostico, dosaggio della calcemia e del PTH, eventuale documentazione iconografica di altre procedure diagnostiche eseguite dal paziente (in particolare ecografia del collo).
Radiofarmaci e attività	^{99m}Tc-pertecnetato 111-185 MBq (3-5 mCi). ^{99m}Tc-Sestamibi 555-740 MBq (15-20 mCi).
Tecnica scintigrafica	Con questa tecnica è possibile utilizzare una gamma-camera a singola testa o a doppia testa (nel caso di completamento dello studio con tecnica SPECT/TC) a grande campo con collimatore a fori paralleli LEHR e/o *pin-hole*: 1. Inserire un *butterfly* (21 gauge) in una vena antecubitale di un braccio e mantenere pervio l'accesso venoso mediante infusione lenta di soluzione fisiologica. 2. Al tempo zero si procede, rispettando le norme e le raccomandazioni radioprotezionistiche, all'iniezione del ^{99m}Tc-pertecnetato. 3. Dopo 15-20 min il paziente è posizionato sul lettino porta-paziente della gamma-camera rispettando le simmetrie dei piani sagittale, coronale e assiale, e posizionando il cranio su un poggiatesta sagomato capace di garantirne il comfort e la stabilità al fine di minimizzare gli artefatti da movimento. 4. Il centraggio della parte in esame è effettuato in maniera tale che la tiroide e la regione sternale siano nel campo di vista (nel caso di utilizzo del collimatore *pin-hole*, posizionare a una distanza di circa 10 cm dal collo del paziente). 5. Scintigrafia del collo: acquisizione planare statica della durata di 10 min. La procedura può essere eseguita anche con tecnica dinamica al fine di riconoscere eventuali movimenti (10 *frame* della durata di 1 min/frame, matrice 128×128). 6. Subito dopo il completamento dell'acquisizione con $^{99m}TcO^{-}_{4}$, al paziente immobile viene somministrato ^{99m}Tc-Sestamibi (seguito dall'infusione di soluzione fisiologica, 30 mL, per evitare ristagno venoso del tracciante), con successiva acquisizione planare statica di 10 min o di uno studio dinamico della durata di 10-20 min. 7. Scintigrafia del mediastino: acquisizione planare statica con matrice 128×128, zoom 1 o 1,33 della durata di 5-10 min con collimatore a fori paralleli ad alta risoluzione ad ampio campo di vista (si centra in maniera tale che la tiroide occupi il terzo superiore dello schermo e comprenda superiormente le strutture del collo fino alle ghiandole salivari e inferiormente il mediastino con le strutture cardiache). 8. Se si possiede una gamma-camera doppia testa LFOV fornita di collimatore a fori paralleli LEHR, in alternativa al punto 7, acquisizione con tecnica SPECT/TC utilizzando la stessa centratura descritta per la scintigrafia del mediastino. Matrice 128×128, zoom 1 o 1,33, protocollo *step-and-shoot* di 30 sec/3° per un totale di 60 *steps* per testata, orbita circolare. Immediatamente dopo, studio TC secondo i parametri della ditta costruttrice.
Elaborazione	*Smoothing* e normalizzazione dell'immagine tiroidea e con ^{99m}Tc-Sestamibi. Sestamibi (se acquisizione dinamica, usare un'immagine compattata). Verifica e correzione di eventuali disallineamenti impiegando gli opportuni software. Sottrazione ^{99m}Tc-Sestamibi - Immagine Tiroidea.
Possibili cause di errore	Iniezioni fuori vena, errori di riallineamento (tecnica di sottrazione), artefatti da movimento.

Tabella 26.3 Protocolli e tecniche di esame consigliati: tecnica del doppio tracciante e sottrazione ^{99m}Tc-pertecnetato - $KClO_4^-$/^{99m}Tc-Sestamibi

Indicazioni	Localizzazione pre-operatoria in pazienti con diagnosi clinico-laboratoristica di iperparatiroidismo.
Preparazione del paziente	Non è richiesta nessuna preparazione; trattandosi di un test in cui la compliance del paziente è fondamentale, è buona norma (per il corretto riposizionamento/riallineamento delle immagini ottenute sequenzialmente) prima della somministrazione del radiofarmaco istruire il paziente circa le modalità di svolgimento dell'esame.
Documentazione richiesta	Anamnesi, quesito clinico-diagnostico, dosaggio della calcemia e del PTH, eventuale documentazione iconografica di altre procedure diagnostiche eseguite dal paziente (in particolare ecografia del collo).
Radiofarmaci e attività	^{99m}Tc-pertecnetato 111-185 MBq (3-5 mCi). ^{99m}Tc-Sestamibi 555-740 MBq (15-20 mCi).
Tecnica scintigrafica	Questa metodica costituisce una variante della tecnica del doppio tracciante e sottrazione ^{99m}Tc-pertecnetato/^{99m}Tc-Sestamibi e prevede la somministrazione di perclorato di potassio ($KClO_4^-$) per via orale, per favorire un rapido *washout* del ^{99m}Tc-pertecnetato dal parenchima tiroideo, con lo scopo di ottenere immagini scintigrafiche con ^{99m}Tc-Sestamibi di buona qualità e in tempi brevi: 1. Con questa tecnica è possibile utilizzare una gamma-camera a singola testa o a doppia testa (nel caso di completamento con tecnica SPECT/TC) a grande campo con collimatore a fori paralleli LEHR e/o *pin-hole*. 2. Inserire un *butterfly* (21 gauge) in una vena antecubitale di un braccio e mantenere pervio l'accesso venoso mediante infusione lenta di soluzione fisiologica. 3. Iniezione e.v. del $^{99m}TcO_4^-$, nel rispetto delle norme e delle procedure radioprotezionistiche. 4. Dopo 20 minuti somministrazione di 400 mg di $KClO_4^-$ per os. 5. Immediatamente dopo, il paziente è posizionato sul lettino porta-paziente della gamma-camera rispettando le simmetrie dei piani sagittale, coronale e assiale, e posizionando il cranio su un poggiatesta sagomato capace di garantirne il comfort e la stabilità al fine di minimizzare gli artefatti da movimento. 6. Il centraggio della parte in esame è effettuato in maniera tale che la tiroide e la regione sternale siano nel campo di vista (nel caso di utilizzo del collimatore *pin-hole* posizionare a una distanza di circa 10 cm dal collo del paziente). 7. Scintigrafia del collo: acquisizione planare statica con matrice 128×128 con zoom in relazione al campo di vista (ad es., 2×) con collimatore LEHR della durata di 5 min; se disponibile, usare collimatore *pin-hole.* 8. Subito dopo il completamento dell'acquisizione con $^{99m}TcO_4^-$, al paziente (che rimane immobile) viene somministrato ^{99m}Tc-Sestamibi (seguito dall'infusione di soluzione fisiologica, 30 mL, per evitare ristagno venoso del tracciante), con successiva acquisizione dinamica di 7 immagini ciascuna della durata di 5 min. 9. Scintigrafia del mediastino: acquisizione planare statica con matrice 128×128, zoom 1 o 1,33; durata di 5-10 min con collimatore a fori paralleli ad alta risoluzione ad ampio campo di vista (si centra in maniera tale che la tiroide occupi il terzo superiore dello schermo e comprenda superiormente le strutture del collo fino alle ghiandole salivari e inferiormente il mediastino con le strutture cardiache). 10. Se si possiede una gamma-camera doppia testa LFOV fornita di collimatore a fori paralleli LEHR, in alternativa al punto 7, acquisizione con tecnica SPECT/TC utilizzando la stessa centratura descritta per la scintigrafia del mediastino. Matrice 128×128, zoom 1 o 1,33, *step-and-shoot* di 30 sec/3° per un totale di 60 *steps* per testata. Immediatamente dopo, studio TC secondo i parametri della ditta costruttrice.
Elaborazione	L'acquisizione dinamica viene esaminata in sequenza ed è selezionato il *frame* più soddisfacente (riduzione degli artefatti di movimento). Sottrazione dell'attività di fondo del $^{99m}TcO_4^-$ dalle immagini con ^{99m}Tc-Sestamibi. Normalizzazione delle immagini con Sestamibi al massimo conteggiodell'immagine con $^{99m}TcO_4^-$. Sottrazione ^{99m}Tc-Sestamibi - Immagine Tiroidea.
Possibili cause di errore	Iniezioni fuori vena; errori di riallineamento (tecnica di sottrazione); artefatti da movimento.

Letture consigliate

EANM parathyroid guidelines. https://www.eanm.org/scientific_info/guidelines/gl_parathyroid_2009.pdf. (Ultimo accesso marzo 2010)

Mariani G, Giuliano AE, Strauss HW (eds) (2008) Radioguided surgery - a comprehensive team approach. Springer, Berlin-Heidelberg-New York

Mariani G, Gulec SA, Rubello D et al (2003) Preoperative localization and radioguided parathyroid surgery. J Nucl Med 44:1443-1458

Parathyroid scintigraphy 3.0. http://interactive.snm.org/index.cfm?PageID=772&RPID=10. (Ultimo accesso marzo 2010)

Rubello D, Saladini G, Casara D et al (2000) Parathyroid imaging with pertechnetate plus perchlorate/MIBI subtraction scintigraphy: a fast and effective technique. Clin Nucl Med 25:527-531

Tecniche diagnostiche per lo studio del surrene

27

F. Orsini, D. Volterrani

Indice dei contenuti

27.1 Cenni di anatomia e fisiologia

I surreni, o ghiandole surrenaliche, sono due organi pari del sistema endocrino deputati alla secrezione di diversi tipi di ormoni. Sono organi retroperitoneali, con una spessa capsula fibrosa, posti subito al di sotto del diaframma, superiormente e medialmente ai reni, tra la dodicesima vertebra toracica e la prima lombare. Hanno forma di cono a base inferiore (forma a cosiddetto cappello frigio), un peso di circa 7-8 g e dimensioni di circa 2-3 cm di larghezza e 4-6 cm di lunghezza. Riccamente vascolarizzati, sono innervati dal sistema autonomo, prevalentemente attraverso il plesso surrenale. Sono composti da due unità distinte: una periferica (chiamata corticale) e una centrale (chiamata midollare surrenalica) (Fig. 27.1).

La corticale e la midollare esercitano un ruolo fisiologico completamente diverso, e hanno una differente origine embriologica. La *corticale* deriva dal mesoderma embrionale e nell'adulto rappresenta circa i 3/4 della massa surrenalica. Consiste di tre zone istologicamente distinte: la zona glomerulare (più esterna), la zona fascicolata (intermedia), e la zona reticolare (più interna). La glomerulare è responsabile della produzione di ormoni mineralcorticoidi (principalmente aldosterone, un ormone coinvolto nel controllo della pressione arteriosa), la cui funzione è quella di favorire il riassorbimento di sodio

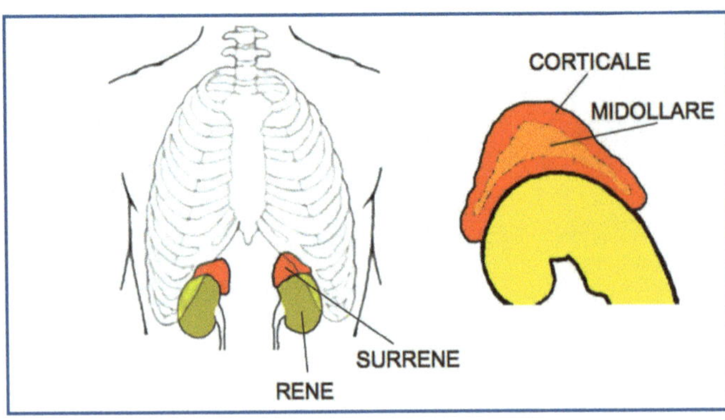

Fig. 27.1 Rappresentazione schematica dell'anatomia macroscopica dei surreni

e l'escrezione di potassio a livello dei tubuli renali. La zona fascicolata (che costituisce il 75% dello spessore della corticale) è deputata alla produzione di glicocorticoidi, essenzialmente cortisolo, coinvolti principalmente nel controllo glicemico. Infatti, il cortisolo aumenta la glicemia incrementando la gluconeogenesi epatica, stimolando la secrezione di glucagone, e riducendo l'attività dei recettori insulinici. La zona reticolare produce i principali androgeni surrenalici: il DHEA (deidroepiandrosterone), il DHEA-S (deidroepiandrosterone solfato), il Δ-androstenedione e, in misura minore, il cortisolo.

Mentre la produzione di cortisolo avviene in risposta all'ormone ipofisario ACTH (ormone adrenocorticotropo), modulato da un sistema di feedback negativo da parte del cortisolo stesso, l'aldosterone è prodotto in risposta alla stimolazione da parte del sistema renina-angiotensina. La renina prodotta dalla macula densa renale converte il peptide inattivo, l'angiotensinogeno (prodotto nel fegato), in angiotensina-I, convertito a sua volta in angiotensina-II dall'enzima di conversione dell'angiotensina-I o ACE (*Angiotensin-Converting Enzyme*); l'angiotensina-II favorisce la produzione surrenalica di aldosterone.

La *midollare* surrenalica deriva dall'entoderma, costituisce circa il 25% della massa complessiva della ghiandola, è più molle, occupa la regione interna, ed è deputata alla produzione e al rilascio delle catecolamine (adrenalina, noradrenalina, dopamina) sotto il controllo diretto del sistema nervoso o di sistemi ormonali come quello renina-angiotensina. Le catecolamine sono accumulate all'interno di vescicole insieme a proteine come la cromogranina e a nucleotidi, formando i cosiddetti granuli di secrezione. Secrete in circolo mediante esocitosi, sono riciclate dalle cellule della midollare surrenalica attraverso un meccanismo di *re-uptake*, grazie alla presenza di siti trasportatori sulla membrana cellulare, chiamati *uptake-1*. A livello dei tessuti periferici, le catecolamine sono captate dalle cellule mediante siti trasportatori detti *uptake-2*, e successivamente metabolizzate a metanefrine. Alcuni effetti tipici delle catecolamine sono aumento della frequenza cardiaca, della pressione arteriosa, della glicemia, e una reazione generale del sistema nervoso simpatico.

27.2 Scintigrafia cortico-surrenalica

I radiofarmaci utilizzati per la scintigrafia surrenalica corticale sono analoghi del colesterolo, il precursore di tutti gli ormoni prodotti dalla corticale. Il primo radiofarmaco utilizzato è stato il ^{131}I-19-iodiocolesterolo. Attualmente è utilizzato il 6-beta-iodo-metil-norcolesterolo marcato con ^{131}I (NP-59), identificato inizialmente come contaminante delle preparazione di ^{131}I-19-iodocolesterolo, che ha una affinità maggiore di circa 5 volte per il cortico-surrene. Un'alternativa è costituita dal ^{75}Se-6-beta-seleno-metil-norcolesterolo (Scintadren), con proprietà chimiche simili all'analogo NP-59, ma più stabile a temperatura ambiente, con minor energia dell'emissione gamma e con un'emivita fisica più lunga (118,5 giorni). Sebbene la lunga emivita fornisca il vantaggio di poter effettuare acquisizioni molto tardive, quando l'attività di fondo è ormai trascurabile, sussiste uno svantaggio legato a problemi radioprotezionistici, tanto che attualmente lo Scintadren non è più disponibile in commercio.

Una volta iniettato per via endovenosa, il norcolesterolo è veicolato dalle lipoproteine plasmatiche a bassa densità (LDL); legandosi a specifici recettori presenti sulla membrana cellulare del corticosurrene (ma anche di altri organi), le LDL permettono l'ingresso del radiofarmaco all'interno delle cellule. Nella cellula del cortico-surrene, il norcolesterolo è esterificato come se fosse colesterolo nativo, ma non subisce ulteriore metabolizzazione e non si verifica quindi produzione di ormoni steroidei radiomarcati.

La captazione del radiocolesterolo è regolata da fattori che agiscono sull'asse ipofisi-surrene (ACTH-cortisolo) e sull'asse renina-angiotensina-aldosterone. Si ritiene che, in condizioni normali, il 50% della captazione surrenalica di radiocolesterolo sia regolata dallo stimolo di ACTH e il 30% da quello renina-angiotensina, mentre circa il 20% della captazione avviene indipendentemente dalla stimolazione dei vari sistemi ormonali.

L'attività di NP-59 iniettata per la scintigrafia è di 1 mCi (37 MBq); nel caso dello Scintadren è invece di circa 250 μCi (10 MBq). Nel caso del NP-59 è necessario effettuare il blocco della captazione tiroidea del radioiodio preparando il paziente nei 7 giorni precedenti (e per tutti i giorni della durata dell'esame) con la somministrazione di una soluzione iodo-iodurata (Lugol gocce per via orale). Dopo la somministrazione del radiofarmaco, la tempistica dell'acquisizione delle immagini può variare a seconda dei protocolli utilizzati. Generalmente si effettuano acquisizioni in 2^a, 4^a e 7ª giornata dall'iniezione e.v. del radiocolesterolo, utilizzando una gamma-camera a grande campo e collimatori per le alte energie (HEGP o HEHR) o per le medie, nel caso del ^{75}Se.

Le immagini statiche (matrice 128×128) sono acquisite con il paziente sdraiato in posizione supina con le braccia lungo il corpo, posizionando il detector della gamma-camera in proiezione posteriore sulla regione lombare (in modo da includere nel campo di vista anche la cupola epatica) e acquisendo sul fotopicco del ^{131}I (364 KeV, finestra 20%) un totale di 500K-1M conteggi (circa 20-30 minuti per ogni acquisizione).

Il quadro scintigrafico normale evidenzia una fisiologica captazione a livello epatico (dovuta alla presenza di recettori per LDL); occasionalmente si ha visualizzazione della colecisti. Spesso è presente un elevato accumulo del radiofarmaco a livello colico (eliminazione bilio-enterica del radiocolesterolo) che può richiedere l'uso di lassativi per accelerarne l'eliminazione. Proprio per la presenza dell'elevata attività epatica (specie in 2ª giornata), che talvolta impedisce una chiara visualizzazione del surrene destro, può essere necessario effettuare al termine della prima acquisizione la somministrazione di un radiocolloide marcato con ^{99m}Tc che è captato rapidamente (circa 10 minuti) dal reticolo-endotelio del fegato. Mantenendo nella stessa posizione il paziente e non spostando la gamma-camera (è mantenuto anche lo stesso collimatore) si acquisisce

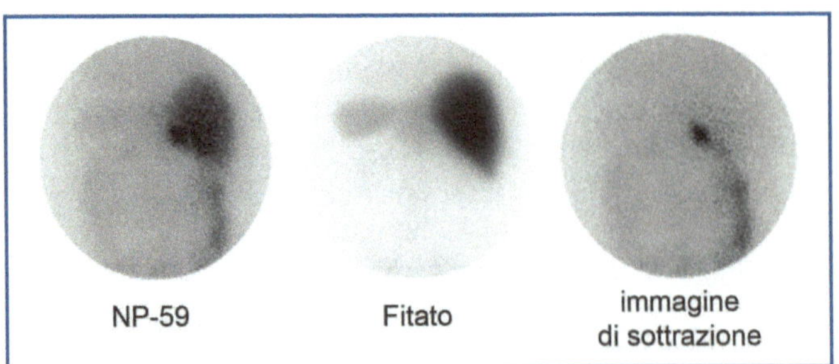

Fig. 27.2 Scintigrafia cortico-surrenalica: NP-59 e ^{99m}Tc-Fitato. Sottrazione "pesata" dell'attività epatica nella prima acquisizione del NP-59

un'immagine statica (matrice 128×128) sul picco del ^{99m}Tc (140 KeV, finestra 20%) della durata di 5-10 minuti. È quindi possibile in *post-processing* rimuovere l'attività epatica, effettuando una sottrazione "pesata" tra le due immagini acquisite (immagine/radio-colesterolo - immagine/radiocolloide, normalizzate per i conteggi calcolati all'interno di una ROI [*Region of Interest*] epatica) (Fig. 27.2).

La captazione delle ghiandole surrenaliche in condizioni normali dovrebbe essere simmetrica, già apprezzabile in 2ª giornata; il surrene destro spesso appare leggermente più captante del sinistro, a causa della sua vicinanza con il fegato.

27.2.1
La sindrome di Cushing

La sindrome di Cushing (descritta inizialmente da questo Autore nel 1932) è caratterizzata dall'insieme di segni e sintomi derivanti da un'eccesso in circolo di ormoni glicocorticoidi (ipercortisolismo).

Se ne riconoscono due forme fondamentali: ACTH-dipendenti e ACTH-indipendenti. Le prime derivano da un'aumentata secrezione di ACTH da parte dell'ipofisi (ad esempio, adenoma ipofisario ACTH-secernente con conseguente iperplasia surrenalica bilaterale) o da parte di cellule extraipofisarie (ad esempio, sindrome paraneoplastica da microcitoma polmonare, carcinoide, carcinoma midollare della tiroide ecc.). Si parla invece di sindrome ACTH-indipendente quando è presente un'aumenta secrezione di cortisolo a causa di una patologia primitivamente surrenalica (adenoma surrenalico, iperplasia nodulare bilaterale surrenalica, carcinoma surrenalico) con autonomia funzionale non più sensibile ai normali meccanismi di feedback dell'asse ipotalamo-ipofisario.

Nella sindrome di Cushing i quadri scintigrafici caratteristici riflettono le alterazioni fisiopatologiche tipiche delle diverse forme della sindrome. Nella sindrome di Cushing ACTH-dipendente vi è intensa e simmetrica captazione del radiofarmaco in entrambi i surreni, aumentati di dimensioni e stimolati dall'iperproduzione di ACTH ipofisaria, ipotalamica o ectopica. Tuttavia, sono le forme ACTH-indipendenti quelle meglio caratterizzate e per le quali si pone quindi un'indicazione più appropriata della scintigrafia cortico-surrenalica. Il quadro scintigrafico dell'adenoma ipersecernente cortisolo consiste nella visualizzazione monolaterale del surrene che è sede dell'adenoma. Il surrene controlaterale non è visualizzato perché ipofunzionante, a seguito dell'inibizione cronica di secrezione dell'ACTH da parte dell'adenoma ipersecernente (Fig. 27.3). Nell'iperplasia nodulare corticale l'esame evidenzia invece una captazione bilaterale, spesso asimmetrica, identificando l'interessamento di entrambi i surreni (Fig. 27.4). Infine, nel carcinoma

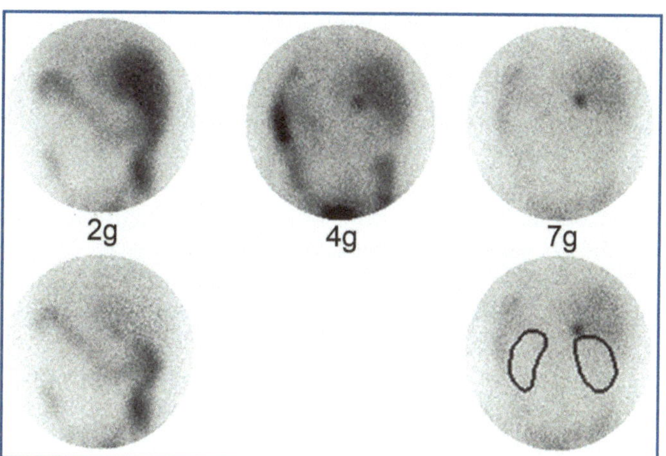

Fig. 27.3 Scintigrafia cortico-surrenalica con NP-59. Le immagini mostrano un accumulo del tracciante a livello del surrene destro (con assenza di visualizzazione del surrene controlaterale). Il quadro scintigrafico è compatibile con un adenoma surrenalico destro. Nell'immagine in basso a destra i profili renali sono tracciati, dopo acquisizione di una scintigrafia con ^{99m}Tc-DMSA

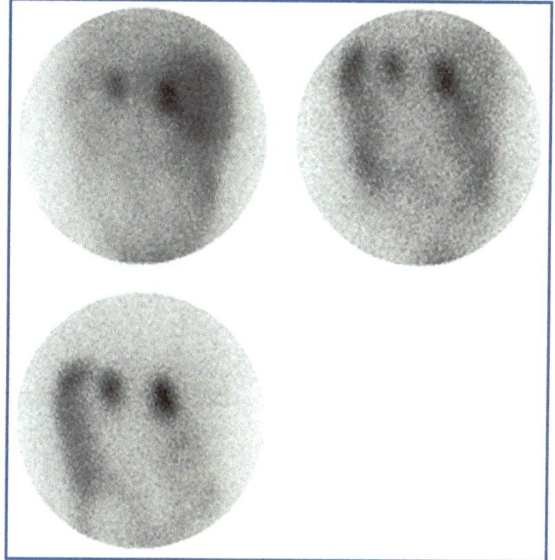

Fig. 27.4 Scintigrafia con NP-59. Le immagini mostrano un accumulo del tracciante a carico di entrambi i surreni. Il quadro è compatibile con una iperplasia surrenalica bilaterale in paziente con sindrome di Cushing ACTH-indipendente

cortico-surrenalico il quadro scintigrafico è caratterizzato dalla mancata visualizzazione dei surreni. Infatti, nella maggior parte dei casi la concentrazione di radiocolesterolo da parte della neoplasia, spesso non differenziata, è insufficiente a fornire un'immagine di accumulo, mentre il surrene indenne è comunque inibito dall'iperproduzione di cortisolo.

27.2.2 Iperaldosteronismo primitivo (Morbo di Conn) e iperandrogenismo

L'iperaldosteronismo primitivo (descritto inizialmente da Conn nel 1954) è definito come un eccesso di secrezione di aldosterone, la cui eziopatogenesi risiede, nella maggior parte dei casi, in un'adenoma cortico-surrenalico. Alla base dell'iperaldosteronismo può esservi talvolta iperplasia bilaterale della glomerulare o, molto raramente, un carcinoma.

Questa sindrome deve essere distinta dalla forma secondaria, sostenuta da stimolazione extrasurrenalica, generalmente legata a iperproduzione renale dell'ormone renina (che attiva il sistema renina-angiotensina-aldosterone). La sintomatologia tipica consiste in ipertensione arteriosa e ipopotassiemia con disturbi muscolari, astenia, adinamia. Talora la diagnosi è ritardata in quanto l'ipertensione arteriosa può essere sottovalutata e trattata con i comuni farmaci antipertensivi, celando così la diagnosi di Morbo di Conn. Gli esami ematochimici dimostrano elevati livelli plasmatici e urinari di aldosterone, con attività reninica soppressa.

L'iperandrogenismo, o eccessiva produzione di ormoni androgeni, può essere causato da una loro eccessiva secrezione da parte dell'ovaio, delle ghiandole surrenaliche, o da un'aumentata conversione periferica dei precursori steroidei in androgeni. L'approccio diagnostico si basa sui dosaggi plasmatici degli ormoni androstenedione, deidropiandrostenedione (DHEA e DHEAS) di produzione surrenalica e del testosterone, nonché sull'escrezione urinaria dei 17-chesteroidi. Gli studi biochimici, integrati da test di soppressione con desametazone e di stimolazione con ACTH, sono diagnostici soltanto in caso di deficit enzimatico, mentre sono di scarsa utilità nel precisare l'origine ovarica o surrenalica dell'affezione. Si rende quindi necessario il ricorso alle tecniche di imaging per la localizzazione della iperproduzione ormonale.

Nel caso di queste due sindromi ipersecretorie, dovendo studiare l'accumulo del radiocolesterolo a livello cortico-surrenalico senza interferenza dello stimolo da parte dell'ACTH (che è quantitativamente la più rilevante), la scintigrafia cortico-surrenalica è eseguita con test di soppressione con desametazone. Inibendo la secrezione di ACTH, questo famaco steroideo riduce la captazione del tracciante a livello della zona fascicolata della corteccia surrenalica (deputata alla secrezione del cortisolo), rendendo così ben riconoscibili scintigraficamente i processi patologici ACTH-indipendenti originanti nella zona glomerulare o reticolare. In questo modo è possibile riconoscere adenomi secernenti mineralcorticoidi e androgeni, e differenziarli dalle forme dovute a iperplasia bilaterale. La soppressione con desametazone si effettua con somministrazione di 1 mg per via orale ogni 6 ore o 4 mg per via i.m. al giorno per i 7 giorni precedenti l'iniezione del radiofarmaco, e almeno per i 5 successivi (Fig. 27.5). Per l'esecuzione dell'esame è consigliabile sospendere eventuali terapie con farmaci interferenti con la captazione del radiocolesterolo a livello delle cellule surrenaliche; spironolattone, diuretici e contraccettivi orali possono stimolare la produzione di aldosterone e mimare un quadro di iperplasia surrenalica bilaterale.

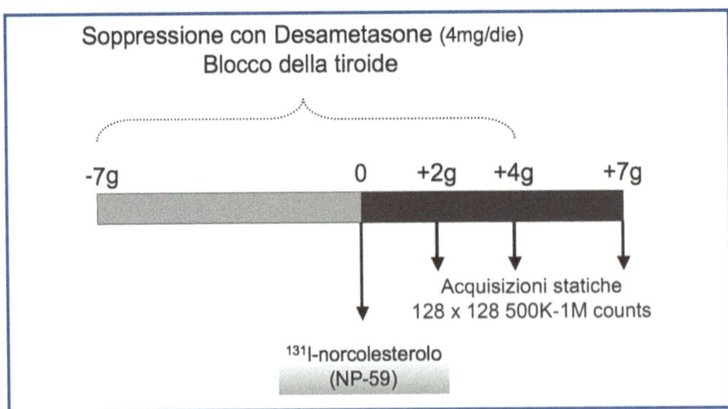

Fig. 27.5 Schema della preparazione del paziente per eseguire scintigrafia con test di soppressione con desametazone per lo studio della componente mineralcorticoide

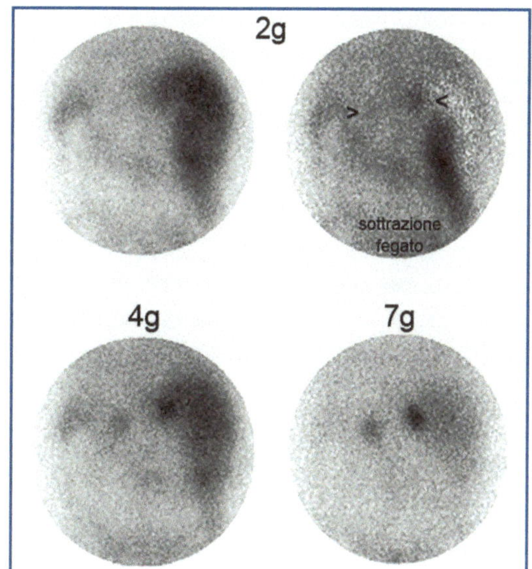

Fig. 27.6 Scintigrafia cortico-surrenalica con test di soppressione al desametazone in paziente con iperaldosteronismo primario. Le immagini a partire dalla 2ª giornata mostrano un accumulo del radiofarmaco a livello surrenalico destro e più debole a sinistra (più evidente dopo sottrazione "pesata" epatica). Le immagini in 4ª e 7ª giornata confermano un quadro compatibile con iperplasia corticosurrenalica bilaterale asimmetrica

Sotto soppressione con desametazone la captazione surrenalica è globalmente ridotta e si evidenzia, in condizioni di normalità, a partire dal 5° giorno dopo l'iniezione del radiofarmaco. La visualizzazione monolaterale precoce (prima del 5° giorno) indica la presenza di un'adenoma, mentre la precoce visualizzazione bilaterale, spesso asimmetrica, suggerisce la diagnosi di iperplasia bilaterale (Fig. 27.6). Se la visualizzazione dei surreni avviene tardivamente (dopo il 5° giorno) la scintigrafia non è diagnostica, potendosi questo quadro esplicitare sia in condizioni normali, sia nel raro iperaldosteronismo glico-corticoide sensibile. L'esclusiva visualizzazione tardiva della ghiandola indenne è invece suggestiva per la presenza di un raro carcinoma secernente aldosterone.

27.3
Studio scintigrafico degli incidentalomi

L'ampia applicazione nella routine di tecniche di imaging ad alta risoluzione (ecografia, Tomografia Computerizzata - TC, Risonanza Magnetica - RM) per la valutazione di pazienti con sintomi addominali extrasurrenalici ha condotto sempre più frequentemente alla identificazione di masse surrenaliche di riscontro occasionale. Nei pazienti che non presentano sindromi ipersecretorie e che non hanno all'anamnesi patologie neoplastiche, la maggior parte (70-90%) delle masse surrenaliche è costituita da adenomi non ipersecernenti, di natura benigna. In presenza invece di anamnesi positiva per neoplasia primitiva non surrenalica, circa il 50% delle lesioni risulta di origine metastatica, derivate più frequentemente da carcinomi polmonari, ma anche mammari, renali, ovarici, gastro-intestinali, linfomi, melanomi. Gli incidentalomi possono tuttavia risultare costituiti da carcinomi surrenalici (3%), feocromocitomi (4-10%), ganglioneuromi o ganglioneuroblastomi (0-6%), cisti surrenaliche (5%), mielolipomi (7-15%), ematomi ed emorragie (0-4%) e, infine, falsi incidentalomi (0-10%), originati cioè da strutture limitrofe ai surreni (rene, pancreas, milza, linfonodi).

Di fronte a una massa surrenalica incidentale, è necessario differenziare le lesioni per le quali è sufficiente una terapia conservativa (lesioni benigne non iperfunzionanti) da quelle per le quali può essere necessaria una rimozione chirurgica o un approccio terapeutico combinato. L'approfondimento diagnostico inizia, quindi, con la valutazione ematochimica dell'assetto ormonale, nell'ottica di identificare lesioni ipersecernenti. Sebbene TC e RM possano fornire indicazioni sull'eziologia della massa incidentale surrenalica (sulla base di informazioni densitometriche o di intensità di segnale legate alla presenza/assenza di tessuto adiposo a livello della lesione), ancora oggi la scintigrafia con radiocolesterolo è impiegata per la diagnosi differenziale degli incidentalomi. Il principio su cui questa applicazione si basa è quello per cui un adenoma, per quanto non iperfunzionante, sarà in grado di accumulare il radiocolesterolo quanto o più del surrene controlaterale indenne, mentre nei casi di metastasi o di altre patologie che sostituiscono il normale tessuto cortico-surrenalico, la captazione sarà assente; si realizza in questo secondo caso la situazione per cui vi sarà un *mismatch* di lato tra il reperto della massa surrenalica riscontrata alla TC o alla RM e quello della captazione di radiocolesterolo alla scintigrafia.

Nella Tabella 27.1 sono riassunti i dati principali della tecnica di esame della scintigrafia cortico-surrenalica.

Tabella 27.1 Scintigrafia cortico-surrenalica: protocolli e tecniche di esame consigliati

Indicazioni	Sindromi ipersecretorie. Incidentalomi.
Preparazione del paziente	Nel sospetto di adenoma ipersecernente della zona glomerulare e reticolare, è necessario eseguire test di soppressione con desametazone. Sospensione farmaci interferenti (spironolattone, diuretici, ACTH, contraccettivi orali, ipocolesterolizzanti). Soluzione di Lugol per la protezione tiroidea. Assunzione di lassativi per la pulizia intestinale.
Documentazione richiesta	Anamnesi, quesito clinico-diagnostico, dosaggi ormonali ematici e urinari, documentazione di altre procedure di imaging eseguite dal paziente.
Radiofarmaci e attività	^{131}I-6-beta-iodo-metil-norcolesterolo (NP-59): 37 MBq. ^{75}Se-6-beta-seleno-metil-norcolesterolo (Scintadren): 10 MBq.
Tecnica scintigrafica	Considerando la durata e la criticità della tempistica nell'acquisizione dell'esame, occorre prestare particolare attenzione alla programmazione dell'attività sulla gamma-camera. Si consiglia l'utilizzo di una gamma-camera a grande campo equipaggiata con collimatore a fori paralleli per le alte energie (HEGP) (o medie energie nello studio con ^{75}Se). Al tempo zero si procede, rispettando le norme e le raccomandazioni radio-protezionistiche, all'iniezione e.v. del radiofarmaco (seguita dall'infusione di 30 mL di soluzione fisiologica per evitare ristagno venoso del tracciante). Al termine della prima acquisizione (2ª giornata) può essere utile la sottrazione dell'attività epatica previa somministrazione e.v. di un radiocolloide che viene captato dal reticolo-endotelio del fegato. La procedura scintigrafica può concludersi (7ª giornata) con la somministrazione di un radiofarmaco a eliminazione renale (*Diethylene triamine pentaacetic acid* - DTPA o *Dimercaptosuccinic acid* - DMSA) che migliora la localizzazione anatomica dei reperti ottenuti con la scintigrafia cortico-surrenalica.
Elaborazione	Eventuale sottrazione "pesata" dell'attività epatica.
Possibili cause di errore	Iniezioni fuori vena, errori di posizionamento, artefatti da movimento, ristagno di attività nel lume intestinale.

27.4 La tomografia a emissione di positroni (PET) nello studio delle sindromi ipersecretorie e degli incidentalomi

Attualmente i radiofarmaci PET impiegati per lo studio delle sindromi ipersecretorie del cortico-surrene sono esclusivamente sperimentali e non vengono utilizzati nella routine clinica. Tra i più studiati vi sono il ^{11}C-etomidato e il ^{11}C-metomidato, substrati di un enzima essenziale nella sintesi degli ormoni steroidei. La PET con [^{18}F]FDG trova invece un ruolo nella diagnosi differenziale tra masse surrenaliche non ipersecernenti benigne e maligne; questa metodica può infatti caratterizzare ulteriormente una massa surrenalica evidenziandone l'atteggiamento ipermetabolico glucidico in caso di lesioni maligne primitive o metastatiche (Fig. 27.7). È frequente soprattutto l'identificazione delle lesioni surrenaliche metastatiche, in quanto questa tecnica è frequentemente utilizzata per la stadiazione *total body* del paziente con una neoplasia primitiva nota o sospetta (per ulteriori dettagli tecnici si rimanda al Capitolo 32).

27.5 Studio scintigrafico della midollare surrenalica

La scintigrafia *total body* con Meta-Iodo-Benzil-Guanidina radioiodata (MIBG) rappresenta da quasi 30 anni una metodica fondamentale nell'iter diagnostico del feocromocitoma surrenalico. È anche utilizzata per la localizzazione di paragangliomi e per la ricerca di eventuali metastasi di feocromocitomi maligni. La scintigrafia con MIBG, infatti, non è un'indagine riservata solo allo studio del surrene, ma anche per tutti i tumori di origine neuro-endocrina, come il neuroblastoma, il carcinoma midollare della tiroide, i carcinoidi, i microcitomi polmonari.

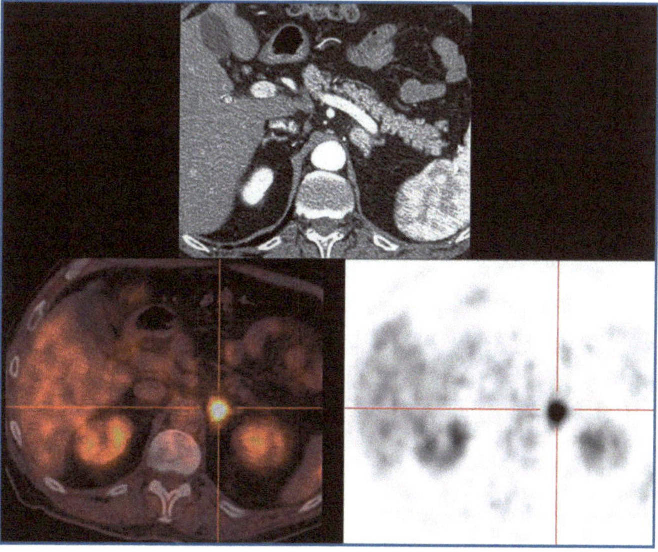

Fig. 27.7 [^{18}F]FDG-PET/TC. Tumefazione surrenalica sinistra con atteggiamento ipermetabolico riferibile a lesione metastatica

La MIBG, analogo della guanetidina (falso neuro-trasmettitore non degradato dalle monoamino-ossidasi e metiltransferasi) è concentrata nelle vescicole intracellulari di neurosecrezione delle cellule cromaffini dopo essere entrata nelle cellule sfruttando i meccanismi di trasporto di membrana (*uptake-1*) e vescicolari delle catecolamine.

La MIBG può essere marcata sia con ^{131}I che con ^{123}I; mentre quest'ultimo è ormai preferito per fini diagnostici, la [^{131}I]MIBG è riservata pressoché esclusivamente alla terapia radiometabolica dei neuroblastomi e di altre neoplasie neuroendocrine.

27.5.1 Feocromocitoma

Il feocromocitoma è un tumore di origine neuro-ectodermica secernente catecolamine, che origina dalle cellule cromaffini della midollare del surrene o dai tessuti cromaffini extra-surrenalici, quali gangli e paragangli simpatici (feocromocitomi extra-surrenalici o paragangliomi). Il 90% dei feocromocitomi è surrenalico e il 90% delle forme extra-surrenaliche è comunque localizzato in ambito addominale. Colpisce prevalentemente i giovani adulti (solo nel 10% è pediatrico), talora è bilaterale (10%), ha una bassa frequenza di malignità. Nel 10% dei casi è a carattere familiare e associato a neurofibromatosi, displasia dell'arteria renale, e sindrome di von Hippel-Lindau nell'ambito di sindromi endocrine multiple (MEN 2A E 2B).

La diagnosi di feocromocitoma maligno (10% dei casi) non avviene su base anatomopatologica, ma si basa sulla tendenza a sviluppare metastasi. Il feocromocitoma è infatti definito maligno quando si dimostrano cellule tumorali nei tessuti in cui non sono normalmente presenti cellule cromaffini. Si può allora parlare esplicitamente di metastasi linfonodali e a distanza (più frequentemente ossee, epatiche e polmonari).

La sintomatologia tipica, prodotta da un eccessivo rilascio in circolo di catecolamine, è caratterizzata da ipertensione o crisi ipertensive ricorrenti, cefalea accessuale, palpitazioni, iperglicemia, diaforesi, falsa policitemia compensatoria. Il feocromocitoma può tuttavia essere anche asintomatico; infatti il 4-10% degli incidentalomi risulta essere un feocromocitoma. Per quanto frequentemente benigno, la diagnosi e il trattamento precoce del feocromocitoma sono molto importanti per la prognosi *quoad vitam* del paziente, in quanto l'elevata produzione di catecolamine circolanti costituisce un grave fattore di rischio cardiovascolare.

La diagnosi di feocromocitoma si effettua tramite dosaggio della catecolmine plasmatiche e dei suoi metaboliti urinari, e mediante tecniche di imaging, in particolare TC e scintigrafia con MIBG. Sebbene la TC possieda un'elevata sensibilità e specificità per la diagnosi di feocromocitoma surrenalico, l'esame con MIBG è effettuato per la sua migliore sensibilità nell'identificare le lesioni extrasurrenaliche. In virtù della captazione specifica da parte del tessuto cromaffine, la scintigrafia con MIBG è inoltre frequentemente utilizzata nel sospetto di residuo o ripresa di malattia dopo interventi chirurgici che alterano la normale anatomia regionale, e nella ricerca di metastasi.

Per quanto riguarda la preparazione del paziente, particolare attenzione deve essere rivolta a quei farmaci che possono interferire con il metabolismo delle catecolamine, quindi anche con la captazione e il rilascio del radiofarmaco; per questi farmaci è necessaria la sospensione almeno 72 ore prima dell'esame. Ricordiamo, in particolar modo, antidepressivi triciclici, cocaina, labetolo, metoprololo, reserpina (che provocano deplezione delle vescicole secretorie), alcuni antidepressivi atipici (fenotiazine e butirrofenone, che bloccano i recettori adrenergici), e calcio-antagonisti (verapamil).

È bene inoltre effettuare il blocco della tiroide somministrando al paziente una soluzione iodurata (Lugol 10 gocce tre volte al giorno), iniziando nei tre giorni precedenti all'indagine e continuando nei due successivi.

Il radiofarmaco è iniettato in bolo lento attraverso un ago *butterfly* o un'agocannula con sistema a tre vie precedentemente posizionato. Infatti, sono state descritte crisi ipertensive durante la somministrazione della MIBG in pazienti con feocromocitoma, scatenate dallo spiazzamento da parte della MIBG delle catecolamine depositate nelle vescicole di accumulo cellulare. Questo effetto era più frequente in passato a causa della produzione di [^{123}I]MIBG con più bassa attività specifica. È comunque consigliabile avere a disposizione, al momento dell'iniezione, un farmaco α e β bloccante (labetalolo) da somministrare per via e.v. in caso di necessità. Dopo l'iniezione, il paziente deve attendere circa 5-6 ore prima di iniziare l'esame, che si esegue di norma a vescica vuota. Le acquisizioni scintigrafiche avvengono 4 (o 6) e 24 ore dopo la somministrazione di [^{123}I]MIBG. Raramente può essere necessaria un'ulteriore acquisizione a 48 ore. Nei casi in cui si utilizzi la [^{131}I]MIBG le acquisizioni possono essere effettuate anche a 72 ore. Il motivo per cui sono preferibili più sessioni di acquisizione è legato al fatto che, mentre la captazione specifica del radiofarmaco avviene precocemente (e quindi il feocromocitoma è visualizzabile sia nelle immagini della prima sessione di acquisizione che nelle successive), l'attività di fondo tende a ridursi nel tempo; pertanto, il rapporto segnale/fondo migliora con il passare del tempo, limitando così le possibili fonti di false negatività e positività (ad esempio, un aspecifico ristagno del radiofarmaco a livello dell'apparato escretore renale) (Fig. 27.8).

Il paziente è posto supino sul lettino della gamma-camera. Le acquisizioni consistono in una valutazione *total-body* a 4-6 ore (matrice rettangolare 1024×256, velocità di scorrimento 10 min/metro) in proiezione anteriore e posteriore, includendo la testa e arrivando almeno alla porzione prossimale delle cosce, e in immagini mirate su addome o collo-torace a 4 e 24 ore (matrice 128×128, almeno 500K conteggi). SPECT mirate a 4-6 ore ed eventualmente a 24 ore sono utili per una migliore definizione spaziale e anatomica dei reperti scintigrafici planari. Le acquisizioni SPECT sono effettuate su un'orbita di 360° circolare o ellittica (sono utili sistemi di *body conturing* che consentono una rotazione vicina al corpo del paziente per ottimizzare la risoluzione spaziale dell'acquisizione) con un numero variabile di proiezioni (60-120), una matrice di 128×128 e un tempo di acquisizione di 20-40 minuti. La ricostruzione dei dati avviene utilizzando preferibilmente algoritmi di ricostruzione di tipo iterativo (OSEM)

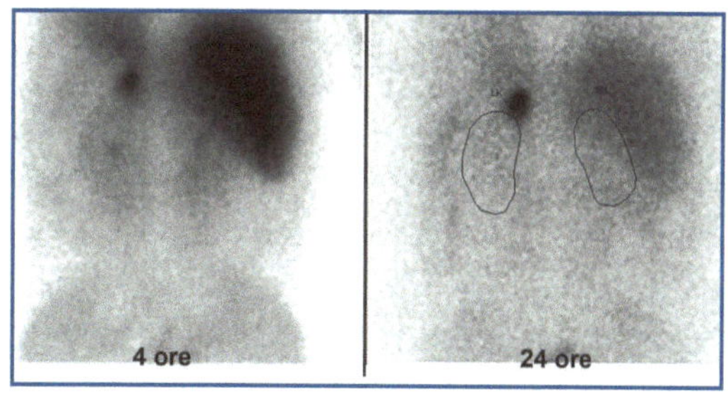

Fig. 27.8 Scintigrafia con [^{123}I]MIBG in paziente con sospetto feocromocitoma surrenalico sinistro. Le immagini mostrano un accumulo del radiofarmaco a livello surrenalico sinistro evidente a 4 e 24 ore dall'iniezione

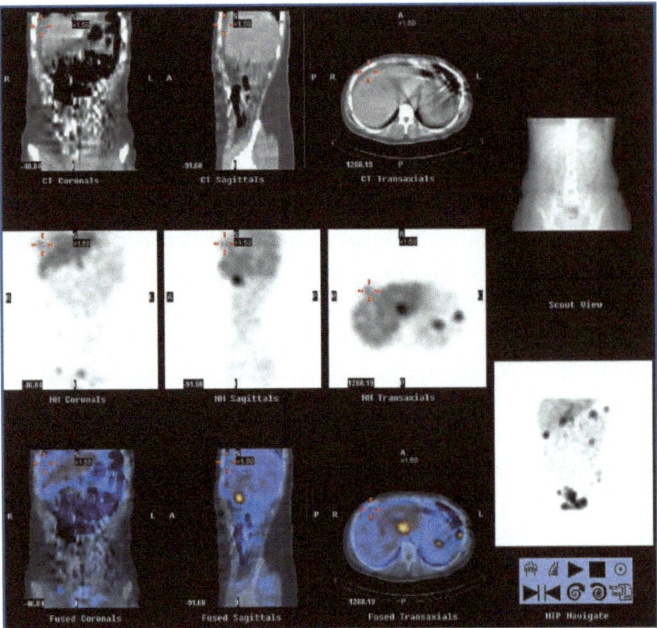

Fig. 27.9 SPECT/TC con [^{123}I] MIBG: multiple aree di ipercaptazione del radiofarmaco in ambito addomino-pelvico. Le lesioni sono impianti peritoneali riferibili a *seeding* (disseminazione peritoneale di cellule neoplastiche) come possibile conseguenza di un precedente intervento complicato di surrenalectomia destra per feocromocitoma

e filtri passa-basso tipo Butterworth. È consigliabile impiegare una gamma-camera a grande campo (preferibilmente a doppio detector), equipaggiata con collimatori a fori paralleli per le basse energie (LEHR). La recente diffusione di apparecchiature ibride SPECT/TC può contribuire a migliorare l'accuratezza diagnostica della metodica scintigrafica (Fig. 27.9).

La valutazione delle immagini planari e SPECT è di tipo qualitativo. La positività è costituita dalla presenza di aree di accumulo a livello surrenalico o extrasurrenalico evidenti già nelle immagini precoci. La presenza e l'estensione di metastasi, nel caso di feocromocitomi maligni, è evidenziata in genere dallo studio *total body* (Fig. 27.10).

La scintigrafia con MIBG, oltre alla pura informazione diagnostica, è utile in primo luogo per selezionare quei pazienti affetti da forme maligne e che possono beneficiare di una terapia radiometabolica; in secondo luogo, può essere fondamentale per la localizzazione intraoperatoria di lesioni extrasurrenaliche, al fine di ottenere il successo terapeutico (definitiva rimozione chirurgica) con interventi chirurgici mirati e mini-invasivi.

Per quanto l'esame di prima scelta per la valutazione di feocromocitomi, paragangliomi e neuroblastomi sia la scintigrafia con MIBG, nei casi dubbi o in forme maligne aggressive (dove si ricerchino metastasi a distanza) sono possibili anche altri approcci con tecniche di medicina nucleare.

Fra le indagini di tipo convenzionale, la scintigrafia con ^{111}In-pentetreotide (Octreoscan®) è l'esame di seconda scelta dopo quello con MIBG. Essa presenta una maggiore sensibilità per le forme maligne e per le localizzazioni extrasurrenaliche (Fig. 27.11). La dimostrazione mediante questo esame dell'espressione di recettori per la somatostatina apre un'ulteriore possibilità di trattamento mediante l'impiego di analoghi della somatostatina, freddi o radiomarcati (vedi Capitolo 15).

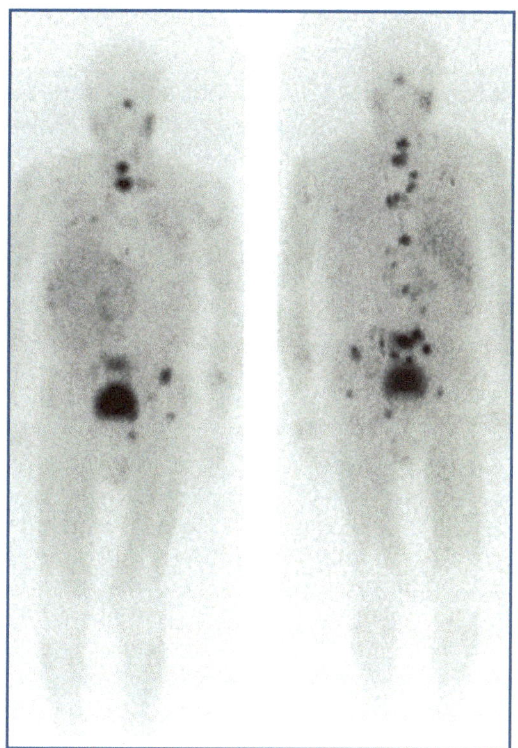

Fig. 27.10 Scintigrafia *total body* con $[^{123}I]$MIBG. Multiple aree di ipercaptazione del radiofarmaco compatibili con metastasi scheletriche da feocromocitoma maligno

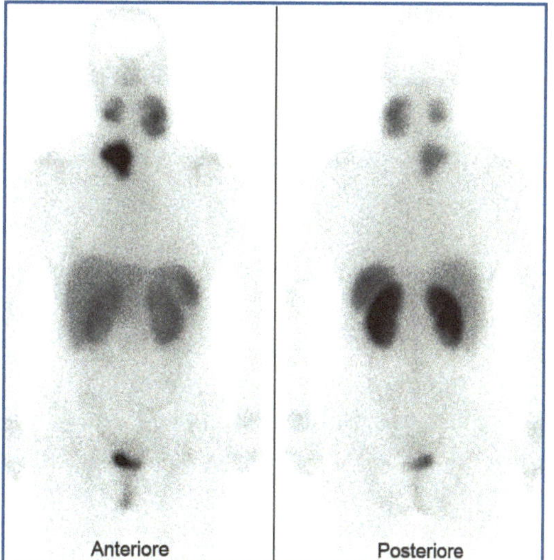

Fig. 27.11 Scintigrafia con ^{111}In-Pentetreotide. Evidenza di voluminosi paragangliomi con espressione di recettori per la somatostatina in sede laterocervicale bilaterale e a livello dello stretto cervico-mediastinico

Per quanto riguarda il protocollo di acquisizione scintigrafica con analoghi marcati della somatostatina, si rimanda al Capitolo 28. Nella Tabella 27.2 sono riassunti i dati principali della tecnica di esame della scintigrafia midollare surrenalica con $[^{123}I]$MIBG.

Tabella 27.2 Scintigrafia della midollare surrenalica con MIBG: protocolli e tecniche di esame consigliati

Indicazioni	Diagnosi, stadiazione e follow-up del feocromocitoma e di altri tumori cromaffini o neuroendocrini in senso lato (in particolare paraganglioma, neuroblastoma, carcinoma midollare della tiroide). Valutazione della captazione pre-terapia metabolica con [^{131}I]MIBG. Localizzazione intraoperatoria (chirurgia radioguidata) di paragangliomi e di lesioni secondarie addominali.
Preparazione del paziente	Blocco della tiroide con soluzione di Lugol 10 gocce × 3 Sospensione di farmaci interferenti: antidepressivi triciclici, cocaina, labetolo, metoprololo, reserpina, fenotiazine e butirrofenone, e verapamil.
Documentazione richiesta	Presenza di sintomi funzionali. Risultati degli esami di laboratorio (marcatori, ormoni circolanti). Indagini radiologiche eseguite (TC, ECO, RM). Interventi chirurgici recenti, radioterapia, procedure diagnostiche invasive.
Radiofarmaci e attività	La [^{131}I]MIBG deve essere somministrata per via endovenosa lenta (5 minuti). Attività somministrata nell'adulto: – [^{123}I]MIBG 5-10 mCi (185-370 MBq); – [^{131}I]MIBG 1-2 mCi (37-74 MBq).
Tecnica scintigrafica	Immagini acquisite a 4-6 ore e 24 ore. Raramente a 48 in caso di immagini di dubbia interpretazione. Con [^{131}I]MIBG l'imaging può essere protratto fino a 72 ore. Acquisizioni *total body* (10min/metro) a 4-6 ore. Planari mirate su addome e/o torace di circa 500K conteggi a 4-6 e 24 ore. SPECT o SPECT/TC su addome e torace a 4-6 ore (talvolta a 24 ore).
Elaborazione	Analisi qualitativa delle immagini. Ricostruzione (OSEM) dati SPECT o SPECT/TC.
Possibili cause di errore	Lesioni inferiori alla risoluzione spaziale della metodica. Non corretta preparazione del paziente (farmaci interferenti). Lesioni vicine a sede di captazione fisiologica (reni e vie urinarie). Tumori che non captano la MIBG. Artefatti da movimento.

27.5.2
La tomografia a emissione di positroni nello studio del feocromocitoma

È descritto in letteratura come la PET con [^{18}F]FDG presenti una discreta sensibilità, anche se inferiore rispetto a quella della MIBG, nell'identificazione del feocromocitoma surrenalico. La sensibilità dell'esame è variabile ed è maggiore nelle forme maligne (82 *vs* 58%), dato che queste ultime presentano un'attività metabolica glucidica maggiore rispetto alle neoformazioni benigne. La PET con [^{18}F]FDG non rientra tuttavia nell'iter diagnostico di routine del feocromocitoma.

In questi ultimi anni, grazie alla diffusione dei centri PET e alla sempre maggiore disponibilità di radiofarmaci introdotti sul mercato, sta ottenendo numerosi consensi l'impiego della PET con [^{18}F]Fluoro-DOPA. Questo radiofarmaco, analogo del precursore della dopamina, è captato dalle cellule cromaffini, quindi trasformato a opera dell'enzima Amino-Acido-Decarbossilasi (AADC) a [^{18}F]Fluoro-dopamina che è accumulata nelle stesse vescicole contenenti catecolamine dove si localizza la MIBG. Pertanto, la

[^{18}F]Fluoro-DOPA possiede la stessa specificità per il tessuto cromaffine della MIBG, con tutti i vantaggi di migliore risoluzione spaziale e migliore rapporto segnale/fondo delle immagini PET. Ulteriore vantaggio è quello che gli attuali esami PET sono eseguiti ormai pressoché ovunque con apparecchiature ibride PET/TC che consentono, oltre alla correzione per l'attenuazione dei dati PET, una precisa localizzazione anatomica delle lesioni evidenziate. Lo svantaggio maggiore è quello dei costi, ancora piuttosto alti a causa del difficile processo di sintesi della [^{18}F]Fluoro-DOPA. I dati attualmente pubblicati in letteratura depongono per una tecnica con sensibilità e specificità migliore della MIBG, in particolare per le forme extrasurrenaliche. Altri radiofarmaci PET attualmente nell'uso sperimentale sono la [^{11}C]idrossi-efedrina e la [^{11}C]epinefrina.

Letture consigliate

Avram AM, Fig LM, Gross MD (2006) Adrenal Gland Scintigraphy Seminars in Nucl Med 36:12-227

Gross MD, Avram AM, Fig LM et al (2007) Contemporary adrenal scintigraphy. Eur J Nucl Med Mol Imaging 34:547-557

Gross MD, Avram A, Fig LM et al (2007) PET in the diagnostic evaluation of adrenal tumors. Q J Nucl Med Mol Imaging 51:272-283

Gross MD, Rubello D (2008) Something old, something new, PET in adrenal imaging. Eur J Nucl Med Mol Imaging 35:1233-1235

Gross MD, Wong KK, Rubello D (2008) Scintigraphic imaging of adrenal disease. Minerva Endocrinol 33:175-191

^{131}I/^{123}I-Metaiodobenzylguanidine (MIBG) scintigraphy. https://www.eanm.org/scientific_info/guidelines/gl_onco_mibg.pdf. (Ultimo accesso marzo 2010)

^{111}In-Pentetreotide scintigraphy. https://www.eanm.org/scientific_info/guidelines/gl_onco_fv.pdf. (Ultimo accesso marzo 2010)

^{131}I/^{123}I-Metaiodobenzylguanidine (MIBG) scintigraphy. https://www.eanm.org/scientific_info/guidelines/gl_onco_mibg.pdf. (Ultimo accesso marzo 2010)

Shapiro B, Gross MD (1994) Adrenocortical Scintigraphy. In: Murray IPC, Ell PJ (eds) Nuclear Medicine in Clinical Diagnosis and treatment, Vol 2. Churchill Livingstone, Edimburgh, London Madrid, Melbourne, New York, Tokio, pp 737-743

Troncone L (1994) Radiolabelled metaiodobenzylguanidine in the diagnosis of neural crest tumours. In: Murray IPC, Ell PJ (eds) Nuclear Medicine in Clinical Diagnosis and treatment, Vol 2. Churchill Livingstone, Edimburgh, London, Madrid, Melbourne, New York, Tokio, pp 745-756

Tecniche diagnostiche per lo studio dei tumori neuroendocrini

28

F. Guidoccio, E. Borsò, D. Volterrani

Indice dei contenuti

28.1 Definizione e classificazione dei tumori neuroendocrini

Il sistema neuroendocrino è costituito da un insieme eterogeneo di cellule accomunate dalla capacità di secernere neuro-ormoni. Secondo le più recenti evidenze anatomiche, si distingue un *Sistema Neuroendocrino Diffuso* (DNES, comprendente cellule nervose ed endocrine "disperse" in vari organi e tessuti) e un *Sistema Neuroendocrino Confinato* (CNES, comprendente i tessuti ghiandolari neuroendocrini collocati in strutture anatomicamente definibili).

I tumori neuroendocrini (NET) sono neoplasie rare a insorgenza ubiquitaria, che originano dal sistema neuroendocrino e che, pur derivando da diversi stipiti cellulari, mostrano analoghe caratteristiche fenotipiche ovvero sono in grado di sintetizzare e secernere, in condizioni fisiologiche, peptidi e aminoacidi modificati. I NET inizialmente furono denominati *Apudomi*, cioè tumori del sistema APUD (*Amine Precursor Uptake and Decarboxylation*), sulla base dell'osservazione che molte cellule endocrine avevano una caratteristica funzionale comune a quella dei neuroni (captazione e decarbossilazione di precursori amminici di neurotrasmettitori monoaminici come serotonina, dopamina, istamina). Il termine Apudomi non è attualmente più utilizzato.

Fondamenti di medicina nucleare. Duccio Volterrani, Paola Anna Erba, Giuliano Mariani (a cura di)

Tabella 28.1 Principali tumori neuroendocrini

Tratto gastroenterico	Carcinoide
Pancreas	Insulinoma Glucagonoma Gastrinoma Vipoma Somatostatinoma
Sistema nervoso	Ganglioneuroblastoma Neuroblastoma Paraganglioma
Tiroide (cellule parafollicolari C)	Carcinoma midollare
Midollare del surrene	Feocromocitoma
Timo	Carcinoide timico Microcitoma Carcinoma neuroendocrino a grandi cellule
Polmone	Carcinoide Carcinoma neuroendocrino a grandi cellule Microcitoma Carcinoma non-microcitoma con differenziazione neuroendocrina

Circa il 70% di queste neoplasie possono essere raggruppate sotto la denominazione di tumori Gastro-Entero-Pancreatici (GEP), poiché originano da pancreas, stomaco, duodeno, digiuno e ileo, appendice, e colon retto. In Tabella 28.1 sono riportati alcuni dei principali NET.

In base all'aspetto istopatologico, i NET sono distinti nei seguenti sottotipi:
- tumore endocrino ben differenziato;
- carcinoma endocrino ben differenziato;
- carcinoma endocrino scarsamente differenziato;
- tumore misto esocrino-endocrino;
- lesioni simil-tumorali.

I tumori neuroendocrini che riconoscono una base genetica con trasmissione di tipo autosomico dominante, sono inquadrati in sindromi di neoplasie neuroendocrine multiple (MEN) e danno luogo a quadri clinici caratteristici.

Una caratteristica ampiamente condivisa dai NET è che essi esprimono recettori per la somatostatina (peptide endogeno simil-ormonale costituito da 14 aminoacidi) sulla membrana delle cellule che li costituiscono. Attualmente si conoscono e sono stati parzialmente caratterizzati cinque sottotipi di recettore (denominati SST1-5), che legano la somatostatina con alta affinità.

28.2 Diagnosi

Sul piano clinico i tumori neuroendocrini sono distinti in *funzionanti* e *non funzionanti*, a seconda che manifestino o meno una sindrome correlata a una o più sostanze da essi prodotte. La possibilità di porre *diagnosi clinica* di tumore neuroendocrino è limitata dalla bassa incidenza dei tumori funzionanti e dalla varietà delle sindromi che possono manifestarsi.

La forma forse più conosciuta è la *sindrome da carcinoide tipica*, che si manifesta nel 10% circa dei carcinomi neuroendocrini avanzati del piccolo intestino. Essa è dovuta alla produzione di serotonina o 5-idrossitriptamina (5-HT). Si manifesta con *flushing* (80% dei casi), diarrea (75%), cardiopatia da carcinoide (50%), broncospasmo (25%). Altri tumori neuroendocrini funzionanti possono essere quelli pancreatici, la cui espressione clinica è correlata alla specifica sostanza prodotta. Ad esempio, la cosiddetta *triade di Whipple* caratterizza clinicamente l'insulinoma (crisi ipoglicemiche a digiuno, glicemia inferiore a 40 mg/dL durante la crisi, e rapida scomparsa della sintomatologia dopo assunzione di cibo).

La *diagnosi biochimica* si basa sulla ricerca di marcatori circolanti. In particolare, la cromogranina-A plasmatica, quantificata con metodo immunoenzimatico (ELISA) o radioimmunologico (RIA), rappresenta il marcatore più sensibile e specifico dei tumori neuroendocrini. L'acido 5-idrossi-3-indolacetico (5-HIAA), misurato nelle urine delle 24 ore, è un utile marcatore dei carcinomi neuroendocrini del piccolo intestino che producono la serotonina, dal cui catabolismo deriva. Altri marcatori dei tumori neuroendocrini possono essere l'insulina, il glucagone, la gastrina, l'enolasi-neurone-specifica ecc.

28.3 Ruolo della diagnostica per immagini

Il campo dei tumori neuroendocrini è un tipico settore nel quale l'integrazione diagnostica trova la sua migliore applicazione: in seguito all'approccio di primo livello clinico e di laboratorio si può ricorrere alla citologia, alle metodiche radiologiche (radiologia convenzionale, ecografia, ecografia endoscopica, arteriografia selettiva, tomografia assiale computerizzata, risonanza magnetica) e alle procedure di medicina nucleare (scintigrafia recettoriale e PET). La risonanza magnetica (RM) è risultata particolarmente utile nella diagnosi dei tumori primitivi pancreatici e delle metastasi epatiche, anche se la tomografia computerizzata con mezzo di contrasto (TC con mdc) in fase arteriosa rappresenta l'indagine attualmente più eseguita.

Il caposaldo dell'imaging medico-nucleare nella diagnostica dei NET sfrutta la caratteristica comune delle cellule neuroendocrine di presentare un'elevata densità di recettori di membrana per la somatostatina, e si basa sull'utilizzo di suoi analoghi radiomarcati. L'analogo octapeptidico octreotide è ad oggi il più noto (Fig. 28.1). Dopo coniugazione con un chelante, l'acido dietilen-triamino-penta-acetico (DTPA), la molecola è chiamata pentetreotide. La presenza del DTPA, che contiene 4 gruppi carbossilici liberi, permette la marcatura con Indio-111. Il radiofarmaco ^{111}In-Pentetreotide (Octreoscan®, Mallinckrodt Medical, Petten, NL) presenta elevata affinità per i sottotipi recettoriali della somatostatina SSR2 e 5.

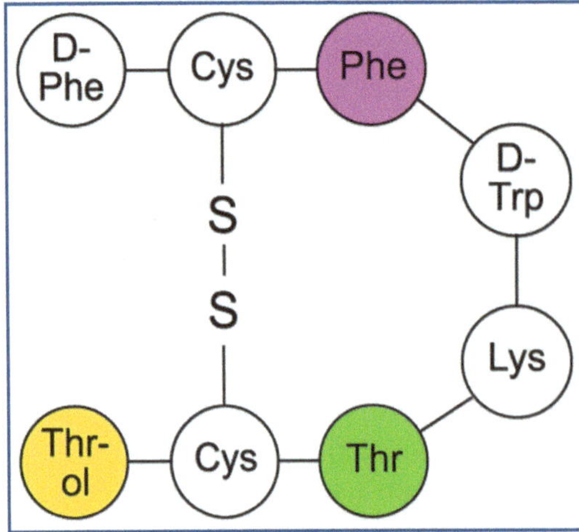

Fig. 28.1 Sequenza aminoacidica dell'Octreotide®

28.4 Scintigrafia con ^{111}In-Pentetreotide (Octreoscan®)

La scintigrafia con analoghi marcati della somatostatina trova applicazione clinica ormai consolidata nello studio dei NET e, in particolare, per localizzare la sede primitiva del tumore primitivo e delle sue metastasi, per diagnosticare un'eventuale ripresa di malattia o progressione, e per monitorare i paziente dopo chirurgia, radioterapia o chemioterapia.

La scintigrafia recettoriale con ^{111}In-pentetreotide è utile come guida nell'identificazione dei pazienti da sottoporre a terapia medica con analoghi della somatostatina, o a terapia radiorecettoriale con analoghi marcati con ^{90}Y o con altro idoneo radionuclide emettitore di particelle β^-.

28.4.1 Modalità di esecuzione

Per l'indagine non sono previste particolari modalità di preparazione del paziente, che può assumere qualunque farmaco a eccezione degli analoghi "freddi" della somatostatina. Il momento di sospensione dell'assunzione di tali farmaci prima dell'esecuzione dell'esame varia in funzione dell'emivita biologica del prodotto terapeutico utilizzato. Inoltre, sono consigliate una dieta a basse scorie per i 3 giorni antecedenti l'iniezione del tracciante e un'adeguata pulizia intestinale, soprattutto in caso di valutazione scintigrafica dell'addome.

La metodica prevede la somministrazione e.v. di 10 μg di pentetreotide marcato con 120 MBq (3,24 mCi) di ^{111}In. Questa attività può essere aumentata fino a 220 MBq (5,04 mCi) se nel protocollo è prevista anche un'acquisizione SPECT.

28.4.2 Acquisizione ed elaborazione

Le immagini scintigrafiche sono acquisite 4 e 24 ore dopo l'iniezione del radiofarmaco. La ripetizione dello studio a 48 ore può rendersi necessaria quando l'imaging a 4 e 24 ore abbia evidenziato aree di iperaccumulo del radiofarmaco di incerta attribuzione in sede addominale, ovvero per discriminare un tumore da un accumulo aspecifico in sede intestinale o colecistica. È preferibile utilizzare una gamma-camera a grande campo, con doppia testata, equipaggiata con collimatori per le medie energie (in genere MEGP). Tutte le acquisizioni sono impostate in modalità multi-picco, utilizzando una finestra energetica del 20% posta su ciascuno dei due picchi di emissione gamma dell'Indio-111 (171 keV e 245 keV). Il paziente è posizionato supino sul tavolo della gamma-camera dopo essere stato invitato a urinare. Dapprima è eseguita una scansione *total body* (matrice 1024×256, velocità di scansione 10-15 min/metro) in proiezione anteriore e posteriore, quindi sono acquisite immagini planari (matrice 128×128 di 10 minuti ciascuna) mirate su torace, addome o bacino, in base allo specifico quesito clinico. La scintigrafia con ^{111}In-pentetreotide mostra attività fisiologica a livello di fegato, milza, reni, e vescica. Spesso possono essere fisiologicamente visualizzate anche la tiroide e l'ipofisi (Fig. 28.2). Nella valutazione delle immagini è necessario fare attenzione all'attività presente in colecisti, che può simulare una lesione epatica. Per eliminare l'attività in colecisti prima dell'acquisizione, può essere somministrato un pasto grasso, o un farmaco colagogo. Per aumentare la sensibilità dell'indagine, è consigliabile eseguire acquisizioni SPECT sul distretto anatomico interessato (torace, addome, bacino). La SPECT è in genere eseguita a 4 ore, in quanto è più elevata l'attività ed è migliore il rapporto segnale/rumore (a 4 ore è minore l'attività a livello intestinale). Sono possibili comunque anche acquisizioni SPECT fino a 24 ore. Poiché le caratteristiche fisico-dosimetriche del ^{111}In impongono che ne venga somministrata un'attività relativamente bassa, per ottenere risultati ottimali l'acquisizione SPECT

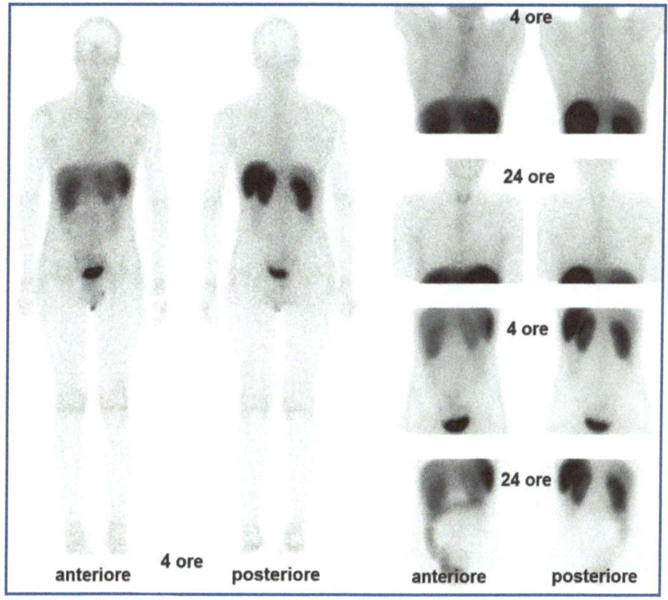

Fig. 28.2 Distribuzione del ^{111}In-pentetreotide in un soggetto normale. A sinistra è riportato lo studio *total body* a 4 ore. A destra (*in alto*): acquisizioni mirate del torace a 4 e 24 ore, (*in basso*) acquisizioni mirate dell'addome a 4 e 24 ore. Si apprezza la fisiologica captazione del radiofarmaco a livello di fegato, milza, reni e vie urinarie e della tiroide. Nelle immagini a 24 ore si riduce l'attività del fondo, anche se aumenta la captazione aspecifica a livello intestinale

dovrebbe essere eseguita con gamma-camere SPECT multidetettore. Una gamma-camera mono-testa fornisce infatti immagini qualitativamente accettabili solo prolungando in modo eccessivo i tempi di acquisizione, con conseguenti difficoltà nel mantenere l'assoluta immobilità del paziente e, quindi, con conseguente rischio di artefatti. Con una gamma-camera a due teste i risultati migliori si ottengono eseguendo acquisizioni della durata totale di 20-40 minuti (ad esempio, 120-128 proiezioni di 30-50 sec) con matrice 128×128. Dopo ricostruzione dei dati, preferibilmente con algoritmi iterativi (OSEM), la lettura delle immagini avviene utilizzando le sezioni sui piani transassiale, sagittale e coronale cercando sedi di accumulo patologico del radiofarmaco (Fig. 28.3). La disponibilità

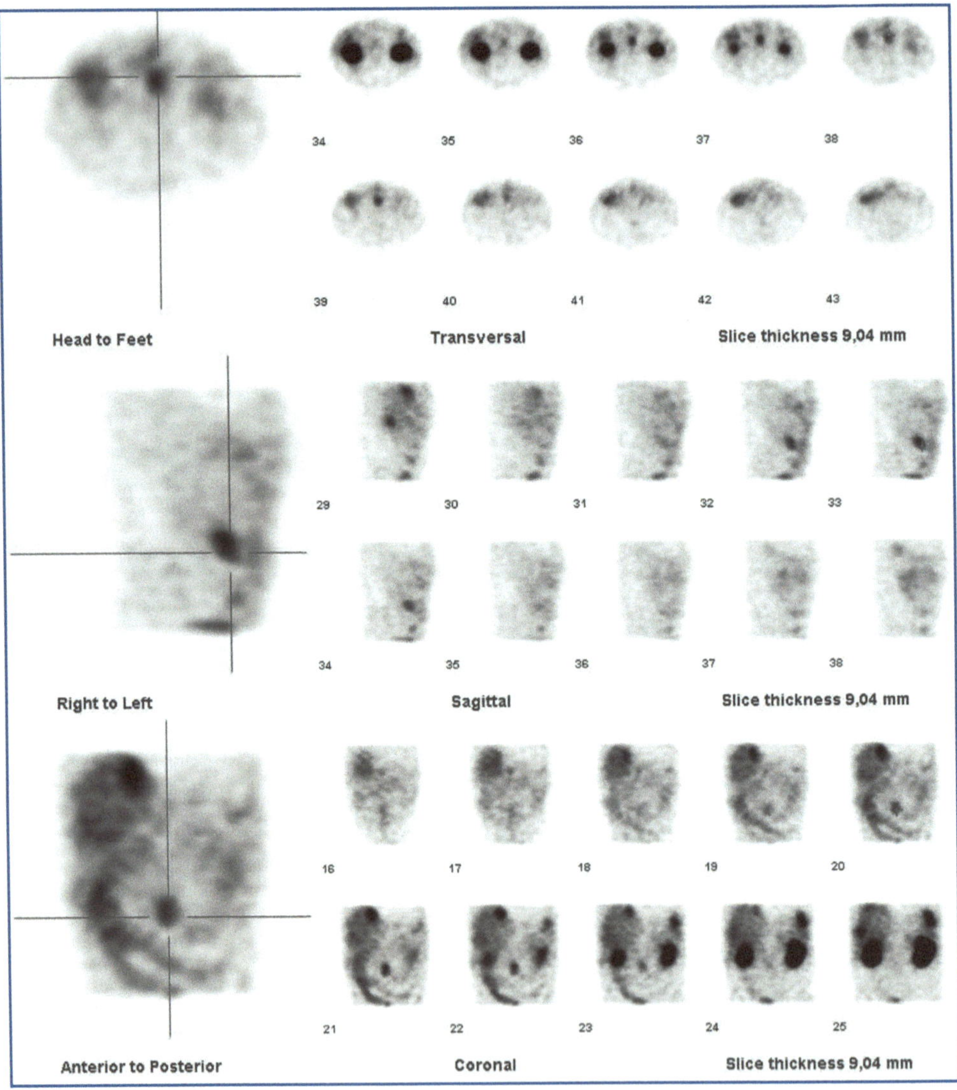

Fig. 28.3 Sezioni SPECT transassiali, coronali e sagittali in un paziente con un carcinoma neuroendocrino intestinale

di strumentazione ibrida SPECT/TC permette di migliorare la sensibilità e la specificità dell'esame, sommando l'informazione morfologica della TC a quella molecolare della SPECT (Fig. 28.4).

Il radiofarmaco ^{111}In-Pentetreotide espone a una dose di radiazioni ionizzanti superiore rispetto alle abituali indagini medico-nucleari (dose efficace circa 20 mSv), ma comunque paragonabile a quella delle più comuni indagini radiologiche impiegate per le stesse indicazioni cliniche (TC e angiografia).

Nella Tabella 28.2 sono riassunti i dati principali della tecnica di esame della scintigrafia con Octreoscan®.

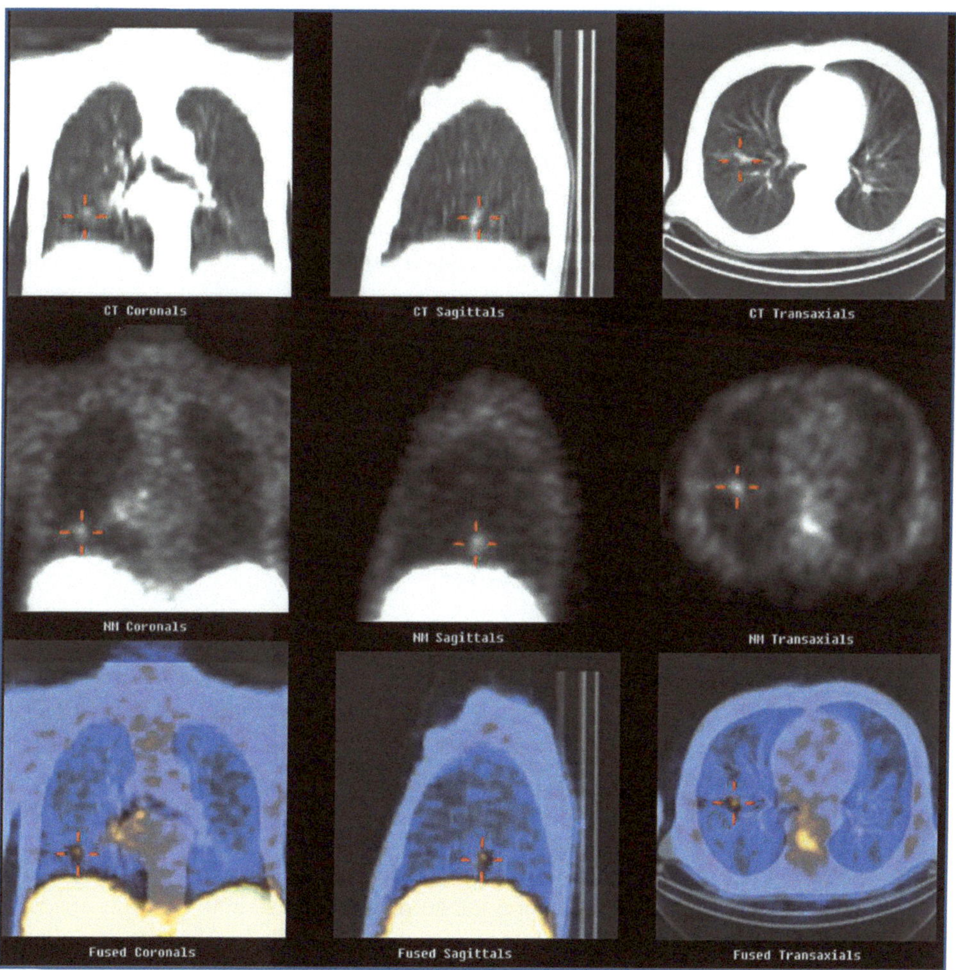

Fig. 28.4 SPECT/TC con ^{111}In-pentetreotide in un paziente con un carcinoide bronchiale del lobo inferiore del polmone destro. TC (*in alto*), SPECT (*al centro*), fusione (*in basso*)

Tabella 28.2 Scintigrafia recettoriale con Octreoscan®: protocolli e tecniche di esame consigliati

Indicazioni	Identificazione/localizzazione, stadiazione e follow-up dei tumori neuroendocrini. Valutazione della captazione pre-terapia con analoghi della somatostatina ("fredda" o radiomarcata con ^{90}Y).
Preparazione del paziente	Sospensione di eventuali terapie in corso con analoghi freddi della somatostatina. Pulizia intestinale.
Documentazione richiesta	Presenza di sintomi funzionali. Risultati degli esami di laboratorio (marcatori, ormoni circolanti). Indagini radiologiche eseguite (TC, ECO, RM). Interventi chirurgici pregressi.
Radiofarmaci e attività	Octreoscan®: somministrazione per via endovenosa. Attività somministrata nell'adulto: 120-220 MBq di ^{111}In-Pentetreotide.
Tecnica scintigrafica	Immagini acquisite a 4 e 24 ore. Raramente a 48 ore, in caso di immagini di dubbia interpretazione. Acquisizioni *total-body* (10-15 min/metro). Planari mirate su addome e torace di circa 10 min a 4 e 24 ore. SPECT o SPECT/TC su addome e/torace a 4 e/o 24 ore.
Elaborazione	Analisi qualitativa delle immagini. Ricostruzione (OSEM) dati SPECT o SPECT/TC.
Possibili cause di errore	Lesioni inferiori alla risoluzione spaziale della metodica. NET che non esprimono recettori per la somatostatina. Sotto-recettori diversi da quelli per i quali Octreoscan® ha alta affinità. Accumulo a livello intestinale e della colecisti. Captazione in sedi di infiammazione. Artefatti da movimento; bassa statistica di conteggio.

28.4.3
Risultati ottenuti mediante scintigrafia con Octreoscan®

A parità di dimensioni delle lesioni, la scintigrafia con Octreoscan® è in grado di visualizzare la maggior parte dei tumori neuroendocrini GEP. In particolare, risulta molto elevata la sua sensibilità diagnostica nella localizzazione di carcinoidi, glucagonomi, gastrinomi, vipomi, e altri tumori neuroendocrini funzionanti e non funzionanti (Fig. 28.5). Minore è invece la sensibilità nei confronti degli insulinomi, che appaiono visualizzati solo nel 50% circa dei casi. Tecniche *in vitro* hanno dimostrato che negli insulinomi si riscontrano recettori per la somatostatina solo nei 2/3 circa dei casi, e che sono spesso presenti sottotipi di recettori verso i quali il ^{111}In-Pentetreotide presenta una bassa affinità. Inoltre, queste neoplasie spesso presentano piccole dimensioni, inferiori alla risoluzione spaziale ottenibile con la metodica in questione (circa 10-15 mm). Un'ulteriore causa di falsi negativi è costituita da quelle forme di NET altamente indifferenziate, le cui cellule possono perdere la caratteristica espressione recettoriale.

Talora possono essere rilevati reperti falsamente positivi in quanto alcuni elementi cellulari, quali i linfociti e i macrofagi, se attivati possono esprimere recettori per la somatostatina. Pertanto, ogni lesione infiammatoria o ferita chirurgica recente deve essere attentamente valutata.

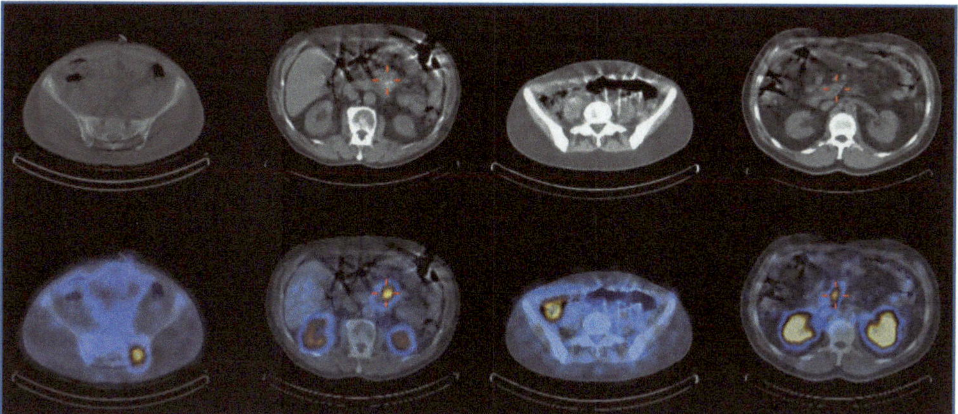

Fig. 28.5 SPECT/ TC con ^{111}In-pentetreotide. *Da sinistra a destra*: metastasi ossea da carcinoma neuroendocrino, carcinoide ileale, carcinoide appendicolare, insulinoma

28.5 Scintigrafia con Meta-Iodo-Benzil-Guanidina

Il ruolo della Meta-Iodo-Benzil-Guanidina (MIBG) per lo studio dei tumori NET, in particolare dei GEP, si è ridimensionato da quando la scintigrafia con ^{111}In-pentetreotide è entrata nella routine clinica. Se si eccettuano i tumori di origine neuroectodermica (feocromocitomi, neuroblastomi, paragangliomi), la scintigrafia con MIBG è eseguita come seconda scelta nei casi in cui la scintigrafia con ^{111}In-pentetreotide risulti negativa (Fig. 28.6), e per i pazienti che possono essere sottoposti a terapia con [^{131}I]MIBG.

Per la tecnica di esecuzione si rimanda al Capitolo 27.

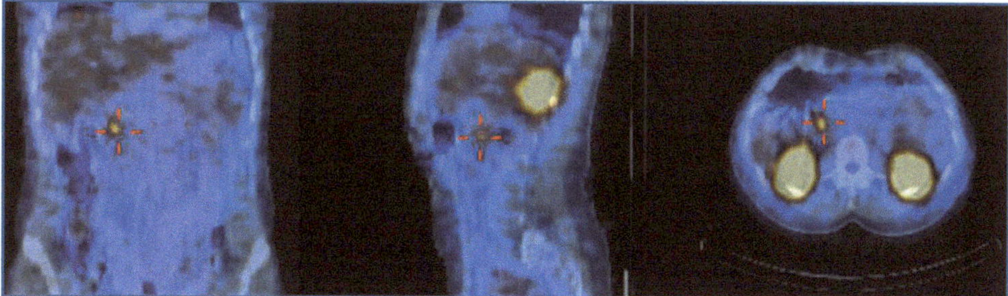

Fig. 28.6 SPECT/TC con MIBG. Paziente con insulinoma positivo alla scintigrafia con MIBG. Il precedente esame con ^{111}In-pentetreotide era risultato negativo (assenza di espressione per i recettori della somatostatina)

28.6 PET recettoriale con ^{68}Ga-DOTA-(TOC, NOC, TATE)

L'utilità clinica della PET è stata dimostrata in numerose indicazioni diagnostiche oncologiche, in base alla disponibilità di traccianti diversi che consentono di valutare differenti percorsi metabolici, caratteristici di alcune neoplasie. Il radiofarmaco più utilizzato, [^{18}F]Fluoro-desossi-glucosio ([^{18}F]FDG), non è di solito avidamente accumulato a livello dei tumori neuroendocrini, che sono in genere caratterizzati da un basso tasso di proliferazione. Soltanto i NET scarsamente differenziati e con un comportamento biologico aggressivo presentano un metabolismo glucidico elevato, e possono quindi essere visualizzati efficacemente con il [^{18}F]FDG.

In questi ultimi anni sono stati sperimentati con successo altri radiofarmaci più specifici del [^{18}F]FDG per i NET, come la [^{18}F]DOPA, ma soprattutto una serie di peptidi analoghi della somatostatina marcati con Gallio-68.

La classe di peptidi analoghi della somatostatina utilizzati in via sperimentale con maggior successo in questi ultimi anni sono il DOTA-TOC, il DOTA-NOC e il DOTA-TATE (DOTA = acido 1,4,7,10-tetra-azaciclododecano-1,4,7,10-tetra-acetico (chelante macrociclico); TOC = D-phe^{1}-tyr^{3}-octreotide; NOC = 1-NaI^{3}-octreotide; TATE = tyr^{3}-thr^{8}-octreotato), che hanno dimostrato avere un'altissima affinità soprattutto per i sottotipi recettoriali 2 e, in misura variabile, per i 3 e 5. I tre peptidi citati sono molto simili fra loro nella struttura chimica e, al momento, non ci sono evidenze circa l'esistenza di vantaggi clinici nell'utilizzo dell'uno piuttosto che dell'altro. Tutti utilizzano come chelante complessato all'octreotide una molecola macrociclica chiamata "DOTA" che lega in modo molto più stabile del DTPA il Gallio-68, come pure altri radionuclidi metallici.

I vantaggi della PET con ^{68}Ga-DOTA sono in primo luogo intrinseci alla metodica. Rispetto alla scintigrafia con Octreoscan®, le immagini PET presentano, infatti, un'elevata risoluzione spaziale e di contrasto, migliorando la sensibilità diagnostica dell'esame anche per lesioni di pochi millimetri di diametro (Fig. 28.7). Dal momento che sono ormai piuttosto diffusi tomografi ibridi PET/TC, l'esame si avvale anche dei vantaggi della fusione con la componente TC, con notevole miglioramento dell'accuratezza diagnostica. La procedura di produzione del radiofarmaco è abbastanza semplice perché il Gallio-68 (emivita fisica di 68 min) non è un prodotto di ciclotrone, ma è ottenuto mediante un generatore in cui il Germanio-68 (che ha emivita fisica di 271 giorni) è immobilizzato su colonna, periodicamente eluita per ottenere una soluzione contenente il radionuclide "figlio" (^{68}Ga), con modalità analoghe a quanto si realizza più comunemente in medicina nucleare con il generatore ^{99}Mo/^{99m}Tc. Data la lunga emivita fisica del ^{68}Ge, un generatore è utilizzabile per circa un anno, con produzione giornaliera di ^{68}Ga a costo relativamente basso. La procedura di sintesi del radiofarmaco ^{68}Ga-DOTA, anche se non molto complessa, richiede una fase di incubazione ad alta temperatura. Infine, la procedura di acquisizione PET è molto più veloce di quella della scintigrafia con Octreoscan®, e la dosimetria per il paziente è notevolmente più bassa (inferiore a 5 mSv), data l'emivita fisica del radionuclide di soli 68 minuti.

Come per la scintigrafia con Octreoscan®, valgono le stesse raccomandazioni riguardo alla sospensione di eventuali terapie in corso con analoghi della somatostatina.

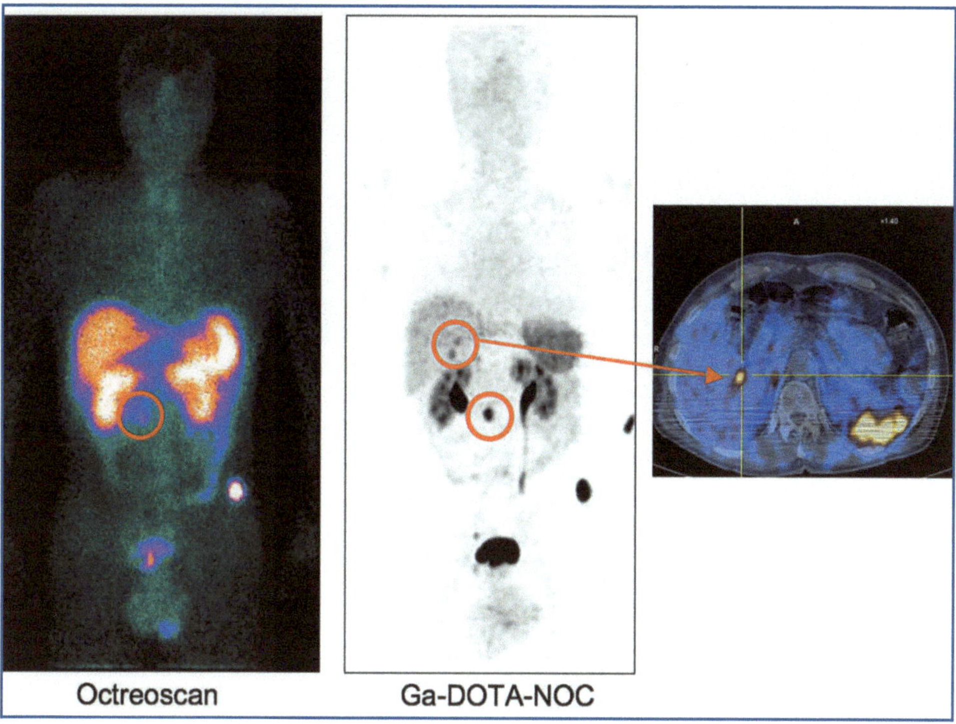

Fig. 28.7 PET/TC con ^{68}Ga-DOTA-TOC. Confronto con la scintigrafia con ^{111}In-pentetreotide. L'esame PET/TC evidenzia due lesioni epatiche non riconosciute alla scintigrafia. Immagini gentilmente fornite dal Prof. Stefano Fanti, Servizio di Medicina Nucleare, Policlinico S. Orsola di Bologna

Al paziente è somministrata per via endovenosa un'attività di circa 148 MBq (4 mCi) di ^{68}Ga-DOTA-TOC. L'imaging è generalmente effettuato 40-60 minuti più tardi, tempo necessario perché il legame recettoriale sia massimale e l'attività del fondo si riduca.

Come già sottolineato, è preferibile l'acquisizione della PET con apparecchiatura ibrida PET/TC. Il paziente è in genere posizionato supino con le braccia sollevate sopra la testa (le braccia vengono messe lungo i fianchi nei casi in cui sia prioritario esplorare il collo o gli arti stessi). Le modalità e i tempi per l'acquisizione sono simili a quelle di un esame oncologico *total body* con [^{18}F]FDG (in media 20 minuti), con scansione dalla base cranica alla regione inguinale, con possibili variazioni in base al tipo di strumentazione e di protocolli utilizzati.

Letture consigliate

Ambrosini V, Tomassetti P, Castellucci P et al (2008) Comparison between ^{68}Ga-DOTA-NOC and ^{18}F-DOPA PET for the detection of gastro-entero-pancreatic and lung neuro-endocrine tumours. Eur J Nucl Med Mol Imaging 35:1431-1438

Bombardieri E, Chiti A (2004) Linee Guida Procedurali AIMN in Oncologia. In: AIMN (ed) Linee Guida Procedurali AIMN, www.aimn.it, pp 96-110

Bombardieri E, Seregni E, Villano C et al (2004) Position of nuclear medicine techniques in the diagnostic work-up of neuroendocrine tumors. Q J Nucl Med Mol Imaging 48:150-163

de Herder WW, Kwekkeboom DJ, Valkema R et al (2005) Neuroendocrine tumors and somatostatin: imaging techniques. J Endocrinol Invest 28 :132-136

Goldsmith SJ (2009) Update on nuclear medicine imaging of neuroendocrine tumors. Future Oncol 5: 75-84

Nanni C, Rubello D, Fanti S (2006) ^{18}F-DOPA PET/CT and neuroendocrine tumours. Eur J Nucl Med Mol Imaging 33:509-513

Rambaldi PF, Cuccurullo V, Briganti V et al (2005) The present and future role of ^{111}In-pentetreotide in the PET era. Q J Nucl Med Mol Imaging 49:225-235

Rosato L (ed) (2007) I Tumori Neuroendocrini. Manuale di trattamento diagnostico e terapeutico (2° edizione). Club delle UEC, Ivrea (TO)

Seregni E, Chiti A, Bombardieri E (1998) Radionuclide imaging of neuroendocrine tumours: biological basis and diagnostic results. Eur J Nucl Med 25:639-658

Tecniche diagnostiche per lo studio del sistema linfatico 29

P.A. Erba, L. Locantore

Indice dei contenuti

29.1 Cenni di anatomia e fisiologia del sistema linfatico

Il termine "sistema linfatico" indica l'insieme delle vie e degli organi linfatici. Da un punto di vista anatomo-funzionale, questo sistema si pone a metà tra l'apparato circolatorio e il sistema immunitario. Gli *organi linfatici* (milza, timo, anello linfatico faringeo, tessuto linfatico dell'intestino) presentano un elevato contenuto di tessuto connettivo reticolare e di linfociti, fondamentali per le difese immunitarie; alterazioni del sistema linfatico si ripercuotono, infatti, negativamente sull'efficacia delle reazioni immunitarie dell'organismo. Le *vie linfatiche* sono costituite da un articolato sistema di vasi, molto simile a quello circolatorio venoso e arterioso, deputati al trasporto della linfa. Lungo il loro decorso si trovano intercalati i *linfonodi*, formazioni di tessuto linfoide che ricevono la linfa dai vasi; tali strutture possono essere singole o raggruppate, e avere dimensioni molto piccole. Tuttavia, in alcune sedi i linfonodi raggiungono un volume ragguardevole e sono riuniti in gruppi anche molto numerosi (*linfocentri*) verso i quali convergono vasi che raccolgono la linfa da estese regioni del corpo. I linfonodi costituiscono vere e proprie stazioni del sistema, con funzione di filtro e di deposito; inoltre, essi permettono la maturazione dei linfociti, consentendo la loro attivazione e l'incontro delle cellule di difesa mature con gli antigeni e con gli agenti patogeni.

A differenza dell'apparato circolatorio, non esiste nel sistema linfatico un organo con funzione di motore centrale; i vasi linfatici iniziano in periferia, nella compagine dei tessuti e degli organi, con decorso abbastanza sovrapponibile al sistema venoso.

Fondamenti di medicina nucleare. Duccio Volterrani, Paola Anna Erba, Giuliano Mariani (a cura di)

Essi sono percorsi dalla linfa in senso centripeto; confluiscono in condotti, i *tronchi linfatici principali*, che riversano la linfa nel sistema venoso, alla confluenza delle grosse vene alla base del collo.

Dalla periferia in direzione centripeta, i vasi linfatici si distinguono in:

- *vasi capillari e reti d'origine*: posti nella compagine di organi e tessuti, dove svolgono il ruolo di funzione assorbente del sistema; iniziano a fondo cieco nell'interstizio connettivale, accanto ai vasi sanguigni (arteriole e venule), e in questa sede drenano un'ampia circolazione extravasale di istolinfa;
- *pre-collettori*: esili e brevi, la cui funzione è raccordare e connettere la sezione periferica assorbente (vasi capillari) con le vere e proprie vie linfatiche di deflusso (collettori); sono caratterizzati dalla presenza di rare valvole (non sufficienti a evitare eventuali inversioni di flusso in caso di variazioni anche piccole della pressione idrostatica) e di linfonodi intercalati lungo il loro decorso;
- *collettori linfatici*: vasto e complesso sistema di deflusso che si trova a livello pre- e post-linfonodale; anastomizzandosi tra loro, confluiscono nelle rispettive stazioni linfonodali, delle quali costituiscono i collettori afferenti, o pre-linfonodali. Dalle stazioni originano poi nuovi collettori, con caratteri morfologici identici ai primi, detti collettori efferenti, o post-linfonodali; riccamente provvisti di valvole, si distinguono in superficiali (con decorso spesso indipendente da quello dei vasi sanguigni) e profondi (in genere satelliti dei vasi sanguigni), lungo il cui decorso sono intercalate stazioni linfonodali;
- *tronchi linfatici principali*: vasi di maggior calibro formati dalla confluenza dei collettori efferenti dei più importanti gruppi linfonodali; riversano la linfa direttamente, o per mezzo del dotto toracico, nel sistema venoso. Sono i tronchi linfatici giugulari (che drenano le vie linfatiche della testa e del collo), succlavi (che drenano le vie linfatiche dell'arto superiore e di parti della parete del torace), bronco-mediastinici (che drenano la linfa dei visceri e delle pareti del torace, del diaframma e parzialmente del fegato), il condotto linfatico destro (non costante, dalla confluenza di tronchi linfatici giugulare e succlavio o bronco mediastinico), e il dotto toracico; quest'ultimo rappresenta la via principale di scarico della linfa nel sistema venoso, ricevendo nel suo decorso rami affluenti dai linfonodi para-aortici, intercostali, mediastinici posteriori, e anche dal tronco giugulare sinistro.

La linfa drenata dai vasi linfatici è detta *linfa vera* e deriva dai liquidi interstiziali (*istolinfa*), con l'aggiunta dell'*emolinfa* che filtra dai capillari sanguigni del connettivo interstiziale. È un liquido di colore trasparente, giallo paglierino o lattescente a seconda dei casi, contenente zuccheri, proteine, sali, lipidi (di cui è particolarmente ricco), amminoacidi, ormoni, vitamine; per la scarsa presenza di eritrociti ha una composizione molto simile al plasma, ma con un contenuto proteico più basso (circa 20 g/L nella linfa, circa 75 g/L nel plasma). Inoltre, la composizione della linfa è per sua natura estremamente dinamica, dato che circola continuamente negli spazi interstiziali e, proprio in virtù degli scambi che avvengono con le cellule, presenta locali variazioni nella sua composizione.

Il processo di filtrazione del sangue attraverso la parete dei capillari sanguigni produce circa 2 litri di linfa al giorno; questo processo e la successiva circolazione del liquido linfatico rappresentano un efficace sistema attraverso cui l'organismo raccoglie liquidi e materiale di scarto dalla periferia per poi veicolarlo agli organi di depurazione (fegato, reni, polmoni, linfonodi, analogamente a quanto avviene per il circolo venoso).

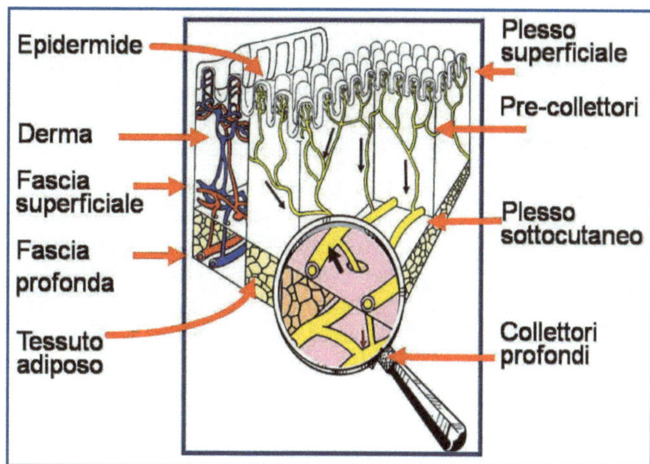

Fig. 29.1 Rappresentazione schematica dell'organizzazione anatomo-strutturale dei linfatici cutanei. La linfa prodotta nell'area ingrandita fra la fascia superficiale e quella profonda drena in massima parte verso il plesso sottocutaneo (sede di confluenza anche della linfa prodotta nel derma), mentre soltanto una minima parte drena verso i linfatici collettori profondi. Riprodotta con autorizzazione da Society of Nuclear Medicine, Mariani G et al (2001)

Durante questo continuo processo di circolazione linfatica, l'organismo depura i liquidi interstiziali da sostanze estranee, agenti patogeni, prodotti del metabolismo, detriti di cellule morte, linfociti tessutali; la maggior parte della depurazione e del lavoro di difesa dell'organismo avviene nei linfonodi, che fungono da filtro.

Lo spostamento della linfa all'interno dei vasi linfatici avviene grazie ai movimenti delle diverse parti del corpo che, operando un'azione di compressione meccanica, producono a livello locale la progressione del liquido; da un certo punto in poi, la presenza di apposite valvole impedisce che la linfa, spinta in avanti dalla pressione dei muscoli, possa ritornare indietro. Inoltre, i vasi linfatici sono innervati da fibre del sistema nervoso vegetativo simpatico e parasimpatico.

La Figura 29.1 rappresenta schematicamente la struttura del circolo linfatico cutaneo, mentre la Tabella 29.1 descrive la distribuzione anatomica delle strutture linfatiche (vasi principali e stazioni linfonodali).

29.2 Fisiopatologia del linfedema

Il termine edema indica la presenza di liquidi in eccesso nei tessuti. Nella maggior parte dei casi l'edema si manifesta a carico del liquido extracellulare, ma in situazioni estreme di squilibrio metabolico tessutale può coinvolgere anche lo spazio intracellulare. L'edema extracellulare risulta da alterazioni dell'equilibrio presente fisiologicamente tra filtrazione capillare e drenaggio linfatico. Nella forma pura di linfedema, l'aumento delle dimensioni di un distretto corporeo è conseguenza diretta di una diminuzione del drenaggio linfatico che avviene senza alcun aumento della filtrazione capillare. Tale condizione è in genere acquisita (per obliterazione anatomica dei vasi linfatici da cause diverse), ma può verificarsi anche a seguito di displasia congenita (per mutazione genetica a sè stante o per la presenza di sindromi ereditarie). Il *linfedema primitivo* o *primario* è relativamente raro (30 milioni di casi all'anno nel mondo, 1,15/100 000 persone al di

Tabella 29.1 Anatomia delle principali strutture della circolazione linfatica

Arto inferiore	Collettori linfatici superficiali: tributari soprattutto dei linfonodi inguinali superficiali. Collettori linfatici profondi; confluiscono verso i collettori poplitei e femorali, dirigendosi poi verso i linfonodi inguinali profondi. Linfonodi inguinali superficiali (da 15 a 20): si trovano nel sottocutaneo del triangolo femorale.
Pelvi e addome	Plesso iliaco esterno e plesso iliaco interno: fanno capo al plesso iliaco comune, cui segue il plesso lombo-aortico attorno all'aorta addominale (al quale si collegano vari gruppi e catene linfonodali provenienti dai visceri pelvici e addominali), da cui sorgono i due tronchi linfatici lombari che si portano al dotto toracico. Linfonodi iliaci interni (da 10 a 12): compongono con gli afferenti e gli efferenti il plesso iliaco interno. Linfonodi iliaci comuni (da 8 a 10): formano con i vasi collettori il plesso iliaco comune, che congiunge i plessi iliaci interno ed esterno con il plesso lombo-aortico; confluiscono verso i linfonodi para-aortici del plesso lombo-aortico. Linfonodi lombo-aortici e plesso lombo-aortico (da 20 a 30): si trovano attorno all'aorta addominale, suddivisi in pre-aortici, para-aortici e retro-aortici.
Torace	Linfonodi parietali: sternali, intercostali, diaframmatici anteriori. Linfonodi diaframmatici anteriori e viscerali: mediastinici anteriori e posteriori, e bronchiali. Collettori linfatici superficiali: dalle reti linfatiche dei tegumenti decorrono nel connettivo sottocutaneo. Collettori linfatici parietali: comprendono vasi linfatici della ghiandola mammaria, dei muscoli toracici, dei muscoli intercostali, del muscolo diaframma.
Arto superiore	Linfocentro ascellare (da 10 a 60), disposti in gruppi e catene convergenti verso l'apice della piramide ascellare: gruppo brachiale o laterale, gruppo toracico o pettorale, gruppo sottoscapolare, gruppo centrale, gruppo sottoclavicolare o apicale. Linfonodi del palmo della mano, linfonodi epitrocleari (superficiali), linfonodi radiali, interossei anteriore e posteriore, cubitali, brachiali (profondi). Vasi linfatici superficiali con reti d'origine particolarmente ricche nelle dita o nel palmo della mano e profondi, satelliti delle arterie e delle vene profonde; confluiscono nei collettori brachiali che, seguendo i vasi omonimi, terminano al gruppo brachiale dei linfonodi ascellari.
Testa-collo	Linfonodi occipitali, mastoidei, parotidei, sottomandibolari, sottomentali, retro-faringei, cervicali superficiali, cervicali profondi, cervicali anteriori. Vasi linfatici superficiali e profondi.

sotto dei 20 anni) e può manifestarsi alla nascita (congenito), alla pubertà (precoce) o, più raramente, nell'età adulta. Il *linfedema secondario* o *acquisito* può conseguire a interventi di dissezione linfonodale radicale (ascellare, inguinale, retroperitoneale), a radioterapia, a traumi vascolari (ustioni, ferite larghe e circonferenziali dell'estremità), a invasione da linfonodi da parte di cellule tumorali, a deficienza funzionale (paralisi, insufficienza vascolare) e, infine, a gravidanza, dermatiti da contatto e artrite reumatoide. Nel mondo industrializzato il linfedema secondario è soprattutto iatrogeno, mentre nei Paesi in via di sviluppo deriva per lo più da malattie infettive come filariasi, cellulite, linfangite, tubercolosi, malattie veneree, lebbra.

Le Tabelle 29.2 e 29.3 riportano rispettivamente la classificazione eziologica e quella clinica delle principali forme di linfedema.

Linfedema primario e secondario condividono la disfunzione delle cellule endoteliali linfatiche che costituiscono i vasi e sono deputate all'assorbimento e al trasporto della linfa. L'alterazione del trasporto linfatico altera la *clearance* di fluido interstiziale

Tabella 29.2 Classificazione eziologica dei linfedemi

Primario	– Connatale (forme sporadiche o eredo-familiari) – A manifestazione precoce – A manifestazione tardiva
Secondario	– Post-chirurgico – Post-attinico – Post-traumatico – Post-linfangitico – Parassitario

Tabella 29.3 Classificazione clinica del linfedema in funzione della gravità

Stadio 1	– Assenza di edema in presenza di alterazioni delle vie linfatiche. – Lieve edema, reversibile con la posizione declive e il riposo notturno.
Stadio 2	– Edema persistente, che regredisce solo in parte con la posizione declive e il riposo notturno.
Stadio 3	– Edema persistente (non regredisce spontaneamente con la posizione declive) e ingravescente (linfangiti acute eresipeloidi).
Stadio 4	– Fibrolinfedema (verrucosi linfostatica iniziale) con arto "a colonna".
Stadio 5	– Elefantiasi con grave deformazione dell'arto, pachidermite sclero-indurativa e verrucosi linfostatica marcata ed estesa.

e macromolecole, ripercuotendosi sui gradienti osmotici e idrostatici mantenuti dai vasi sanguigni. Il ristagno di linfa ricca in proteine nell'interstizio locale aumenta la pressione colloido-osmotica, promuovendo l'accumulo di fluido edematoso, causando ischemia regionale, e generando le reazioni infiammatorie che caratterizzano l'insufficienza linfatica cronica. La biologia tessutale del linfedema è complessa e distinta da altri meccanismi patofisiologici che portano all'edema interstiziale. Negli arti la persistenza dell'edema predispone inesorabilmente a sottigliezza e ipercellularità cutanea, progressiva fibrosi e aumento patologico del deposito di tessuto adiposo sottocutaneo e sottofasciale. Inoltre, a causa delle disfunzioni degli arti affetti, la presenza di linfedema influisce negativamente sulla qualità della vita e sulla percezione di sé del paziente (con depressione, ansia, e problemi di adattamento sociale).

29.3 Diagnostica per immagini del linfedema

La diagnosi di linfedema è semplice anche con il solo esame obiettivo: edema con assenza del segno della fovea, cute a buccia d'arancia, fibrosi cutanea, accentuazione delle pieghe cutanee naturali in corrispondenza delle articolazioni metatarso-falangee (segno di Stemmer), sottigliezza cutanea e sottocutanea. L'esame obiettivo comprende la misura delle circonferenze dell'arto interessato, da confrontare con il controlaterale (se sano) e da correlare comunque con il peso corporeo. Nei casi in cui non vi è diagnosi di certezza, la presenza di insufficienza linfatica può essere confermata con metodiche di imaging. La linfografia diretta con contrasto radiopaco ha oggi un ruolo molto limitato (forme complicate), mentre la linfoscintigrafia con radiofarmaci è attualmente considerata esame di primo livello diagnostico, insieme all'ecografia ad alta risoluzione e all'eco-color-Doppler. Il secondo livello diagnostico è invece rappresentato da ecografia, TC, RM e linfografia. Il terzo livello da flebografia, arteriografia, valutazione genetica e biopsia. Lo studio Doppler e la flebografia sono indagini appropriate per esaminare il circolo venoso profondo, nell'ottica di escludere l'insufficienza venosa come causa dell'edema.

29.3.1
Linfoscintigrafia

Il *Consensus Document of the International Society of Lymphology Executive Committee*, pubblicato nel 1995, sottolinea il ruolo della linfoscintigrafia nella caratterizzazione diagnostica della patologia linfatica, proponendone l'uso routinario in quanto, seppur eseguita con tecnica non sempre standardizzata, permette un'accurata diagnosi e una corretta impostazione terapeutica.

Esistono, infatti, diversi protocolli per l'esecuzione della linfoscintigrafia, con variazioni che riguardano i radiofarmaci impiegati, le sedi e le modalità di iniezione, il numero di inoculazioni, il tipo di immagini, e i tempi di acquisizione (Tabella 29.4). Con questa tecnica non invasiva (facile da eseguire, riproducibile e non dannosa per l'endotelio vascolare linfatico), è possibile caratterizzare il trasporto del radiofarmaco lungo il circolo linfatico profondo e superficiale come normale o alterato, come pure visualizzare i rispettivi linfonodi tributari ed evidenziare l'esistenza di cortocircuito, stenosi, by-pass o flusso cutaneo anterogrado o retrogrado. Pur se indirettamente, la progressione del radiofarmaco lungo i collettori linfatici fornisce anche un'immagine anatomica che rappresenta la porzione di collettori linfatici funzionalmente attivi. Sebbene esistano quadri scintigrafici tipicamente indicativi di alcune determinate condizioni patologiche, l'esame non consente in generale una diagnosi eziologica, anche se è in grado di evidenziare la presenza di una patologia linfatica latente, il cui esordio clinico è scatenato da altri fattori (traumi, infezioni). Questa caratteristica può essere particolarmente importante, ad esempio, per identificare i soggetti a rischio prima dell'esecuzione di una biopsia linfonodale.

È opportuno distinguere l'utilità della linfoscintigrafia in corso di episodio acuto di infezione (linfangite) dalla valutazione delle conseguenze a lungo termine sui collettori linfatici, soprattutto in presenza di episodi infettivi ricorrenti. Le caratteristiche dell'esame nelle due situazioni sono, infatti, differenti. Durante la fase acuta infettiva, il più comune riscontro scintigrafico è rappresentato da un aumentato flusso di linfa con soffusione dermica e debole o assente visualizzazione linfonodale. Lo stato dei linfatici dopo ripetuti episodi infettivi può essere estremamente vario, ma i pazienti con storia di cellulite e linfangite presentano con maggiore frequenza basso o assente trasporto linfatico, come risultato dell'ostruzione dei collettori linfatici per linfangiotrombosi.

Tabella 29.4 Protocolli e tecniche d'esame consigliati

Indicazioni	– Edema degli arti: diagnosi differenziale tra eziologia venosa linfatica. – Valutazione pre-operatoria del rischio di sviluppare linfedema in vista di dissezione ascellare o inguinale. – Pianificazione dell'intervento di microchirurgia linfatica (anastomosi linfo-linfatica e/o linfo-venosa).
Preparazione del paziente	Non è richiesta nessuna preparazione; trattandosi di un test in cui la *compliance* del paziente è fondamentale, è buona norma (per il corretto riposizionamento/riallineamento delle immagini ottenute sequenzialmente), fornire adeguate istruzioni circa le modalità di svolgimento dell'esame prima della somministrazione del radiofarmaco.
Documentazione richiesta	Anamnesi, quesito clinico-diagnostico, eventuale documentazione iconografica di altre procedure diagnostiche eseguite dal paziente (in particolare eco-Doppler/flebografia).
Radiofarmaci e attività	18-37 MBq in piccoli volumi di ^{99m}Tc-trisolfuro di antimonio o ^{99m}Tc-solfuro colloide o ^{99m}Tc-nanocolloide HSA, nel range di 0,10-0,20 mL per ciascun aliquota.
Tecnica scintigrafica	*Linfoscintigrafia bicompartimentale* 1. Si inizia con 2 aliquote di radiocolloide iniettate lateralmente e medialmente sotto l'aponeurosi profonda di mani o piedi, per la visualizzazione del sistema linfatico profondo. 2. Si applica una compressione moderata sulla parte iniettata per 30-60 secondi, e si invita il paziente a praticare esercizio fisico per 3-5 minuti (camminare, flesso-estensione di mani o piedi ecc.). 3. Acquisizione delle immagini del sistema linfatico profondo (completate in genere entro circa 45 minuti). 4. Si effettua l'iniezione per il sistema linfatico superficiale, intra-dermicamente sul dorso delle mani o dei piedi, progressivamente al II, III e IV spazio metacarpale o metatarso-falangeo. 5. Si applica una compressione moderata sulla parte iniettata per 30-60 secondi, e si invita il paziente a praticare esercizio fisico per 3-5 minuti. 6. Si procede all'acquisizione delle immagini dinamiche o statiche seguite da quelle *total body*. *Linfoscintigrafia monocompartimentale* 1. Si effettua l'iniezione intra-dermica sul dorso delle mani o dei piedi, progressivamente al II, III e IV spazio metacarpale o metatarso-falangeo. 2. Si applica una compressione moderata sulla parte iniettata per 30-60 secondi, e si invita il paziente a praticare esercizio fisico (3-5 min). 3. Si procede all'acquisizione delle immagini dinamiche o statiche, seguite da quelle *total body*.
Elaborazione	Le immagini statiche delle estremità sono routinariamente registrate con una gamma-camera (alta risoluzione, collimatore *pin-hole*, finestra energetica ± 10% sul picco a 140 keV, matrice 256×256). Per entrambi i tipi di iniezione di radiofarmaco, le immagini sono registrate con una sequenza simile di 5 minuti di acquisizione, iniziando dalla porzione distale fino a quella prossimale delle estremità, con un'immagine finale che include il fegato.
Possibili cause di errore	Erronei siti di iniezione, errori di posizionamento, artefatti da movimento.

29.3.1.1
Indicazioni cliniche

- Valutazione iniziale di qualsiasi disfunzione linfatica.
- Identificazione dei pazienti con filariasi asintomatica/presintomatica, prima che si manifestino i sintomi della malattia.
- Valutazione dei pazienti con alta prevalenza di episodi di erisipela ricorrente (cellulite, linfangite) senza causa apparente, per definire la presenza di patologia linfatica sconosciuta.

- Selezione dei pazienti nei quali eseguire interventi di profilassi.
- Monitoraggio degli interventi di profilassi.
- Valutazione dell'effetto del trattamento antibiotico sulle alterazioni linfatiche (soprattutto in pazienti microfilaremici in presenza di risoluzione della microfilaremia).
- Valutazione della risposta al trattamento riabilitativo.
- Valutazione del risultato chirurgico.
- Identificazione dei pazienti ad alto rischio di sviluppare patologia linfatica prima di intervento chirurgico.
- Documentazione del riarrangiamento linfatico post-linfoadenectomia o post-radioterapia, per stabilire la reale necessità di terapia riabilitativa fisica e/o farmacologica.

29.3.1.2 Metodiche

La linfoscintigrafia è basata sulle immagini di assorbimento e progressione lungo il sistema linfatico di un radiocolloide (generalmnte nanocolloidi di albumina umana, vedi Capitolo 4) iniettato per via interstiziale; per lo studio della circolazione linfatica periferica, l'iniezione è effettuata a livello della mano per l'arto superiore e del piede per l'arto inferiore. L'iniezione per via interstiziale è motivata dall'anatomia del sistema linfatico stesso; infatti, la rete d'origine dei vasi linfatici si trova proprio nell'interstizio connettivale, accanto ai vasi sanguigni (Fig. 29.1). L'iniezione interstiziale di radiocolloide non causa particolare disagio per il paziente, eccetto quella con ^{99m}Tc-solfuro colloidale (utilizzato però prevalentemente negli USA), a causa del pH acido di questa formulazione; pertanto, l'aggiunta di un agente anestetico locale (ad esempio, lidocaina) non solo non è necessaria, ma è sconsigliata perché potrebbe alterare la normale dinamica del flusso linfatico. La preparazione della pelle per l'iniezione dovrebbe includere le comuni procedure di disinfezione.

La scelta della regione anatomica dove effettuare l'iniezione dipende dal decorso dei collettori linfatici. Il radiofarmaco si inietta con aghi da 25 G in sede sub-dermica negli spazi interdigitali di mani e piedi, per visualizzare la circolazione linfatica superficiale o quella perifasciale, mentre la somministrazione intramuscolare è impiegata per visualizzare il sistema linfatico profondo o sottofasciale (vedi Fig. 29.2); combinando entrambe le metodiche, si esegue una *linfoscintigrafia bicompartimentale*. Il sistema linfatico profondo dovrebbe essere valutato prima, procedendo poi con il superficiale. In entrambi i casi, le attività di ^{99m}Tc-radiocolloide iniettato sono molto basse (20-40 MBq in un volume di 0,10-0,20 mL per ogni aliquota).

Per visualizzare il sistema linfatico profondo, due aliquote di radiocolloidi sono somministrate lateralmente e medialmente sotto l'aponeurosi profonda di mani o piedi. Per iniettare in corrispondenza dell'aponeurosi palmare profonda, l'ago deve essere inserito fino a circa 10 mm dalla superficie della pelle, mentre l'aponeurosi plantare profonda è raggiunta inserendo l'ago a circa 12 mm dalla superficie della pelle. Dopo l'iniezione si applica una compressione moderata sulla parte per 30-60 secondi, quindi si invita il paziente a praticare esercizio fisico per 3-5 minuti (camminare, flesso-estensione di mani o piedi ecc.).

Dopo aver acquisito le immagini del sistema linfatico profondo (che sono in genere completate in non più di 45 minuti), si effettua l'iniezione per il sistema linfatico

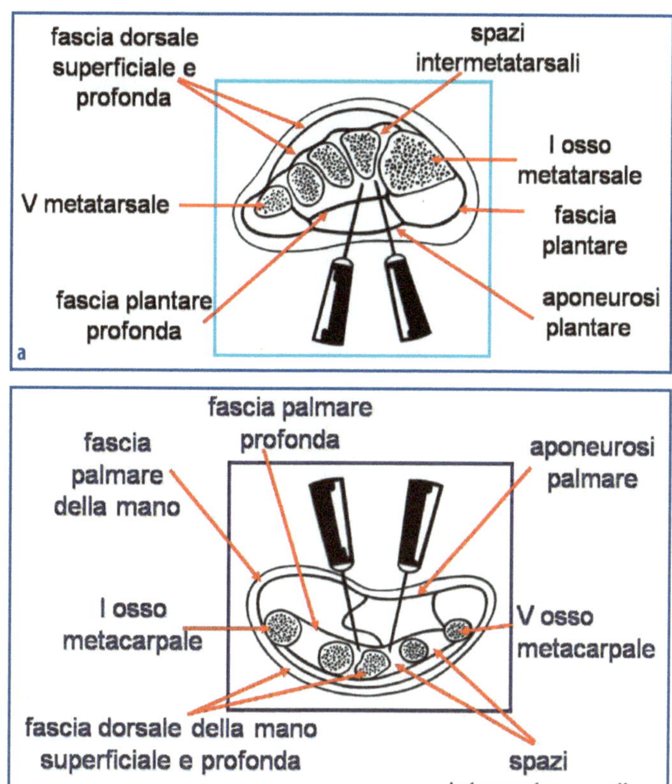

Fig. 29.2 a, b Schema rappresentativo dei punti di iniezione per lo studio del circolo linfatico profondo, rispettivamente dell'arto inferiore (**a**) e di quello superiore (**b**)

superficiale, in sede intradermica sul dorso delle mani o dei piedi, progressivamente al II, III e IV spazio metacarpale o metatarso-falangeo. In base al protocollo sviluppato presso il nostro Centro, si raccomanda di non iniettare negli spazi interdigitali, perché con tale procedura si visualizzano frequentemente sia il sistema linfatico superficiale che quello profondo. Inoltre, il nostro protocollo non prevede alcun altro tipo di test per il drenaggio linfatico (come variazioni di temperatura ecc.), poiché tali tecniche non sono state ancora sufficientemente standardizzate.

Dopo somministrazione interstiziale, il drenaggio linfatico rimuove i radiocolloidi dal sito di iniezione con una velocità che è inversamente proporzionale alla grandezza delle particelle. Tale processo di *clearance*, che procede per diverse ore, presenta a volte più di un picco, poiché le particelle di dimensioni minori sono drenate per prime, seguite da quelle di grandezza intermedia, mentre le particelle più grandi possono essere trattenute indefinitamente nel sito di iniezione. La distribuzione della dimensione delle particelle all'interno di ciascuna preparazione radiocolloidale è il maggior determinante della cinetica di *clearance* per i differenti radiofarmaci. I radiocolloidi impiegati per la linfoscintigrafia periferica permettono una sufficiente visualizzazione sia delle vie linfatiche sia dei linfonodi, fornendo quindi accurate informazioni anatomo-fisiologiche che caratterizzano le modalità di progressione della linfa. Considerando il normale ciclo della linfa (liquido che origina nei tessuti per confluire, dopo una serie di passaggi attraverso le stazioni linfonodali, nella circolazione venosa sistemica), anche i radiocolloidi iniettati in sede interstiziale per effettuare la linfoscintigrafia raggiungono la circolazione venosa; pertanto, la loro sede finale di localizzazione è la stessa di un radiocolloide iniettato direttamente per via e.v., cioè il sistema reticolo-endoteliale (che si trova soprattutto nel fegato e nella milza).

29.3.1.3
Acquisizione delle immagini

Anche se per alcuni casi selezionati potrebbe risultare utile registrare immagini dinamiche per circa 10-15 minuti dopo l'iniezione del radiocolloide, le informazioni diagnostiche aggiuntive non sono in genere così significative da giustificare l'applicazione routinaria di questa procedura.

Tipicamente sono acquisite immagini statiche, per esempio dal piede alla regione lombo-aortica (per lo studio dell'arto inferiore) o dalla mano-avambraccio al braccio e fino al torace anteriore (per l'arto superiore) con una gamma-camera dotata di collimatore a fori paralleli (picco energetico di 140 keV con una finestra ± 10%, matrice 128×128, zoom 1 o 1,33). Per entrambi i tipi di somministrazione del radiocolloide (epifasciale e sottofasciale), le immagini sono registrate con una sequenza simile, 3-5 minuti/immagine, iniziando dalla porzione distale fino a quella prossimale delle estremità; la sequenza è completata con un'immagine finale dell'addome, per valutare la captazione da parte del sistema reticolo-endoteliale (fegato e milza) quale indice della regolare progressione di linfa radioattiva dal sito di iniezione fino alla confluenza finale nel circolo venoso sistemico. Al termine delle immagini statiche è possibile effettuare anche una acquisizione *total body*.

29.3.1.4
Analisi dei dati

Molti metodi sono stati proposti per un'analisi semiquantitativa dell'esame linfoscintigrafico, alcuni basati sull'acquisizione dinamica (ad esempio, per il calcolo dei parametri di *clearance* dal sito di iniezione), altri sulla sequenza delle immagini statiche acquisite (ad esempio, per il calcolo dei parametri della percentuale di radiofarmaco ritenuta nel sito di acquisizione e/o in corrispondenza delle stazioni linfonodali ecc.). Sebbene tali dati semiquantitativi possano essere utili in alcune situazioni particolari (soprattutto nel follow-up dei pazienti, ad esempio, per la loro rivalutazione dopo il trattamento), una dettagliata descrizione dei risultati osservati è in genere sufficiente per la maggior parte delle applicazioni cliniche.

29.3.1.5
Dosimetria

Il carico radiodosimetrico ricevuto dal sistema linfatico dopo la somministrazione interstiziale di 37 MBq di ^{99m}Tc-HSA è di circa 4,44 mGy nel sito di iniezione, 0,27 mGy nei linfonodi regionali e meno di 0,01 mGy per fegato, milza, midollo osseo, e ovaio. Si tratta pertanto, in genere, di valori dosimetrici abbastanza bassi, molto inferiori rispetto a quelli risultanti dalla scintigrafia epatica.

29.3.1.6
Interpretazione dei risultati

La linfoscintigrafia è utile per discriminare la genesi linfatica dalle cause non linfatiche di edema periferico. A questo scopo, l'interpretazione delle immagini dovrebbe essere finalizzata a determinare la pervietà dei linfatici, la presenza di vasi collaterali, il numero dei vasi, la visualizzazione dei linfonodi e la presenza di flusso cutaneo retrogrado (*dermal back-flow*). Criteri generali per diagnosi di disfunzione linfatica per entrambi i sistemi (superficiale e profondo) comprendono le seguenti caratteristiche: rallentamento, assente, ridotta, o aumentata visualizzazione dei linfonodi regionali; presenza di *dermal flow* o *dermal back-flow*. Ulteriori caratteristiche dovrebbero includere la visualizzazione delle vie linfatiche, la presenza di vasi collaterali, e l'interruzione di strutture vascolari. Come accennato sopra, elementi derivati dalla valutazione semiquantitativa, come l'analisi fattoriale o l'indice di trasporto linfatico, possono essere utili in determinate situazioni cliniche. Inoltre, la valutazione combinata del sistema linfatico epifasciale e sottofasciale permette di rilevare comunicazioni anomale tra i due sistemi, con quadri di flusso linfatico invertito.

Mentre lo schema anatomo-funzionale del circolo linfatico profondo è altamente prevedibile (pochi tronchi linfatici che seguono in generale il decorso dei grossi vasi ematici profondi), il circolo linfatico superficiale è più variabile. Nella Figura 29.3 è ripor-

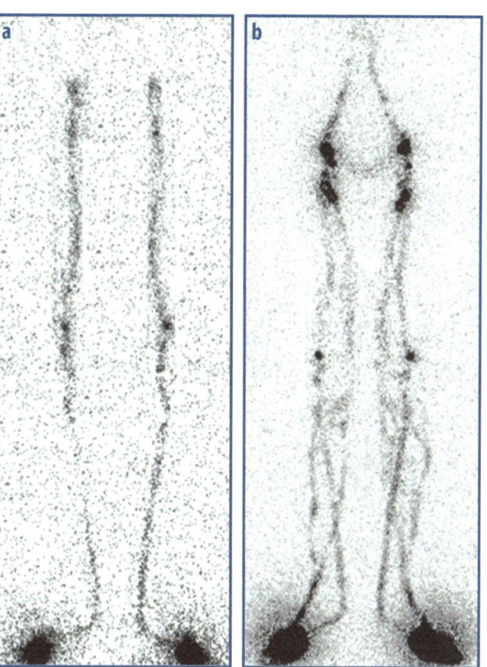

Fig. 29.3 a, b Esempio di quadro linfoscintigrafico normale a livello degli arti inferiori (immagini statiche in proiezione anteriore). **a** Immagine acquisita dopo iniezione sottofasciale per visualizzare il circolo linfatico profondo (prima fase dello studio). **b** Combinazione del quadro linfoscintigrafico del circolo profondo con quello superficiale visualizzato dopo iniezione sub-dermica (seconda fase della stessa sessione scintigrafica, quando persiste ancora la visualizzazione della prima fase)

tato un esempio di normale visualizzazione del circolo linfatico profondo e della combinazione fra circolo linfatico profondo e circolo linfatico superficiale degli arti inferiori, mentre la Figura 29.4 riguarda gli arti superiori. Esempi di patologia del flusso linfatico sono riportati nelle Figure 29.5 e 29.6.

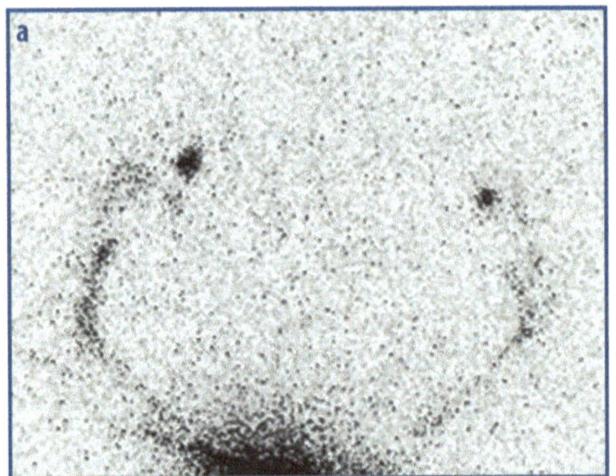

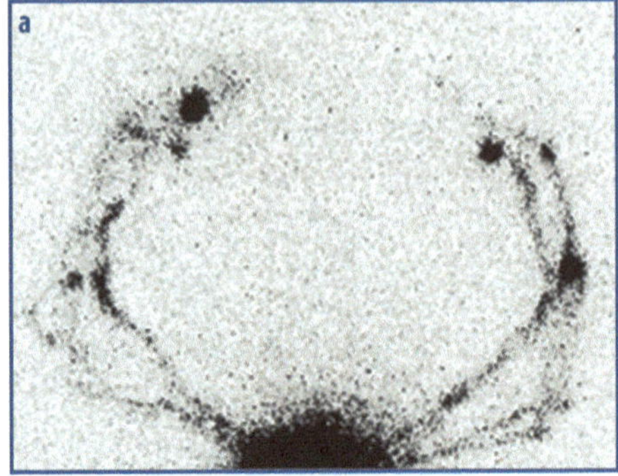

Fig. 29.4 a, b Esempio di quadro linfoscintigrafico normale a livello degli arti superiori (immagini statiche che possono essere acquisite mentre il paziente appoggia le braccia sul lettino della gamma-camere, oppure direttamente sul collimatore stesso, con la testata della gamma-camere rivolta verso l'alto). **a** Immagine acquisita dopo iniezione sottofasciale per visualizzare il circolo linfatico profondo (prima fase dello studio). **b** Combinazione del quadro linfoscintigrafico del circolo profondo (che è sempre eseguito come prima fase dello studio) con quello superficiale visualizzato dopo iniezione sub-dermica (seconda fase della stessa sessione scintigrafica, quando persiste ancora la visualizzazione della prima fase)

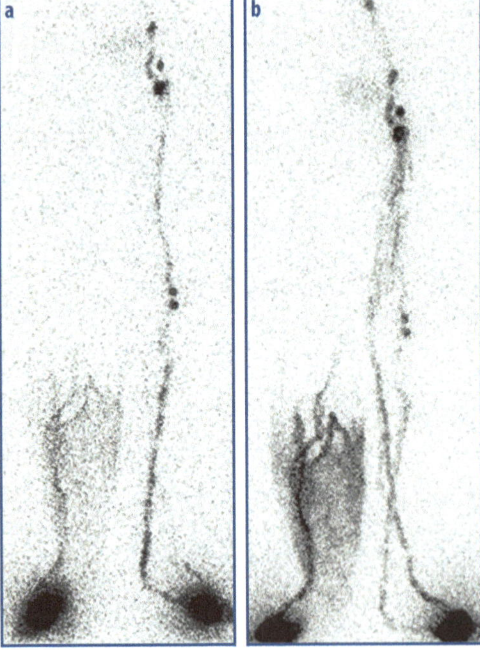

Fig. 29.5 a, b Quadro linfoscintigrafico in un paziente con elefantiasi dell'arto inferiore destro. **a** Immagine acquisita in proiezione anteriore dopo iniezione sottofasciale (prima fase dello studio). **b** Immagine scintigrafica di combinazione acquisita dopo iniezione subdermica del radiocolloide (seconda fase dello studio). Le immagini mostrano una normale risalita del radiofarmaco a sinistra, con accumulo a livello dei linfonodi poplitei e inguinali omolaterali. A destra è possibile visualizzare solo il primo tratto del circolo linfatico superficiale, mentre la presenza di flusso cutaneo anterogrado e retrogrado diventa più evidente dopo l'iniezione per lo studio del circolo superficiale

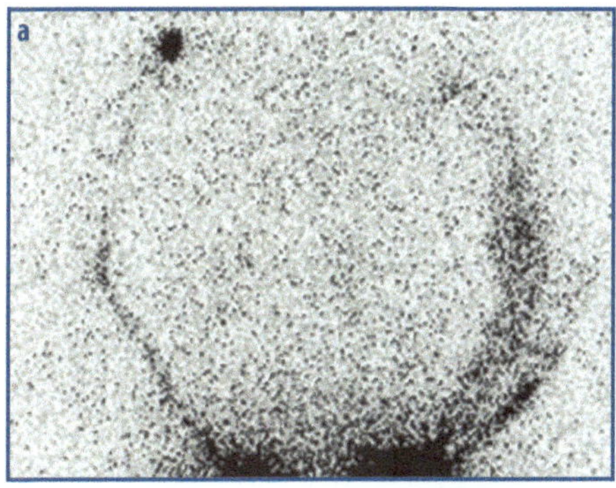

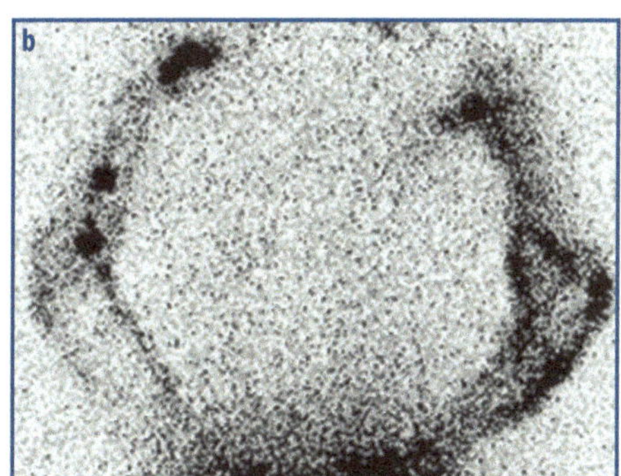

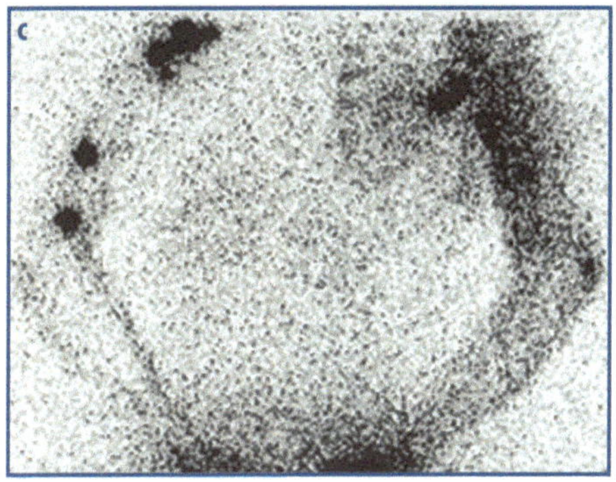

Fig. 29.6 a-c Quadro linfoscintigrafico in un paziente con linfedema dell'arto superiore sinistro (che coinvolge anche la parete toracica omolaterale), secondario a linfoadenectomia ascellare sinistra (in tutte le immagini, il corpo del paziente è verso l'alto, le mani verso il basso). **a** Immagine acquisita dopo iniezione sottofasciale (prima fase dello studio). **b** Immagine scintigrafica di combinazione acquisita dopo iniezione subdermica del radiocolloide (seconda fase dello studio). Le immagini mostrano una normale risalita del radiofarmaco a destra, con regolare visualizzazione delle stazioni linfonodali epitrocleari e ascellari. A sinistra il circolo appare invece compromesso e con linfonodi ascellari poco evidenti, mentre nelle immagini tardive (**c**) compare iperaccumulo del radiofarmaco a livello della regione toracica superiore

In generale, l'indagine linfoscintigrafica del circolo linfatico periferico è di notevole ausilio clinico perché:

- visualizza asimmetrie e dilatazioni dei vasi linfatici, drenaggi linfatici rallentati, vie collaterali di drenaggio, stop e stravasi linfatici (ad esempio, linforree, ascite chilosa);
- rappresenta attualmente il *gold standard* nella diagnosi e caratterizzazione di linfedema;
- permette di monitorare l'evoluzione della patologia alla base del linfedema, come progressione spontanea oppure come risposta ai diversi protocolli di trattamento (in particolare gli interventi di microchirurgia linfatica);
- ha un valore predittivo (in alcune circostanze selezionate);
- costituisce un valido supporto per il terapista della riabilitazione;
- consente di identificare lo stadio IA della linfostasi (ancora clinicamente non manifesta), svolgendo così un ruolo fondamentale nella prevenzione del linfedema secondario.

Letture consigliate

Bernas MJ, Witte CL, Witte MH (2001) The diagnosis and treatment of peripheral lymphedema: draft revision of the 1995 Consensus Document of the International Society of Lymphology Executive Committee. Lymphology 34:84-91

Bettmann MA, Levin DC, Gomes AS et al (2000) Sudden onset of cold, painful leg. American College of Radiology Appropriateness Criteria. Radiology 215(S):101-105

Campisi C (1991) A rational approach to the management of lymphedema. Lymphology 24:48-53

Campisi C (1999) Global incidence of tropical and non-tropical lymphoedemas. Int Angiol 18:10-13

Casley-Smith J (ed) (1994) Modern treatment for lymphoedema. The Lymphoedema Association of Australia Inc, Adelaide

Collegio Italiano di Flebologia (2003) Linee guida diagnostico-terapeutiche delle malattie delle vene e dei linfatici. Acta Phlebologica 4(1)

Crandall RB, Crandall CA, Hines SA et al (1987) Peripheral lymphedema in ferrets infected with Brugia malayi. Am J Trop Med Hyg 37:138-142

Cueni LN, Detmar M (2008) The lymphatic system in health and disease. Lymphat Res Biol 6:109-122

Dreyer G, Santos A, Noroes J et al (1999) Proposed panel of diagnostic criteria, including the use of ultrasound, to refine the concept of "endemic normals" in lymphatic filariasis. Trop Med Int Health 4:575-579

Gebouský P, Kárný M, Krízová H et al (2009) Staging of upper limb lymphedema from routine lymphoscintigraphic examinations. Comput Biol Med 39:1-7

Gerber LH (1998) A review of measures of lymphedema. Cancer 83(12):2803-2804

Jamal S (ed) (1992) Tropical and non tropical lymphoedemas. In: Progress in Lymphology-XIII. Excerpta Medica, pp 461-464

Keeley V (2006) The use of lymphoscintigraphy in the management chronic oedema. J Lymphol 1:42-57

Mariani G, Moresco L, Viale G et al (2001) Radioguided Sentinel Lymph Node Biopsy in Breast Cancer Surgery. J Nucl Med 42(8):1198-1215

Michelini S, Campisi C, Ricci M et al (2006) Linee guida italiane sul linfedema. Documento finale della Commissione Ministero della Salute sulle linee guida sul linfedema Eur J Phys Rehabil Med 43(S1)

Nakamura K, Rockson SG (2008) Molecular targets for therapeutic lymphangiogenesis in lymphatic dysfunction and didease. Lymphat Res Biol 6:181-189

Ohtani O, Ohtani Y (2008) Organization and developmental aspects of lymphatic vessels. Arch Histol Cytol 71:1-22

Pikard JD (1980) Inflammatory exacerbations in lymphedema. J Mal Vasc 5:89

Polak JF, Levin DC, Bettmann MA et al (2000) Unilateral upper extremity swelling and pain. ACR Appropriateness Criteria. Radiology 215:S107-S112

Radhakrishnan K, Rockson SG (2008) The clinical spectrum of lymphatic disease. Ann NY Acad Sci 1131:155-184

Rockson SG (2008) Diagnosis and management of lymphatic vascular disease. J Am Coll Cardiol 52:799-806

Rui-Cheng J (2008) Lymphatic endothelial cells, lymphedematous lumphoangiogenesis and molecular control of edema formation. Lymphat Res Biol 6:123-137

Tecniche diagnostiche in ambito pediatrico

30

E. Lazzeri, M. Meniconi, S. Giusti, P.A. Erba

Indice dei contenuti

30.1 Introduzione

Come per tutte le altre applicazioni medico-nucleari nel paziente adulto, la medicina nucleare pediatrica si occupa dello studio morfo-funzionale della quasi totalità degli organi corporei e della terapia con radiofarmaci; quest'ultimo aspetto è, salvo rare eccezioni, limitato al trattamento di alcune patologie caratteristiche quasi esclusivamente dell'età pediatrica (come il neuroblastoma) oppure di malattie che, pur presentandosi con maggior frequenza nell'età adulta, possono interessare anche pazienti pediatrici (come la patologia tiroidea benigna o maligna).

Anche se la valutazione medico-nucleare avviene in maniera minimamente invasiva ed espone il piccolo paziente a basse dosi di radiazioni, è tuttavia una procedura che necessita di personale (medici, tecnici e infermieri) ben addestrato e capace di instaurare un buon rapporto inter-personale non solo con i bambini (specialmente quelli in più tenera età), ma soprattutto con i genitori. Infatti, l'indagine medico-nucleare eseguita sul paziente pediatrico richiede spesso modifiche del protocollo standard di lavoro utilizzato con gli adulti; in particolare, è necessario talvolta utilizzare posizioni diverse delle apparecchiature e/o del paziente durante l'acquisizione dell'esame. Anche se non esistono comportamenti e procedure standardizzate (dato che i bambini possono essere estremamente differenti l'uno dall'altro) abbiamo qui di seguito cercato di individuare e descrivere i passaggi fondamentali che condizionano la buona riuscita dell'esame scintigrafico pediatrico.

Come avvertenza generale, raccomandiamo di considerare l'approccio medico-nucleare pediatrico non come un esame equivalente (effettuato semplicemente in un adulto in miniatura), bensì come indagine con caratteristiche proprie, delle quali è necessario tener conto anche nella fase di prenotazione (ad esempio, nel prevedere un idoneo tempo di impiego della gamma-camera).

- *Accoglienza del paziente*: è consigliabile che l'accoglienza del bambino e dei suoi genitori sia eseguita dal medico nucleare che seguirà tutte le fasi dell'esame diagnostico. Il medico nucleare si presenterà al piccolo paziente possibilmente senza camice e con abiti colorati e cercherà di entrare in confidenza con il piccolo comunicando il proprio nome di battesimo. Questa fase deve essere svolta con molta calma in ambiente idoneo (se possibile, stanza colorata con giochi, video ecc.), così che il medico possa capire l'atteggiamento del piccolo paziente e dei suoi genitori. Dopo alcuni minuti il medico dovrà spiegare per prima cosa ai genitori quali saranno le procedure che costituiscono l'esame scintigrafico, invitandoli a chiedere qualsiasi chiarimento essi ritengano opportuno e cercando di alleviare l'eventuale ansia in loro presente. È inoltre importante far partecipare i genitori nella scelta delle varie fasi dell'esame (ad esempio, eventuale necessità di acquisizioni tardive ecc.). Terminato il colloquio con i genitori, il medico cercherà di spiegare al bambino cosa succederà, adattando naturalmente la spiegazione a seconda dell'età del paziente; in base a questo colloquio, il medico sarà in grado di valutare se il piccolo necessita della presenza dei genitori durante le successive fasi dell'esame o se, invece, è in grado di procedere da solo all'esame.
- *Iniezione del radiofarmaco*: prima della somministrazione è necessario che il tecnico prepari l'attività di radiofarmaco da somministrare a un paziente pediatrico. Questo calcolo può essere basato sul peso o sulla superficie corporea, oppure su valori prefissati secondo scaglioni di età e così via, purché il risultato sia quello di determinare la minima attività necessaria per poter eseguire un esame scintigrafico soddisfacente, attenendosi tuttavia al contenimento delle dosi previste in base al D.L.vo 187/2000 del 26 maggio 2000 (LDR). Riportiamo qui di seguito, come esempio, la formula dell'attività percentuale in funzione del peso:

$$\text{Attività da iniettare} = \frac{(\text{Peso bambino in kg})}{(70\text{ kg}) \times (\text{attività massima in adulto})}$$

Si raccomanda, in proposito, di tener presenti le raccomandazioni recentemente elaborate dai Dosimetry and Paediatrics Committees della European Association of Nuclear Medicine.

L'iniezione e.v. del radiofarmaco è sicuramente il momento peggiore per il piccolo paziente, qualunque sia la sua età. La sua capacità di autocontrollo è spesso inesistente e l'ago ricorda quasi sempre momenti vissuti con dolore; è pertanto necessario, prima di eseguire l'iniezione, ispezionare bene tutte le possibili vie di accesso, al fine di ridurre al minimo i tempi di eventuale immobilizzazione del braccio. È sicuramente utile, quando possibile, far partecipare attivamente i genitori, ai quali sarà richiesto di distrarre il piccolo durante la manovra del medico.

- *Posizionamento del paziente durante l'acquisizione scintigrafica*. Lo scopo del corretto posizionamento del piccolo paziente è quello di assicurare la sua immobilità sotto la gamma-camera per consentire un'adeguata acquisizione scintigrafica. A seconda dell'età, potranno essere adottati vari metodi: uno dei più efficaci consiste nell'avvolgere il bambino con lenzuolo o coperta e fissare la sua posizione supina o prona con strisce di velcro, con una manovra che può sembrare al piccolo quasi un gioco e può quindi facilitare la sua *compliance*. Se possibile, è preferibile lasciare il genitore nella stanza con il bambino per infondergli maggior sicurezza in un ambiente estraneo. In certi casi particolarmente difficili e in caso di acquisizioni planari, si consiglia di fare sdraiare il piccolo sul corpo del genitore già posizionato sul lettino della gamma-camera.

  Qualora il paziente non riesca a collaborare con il medico e il tecnico, e i genitori richiedano la sedazione, questa deve essere eseguita tenendo conto dei vantaggi (rende possibile l'acquisizione di immagini di miglior qualità e di SPECT/TC di regioni corporee come testa-collo) e degli svantaggi (nuova iniezione e.v., possibili reazioni inattese per cui il bambino diventa iperattivo; infine, seppur infinitesimale, rischio di arresto respiratorio).

Le applicazioni diagnostiche della medicina nucleare pediatrica riguardano patologie dello scheletro, del rene, del tratto esofago-gastrico, del cuore, del polmone, del fegato, del sistema nervoso centrale, come pure alcune malattie congenite e indagini in ambito infettivologico.

30.2 Scintigrafia ossea

Le indicazioni cliniche più frequenti per eseguire una scintigrafia ossea in ambito pediatrico comprendono la patologia tumorale (benigna - ad esempio, osteoma osteoide - oppure neoplastica primitiva o metastatica), le affezioni flogistico/infettive (osteomieliti, artriti settiche o asettiche), e la malattia post-traumatica (sportiva, da stress, occulta).

Anche se le modalità di esecuzione della scintigrafia ossea si avvicinano molto a quelle dell'esame eseguito nell'adulto (vedi Capitolo 17), si dovrà tuttavia tener conto di quanto descritto nell'introduzione. Durante le eventuali acquisizioni mirate, è consigliabile mantenere il fattore di ingrandimento elettronico con un valore non superiore a 1,33, oppure utilizzare il collimatore *pin-hole*. Ciò assicura che le aree scheletriche di accrescimento, la cui valutazione è fondamentale soprattutto in ambito oncologico, non risultino mal valutabili a causa dell'ingrandimento fittizio dell'immagine.

La distribuzione fisiologica del radiofarmaco osteotropo nello scheletro del bambino differisce molto da quella dell'adulto. Infatti, nello scheletro in crescita si rileva una netta ipercaptazione in corrispondenza dei nuclei di ossificazione e delle giunzioni condro-costali (Fig. 30.1); inoltre, nel neonato appaiono spesso ipercaptanti alcune linee di sutura del cranio.

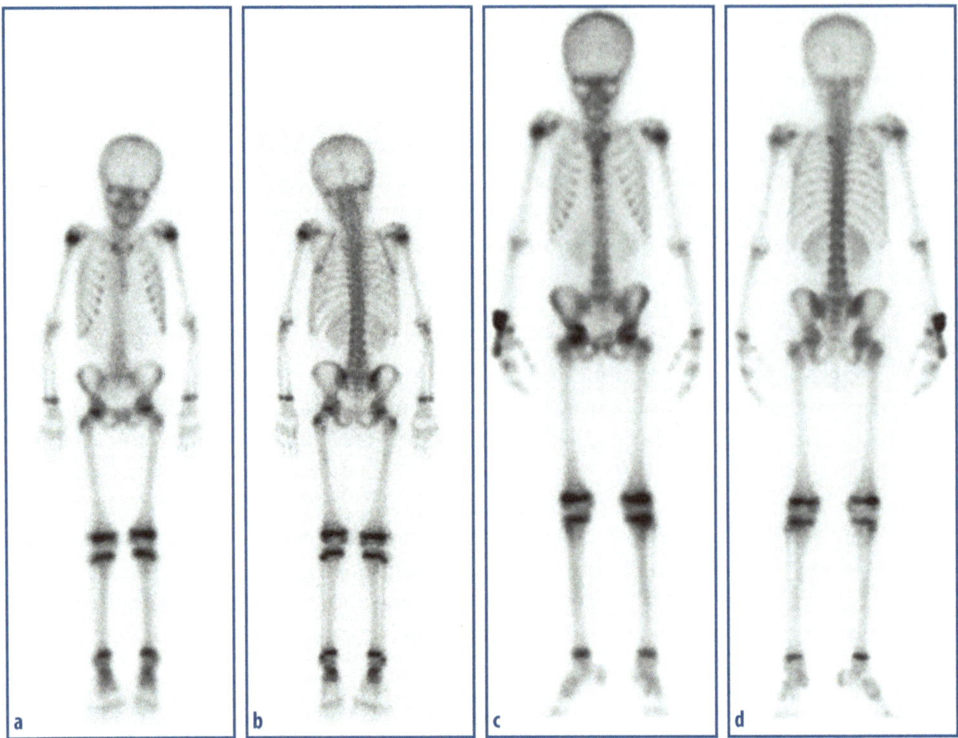

Fig. 30.1 a-d Scintigrafia ossea *total body* con ^{99m}Tc-HDP in due bambini di diversa età, nelle proiezioni anteriori (**a, c**) e posteriori (**b, d**). Nel bimbo di 7 anni (**a, b**) sono molto evidenti le zone di accrescimento corrispondenti ai nuclei di ossificazione, particolarmente agli arti. Nella bambina di 10 anni (**c, d**) si osserva una certa riduzione nell'intensità di captazione a tali livelli (particolarmente in sede femorale prossimale)

Talvolta, in pazienti con rachialgia e immagini planari negative è necessario ricorrere all'acquisizione SPECT o SPECT/TC (con componente TC a basso amperaggio).

Tenendo presente la necessità di mantenere l'esposizione radiodosimetrica a livelli quanto più bassi possibile (raccomandazione che vale in generale per tutte le fasce di età, ma in modo particolare e con maggiore attenzione per i pazienti in età pediatrica, considerando anche la loro maggiore radiosensibilità), per quasi tutte le indicazioni alla scintigrafia scheletrica in pazienti pediatrici vale la regola di acquisire dall'esame il maggior numero possibile di informazioni diagnostiche, in modo da evitare eventuali ripetizioni dell'indagine. Pertanto, eccetto che per la valutazione di interessamento scheletrico da parte di neoplasia primitiva o metastatica nota, nel bambino è consigliabile acquisire la scintigrafia ossea con modalità trifasica (naturalmente dopo posizionamento di un accesso venoso idoneo per l'iniezione del radiofarmaco come bolo rapido). Infatti, la scintigrafia ossea trifasica consente di valutare nel segmento osseo di interesse l'arrivo del flusso ematico locale e la fase cosiddetta di *blood pool* (permeabilità capillare locale) e, infine, l'attività osteoblastica (con esplorazione allargata eventualmente a tutto lo scheletro).

Tale raccomandazione vale in particolare per tutta la patologia flogistico/infettiva, ma anche in caso di sospetto osteoma osteoide e osteosarcoma. Per quanto riguarda in particolare l'osteosarcoma, nelle fasi iniziali della malattia (quando il sintomo clinico più importante è il dolore e le alterazioni morfologiche rilevabili all'esame radiologico standard possono essere ancora sfumate e non caratteristiche), sussiste talvolta il dubbio diagnostico fra processo neoplastico e processo flogistico/infettivo (anche per la frequente comparsa di alterazioni, come l'iperemia locale, che simulano la flogosi).

In caso di valutazione di esiti traumatici, la scintigrafia ossea è in grado di rilevare con elevata sensibilità la presenza di attività osteoblastica riparativa. Può quindi essere utile nei bambini politraumatizzati (quando è necessario escludere la presenza di lesioni occulte misconosciute, oltre a quelle immediatamente evidenti), così come nel paziente con sospetta frattura da stress (in genere da attività "sportiva" eccessiva). Applicazione del tutto particolare è quella della scintigrafia scheletrica eseguita per valutare casi di possibile maltrattamento con violenza ripetuta sui minori nell'ambito familiare; infatti, la persistenza per un tempo abbastanza lungo (anche molti mesi) dei fenomeni osteoblastici di riparazione dopo lesioni ossee permette in un certo senso di ricostruire la storia di violenze precedenti il momento dell'esame.

30.3 Scintigrafia in ambito nefro-urinario

A seconda dello specifico quesito diagnostico, sono effettuate in questo ambito la scintigrafia renale statica, la scintigrafia renale dinamica, e la cistoscintigrafia.

30.3.1 Scintigrafia renale statica (studio del parenchima renale corticale)

Per pazienti in età pediatrica, questo esame è effettuato per una caratterizzazione del parenchima renale in termini prevalentemente morfologici, per esempio per valutare gli esiti di patologia infettiva renale o per la ricerca di esiti cicatriziali parenchimali di episodi pielo-nefritici, conseguenti in genere a reflusso vescico-ureterale (Fig. 30.2) oppure per identificare quadri congeniti come doppio distretto renale (Fig. 30.3), reni a ferro di cavallo, rene ipoplasico, rene ectopico, rene policistico.

Come nell'adulto, la scintigrafia renale statica si esegue utilizzando come radiofarmaco il ^{99m}Tc-DMSA, che si accumula nei tubuli contorti prossimali (localizzati in corrispondenza della corteccia renale). Poiché il 50% circa del ^{99m}Tc-DMSA è presente nella corteccia renale dopo circa 3 ore dall'iniezione e.v., il tempo ottimale per l'acquisizione scintigrafica è dalle 2 alle 4 ore dopo la somministrazione del radiofarmaco. Anche se in alcuni centri si consiglia semplicemente di acquisire immagini mirate in proiezione posteriore e nelle due oblique posteriori (sinistra e destra), per visualizzare meglio eventuali danni parenchimali profondi, in altri centri è altamente raccomandata la tecnica di acquisizione SPECT (Fig. 30.2); in caso ciò non sia possibile (ad esempio, per la difficoltà del bambino a mantenere l'immobilità per tutto il tempo necessario), si deve comunque ricorrere ad acquisizioni statiche posteriori e oblique posteriori con matrice 128×128 (zoom 1,33).

La ricostruzione delle immagini SPECT evidenzia una distribuzione corticale omogenea (in assenza di patologia) e permette di distinguere chiaramente il parenchima

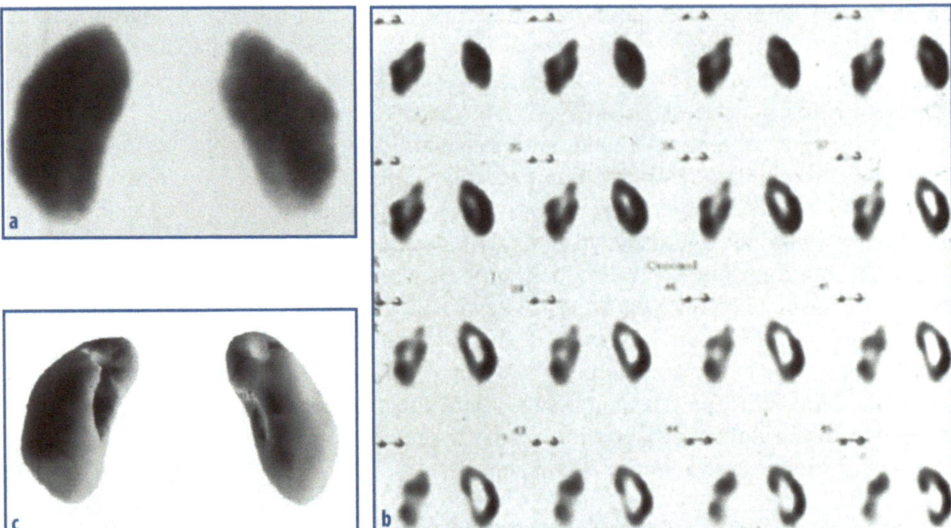

Fig. 30.2 a-c Esiti cicatriziali di pregressi episodi di pielonefrite acuta da reflusso vescico-uretero-renale, valutati mediante scintigrafia renale statica con ^{99m}Tc-DMSA. **a** Acquisizione mirata posteriore nella quale è appena percepibile una certa disomogeneità di distribuzione del radiofarmaco a livello dei poli renali (soprattutto a destra). **b** Sezioni coronali elaborate dopo acquisizione SPECT, che dimostrano la captazione del radiofarmaco a livello corticale. **c** La successiva ricostruzione di immagini *volume-rendering* evidenzia nettamente la presenza di cicatrici da pregressa pielonefrite in sede polare superiore bilateralmente e ne definisce accuratamente l'estensione

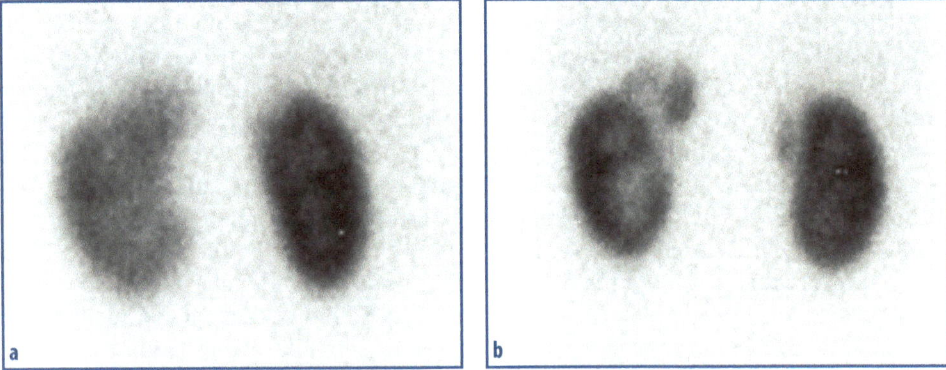

Fig. 30.3 a, b Scintigrafia renale statica con ^{99m}Tc-DMSA in bambina di 9 anni con costante piccola perdita di urine giorno e notte. In epoca perinatale era stata effettuata incisione endoscopica per duplicazione del sistema escretore a sinistra con ureterocele. **a** Acquisizione mirata in proiezione posteriore, che dimostra il doppio distretto renale a sinistra (polo superiore). **b** Acquisizione mirata in proiezione posteriore obliqua destra, che evidenzia presenza di doppio distretto renale anche al polo superiore destro, precedentemente misconosciuta; l'uretere da tale distretto sbocca in vagina anziché in vescica, causando così la perdita continua di urina di modesta entità. Per gentile concessione del Dott. Diego De Palma, Servizio di Medicina Nucleare, Ospedale di Circolo di Varese

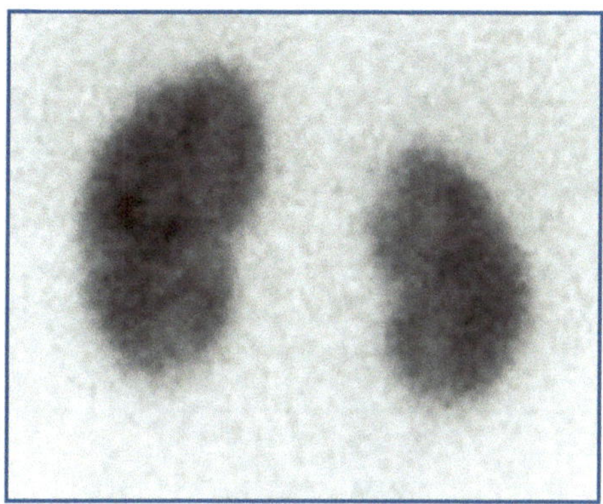

Fig. 30.4 Scintigrafia renale statica con ^{99m}Tc-DMSA in paziente pediatrica con esiti di reflusso vescico-uretero-renale destro (proiezione posteriore). La valutazione semiquantitativa dell'attività compresa nelle regioni di interesse corrispondenti ai due reni fornisce valori pari rispettivamente al 61% (rene sinistro) e al 39% (rene destro) dell'attività renale globale. La differenza fra i due lati eccede la variabilità normale (45-55%) e indica quindi una ridotta funzione renale a destra. Per gentile concessione del Dott. Diego De Palma, Servizio di Medicina Nucleare, Ospedale di Circolo di Varese

corticale da quello midollare. Anche se la scintigrafia statica con ^{99m}Tc-DMSA non permette di stimare direttamente la funzione renale (glomerulare), l'accumulo di questo radiofarmaco è comunque proporzionale alla funzionalità renale globale, per cui la distribuzione di radioattività fra i due reni (dato facilmente calcolabile dopo definizione di opportune ROI) fornisce indicazioni sull'attività renale separata; valori percentuali di captazione relativa fra i due reni compresi tra 45 e 55% sono normali (Fig. 30.4).

30.3.2 Scintigrafia renale dinamica (valutazione della funzione renale separata)

La scintigrafia renale dinamica è utilizzata per valutare la funzione renale (globale e separata), per esempio in caso di nefropatia post-traumatica, nefropatia da reflusso vescico-ureterale, rene ipoplasico, giuntopatia pielo-uretrale, e nel follow-up del trapianto renale.

La modalità di esecuzione della scintigrafia renale dinamica si avvicina ovviamente a quella dell'esame eseguito nell'adulto (vedi Capitolo 22), tenendo tuttavia conto delle avvertenze generali riportate nell'introduzione a questo capitolo. La scintigrafia renale dinamica può essere eseguita utilizzando radiofarmaci diversi come ^{99m}Tc-DTPA, ^{99m}Tc-MAG3 e ^{123}I-Hippuran. Mentre il ^{99m}Tc-DTPA è eliminato pressoché esclusivamente mediante filtrazione glomerulare, ^{99m}Tc-MAG3 e ^{123}I-Hippuran sono escreti anche per secrezione tubulare. La scelta del radiofarmaco deve tener conto sia dell'età del paziente (al di sotto dei due anni si preferisce utilizzare radiofarmaci con secrezione tubulare) che della patologia da studiare. Anche se il ^{99m}Tc-MAG3 ha una clearance plasmatica più lenta di quella dell'Hippuran (di circa il 50-60%), i due radiofarmaci forniscono comunque immagini scintigrafiche molto simili; pertanto, è in genere preferito il ^{99m}Tc-MAG3 (soprattutto per motivi di costo e di disponibilità).

Il renogramma normale (ricavato dalla curva attività/tempo sulle regioni di interesse disegnate sul rene) dipende dall'efficienza di estrazione renale del radiofarmaco dal circolo ematico e dalla sua eliminazione da parte dello stesso parenchima renale in vescica.

30.3.3 Cistoscintigrafia

Questo esame si esegue per la diagnosi (nei casi sospetti) e durante il follow-up del reflusso vescico-ureterale (RVU) (Fig. 30.5). La modalità di esecuzione della cistoscintigrafia si avvicina a quella dell'esame eseguito nell'adulto, ma necessita di alcune variazioni che riguardano ovviamente la quantità di radiofarmaco da utilizzare (20-40 MBq), il posizionamento del paziente (è infatti opportuno, in bambini al di sotto dei 3-4 anni,

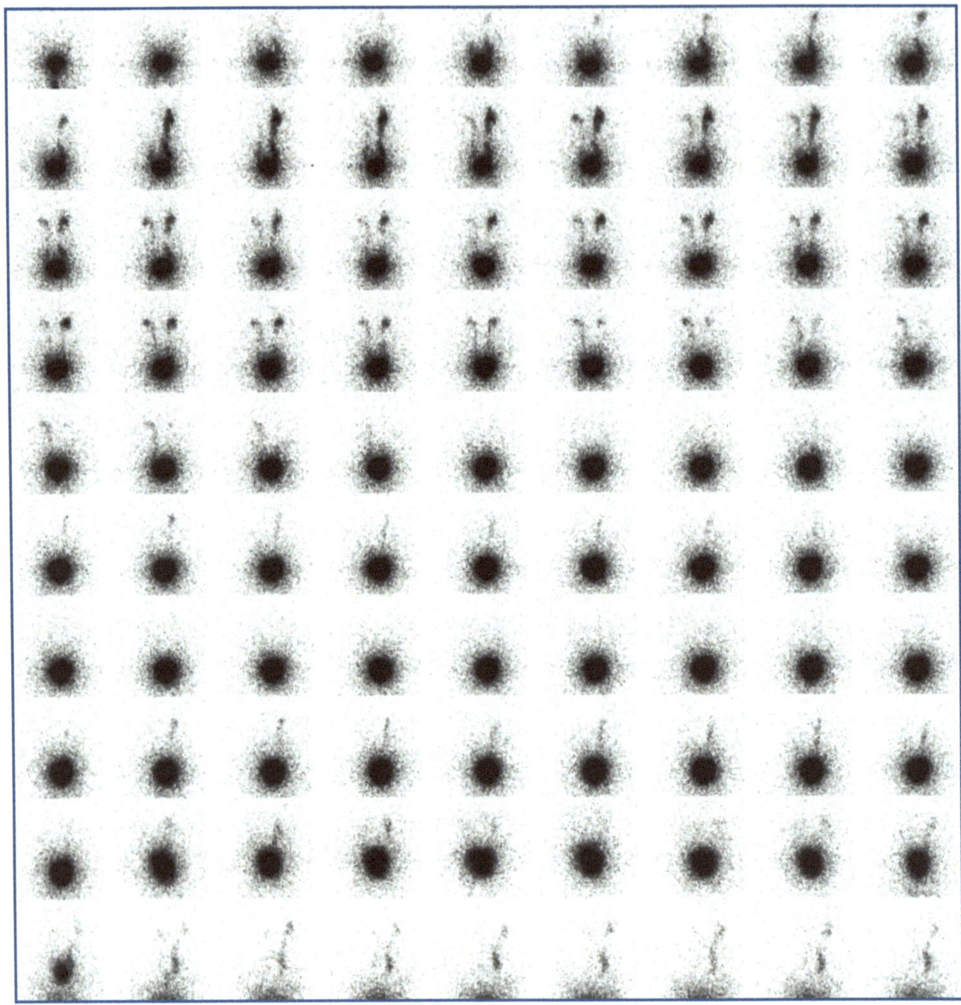

Fig. 30.5 Cistoscintigrafia dinamica in bimba con reflusso vescico-uretero-renale bilaterale (1 immagine/minuto). La sequenza di immagini corrisponde all'acquisizione durante il riempimento vescicale (prime immagini, da 1 a 81), quindi (dopo rimozione del catetere) alla minzione spontanea (ultime 9 immagini in basso). Oltre alle varie fasi di progressivo riempimento vescicale, si evidenzia reflusso ureterale già nelle immagini molto precoci (a partire dalla 5-6ª immagine, con visualizzazione prevalente a destra, ma importante anche a sinistra, tanto da raggiungere entrambe le pelvi renali). Per gentile concessione del Dott. Diego De Palma, Servizio di Medicina Nucleare, Ospedale di Circolo di Varese

mantenere la posizione immobile e supina anziché quella seduta, posizionando quindi il collimatore della gamma-camera posteriormente) e il calcolo del volume di liquido da instillare [volume = (età in anni +1) × 30 mL]. Cautele particolari devono essere inoltre adottate per quanto riguarda le manovre di cateterizzazione del piccolo paziente. Se il bambino non è capace di urinare autonomamente, l'acquisizione dinamica dell'esame continuerà anche dopo il termine della fase di riempimento vescicale. Talvolta è necessario svuotare la vescica utilizzando una siringa rabboccata al catetere.

30.4
Ricerca di mucosa gastrica ectopica nel diverticolo di Meckel

Come già descritto nel Capitolo 4, le cellule della musosa gastrica superficiale sono sede di concentrazione fisiologica del radiofarmaco ^{99m}Tc-pertecnetato, fenomeno che consente quindi di valutare, mediante scintigrafia, l'eventuale presenza di mucosa gastrica ectopica (che nella maggior parte dei casi è localizzata nel diverticolo di Meckel).

L'esame scintigrafico necessita di premedicazione con inibitori della secrezione acida (da almeno 24 ore) e di almeno 3-4 ore di digiuno. La quantità di radiofarmaco, calcolata in base al peso del bambino, varia in genere tra 20 e 40 MBq; il tracciante è somministrato in bolo e.v. con il paziente già posizionato supino sotto la gamma-camera, per consentire l'acquisizione in modalità dinamica (matrice 128×128, 1 immagine/secondo per i primi 2 minuti, poi 1 immagine/minuto per i successivi 40 minuti). La mucosa gastrica in sede normale si visualizza fisiologicamente intorno ai 15-20 minuti, e nello stesso arco di tempo si dovrebbe rilevare anche la mucosa gastrica ectopica nel diverticolo di Meckel (Fig. 30.6).

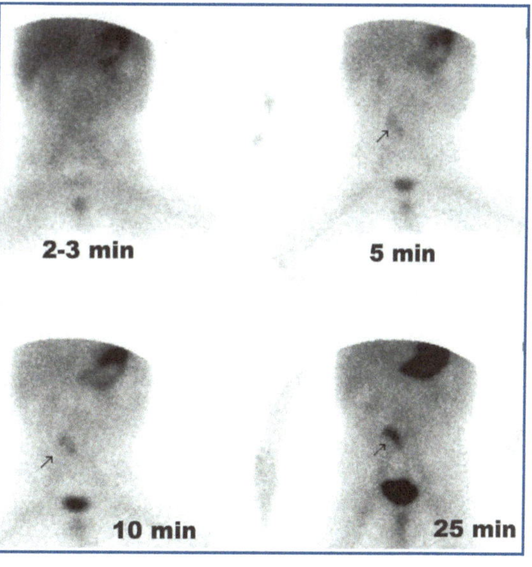

Fig. 30.6 Scintigrafia con ^{99m}Tc-pertecnetato per la ricerca di mucosa gastrica ectopica in diverticolo di Meckel; si tratta di un bimbo di 2 anni con sanguinamento intermittente nelle feci, senza alcun altro sintomo. Le immagini statiche sequenziali ottenute a vari tempi dopo iniezione e.v. del radiofarmaco mostrano evidente accumulo di radioattività in sede sotto-ombelicale paramediana destra, che corrisponde alla più frequente localizzazione anatomica del diverticolo di Meckel. L'andamento nel tempo dell'accumulo di radioattività riflette l'andamento nella regione gastrica; la presenza di mucosa gastrica nel diverticolo è stata confermata istologicamente dopo intervento chirurgico, che ha conseguito completa scomparsa del sanguinamento intestinale. Riprodotta con autorizzazione da Society of Nuclear Medicine, Mariani G et al (2008)

30.5 Applicazioni medico-nucleari nell'ambito delle tireopatie

Pur se con incidenza ridotta, l'infanzia non è esente da nessuna delle tireopatie che si manifestano più tipicamente nell'età adulta. La patologia più caratteristica dell'età pediatrica è naturalmente l'ipotiroidismo congenito, che i protocolli di screening neonatale permettono ormai di identificare tempestivamente subito dopo la nascita; l'ectopia tiroidea (spesso in sede linguale, per mancata migrazione dell'abbozzo embrionario verso la sua sede finale nel collo) è una delle varie cause di ipotiroidismo congenito. Considerazioni epidemiologiche particolari valgono per la fase di passaggio dall'età pediatrica a quella adulta (adolescenza), durante la quale esordiscono molte malattie tiroidee su base autoimmune.

30.5.1 Ipotiroidismo congenito e tiroide ectopica

L'ipotiroidismo congenito, la cui frequenza è di 1 caso su 3000-4000 nati, può essere conseguente a ipotiroidismo ereditario con trasmissione autosomica recessiva (15% dei casi), o come diretta conseguenza di disgenesia tiroidea. Un'inadeguata/assente produzione di ormoni tiroidei si manifesta sotto forma di cretinismo, con grave deficit dello sviluppo corporeo e cognitivo. Anche se l'utilizzo della diagnostica per immagini nell'ipotiroidismo congenito resta per alcuni aspetti ancora controverso, l'ecografia riveste un ruolo indiscusso nella determinazione di disgenesia tiroidea. L'impiego della scintigrafia tiroidea consente però di differenziare l'ectopia ghiandolare dalle altre cause di ridotta funzione nei neonati, risultando quindi utile nella diagnosi di agenesia tiroidea o per identificare presenza di tessuto ectopico o per identificare anomalie dell'ormonogenesi responsabili di un quadro di gozzo. La tiroide ectopica si riscontra nel 23% dei neonati con ipotiroidismo congenito; poiché la tiroide ectopica in sede linguale accumula in genere il radiofarmaco in misura ridotta e la fisiologica captazione da parte delle ghiandole salivari maggiori e minori può indurre problemi di interpretazione delle immagini, è preferibile utilizzare ^{123}I-ioduro anziché ^{99m}Tc-pertecnetato, e comunque acquisire anche immagini dinamiche subito dopo l'iniezione del radiofarmaco.

30.5.2 Tireopatie autoimmuni

Le patologie autoimmuni della tiroide, come la tiroidite cronica linfocitaria (malattia di Hashimoto) e la malattia di Graves-Basedow, sono affezioni con forte predisposizione familiare, cioè si presentano con frequenza elevata nell'ambito di una famiglia in cui viene diagnosticato un caso, rispetto alla popolazione generale.

La malattia di Hashimoto (la causa più frequente di ipotiroidismo nel bambino e nell'adolescente) si manifesta con l'infiltrazione linfocitaria della tiroide e, nella maggior parte dei casi, con la comparsa di autoanticorpi diretti contro antigeni tiroidei (anti-tiroperossidasi, (Ab-TPO) e anti-tireoglobulina (Ab-Tg) dosabili nel sangue. È più frequente nel sesso femminile e presenta un picco di comparsa in età puberale, pur potendosi manifestare anche nell'infanzia. Può essere presente gozzo, oppure il volume tiroideo può essere normale o, più raramente, anche marcatamente ridotto. Mentre l'esame ecotomografico riveste un fondamentale ruolo diagnostico e di caratterizzazione, il quadro scintigrafico della malattia non trattata è variabile, a seconda della fase, da un aspetto pressoché normale a una captazione aumentata (per incremento della secrezione endogena di TSH che cerca di compensare le fasi iniziali di ipofunzione tiroidea) o, infine, ridotta (nelle fasi avanzate di atrofia).

Il morbo di Graves-Basedow è invece caratterizzato da una continua stimolazione ghiandolare per la presenza di autoanticorpi contro il recettore del TSH, il cui legame con il recettore simula il legame con il TSH stesso, con continua stimolazione del parenchima tiroideo a produrre ormoni tiroidei in eccesso e conseguente iperplasia diffusa. Dal punto di vista scintigrafico, si osserva un evidente aumento della captazione ghiandolare del radiofarmaco (^{123}I-ioduro oppure ^{99m}Tc-pertcnetato), con apparente riduzione della fisiologica captazione da parte delle ghiandole salivari (ma si tratta di un semplice incremento del contrasto scintigrafico fra parenchima tiroideo e fondo circostante).

30.5.3 Ipertiroidismo

L'ipertiroidismo è una patologia abbastanza rara nell'età pediatrica, e riconosce tra le sue cause la malattia di Graves-Basedow, il gozzo nodulare tossico, la tireotossicosi *factitia* e le tiroiditi transitorie. Nella malattia di Graves-Basedow e nel gozzo nodulare tossico la scintigrafia tiroidea mostra aumentata captazione del radiofarmaco, diffusamente in tutto il parenchima nel primo caso, soltanto nel/nei nodulo/i iperfunzionante/i nel secondo caso (con captazione ridotta/assente nel parenchima extra-nodulare). Nella tireotossicosi *factitia* (legata, cioè, all'assunzione di quantità eccessive di ormoni tiroidei da parte del paziente) e nelle tiroiditi transitorie la scintigrafia tiroidea mostra invece ridotta/assente captazione del radiofarmaco in ambito tiroideo.

Poiché la maggior parte di questi quadri regredisce nel tempo (in seguito a terapia farmacologica o spontaneamente, con lo sviluppo), la terapia con radioiodio non è consigliata in prima istanza nei pazienti pediatrici con malattia di Graves-Basedow o con gozzo nodulare tossico; questa eventualità è quindi rimandata in genere all'età puberale, in caso di persistenza della tireopatia (e sempre considerando in alternativa la possibilità di intervento chirurgico), in base agli stessi principi e aspetti tecnici adottati per i pazienti adulti.

30.5.4 Neoplasie della tiroide

L'incidenza dei noduli tiroidei maligni nei bambini è pari al 26,4% del totale dei noduli tiroidei, molto superiore quindi (almeno 4 volte) a quanto osservato nell'età adulta, tanto che i carcinomi tiroidei sono considerati i più comuni tumori endocrini in età pediatrica (rappresentando lo 0,5-3% di tutte le neoplasie maligne in questa fascia di età). Fattori di rischio per l'evoluzione maligna di un nodulo tiroideo sono la familiarità per carcinoma tiroideo, la rapida crescita del nodulo stesso, le sue caratteristiche anatomiche (fissità e adesione ai piani sottostanti), e la presenza di linfoadenopatie latero-cervicali. Dal punto di vista ecografico, gli elementi predittivi di natura neoplastica di un nodulo tiroideo sono la presenza di margini irregolari, di microcalcificazioni, e di vascolarizzazione intranodulare. La maggior parte dei tumori maligni della tiroide in età pediatrica (più del 90%) sono carcinomi papilliferi differenziati, mentre i carcinomi follicolari rappresentano circa il 10%. La tiroide è inoltre sede frequente di secondi tumori indotti da altri trattamenti, come la terapia radiante esterna (ad esempio, per linfoma di Hodgkin, tumori cerebrali, trapianto di midollo osseo). I tumori della tiroide possono inoltre comparire nel contesto di tiroiditi autoimmuni, o essere associati a sindromi multighiandolari come la MEN.

Il nodulo maligno si presenta scintigraficamente come "freddo" o ipocaptante rispetto al parenchima circostante. Anche in età pediatrica il ruolo della medicina nucleare nei tumori della tiroide è duplice, riguardando sia la terapia radiometabolica (naturalmente dopo tiroidectomia), sia il successivo follow-up (vedi Capitolo 25). L'attività di ^{131}I-ioduro da somministrare per terapia è definita nei vari centri in modo non univoco; in generale, anche se si sta sempre più diffondendo il giusto concetto di personalizzare il trattamento nei singoli pazienti in base a stime dosimetriche preliminari derivate dalla somministrazione di una dose tracciante-diagnostica, è da molti consigliato di somministrare circa 37 MBq per kg di peso corporeo per l'ablazione del residuo post-chirurgico e circa 74 MBq/kg per la terapia delle recidive e/o metastasi a distanza.

30.6 Apparato cardiovascolare

Le cardiopatie osservate in età pediatrica esplorabili con metodiche medico-nucleari sono pressoché esclusivamente quelle congenite, come trasposizione delle grosse arterie, tetralogia di Fallot, arteria coronaria sinistra anomala, e miocardiopatie. Alcune cardiopatie congenite comportano la comparsa di uno shunt più meno importante in senso destro-sinistro, cioè il passaggio di sangue venoso (non ancora ossigenato) dai settori destri della circolazione centrale a quelli sinistri (tanto che sono per questo anche denominate cardiopatie "cianogene"). Tali affezioni sono state in passato caratterizzate anche mediante una semplice metodica medico-nucleare, la scintigrafia polmonare perfusionale. In particolare, in caso di shunt destro-sinistro, una certa quota delle particelle di ^{99m}Tc-MAA iniettate in una vena periferica può "saltare" il circolo polmonare e passare quindi direttamente nel sistema arterioso sistemico, arrestandosi naturalmente nel primo circolo capillare incontrato. Le immagini scintigrafiche mostrano quindi non solo la visualizzazione del circolo polmonare (come in ogni classica scintigrafia polmonare perfusionale), ma anche la visualizzazione di alcuni distretti sistemici, in particolare quelli cerebrale e renale (che ricevono il maggior flusso di sangue arterioso relativamente al loro volume).

La trasposizione delle grosse arterie rappresenta il 5-7% delle malformazioni congenite, ed è accompagnata da elevata mortalità, se non si esegue precocemente la correzione chirurgica (trasferimento delle arterie coronariche dalla radice semilunare anteriore alla neo-aorta). La miocardioscintigrafia di perfusione, eseguita a riposo o durante riposo e stress, consente di valutare in questi pazienti la perfusione miocardica nel periodo post-chirurgico. Le miocardiopatie primitive comprendono diverse malattie che coinvolgono il muscolo miocardico (miocardiopatia dilatativa, restrittiva o ipertrofica): in queste patologie la miocardioscintigrafia di perfusione è complementare ad altre metodiche di indagine per meglio orientare la diagnosi e, comunque, per meglio caratterizzare il paziente anche dal punto di vista prognostico. Il radiofarmaco utilizzato (^{99m}Tc-Sestamibi o ^{99m}Tc-Tetrofosmina) e la modalità di esecuzione per la miocardioscintigrafia di perfusione sono gli stessi dell'adulto (vedi Capitolo 18), come pure analoghi sono i parametri di acquisizione, con l'accortezza di usare un fattore zoom adeguato. Bimbi oltre i 7 anni di età possono essere sottoposti a stress da sforzo (adeguando naturalmente l'entità dello sforzo alla tollerabilità del paziente), mentre sotto tale età è preferibile ricorrere allo stress farmacologico.

30.7 Linfoscintigrafia

Molte alterazioni congenite o acquisite sono la causa di linfedemi (in genere distrettuali); in queste condizioni sussistono importanti indicazioni all'esecuzione della linfoscintigrafia, che è effettuata per meglio caratterizzare il quadro anatomico-funzionale del sistema linfatico, anche ai fini di una possibile terapia chirurgica. Come nell'adulto, la linfoscintigrafia è basata sull'iniezione interstiziale nel distretto di interesse di radiocolloide (più comunemente il ^{99m}Tc-Nanocoll), secondo modalità diverse a seconda che si voglia esplorare la pervietà del sistema linfatico superficiale o di quello profondo o di entrambi (vedi Capitolo 29). Considerando le minime quantità di radiofarmaco utilizzate per la linfoscintigrafia (attività totale massima somministrata per uno studio completo non superiore a 74 MBq), si tratta di un'indagine che espone il bambino a una dose di radiazioni molto bassa. Le principali indicazioni sono rappresentate dalla ricerca dei difetti congeniti a carico del circolo linfatico e dall'identificazione delle sedi di linforrea (ad esempio, ascite chilosa o chilotorace). Le immagini riportate nelle Figure 30.7 e 30.8 mostrano due esempi di linfoscintigrafia, eseguiti rispettivamente in una bimba di 3 anni con linfedema dell'arto inferiore destro conseguente a una briglia amniotica, e in un bimbo di 2 anni con edema congenito dello scroto.

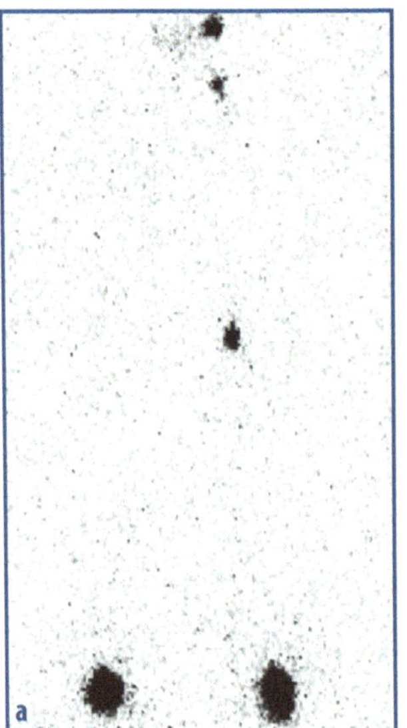

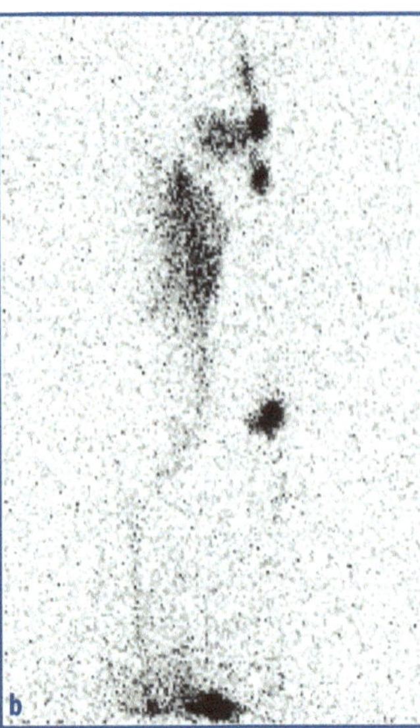

Fig. 30.7 a, b Indagine linfoscintigrafica con radiocolloide costituito da particelle delle dimensioni medie di 30-40 nm marcate con ^{99m}Tc, eseguita in bimba di 3 anni con linfedema congenito localizzato alla coscia destra (da briglia amniotica). **a** L'acquisizione statica degli arti inferiori in proiezione anteriore, registrata circa 15 minuti dopo somministrazione interstiziale in sede plantare bilaterale (per la visualizzazione del circolo linfatico profondo), evidenzia normale risalita del radiocolloide a sinistra (con visualizzazione delle stazioni linfonodali poplitee e inguinali), mentre a destra non si osserva migrazione del radiofarmaco. **b** Le immagini acquisite circa 15-20 minuti dopo somministrazione interstiziale sul dorso del piede (per visualizzare il circolo linfatico superficiale) mostrano una raccolta del radiofarmaco a livello della coscia destra, nella sede dell'edema (flusso cutaneo retrogrado); normale il quadro di flusso linfatico a sinistra

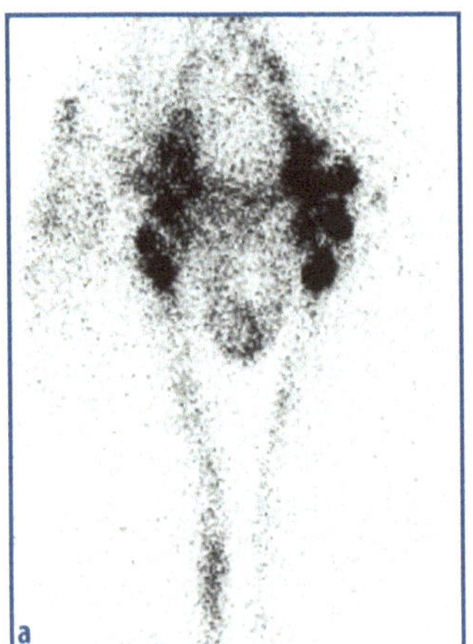

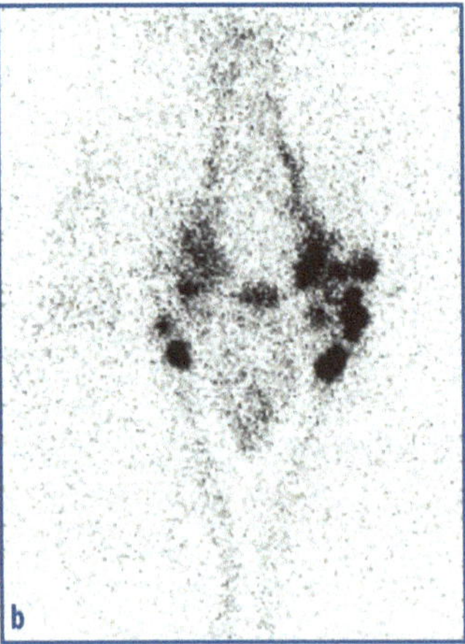

Fig. 30.8 a, b Indagine linfoscintigrafica con radiocolloide costituito da particelle delle dimensioni medie di 30-40 nm marcate con ^{99m}Tc, eseguita in bimbo di 2 anni con edema congenito dello scroto. **a** Acquisizione statica della regione pelvica registrata in proiezione anteriore circa 30 minuti dopo iniezione interstiziale di radiocolloide nel dorso del piede per visualizzare il circolo linfatico superficiale: accumulo di radioattività in corrispondenza dello scroto successivo a normale visualizzazione dei collettori linfatici principali e delle stazioni linfatiche pelvico-inguinali, con lieve accumulo del radiocolloide anche in corrispondenza della faccia laterale della coscia destra. **b** Linfoscintigrafia effettuata con le stesse modalità, dopo intervento chirurgico di legatura di collettore linfatico pelvico destro: le immagini mostrano netta riduzione dell'accumulo di radiofarmaco in corrispondenza dello scroto e dei tessuti molli della coscia destra

30.8 Scintigrafia polmonare

Le indicazioni cliniche per la scintigrafia polmonare in ambito pediatrico comprendono le seguenti condizioni: valutazione di alterazioni congenite dei vasi polmonari, danni polmonari post-infettivi, fibrosi cistica, bronchiectasie, inalazione di corpo estraneo, valutazione di shunt destro-sinistro. L'esame scintigrafico può essere ventilatorio, perfusorio, o combinato; la prima indagine è in genere quella perfusoria, in base al risultato della quale il medico nucleare decide se eseguire o meno la scintigrafia ventilatoria.

30.8.1 Scintigrafia polmonare perfusoria

Prima di procedere con la scintigrafia polmonare, è necessario eseguire un'anamnesi dettagliata sulla presenza di eventuali malattie respiratorie e allergie all'albumina umana; infatti, il radiofarmaco utilizzato è costituito da macroaggregati di albumina (MAA) marcati con ^{99m}Tc.

Anche se la modalità di esecuzione della scintigrafia polmonare è in generale molto simile a quella adottata per l'adulto (tenendo conto naturalmente della ridotta quantità di radiofarmaco in funzione del peso corporeo), si dovrà tuttavia tener conto di un fattore aggiuntivo rispetto ad altri esami scintigrafici eseguiti nel bambino. In particolare, il numero di vasi pre-capillari polmonari (sede di arresto per microembolizzazione dei ^{99m}Tc-MAA) è nel neonato 10 volte inferiore rispetto a quello nell'adulto; pertanto, nella preparazione del radiofarmaco si dovrà considerare non soltanto la quantità di radioattività, ma anche il numero di particelle da somministrare, come descritto nell'introduzione (Tabella 30.1). Inoltre, se esiste il sospetto di una grave riduzione di flusso polmonare, sarà necessario ridurre ulteriormente il numero di particelle da somministrare (soglia inferiore di ogni range indicato in Tabella 30.1).

Tabella 30.1 Raccomandazioni per la somministrazione e.v. di ^{99m}Tc-MAA in età pediatrica, con particolare riferimento al range di numerosità delle particelle da somministrare in funzione del peso corporeo

Peso (kg)	Particelle (n)
<10	10 000-50 000
10-20	50 000-150 000
20-35	150 000-300 000
35-50	300 000-500 000

30.8.2
Scintigrafia polmonare ventilatoria

Come nell'adulto, i radiofarmaci utilizzati sono somministrati sotto forma di aerosol (^{99m}Tc-DTPA e ^{99m}Tc-Venticoll) oppure di particelle di carbone marcate con ^{99m}Tc (Technegas), infine come tracciante gassoso (ad esempio, il ^{81m}Kr, il cui uso sta tuttavia diminuendo in generale nei centri di Medicina Nucleare).

Alcuni Autori raccomandano l'uso del ^{99m}Tc-DTPA aerosol in ambito pediatrico, dato che la quota di radiofarmaco assorbita attraverso la membrana alveolare è poi rapidamente escreta per via renale; pur considerando la riduzione di radiofarmaco in funzione del peso corporeo, l'attività somministrata non deve essere inferiore a 10 MBq. Dato che le goccioline di aerosol si depositano anche sulla mucosa orale e bronchiale, si consiglia di far inalare l'aerosol radioattivo entro un breve arco di tempo e di iniziare subito l'acquisizione scintigrafica, in modo da ridurre quanto più possibile la deglutizione e l'ingresso di radioattività tracciante nello stomaco. Per i bambini più piccoli si utilizzano mascherine per evitare la contaminazione da movimento, mentre in quelli più grandi si ricorre a una clip sul naso per chiudere le narici.

30.9
Studio scintigrafico dell'apparato digerente

30.9.1
Transito esofageo

Le indicazioni per lo studio scintigrafico del transito esofageo in età pediatrica sono: follow-up di atresia esofagea operata, sospetta fistola esofago-tracheale, acalasia, stenosi esofagea, cerebropatie associate a disturbi della deglutizione (oltre che disturbi della deglutizione in generale, anche non associati a cerebropatie), e sospetta inalazione bronchiale. Anche se la modalità di esecuzione della scintigrafia di transito esofageo si avvicina a quella dell'esame eseguito nell'adulto (vedi Capitolo 23), sono necessarie alcune variazioni che riguardano non soltanto la quantità di radiofarmaco da somministrare (ridotta in misura grosso modo proporzionale al peso corporeo), ma anche il tipo di pasto radiomarcato, che deve essere scelto in base all'età del paziente (latte, succo di frutta o pasto semisolido). Inoltre, poiché nella maggior parte dei casi non è possibile contare sulla collaborazione del piccolo paziente (ad esempio, per eseguire la deglutizione "a comando" del bolo radioattivo), è opportuno prevedere un tempo di esecuzione più lungo di quello atteso nell'adulto, ed essere altresì pronti ad acquisire immagini statiche sequenziali, oltre al programma classico di acquisizione dinamica. Quando è possibile contare sulla collaborazione del paziente (ad esempio, con bimbi di età superiore a 3-4 anni), lo studio del transito esofageo prevede un'acquisizione dinamica di almeno 120 immagini di 0,5 secondi ciascuna, considerando comunque una possibile fase di latenza da "esitazione" iniziale (Fig. 30.9).

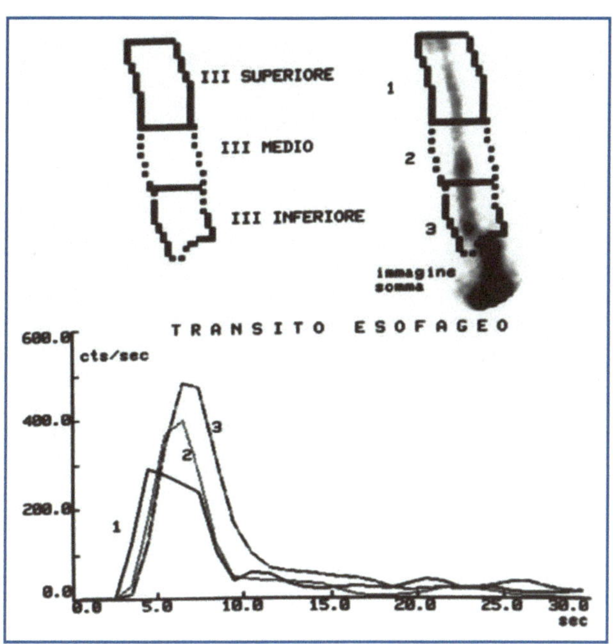

Fig. 30.9 Scintigrafia con un bolo di gel acquoso marcato con ^{99m}Tc-DTPA per lo studio del transito esofageo, eseguito in un bimbo di 2 anni con disfagia. Le ROI definite in corrispondenza del tre porzioni dell'esofago intra-toracico, rispettivamente al terzo superiore (1), al terzo medio (2) e al terzo inferiore (3), consentono di analizzare eventuali discinesie e sedi di stasi del bolo. Sulla base delle curve è possibile calcolare, per ogni segmento, i parametri cinetici di transito. In questo caso il reperto è pressoché regolare, semplicemente con fase iniziale di deglutizione ritardata rispetto all'inizio dell'acquisizione dinamica. Per gentile concessione del Dott. Gianclaudio Ciofetta, Servizio di Medicina Nucleare, Ospedale "Bambin Gesù", Roma

30.9.2 Svuotamento gastrico e reflusso gastro-esofageo

Le indicazioni cliniche per questa valutazione scintigrafica in ambito pediatrico sono: sospetta ipo-discinesia gastrica, sospetta stenosi pilorica o digiunale, reflusso gastro-esofageo e fistola esofago-tracheale. Analogamente a quanto indicato a proposito del transito esofageo, la modalità di esecuzione della scintigrafia gastro-esofagea si avvicina a quella dell'esame eseguito nell'adulto, adottando tuttavia alcune opportune variazioni che riguardano la quantità di radiofarmaco impiegato, il tipo di pasto più adatto all'età (latte, succo di frutta o pasto semisolido) e, infine, il posizionamento del paziente. Infatti, anche in questo caso è indicato, in bambini al di sotto dei 3-4 anni, il mantenimento della posizione supina anziché quella seduta, con il collimatore della gamma-camera posizionato posteriormente. Lo studio scintigrafico di svuotamento gastrico è eseguito in genere al mattino, dopo una notte di digiuno e dopo aver sospeso da almeno 48 ore eventuale terapia con farmaci che possono alterare lo svuotamento gastrico. Lo studio dello svuotamento gastrico con acquisizione dinamica continua è ottimizzato con una durata totale di 2 ore (1 immagine ogni 10 secondi, con matrice 64×64 o 128×128), se è possibile contare sulla collaborazione del piccolo paziente (Fig. 30.10). In caso contrario, si possono acquisire immagini statiche sequenziali a intervalli di circa 10 minuti. Nel sospetto di reflusso gastro-esofageo, può essere utile applicare manovre che aumentino la pressione endo-addominale; in questo caso la durata dell'esame può essere molto più breve di quella dello svuotamento gastrico, dato che le acquisizioni possono essere sospese non appena si evidenzi la presenza del reflusso (acquisizioni statiche tardive possono comunque essere utili per visualizzare eventuali fenomeni di aspirazione tracheale del materiale refluito in esofago, dimostrando la presenza di radioattività nell'albero tracheo-bronchiale).

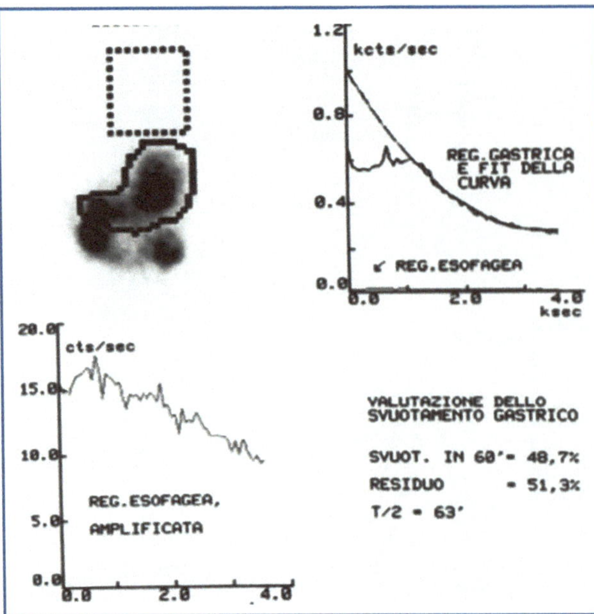

Fig. 30.10 Valutazione scintigrafica dello svuotamento gastrico dopo ingestione di un pasto semisolido marcato con ^{99m}Tc-Colloide, in bimba di 5 anni con dispepsia. La regione di interesse (ROI) definita sull'area gastrica, con esclusione del digiuno permette di calcolare le curve attività/tempo (in alto a destra), per la valutazione del tempo di dimezzamento ($T_{1/2}$) e per la percentuale di attività residua nello stomaco al termine di 60 minuti di registrazione; è ben evidente la *lag-phase* di circa 20 minuti prima dell'inizio dello svuotamento gastrico, che avviene poi con $T_{1/2}$ di 63 minuti. Per gentile concessione del Dott. Gianclaudio Ciofetta, Servizio di Medicina Nucleare, Ospedale "Bambin Gesù", Roma

30.10 Scintigrafia epato-biliare

Le indicazioni cliniche per la scintigrafia epatobiliare in ambito pediatrico sono la diagnosi differenziale tra ittero conseguente ad atresia o ostruzione, e il follow-up di pazienti con trapianto di fegato (unica opzione terapeutica che permette la sopravvivenza in alcune malattie congenite come, ad esempio, l'atresia delle vie biliari). La modalità di esecuzione della scintigrafia epato-biliare è analoga a quella dell'esame eseguito nell'adulto (vedi Capitolo 24), riducendo in generale la quantità di radiofarmaco in misura proporzionale al peso corporeo; tuttavia, in caso di ittero grave, la quantità di radiofarmaco non dovrebbe essere inferiore a 80 MBq. Nell'evenienza di sospetta atresia biliare, se la colecisti non è ancora visualizzata dopo circa 1 ora dall'inizio dell'esame scintigrafico, al bambino viene somministrato un pasto, acquisendo successivamente immagini statiche dopo 2-3 ore ed eventualmente anche dopo 24 ore.

30.11 Neuroblastoma e feocromocitoma

I tumori che derivano dalla cresta neurale possono essere visualizzati mediante l'utilizzo della metaiodobenzilguanidina (MIBG) marcata con ^{123}I o con ^{131}I, radiofarmaco che, in virtù della sua analogia strutturale con le catecolamine (in particolare con la noradrenalina), si accumula nel tessuto cromaffine.

Il neuroblastoma è uno dei tumori più frequenti dell'età pediatrica, e una sua corretta stadiazione al momento della diagnosi è di fondamentale importanza ai fini prognostici, terapeutici e per il follow-up (Fig. 30.11). Mentre la [^{123}I]MIBG è il radiofarmaco diagnostico di scelta nei bambini (per la breve emivita e le favorevoli caratteristiche fisiche del ^{123}I ai fini scintigrafici), l'elevato rapporto di captazione del radiofarmaco fra questo tumore e i tessuti sani rende possibile anche un approccio terapeutico basato sull'uso della [^{123}I]MIBG.

La modalità di esecuzione della scintigrafia corporea con [^{123}I]MIBG si avvicina ovviamente a quella dell'esame eseguito nell'adulto (vedi Capitoli 27 e 28), sempre tenendo conto di quanto descritto nell'introduzione a proposito della quantità di radiofarmaco da somministrare (ridotta rispetto all'adulto in proporzione al peso corporeo, con un'attività minima di 80 MBq). Per quanto riguarda la premedicazione, per ridurre la captazione in tiroide del radioiodio liberato nel corso del catabolismo della [^{123}I]MIBG, in ambito pediatrico si preferisce in genere l'uso del perclorato di potassio (a iniziare da tre giorni prima e per i tre successivi all'iniezione del radiofarmaco) a quello della soluzione di Lugol.

Le immagini sono in generale acquisite in scansione *total body* (con velocità di scansione idonea a ottenere una buona statistica di conteggio, compatibilmente con la possibilità del bambino di mantenere una relativa immobilità durante la scansione), completata con acquisizioni mirate planari con zoom 1,33 e con eventuali SPECT/TC dopo 6 e 24 ore dall'iniezione del radiofarmaco; in caso di bimbi molto piccoli, immagini mirate con gamma-camera a grande campo possono comprendere praticamente tutto (o quasi tutto) il corpo.

Come nell'adulto, la biodistribuzione fisiologica della MIBG radioiodata visualizza una captazione epatica, lienale, miocardica e delle ghiandole salivari.

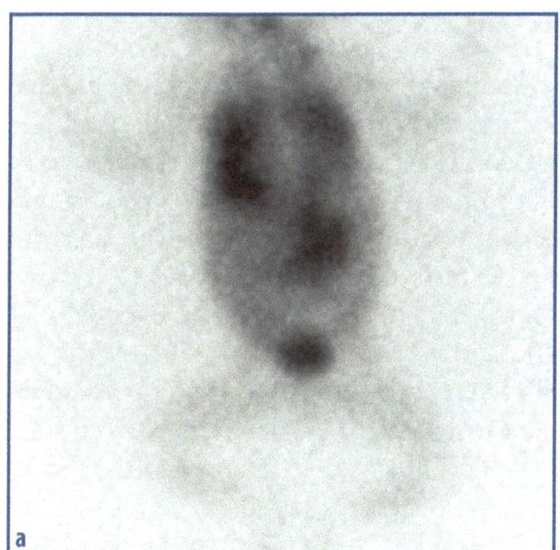

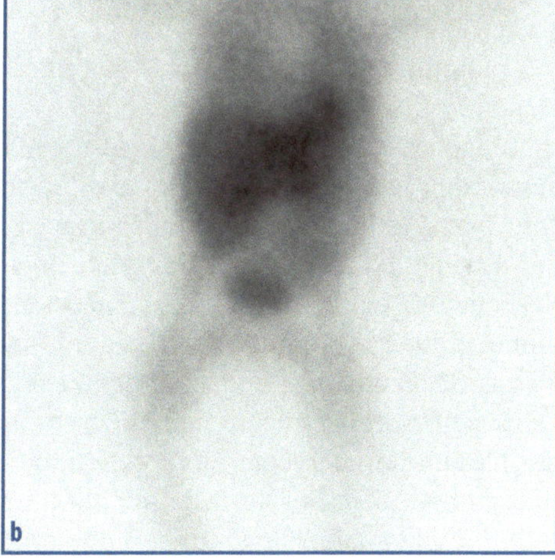

Fig. 30.11 a, b **a** Scintigrafia corporea con [^{123}I]MIBG (proiezione anteriore) in bambina di 5 mesi con voluminoso neuroblastoma primitivo addominale e lesioni metastatiche polmonari diffuse; è ben evidente la neoplasia primitiva ipercaptante in sede addominale paramediana sinistra, come pure la diffusa ipercaptazione a entrambi i campi polmonari (più intensa a destra). **b** Scintigrafia con [^{123}I]MIBG (proiezione anteriore) eseguita 6 mesi dopo per follow-up nella stessa bambina (all'età di 11 mesi) dopo chemioterapia; la scintigrafia dimostra una favorevole risposta al trattamento, con marcata riduzione della lesione addominale (ora appena visibile) e accentuata diminuzione dell'ipercaptazione in ambito polmonare

30.12 Sistema nervoso centrale

Le valutazioni scintigrafiche del Sistema Nervoso Centrale (SNC) in ambito pediatrico sono rivolte in misura preponderante a due condizioni cliniche, cioè da una parte lo studio della dinamica del liquor (ad esempio, per la caratterizzazione dell'idrocefalo) e dall'altra l'analisi della perfusione cerebrale regionale (per la ricerca di foci epilettogeni e per altre malattie neurologiche e cerebro-vascolari).

Anche se lo sviluppo di altre metodiche di imaging (TC, RM) ha ridotto negli ultimi anni l'applicazione di studi scintigrafici per la dinamica del liquido cefalo-rachidiano, permangono tuttavia importanti indicazioni per tale esame, che è effettuato in generale mediante somministrazione nello spazio subaracnoideo (a livello lombare o della *cisterna magna* o, infine, in un ventricolo laterale, a seconda dell'indicazione) di DTPA marcato con ^{99m}Tc oppure con ^{111}In (a seconda della durata presunta dell'intero esame); le quantità di radiofarmaco impiegato sono di 11-37 MBq per il ^{99m}Tc-DTPA e di 2-8 MBq per il ^{111}In-DTPA. Mentre nell'adulto le acquisizioni scintigrafiche sono di norma effettuate a tempi fissi (2, 6 e 24 ore dopo la somministrazione), nel bambino il rinnovamento del liquido cefalo-rachidiano è più rapido; pertanto, è consigliabile acquisire immagini anche a tempi più precoci e con tempistica più frequente che nell'adulto. Le indicazioni cliniche a questo esame (che comporta comunque una certa invasività per la quale è indispensabile adottare rigorose cautele di asepsi) comprendono l'identificazione di perdite anomale (in genere post-traumatiche) di liquor (ad esempio, liquor-rinorrea e/o liquor-otorrea) e la valutazione di pazienti con idrocefalo (sia per la diagnosi differenziale fra idrocefalo comunicante e non comunicante, sia per la valutazione post-intervento di pervietà di shunt ventricolo-peritoneale o ventricolo-atriale).

I radiofarmaci utilizzati per la scintigrafia cerebrale di perfusione in ambito pediatrico sono gli stessi utilizzati nell'adulto (^{99m}Tc-ECD o ^{99m}Tc HMPAO), come analoghe sono anche le modalità generali di esecuzione dell'esame, riducendo naturalmemte in modo appropriato la quantità di radiofarmaco in proporzione al peso corporeo. Il piccolo paziente deve rimanere al buio e in silenzio, con un'accesso venoso già inserito per almeno 10-15 minuti prima dell'iniezione. Data la necessaria immobilità durante l'esecuzione dell'esame, è spesso necessaria la sedazione, che deve essere eseguita comunque dopo la somministrazione del radiofarmaco.

L'applicazione più frequente della scintigrafia cerebrale di perfusione riguarda la ricerca dei foci epilettogeni nell'epilessia farmaco-resistente, in pazienti che sono quindi candidati a un intervento chirurgico le cui probabilità di successo dipendono dall'accuratezza nell'identificazione del focolaio epilettogeno. Anche se la valutazione mediante RM riveste attualmente un importante ruolo in tale ambito, un esame scintigrafico effettuato con modalità ottimali conserva un ruolo essenziale (vedi Capitolo 20). Alla base della valutazione scintigrafica di flusso sussiste la nozione che il focolaio epilettogeno è normalmente quiescente e con diminuito flusso ematico locale negli intervalli fra una crisi e l'altra (fase inter-critica), mentre è patologicamente e parossisticamente attivato durante la crisi. Ciò si traduce in una zona di aumentata perfusione in fase critica accessionale. Mentre l'esame in fase inter-critica è facilmente attuabile (con rilievi tuttavia poco specifici), la difficoltà principale è costituita dalla necessità di iniettare il radiofarmaco di perfusione (^{99m}Tc-HMPAO o ^{99m}Tc-ECD) entro i primi 45-60 secondi dall'inizio della crisi epilettica. Questo problema può essere affrontato con successo, ad esempio se sono noti stimoli che con una certa ripetibilità scatenano la crisi (come iperventilazione, fotostimolazione o altri), oppure tenendo a disposizione un radiofarmaco sufficientemente stabile che possa essere iniettato (eventualmente anche nella corsia di degenza) all'inizio della crisi. Anche se il ^{99m}Tc-HMPAO sarebbe in teoria più idoneo del ^{99m}Tc-ECD per identificare zone con patologico iper-afflusso ematico, in pratica il secondo radiofarmaco è quello più frequentemente utilizzato a questo scopo, data la sua prolungata stabilità dopo ricostituzione (fino a circa 6 ore); invece la stabilità del ^{99m}Tc-HMPAO è inferiore a 30 minuti e non ci sarebbe tempo per ricostituire un nuovo kit all'insorgenza della crisi epilettica.

Altre indicazioni alla SPECT cerebrale di perfusione (ma esplorabili anche con metodica [^{18}F]FDG-PET) riguardano alcune malattie cerebro-vascolari osservabili anche in età pediatrica (come la malattia Moyamoya), gli spasmi infantili, la sclerosi tuberosa, l'emiplegia alternante, l'iperattività con deficit dell'attenzione, i disturbi dello sviluppo cognitivo, i tumori cerebrali (meglio valutabili naturalmente con radiofarmaci oncotropi più o meno specifici, come [^{18}F]FDG, ^{99m}Tc-Sestamibi, ^{201}Tl-cloruro) e, infine, la morte cerebrale. Per tutte queste applicazioni valgono considerazioni analoghe a quelle che riguardano l'uso delle corrispondenti metodiche scintigrafiche nell'età adulta.

30.13 Identificazione scintigrafica dei focolai flogistico/infettivi

Le indicazioni cliniche per l'esecuzione di una scintigrafia con indicatore di flogosi in età pediatrica sono: osteomielite (spesso ma non costantemente post-traumatica), artrite settica, e malattia infiammatoria intestinale. Anche se sta crescendo l'esperienza con l'uso della [^{18}F]FDG-PET, la metodica di scelta in tutti questi casi rimane per il momento la scintigrafia con granulociti autologhi marcati con ^{99m}Tc. La modalità di esecuzione della scintigrafia con granulociti autologhi marcati si avvicina a quella dell'esame eseguito nell'adulto (vedi Capitolo 21), considerando naturalmente il volume ematico da prelevare a seconda del peso del paziente (si ricorda comunque che il minimo volume utile di sangue da prelevare per una soddisfacente separazione e marcatura dei leucociti autologhi è di 30 mL) e dell'opportuna riduzione di attività da somministrare, in funzione del peso corporeo.

30.14 Applicazioni della PET/TC in ambito pediatrico

Le applicazioni della PET in pediatria sono essenzialmente derivate dall'esperienza nell'impiego di questa metodica nell'adulto. Considerando l'incidenza di neoplasie nella popolazione pediatrica (1/8000 bambini sotto l'età di 17 anni, con un'incidenza annuale di circa 129 casi/1000) e la loro frequenza relativa (Tabella 30.2), l'esperienza clinica più ampia riguarda la valutazione dei pazienti con linfoma (Fig. 30.12), con tumori

Tabella 30.2 Distribuzione delle principali neoplasie in età pediatrica in ordine di frequenza

Leucemia	30%
Tumori cerebrali	19%
Linfoma	13%
Tumori renali	6%
Neuroblastoma	8%
Tumori ossei	5%
Sarcoma	7%
Retinoblastoma	3%
Tumori epatici	1%
Altre neoplasie	8%

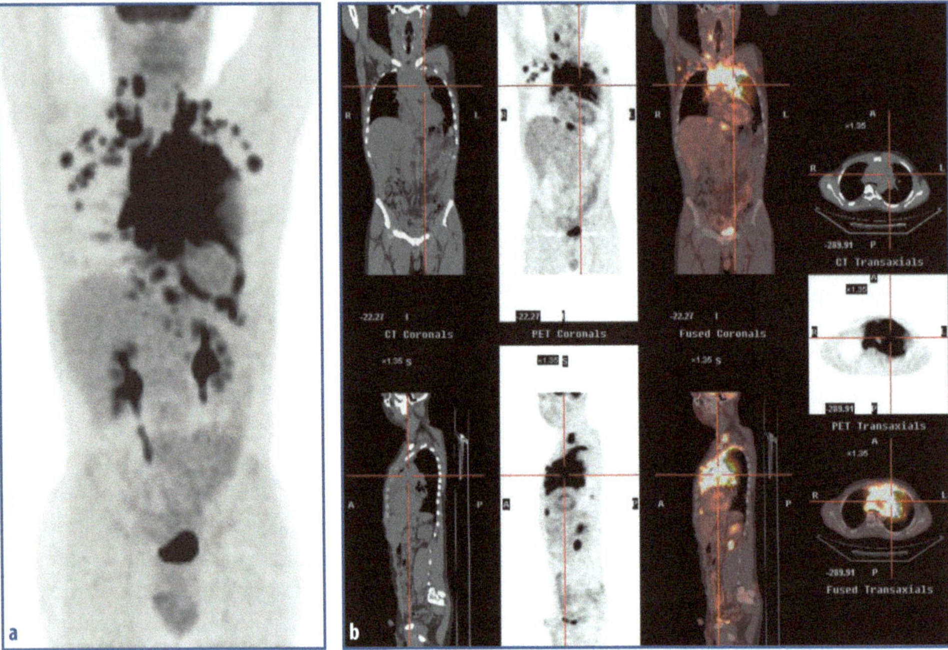

Fig. 30.12 a, b PET/TC con [^{18}F]FDG) eseguita per stadiazione in un paziente maschio di 12 anni con linfoma di Burkitt. **a** Immagine *total body* MIP (*Maximum Intensity Projection*), che dimostra netta ipercaptazione del radiofarmaco da parte di multiple stazioni linfatiche, prevalentemente mediastiniche, ma anche sovraclaveari, latero-cervicali e ascellari a destra. **b** Immagini di fusione PET/TC a livello mediastinico, secondo i tre piani ortogonali, per migliore localizzazione topografica delle strutture linfonodali coinvolte

ossei e dei tessuti molli (ad esempio, sarcoma, rabdomiosarcoma) (Fig. 30.13), e con neuroblastoma. La Tabella 30.3 riassume le principali applicazioni cliniche della [^{18}F]FDG-PET/TC in oncologia pediatrica.

I tumori cerebrali sono preferenzialmente valutati con altre tecniche diagnostiche, dal momento che il radiofarmaco correntemente impiegato nella maggior parte degli studi

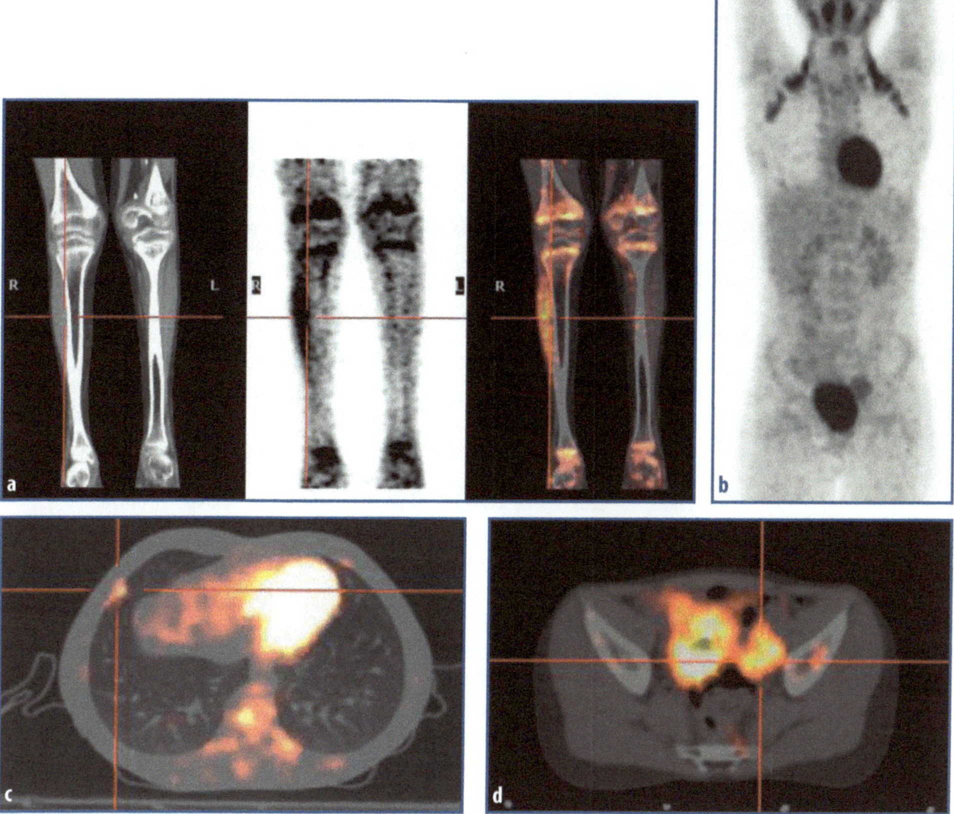

Fig. 30.13 a-d PET/TC con [^{18}F]FDG) eseguita per ristadiazione dopo chemioterapia in un paziente maschio di 9 anni con rabdomiosarcoma primitivo della gamba destra. **a** Immagini coronali di fusione PET/TC, che dimostrano esteso interessamento del muscolo tibiale anteriore della gamba destra, senza coinvolgimento dell'osso adiacente. **b** Immagine *total body* MIP (*Maximum Intensity Projection*) limitata al terzo prossimale della coscia, che dimostra captazione del radiofarmaco in sede paravescicale sinistra e toracica destra (sopraepatica); si rileva anche evidente captazione bilaterale simmetrica in regione cervico-toracica, corrispondente a grasso bruno. **c** Immagine di fusione PET/TC (sezione transassiale) a livello toracico inferiore, che ben localizza la zona di ipercaptazione del radiofarmaco come di pertinenza del tratto anteriore di una costa destra (metastasi ossea). **d** Immagine di fusione PET/TC (sezione transassiale) a livello della pelvi, che ben localizza la zona di ipercaptazione del radiofarmaco come di pertinenza dei tessuti molli paravescicali sinistri (metastasi muscolare)

PET ([^{18}F]FDG) ha il limite di essere avidamente captato da parte del SNC (il cui fabbisogno energetico è basato quasi esclusivamente sul metabolismo del glucosio), riducendo pertanto la sensibilità diagnostica della metodica. Tuttavia, la definizione del grado di malignità e della ripresa di malattia dopo terapia radiante, i cui esiti cicatriziali limitano l'impiego di tecniche di imaging morfologico, rappresentano le principali indicazioni dell'esame in questo specifico ambito.

L'introduzione dei tomografi PET/TC ha fornito un forte impulso all'impiego di questa metodica in patologia pediatrica, perché la riduzione dei tempi di acquisizione con-

Tabella 30.3 Principali indicazioni della PET/TC con [^{18}F]FDG in oncologia pediatrica

Linfoma (Hodgkin e non-Hodgkin)	Stadiazione iniziale della malattia. Determinazione della risposta alla chemio-radioterapia. Valutazione, alla fine della chemioterapia, in pazienti con massa residua alla TC o malattia *bulky* alla diagnosi. Definizione della durata della chemioterapia. Definizione della durata e del tipo di trattamento in pazienti con linfoma a istologia aggressiva e malattia localizzata.
Sarcoma	Valutazione delle lesioni dei tessuti molli prima della biopsia, per identificare le aree ad alto metabolismo e guidare il campionamento istologico. Stadiazione della malattia in forme localmente avanzate di sarcoma dei tessuti molli ad alto grado Diagnosi della recidiva locale dopo trattamento radicale. Stadiazione del sarcoma di Ewing. Stadiazione iniziale e diagnosi della recidiva in caso di sarcoma osteogenico.
Neuroblastoma	Valutazione della massa tumorale vitale nel tumore primitivo. Stadiazione e valutazione dei tumori [^{123}I]MIBG-negativi. Valutazione delle masse residue e delle recidive, in presenza di risultati equivoci o incerti alle altre tecniche di imaging. Valutazione della recidiva locale o delle metastasi a distanza dopo trapianto di midollo.
Tumori cerebrali	Valutazione nel sospetto di recidiva. Differenziazione tra recidiva e necrosi post-attinica. Localizzazione delle aree metabolicamente attive (alto grado), per guidare la biopsia e il piano di trattamento.
Carcinoma tiroideo	Accertamento e localizzazione di sospetta recidiva dopo trattamento primario in pazienti con tireoglobulina elevata e scintigrafia diagnostica con ^{131}I-negativa (tumore papillare o follicolare non-iodocaptante).
Altre neoplasie	Sussistono indicazioni alla PET/TC per tumori germinali, epatoblastoma, tumore di Wilms, per la ricerca di tumore primitivo a sede ignota, e per valutare l'eventuale trasformazione della neurofibromatosi in neurofibroma.

seguente alla possibilità di ottenere una mappa di correzione per l'attenuazione basata sui dati TC rende l'indagine più adatta al bambino. Inoltre, la possibilità di iniezione contemporanea del mezzo di contrasto (MDC) radiologico (chiaramente sotto la supervisione del radiologo) consente di acquisire nella stessa seduta diagnostica la totalità delle informazioni che normalmente richiedono due esami strumentali distinti.

Per la preparazione del paziente si applicano le principali raccomandazioni adottate per la popolazione adulta: digiuno totale (eccetto acqua) per le 6 ore precedenti l'esame, e astensione da sforzi muscolari intensi nelle 24 ore antecedenti. In caso di diabete, è necessaria una glicemia <120 mg/mL, condizione che si ottiene in generale con un buon controllo della quantità di carboidrati alimentari. Sarebbe preferibile che i bambini (come del resto anche i pazienti adulti) non masticassero chewing-gum nell'attesa fra la somministrazione del [^{18}F]FDG e l'acquisizione dell'esame, per evitare la contrazione dei muscoli masseteri, e anche che non parlassero immediatamente dopo la somministrazione del radiofarmaco, per diminuire la captazione delle corde vocali (considerando anche che la presenza di tessuto linfoide attivo a livello tonsillare può rendere problematica l'esplorazione della regione del collo). Esistono, poi, problematiche specifiche che si applicano a tutte le indagini in età pediatrica e descritte nella parte introduttiva di questo capitolo: la rassicurazione del bimbo, la sedazione, l'accesso venoso (particolarmente importante al fine di evitare interferenze in fase di refertazione) e il cateterismo vescicale. Quando possibile, sarebbe meglio non iniettare il radiofarmaco in linee centrali, per evitare risultati falsi-positivi in particolare quando il paziente presenta malattia mediastinica. Nel caso in cui fosse comunque impiegata una linea centrale, è necessario far seguire l'iniezione del radiofarmaco da abbondante soluzione fisiologica (almeno 20 mL, con attenzione alla possibilità che sia presente glucosio nelle soluzioni iniettabili pediatriche - eventualità da evitare).

L'acquisizione delle immagini PET/CT segue il normale protocollo dell'adulto, ma con alcune specifiche raccomandazioni. È preferibile eseguire scansioni che dalla base del cranio includano anche lo scheletro appendicolare (ad esempio, femori e tibie), poiché con un minimo allungamento dei tempi di acquisizione è possibile esplorare queste sedi potenzialmente interessate da localizzazioni di malattia (come in caso di tumori ossei o dei tessuti molli). La quantità di radiofarmaco varia in base al peso del paziente, oscillando tra 5-10 MBq/kg con una attività minima che, secondo l'ultima versione della tabella di aggiustamento della dose per peso dell'EANM (Tabella 30.4), è di 26 MBq

Tabella 30.4 Attività di [^{18}F]FDG raccomandata in base alla *EANM Dosage Card* rivista per le acquisizioni in 2D e 3D per PET *total body*

Peso (Kg)	Attività per 2D (MBq)	Attività per 3D (MBq)
3	26	14
4	30	16
6	44	24
8	55	30
10	70	38
12	81	44
14	92	50
16	104	56
18	115	62
20	126	68
22	137	74
24	148	80
26	159	86
28	167	90
30	178	96
32	189	102
34	200	108
36	207	112
38	218	118
40	229	124
42	237	128
44	248	134
46	259	140
48	267	144
50	277	150
52-54	292	158
56-58	311	168
60-62	329	178
64-66	348	188
68	363	196

se si acquisisce con modalità 2D e di 14 MBq per l'acquisizione 3D. Un altro modo per calcolare l'attività di [^{18}F]FDG da iniettare in un paziente pediatrico è di impiegare la semplice formula: 6 MBq/kg se si acquisisce con modalità 2D e 3 MBq/kg per acquisizioni in 3D. Nella Tabella 30.5 sono riportati i valori di dose assorbita dai vari organi per attività somministrata.

Anche il protocollo di acquisizione dei dati TC deve essere adattato modificando i parametri di acquisizione secondo il peso corporeo e il diametro assiale del paziente, così come la quantità di mdc (quando previsto) deve essere ridotta in funzione dell'età. In generale, la riduzione della dose di radiazione al paziente è ottenuta diminuendo il voltaggio o la corrente del tubo radiogeno, aumentando la velocità di rotazione o applicando un maggiore fattore di *pitch*. Il protocollo suggerito per una TC a dose molto bassa per la sola correzione per l'attenuazione è di 80 kVp, 5 mAs e *pitch* di 1,5:1, equivalente a una dose di circa 0,30 mGy, circa 10 volte l'esposizione derivante da una sorgente esterna di correzione per l'attenuazione (0,035 mGy).

Tabella 30.5 Carico radiodosimetrico ai vari organi in soggetti sani dopo somministrazione di [^{18}F]FDG in funzione dell'età (secondo la pubblicazione ICRP 80)

Organo	Dose assorbita per unità di attività somministrata (mGy/MBq)				
	Adulto	15 anni	10 anni	5 anni	1 anno
Surreni	0,012	0,015	0,024	0,038	0,072
Vescica	0,160	0,210	0,280	0,320	0,590
Superfici ossee	0,011	0,014	0,022	0,035	0,066
Cervello	0,028	0,028	0,030	0,034	0,048
Mammella	0,009	0,011	0,018	0,029	0,056
Colecisti	0,012	0,015	0,023	0,035	0,066
Stomaco	0,011	0,014	0,022	0,036	0,068
Intestino tenue	0,013	0,017	0,027	0,041	0,077
Colon	0,013	0,017	0,027	0,040	0,074
Cuore	0,062	0,081	0,120	0,200	0,350
Reni	0,021	0,025	0,036	0,054	0,096
Fegato	0,011	0,014	0,022	0,037	0,070
Polmoni	0,010	0,014	0,021	0,034	0,065
Muscoli	0,011	0,014	0,021	0,034	0,065
Esofago	0,011	0,015	0,022	0,035	0,068
Ovaio	0,015	0,020	0,030	0,044	0,082
Pancreas	0,012	0,016	0,025	0,040	0,076
Midollo emopoietico	0,011	0,014	0,022	0,032	0,061
Cute	0,008	0,010	0,016	0,027	0,052
Milza	0,011	0,014	0,022	0,036	0,069
Testicoli	0,012	0,016	0,026	0,038	0,073
Timo	0,011	0,015	0,022	0,035	0,068
Tiroide	0,010	0,013	0,021	0,035	0,068
Utero	0,021	0,026	0,039	0,055	0,100
Restanti organi	0,011	0,014	0,022	0,034	0,063
Dose effetiva (mSv/MBq)	0,019	0,025	0,036	0,050	0,095

Un problema da tenere in considerazione in tutti i casi in cui si impiega la TC per la correzione per l'attenuazione è rappresentato da possibili artefatti che derivano dalla presenza di materiali metallici (ad esempio, *port-a-cath*); infatti, il metallo può determinare una sovra-correzione del dato emissivo e risultare in un falso iperaccumulo di $[^{18}F]$FDG. Il confronto visivo delle immagini non corrette per l'attenuazione, nelle quali non si osserva il falso iperaccumulo, permette di limitare gli errori di questa natura.

L'interpretazione delle immagini PET nel bambino, oltre che le tipiche fonti di errore note per le indagini dell'adulto, può presentare alcune difficoltà aggiuntive. Le più tipiche sono rappresentate dall'intensa ipercaptazione di $[^{18}F]$FDG che si osserva spesso nel tessuto grasso bruno, nel tessuto linfoide, nel timo, e nelle vie urinarie.

Il grasso bruno è evidente in circa il 15-20% delle indagini PET con $[^{18}F]$FDG, con prevalente localizzazione in sede cervicale, sovraclaveare, ascellare, paravertebrale e perirenale (Fig. 30.14); tale visualizzazione è marcatamente ridotta in condizioni di temperatura ambientale tiepida (suggerito l'uso di una coperta riscaldata). La somministrazione

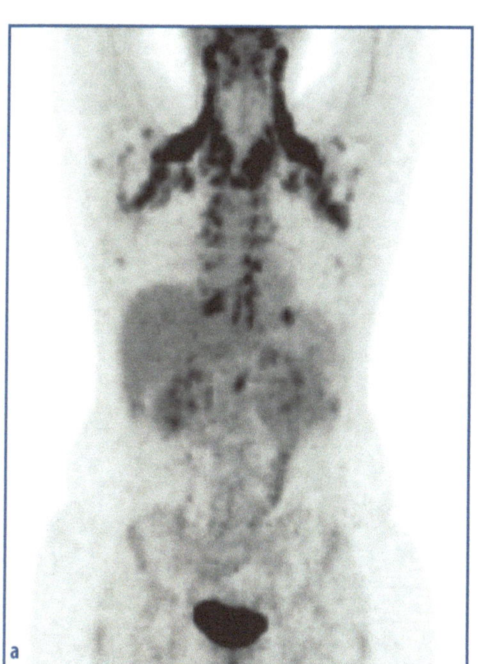

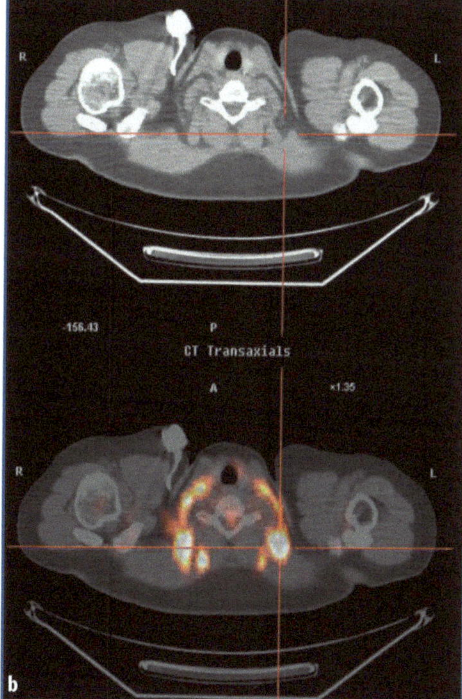

Fig. 30.14 a, b PET/TC con $[^{18}F]$FDG) eseguita per ristadiazione dopo chemioterapia di paziente femmina di 13 anni affetta da Linfoma di Hodgkin. **a** L'immagine *total body* MIP (*Maximum Intensity Projection*) dimostra netta ipercaptazione del radiofarmaco in strutture cervicali e mediastiniche, bilateralmente e con distribuzione simmetrica (con aspetto che potrebbe essere interpretato di pertinenza linfonodale, considerando la patologia di base della paziente). **b** Immagine TC (sopra) e di fusione PET/TC (sotto) a livello dello stretto toracico superiore: la densità dei tessuti dove è localizzata la ipercaptazione del radiofarmaco è molto inferiore rispetto a quella del tessuto linfatico, dimostrando che si tratta di captazione aspecifica nel tessuto grasso bruno. La risposta alla chemioterapia è stata quindi favorevole

di diazepam (0,10 mg/kg), propanololo (1 mg/kg, fino a un massimo di 40 mg) o del fentanil (0,75-1,0 μg/kg), 60-90 minuti prima della somministrazione del [^{18}F]FDG è stata anche suggerita come possibile metodo per ridurre la captazione del radiofarmaco da parte del grasso bruno.

Il tessuto linfoide di naso e orofaringe (anello del Waldeyer) è più attivo e, quindi, più frequentemente ipercaptante [^{18}F]FDG nel bambino, fenomeno che può rendere difficoltosa l'esplorazione del distretto cervicale. L'iperaccumulo di [^{18}F]FDG a livello del timo è tipico nel bambino e nel giovane adulto, ed è normalmente identificabile per la tipica forma a V rovesciata nel mediastino anteriore. Dopo chemioterapia l'ipercaptazione può essere marcatamente evidente (iperplasia reattiva) (Fig. 30.15) e persistere

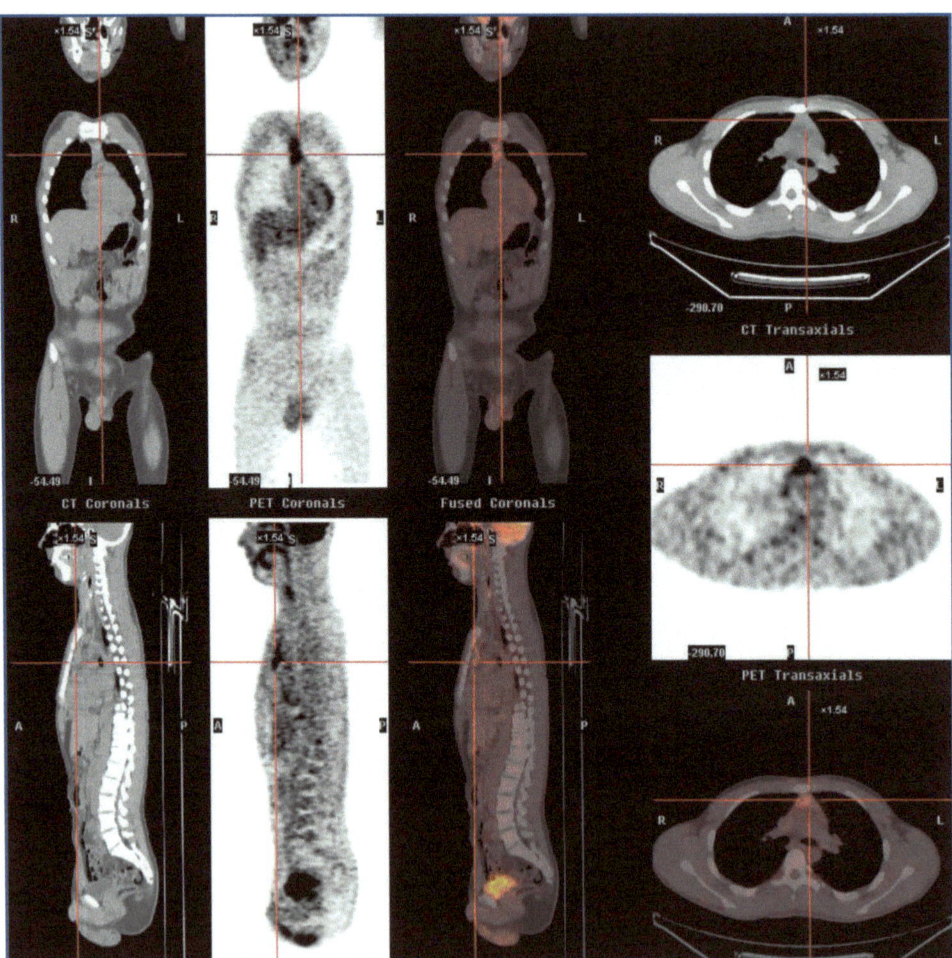

Fig. 30.15 PET/TC con [^{18}F]FDG) eseguita per ristadiazione dopo chemioterapia di paziente maschio di 14 anni affetto da Linfoma di Hodgkin. Immagini di fusione nei tre piani ortogonali, che evidenziano buona risposta alla terapia (un esame eseguito in altra sede dimostrava esteso coinvolgimento mediastinico, ascellare e sovraclaveare), con persistenza di modica ipercaptazione in sede mediastinica antero-superiore. L'aspetto anatomo-topografico permette tuttavia di interpretare quest'area di ipercaptazione come di pertinenza del timo (probabile iperplasia reattiva in risposta alla chemioterapia)

anche fino a 18 mesi dalla fine del trattamento, riducendo pertanto la capacità di valutare il mediastino e di differenziare l'iperplasia timica dai residui di malattia (ad esempio, linfoma voluminoso). La correlazione anatomica con le immagini TC riduce significativamente i problemi di interpretazione di questi reperti.

Per ridurre l'accumulo di [^{18}F]FDG nel tratto urinario, fenomeno particolarmente importante nel caso di tumori localizzati in sede pelvico-lombare, può essere impiegata una premedicazione con 20 mg di furosemide (0,5-1 mg/kg peso corporeo) per forzare la diuresi.

L'accumulo di [^{18}F]FDG può essere visibile anche a livello delle cartilagini di accrescimento delle ossa lunghe del bambino. Un altro problema nell'interpretazione dell'ipercaptazione scheletrica di [^{18}F]FDG è rappresentato dall'iperplasia reattiva del midollo dopo chemioterapia, segno della ripopolazione delle linee ematopoietiche che segue la tossicità della terapia (Fig. 30.16). Questo reperto è particolarmente accentuato e associato a ipercaptazione di fegato e milza, se sono impiegati fattori di crescita (G-CSF) per favorire la ripresa del midollo.

La captazione di [^{18}F]FDG nel tessuto cerebrale è molto variabile in funzione dell'età del bambino; nei neonati il metabolismo glucidico più intenso si osserva a livello

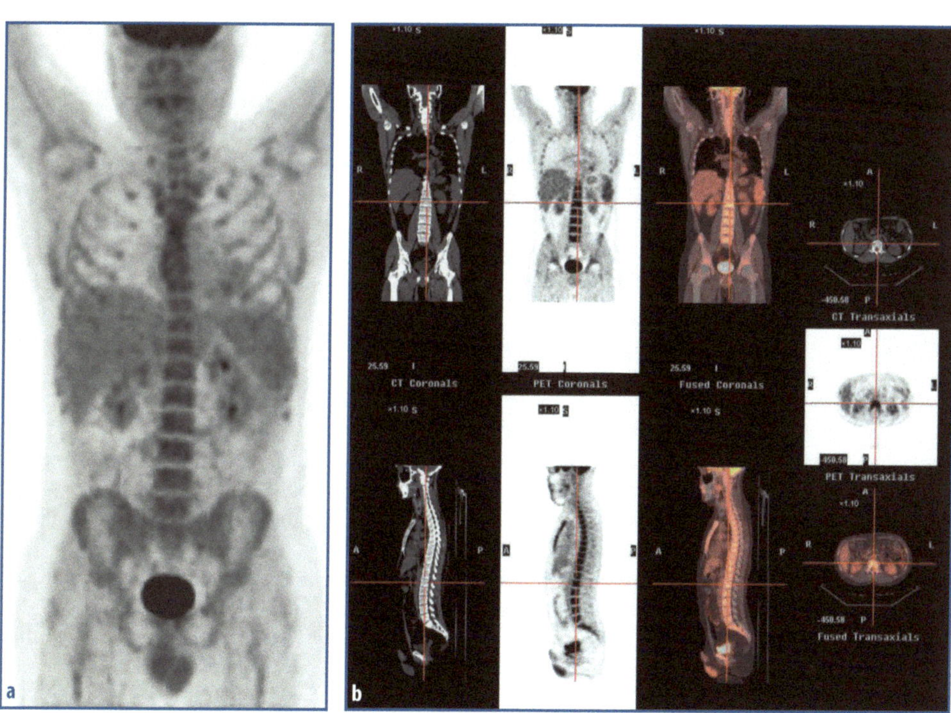

Fig. 30.16 a, b PET/TC con [^{18}F]FDG) eseguita per ristadiazione dopo chemioterapia di paziente maschio di 13 anni affetto da Linfoma di Hodgkin; a causa della mielotossicità della chemioterapia, il paziente era stato trattato con fattori di crescita granulocitaria la settimana precedente l'esame PET. **a** L'immagine *total body* MIP (*Maximum Intensity Projection*) dimostra diffusa ipercaptazione del radiofarmaco con visualizzazione di pressoché tutto lo scheletro. **b** Immagini di fusione nei tre piani ortogonali, che mettono in evidenza che la captazione del radiofarmaco è localizzata in corrispondenza del midollo osseo (particolarmente evidente nei corpi vertebrali)

della corteccia sensitiva primaria, motrice, del giro del cingolo, del talamo, del tronco cerebrale, del verme cerebellare e dell'ippocampo. Tra i 2 e 3 mesi di età la captazione di [^{18}F]FDG aumenta in sede parietale, temporale, della corteccia visiva, dei gangli della base e degli emisferi cerebellari. Tra i 6 e i 12 mesi a livello della corteccia frontale. Il consumo cerebrale di glucosio aumenta progressivamente fino ai 4 anni di età (quando raggiunge valori doppi rispetto a quelli tipici dell'adulto), mantenendo tra i 4 e i 10 anni un livello molto alto e decrescendo successivamente per raggiungere i tassi dell'adulto a 16-18 anni. Queste variazioni fisiologiche possono rappresentare un motivo di errata interpretazione delle indagini PET e, pertanto, devono essere prese in attenta considerazione nella fase della refertazione.

Letture consigliate

Abramson SJ, Price AP (2008) Imaging of pediatric lymphomas. Radiol Clin North Am 46:313-338

Attias D, Hodgson D, Weitzman S (2009) Primary mediastinal B-cell lymphoma in the pediatric patient: can a rational approach to therapy be based on adult studies? Pediatr Blood Cancer 52:566-570

Ciofetta G, Piepsz A, Roca I et al (2007) Guidelines for lung scintigraphy in children. Eur J Nucl Med Mol Imaging 34:1518-1526

Diuretic renography in children 3.0. http://interactive.snm.org/docs/162.pdf. (Ultimo accesso marzo 2010)

Franzius C, Schober O (2003) Assessment of therapy response by FDG PET in pediatric patients. Q J Nucl Med 47:41-45

Gelfand MJ (2009) Dosimetry of FDG PET/CT and other molecular imaging applications in pediatric patients. Pediatr Radiol 39(1): S46-S56

Guideline for radioiodinated MIBG scintigraphy in children. https://www.eanm.org/scientific_info/guidelines/gl_paed_mibg.pdf. (Ultimo accesso marzo 2010)

Guidelines for ^{18}F-FDG PET and PET-CT imaging in paediatric oncology. https://www.eanm.org/scientific_info/guidelines/gl_paed_fdg_pet.pdf. (Ultimo accesso marzo 2010)

Guidelines for bone scintigraphy in children. https://www.eanm.org/scientific_info/guidelines/gl_paed_bone_scin.pdf. (Ultimo accesso marzo 2010)

Guidelines for direct radionuclide cystography in children. https://www.eanm.org/scientific_info/guidelines/gl_paed_drc.pdf. (Ultimo accesso marzo 2010)

Guidelines for glomerular filtration rate determination in children. https://www.eanm.org/scientific_info/guidelines/gl_paed_gfrd.pdf. (Ultimo accesso marzo 2010)

Guidelines for indirect radionuclide cystography. https://www.eanm.org/scientific_info/guidelines/gl_paed_irc.pdf. (Ultimo accesso marzo 2010)

Guidelines for lung scintigraphy in children. https://www.eanm.org/scientific_info/guidelines/gl_paed_mibg.pdf. (Ultimo accesso marzo 2010)

Guidelines for standard and diuretic renogram in children. https://www.eanm.org/scientific_info/guidelines/gl_paed_sdr.pdf. (Ultimo accesso marzo 2010)

Guidelines on ^{99m}Tc-DMSA scintigraphy in children. https://www.eanm.org/scientific_info/guidelines/gl_paed_dmsa_scin.pdf. (Ultimo accesso marzo 2010)

Hudson MM, Krasin MJ, Kaste SC (2004) PET imaging in pediatric Hodgkin's lymphoma. Pediatr Radiol 34:190-198

Jadvar H, Connolly LP, Fahey FH et al (2007) PET and PET/CT in pediatric oncology Semin Nucl Med 37:316-331

Lassmann M, Biassoni L, Monsieurs M et al (2008) The new EANM paediatric dosage card: additional notes with respect to F-18. Eur J Nucl Med Mol Imaging 35:1666-1668

Lassmann M, Biassoni L, Monsieurs M et al (2008) The new EANM paediatric dosage card. Eur J Nucl Med Mol Imaging 35:1748

Mariani G, Pauwels EKJ, AlSharif A et al (2008) Radionuclide evaluation of the lower gastrointestinal tract. J Nucl Med 49:776-787

Pediatric sedation in nuclear medicine 3.0. http://interactive.snm.org/docs/pg_ch31_0703.pdf. (Ultimo accesso marzo 2010)

Radionuclide cystography in children 3.0. http://interactive.snm.org/docs/pg_ch32_0703.pdf. (Ultimo accesso marzo 2010)

Renal cortical scintigraphy in children 3.0. http://interactive.snm.org/docs/pg_ch32_0403.pdf. (Ultimo accesso marzo 2010)

Roberts EG, Shulkin BL (2004) Technical issues in performing PET studies in pediatric patients. J Nucl Med Technol 32:5-9

Shulkin BL (2004) PET imaging in pediatric oncology. Pediatr Radiol 34:199-204

Somatostatin receptor scintigraphy with In-111 pentetreotide 1.0. http://interactive.snm.org/docs/pg_ch27_0403.pdf. (Ultimo accesso marzo 2010)

Stauss J, Franzius C, Pfluger T et al (2008) Guidelines for ^{18}F-FDG PET and PET-CT imaging in paediatric oncology. Eur J Nucl Med Mol Imaging 35:1581-1588

Treves ST (ed) (2007) Pediatric Nuclear Medicine/PET, 3rd edn. Springer Verlag, New York

Tecniche di chirurgia radioguidata

31

G. Manca, E. Biggi, F. Cocco, R. Raschillà, I. Raugei

Indice dei contenuti

31.1 Introduzione

Le più avanzate tecniche diagnostiche di imaging pre-operatorio (TC, RM, ultrasuoni, SPECT, PET, PET/TC) forniscono al chirurgo oncologo informazioni sempre più precise sulla localizzazione e sull'estensione della malattia neoplastica. Queste informazioni permettono al chirurgo di ottimizzare il tipo di intervento, salvaguardandone la radicalità per quanto riguarda l'asportazione del tumore, ma al tempo stesso limitandone l'invasività rispetto ai tessuti sani. Nonostante tale notevole mole di informazioni pre-operatorie, durante l'intervento il chirurgo continua comunque ad affidarsi principalmente all'ispezione e alla palpazione del tessuto che deve essere asportato o sottoposto a biopsia. L'ispezione e la palpazione sono dirette nel caso di intervento classico "a cielo aperto", mentre sono mediate da appositi strumenti nella chirurgia video-assistita. La chirurgia radioguidata ha aggiunto un ulteriore strumento ai metodi tradizionali usati dal chirurgo, permettendo di identificare il tessuto da asportare mediante "marcatura" pre-operatoria della lesione (o sospetta tale) con un radiofarmaco. Tale elemento aggiuntivo richiede il progressivo adattamento delle capacità percettive da parte del chirurgo a utilizzare in sede intraoperatoria le informazioni provenienti da un sistema di rilevazione delle radiazioni gamma (sonde intraoperatorie per chirurgia radioguidata) sotto forma di segnali acustici di intensità e/o frequenza proporzionali alla quantità di radiazioni rilevate. Il successo della chirurgia radioguidata è testimoniato dalla sua crescente diffusione, non soltanto nei centri ospedalieri di alta specializzazione, ma anche in ospedali più periferici, particolarmente per quanto riguarda la biopsia radioguidata del linfonodo sentinella in pazienti con carcinoma mammario o con melanoma cutaneo maligno, che rappresentano senza dubbio le due applicazioni più note e di comprovata efficacia. Per queste due patologie, la validità del concetto del linfonodo sentinella (indipendentemente dal fatto che si usi la radioguida o altra tecnica) è ormai riconosciuta anche dal più noto e diffuso sistema di stadiazione delle neoplasie (il sistema cosiddetto TNM): infatti tale sistema, nella sua versione più recente, prevede un'annotazione specifica per il parametro N quando sia disponibile l'esame istologico del linfonodo sentinella (con ulteriore annotazione nel caso esso presenti micrometastasi oppure cellule tumorali isolate).

31.2
La chirurgia radioguidata: definizione e classificazione

La chirurgia radioguidata (RGS) è costituita da un complesso di procedure che, messe in atto sequenzialmente, facilitano (mediante l'impiego di una idonea sonda per la rilevazione di radioattività nel campo operatorio) l'identificazione e quindi l'escissione chirurgica di un tessuto che è stato "marcato" pre-operatoriamente con un radiofarmaco; tale marcatura può avvenire mediante processi diversi a seconda delle caratteristiche del tessuto e del radiofarmaco.

Quando la molecola vettrice (*carrier*) del radionuclide è un anticorpo monoclonale, la RGS si definisce più correttamente "chirurgia radioimmunoguidata" (RIGS). Gli anticorpi monoclonali sono immunoglobuline complete (o anche frammenti o peptidi tumore-specifici) in grado di riconoscere una molecola presente sulla superficie della cellula tumorale ("antigene tumore-associato"). La RIGS ha subito negli ultimi 25 anni diverse evoluzioni (con andamento alterno e non sempre dimostrando una reale efficacia clinica) grazie allo sviluppo di traccianti monoclonali quali il B72.3 o il CC49, entrambi diretti contro il TAG-72, una sialomucina che è altamente espressa da adenocarcinomi del colon-retto, ovaio e stomaco (Tabella 31.1).

In questo capitolo, dopo aver enunciato brevemente i principi di base, tratteremo in maniera più completa quelle che sono attualmente considerate le principali applicazioni cliniche e di comprovata efficacia della RGS:
- biopsia radioguidata del "linfonodo sentinella" nel carcinoma mammario e nel melanoma cutaneo;
- ROLL (*Radioguided Occult Lesion Localization*), per la localizzazione e l'escissione chirurgica di lesioni mammarie non palpabili;
- RGS di adenomi paratiroidei in sede o ectopici.

Tabella 31.1 Principali applicazioni con comprovata utilità clinica della RGS

Chirurgia radioimmunoguidata	Chirurgia radioguidata
Localizzazione radioguidata di carcinomi del colon-retto (^{125}I-B72.3; ^{125}I-CC49)	Biopsia del "linfonodo sentinella" (carcinoma mammario, melanoma)
	Identificazione di adenomi paratiroidei, in sede o ectopici
	ROLL (localizzazione radioguidata di lesioni mammarie non palpabili)
	Localizzazione radioguidata di tumori neuroendocrini (^{111}In-Octreotide)

31.3 Principi di base della chirurgia radioguidata

Il decadimento radioattivo è un fenomeno soggetto a fluttuazioni casuali ("random") che complicano l'accuratezza della rilevazione e della misura della radioattività durante un intervento di RGS. In particolare, è spesso difficile stabilire con assoluta certezza se il rapporto tra conteggio totale della lesione ("target") rispetto al conteggio del "fondo" (ad esempio, il rapporto tra il linfonodo sentinella e il tessuto adiacente) sia accurato, cioè non sia causato da fluttuazioni random. Applicando il criterio standard di significatività statistica, una differenza tra i conteggi per unità di tempo (R_g) del "target" (ad esempio, un tumore) e quelli (R_b) del "fondo" adiacente inferiore a 2 deviazioni standard ($|R_g - R_b| = R_n < 2\sigma$; dove $\sigma = \sqrt{R_n}$ secondo la distribuzione di Poisson), non può essere considerata significativa dal punto di vista statistico, poiché esiste una probabilità superiore al 5% che tale differenza sia causata semplicemente da fluttuazioni random.

Al fine di determinare il conteggio (espresso in conteggi per secondo, cps) netto del target ($R_n = R_g - R_b$), necessario per ottenere una determinata affidabilità statistica, cioè un'incertezza percentuale di uno specifico rate di conteggio netto ($\%\delta_{Rn}$), l'intervallo del tempo di conteggio (Δt in secondi) sia per le misurazioni del target, sia per le misurazioni del fondo, è dato dalla seguente formula:

$$\Delta t\%\delta_{Rn} = \frac{r+1}{\frac{R_g(r-1)^2}{r}} \times \frac{100}{\%\delta_{Rn}}$$

dove

- $\Delta t\%\delta_{Rn}$: Δt necessario per ottenere un Rn che abbia una determinata significatività statistica;
- $R_n = R_g - R_b$: *rate* di conteggio "netto" del target (R_g = *rate* di conteggio "totale" del target; R_b = *rate* di conteggio del background);
- $r = \frac{R_g}{R_b}$: rapporto target-background.

Applicando una percentuale di incertezza del 5%, l'equazione può essere usata per calcolare gli intervalli minimi di tempo di conteggio del target (R_g) e del fondo (R_b), per poter identificare correttamente il target (R_n). Pertanto, nel caso di un alto rapporto Target/Background (T/B) occorre un Δt relativamente breve per acquisire un adeguato numero di conteggi sufficienti a raggiungere una differenza statisticamente significativa tra i due parametri. Per esempio, nel caso di un rapporto T/B di 2 (ad esempio, tumore a basso contrasto) un R_g di 25 cps richiede un Δt di 500 secondi per poter effettivamente stabilire se tale rapporto sia statisticamente significativo. Un intervallo di tempo così elevato è inaccettabile in RGS, considerando anche che nel corso di tali interventi devono essere effettuate più misurazioni in un tempo compatibile con la durata dell'intervento stesso.

Pertanto, la sensibilità risulta essere una caratteristica estremamente importante per le applicazioni di RGS. La sensibilità potrebbe essere aumentata "artificialmente" allargando la finestra energetica e/o riducendo la collimazione e la schermatura, a costo tuttavia di un aumento della radiazione diffusa *scatter*, che determina una riduzione del "contrasto" e quindi della capacità di radiolocalizzare la regione target.

La sonda per RGS converte la radioattività rivelata intraoperatoriamente sia in un segnale numerico, sia in un segnale acustico di intensità e frequenza proporzionali all'attività presente nella regione in esame. La sonda "ideale" per RGS dovrebbe avere la migliore sensibilità, risoluzione spaziale, e risoluzione energetica. Purtroppo, questi tre parametri non possono essere ottimizzati simultaneamente; basti pensare al fatto che la sensibilità e la risoluzione spaziale sono inversamente correlate tra loro. È quindi spesso necessario raggiungere il miglior compromesso (*trade off*) possibile fra sensibilità e risoluzione spaziale, compromesso che può verificarsi a livelli differenti per le diverse applicazioni della RGS.

Le sonde per RGS sono costituite da un rilevatore composto da un cristallo scintillatore, ad esempio NaI(Tl) o CsI(Tl), o da un semiconduttore (CdTe), a sua volta protetto da uno schermo laterale metallico dotato di un collimatore per ridurre l'effetto della radiazione diffusa. Le caratteristiche geometriche e i tipi di materiale del rilevatore, della schermatura e della collimazione ne determinano le fondamentali proprietà fisiche, quali la sensibilità, l'intervallo di risposta lineare, la risoluzione spaziale, e la risoluzione energetica. Alcune sonde, dotate di collimazione variabile, consentono di cambiare la risoluzione spaziale e la sensibilità a seconda della specifica applicazione. I rilevatori a scintillazione sono tipicamente caratterizzati da una un'elevata sensibilità e da una discreta risoluzione spaziale. Le sonde a semiconduttore offrono generalmente una sensibilità inferiore, una migliore risoluzione energetica, e minori dimensioni (quindi una maggiore maneggevolezza nel campo operatorio). Pertanto, la "migliore" sonda per RGS è quella che, sulla base delle proprie caratteristiche tecniche, viene scelta opportunamente per un determinato impiego clinico (ad esempio, per la biopsia del "linfonodo sentinella" dovrebbe essere privilegiata una sonda con una buona risoluzione spaziale, mentre meno importanti sono la sensibilità e la risoluzione energetica).

In ogni caso, la principale peculiarità di una sonda per RGS è certamente rappresentata dal fatto di essere dotata di una più alta sensibilità rispetto ad una gamma-camera, perché posta a diretto contatto con il tessuto da esaminare. Infatti, l'efficienza di un rilevatore aumenta quanto più è posto vicino alla sorgente radioattiva; tale aumento è inversamente proporzionale al quadrato della distanza tra la sorgente e il rilevatore. Ad esempio, diminuendo la distanza da 10 a 1 cm il tasso di conteggio aumenta di un fattore di circa 100; a distanze ancora più vicine del diametro della sonda il tasso di conteggio continua ad aumentare, ma non segue più la regola dell'inverso del quadrato.

Per i tumori con bassa captazione del radiofarmaco somministrato per via sistemica (tipicamente a basso contrasto), è talora problematico raggiungere statistiche di conteggio tali da avere differenze statisticamente significative tra tumore e fondo. La principale differenza del conteggio con sonda gamma rispetto alla rilevazione con gamma-camera è rappresentata dal fatto che i conteggi del fondo non variano con la distanza della sonda, mentre quelli del tumore aumentano rapidamente non appena la sonda si trova nelle sue immediate vicinanze.

Un altro principio fondamentale della RGS è quello del cosiddetto "conteggio dei tre punti":

1. Conteggio *in vivo* con sonda gamma per identificare l'area del campo operatorio con la massima concentrazione radioattiva.
2. Rimozione del tessuto di interesse (target) e suo conteggio *ex vivo* per ulteriore conferma.
3. Conteggio *in vivo* del letto di resezione per verificare che l'escissione sia stata completa (cioè che tutto il tessuto radioattivo sia stato rimosso).

31.4 Biopsia radioguidata del linfonodo sentinella nel carcinoma mammario

31.4.1 Cenni di anatomia e fisiologia del drenaggio linfatico in ambito mammario

Così come tutti gli organi e apparati, la mammella è dotata di un proprio sistema di vascolarizzazione arteriosa e venosa, di un'innervazione, e di una rete di drenaggio linfatico. Quest'ultimo rappresenta la principale (ma non l'unica) via di diffusione metastatica del tumore della mammella, e riveste pertanto un ruolo fondamentale nella progressione della malattia.

I collettori linfatici della mammella originano, dall'interno dell'organo, da vasi linfatici inter- e perilobulari, e sono prevalentemente tributari dei linfonodi superiori del gruppo pettorale (o toracico) del linfocentro ascellare. I linfatici che provengono dalla parte mediale e profonda della mammella raggiungono l'estremità sternale degli spazi intercostali, li attraversano per penetrare nella cavità toracica e terminare nei linfonodi sternali, che decorrono parallelamente all'arteria toracica interna. I vasi linfatici della parte posteriore (profonda) della mammella giungono ai linfonodi sottoclavicolari (del gruppo apicale del linfocentro ascellare), talvolta con l'intermezzo di linfonodi retro-pettorali o intra-pettorali (situati tra i due muscoli pettorali). La maggior parte della linfa prodotta nella mammella drena verso i linfonodi ascellari, mentre solo il 3% circa migra verso i linfonodi parasternali della catena mammaria interna; i linfonodi intercostali ricevono normalmente una minima parte del drenaggio linfatico della mammella.

In condizioni fisiologiche, il flusso linfatico procede dalle zone profonde al plesso sottocutaneo; la maggior parte del flusso linfatico della mammella viene così convogliata nel plesso sub-areolare di Sappey, che a sua volta drena in sede anteriore o al gruppo pettorale dei linfonodi ascellari. Una componente minore drena invece attraverso il plesso profondo localizzato nella fascia dei muscoli pettorali.

31.4.2 Background e definizione di "linfonodo sentinella" nel carcinoma mammario

In molti interventi di chirurgia oncologica la linfadenectomia, ovvero l'asportazione completa delle catene linfatiche distrettuali, è ritenuta un momento operatorio fondamentale.

Soltanto l'asportazione in blocco del tumore, del tessuto che lo contiene e delle strutture circostanti (comprese appunto le vie linfatiche), sembra infatti garantire la necessaria radicalità dell'intervento. Inoltre, l'esame anatomo-patologico dei linfonodi asportati consente di accertare se e in che numero essi siano sede di metastasi e, quindi, di stadiare la malattia classificandola secondo il sistema TNM, passaggio indispensabile per modulare l'iter terapeutico successivo all'intervento chirurgico e per orientare la prognosi.

Lo svuotamento linfonodale ascellare, in aggiunta all'escissione del tumore primitivo, ha rappresentato per lungo tempo la procedura chirurgica standard per i pazienti con cancro della mammella. Lo stato istologico dei linfonodi ascellari rimane, infatti, il singolo fattore prognostico più importante per la sopravvivenza. Inoltre, lo svuotamento ascellare garantisce un ottimo controllo loco-regionale della malattia. Circa il 30-40% delle pazienti senza linfonodi palpabili svilupperà una recidiva macroscopica ascellare se non si effettua la dissezione linfonodale ascellare, a prescindere dal trattamento chemioterapico adiuvante. È tuttavia opportuno sottolineare che in studi prospettici randomizzati non è mai stato dimostrato un aumento significativo della sopravvivenza in pazienti trattate con dissezione ascellare rispetto a quelle che non hanno subito tale procedura.

Lo svuotamento ascellare è un intervento chirurgico con impatto non trascurabile sul benessere della paziente, dato che in una certa percentuale di casi (5-20%) può provocare spiacevoli complicanze quali dolore, parestesie, linfedema. La percentuale di pazienti con cancro della mammella che al momento della tumorectomia (con associata dissezione ascellare) presentano metastasi nei linfonodi ascellari è in relazione diretta al diametro del tumore primitivo. Per la maggior parte delle pazienti che giungono all'osservazione di un chirurgo senologo con tumore in stadio iniziale, essa è dell'ordine del 20-30%. Ciò significa che in almeno il 70% dei casi lo svuotamento ascellare è oggi inutile e potenzialmente dannoso, perché effettuato su donne che non presentano metastasi ascellari.

Il razionale per la biopsia del linfonodo sentinella nel trattamento chirurgico del carcinoma mammario si basa sul fatto che, in caso di metastasi linfogena, la neoplasia diffonde attraverso il sistema linfatico seguendo un percorso ordinato e progressivo, dal primo livello ai livelli superiori. Pertanto, il primo linfonodo incontrato dalla linfa nel suo percorso dalla sede del tumore verso il bacino linfatico di drenaggio (il linfonodo sentinella) sarà quello più probabilmente affetto da metastasi; al contrario, l'assenza di metastasi nel linfonodo sentinella depone per l'assenza di coinvolgimento metastatico di tutti gli altri linfonodi delle vie superiori. Quindi, se è identificabile il primo linfonodo sede di drenaggio di un particolare tumore, è possibile ottenere dalla sua analisi le dovute informazioni prognostiche e terapeutiche e soprattutto evitare, in caso di negatività, l'inutile rimozione di un gran numero di linfonodi ascellari.

Il linfonodo sentinella (SLN) è dunque definito come il primo linfonodo (o gruppo di linfonodi) che riceve linfa direttamente dal tumore primitivo. Ne consegue che bisogna considerare come SLN ogni linfonodo che riceve direttamente la linfa dal tumore. Nel 1994 Giuliano e coll. hanno descritto per primi la loro esperienza con l'uso di un colorante vitale (il blu di Evans) iniettato intorno alla sede del tumore primitivo per la ricerca del SLN nel cancro della mammella. La tecnica del mappaggio linfatico intraoperatorio si è poi evoluta con l'adozione di radiocolloidi marcati con ^{99m}Tc e con l'ausilio di una sonda intraoperatoria per la rilevazione di raggi gamma. La tecnica del mappaggio linfatico mediante radiocolloidi (linfoscintigrafia) riesce in mani esperte a identificare il SLN in più del 97% dei casi. L'uso di entrambe le metodiche sembra aumentare ulteriormente la percentuale di successo, fino a sfiorare il 100%.

Quando identificato, la correlazione tra presenza/assenza di metastasi a livello del linfonodo sentinella ed esame istologico di tutti i linfonodi ascellari asportati chirurgicamente è molto elevata. Il valore predittivo in caso di negatività è infatti intorno al 95-97%. Ciò significa che in una bassa percentuale di casi (circa il 3-5%) la tecnica del SLN può dare risultati falsamente negativi, elemento del quale le pazienti devono essere correttamente informate. Tuttavia, questo svantaggio può essere controbilanciato da una migliore stadiazione del SLN, in quanto lo studio dell'anatomo-patologo con sezioni seriate e con tecniche "ultrasensibili" (come l'immunoistochimica e l'analisi molecolare con RT-PCR) può condurre all'identificazione di micrometastasi non valutabili con le tecniche convenzionali (colorazioni con ematossilina-eosina). Ciò avviene in circa il 10-20% dei casi.

In definitiva, la metodica del SLN ha migliorato l'accuratezza della stadiazione istopatologica dell'ascella nel carcinoma mammario, in quanto consente di riconoscere un interessamento metastatico linfonodale anche minimo (micrometastasi) nelle pazienti con ascella clinicamente negativa.

31.4.3 Localizzazione pre-intraoperatoria del linfonodo sentinella

31.4.3.1 Raccomandazioni generali

La metodica del SLN nella pratica clinica deve essere condotta da un gruppo multidisciplinare che comprende come minimo un chirurgo esperto (che lavori presso un servizio che tratta oltre 150 casi/anno e che si occupi personalmente di almeno un caso la settimana) e da uno specialista in medicina nucleare: entrambi dovrebbero aver seguito un corso specifico in questa tecnica. Almeno un chirurgo e un medico nucleare di ogni Centro dovrebbero effettuare una curva di apprendimento di almeno 30 casi consecutivi con un *tutor*, praticando la ricerca del SLN e la dissezione ascellare contemporanea con una percentuale di identificazione non inferiore al 90% e una di falsi negativi non superiore al 3-4% (Linee Guida FONCaM 2005).

31.4.3.2 Radiofarmaco

La tecnica della biopsia del SLN è relativamente semplice. Sono candidate ideali a questo intervento pazienti con tumore della mammella di diametro inferiore ai 3 cm e senza linfoadenopatia ascellare macroscopica. In pratica, alcune ore prima dell'intervento chirurgico (3-18 ore) la paziente si sottopone a una linfoscintigrafia con somministrazione interstiziale del radiofarmaco. Si usano particelle colloidali di albumina umana di dimensioni comprese tra 20 e 80 nm (Nanocoll®), marcate con ^{99m}Tc. La sospensione contenente il radiofarmaco (7-30 MBq, pari a 0,2-0,8 mCi in un volume di 0,2-0,3 mL, seguito da 0,1-0,2 mL di aria) viene inoculata mediante ago da 25 G. La paziente viene invitata a massaggiare delicatamente, per alcuni minuti, la zona dell'inoculo, onde facilitare e accelerare il drenaggio linfatico. Nel caso di pazienti obese, si consiglia di aumentare l'attività a 15-55 MBq (0,4-1,5 mCi).

31.4.3.3 Modalità di somministrazione

Per quanto riguarda le vie di iniezione del radiocolloide, sono state proposte quella intratumorale, la peritumorale profonda, l'intradermica o subdermica, e quella peri-subareolare. Essendo la linfoangiogenesi tumorale in genere marcatamente displastica, il primo tipo di somministrazione costringe a iniettare volumi e attività considerevoli di radiofarmaco per vincere la pressione intratumorale e provocare uno "stravaso" del radiocolloide a livello degli spazi linfatici peritumorali (strutturalmente e funzionalmente normali); inoltre, a causa dell'inefficienza di drenaggio linfatico all'interno della massa tumorale, la visualizzazione del SLN avviene in modo lento e incostante. A causa di tutti questi inconvenienti, la via intratumorale è stata praticamente abbandonata. L'iniezione peritumorale profonda prevede una o multiple iniezioni intorno al nodulo tumorale, eventualmente sotto guida mammografica o ecografica nel caso di lesioni non palpabili. Questa tecnica permette una discreta visualizzazione del drenaggio linfatico ascellare e offre il vantaggio di visualizzare anche i linfonodi mammari interni (nel 10-30% dei casi); la migrazione del radiocolloide dalla sede di iniezione permane tuttavia ancora abbastanza lenta. La via intradermica o sottodermica in corrispondenza della proiezione cutanea del nodulo mammario è probabilmente quella oggi più diffusa, dato che consente una rapida e costante visualizzazione del SLN ascellare, in virtù del notevole sviluppo della rete linfatica a tale livello. Con questa tecnica è molto rara, invece, la visualizzazione dei linfonodi mammari interni. Più di recente è stata proposta anche l'iniezione peri- o subareolare. In questa sede vi è il plesso linfatico di Sappey, nel quale confluiscono i linfatici provenienti da tutta la mammella. Numerosi studi hanno dimostrato che la via subareolare, quella peritumorale profonda, e quella intradermica centrata sulla proiezione cutanea del nodulo tumorale evidenziano lo stesso SLN. Questi studi suggeriscono quindi che la linfa proveniente da diverse regioni della mammella raggiunga comunque lo stesso linfonodo ascellare, cioè che esista un unico SLN per l'intera ghiandola. La via subareolare potrebbe essere la più conveniente per la sua semplicità e potrebbe rappresentare la modalità più indicata in casi particolari, quali i tumori non palpabili, quelli multicentrici o quelli già escissi.

31.4.3.4 Imaging e conteggio radioattivo esterno

La linfoscintigrafia può essere eseguita il giorno precedente l'intervento chirurgico oppure il giorno stesso, almeno 2-3 ore prima dell'intervento. Viene utilizzata una gamma-camera a grande campo, con collimatore a fori paralleli, bassa energia, alta risoluzione (LEHR), una finestra energetica del 15% (± 5%) centrata sul fotopicco del ^{99m}Tc (140 KeV) e una matrice di acquisizione 128×128 o 256×256. La paziente è posta in posizione supina, con le braccia completamente abdotte, in modo che la testata della gamma-camera sia il più vicino possibile alla regione ascellare. Un'acquisizione in modalità dinamica (10-15 *frame* della durata 1 min/*frame*) immediatamente dopo la somministrazione del radiofarmaco può essere utile (ma non obbligatoria) per documentare la cinetica iniziale di distribuzione del tracciante. In ogni caso, una sequenza di 3 scintigrafie planari statiche (Fig. 31.1), rispettivamente in proiezione obliqua anteriore (mantenendo la superficie della testata della gamma-camera il più possibile parallela al cavo ascellare), laterale e anteriore devono essere acquisite almeno 5-10 minuti dopo l'inoculo del tracciante e, se necessario, dopo 3 e 18 ore (nei casi di scarsa/assente migrazione del radiocolloide). La proiezione anteriore è importante per la visualizzazione dei linfonodi della mammaria interna (Fig. 31.2).

Utilizzando una sorgente radioattiva puntiforme di ^{57}Co, si traccia sulla cute con inchiostro indelebile la proiezione cutanea del/i linfonodo/i sentinella nelle varie proiezioni. Al termine della linfoscintigrafia, un conteggio esterno della regione ascellare, da attuarsi con la sonda gamma sulla superficie cutanea, integra le informazioni ottenute con l'imaging e conferma la proiezione cutanea del SLN. In questa fase il posizionamento del braccio della paziente deve essere lo stesso dell'intervento chirurgico. L'intera procedura assume fondamentale importanza in quanto fornisce al chirurgo notevoli informazioni circa la localizzazione spaziale del SLN, e contribuisce quindi a ridurre al minimo i tempi dell'intervento e dell'incisione chirurgica.

La percentuale di successo della linfoscintigrafia (con successivo conteggio intraoperatorio mediante sonda gamma) nella localizzazione del SLN è di circa il 97%; la tec-

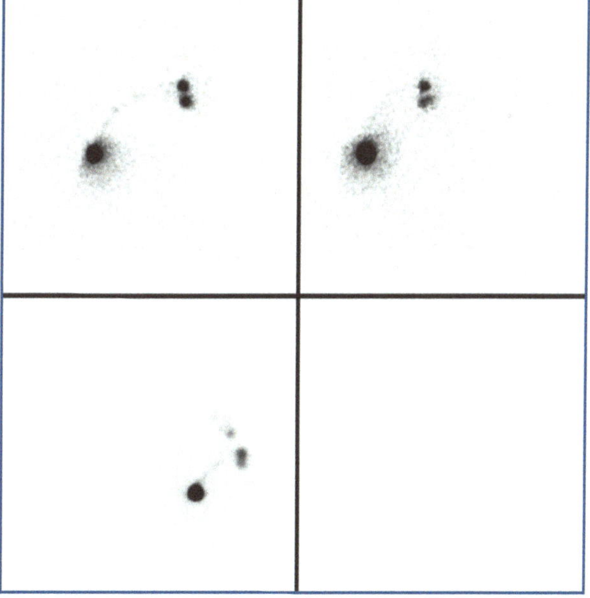

Fig. 31.1 Linfoscintigrafia (*in alto a sinistra* proiezione obliqua anteriore sinistra 45°; *in alto a destra* proiezione laterale; *in basso a sinistra* proiezione anteriore) per la ricerca del linfonodo sentinella in paziente di 36 anni affetta da carcinoma della mammella sinistra. Le immagini evidenziano un flusso linfatico diretto verso l'ascella sinistra mediante due vie linfatiche confluenti in due aree di accumulo del radiofarmaco riferibili ai due linfonodi sentinella drenanti il nodulo localizzato nel quadrante infero-interno della mammella sinistra (il radiofarmaco è stato somministrato per via intradermica sulla proiezione cutanea del tumore)

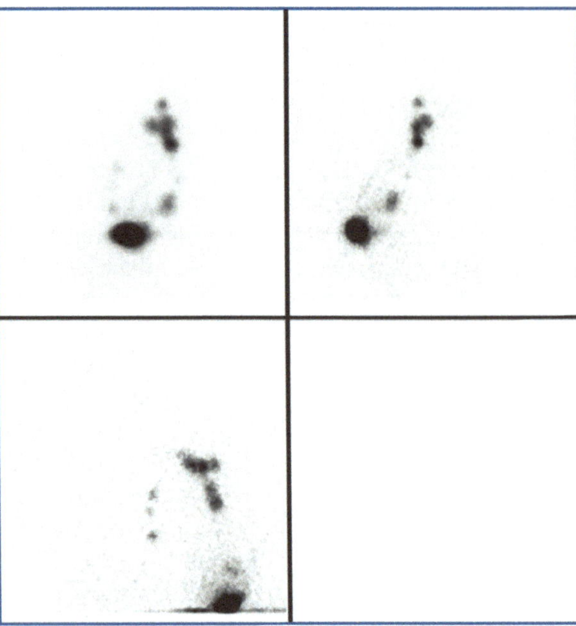

Fig. 31.2 Linfoscintigrafia per la ricerca del linfonodo sentinella in paziente di 45 anni affetta da carcinoma della mammella sinistra. Le immagini (*in alto a sinistra* proiezione obliqua anteriore 45°; *in alto a destra* proiezione laterale) evidenziano un flusso linfatico diretto verso la regione ascellare sinistra con visualizzazione di almeno quattro aree di iperaccumulo del radiofarmaco riferibili ai linfonodi sentinella ascellari della neoplasia mammaria localizzata a livello della regione equatoriale dei quadranti interni di sinistra. Si evidenzia inoltre un'area di accumulo del radiocolloide che si proietta a livello del quadrante supero-esterno della mammella sinistra, corrispondente a un linfonodo sentinella inframammario. La scintigrafia planare statica in proiezione anteriore (*in basso a sinistra*) mostra un ulteriore drenaggio linfatico che dalla sede di somministrazione del radiofarmaco (peritumorale) si estrinseca attraverso i linfatici della catena mammaria interna

nica con il colorante blu presenta una minore percentuale di successo, se utilizzata singolarmente (circa il 75-80%); se associata alla linfoscintigrafia, è in grado di aumentarne la percentuale di successo fino al 98-99%, in particolare nei casi in cui il SLN sia diffusamente metastatico.

31.4.3.5
Ricerca intraoperatoria del linfonodo sentinella

La biopsia radioguidata del SLN prevede l'acquisizione da parte del chirurgo delle informazioni derivanti dalla linfoscintigrafia circa il numero di linfonodi radioattivi che sono stati rilevati e del loro rapporto con le vie linfatiche evidenziate. La tecnica chirurgica contempla un preliminare conteggio esterno della radioattività mediante la sonda inserita in una guaina sterile da parte del chirurgo, che pratica una piccola incisione sulla linea ideale per la dissezione ascellare nella regione cutanea dove è massima la registrazione dei conteggi radioattivi. Quando il tumore è situato nel quadrante supero-esterno, l'accesso al SLN avviene attraverso la stessa breccia chirurgica utilizzata per l'exeresi del tumore. La ricerca del SLN viene eseguita, dopo aver inciso la fascia ascellare, muovendo delicatamente la sonda all'interno della breccia chirurgica, al fine di identificare la regione con la massima radioattività, corrispondente al SLN più "caldo". Una volta rimosso, i conteggi *ex vivo* del linfonodo più radioattivo costituiranno un valore relativo di riferimento per la singola paziente, in modo da asportare i soli linfonodi con radioattività ≥ al 10 o al 20% del valore di conteggio.

31.5 Biopsia radioguidata del linfonodo sentinella nel melanoma cutaneo

31.5.1 Cenni di anatomia e fisiologia del circolo linfatico cutaneo

I vasi linfatici che drenano la linfa prodotta nella cute presentano una distribuzione sovrapponibile a quella dei vasi ematici, a causa di una comune origine embriologica (vedi anche Fig. 31.1). Mentre l'epidermide è priva di vasi linfatici, il derma possiede un'abbondante rete linfatica suddivisa principalmente in due reti, una superficiale papillare e sub-papillare e un'altra più profonda, nel derma reticolare. In condizioni fisiologiche, il flusso linfatico è diretto dalla rete superficiale alla profonda, per poi confluire in vasi di calibro maggiore nel plesso sottocutaneo. La densità maggiore di vasi linfatici si riscontra nella regione testa-collo, mentre la più bassa si osserva nelle estremità (arti), anche se la densità dei vasi non sempre rispecchia l'entità del flusso linfatico e/o la capacità di drenaggio di tale sistema.

31.5.2 Background e concetto di linfonodo sentinella nel melanoma cutaneo

L'incidenza del melanoma cutaneo è incrementata di circa 3 volte negli ultimi 30-40 anni, tanto che questa patologia rappresenta la sesta neoplasia più frequente negli Stati Uniti. In Italia, ogni anno circa 6000 persone sono colpite da melanoma e 1500 muoiono a causa di questo tumore. I principali fattori di rischio sono rappresentati da età avanzata, familiarità positiva, immunosoppressione, ed esposizione solare. Anche se esistono molteplici fattori che determinano sia la capacità del melanoma di originare metastasi, sia la possibilità di sopravvivenza del paziente, il principale determinante è rappresentato dallo spessore istopatologico del tumore determinato secondo Breslow. I pazienti con un melanoma di spessore minore di 1 mm hanno una prognosi eccellente, con percentuale di sopravvivenza a 10 anni di più del 90% e di recidiva minore del 5%. Al contrario, solo il 40% dei pazienti con un melanoma di spessore maggiore di 1,5 mm sopravvive a 5 anni dopo il primo trattamento. Pazienti con un melanoma cutaneo maggiore di 4 mm hanno una prognosi infausta, con un rischio di recidiva di malattia a livello linfonodale nel 30% circa dei casi, e di diffusione sistemica in circa il 68%.

La presenza di metastasi linfonodali diminuisce la percentuale di sopravvivenza dei pazienti di circa la metà. Dal momento in cui la malattia si diffonde per via linfatica, il numero dei linfonodi interessati e l'estensione del coinvolgimento metastatico linfonodale (microscopico o macroscopico) rappresentano i due più importanti fattori prognostici. Indipendentemente dallo spessore della lesione, la sopravvivenza a 5 anni dei pazienti con melanoma non ulcerato, con singola metastasi linfonodale, clinicamente occulta, è molto maggiore rispetto a quelli con metastasi a 4 o più linfonodi, clinicamente evidenti (70% *vs* 27%).

La diffusione metastatica attraverso la via linfatica inizia con l'infiltrazione da parte delle cellule neoplastiche attraverso la lamina basale nel tessuto connettivo. Dopo aver infiltrato l'endotelio dei vasi linfatici, le cellule neoplastiche seguono il flusso linfatico e arrivano al "primo" linfonodo, proliferando nei sinusoidi e restando confinate nello spazio sottocapsulare fino a sovvertirne la normale struttura. Un'accurata stadiazione dello stato linfonodale è pertanto di fondamentale importanza nella gestione dei pazienti affetti da *early stage melanoma* (stadi clinici I e II). Come originariamente proposto da Morton, il linfonodo sentinella è definito come quello che riceve direttamente la linfa dal tumore primitivo. Se il SLN è negativo per la presenza di metastasi, la probabilità che i restanti linfonodi loco-regionali siano interessati da metastasi è <1%. Perciò, una completa stadiazione linfonodale può essere ottenuta con la biopsia del SLN che, rispetto alla dissezione linfonodale, è una procedura meno invasiva, con minore morbilità e con costi sanitari inferiori. La linfoadenectomia può invece essere riservata solo a quei pazienti nei quali la biopsia del SLN sia risultata positiva per la presenza di metastasi (linfoadenectomia selettiva). Un altro vantaggio della biopsia del SLN nel melanoma (così come già visto nel carcinoma mammario) è che solo uno o pochi linfonodi per paziente (invece dei 10-40 linfonodi derivanti da un intervento di linfoadenectomia) sono analizzati all'esame istologico. Inoltre, essendo il SLN quello con la più elevata probabilità di essere affetto da malattia, è possibile analizzarlo in maniera più intensiva e accurata, preparando un maggior numero di sezioni (di 5 μm in spessore) e utilizzando tecniche quali l'immunoistochimica, che prevede l'impiego di anticorpi diretti contro specifici antigeni (come S-100 e HMB-45). Questa procedura ha una sensibilità del 10-30% superiore rispetto all'esame istologico con colorazione convenzionale all'ematossilina-eosina nell'identificazione delle micrometastasi. Più recentemente è stato dimostrato che tecniche di biologia molecolare basate sulla reazione a catena della polimerasi-trascrittasi inversa (RT-PCR) sono in grado di determinare un addizionale *upstage* (pari a circa il 13-30%) dei pazienti i cui SLN sono risultati negativi per la presenza di metastasi dopo colorazione con ematossilina-eosina e con immunoistochimica. L'RNA-messaggero (mRNA) che codifica per la Tirosinasi (*Tyr*, enzima chiave nella sintesi della melanina) e per l'antigene di melanoma riconosciuto dai linfociti T (MART-1, espresso dalla maggior parte delle linee cellulari di melanoma) sono stati utilizzati in molti studi come marcatori per la presenza di cellule di melanoma nei SLN.

I pazienti con melanoma cutaneo di spessore intermedio (Breslow compreso tra 1 e 4 mm) costituiscono la popolazione che maggiormente trae benefici dalla biopsia del SLN: in caso di interessamento metastatico, la conseguente dissezione linfonodale profilattica e la terapia adiuvante post-operatoria con IFN-2β, assicurano in questi pazienti un beneficio terapeutico e ne prolungano la sopravvivenza (specialmente in caso di micrometastasi). L'incidenza di metastasi nel SLN è di circa il 5% per melanomi con spessore di Breslow tra 0,76 e 1,5 mm, ma aumenta a circa il 20% per i melanomi tra 1,5 e 4 mm.

31.5.3
Linfoscintigrafia: il gold standard nello studio del drenaggio linfatico del melanoma

Il primo studio sul drenaggio linfatico della cute venne condotto nel 1874 da Sappey che, mediante l'iniezione in cadaveri di preparati a base di mercurio, riuscì a identificare una linea di demarcazione, detta Linea di Sappey, posta sopra l'ombelico e che si curva posteriormente verso la seconda vertebra lombare. Si pensò che le lesioni poste al di sopra della linea drenassero verso i linfonodi del cavo ascellare omolaterale, mentre quelle al di sotto verso i linfonodi inguinali omolaterali. Questo modello, altamente semplificato, venne in seguito rivisitato in due diversi lavori da Haagensen e Sugarbaker che dimostrarono che soltanto le lesioni localizzate entro 2,5 cm da entrambi i lati della linea mediana e della linea di Sappey dimostrano un drenaggio ambiguo e imprevedibile. Norman studiò in seguito le aree di drenaggio linfatico utilizzando la linfografia con colorante vitale e dimostrò, in 82 pazienti operati di melanoma, che la zona di "imprevedibilità di drenaggio" si estende fino a 11 cm da ambo i lati della linea mediana. Anche i melanomi della testa e del collo e quelli localizzati alla spalla possono drenare in aree inaspettate. Possono essere quindi sospettati drenaggi linfatici multipli quando il melanoma si trova lungo la linea mediana del tronco o della linea di Sappey. In particolare sono state descritte due aree, una in prossimità dello sterno e l'altra alla base del collo, che possono presentare 6 aree di drenaggio: linfonodi cervicali anteriori e posteriori e linfonodi ascellari bilaterali. Per tutti questi motivi, prima di procedere all'intervento chirurgico di biopsia del SLN, è obbligatorio mappare la zona cutanea sede del melanoma con una linfoscintigrafia. La mappatura linfatica mediante radiocolloidi ha infatti rilevato inaspettate vie di drenaggio linfatico che superano le classiche nozioni anatomiche di Sappey precedentemente enunciate. Il principale vantaggio della linfoscintigrafia è che essa riflette l'effettivo stato funzionale del drenaggio linfatico nel singolo paziente affetto da melanoma. Queste considerazioni spiegano perché la linfoscintigrafia deve essere considerata una parte essenziale della procedura di biopsia radioguidata del SLN. Essa consente infatti di visualizzare il drenaggio linfatico della regione cutanea sede del melanoma, di individuare tutte le stazioni linfoghiandolari a maggior rischio di metastasi e, per ognuna di esse, di individuare il/i linfonodo/i sentinella; infine, permette l'identificazione e la biopsia dei cosiddetti linfonodi *in transit* (linfonodi sottocutanei interposti tra la regione cutanea sede del melanoma e la stazione linfoghiandolare principale).

31.5.4 Localizzazione pre-intraoperatoria del linfonodo sentinella nel melanoma

31.5.4.1 Radiofarmaco e modalità di somministrazione del radiofarmaco

Come per la biopsia radioguidata del SLN nel carcinoma mammario, anche per lo studio linfoscintigrafico finalizzato alla ricerca del SLN nel melanoma si utilizzano particelle colloidali di albumina umana di dimensioni comprese tra 20 e 80 nm (Nanocoll®, GE Healthcare, UK), marcate con ^{99m}Tc. Aliquote di 0,1-0,2 mL (in numero da 4 a 6-8 contenenti ciascuna 4-8 MBq) sono inoculate in sede intradermica intorno al tumore primitivo (o alla cicatrice chirurgica nel caso di pregressa escissione), usando aghi da 25 o 27 G, inserendo l'ago in una direzione il più tangente possibile alla cute per qualche millimetro. Dopo la somministrazione del radiofarmaco, il paziente è invitato a massaggiare delicatamente, per alcuni minuti, la zona dell'inoculo, onde facilitare e accelerare il drenaggio linfatico.

31.5.4.2
Imaging e conteggio radioattivo esterno

La linfoscintigrafia può essere eseguita il giorno precedente l'intervento chirurgico oppure il giorno stesso (in quest'ultimo caso almeno 2-3 ore prima). È consigliabile utilizzare una gamma-camera a grande campo con collimatore a fori paralleli, bassa energia, alta risoluzione (LEHR), una finestra energetica del 15% (± 5%) centrata sul fotopicco del ^{99m}Tc (140 keV) e una matrice di acquisizione 128×128 o 256×256. Subito dopo avere effettuato le iniezioni di tracciante, si procede con un'acquisizione dinamica (1 *frame*/minuto) della durata dai 20 ai 30 minuti (Fig. 31.3). In seguito, si acquisiscono immagini statiche ortogonali e oblique in fase più tardiva (a 30 minuti, a 3-4 ore e, in caso di mancata visualizzazione del SLN, anche 18 ore dopo la somministrazione del tracciante). Utilizzando una sorgente radioattiva puntiforme di ^{57}Co si traccia sulla cute con inchiostro indelebile la proiezione cutanea del/i linfonodo/i sentinella nelle varie proiezioni. Mediante un conteggio radioattivo esterno con sonda gamma viene confermata l'esatta localizzazione del SLN.

Nel caso di particolari localizzazioni anatomiche del melanoma (testa-collo, spalla ecc.) è consigliabile completare lo studio planare con tecnica SPECT/TC. Il principale vantaggio di questa tecnica di acquisizione è quello di poter meglio definire spazialmente l'SLN fornendo al chirurgo precisi riferimenti anatomici (Fig. 31.4).

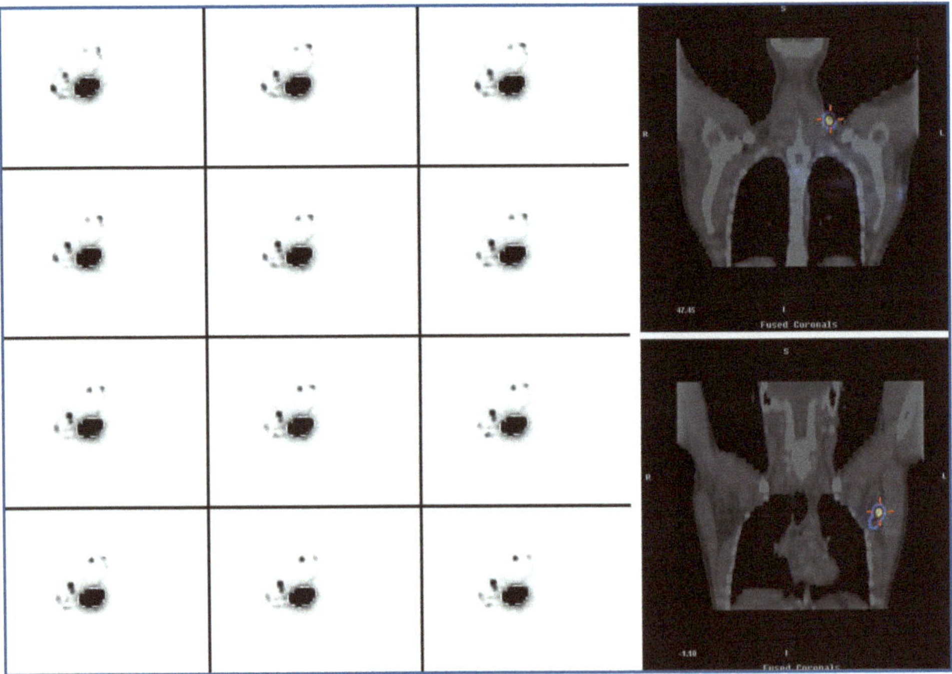

Fig. 31.3 Linfoscintigrafia dinamica per la ricerca del linfonodo sentinella in paziente di 34 anni affetto da melanoma cutaneo della spalla sinistra (proiezione posteriore). Le immagini sequenziali evidenziano un flusso linfatico che dal sito di somministrazione del radiofarmaco (perilesionale) si estrinseca verso la stazione linfoghiandolare ascellare sinistra e laterocervicale omolaterale. Il successivo studio SPECT/TC mostra la presenza di due linfonodi sentinella ascellari di sinistra e di un linfonodo laterocervicale omolaterale

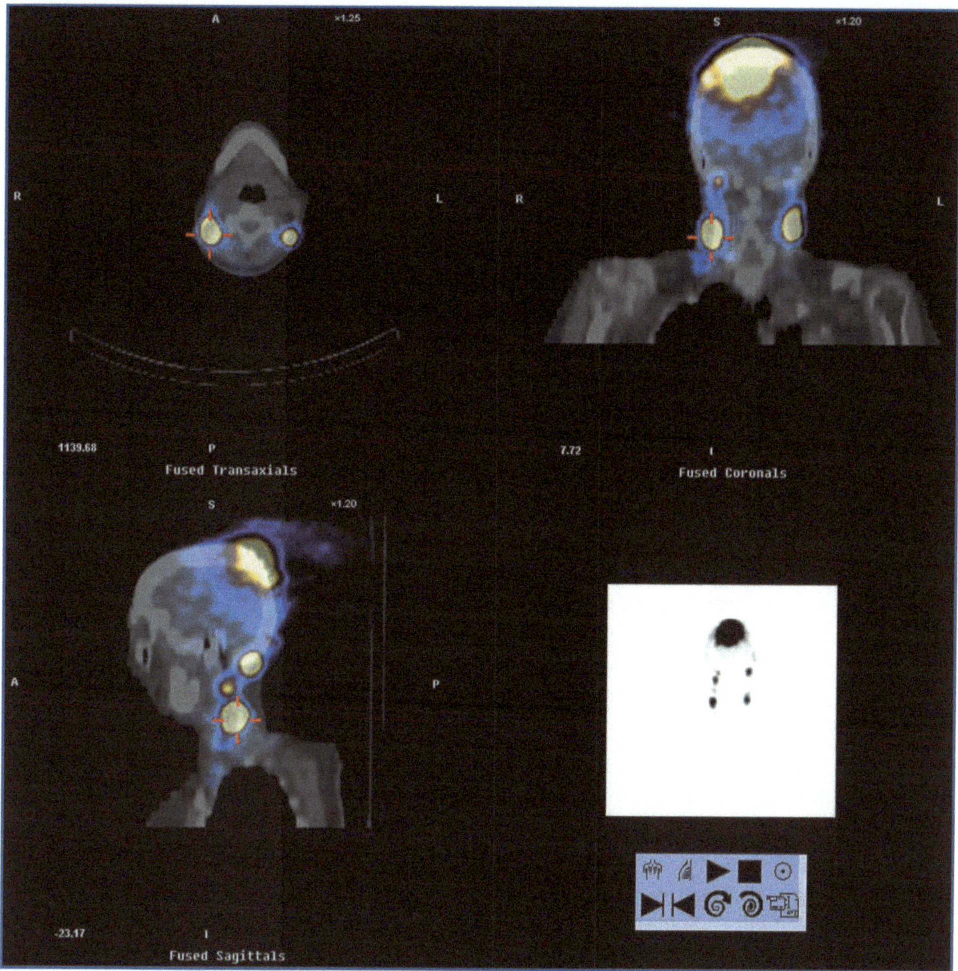

Fig. 31.4 Studio con tecnica SPECT/TC in paziente con melanoma del cuoio capelluto che evidenzia un drenaggio linfatico bilateralmente diretto verso la regione nucale e laterocervicale (3 linfonodi sentinella a destra e 2 a sinistra)

31.5.4.3 Ricerca intraoperatoria del linfonodo sentinella

La biopsia radioguidata del SLN prevede l'acquisizione da parte del chirurgo delle informazioni derivanti dalla linfoscintigrafia circa il numero di stazioni linfoghiandolari di drenaggio e di linfonodi radioattivi che sono stati rilevati e il loro rapporto con le vie linfatiche evidenziate. La tecnica chirurgica di ricerca del SLN è identica a quella descritta precedentemente per il carcinoma mammario, e prevede un conteggio radioattivo esterno mediante la sonda e la ricerca intraoperatoria della regione con la massima radioattività, corrispondente al SLN più "caldo". Tutti i linfonodi radioattivi con un conteggio ≥ al 10% (nella nostra esperienza ≥ al 20%) del linfonodo più radioattivo devono essere rimossi e considerati come SLN aggiuntivi.

31.6 Localizzazione intraoperatoria delle paratiroidi iperfunzionanti

31.6.1 Background fisiopatologico e clinico

Nell'iperparatiroidismo primario l'incremento della secrezione di paratormone (PTH) è sostenuto in circa l'80-95% dei casi da un adenoma paratiroideo singolo. La ghiandola paratiroidea iperfunzionante esibisce un aumento dell'attività proliferativa cellulare, un incremento del volume ghiandolare, e una scarsa sensibilità all'effetto inibitorio da parte di elevati livelli della calcemia (configurando quindi una secrezione inappropriata di PTH).

Una condizione di iperparatiroidismo recidivante o persistente si verifica in circa il 5-10% dei pazienti sottoposti a intervento chirurgico per iperparatiroidismo primario. La più frequente è sicuramente rappresentata dalla forma persistente (nel 75% dei casi), definita come persistenza (o ricomparsa entro brevissimo tempo) di ipercalcemia (e livelli elevati di PTH) nel periodo post-operatorio. Le possibili cause di questa condizione sono: errata identificazione dell'adenoma, incompleta resezione dovuta a malattia coinvolgente più ghiandole, inesperienza del chirurgo, presenza di un carcinoma paratiroideo metastatico, oppure errore all'esame istopatologico intraoperatorio.

Il primo intervento di paratiroidectomia fu effettuato nel 1925 con una cervicotomia convenzionale ed esplorazione bilaterale del collo, tecnica da allora adottata come procedura standard nel trattamento chirurgico dell'iperparatiroidismo primario, con una percentuale di successo del 95%. Il successo di questa tecnica chirurgica è condizionato fortemente dall'esperienza del chirurgo nel distinguere macroscopicamente le paratiroidi normali da quelle patologiche, sebbene il volume ghiandolare non correli sempre con i livelli ematici del PTH.

Poiché il 95% dei casi di iperparatiroidismo primario è causato da un adenoma singolo, in teoria la cervicotomia con esplorazione bilaterale del collo è necessaria solo in una piccola percentuale di pazienti. Dato che le tecniche di imaging pre-operatorio (in particolar modo la scintigrafia paratiroidea) possono stabilire con ragionevole accuratezza il numero di ghiandole coinvolte e la loro precisa localizzazione, sono possibili approcci chirurgici più conservativi rispetto alla tradizionale esplorazione bilaterale del collo. Come prima accennato, il principale impulso allo sviluppo della paratiroidectomia radioguidata mininvasiva (MIRP) è stato fornito proprio dallo sviluppo di nuove e accurate tecniche di imaging medico-nucleare di localizzazione pre-operatoria dell'adenoma paratiroideo iperfunzionante, in particolare la scintigrafia con ^{99m}Tc-Sestamibi (vedi Capitolo 26). La MIRP può essere applicata solo quando la scintigrafia pre-operatoria identifica un'area di "netta" ipercaptazione del radiofarmaco riferibile a un adenoma paratiroideo "singolo".

31.6.2 Protocolli MIRP

Il ^{99m}Tc-Sestamibi è l'unico radiofarmaco attualmente utilizzato per identificare pre- e intraoperatoriamente gli adenomi paratiroidei iperfunzionanti. Il successo della MIRP dipende dalla diversa velocità di *washout* di questo radiofarmaco nei differenti parenchimi ghiandolari, più rapido nella tiroide rispetto alle paratiroidi. Per ottimizzare il rapporto di conteggio radioattivo intraoperatorio tra paratiroide e tiroide (rapporto target/background) e per migliorare le prestazioni della sonda gamma, sono stati messi a punto differenti protocolli operativi MIRP.

Norman e Cheda eseguono la scintigrafia paratiroidea il giorno stesso dell'intervento chirurgico. Al paziente è somministrata una dose "diagnostica" piena di ^{99m}Tc-Sestamibi (10,5 MBq/kg di peso corporeo), acquisendo poi le immagini scintigrafiche secondo il protocollo *dual-phase* a 20 minuti e a 2 ore dall'iniezione (vedi Capitolo 26). L'intervento inizia circa 2,5-3 ore dopo l'iniezione del radiofarmaco. Questo protocollo offre il vantaggio di acquisire una scintigrafia paratiroidea il giorno stesso dell'intervento di MIRP. Ciò implica, tuttavia, che l'adenoma paratiroideo debba essere già stato identificato con una precedente scintigrafia paratiroidea o con un'altra tecnica di imaging pre-operatorio.

Casara e coll. e Rubello e coll. hanno invece proposto di effettuare la MIRP secondo un protocollo a giorni separati. In particolare, la scintigrafia paratiroidea diagnostica con ^{99m}Tc-Sestamibi è eseguita alcuni giorni prima dell'intervento chirurgico. Successivamente, dopo aver accuratamente caratterizzato il paziente (anche con l'ausilio di una valutazione ecotomografica), una bassa dose di ^{99m}Tc-Sestamibi (0,5 MBq/kg) è iniettata immediatamente prima dell'inizio dell'intervento chirurgico, che è effettuato circa 30 minuti dopo somministrazione del radiofarmaco. Il dosaggio intraoperatorio dei livelli circolanti di PTH è utilizzato per una conferma immediata di completezza dell'asportazione del tessuto paratiroideo iperfunzionante. Questo protocollo con ^{99m}Tc-Sestamibi "a bassa dose" offre il vantaggio di minimizzare l'esposizione alle radiazioni ionizzanti del chirurgo e dell'equipe chirurgica; inoltre, aumenta la probabilità di individuare lesioni paratiroidee con un rapido *washout* del ^{99m}Tc-Sestamibi.

Bozkurt e colleghi hanno messo a punto un protocollo personalizzato per ogni paziente, ottimizzando la tempistica dell'intervento chirurgico al fine di migliorare l'identificazione e la localizzazione degli adenomi paratiroidei in sede intraoperatoria. Un'analisi semiquantitaviva della scintigrafia *dual-phase* con ^{99m}Tc-Sestamibi (7-10 MBq/kg) genera curve attività/tempo sia per le paratiroidi che per la tiroide. Il tempo ottimale per eseguire l'intervento è quindi determinato valutando a che distanza di tempo dall'iniezione si ottiene il massimo valore del rapporto target/background. Il giorno dell'intervento il paziente riceve la stessa dose (quasi diagnostica) di ^{99m}Tc-Sestamibi, e la tempistica dell'intervento è programmata in base all'analisi eseguita il giorno precedente.

È stato anche proposto un protocollo a giorni separati modificato, cioè iniettando immediatamente prima dell'intervento chirurgico una dose più alta di ^{99m}Tc-Sestamibi (circa 5 MBq/kg) rispetto a quanto descritto da Casara e Rubello, per ottenere un più elevato rapporto target/background, condizione che è particolarmente utile per identificare adenomi paratiroidei ectopici.

31.6.3
Tecnica operatoria

In base allo specifico protocollo adottato, l'intervento è eseguito in un arco temporale compreso fra 30 minuti e 3 ore dopo l'iniezione di ^{99m}Tc-Sestamibi. Dopo induzione dell'anestesia (locale, generale, o regionale) mediante esplorazione del collo (o di altra eventuale sede di adenoma ectopico) con la sonda gamma, viene ricercato il punto sulla cute in cui è massimo il conteggio radioattivo ed è praticata la micro-incisione per l'accesso chirurgico (massimo 1-2 cm). La sonda gamma è quindi inserita all'interno dell'incisione, direttamente al di sopra della presunta localizzazione dell'adenoma. Il segnale prodotto dalla sonda guida il chirurgo verso la regione del campo chirurgico con la più elevata radioattività. Un rapporto paratiroide/tiroide superiore a 1,5 è altamente suggestivo per la presenza di un adenoma paratiroideo, mentre tipicamente il rapporto tra la paratiroide (target) e la radioattività aspecifica derivante dai tessuti circostanti (background) rientra in un range compreso fra 2,5 e 4,5. Dopo l'escissione della lesione paratiroidea, il conteggio *ex vivo* dell'adenoma è solitamente più alto del 20-25% rispetto a quello della tiroide. Il campo chirurgico è di nuovo esaminato per accertare la completa rimozione del tessuto paratiroideo adenomatoso, stabilendo un nuovo valore di conteggio del background. Un rapporto di conteggio fra lesione *ex vivo* e background residuo superiore a 1,2-1,5 è un altro criterio utilizzato per confermare la completa asportazione dell'adenoma. La "normalizzazione" dei conteggi radioattivi in tutti i quattro quadranti del campo chirurgico alla fine dell'intervento conferma la completezza della rimozione del tessuto paratiroideo iperfunzionante.

L'uso della sonda gamma permette al chirurgo di eseguire l'intervento chirurgico tramite una minima incisione, con notevole miglioramento del risultato estetico. Il tempo operatorio è significativamente ridotto rispetto alla metodica chirurgica convenzionale e il paziente può essere dimesso dal reparto in tempi brevi.

31.7 Localizzazione radioguidata di lesioni mammarie occulte (ROLL)

Fino all'introduzione di programmi di screening per il carcinoma della mammella, i tumori non invasivi costituivano una percentuale relativamente piccola dei carcinomi mammari diagnosticati. Il riscontro delle neoplasie mammarie non invasive (carcinoma duttale *in situ* e carcinoma lobulare *in situ*) è invece aumentato notevolmente nell'ultima decade, anche grazie alla diffusione della mammografia e al conseguente aumento della diagnosi di lesioni in fase precoce, clinicamente occulte. Si stima che nei prossimi anni la percentuale di lesioni non palpabili diagnosticate subisca un ulteriore aumento, fino a rappresentare più del 50% dei carcinomi mammari che arrivano all'osservazione clinica come clinicamente occulti.

Il trattamento di lesioni occulte richiede una stretta collaborazione tra chirurgo, radiologo e anatomopatologo, sia prima che durante l'intervento chirurgico. Devono infatti essere attentamente valutati alcuni aspetti riguardanti il programma terapeutico per il singolo paziente: la lesione deve essere localizzata con precisione prima dell'intervento chirurgico e occorre porsi come obiettivo la completa rimozione, evitando exeresi non necessarie; i margini di resezione devono essere indenni da infiltrazione neoplastica e, infine, deve essere considerata l'opzione di eseguire un esame istopatologico intraoperatorio per decidere se effettuare o meno il trattamento definitivo nella stessa seduta chirurgica oppure in un secondo tempo.

Sono state proposte e sviluppate diverse tecniche di localizzazione pre-operatoria di lesioni mammarie non palpabili; la scelta di una tecnica rispetto a un'altra si basa sulle caratteristiche della lesione, in particolare la sua localizzazione. Le metodiche più frequentemente utilizzate prevedono la somministrazione di particelle di carbone, oppure l'introduzione di un ago uncinato (*hooked wire*) sotto guida ecografica o mammografica per marcare visivamente il sito della lesione. Entrambe queste metodiche hanno alcuni svantaggi: le particelle di carbone possono complicare l'interpretazione istologica del tessuto rimosso chirurgicamente, mentre l'ago, quando viene introdotto, può essere deviato o posto in una posizione errata. L'introduzione dell'ago rappresenta inoltre una procedura traumatica e, una volta che esso è posizionato in maniera errata, non può essere più rimosso e posto nella posizione corretta, sia per rischio di sanguinamento ed ematoma, sia per la difficoltà nel conseguire un posizionamento più corretto. In questi casi l'esperienza dell'operatore riveste un ruolo fondamentale nell'esatta localizzazione, presupposto fondamentale per una corretta e completa escissione chirurgica delle lesioni occulte.

Nel 1996 presso l'Istituto Europeo di Oncologia (Milano) è stato sviluppato un nuovo metodo di radiolocalizzazione delle lesioni mammarie non palpabili, la centratura radioisotopica o ROLL (dalle parole inglesi *Radioguided Occult Lesion Localization*), mediante iniezione intralesionale diretta di opportuno radiofarmaco. Per essere certi che il tracciante rimanga nel sito di iniezione, si utilizza per questa metodica il radiofarmaco costituito da macroaggregati di albumina umana marcati con ^{99m}Tc (cioè quello utilizzato per la scintigrafia polmonare da perfusione) che, a causa delle dimensioni della particelle (circa 100 volte più grandi di quelle dei radiocolloidi), rimane a lungo nella sede di iniezione. La fase finale consiste nell'uso della sonda gamma per indentificare in sede intraoperatoria la sede di deposizione intralesionale dei ^{99m}Tc-Macroaggregati. Questa nuova procedura di RGS rappresenta attualmente una tecnica molto affidabile e accurata per la localizzazione e l'escissione radioguidata di lesioni mammarie clinicamente occulte.

31.7.1
Tecnica di esecuzione

Prima dell'intervento chirurgico (in un arco di tempo che può essere anche molto ampio, da circa 30 minuti a 20 ore) il radiofarmaco è iniettato al centro della lesione sotto guida ecografica o mammografica (0,5 µg di macroaggregati di albumina umana, di dimensioni di 10-150 µm, marcati con 7-10 MBq di ^{99m}Tc in un volume di circa 0,2 mL). La guida mammografica è attuata con lo strumento orientato a +15° e –15°, e da queste immagini le coordinate della lesione sono calcolate mediante opportuni sistemi computerizzati. Le proiezioni cranio-caudali sono utilizzate per lesioni dei quadranti superiori, mentre proiezioni laterali esterne o interne sono impiegate rispettivamente per noduli dei quadranti inferiori esterni o interni. Si utilizza un ago da 22 G che viene introdotto all'interno della lesione; sotto guida mammografica si controlla che la punta dell'ago sia esattamente nella posizione precedentemente calcolata, quindi si inietta il radiofarmaco, seguito immediatamente da circa 0,2 mL di mezzo di contrasto radiopaco. Dopo rimozione dell'ago, si esegue una mammografia standard per verificare il corretto posizionamento del contrasto all'interno della lesione. Se la distanza tra tale marcatore radiopaco e la lesione risulta superiore a 2 cm, la centratura è considerata fallita e viene ripetuta utilizzando una diversa tecnica (per esempio *mapping* cutaneo). Pazienti con microcalcificazioni diffuse, o con lesioni multicentriche o multifocali, non sono candidate alla procedura.

Quando la lesione occulta è rilevata ecograficamente, il radiofarmaco è iniettato sotto guida ecografica, utilizzando di solito una sonda da 7,5-10 o 10-13 MHz (a seconda delle dimensioni della mammella). Per la marcatura si utilizza invece una sonda di frequenza 7,5-10 MHz insieme a un dispositivo munito di ago per biopsia. L'ago è posizionato nel dispositivo, e inserito nella mammella manualmente fino a far arrivare la punta al centro della lesione; il monitoraggio ecografico in *real time* consente di verificare la corretta iniezione intralesionale del radiofarmaco (volume di circa 0,2 mL).

Per lesioni visibili sia alla mammografia che all'ecografia, il radiofarmaco è iniettato preferenzialmente sotto guida ecografica, a causa della sua più alta accuratezza nella localizzazione della lesione. Un segno con inchiostro indelebile è infine apposto sulla proiezione cutanea della lesione, utile come guida iniziale durante la scintigrafia e l'intervento chirurgico.

Le immagini scintigrafiche sono di solito acquisite in proiezione anteriore e laterale (a paziente prona) circa 10 minuti dopo l'iniezione del tracciante, utilizzando una sorgente di ^{57}Co per evidenziare il contorno della mammella. Le acquisizioni statiche durano circa 5 minuti, in modo da accumulare circa 70 Kconti per immagine, con una matrice 256×256 e zoom 1,33.

Durante l'iniezione intralesionale del radiofarmaco è necessario prestare attenzione all'eventuale presenza di contaminazione sulla superficie cutanea (che si può verificare, ad esempio, durante la rimozione dell'ago); in caso di contaminazione cutanea è sufficiente eseguire un'accurata pulizia della zona interessata e quindi acquisire nuove immagini. Quando invece l'area di ipercaptazione non appare alle immagini come una piccola zona ben delimitata, ma si osserva diffusione del radiofarmaco in un'estesa area di parenchima, la localizzazione non viene considerata valida ed è necessario ricorrere a un altro tipo di metodica (guida di carbone o con ago uncinato).

L'intervento chirurgico di escissione della lesione è effettuato in anestesia generale e l'incisione chirurgica è guidata inizialmente dal marcatore cutaneo. La sonda gamma è utilizzata per radiolocalizzare la lesione mammaria ogni volta che sia necessario durante l'intervento chirurgico, come pure per definire i margini di resezione (zona periferica che delimita circonferenzialmente l'area di massima radioattività, in cui il segnale rilevato dalla sonda cade rapidamente fino a raggiungere i livelli del fondo).

Dopo la rimozione della lesione, il letto di resezione è controllato di nuovo con la sonda gamma per verificare che non ci sia attività residua più alta del fondo; se ciò accade, si procede ad ampliare l'escissione. Se sono presenti microcalcificazioni, il pezzo operatorio è marcato con clip su uno o più margini e radiografato per verificare la completa rimozione della lesione e la sua concentricità. Se le microcalcificazioni sono molto vicine ai margini e/o non sono state correttamente escisse dal chirurgo, si effettua una revisione dei margini di resezione.

Un esame istopatologico intraoperatorio è di solito eseguito solo sulle lesioni solide non palpabili maggiori di 1 cm; negli altri casi si effettua l'esame standard su sezioni istologiche colorate con ematossilina-eosina. Se si riscontra carcinoma invasivo, la resezione è sostituita da una quadrantectomia.

Nelle Tabelle 31.2, 31.3, 31.4 e 31.5 sono riportati i passaggi più salienti delle varie tecniche di esame nelle diverse applicazioni cliniche di chirurgia radioguidata.

Tabella 31.2 Protocolli e tecniche di esame consigliati per la linfoscintigrafia pre-operatoria nel tumore della mammella

Indicazioni	Carcinomi mammari infiltranti con diagnosi accertata (carcinoma infiltrante della mammella accertato biopticamente [B5] o con esame citoaspirativo positivo [C5] o già sottoposte a tumorectomia, ampia resezione o quadrantectomia per carcinoma infiltrante). Un esame citoaspirativo sospetto [C4] con quadro strumentale suggestivo di carcinoma invasivo può essere indicazione sufficiente per effettuare la biopsia del LS. 1. Dimensione massima accettabile per il tumore primitivo <3 cm (tuttavia ciascun caso deve essere valutato singolarmente, per la possibile esecuzione della biopsia del SLN anche in un tumore mammario di diametro superiore). 2. Carcinoma *in situ* nei casi in cui il sospetto di microinvasione sia elevato (*grading* alto, pattern mammografico ad alto rischio ed estensione superiore a 5 cm).
Preparazione del paziente	Non è richiesta nessuna preparazione (nell'ambito del colloquio relativo alla raccolta del consenso informato, è necessario illustrare i vantaggi e i rischi della metodica, in particolare la possibilità che nel 3-5% dei casi di SLN negativo possa manifestarsi metastasi linfonodale ascellare che richiede una dissezione ascellare completa differita).
Documentazione richiesta	Anamnesi, eventuale documentazione iconografica e risultati di altre procedure diagnostiche eseguite dalla paziente (mammografia, ecografia, *Fine Needle Aspiration Biopsy* - FNAB).
Radiofarmaci, attività e volumi	Particelle colloidali di albumina umana di dimensioni comprese tra 20 e 80 nm (Nanocoll®), marcate con ^{99m}Tc (0,2-0,8 mCi in un volume di 0,2-0,3 mL). Per le pazienti obese, si consiglia di aumentare la dose a 0,4-1,5 mCi.
Tecnica scintigrafica	La linfoscintigrafia viene eseguita il giorno precedente o lo stesso dell'intervento chirurgico (almeno 1-2 ore prima). Si consiglia l'utilizzo di una gamma-camera a grande campo, con collimatore LEHR, finestra energetica del 20% centrata sul fotopicco del ^{99m}Tc (140 keV). 1. La sospensione contenente il radiocolloide radioattivo (0,2-0,8 mCi in un volume di 0,2-0,3 mL, seguito da 0,1-0,2 mL di aria) è inoculata mediante ago da 25 G in sede intradermica sulla proiezione cutanea del nodulo mammario. Nel caso di lesioni mammarie profonde, è preferibile la somministrazione peritumorale del tracciante, frazionando la dose in più aliquote (sotto guida mammografica o ecografica nel caso di lesioni non palpabili). 2. La paziente è invitata a massaggiare delicatamente, per alcuni minuti, la zona dell'inoculo, onde facilitare e accelerare il drenaggio linfatico. 3. Dopo circa 5-10 min dalla somministrazione del radiofarmaco, la paziente è posizionata sul lettino porta-paziente della gamma-camera rispettando le simmetrie sui piani sagittale, coronale, assiale e con il braccio omolaterale alla sede della lesione completamente abdotto (in modo che la testata della gamma-camera sia il più vicino possibile alla regione ascellare). Si invita la paziente a spostare la mammella sede dell'inoculo del radiofarmaco verso la regione mediana del torace, e a tenerla in questa posizione con il palmo della mano controlaterale. Il centraggio della parte in esame è eseguito in maniera che questa (regione ascellare) occupi il centro del campo di vista, mentre il sito di somministrazione del radiofarmaco la parte inferiore. 4. Scintigrafia della regione ascellare: acquisizione planare statica della durata di 5 minuti con matrice 128×128 o 256×256 in due proiezioni: obliqua anteriore (mantenendo la superficie della testata della gamma-camera il più possibile parallela al cavo ascellare) e laterale. 5. Utilizzando una sorgente radioattiva puntiforme di ^{57}Co, si traccia sulla cute con inchiostro indelebile la proiezione cutanea del/i linfonodo/i sentinella nelle due proiezioni. 6. Scintigrafia della regione toracica anteriore (per lo studio dei linfonodi della catena mammaria interna): acquisizione planare statica della durata di 5 minuti con matrice 128×128 o 256×256 (le braccia della paziente devono essere posizionate lungo il tronco). 7. Nei casi di scarsa/assente migrazione del radiofarmaco, è consigliabile procedere alla reiniezione del tracciante e/o acquisire immagini in fase più tardiva (dopo 3-4 e 18 ore). 8. L'esame è completato con conferma della sede del SLN mediante conteggio esterno con sonda per chirurgia radioguidata.
Elaborazione	Nessuna.
Possibili cause di errore	Contaminazione radioattiva esterna. Somministrazione di attività e volumi troppo elevati.

Tabella 31.3 Protocolli e tecniche di esame consigliati: linfoscintigrafia pre-operatoria nel melanoma

Indicazioni	Melanoma da 1 a 4 mm di spessore (Breslow).
Preparazione del paziente	Nessuna. Non eseguire l'esame in presenza di infezione locale o franco processo infiammatorio.
Documentazione richiesta	Anamnesi, esame obiettivo, esame istologico della lesione.
Radiofarmaci e attività	Particelle colloidali di albumina umana o altri nanocolloidi di dimensioni comprese tra 20 e 80 nm. Si preparano multiple aliquote di 4-8 MBq in un volume di 0,2 mL.
Tecnica scintigrafica	Iniezione intradermica/subdermica con ago di 25-27 G tangente alla superficie cutanea per alcuni mm di profondità a una distanza di 0,5-1 cm dal margine della lesione o della cicatrice. Il volume è sufficientemente piccolo da provocare un piccolo ponfo cutaneo. Il numero di iniezioni (in genere da 2 a 8) dipende dalle dimensioni della lesione o della cicatrice. L'iniezione avviene prossimalmente nei melanomi di piede e gamba, sia prossimalmente che distalmente in quelli di coscia, radialmente in quelli localizzati in zone con drenaggio ambiguo. – Acquisizione: gamma-camera a grande campo, con collimatore LEHR, centrata sul picco di energia del ^{99m}Tc (140 keV), con finestra energetica del 20%. – Acquisizione di immagini dinamiche per circa 20-30 minuti (se necessario fino a 45 min) dopo l'iniezione (60 sec/*frame*, matrice 64×64, zoom 1). In assenza di migrazione dopo 10 minuti, massaggiare la sede di iniezione o mobilizzare l'arto. Acquisizione di immagini statiche (300 sec, matrice 128×128), zoom 1,33 in proiezioni ortogonali e oblique. – La localizzazione è facilitata dall'uso di una sorgente piana di ^{57}Co (immagine di trasmissione), dal profilo del corpo ottenuto con sorgente puntiforme o acquisizione con tecnica SPECT/TC (Matrice 128×128, *step-and-shoot* di 30 s/3° per un totale di 60 *step* per testata [gamma-camera doppia testa]. Immediatamente dopo, studio TC secondo i parametri della ditta costruttrice). – La sede del/i linfonodo/i sentinella è individuata e segnata con un marker sulla superficie cutanea. Le immagini statiche possono essere ripetute a 2-6 ore o appena prima dell'intervento. L'esame è completato con conferma della sede del SLN mediante conteggio esterno.
Elaborazione	Nessuna.
Possibili cause di errore	Contaminazione cutanea; errata localizzazione del SLN basato su immagini solo planari nei melanomi localizzati a livello del testa-collo e della spalla; "salto" del SLN, se totalmente metastatico.

Tabella 31.4 Protocolli e tecniche di esame consigliati: ROLL nelle lesioni non palpabili della mammella

Indicazioni	Lesioni mammarie non palpabili.
Preparazione del paziente	Nessuna.
Documentazione richiesta	Mammografia, ecografia, eventuale esame citologico.
Radiofarmaci e dosi	0,5 μg di macroaggregati di albumina umana, di dimensioni di 10-150 μm, marcati con 7-10 MBq di ^{99m}Tc in un volume di circa 0,2 mL.
Tecnica scintigrafica	Le immagini scintigrafiche sono acquisite in proiezione anteriore e laterale (a paziente prona) circa 10 minuti dopo l'iniezione del tracciante sotto guida ecografica o mammografica, utilizzando una sorgente di ^{57}Co per evidenziare il contorno della mammella. Le statiche durano circa 5 minuti, in modo da avere immagini di 70 000 conti circa con una matrice di 256×256 e zoom 1,33.
Elaborazione	Nessuna.
Possibili cause di errore	Contaminazione cutanea, errata localizzazione della lesione.

Tabella 31.5 Protocolli e tecniche di esame consigliati: paratiroidectomia radioguidata mini-invasiva (MIRP) (Rubello and Mariani's low ^{99m}Tc-Sestamibi Dose)

Indicazioni	Iperparatiroidismo primario causato da adenoma paratiroideo (AP) singolo.
Criteri di inclusione	– Alta probabilità di AP singolo all'imaging pre-operatorio con ^{99m}Tc-Sestamibi. – Significativa captazione del ^{99m}Tc-Sestamibi valutabile nel corso della scintigrafia paratiroidea pre-operatoria. – Assenza di coesistenti noduli tiroidei captanti il ^{99m}Tc- Sestamibi (falsi positivi intraoperatori) – Nell'anamnesi assenza di Iperparatiroidismo Familiare o MEN.
Protocollo MIRP (*Step*)	1. Somministrazione e.v. di ^{99m}Tc-Sestamibi (37–110 MBq) 30-60 min prima dell'intervento chirurgico. 2. Prima dell'incisione chirurgica, conteggio radioattivo esterno mediante γ-*probe* (sonda 14 mm collimata) al fine di identificare l'area con il massimo conteggio (proiezione cutanea dell'AP). 3. Minimo accesso chirurgico (1,5-2 cm) attraverso un'incisione mediana del collo (facilmente convertibile in esplorazione bilaterale del collo) o laterale (preferita nel caso di adenomi superiori o di ectopia a livello della biforcazione carotidea). Identificazione dell'AP (area di massimo conteggio), mediante ripetute misure della radioattività a livello del Target (AP), della tiroide (T) e del background (B). 4. Calcolo dei rapporti di captazione AP/T e AP/B. 5. Rimozione e conteggio *ex vivo* dell'AP. 6. Prima della fine dell'intervento chirurgico, misura della radioattività a livello del letto di resezione chirurgica come ulteriore conferma dell'avvenuta rimozione del tessuto paratiroideo iperfunzionante.

Letture consigliate

EANM-EORTC general recommendations for sentinel node diagnostics in melanoma. https://www.eanm.org/scientific_info/guidelines/gl_onco_eanm_eortc.pdf. (Ultimo accesso marzo 2010)

Lymphoscintigraphy and the use of intraoperative gamma probe for sentinel lymph node localization in melanoma of intermediate thickness 1.0. http://interactive.snm.org/docs/pg_ch24_0403.pdf. (Ultimo accesso marzo 2010)

Manca G, Romanini A, Pellegrino D et al (2008) Optimal detection of sentinel lymph node metastases by intraoperative radioactive threshold and molecular analysis in patients with melanoma. J Nucl Med 49:1769-1775

Mariani G, Erba P, Manca G et al (2004) Radioguided sentinel lymph node biopsy in patients with malignant cutaneous melanoma: The nuclear medicine contribution. J Surg Oncol 85:141-151

Mariani G, Erba P, Villa G et al (2004) Lymphoscintigraphic and intraoperative detection of the sentinel lymph node in breast cancer patient: The nuclear medicine perspective. J Surg Oncol 85:112-122

Mariani G, Giuliano AE, Strauss HW (eds) (2008) Radioguided surgery - A Comprehensive team approach. Springer, Berlin-Heidelberg-New York

Mariani G, Gulec SA, Rubello D et al (2003) Preoperative localization and radioguided parathyroid surgery. J Nucl Med 44:1443-1458

Sentinel node in breast cancer procedural guidelines. https://www.eanm.org/scientific_info/guidelines/gl_onco_sent_node.pdf. (Ultimo accesso marzo 2010)

Uren RF, Howman-Giles R, Thompson JF (2003) Patterns of lymphatic drainage from the skin in patients with melanoma. J Nucl Med 44:570582

Tecniche diagnostiche PET in oncologia

32

D. Volterrani, P.A. Erba, R. Boni, E. Biggi, G. Mariani

Indice dei contenuti

32.1 Introduzione

Le applicazioni della PET in oncologia riguardano pressoché tutti i tipi di neoplasie, utilizzando naturalmente i radiofarmaci più idonei per ogni istotipo: tumori cerebrali, del distretto testa-collo, del polmone, della mammella, del tratto gastro-enterico, del sistema genito-urinario, di ossa, muscoli e tessuti molli, linfomi e mielomi, melanoma, neoplasie endocrine e neuroendocrine.

L'istotipo, lo stadio della malattia e la fase dell'iter clinico del paziente oncologico determinano le indicazioni all'esame PET, che possono essere così schematicamente riassunte:
- diagnosi differenziale tra lesioni benigne e maligne;
- stadiazione;
- ristadiazione a fine trattamento;
- monitoraggio dell'efficacia della terapia;
- identificazione di tumore primitivo a sede ignota;
- caratterizzazione biologica del tessuto neoplastico;
- localizzazione della sede più opportuna nell'ambito di una massa da sottoporre a biopsia diagnostica;

Fondamenti di medicina nucleare. Duccio Volterrani, Paola Anna Erba, Giuliano Mariani (a cura di)

– identificazione dei volumi da trattare con radioterapia esterna, per definizione del piano di trattamento radioterapico basato sul volume biologicamente attivo.

Il principale limite della PET è stato tradizionalmente rappresentato dal fatto che l'accumulo del radiofarmaco non potesse sempre essere attribuito con precisione a specifiche strutture anatomiche. Questo limite è stato recentemente superato grazie all'introduzione dei tomografi ibridi PET/TC che permettono di acquisire in un'unica seduta immagini funzionali e anatomiche, producendo come risultato finale immagini di fusione delle due metodiche. Questa evoluzione tecnologica ha contribuito a ridurre soprattutto i risultati falsi positivi e a migliorare quindi la specificità, con conseguente ulteriore aumento dell'accuratezza diagnostica globale. Infatti, mentre da un lato l'informazione molecolare derivante dall'esame PET è in grado di caratterizzare le lesioni anatomiche come neoplastiche o meno (o comunque come lesioni comportanti incremento dell'attività metabolica e/o proliferativa oppure, ad esempio, iperespressione recettoriale), dall'altro l'immagine molecolare può beneficiare dell'informazione anatomico-topografica derivante dalla TC.

Il primo prototipo di strumento ibrido PET/TC, introdotto da David Townsend, consisteva di una componente PET e di una TC convenzionale *single slice*. Le immagini ottenute con questo dispositivo erano fuse "meccanicamente", fornendo informazioni anatomiche derivanti dalla TC quasi perfettamente allineate con il dato funzionale derivante dalla PET. Già questo prototipo, che ha introdotto l'imaging a doppia modalità, si è dimostrato molto utile nel migliorare sia la localizzazione anatomica che la caratterizzazione funzionale della lesione. Le apparecchiature PET/TC attualmente disponibili forniscono prestazioni superiori in termini sia di qualità delle immagini TC che di accuratezza nella coregistrazione delle immagini; infatti, con la tecnologia attuale la sola possibile causa di inaccurato allineamento fra le acquisizioni PET e TC (e quindi di fusione delle immagini) è il movimento del paziente fra le due fasi.

Anche se i radiofarmaci emettitori di positroni potenzialmente utilizzabili per la PET in oncologia sono numerosi (vedi Capitolo 5), nella comune pratica clinica la maggior parte degli esami PET è eseguita attualmente con il [^{18}F]FDG, tracciante che permette di valutare il metabolismo glucidico. Questo parametro è molto utile per la valutazione metabolica delle neoplasie in quanto, come dimostrato da Warburg otre 70 anni fa, esse presentano un'esaltata attività glicolitica rispetto al corrispondente istotipo normale; ciò è dovuto all'aumentato trasporto intracellulare di glucosio (per incremento dell'espressione sulla membrana cellulare del sistema di trasporto GLUT) e all'aumentata concentrazione e attività di enzimi critici della via glicolitica, come l'esochinasi. Questi fenomeni di esaltata glicolisi sono legati sia a una ridotta efficienza metabolica, rispetto al normale, del tessuto neoplastico (che presenta una quota maggiore di energia non completamente utilizzata rispetto a quella prodotta e quindi un fabbisogno energetico maggiore già in condizioni basali), sia a un fabbisogno energetico aumentato in funzione dell'attività proliferativa.

È noto tuttavia che neoplasie con abbondanti aree cistiche o mucinose o, comunque, con alto grado di differenziazione, non hanno una captazione particolarmente elevata di [^{18}F]FDG; il [^{18}F]FDG non rappresenta pertanto il radiofarmaco ideale per la loro valutazione.

Un importante fattore che può essere causa di una ridotta sensibilità della PET con [^{18}F]FDG è rappresentato dalla presenza di iperglicemia al momento della somministrazione del radiofarmaco, poiché il glucosio e il [^{18}F]FDG competono per lo stesso si-

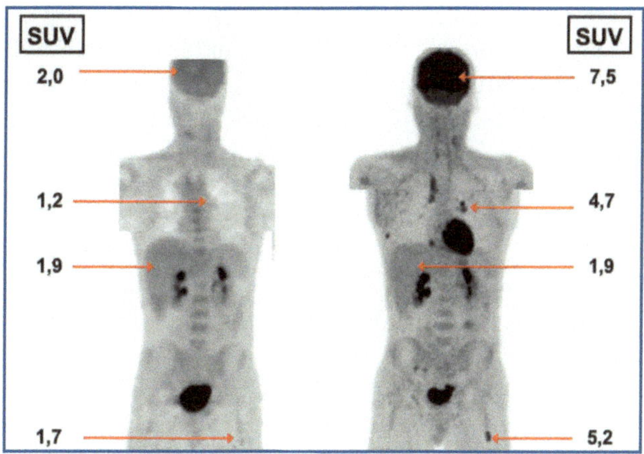

Fig. 32.1 Influenza dei livelli glicemici sulla distribuzione di [^{18}F]FDG. L'immagine a sinistra si riferisce all'esame PET effettuato in una paziente diabetica con insufficiente controllo metabolico e che non aveva osservato il digiuno prima della somministrazione del tracciante (glicemia 373 mg/dL): i valori di SUV riportati a livello dei diversi distretti corporei indicati sono in generale molto bassi (incluso il SUV a livello cerebrale), e l'esame PET non permette di rilevare chiare aree di ipercaptazione riferibili a lesioni tumorali. L'immagine a destra riporta l'esame PET effettuato nello stesso paziente la settimana successiva, quando la sua glicemia era 92 mg/dL: pressoché tutti i valori di SUV nelle ROI selezionate sono notevolmente più alti rispetto all'esame precedente, e ora sono chiaramente evidenziate aree di patologica ipercaptazione del [^{18}F]FDG dovute alla presenza di lesioni tumorali. (Modificata da: Akhurst T, Boland P, Macapinlac H et al (1998) Excess muscle FDG uptake in an euglycaemic patient that is corrected by fasting. Clin Positron Imaging 1:131-133)

stema di trasporto (Fig. 32.1). È pertanto necessario porre particolare attenzione ai pazienti diabetici, nei quali è raccomandato un attento monitoraggio dei valori di glicemia nei giorni precedenti all'esame. Infatti, l'esecuzione dell'esame è fortemente sconsigliata in caso di glicemia a digiuno superiore a 200 mg/dL (alcuni Autori suggeriscono una soglia anche più bassa, intorno a 180 mg/dL).

Inoltre, l'attività glicolitica non è un evento metabolico esclusivo della cellula neoplastica, bensì una condizione comunemente osservata anche in corso di patologia flogistica e/o infettiva. L'iperaccumulo di [^{18}F]FDG nelle cellule infiammatorie (in particolare nei macrofagi) può quindi comportare risultati falsamente positivi nell'interpretazione dell'esame in un paziente oncologico. Tuttavia, l'utilizzo combinato delle informazioni metaboliche e di quelle anatomiche, in particolare mediante acquisizioni con strumenti ibridi PET/TC, può migliorare la specificità della PET con [^{18}F]FDG in molte di queste situazioni.

32.2
Criteri di appropriatezza dell'esame PET

Sono state pubblicate numerose linee-guida nazionali sull'uso appropriato della [^{18}F]FDG-PET, ad esempio in Canada (http://www.ices.on.ca), in Scozia (Department of Health and Aged Care's), in Australia (www.health.gov.au), in Germania (Krause BJ, Byer T,

Bockisch A e coll. (2007) FDG-PET/CT in oncology. German Guideline. Nuklearmedizin 46:291-301) e così via. Anche in Italia, a partire dalla fine degli anni Novanta, sono state sviluppate linee-guida locali (ad esempio, a cura dell'Azienda Ospedaliero-Universitaria Careggi di Firenze, dell'Arcispedale Santa Maria Nuova di Reggio Emilia, e dell'Ospedale San Giovanni Battista di Torino). Nel 2002 l'Agenzia Sanitaria Regionale dell'Emilia Romagna ha rivalutato criticamente gli studi di *technology assessment* disponibili, al fine di elaborare nuove linee-guida sui criteri di appropriatezza per l'utilizzo della [^{18}F]FDG-PET (http://asr.regione.emilia-romagna.it/wcm/asr/collana_dossier/doss081.htm).

L'interesse suscitato da questa iniziativa ha stimolato ulteriori revisioni e aggiornamenti anche in altre regioni, come il documento "Indicazioni per un uso appropriato della [^{18}F]FDG-PET in oncologia" da parte dell'Azienda Ospedaliera San Giovanni Battista di Torino (giugno 2004) e le più recenti linee-guida della stessa Regione Emilia Romagna recentemente aggiornate (Tabelle 32.1 e 32.2). Mancano tuttavia analoghe revisioni critiche della letteratura e corrispondenti linee-guida per l'appropriatezza degli esami PET con radiofarmaci diversi dal [^{18}F]FDG, e anche per la stessa PET/TC con [^{18}F]FDG.

Tabella 32.1 Definizione dei diversi livelli di appropriatezza per la [^{18}F]FDG-PET oncologica previsti dal documento elaborato dall'Agenzia Sanitaria Regionale dell'Emilia-Romagna. (Mod. da: http://asr.regione.emilia-romagna.it/wcm/asr/collana_dossier/doss081.htm)

Livello di appropriatezza	
Indicazione appropriata	Quando gli studi disponibili soddisfano tutte e tre le seguenti condizioni: – esistono prove affidabili che la [^{18}F]FDG-PET sia più sensibile e specifica delle tecniche convenzionali; – le informazioni ottenute dall'esame [^{18}F]FDG-PET sono capaci di influenzare il comportamento clinico; – queste informazioni sono, verosimilmente, in grado di influenzare l'esito clinico a lungo termine attraverso l'applicazione di interventi di documentata efficacia oppure la non esecuzione di interventi che risulterebbero inefficaci o dannosi.
Indicazione potenzialmente utile	Gli studi disponibili documentano che la [^{18}F]FDG-PET è più sensibile e specifica delle tecniche convenzionali considerate come *gold standard*, senza tuttavia fornire prove di un impatto sul comportamento clinico e quindi sull'esito clinico.
Indicazione di utilità tuttora non documentata	Non sono disponibili almeno due studi indipendenti di adeguata numerosità e qualità sulla sensibilità e specificità del test, anche se esistono i presupposti clinici per una potenziale applicazione della [^{18}F]FDG-PET.
Indicazione di appropriatezza indeterminata per assenza di studi	Quelle indicazioni per le quali non esistono in letteratura studi relativi all'impiego diagnostico della [^{18}F]FDG-PET.
Indicazione inappropriata	Quando ci si trova in presenza di situazioni cliniche nelle quali lo stato della malattia è tale che nessuna ulteriore informazione diagnostica modificherebbe il comportamento terapeutico, oppure i dati disponibili indicano che la [^{18}F]FDG-PET non è più sensibile e/o specifica della diagnostica tradizionale.

Tabella 32.2 Indicazioni cliniche e appropriatezza della [^{18}F]FDG-PET oncologica secondo il documento dell'Agenzia sanitaria regionale dell'Emilia-Romagna. (Modificata da: http://asr.regione.emilia-romagna.it/wcm/asr/collana_dossier/doss081.htm)

Indicazioni appropriate	
Nodulo polmonare	– nodulo polmonare solitario >1 cm.
Carcinoma polmonare non a piccole cellule (NSCLC)	– completamento della stadiazione nei pazienti candidati alla chirurgia; – definizione dei piani di radioterapia; – caratterizzazione di reperto dubbio post-trattamento.
Colon-retto	– ristadiazione in pazienti con sospetto laboratoristico e/o imaging dubbio o negativo; – pazienti con lesioni metastatiche potenzialmente operabili.
Testa-collo	– valutazione di malattia residua e/o recidive con imaging convenzionale dubbio; – definizione dei piani di radioterapia.
Ricerca del carcinoma occulto in pazienti con metastasi	– metastasi solitaria (al di fuori dei linfonodi laterocervicali) o interessamento di un solo organo per ricerca del primitivo.
Hodgkin e non-Hodgkin (linfomi aggressivi: diffuso a grandi cellule B e mantellare)	– stadiazione nella malattia localizzata; – valutazione precoce della risposta alla terapia (dopo 1-2 cicli); – valutazione al termine del trattamento; – ristadiazione in presenza di segni/sintomi sospetti per recidiva.
Melanoma	– pazienti con lesioni metastatiche potenzialmente operabili.
Esofago	– stadiazione per tumori potenzialmente operabili.
Ovaio	– stadiazione in presenza di metastasi potenzialmente operabile; – ristadiazione nel sospetto biochimico di ripresa di malattia (Ca.125 elevato) e/o reperti di imaging morfologico dubbi o negativi.
Tiroide	– identificazione delle recidive in pazienti con elevati livelli di tireoglobulina e scintigrafia con ^{131}I-ioduro negativa.
Tumori delle cellule germinali	– valutazione di malattia residua dopo chemioterapia.
Indicazioni potenzialmente utili	
Carcinoma polmonare a piccole cellule (SCLC)	– stadiazione pre-trattamento nella malattia intra-toracica; – rivalutazione dopo terapia nella malattia intra-toracica.
Mammella	– stadiazione nei tumori localmente avanzati; – ristadiazione in presenza di metastasi unica potenzialmente operabile; – ristadiazione in pazienti con sospetto biochimico e/o imaging dubbi o negativi.
Colon-retto	– stadiazione pre-operatoria (retto).
Testa-collo	– stadiazione.
Melanoma	– pazienti con linfonodo sentinella positivo.
Esofago	– valutazione delle sospette recidive.
Cervice uterina	– definizione dei piani di radioterapia in pazienti con tumore localmente avanzato; – ristadiazione per sospetta recidiva pelvica dopo chirurgia e/o radioterapia.
Pancreas	– diagnosi differenziale tra masse benigne/maligne; – completamento della stadiazione in pazienti potenzialmente operabili con intento radicale e imaging morfologico dubbio; – ristadiazione in pazienti con sospetto biochimico e imaging dubbi o negativi.
Osteosarcoma e sarcoma di Ewing	– valutazione della risposta al trattamento.
Tumori GIST	– valutazione della risposta alla terapia.
Tumori delle cellule germinali	– valutazione della risposta precoce al trattamento.
Stomaco	– completamento di stadiazione pre-chirurgica in pazienti potenzialmente operabili con intenti radicali; – ristadiazione in pazienti potenzialmente operabili, ma con sospetto di ripresa di malattia e imaging dubbio o negativo.

(cont. →)

(cont.)

Indicazioni con utilità tuttora non documentata	
Carcinoma polmonare non a piccole cellule (NSCLC)	– valutazione della risposta alla terapia nei pazienti potenzialmente operabili.
Colon-retto	– stadiazione pre-operatorio (colon).
Hodgkin e non-Hodgkin (linfomi aggressivi: diffuso a grandi cellule B e mantellare)	– follow-up; – rivalutazione dopo trattamento.
Linfomi a basso grado follicolari	– ristadiazione in presenza di segni/sintomi sospetti recidiva.
Tiroide	– identificazione di recidive e metastasi in pazienti ad alto rischio con sospetto di malattia più estesa rispetto alle metastasi captanti ^{131}I-ioduro alla scintigrafia.
Indicazioni di appropriatezza indeterminata per assenza di studi adeguati	
Mammella	– valutazione della risposta precoce (1-2 cicli) alla terapia.
Indicazioni inappropriate	
Carcinoma polmonare non a piccole cellule (NSCLC)	– stadiazione del carcinoma bronchiolo-alveolare.
Hodgkin e non Hodgkin (linfomi aggressivi: diffuso a grandi cellule B e mantellare)	– valutazione precoce della risposta alla terapia (1-2 cicli) senza che sia disponibile una valutazione basale.
Linfomi a basso grado non follicolari	– stadiazione; – rivalutazione dopo trattamento.
Ovaio	– stadiazione; – follow-up in pazienti asintomatiche (e con indici biochimici negativi).
Tumori GIST	– valutazione della risposta alla terapia senza che sia disponibile una valutazione basale.
Neoplasie cerebrali	– diagnosi differenziale tra recidiva e radionecrosi post-radioterapia; – nei pazienti con glioma, per valutazione del *grading*.
Stomaco	– follow-up.
Carcinoide	– stadiazione; – follow-up.
Prostata	– stadiazione; – pazienti già trattati con elevati livelli di PSA senza evidenza clinica di ripresa di malattia. – pazienti con singola lesione potenzialmente trattabili con intenti di radicalità.
Rene	– stadiazione; – valutazione delle recidive potenzialmente operabili; – follow-up.
Tumori neuroendocrini	– stadiazione; – rivalutazione dopo terapia.

32.3 Stima dell'entità di captazione del [^{18}F]FDG

Anche se l'intensità di captazione del [^{18}F]FDG in corrispondenza di lesioni tumorali (espressione di esaltato metabolismo e quindi anche di aggressività biologica del tumore) può essere valutata mediante la sola analisi qualitativa ispettiva, è molto difficile in questo modo distinguere e interpretare correttamente eventuali modificazioni nel tempo di tale captazione (ad esempio, per valutare l'evoluzione spontanea del tumore oppure l'eventuale efficacia della terapia anti-tumorale), soprattutto se le variazioni sono di lieve entità. D'altra parte, i metodi sviluppati per la misura quantitativa del consumo regionale di glucosio in base ai dati ottenuti con la [^{18}F]FDG-PET (che dovrebbero essere idealmente espressi come μmoli/min per grammo di tessuto) sono complessi e non si prestano quindi ad applicazioni cliniche di routine; l'elaborazione di un parametro semiquantitativo adimensionale, lo *Standardized Uptake Value* (SUV), ha fornito invece una soluzione facilmente applicabile su ampia scala nella routine clinica. Il calcolo del SUV è effettuato in base alla seguente formula:

$$SUV - \frac{Attività\ rilevata\ (Bq)\ /\ gr\ di\ tessuto}{Attività\ iniettata\ (Bq)\ /\ peso\ corporeo\ (gr)}$$

In pratica, questo valore esprime il rapporto fra quantità di [^{18}F]FDG accumulata in una certa lesione (definita come volume in mL o peso in grammi) e quantità di tracciante che sarebbe ipoteticamente presente in una regione di ugual volume se il tracciante fosse distribuito omogeneamente in tutto il corpo. Pertanto, un valore SUV, se superiore a 1, indica accumulo preferenziale in una determinata lesione, se inferiore a 1, al contrario significa ridotto accumulo rispetto a quello che potremmo considerare una concentrazione radioattiva di fondo. Esistono inoltre elaborazioni ulteriori del SUV, nelle quali sono introdotti parametri di correzione, quali la massa corporea magra (SUV_{LBM}) o la superficie corporea (SUV_{BSA}).

Nei casi in cui è invece necessaria una più accurata quantizzazione metabolica (ad esempio, per particolari protocolli sperimentali di ricerca), è indispensabile poter disporre di parametri fondamentali come i dati di cinetica del tracciante ottenuti mediante acquisizioni dinamiche e attraverso l'uso delle curve di *input* arterioso. Per il [^{18}F]FDG, il modello più comunemente utilizzato per descriverne il trasporto e il comportamento biochimico è stato originariamente proposto da Sokoloff e collaboratori (Fig. 32.2); in questo modello, la velocità (o costante) di captazione da parte delle cellule del [^{18}F]FDG presente nel sangue è definito come K_1, mentre la costante di uscita è denominata K_2, e K_3 identifica la velocità di fosforilazione del [^{18}F]FDG a [^{18}F]FDG-6-PO_4 a opera dell'enzima esochinasi. D'altra parte, il [^{18}F]FDG-6-PO_4 rimane in massima parte

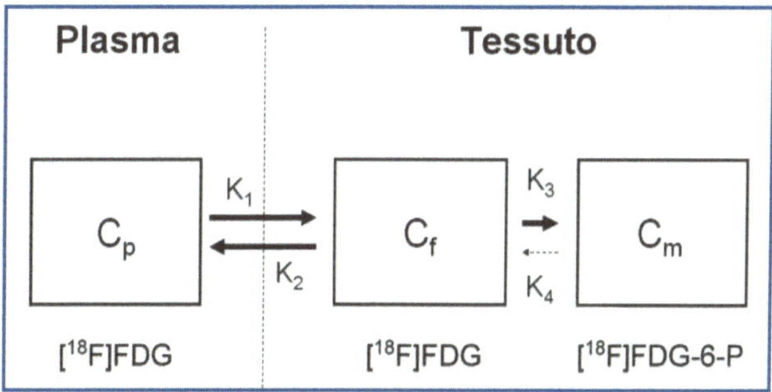

Fig. 32.2 Modello compartimentale di distribuzione del [^{18}F]FDG secondo Sokoloff. K_1 e K_2 rappresentano le velocità di trasporto trans-membrana del tracciante (rispettivamente in ingresso e in uscita dalla cellula); K_3 indica l'attività dell'enzima esochinasi, che fosforila il [^{18}F]FDG in [^{18}F]FDG-6-P; K_4 (trascurabile) descrive la velocità di riconversione del [^{18}F]FDG-6-P in [^{18}F]FDG (che potrebbe quindi in tempi tardivi fuoriuscire dalla cellula, seguendo un mutato gradiente di concentrazione) a opera dell'enzima glucosio-6-fosfatasi

all'interno della cellula perché non viene ulteriormente metabolizzato, e il valore della costante K_4 è trascurabile, in quanto la glucosio-6-fosfatasi (che trasformerebbe il [^{18}F]FDG-6-PO_4 di nuovo in [^{18}F]FDG, favorendone quindi in tempi tardivi l'uscita dalla cellula semplicemente in virtù di un gradiente di concentrazione) è un enzima molto poco rappresentato nella quasi totalità dei tessuti avidi di glucosio.

32.4 Valutazione di risposta alla terapia mediante PET con [^{18}F]FDG

Dal punto di vista clinico applicativo, la quantizzazione relativa della captazione di [^{18}F]FDG rappresenta un importante parametro per valutare l'eventuale risposta del tumore alla terapia (tipicamente la chemioterapia), semplicemente in base alla riduzione del SUV nell'esame post-terapia rispetto all'esame pre-terapia. Secondo una recente indagine del National Oncologic PET Registry degli Stati Uniti (www.cancerPETregistry.org), circa il 19% degli esami PET effettuati nel periodo maggio 2006 - maggio 2007 è stato eseguito per valutare la risposta alla terapia. L'impiego della PET in questo contesto rende indispensabile che negli studi seriali la captazione del [^{18}F]FDG sia valutata con metodica quanto più riproducibile possibile. A questo scopo, è necessario che siano mantenuti il più possibile costanti alcuni parametri fondamentali dell'esame: 1) attività somministrata di radiofarmaco rapportata al peso corporeo (considerando che, durante la chemioterapia, il peso del paziente può variare anche notevolmente, ad esempio per disappetenza o per ritenzione idrica legata all'uso degli steroidi); 2) tempo che intercorre tra l'iniezione del radiofarmaco e l'acquisizione delle immagini; 3) parametri tecnici di acquisizione (tempo per posizione del lettino, modalità di acquisizione, ad esempio 2D o 3D, e di ricostruzione).

L'impiego della PET con [^{18}F]FDG per la valutazione della risposta alla terapia è basato sull'osservazione che la PET è in grado di identificare variazioni di captazione del radiofarmaco in un volume minimo di tessuto che, considerando il limite di risoluzione degli attuali tomografi (intorno a 4-6 mm), equivale a circa 0,5-1 grammo di tessuto (cioè fra 10^8 e 10^9 cellule). Pertanto, un esame PET negativo dopo terapia non significa assenza assoluta di cellule neoplastiche, ma semplicemente possibile presenza di malattia residua inferiore al limite di risoluzione spaziale (massa di 10^8-10^9 cellule); a fine terapia, tale condizione è quindi indicativa in generale di buona risposta/prognosi, anche se non corrisponde necessariamente ad assenza di malattia residua in senso assoluto.

Non esistono attualmente criteri univoci per definire quale sia il migliore parametro in base al quale stabilire la presenza di risposta favorevole al trattamento. In genere, le variazioni del SUV in termini percentuali sono preferite rispetto a quelle in termini assoluti per stimare se la terapia ha conseguito una risposta (totale o parziale) o se la malattia è stabile oppure, infine, se la malattia è in fase di progressione nonostante la terapia. Una riduzione del SUV post-terapia superiore al 20% rispetto al valore pre-terapia è stata proposta come soglia di valutazione, considerando che la riproducibilità nel calcolo di tale parametro può presentare un errore metodologico nell'ordine del 10%; pertanto, una variazione almeno doppia rispetto a tale valore non dovrebbe dipendere da possibili errori metodologici. Tuttavia, nella maggior parte degli studi clinici le riduzioni post-terapia di SUV che si associano a una migliore prognosi a lungo termine sono quelle che superano la soglia del 30-35%.

In base alla vasta letteratura disponibile e considerando i noti limiti delle sole immagini anatomiche per valutare la risposta alla terapia, è stato recentemente proposto un nuovo sistema da impiegare nella pratica clinica per monitorare l'efficacia del trattamento mediante [^{18}F]FDG-PET/TC, il cosiddetto PERCIST (*Positron Emission tomography Response Criteria In Solid Tumors*). Il PERCIST definisce e/o è caratterizzato dai seguenti parametri:

- lesione target (lesione tumorale con maggiore ipercaptazione identificata in una ROI del diametro massimo di 12 mm e che presenta captazione almeno 1,5 volte maggiore rispetto a una ROI sferica di 30 mm definita nel lobo destro del fegato, o nell'aorta toracica, in caso di patologia neoplastica epatica);
- parametri di standardizzazione dell'indagine e di valutazione della captazione (per confronto in esami seriati);
- classificazione delle risposte oggettive in termini di risposta metabolica completa, risposta metabolica parziale, malattia metabolica stabile, malattia metabolica in progressione (sia per le lesioni target sia per quelle non target);
- classificazione della risposta complessiva;
- durata della risposta.

Nonostante la recente proposta di introduzione del PERCIST, al momento attuale l'unica situazione clinica in cui la PET/TC con [^{18}F]FDG è stata ufficialmente inclusa nei criteri di valutazione della risposta alla terapia è rappresentata dal linfoma. Tuttavia, in questa specifica situazione, alle valutazioni semi-quantitative o quantitative della captazione del [^{18}F]FDG è stata preferita la sola e semplice analisi visiva, cioè la scomparsa o meno delle aree di iperaccumulo del radiofarmaco (eccetto che in alcune particolari situazioni, vedi oltre).

32.5 Applicazioni in ambiti oncologici specifici

32.5.1 Neoplasie polmonari

Le neoplasie polmonari costituiscono il secondo tumore più frequente nella popolazione generale (e in particolare nel sesso maschile) e rappresentano la prima causa di morte per tumore. La prognosi è infatti molto sfavorevole, con una sopravvivenza globale a 5 anni del 15%. L'istotipo più frequente è l'adenocarcinoma e le sedi tipiche di metastasi sono i linfonodi mediastinici, il polmone stesso (sia omo- che contro-laterale), i surreni, lo scheletro (con lesioni prevalentemente litiche), il fegato, il SNC e la cute.

L'esordio di un tumore polmonare è costituito in genere da una nodulazione solitaria, che spesso è riscontrata occasionalmente nel corso di accertamenti radiologici effettuati per altro motivo medico. Tuttavia, molte patologie benigne possono assumere l'aspetto di un nodulo solitario rilevato occasionalmente mediante esame Rx standard del torace; negli USA il rilievo occasionale di nodulo polmonare solitario costituisce circa 150 000 casi per anno, e il 30-40% di questi noduli è maligno. Dopo approfondimento diagnostico mediante TC con mezzo di contrasto (mdc), una quota considerevole di noduli polmonari solitari rimane comunque di natura indeterminata.

L'esame PET/TC con [^{18}F]FDG costituisce un'importante modalità di imaging nella diagnosi differenziale del nodulo polmonare solitario di natura indeterminata (Fig. 32.3). È noto infatti che un SUV di tale lesione inferiore a 2,5 è predittivo di benignità, mentre un valore superiore a 2,5 è suggestivo di malignità, con un'accuratezza globale pari a 81,2% (valore predittivo positivo 90% e valore predittivo negativo 89%, influenzati comunque dall'area geografica di residenza, a seconda della maggiore o minore frequenza di patologie infettive). Le limitazioni di questo "paradigma" risiedono in primo luogo nelle dimensioni del nodulo, considerando che la risoluzione spaziale degli attuali tomografi PET/TC è 4-6 mm; ciò significa che per lesioni con dimensioni di pochi millimetri il SUV della lesione è sensibilmente sottostimato, e la natura del nodulo rimane pertanto indeterminata. Non esistono, infatti, al momento dati definitivi in letteratura circa l'utilità della [^{18}F]FDG-PET per classificare noduli polmonari di dimensioni inferiori a 7 mm come benigni o maligni. Fra l'altro, la valutazione del SUV per lesioni in ambito polmonare è complicata dal fatto che l'acquisizione PET del torace avviene in un arco di tempo di alcuni minuti, e risente pertanto del movimento legato agli atti respiratori (l'attività del nodulo risulta quindi "spalmata" su un volume più grande). Altro fattore che limita la sensibilità della PET/TC in questo contesto clinico è l'istotipo tumorale; è noto infatti che tumori polmonari con poca aggressività e basso indice di proliferazione cellulare (tra questi, l'istotipo bronchiolo-alveolare costituisce l'esempio più tipico) possano presentare valori di SUV non particolarmente elevati. Infine, noduli polmonari di natura infiammatoria possono occasionalmente causare risultati falsamente positivi della [^{18}F]FDG-PET, poiché possono presentare attività metabolica elevata.

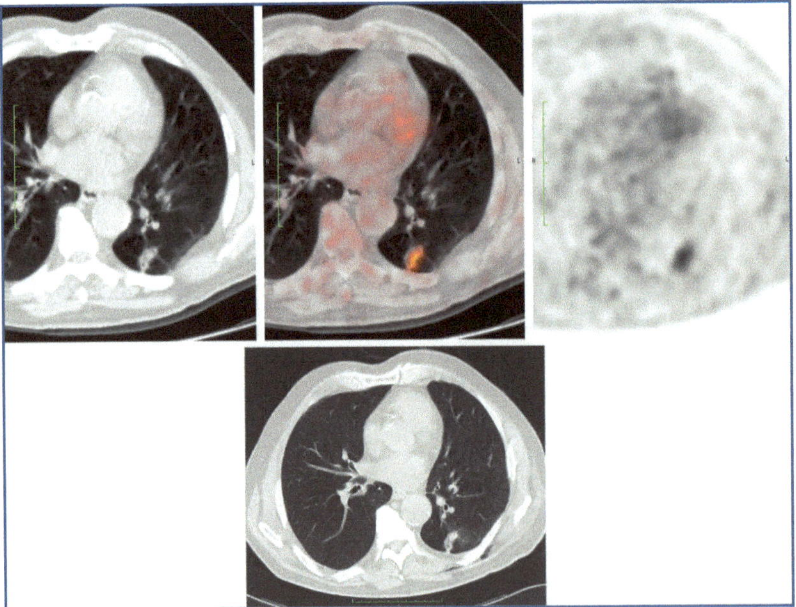

Fig. 32.3 Esame PET/TC con [^{18}F]FDG in paziente con un nodulo polmonare solitario di natura indeterminata a carico dei campi posteriori del polmone sinistro. L'esame evidenzia un'area a elevata attività metabolica (SUV_{max} = 6,8) corrispondente al nodulo rilevato nelle immagini TC. Il successivo reperto istologico dimostrava la presenza di adenocarcinoma

La PET/TC riveste un ruolo primario nella stadiazione del tumore polmonare non a piccole cellule (NSCLC) (Fig. 32.4). È stato infatti dimostrato che la PET con [^{18}F]FDG è in grado di evitare un intervento chirurgico inutile nei pazienti in stadio avanzato, dato che la sua accuratezza nella stadiazione pre-chirurgica non invasiva è superiore rispetto alle metodiche convenzionali di imaging (TC del torace, ecografia dell'addome, scintigrafia ossea), soprattutto per la sua capacità di identificare l'interessamento metastatico di linfonodi ilo-mediastinici (parametro N) anche di dimensioni <1 cm, come pure di rilevare sedi inattese di metastasi a distanza (parametro M). Tuttavia, la PET/TC è meno accurata della TC con mdc per definire il parametro T della lesione, in quanto non ne mostra l'esatta estensione e/o l'infiltrazione dei tessuti adiacenti.

Nella gestione del paziente con tumore NSCLC l'importanza della PET è riconosciuta anche in fase di ristadiazione e follow-up dopo trattamento primario (indipendentemente dall'approccio di terapia neoadiuvante); fra l'altro, data la stretta dipendenza dal fumo di questo tumore polmonare, non è raro che un esame PET eseguito nel follow-up riveli la presenza di altra neoplasia (inattesa) correlata con il fumo (vedi oltre).

Sebbene non vi sia attualmente consenso unanime su un possibile ruolo esclusivo della PET/TC nella valutazione del tumore polmonare a piccole cellule (SCLC), la PET con [^{18}F]FDG presenta una buona accuratezza già nella fase di stadiazione iniziale; data la frequente incidenza di metastasi cerebrali originate da questo tumore, alcuni Autori suggeriscono di includere nell'acquisizione PET anche l'encefalo, dove le metastasi sono frequentemente rilevabili nonostante l'elevata captazione di fondo del [^{18}F]FDG da parte della sostanza grigia. Tuttavia, il radiofarmaco PET di scelta per evidenziare metastasi cerebrali dovrebbe essere la ^{18}F-fluorotirosina. Anche nella valutazione della risposta al trattamento, la PET ha dimostrato un'accuratezza del 20-35% superiore rispetto alla TC e all'esame RM, soprattutto nella diagnosi differenziale tra recidiva/persistenza di malattia neoplastica e fibrosi post-trattamento.

Il mesotelioma è una neoplasia che origina dal mesotelio delle cavità pleurica e peritoneale, dalla tunica vaginale o dal pericardio, e colpisce più frequentemente (80%) il

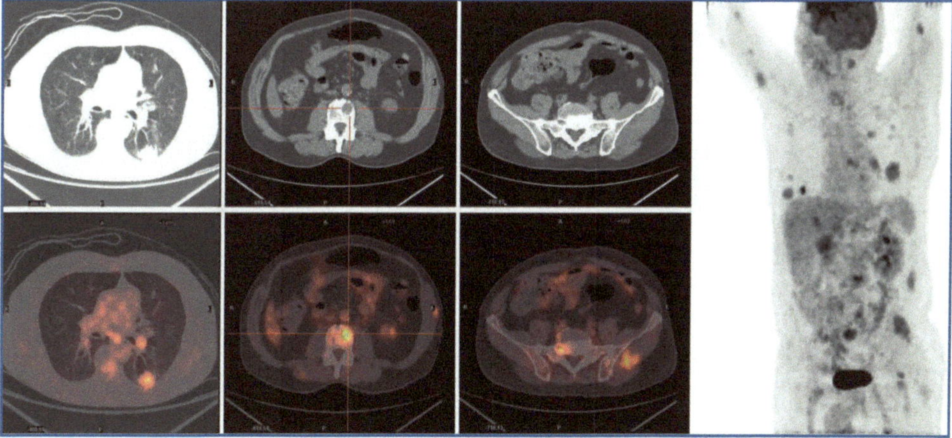

Fig. 32.4 Esame PET/TC con [^{18}F]FDG in paziente con neoplasia polmonare e metastasi scheletriche e dei tessuti molli. Le immagini mettono in evidenza multiple aree di patologico ipermetabolismo glucidico in sede intra-polmonare, in sede scheletrica e nei tessuti molli in diversi distretti corporei

sesso maschile. La sua incidenza negli USA è di 2200 nuovi casi/anno ed è correlata all'esposizione all'asbesto, riconosciuta coma il principale fattore eziopatogenetico (con latenza fino a 20-40 anni). È una patologia con prognosi infausta, con una sopravvivenza media di 9-12 mesi dal momento della presentazione, che nel 95% dei casi è unilaterale (nel 60% dei casi a destra). I sintomi generalmente sono legati al versamento che nelle fasi avanzate si accompagna alla malattia.

La PET con [^{18}F]FDG è accurata nel differenziare patologie benigne della pleura dal mesotelioma, ed è impiegata con successo per l'identificazione di metastasi a distanza, come pure per la valutazione della risposta al trattamento; inoltre, fornisce importanti indicazioni prognostiche. Il tumore primitivo (parametro T) è caratteristicamente avido di [^{18}F]FDG; neoplasie in uno stadio precoce tendono a presentare un quadro di captazione del radiofarmaco focale o lineare (nodulo o ispessimento pleurico), mentre negli stadi avanzati la captazione è tipicamente diffusa ed eterogenea (Fig. 32.5). L'intensità di captazione del radiofarmaco correla con la prognosi: valori relativamente bassi di SUV_{max} (<10) associati all'istotipo epiteliale hanno una prognosi migliore in termini di sopravvivenza. Il limite principale di questa metodica nella valutazione del tumore primitivo è rappresentato dai falsi negativi, legati alla risoluzione della metodica nei pazienti con malattia microscopica, e dai falsi positivi (nei pazienti in cui la captazione del radiofarmaco è legata a processi infiammatori/infettivi). La sensibilità e la specificità della PET con [^{18}F]FDG nella stadiazione dei pazienti con mesotelioma pleurico variano tra l'83-88% e, rispettivamente, tra il 75-82%. Particolare rilievo assume l'identificazione delle linfoadenopatie associate (parametro N, definito in base al rilievo di ipercaptazione del radiofarmaco in linfonodi con dimensioni <1cm), importante fattore prognostico; la presenza di metastasi ai linfonodi extrapleurici è associata infatti a

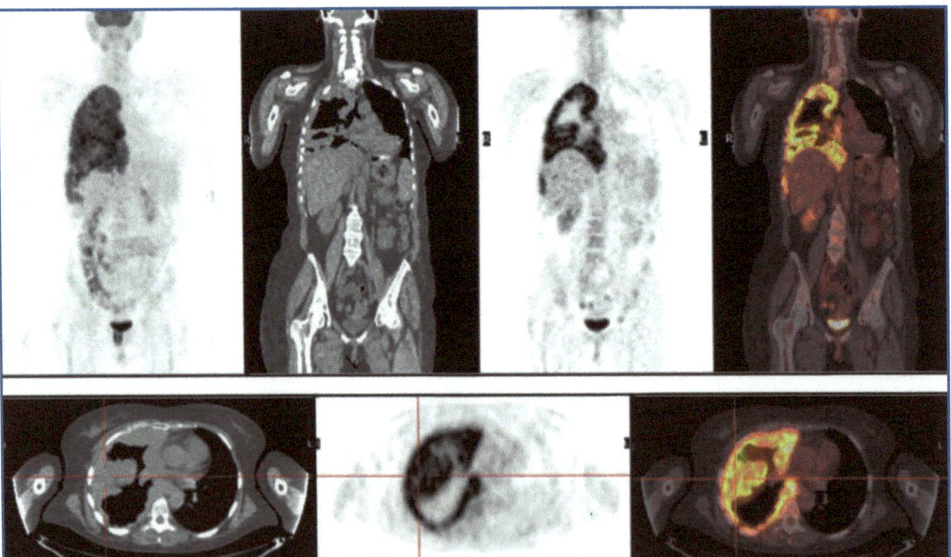

Fig. 32.5 Esame PET/TC con [^{18}F]FDG eseguito per valutazione pre-trattamento in un paziente con mesotelioma pleurico in stadio avanzato. Le immagini mostrano lo spessore e l'estensione del tumore a pressoché tutto il compartimento pleurico di destra, senza tuttavia evidenti metastasi a distanza (ma con probabile diffusione per contiguità alla superficie esterna del fegato)

una prognosi peggiore. Inoltre, la [^{18}F]FDG-PET ha un ruolo fondamentale nella valutazione di metastasi a distanza. Le sedi di metastasi ematogene più frequenti sono: il polmone controlaterale, il fegato, il surrene, il rene, l'osso, la parete toracica (anteriore e/o posteriore), il peritoneo, l'encefalo e le leptomeningi.

Inoltre, come per altre neoplasie, le variazioni dei valori di captazione del radiofarmaco nella valutazione dei pazienti trattati con chemioterapia o con altre forme di terapia (Fig. 32.6) sono strettamente correlate con la risposta e con il tempo di progressione della malattia. In alcuni recenti studi con la [^{18}F]FDG-PET sono stati valutati parametri aggiuntivi rispetto al solo SUV, come la glicolisi totale della lesione (TLG, che si è dimostrato più accurato nell'identificazione dei pazienti con o senza risposta favorevole alla chemioterapia) e il volume glicolitico totale (TGV, espresso in SUV/mL) ottenuto attraverso il calcolo, con un algoritmo semiautomatico, della captazione di [^{18}F]FDG in un volume di interesse visivamente rappresentativo della regione tumorale, cioè dal volume pleurico ipercaptante il [^{18}F]FDG. Questi parametri volumetrici (che descrivono in maniera particolarmente accurata le variazioni di metabolismo, poiché le "normalizzano" per il volume di tessuto) si sono dimostrati utili per prevedere la sopravvivenza dei pazienti, e sono ora proposti come una possibile alternativa ai criteri RECIST (*Response Evaluation Criteria In Solid Tumor*) che, in quanto basati su criteri dimensionali non volumetrici, sono poco adatti a valutare l'evoluzione di questa patologia.

Infine, fra i tumori intra-toracici, assume rilievo del tutto particolare il timoma, neoplasia a partenza dal timo (organo misto linfo-epiteliale) che è attualmente classificato anche fra i tumori neuroendocrini a causa della sua elevata espressione di recettori per la somatostatina. Anche se la diagnosi di timoma è basata essenzialmente sull'imaging radiologico (con conferma istologica), per la sua caratterizzazione possono essere utilizzati radiofarmaci analoghi della somatostatina (sia il radiofarmaco convenzionale ^{111}In-Pentetreotide, sia i radiofarmaci PET ^{68}Ga-DOTATOC o ^{68}Ga-DOTATATE). Tuttavia, anche la PET con [^{18}F]FDG può essere di notevole ausilio in questa forma neoplastica (che presenta in genere metabolismo esaltato e comportamento biologico aggressivo), ad esempio in fase di ristadiazione dopo trattamento primario (Fig. 32.7).

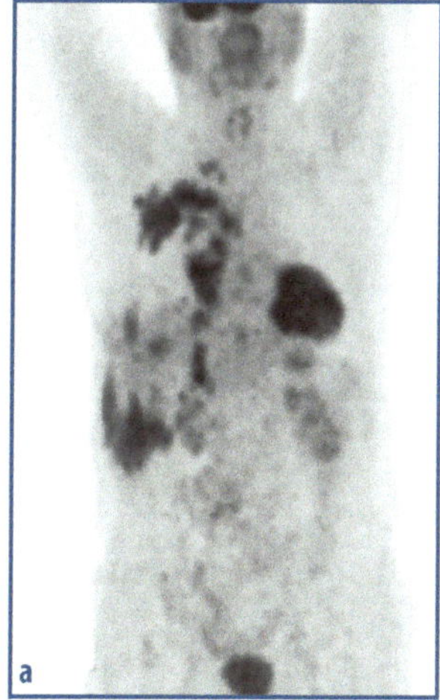

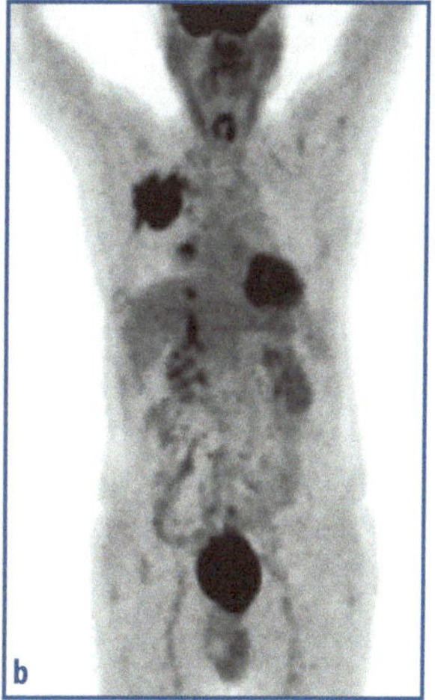

Fig. 32.6 a, b Immagini MIP di [^{18}F] FDG-PET ottenute in un paziente con mesotelioma pleurico destro, rispettivamente in condizioni basali (**a**) e circa due mesi dopo un ciclo di radioimmunoterapia (**b**). L'esame di controllo dimostra chiara regressione di alcune delle lesioni neoplastiche a livello mediastinico-parailare destro, con risposta meno importante a carico della lesione principale in campo medio-toracico

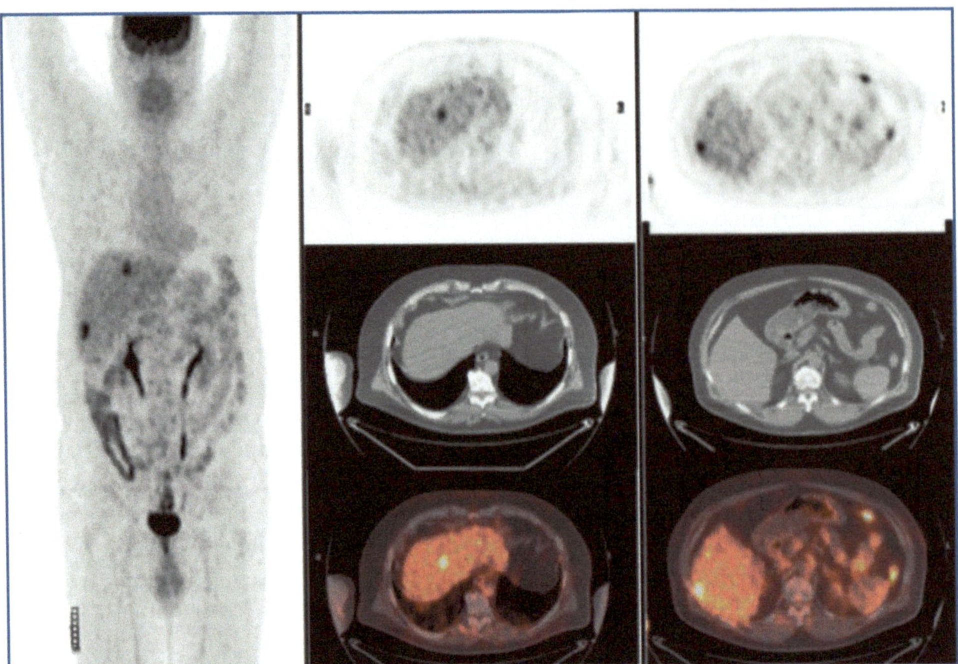

Fig. 32.7 Ristadiazione mediante PET/TC con [^{18}F]FDG in un paziente già operato per timoma. L'immagine MIP *total body* (*a sinistra*) e le sezioni trans-assiali a due diversi livelli (*a destra*) dimostrano la presenza di due lesioni metastatiche nel fegato

32.5.2 Linfomi

I linfomi sono neoplasie del sistema linfopoietico caratterizzate dalla proliferazione monoclonale di linfociti trasformati in fasi diverse di maturazione (a seconda dell'istotipo di linfoma) a livello tessutale (linfonodi e/o localizzazioni extra-nodali). I linfomi sono distinti in due grandi categorie: i linfomi di Hodgkin (LH) e quelli non-Hodgkin (LnH); questa suddivisione identifica tipici quadri nosologici con caratteristiche citologiche, istologiche, epidemiologiche, terapeutiche e prognostiche molto diverse tra loro. Complessivamente sono tra le neoplasie a elevata incidenza (40 000 nuovi casi/anno negli USA), costituendo il 5% dei tumori maligni e la quinta causa di morte per tumore; dato che frequentemente rispondono favorevolmente alla terapia (almeno inizialmente), la loro prevalenza è costantemente in crescita, al ritmo del 3% per anno.

L'esordio tipico del LH è a carico dei linfonodi sopradiaframmatici (latero-cervicali superficiali o mediastinici profondi, più raramente ascellari), con interessamento iniziale di un linfonodo e successiva estensione per contiguità alle stazioni linfonodali vicine. La progressione può interessare poi le stazioni sia sopra- che sotto-diaframmatiche, la milza e anche sedi extralinfonodali (fegato, osso, cute, rene, retina), come conseguenza della diffusione di cellule neoplastiche per via sia linfatica che ematogena. In una percentuale variabile di pazienti possono essere presenti uno o più dei seguenti sintomi (che caratterizzano lo stadio "B" nella classificazione della malattia,

Tabella 32.3 Stadiazione dei linfomi secondo il sistema Ann Arbor. Modificata da: Lister TA et al (1989), con autorizzazione.

Stadio	Sedi interessate
I	Coinvolgimento di un singolo linfonodo o di un singolo sito extralinfatico (I_E).
II	Coinvolgimento di due o più regioni linfonodali dallo stesso lato del diaframma; può includere una regione extralinfatica dallo stesso lato del diaframma (II_E).
III	Coinvolgimento di regioni linfonodali da entrambi i lati del diaframma; può includere la milza (III_S) o la malattia extranodale (III_E).
IV	Malattia diffusa extranodale/impegno di organi extralinfatici (fegato, midollo osseo, polmoni, cute, SNC).

Il numero dello stadio è seguito dalla lettera "A" (assenza) o dalla lettera "B" (presenza), rispettivamente, dei seguenti sintomi: febbre non spiegata superiore a 38 °C, sudorazione notturna e perdita di più del 10% del peso corporeo negli ultimi 6 mesi.

Il suffisso "$_E$" indica estensione extranodale localizzata da una tumefazione linfonodale; la localizzazione all'anello del Waldeyer è linfonodale nel LH, extranodale nei LnH.

La definizione di *bulky* equivale a una massa linfonodale >10 cm di diametro, e la presenza di tumefazione mediastinica con dimensioni > un terzo del diametro massimo del torace è indicata con la lettera "X".

Tabella 32.3): febbre >38 °C (continua o remittente, ma senza causa apparente), sudorazione (notturna e profusa), calo ponderale >10% in 6 mesi (senza restrizione alimentare), prurito intenso, astenia. La biopsia con esame istopatologico di un linfonodo interessato dalla malattia consente di porre la diagnosi di certezza. La fase successiva alla diagnosi è quella di definire l'estensione della malattia (cioè la stadiazione), mediante una serie di indagini volte a esaminarne tutte le potenziali sedi; anche se l'LH e l'LnH si presentano con quadri clinici molto diversi, il tipo di stadiazione riportato in Tabella 32.3 è valido per entrambe le forme (con l'aggiunta di valutazioni genetiche molecolari nel caso del LnH).

Oltre a definire l'estensione della malattia (parametro importante ai fini prognostici e per scegliere la terapia più idonea), la stadiazione iniziale costituisce il termine di paragone basale per rivalutare il paziente dopo aver completato il programma di terapia (ristadiazione); in base al risultato della ristadiazione è quindi possibile stabilire se la terapia ha conseguito una risposta completa o parziale e, in quest'ultimo caso, l'entità della malattia residua.

Anche se esistono differenze significative nell'avidità di captazione del [^{18}F]FDG da parte dei diversi istotipi, la stadiazione dei linfomi prevede ormai nella maggior parte dei casi l'impiego della [^{18}F]FDG-PET (Fig. 32.8). Oltre all'LH, gli istotipi di LnH che mostrano captazione di [^{18}F]FDG più intensa sono il linfoma diffuso (o a "grandi cellule B"), il linfoma follicolare e il linfoma mantellare; altri istotipi di LnH mostrano invece bassa o variabile captazione di [^{18}F]FDG, tipicamente quelli definiti come "indolenti" (a bassa aggressività), ma anche alcuni istotipi aggressivi. Per una corretta interpretazione delle indagini PET e PET/TC è molto importante tener presente questo diverso comportamento biologico; infatti, un esame post-terapia negativo in un linfoma [^{18}F]FDG-avido, pur con linfoadenopatie residue, assume un significato diverso rispetto a un'indagine post-terapia negativa in un linfoma non-[^{18}F]FDG-avido con linfoadenopatie residue evidenti all'esame TC.

La PET/TC in fase di stadiazione è necessaria per due motivi principali: 1) per una completa e accurata stadiazione iniziale della malattia (effettuando anche la TC con mdc

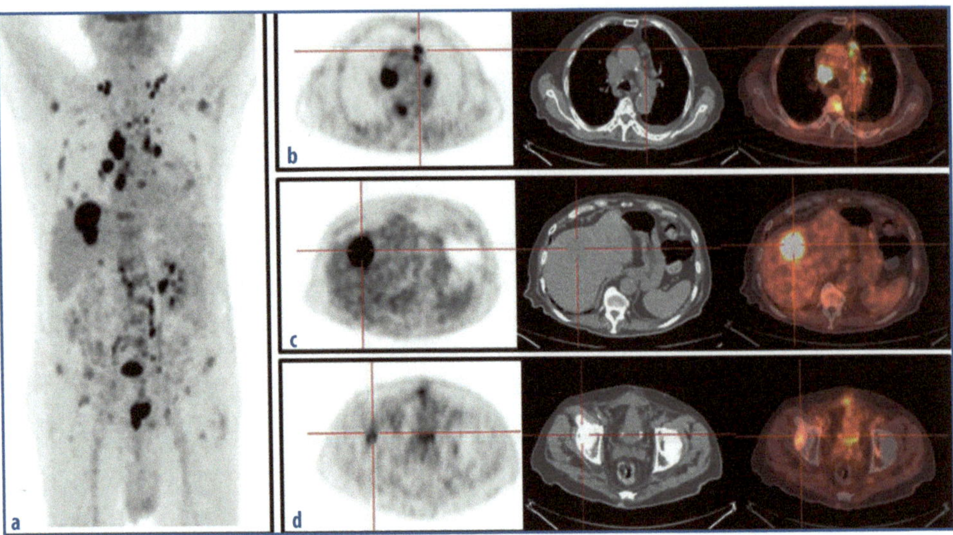

Fig. 32.8 a-d Esame PET/TC con [^{18}F]FDG richiesto per valutazione di lesione epatica in un paziente con linfoma di Burkitt trattato con chemioterapia. L'immagine MIP *total body* (**a**) evidenzia multiple sedi di iperaccumulo del [^{18}F]FDG come da ripresa di malattia (stadio IV): le immagini transassiali (PET, TC e fusione PET/TC) descrivono multiple linfoadenopatie mediastiniche (**b**), con interessamento anche di un corpo vertebrale a livello del rachide toracico), lesioni epatiche (**c**) e scheletriche (**d**, localizzazione a livello dell'acetabolo destro)

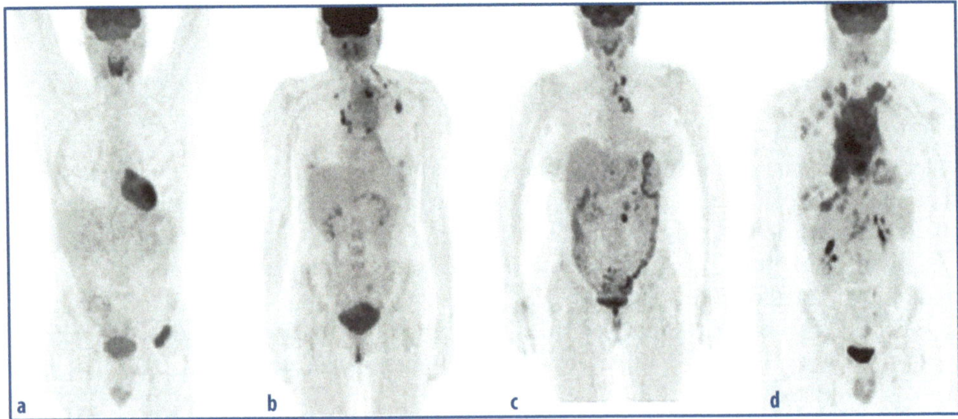

Fig. 32.9 a-d Indagini PET con [^{18}F]FDG eseguite a scopo di stadiazione in pazienti con linfoma: le immagini MIP *total body* evidenziano malattia localizzata, rispettivamente, alla sola stazione linfonodale inguinale sinistra (**a**, stadio I), in sede retroclaveare, sovraclaveare e mediastinica (**b**, stadio II sovradiaframmatico), in sede retroclaveare, sovraclaveare, mediastinica e lomboaortica (**c**, stadio III sovra- e sotto-diaframmatico) e, infine, in sede mandibolare, ascellare, pettorale, mediastinica, addominale, inguinale e ossea (**d**, stadio IV sovra- e sotto-diaframmatico con interessamento scheletrico)

in caso di malattia epatica/splenica) (Fig. 32.9, per esempi di pazienti con stadio crescente di malattia) e 2) per poter disporre di un esame basale con il quale confrontare le indagini che sono successivamente effettuate per valutare la risposta alla terapia. In particolare, le linee-guida ufficiali indicano ormai come criterio di risposta completa un esame [^{18}F]FDG-PET post-terapia negativo nel caso di LH o di LnH con istotipo diffuso a grandi cellule B (oppure follicolare o mantellare); per gli altri istotipi, la ristadiazione con [^{18}F]FDG-PET è invece raccomandata solo se l'esame basale è risultato positivo. Tuttavia, dal momento che è nota l'alta captazione del [^{18}F]FDG nell'LH e nell'LnH con istotipo diffuso a grandi cellule B (come pure in quello follicolare e nel mantellare), anche nel caso non fosse disponibile una [^{18}F]FDG-PET pre-terapia, un esame post-terapia completamente negativo è considerato criterio sufficiente per definire la risposta completa alla terapia; questa considerazione non è invece valida per gli istotipi di LnH in cui la captazione di [^{18}F]FDG è variabile o bassa.

Valgono anche per il linfoma le raccomandazioni generali secondo le quali l'esame di ristadiazione a fine terapia deve essere eseguito almeno 3 settimane (preferenzialmente 6-8) dal completamento della chemioterapia e 8-12 settimane dal termine della radioterapia (per ridurre i possibili risultati falsi-positivi dovuti alla reazione flogistica associata alla terapia radiante). Sono invece ancora in fase di convalida protocolli clinici nei quali la valutazione di risposta alla terapia mediante [^{18}F]FDG-PET è effettuata precocemente (in genere fra il secondo e il terzo ciclo di chemioterapia oppure fra il terzo e il quarto); in questi casi, l'indagine PET deve essere eseguita il più lontano possibile dal precedente ciclo di trattamento. I dati attualmente disponibili dimostrano che una [^{18}F]FDG-PET negativa precocemente durante la chemioterapia è un fattore prognostico altamente favorevole (almeno per i pazienti con LH e probabilmente anche con LnH diffuso a grandi cellule B) e che la precoce negativizzazione della PET è un indice di maggiore chemiosensibilità delle cellule tumorali.

Inoltre, per terapie con nuovi agenti farmacologici con effetto più citostatico che citotossico (come immunoterapia o inibitori del ciclo cellulare) e per la radioimmunoterapia (Fig. 32.10) non è stato ancora identificato l'arco di tempo post-trattamento in cui la valutazione è più adeguata. Queste considerazioni giustificano la raccomandazione che, per il momento, eventuali modificazioni della strategia terapeutica in base al risultato di un esame PET precoce durante la chemioterapia siano effettuate soltanto nell'ambito di protocolli di ricerca clinica.

Nel 2007 il sottocomitato imaging (composto da medici nucleari, radiologi ed ematologi/oncologi) dell'International Harmonization Project ha elaborato nuove linee-guida per l'esecuzione e l'interpretazione della [^{18}F]FDG-PET nella valutazione della risposta

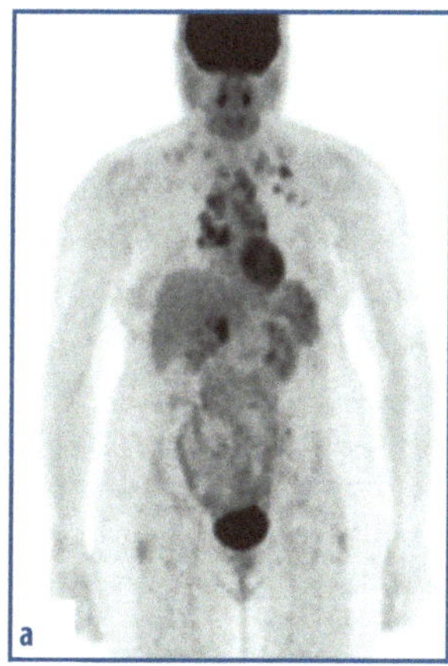

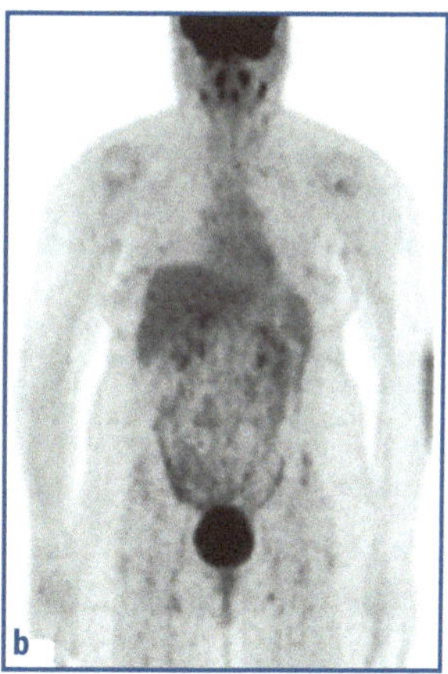

Fig. 32.10 a, b Immagini MIP ottenute mediante PET con [^{18}F]FDG in due date successive, in paziente con linfoma di Hodgkin già trattato con schemi multipli di chemioterapia. **a** Evidente rispresa di malattia, prevalente a livello toracico. **b** Esame eseguito circa due mesi dopo radioimmunoterapia: risposta completa, con scomparsa delle lesioni rilevate nell'esame di ristadiazione basale

Tabella 32.4 Valutazione della risposta dei linfomi alla terapia mediante indagini PET e TC: confronto fra i criteri dell'IWG (Cheson BD e coll 1999) e la loro revisione del 2007 (Cheson BD e coll 2007). (Modificata da: Cheson BD (2008) New staging and response criteria for non-Hodgkin lymphoma and Hodgkin lymphoma. Radiol Clin North Am 46:213-223)

Risposta	Criteri IWG	Criteri con inclusione dei risultati PET*
Risposta completa (CR)	Scomparsa di tutte le aree di patologia rilevabili; linfonodi >1,5 cm devono ridursi a ≤1,5 cm.	CR, CRu, PR o SD con i criteri IWG e PET completamente negativa. Biopsia osteo-midollare negativa.
Risposta completa non confermata (CRu)	Linfonodi >1,5 cm; somma dei diametri maggiori delle lesioni ridotta del 75% Midollo osseo indeterminato.	Nessuna captazione alla PET.
Risposta parziale (PR)	Somma dei diametri maggiori delle lesioni ridotta del 50%.	CR, CRu o PR con i criteri IWG e PET positiva in almeno una precedente lesione.
Patologia stabile (SD)	Somma dei diametri maggiori delle lesioni ridotta ≤50% ma senza progressione della malattia.	SD con criteri IWG e PET positiva a livello delle precedenti lesioni.
Progressione di malattia/ o ripresa (PD)	Nuova lesione o somma dei diametri maggiori delle lesioni aumentata del 50% dal nadir per ogni linfonodo.	PD con criteri IWG e PET positiva sulla nuova lesione o incremento della lesione.

* PET positiva se la captazione da parte della lesione è maggiore a quella del mediastino per le lesioni >2 cm e > fondo se la lesione è <2 cm

alla terapia in pazienti con linfoma; la Tabella 32.4 riporta tali linee-guida, confrontate con i precedenti criteri di Cheson del 1999. Secondo queste indicazioni, l'interpretazione visiva è già da sola adeguata per valutare i risultati della PET in termini semplicemente di positività o negatività alla fine della terapia (Figg. 32.11 e 32.12 come esempi di risposta completa alla chemioterapia in pazienti con estensione iniziale di malattia molto diversa), senza la necessità di considerare i parametri quantitativi o semiquantitativi di captazione del [^{18}F]FDG. L'esame PET positivo (cioè mancata o insufficiente risposta alla terapia) è definito dalla presenza di ipercaptazione focale o diffusa del [^{18}F]FDG superiore al fondo in una sede diversa da quelle di fisiologico accumulo del radiofarmaco. Sono tuttavia descritte alcune eccezioni: una diffusa e moderata ipercaptazione del [^{18}F]FDG nel contesto di voluminose masse residue (diametro ≥2 cm, indipendentemente dalla sede), di intensità inferiore o sovrapponibile a quella del pool ematico mediastinico dovrebbe essere considerata negativa per la presenza di malattia residua, mentre l'ipercaptazione focale o diffusa di intensità superiore a quella del *pool* ematico mediastinico indica la persistenza di linfoma. La tenue ipecaptazione è generalmente correlata ad alterazioni infiammatorie legate alla terapia con moderata infiltrazione macrofagica in assenza di infiltrati linfomatosi, e può essere osservata anche per parecchie settimane dopo la fine della chemioterapia. Tuttavia, la maggior parte delle lesioni voluminose residue post-terapia mostrano captazione del [^{18}F]FDG inferiore al tessuto connettivo di fondo, mentre in pazienti con persistenza di linfoma si osserva ipercaptazione moderata o intensa, superiore all'attività del pool ematico mediastinico. Tenendo conto dell'effetto di volume parziale, ogni area di captazione superiore al fondo circostante in strutture linfonodali di diametro inferiore a 2 cm (inclusi linfonodi con

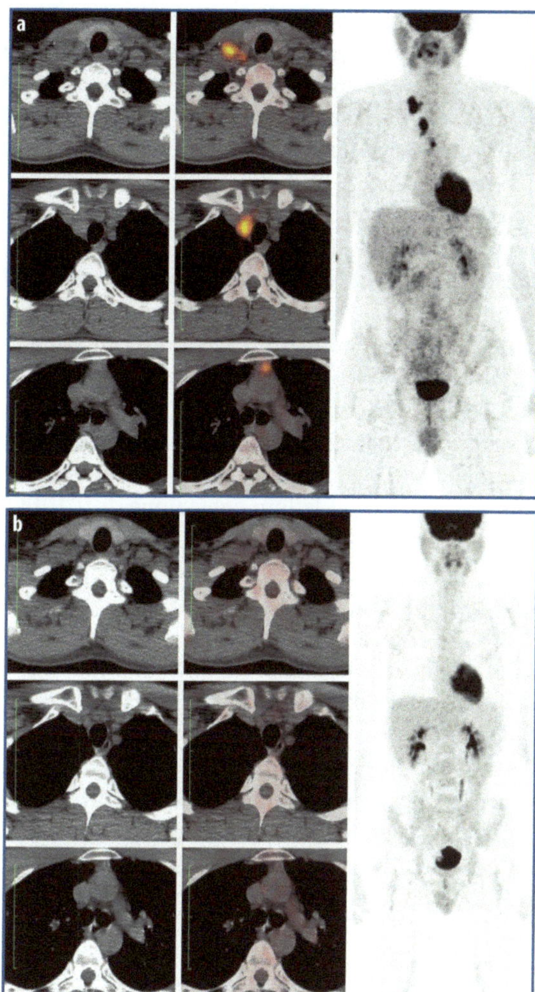

Fig. 32.11 a, b Immagini MIP e sezioni transassiali PET/TC a tre diversi livelli ottenute con [^{18}F]FDG in due date successive, in paziente con linfoma di Hodgkin allo stadio II (più stazioni linfonodali interessate dallo stesso lato del diaframma) rispettivamente al momento della diagnosi (**a**) e dopo chemioterapia (**b**): l'esame di ristadiazione dimostra risposta completa alla chemioterapia

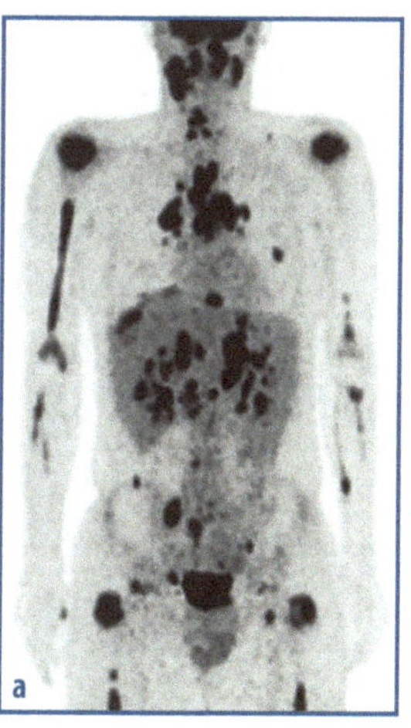

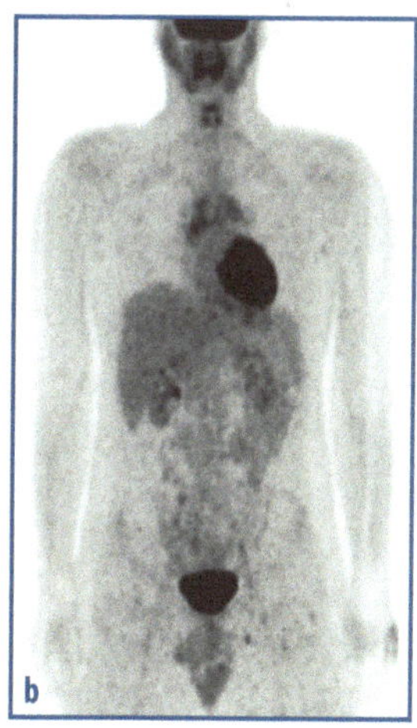

Fig. 32.12 a, b Immagini MIP ottenute mediante PET con [^{18}F]FDG in un paziente di 16 anni con linfoma di Burkitt. **a** Esame effettuato alla diagnosi, per la stadiazione della malattia (stadio IV, per diffuso interessamento linfonodale sopra- e sotto-diaframmatico, parenchimale polmonare, epatico e splenico e anche del midollo osseo). **b** L'esame di ristadiazione effettuato al termine della chemioterapia permette di definire una risposta completa al trattamento; le numerose aree di ipercaptazione evidenti in situazione basale sono, infatti, scomparse e persiste solo una lieve ipercaptazione del [^{18}F]FDG in sede mediastinica anteriore (loggia timica), compatibile con la presenza di iperplasia timica reattiva

normale diametro alla TC), deve essere considerata positiva per linfoma. Analogamente, noduli polmonari di nuova insorgenza con diametro ≥1,5 cm alla TC (cioè di dimensioni grosso modo doppie rispetto alla risoluzione spaziale dei comuni tomografi PET/TC) in pazienti senza lesioni linfomatose polmonari prima della terapia devono essere considerati suggestivi di linfoma solo se la loro captazione è superiore al *pool* ematico mediastinico. Per noduli polmonari di diametro <1,5 cm, il grado di captazione non risulta essere invece un parametro affidabile (come conseguenza dell'effetto volume parziale); in tali noduli l'assenza di ipercaptazione di [^{18}F]FDG non esclude pertanto la presenza di linfoma. Nuovi noduli polmonari in pazienti con risposta completa di malattia in tutte le sedi note devono essere considerati negativi per linfoma (indipendentemente dalla sede e dai valori di captazione), in quanto rappresentano lesioni infettive o infiammatorie. Lesioni epatiche e spleniche residue con diametro ≥1,5 cm alla TC dovrebbero essere considerate di natura linfomatosa solo se la loro captazione di [^{18}F]FDG è superiore o sovrapponibile a quella del normale parenchima epatico o splenico, rispettivamente. Mentre lesioni di diametro <1,5 cm devono essere considerate di natura linfomatosa solo se la loro captazione di [^{18}F]FDG è superiore a quelle di fegato e milza, esse sono da considerare non neoplastiche se i valori di captazione sono inferiori o sovrapponibili a quelli dei normali parenchimi splenico ed epatico. L'ipercaptazione diffusa di [^{18}F]FDG in sede splenica con valori superiori a quelli del normale parenchima epatico è compatibile con interessamento linfomatoso, a meno che il paziente non sia stato recentemente sottoposto alla somministrazione di citochine (l'ipercaptazione splenica indotta da tale terapia può persistere per almeno 10 giorni, con quadri variabili a seconda del tipo di citochina utilizzato). L'ipercaptazione ossea (midollare) (multi)focale indica infiltrazione linfomatosa, mentre quella midollare diffusa di [^{18}F]FDG (con valori anche superiori a quelli del fegato) è generalmente secondaria a iperplasia midollare post-terapia e non deve essere erroneamente attribuita a diffuso interessamento linfomatoso del midollo osseo. Inoltre, una PET negativa a livello del midollo osseo non esclude la presenza di coinvolgimento linfomatoso di grado lieve e moderato; per tale motivo, la biopsia osteo-midollare rimane la procedura di riferimento nella valutazione dell'infiltrazione midollare.

32.5.3 Mieloma multiplo

Il mieloma multiplo (caratterizzato da proliferazione clonale di plasmacellule nel midollo osseo) rappresenta circa il 10% delle neoplasie ematologiche e l'1% di tutti i tumori. Le discrasie plasmacellulari si manifestano con una grande varietà di quadri clinici, che variano dalle gammopatie monoclonali di incerto significato (MGUS) al mieloma indolente (che non richiede trattamento), alle forme vere e proprie di mieloma "maligno". È possibile porre diagnosi di mieloma in base alla presenza nel plasma di una tipica componente proteica monoclonale (componente M) con concentrazione superiore a 30 g/L, di una percentuale di plasmacellule clonali >10% nella biopsia osteo-midollare, e al riscontro di lesioni osteo-litiche; tuttavia, la terapia è iniziata soltanto in presenza di danno d'organo (sistema scheletrico, danno renale, anemia, ipercalcemia). Le cellule mielomatose producono sostanze che stimolano gli osteoclasti (responsabili del riassorbimento della componente minerale ossea), causando così la comparsa di lesioni osteolitiche che sono tipicamente localizzate intorno agli accumuli midollari di plasmacellule clonali; poiché le lesioni litiche causate dal mieloma non si associano generalmente a reazione osteoblastica, la scintigrafia scheletrica classica con radiofarmaci osteotropi (ad esempio, ^{99m}Tc-MDP) è di norma negativa nei pazienti con mieloma.

Il ruolo delle tecniche di imaging nella valutazione dei pazienti con mieloma include la definizione dell'estensione della malattia intramidollare ed extramidollare, la definizione delle complicanze, e il monitoraggio dell'evoluzione della malattia. Mentre alcune tecniche radiologiche sono più idonee a evidenziare preferenzialmente l'interessamento di una specifica componente scheletrica, ad esempio quella minerale ossea (mediante radiologia planare o, preferibilmente, TC) oppure quella midollare (mediante RM), l'esame medico-nucleare con radiofarmaci oncotropi evidenzia simultaneamente l'interessamento di entrambe le componenti, come pure l'eventuale interessamento extrascheletrico.

Le tecniche diagnostiche medico-nucleari impiegate per valutare l'attività e l'estensione della malattia mielomatosa impiegano infatti radiofarmaci che, in funzione dell'elevata attività metabolica che caratterizza le cellule mielomatose in fase attiva, permettono di differenziare la MGUS e le forme di mieloma indolente da quelle attive. Storicamente, il ^{99m}Tc-Sestamibi è stato impiegato in questa condizione morbosa quale indicatore di alta attività metabolica mitocondriale (vedi Capitolo 33). La PET con [^{18}F]FDG (Figg. 32.13, 32.14 e 32.15) ha attualmente sostituito nella più ampia routine clinica tale applicazione della scintigrafia con ^{99m}Tc-Sestamibi; la [^{18}F]FDG-PET permette infatti di definire il grado di attività di malattia (parametro utile soprattutto nei pazienti con mieloma non secernente, o in previsione di terapia), come pure di identificare le sedi preferenziali di proliferazione attiva e la loro eventuale scomparsa quando trattate con terapia efficace. Oltre alla maggiore accuratezza e migliore risoluzione

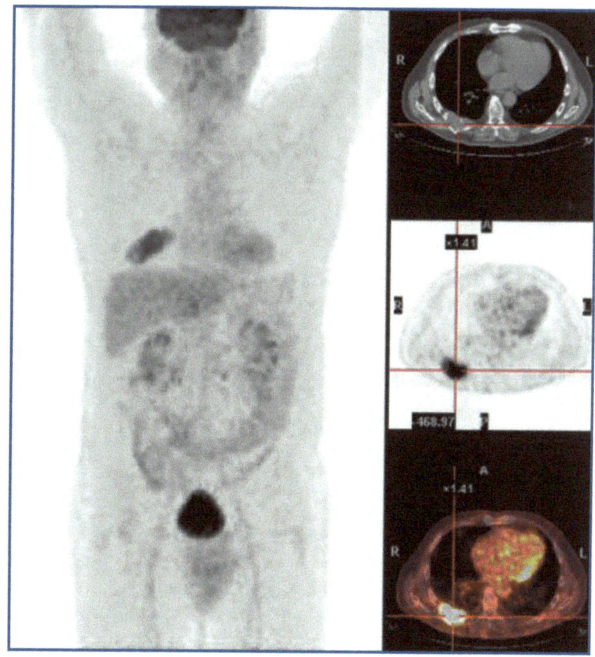

Fig. 32.13 Esame PET/TC con [^{18}F]FDG effettuato per valutazione dell'attività di malattia in un paziente con mieloma. Le immagini MIP *total body* (*a sinistra*) e trans-assiali PET/TC (*a destra*) evidenziano patologica ipercaptazione di [^{18}F]FDG da parte di una lesione del tratto posteriore della V costa destra (che mostra alterazioni del profilo morfologico rilevabili anche nell'immagine TC), costituita da plasmocitoma

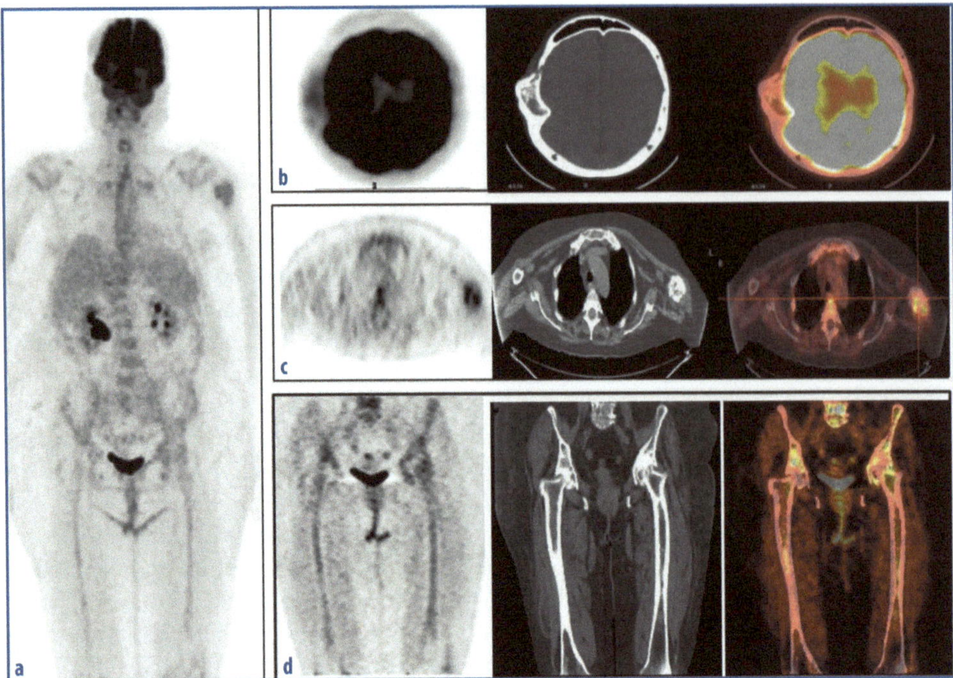

Fig. 32.14 a-d Esame PET/TC con [^{18}F]FDG effettuato per valutazione dell'attività di malattia in un paziente con mieloma multiplo. L'immagine MIP *total body* (**a**) evidenzia patologica ipercaptazione di [^{18}F]FDG da parte di multiple lesioni, che nelle immagini trans-assiali (PET, TC e fusione PET/TC) sono localizzabili a livello di una lesione ossea della regione parietale destra (**b**, dove la lesione è ben rilevabile nonostante la contiguità con l'elevata fisiologica captazione da parte della corteccia cerebrale), del terzo prossimale dell'omero sinistro (**c**), oltre a ipercaptazione diffusa al midollo (**d**, sezione coronale del bacino e dei femori nelle immagini PET, TC e fusione PET/TC)

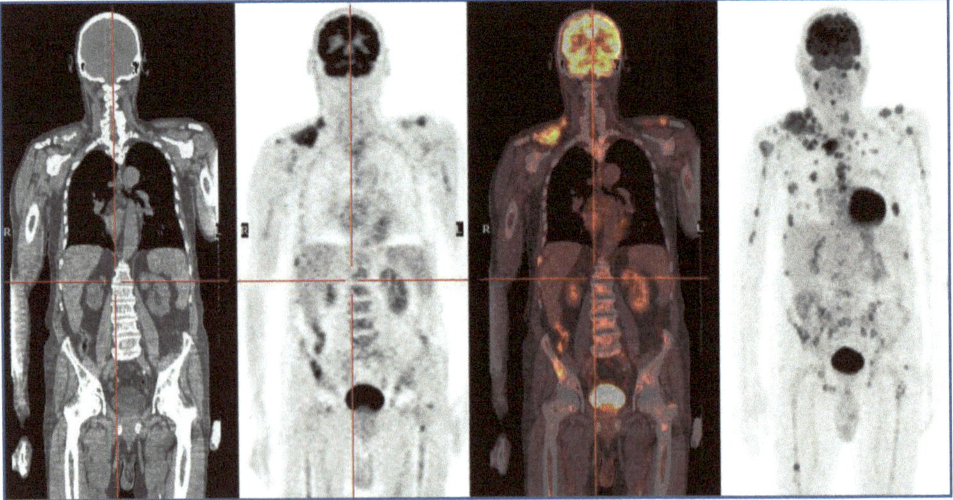

Fig. 32.15 Esame PET/TC con [^{18}F]FDG effettuato per valutazione dell'attività di malattia in un paziente con mieloma multiplo. Nell'ordine da sinistra a destra: sezioni coronali TC, PET, di fusione e MIP. Presenza di numerose lesioni che interessano pressoché tutti i segmenti scheletrici; una voluminosa lesione a carico della clavicola destra si estende fino a interessare i tessuti molli circostanti

Tabella 32.5 Confronto fra le diverse metodiche di imaging per la caratterizzazione dei pazienti con mieloma multiplo. Modificata con autorizzazione da: Lütje S et al (2009)

	Rx stand.	TC	TC mdc	TC b.d.	RM	RM-WB	[18F]FDG-PET/TC
Risoluzione spaziale	+	++	++	++	++	+++	++
Sensibilità	+/–	+	+	++	+	+++	+++
Diagnosi precoce	–	–	–	–	+	+	+++
Diagnosi MGUS *vs* MM	–	–	–	–	nd	nd	++
Attività di malattia	–	–	–	–	–	–	++
Midollo osseo	–	–	+/–	–	++	++	+
Lesioni osteolitiche	+/–	++	++	++	+	+	+
Lesioni focali	+	+	+	+	++	++	+++
Lesioni <5 mm	+/–	+	++	+	+	+	+
Interessamento diffuso	+	+	+	+	++	++	++
Rischio di sottostadiazione	+	+	+	+	+/–	–	—
Risposta alla terapia	–	–	–	–	+/–	+/–	++
Disponibilità	+++	++	+	+	+	–	+
Costo	–	+	+/–	+/–	++	++	+++
Dose assorbita		+	++	+++	++	–	– +
Tempi di acquisizione	–	+	–	–	++	+++	++

+, alto; –, basso; *Rx stand.*, radiologia planare; *mdc*, mezzo di contrasto; *b.d.*, bassa dose; *WB*, *total body*

spaziale rispetto alla scintigrafia con ^{99m}Tc-Sestamibi, la PET con [^{18}F]FDG dimostra sensibilità pari a quella della RM nella dimostrazione di malattia diffusa al rachide e alla pelvi. Inoltre, l'impiego di un altro radiofarmaco PET, la 3'-fluoro-3'-deossi-L-timidina ([^{18}F]FLT), la cui captazione è funzione della velocità di proliferazione cellulare) permette di stimare la proliferazione delle cellule ematopoietiche a livello midollare e, quindi, di distinguere differenti condizioni patologiche (anemia aplastica, mielodisplasia, malattie mieloproliferative croniche, e mielofibrosi da mieloma multiplo).

La Tabella 32.5 mette schematicamente a confronto le caratteristiche principali (vantaggi e limiti relativi) delle tecniche di imaging (radiologia planare standard, TC con e senza mdc, TC a bassa dose, RM regionale e *total body*, e [^{18}F]FDG-PET/TC) riferite alla valutazione del paziente con mieloma.

32.5.4 Carcinoma della mammella

Il tumore della mammella è la neoplasia più frequente nel sesso femminile e la prima causa di morte nel mondo occidentale, con un'incidenza aumentata del 10-15% negli ultimi 25 anni. Tuttavia, il suo tasso di mortalità è progressivamente diminuito, sia a causa di una diagnosi più precoce (legata allo *screening* di massa per donne oltre una certa soglia di età) sia per l'introduzione di nuovi schemi terapeutici. La prognosi dipende fondamentalmente dalle dimensioni del tumore, dal suo grado di differenziazione istologica, dalla presenza di recettori per gli estrogeni, dallo stato dei linfonodi loco-regionali e dalla presenza o meno di metastasi a distanza al momento della diagnosi. Mentre la mammografia è una tecnica adeguata per lo *screening* (ad eccezione che nel caso di mammelle cosiddette "dense", tipiche dell'età giovanile, e in presenza di tessuto fibro-cicatriziale), la RM è più indicata per la valutazione delle forme multifocali e multicentriche. Lo stato dei linfonodi ascellari è attualmente valutato mediante biopsia del linfonodo sentinella, che fa ormai parte della procedura standard di trattamento di pazienti con carcinoma mammario (vedi Capitolo 31).

La PET con $[^{18}F]$FDG per il carcinoma mammario è stata approvata negli USA sin dal 2003, con tre specifiche indicazioni: 1) stadiazione pre-operatoria (con riferimento anche ai linfonodi ascellari); 2) diagnosi di recidiva loco-regionale e/o delle metastasi a distanza in fase di ristadiazione; 3) valutazione della risposta alla terapia. I principali vantaggi della $[^{18}F]$FDG-PET sono stati riscontrati nella diagnosi e stadiazione delle forme invasive, e nella diagnosi delle recidive. In generale, l'esame PET è in grado di modificare la strategia terapeutica delle pazienti fino al 54% dei casi.

Il grado di captazione del $[^{18}F]$FDG nel carcinoma mammario è molto variabile, con SUV che è spesso inferiore a 2,5 (e con valori anche molto bassi in circa il 15% dei casi), a seconda della componente principale della massa tumorale (ad esempio, mucinosa) (Fig. 32.16). Pertanto, l'indagine non è accurata per la diagnosi differenziale fra le diverse forme di nodulo mammario e, in generale, nelle fasi precoci di malattia. Nel tumore mammario localmente avanzato o con metastasi linfonodali, la PET ha invece un'alta specificità (98%) anche per la stadiazione dell'ascella (parametro N); la sua accuratezza globale è comunque superiore a quella delle altre tecniche di imaging per la definizione del parametro M (sensibilità 100% e specificità 98%, con rilievo di metastasi inattese nel 13% dei casi e variazione significativa della classificazione TNM fino al 42% dei casi).

È opportuno sottolineare che, a causa della sua risoluzione spaziale relativamente bassa, la sensibilità della PET nel rilevare metastasi linfonodali è ottimale soltanto per linfonodi di dimensioni superiori a 1 cm, o quando in una stazione linfonodale sono presenti

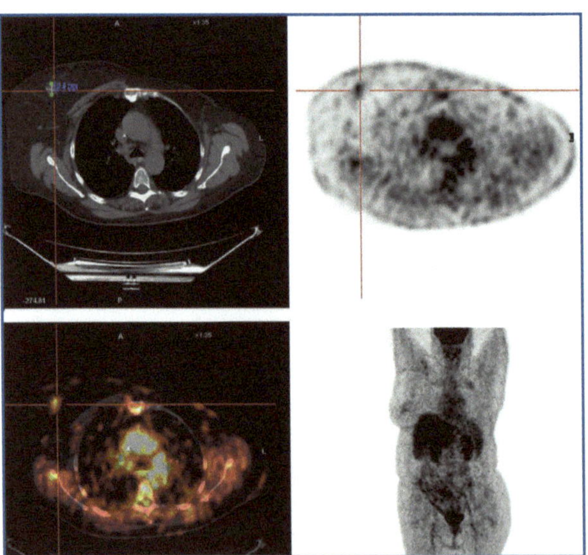

Fig. 32.16 Esame PET/TC con $[^{18}F]$FDG effettuato per stadiazione pre-operatoria in una paziente già sottoposta in precedenza a mastectomia sinistra per carcinoma mammario, ma con recente riscontro di nodulo a carico della mammella destra (con biopsia positiva per neoplasia a bassa cellularità). L'immagine MIP *total body* (*in basso a destra*) e immagini trans-assiali (TC, PET e fusione PET/TC) mettono in evidenza modica ipercaptazione del $[^{18}F]$FDG (SUV_{max} = 1,5) in corrispondenza del tumore mammario (con debole positività anche in corrispondenza dei linfonodi ascellari), ma soltanto esaltando artificialmente la finestra di contrasto scintigrafico

più linfonodi metastatici. Pertanto, in una paziente con carcinoma mammario in fase iniziale, un esame PET con [^{18}F]FDG negativo a livello ascellare (o della mammaria interna) non permette di escludere con assoluta certezza la presenza di metastasi, almeno utilizzando i tomografi attualmente disponibili per uso clinico; sono tuttavia in fase avanzata di sviluppo tomografi PET dedicati all'esplorazione della mammella e della regione ascellare, con risoluzione spaziale di 2-4 mm.

In fase di follow-up, la PET con [^{18}F]FDG non è tipicamente raccomandata come esame routinario di sorveglianza, se non nel sospetto di recidiva loco-regionale o a distanza (ad esempio, verifica di un sospetto clinico derivante da un aumento dei marcatori tumorali o da reperti dubbi dell'imaging radiologico convenzionale). Inoltre, la [^{18}F]FDG-PET costituisce una delle metodiche di imaging più utili nell'individuazione di recidiva locale in pazienti nelle quali è stata effettuata una ricostruzione mammaria, e per evidenziare la recidiva a livello della parete toracica o della regione del plesso brachiale; infine, l'esame PET è particolarmente utile per rilevare metastasi linfonodali e a distanza.

Un interessante e importante ambito di applicazione clinica della PET con [^{18}F]FDG è la valutazione della risposta al trattamento chemioterapico neoadiuvante. Oltre alla classica applicazione a termine della terapia (per confronto con la condizione basale), in alcuni studi la PET è impiegata per selezionare le pazienti da sottoporre a terapia ormonale, utilizzando a questo scopo radiofarmaci diversi dal [^{18}F]FDG (come, ad esempio, ^{18}F-Estradiolo o altri estro-progestinici marcati, oppure ^{18}F-Tamoxifene). Per quanto riguarda strettamente l'uso della PET con [^{18}F]FDG per valutare la risposta alla terapia, è opportuno considerare il fenomeno definito come "*flare*-[^{18}F]FDG", cioè l'aumento della captazione del tracciante che si verifica rapidamente dopo l'inizio della terapia ormonale (o con Tamoxifene) nelle pazienti che rispondono poi favorevolmente al trattamento.

Tutti i dati disponibili sul ruolo della PET con [^{18}F]FDG (o con altri radiofarmaci come, ad esempio, la [^{11}C]Metionina) nel predire la risposta alla chemioterapia sono concordi nell'indicare l'accuratezza di questa tecnica per discriminare precocemente le pazienti che risponderanno favorevolmente da quelle che non risponderanno alla terapia. Tuttavia, mancano ancora studi prospettici su larga scala per dimostrare che queste informazioni hanno un reale impatto sull'esito clinico finale delle pazienti.

32.5.5 Melanoma cutaneo

Il melanoma rappresenta la terza neoplasia per incidenza in Australia e la quinta negli USA, con una frequenza di osservazione costantemente in aumento negli ultimi 10 anni (circa 4% nelle donne e circa 5% nell'uomo ogni anno). La prognosi dipende fondamentalmente dallo stadio, con sopravvivenza a 5 anni superiore al 95% per pazienti con Breslow <1,5 cm (crescita locale verticale del tumore), ma che si riduce al 20-40% se i linfonodi loco-regionali sono interessati da malattia metastatica. Il rischio di progressione della malattia esiste per tutta la vita, tanto che il periodo di follow-up raccomandato per questi pazienti è di almeno 10 anni. Potenzialmente le metastasi da melanoma possono svilupparsi in qualsiasi sede; tipiche sono quelle cutanee e sottocutanee (Fig. 32.17), linfonodali, epatiche, polmonari, scheletriche e cerebrali. La maggior parte dei pazienti con malattia metastatica presenta una disseminazione per via linfatica (>70%), mentre nel 25% dei casi sono presenti metastasi ematogene. Mentre i pazienti con malattia

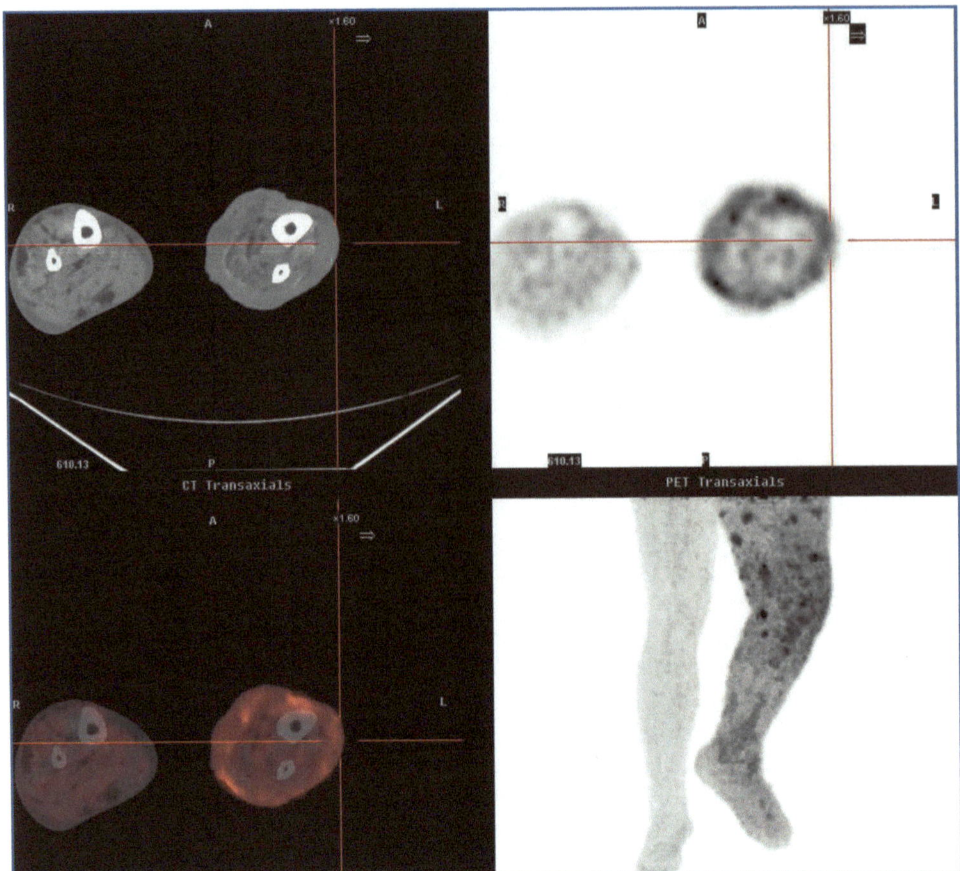

Fig. 32.17 Esame PET/TC con [^{18}F]FDG effettuato in paziente già operato per melanoma al dorso del piede sinistro, ma con successivo interessamento linfatico e cutaneo diffuso a praticamente tutto l'arto inferiore. Sia nell'immagine MIP relativa all'acquisizione centrata sugli arti inferiori (*in basso a destra*) che in un livello delle sezioni trans-assiali (TC, PET e fusione PET/TC) è rilevabile patologica ipercaptazione a carico di nodulazioni multiple, con intensità variabile da sede a sede; evidente tumefazione dell'arto affetto rispetto a quello sano, con aumento diffuso del pannicolo sottocutaneo (legato presumibilmente a linfedema da blocco del drenaggio linfatico)

localizzata o localmente avanzata sono sottoposti a chirurgia, nell'evenienza di metastasi a distanza la chirurgia è giustificata solo in casi selezionati, con lo scopo semplicemente di migliorare sopravvivenza e qualità di vita.

La PET con [^{18}F]FDG è più sensibile e accurata delle metodiche convenzionali di imaging, sia in fase di stadiazione iniziale (Fig. 32.18), sia nell'identificazione di progressione della malattia durante il follow-up. In fase di stadiazione iniziale, l'impatto clinico della PET non è rilevante per la malattia in stadio I e II, quando l'incidenza di metastasi linfonodali è bassa e soffre di molti risultati falsi positivi; in questa fase, la biopsia del linfonodo sentinella ha un valore predittivo negativo più elevato di quello della [^{18}F]FDG-PET. Nei pazienti con stadio III, l'indagine PET è indicata per confermare l'assenza di altre localizzazioni di malattia (con alto valore predittivo negativo). Nei pazienti in stadio IV, la PET è molto utile soprattutto a completamento delle inda-

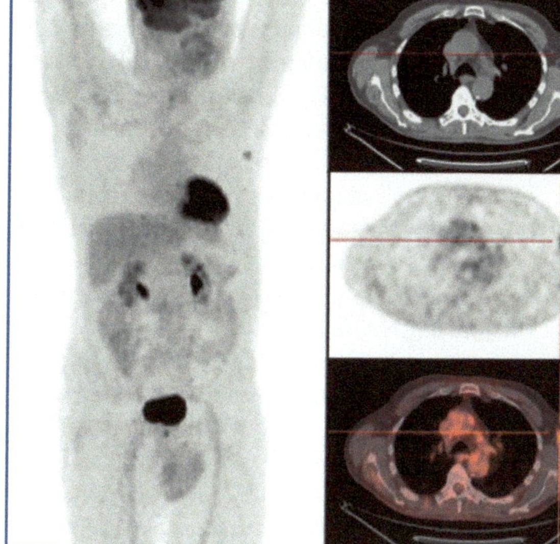

Fig. 32.18 Esame PET/TC con [^{18}F]FDG effettuato per stadiazione iniziale in paziente recentemente operato per melanoma al dorso (in sede paramediana sinistra). L'immagine MIP (*a sinistra*) e la sezione trans-assiale (TC, PET e fusione PET/TC) evidenziano soltanto ipercaptazione di [^{18}F]FDG da parte di un linfonodo in sede ascellare sinistra; il successivo esame istologico ha confermato la presenza di metastasi da melanoma

gini TC e RM, rispetto alle quali possiede maggiore accuratezza (98 *vs* 86% della TC). L'indagine PET evidenzia metastasi a distanza con una sensibilità >90% per lesioni di diametro >1 cm, ma ipercaptazione di [^{18}F]FDG è stata dimostrata anche in lesioni di diametro <0,6 cm in aree con bassa attività di fondo; questo rilievo permette di definire la fattibilità di un intervento chirurgico nel caso di metastasi isolate (se cioè la PET esclude altre sedi di malattia). Le sedi in cui è più problematica la ricerca delle metastasi con [^{18}F]FDG sono il sistema nervoso centrale e il fegato.

Al momento attuale il ruolo della [^{18}F]FDG-PET/TC (così come quello delle altre tecniche di imaging) nel follow-up dei pazienti con melanoma è molto dibattuto. In generale TC, RM e PET/TC appaiono attualmente indicate solo nei pazienti con malattia in stadio III/IV; inoltre, non sembra necessario ottenere immagini PET/TC basali quando si intende impiegare questa tecnica per la valutazione della risposta alla terapia al di fuori di specifici studi clinici. Nel caso di sospetto clinico di metastasi in presenza di sintomi specifici, l'impiego della PET/TC deve essere valutato caso per caso. Tuttavia, il futuro dell'impiego della PET/TC in questa patologia è strettamente condizionato dallo sviluppo di nuove strategie terapeutiche efficaci.

32.5.6
Neoplasie del distretto testa-collo

Questi carcinomi originano dagli epiteli delle mucose della testa e del collo. Tali neoplasie (che in più del 90% dei casi originano dall'epitelio squamoso) comprendono i tumori dei seni paranasali, del cavo orale, del nasofaringe, dell'orofaringe, dell'ipofaringe, della laringe e delle ghiandole salivari; la loro incidenza è massima nel continente Asia (più del 3% di tutti i tumori) e i fattori di rischio principali sono il fumo e l'alcool. In generale, i pazienti affetti possono essere classificati in tre gruppi clinici: 1) con malattia localizzata; 2) con malattia loco-regionale avanzata; 3) con malattia metastatica e/o recidivante. Un terzo circa dei pazienti presenta alla diagnosi malattia localizzata (stadio I o II) senza coinvolgimento linfonodale o metastasi a distanza; in questi casi il trattamento è radicale con la chirurgia o la radioterapia, con sopravvivenza globale a 5 anni tra il 60 e il 90%. I pazienti con malattia loco-regionale avanzata (più del 50% dei casi) possono invece beneficiare di un trattamento combinato chirurgico, radioterapico e chemioterapico, con percentuali di sopravvivenza a 5 anni comprese tra il 34 e il 50%. Infine, i pazienti con malattia metastatica (che è tale già alla diagnosi oppure lo diventa nella sua evoluzione dopo trattamento primario) sono sottoposti, salvo rare eccezioni, alla sola terapia palliativa (chemioterapia, radioterapia locale o regionale) per il controllo della sintomatologia dolorosa, con una frequenza di risposta che varia dal 30 al 50% e con una sopravvivenza media di soli 6 mesi. Poiché la prognosi è così fortemente influenzata dall'estensione della malattia, sono di importanza fondamentale un'accurata diagnosi e stadiazione della malattia, nonché una valutazione precoce delle recidive.

L'impiego della PET con [^{18}F]FDG nella stadiazione nei carcinomi del distretto testa-collo è relativamente recente. Sebbene numerosi studi sulla stadiazione iniziale abbiano riportato una sensibilità almeno pari a quella della TC con mdc e della RM per la diagnosi del tumore primitivo, queste ultime metodiche di imaging sono preferite per la loro più elevata risoluzione anatomica (che è particolarmente utile per definire l'estensione locale del tumore o parametro T).

Una specifica indicazione della PET in fase pre-operatoria è rappresentata dalla ricerca di metastasi linfonodali in pazienti con stadio clinico N0 (una corretta definizione del parametro N è fondamentale nella prognosi di sopravvivenza) e delle metastasi a distanza (Fig. 32.19). Il rischio di metastasi occulte nei pazienti clinicamente N0 varia in relazione alle dimensioni, alla sede e ad altre caratteristiche biologiche e strutturali del tumore primitivo; nelle neoplasie glottiche o in quelle piccole rinosinusali e del

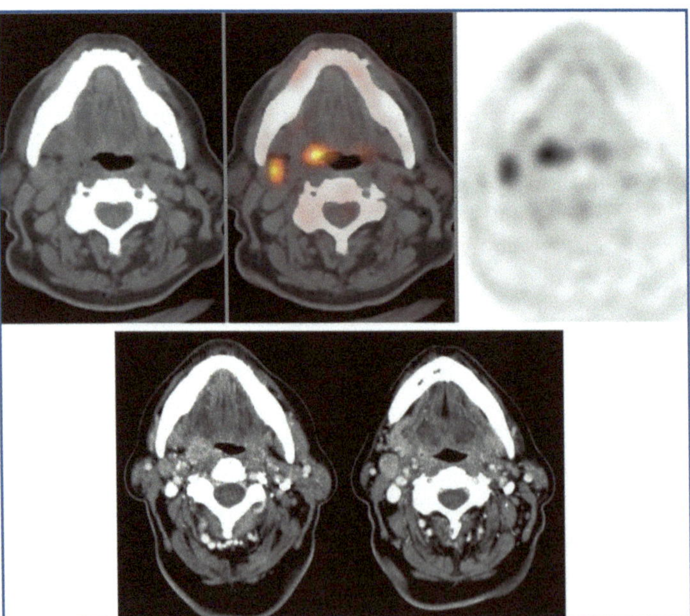

Fig. 32.19 *Pannello superiore*: esame PET/TC con [^{18}F]FDG effettuato per stadiazione iniziale in paziente con carcinoma squamocellulare in corrispondenza della base della lingua (in sede paramediana destra); le sezioni trans-assiali TC (*a sinistra*), fusione PET/TC (*al centro*) e PET (*a destra*) evidenziano ipercaptazione del radiofarmaco a carico della lesione neoplastica primitiva, mentre un'ulteriore area di focale ipercaptazione è visibile a carico di un linfonodo nella loggia mandibolare. I rilievi PET/TC sono integrati utilmente dall'esame TC diagnostico con mdc (*pannello inferiore*)

cavo orale tale rischio è relativamente basso (10-15%), mentre sale al 20-50% per i tumori sopraglottici, per attestarsi decisamente al 50% per molte neoplasie della rinofaringe e della faringe, anche se di piccole dimensioni. Mentre dopo valutazione clinica del collo e imaging TC o RM negativi il rischio residuo di metastasi linfonodali resta elevato (32-60%), tale valore è ridotto all'11-21% dopo una PET con [^{18}F]FDG negativa. Tuttavia, anche la PET ha una bassa sensibilità per le micrometastasi linfonodali, per la diagnosi delle quali risulta più promettente la biopsia del linfonodo sentinella. La PET è invece particolarmente utile nel caso vi sia sospetto clinico di metastasi a distanza e, comunque, nei tumori localmente avanzati (T3-T4, N2-N3, diffusione extra-capsulare linfonodale e invasione perineurale). A questo proposito, è importante ricordare che la [^{18}F]FDG-PET è l'unica metodica di imaging che consente la valutazione contemporanea del tumore primitivo e delle metastasi loco-regionali e a distanza, con una sensibilità del 90% e una specificità del 94%. Sempre in fase di valutazione iniziale, la PET con [^{18}F]FDG riveste infine un importante ruolo prognostico, poiché un SUV >10 del tumore primitivo correla con una prognosi peggiore.

Per quanto riguarda la valutazione di malattia residua o di recidive (Fig. 32.20), attualmente le metodiche di scelta sono l'endoscopia con biopsia, la TC o la RM. Studi recenti hanno tuttavia dimostrato che la [^{18}F]FDG-PET presenta una sensibilità elevata (80-100% in studi diversi, con specificità variabile) nel valutare la malattia recidiva o residua. In generale, la PET è sensibile nel diagnosticare una ripresa di malattia a livello

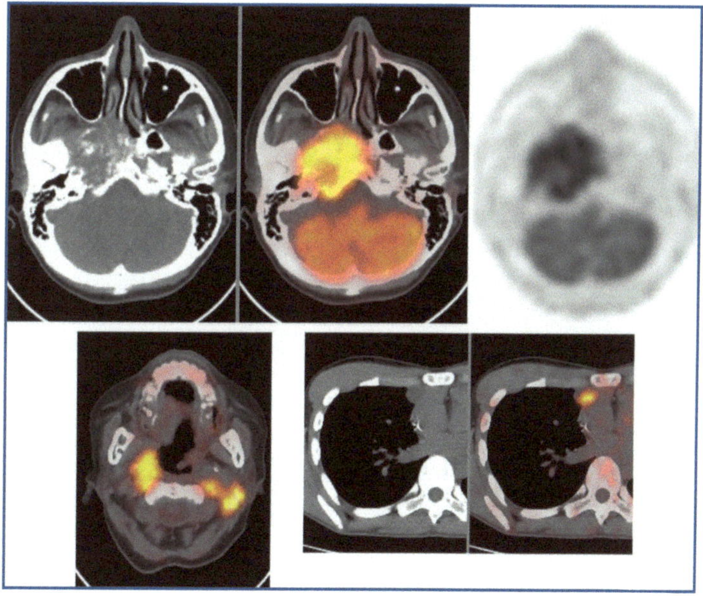

Fig. 32.20 Esame PET/TC con [^{18}F]FDG effettuato per ristadiazione in paziente con recidiva di carcinoma squamocellulare rino-faringeo. Le immagini (sezioni trans-assiali a vari livelli) evidenziano chiaramente netta ipercaptazione del radiofarmaco a carico di una voluminosa massa che si sviluppa fino a interessare il seno mascellare destro e parte dei seni sfenoidali (*pannello superiore*). In una sezione a livello inferiore (immagine di fusione PET/TC, *in basso a sinistra*), oltre all'estremità inferiore della voluminosa lesione recidivante a destra è evidente ipercaptazione di [^{18}F]FDG anche a carico di strutture linfonodali controlaterali. Le immagini in basso al centro e a destra dimostrano la presenza di lesione metastatica a livello del polmone destro (in sede mediastinica anteriore)

locale, linfonodale e a distanza. Tuttavia, la sua specificità per quanto riguarda la recidiva locale è relativamente bassa (riportata comunque variabile dal 64 al 100%), a causa di risultati falsi positivi legati a possibili processi infiammatori/infettivi post-chirurgici o post-radioterapia. Un fattore importante per valutare residui/recidive tumorali dopo radioterapia è rappresentato dal tempo trascorso dalla fine del trattamento al momento dell'esame. Infatti, la radioterapia può indurre un effetto immediato riducendo la captazione di [^{18}F]FDG (probabilmente a causa del danno vascolare con conseguente ridotta perfusione del tumore), senza che ciò corrisponda necessariamente alla sterilizzazione delle cellule tumorali. Ne deriva un'alta incidenza di falsi negativi per esami eseguiti entro un mese dal termine della terapia radiante, che si riducono però sensibilmente a 2-4 mesi post-radioterapia. In base a queste considerazioni, l'arco di tempo più indicato per la valutazione [^{18}F]FDG-PET dopo radioterapia è fra 1 e 4 mesi dalla fine del trattamento.

Per i tumori del distretto testa-collo, la PET con [^{18}F]FDG è utile anche nella valutazione della risposta al trattamento neoadiuvante chemioterapico o chemio-radioterapico. La valutazione può essere eseguita anche in fase precoce di trattamento (la negatività della PET predice la risposta completa), anche se per la conferma di reale utilità dell'esame in questa situazione clinica sono probabilmente necessari ulteriori studi di convalida.

Anche nei pazienti sottoposti al solo trattamento locale (con intenti prevalenti palliativi), l'esame PET può essere di aiuto per monitorare la risposta tumorale, con una specificità superiore rispetto alla RM nei pazienti con tumori più avanzati (T4); al contrario, la specificità della RM è migliore di quella della PET nei pazienti con tumori T1-T3. I risultati falsi positivi della PET si osservano soprattutto nei pazienti con malattia T1-T2 sottoposti alla brachiterapia.

In una percentuale variabile dall'1 al 6%, i carcinomi del distretto testa-collo si manifestano con evidenti linfoadenopatie latero-cervicali metastatiche, senza che il tumore primitivo possa essere identificato né dall'esame obiettivo clinico, né dall'imaging TC o RM ("tumori primitivi occulti", vedi oltre). Si tratta in genere di lesioni primitive piccole (<1 cm) situate in sedi difficilmente esplorabili, come il rinofaringe o il seno piriforme; alcuni di questi tumori si confondono con i tessuti sani circostanti nella base linguale o nella tonsilla palatina. Oltre alle piccole dimensioni, una causa frequente di mancata identificazione radiologica è la diffusione superficiale del tumore in sedi come la glottide e la faringe, dove le minime alterazioni strutturali possono essere invisibili all'esame TC o RM. Al contrario, la PET con [^{18}F]FDG riesce a identificare queste piccole neoplasie in base alla loro attività metabolica, localizzando così correttamente il 22-50% dei tumori occulti, anche se le loro dimensioni sono esigue. Le neoplasie più piccole diagnosticate nella faringe (rinofaringe, tonsilla palatina, base linguale) hanno diametri da 3 a 6 mm. La PET con [^{18}F]FDG è pertanto attualmente indicata come la metodica più sensibile per l'identificazione dei tumori primitivi occulti del distretto testa-collo.

Un'ulteriore importante applicazione della [^{18}F]FDG-PET riguarda l'identificazione dei *tumori simultanei, sincroni e metacroni* primitivi. L'incidenza di secondi tumori primitivi definiti come "simultanei" (cioè identificati contemporaneamente o entro 1 mese dalla diagnosi del primo tumore) o come "sincroni" (identificati entro 6 mesi) nella regione testa-collo varia dal 2 al 7%. Le sedi maggiormente interessate sono la base della lingua, l'ipofaringe e l'esofago cervicale. Le forme iniziali sono di piccole dimensioni e possono sfuggire alla stadiazione clinica standard. Nei casi operati per il primo tumore, gli esiti cicatriziali o infiammatori possono mascherare il tumore sincrono sia all'esame obiettivo clinico che all'imaging TC od RM. La PET con [^{18}F]FDG mostra una sensibilità del 100%

nell'identificare questi tumori, ed è in grado di evidenziare in uno stadio iniziale, oltre alle neoplasie simultanee o sincrone, anche molte di quelle affezioni che si manifestano clinicamente dopo oltre 6 mesi dalla diagnosi della prima (tumori metacroni).

32.5.7
Neoplasie della tiroide

La prognosi dei pazienti affetti da carcinoma tiroideo differenziato (CTD, papillare e follicolare) è sostanzialmente favorevole. Infatti, la percentuale di recidiva loco-regionale di malattia è molto bassa (circa il 10-20% dei casi), mentre quella delle metastasi a distanza è del 10-15%. Il trattamento standard del CTD prevede la tiroidectomia totale (seguita da ablazione con radioiodio del residuo ghiandolare post-chirurgico) ed eventuale successiva terapia radiometabolica con radioiodio, in caso di persistenza o recidiva di malattia a livello loco-regionale e/o a distanza (vedi Capitoli 16 e 25). Poiché il ^{131}I-ioduro è captato dalla maggior parte delle metastasi derivanti da CTD, esso è utilizzato sia per fini diagnostici che terapeutici. La scintigrafia con radioiodio, il dosaggio della Tireoglobulina sierica sotto stimolo con TSH e l'ecografia del distretto cervicale rappresentano le metodiche fondamentali per il follow-up dei pazienti affetti da questa patologia neoplastica, in quanto consentono nella maggior parte dei casi di definire la guarigione, la persistenza o l'eventuale progressione della malattia. È opportuno a questo punto ricordare che esiste un radioisotopo dello iodio, lo Iodio-124, che decade mediante emissione di positroni (con emivita fisica di 4,18 giorni) e può quindi essere utilizzato per esami PET in pazienti con CTD iodocaptante; esistono evidenti vantaggi di risoluzione spaziale della PET rispetto alla scintigrafia con radionuclidi che decadono con emissione di fotone singolo (come il ^{131}I) (Fig. 32.21). Tuttavia, la PET con ^{124}I-ioduro non sembra presentare sensibilità decisamente superiore rispetto a quella del ^{131}I- o del ^{123}I-ioduro nell'identificazione di recidive/metastasi iodocaptanti da CTD, anche perché questo radionuclide è attualmente prodotto con bassa attività specifica e l'emissione di positroni

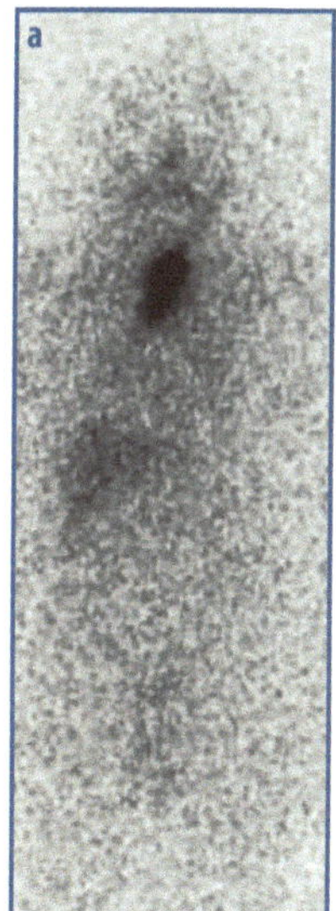

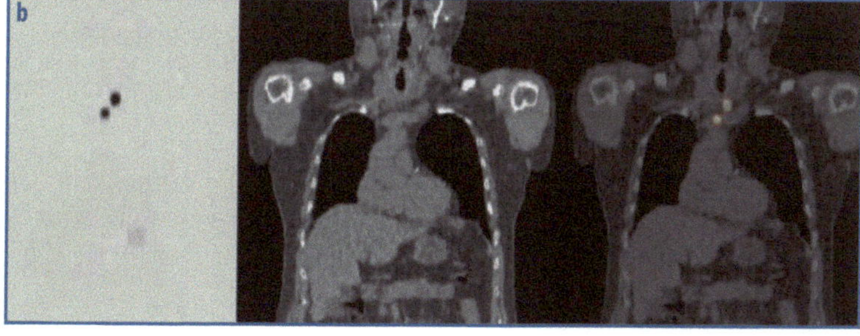

Fig. 32.21 a, b Confronto fra scintigrafia planare *total body* con ^{131}I-ioduro (**a**) e PET con ^{124}I-ioduro (**b**) ottenute nello stesso paziente trattato per carcinoma tiroideo differenziato papillare, dopo somministrazione di radioiodio per ablazione del residuo post-chirurgico. Mentre la scintigrafia con ^{131}I mostra soltanto iperaccumulo indistinto del radiofarmaco in sede cervicale (con un quadro compatibile con presenza di ampio residuo), la PET con ^{124}I permette di evidenziare la presenza di due distinti residui, ciascuno con volume relativamente limitato. (Immagini gentilmente fornite dal Dr. H. William Strauss, Clinical Director, Nuclear medicine Service, Memorial Sloan-Kettering Cancer Center, New York, NY, USA)

costituisce soltanto una componente minore della sua emissione radioattiva totale. L'impiego della PET con ^{124}I-ioduro è pertanto attualmente limitato a pochi centri specializzati, non tanto come alternativa diagnostica al ^{131}I o al ^{123}I, ma soprattutto per studi radiodosimetrici, considerando un aspetto intrinseco della PET, cioè la sua capacità di fornire misure veramente quantitative sulla distribuzione regionale dei radiofarmaci.

Tuttavia, in una percentuale non trascurabile di pazienti il CTD non capta radioiodio già dall'esordio (ad esempio, nel carcinoma follicolare a cellule di Hürtle) oppure nel corso del follow-up successivo all'intervento chirurgico e all'ablazione del residuo post-chirurgico, a causa della perdita delle proprietà specifiche di iodocaptazione legate alla differenziazione cellulare. In questi casi la tireoglobulina sierica rappresenta spesso l'unico segno di attività della malattia, e altre metodiche di imaging (ecografia, TC, RM, scintigrafia con radiofarmaci convenzionali oncotropi aspecifici) possono fornire utili indicazioni sulle sedi di malattia, nonostante siano tutte gravate da valori generalmente bassi di accuratezza diagnostica.

Diversi studi hanno confermato l'impatto clinico della [^{18}F]FDG-PET sul follow-up dei pazienti con CTD, soprattutto ai fini dell'identificazione di ripresa/progressione di malattia e di localizzazione delle lesioni in quei casi che, nel corso della loro storia naturale di malattia, hanno progressivamente perso la capacità di fissare il radioiodio (quindi con scintigrafia con radioiodio negativa), ma che presentano valori dosabili/elevati di Tireoglobulina circolante (Fig. 32.22). Il presupposto fisiopatologico alla base del-

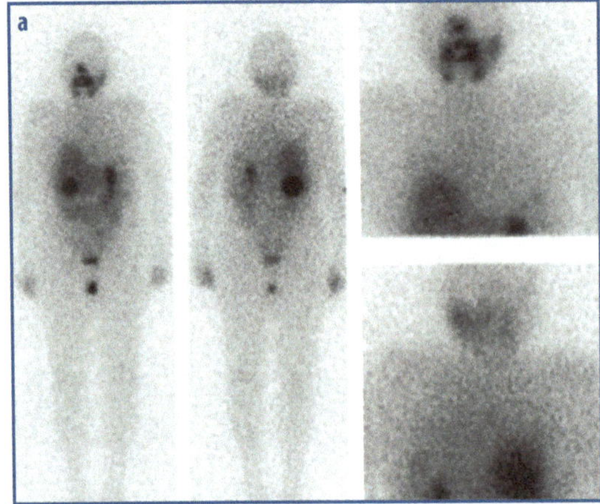

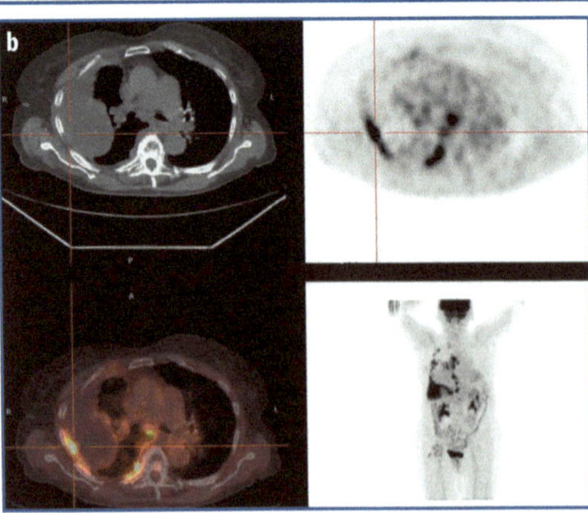

Fig. 32.22 a, b **a** Scintigrafia *total body* e acquisizioni mirate sul torace (entrambe in proiezione sia anteriore che posteriore) ottenute 8 giorni dopo la somministrazione di 7,4 GBq (200 mCi) di ^{131}I per terapia in una paziente operata 17 anni prima per microcarcinoma tiroideo papillare (variante a cellule cilindriche) multifocale (2 noduli delle dimensioni di soltanto 1 mm ciascuno, ma che avevano già originato metastasi a un linfonodo latero-cervicale). Nel corso degli anni, la paziente è stata trattata con un'attività cumulativa di 35,5 GBq (960 mCi), con progressiva perdita delle capacità iodocaptanti da parte delle lesioni metastatiche, dapprima ai linfonodi cervicali, quindi a livello pleuro-polmonare. Nonostante elevati livelli di tireoglobulina ed evidenti metastasi pleuro-polmonari rilevabili anche all'esame Rx standard del torace, la scintigrafia post-terapia non evidenzia alcuna area di focale ipercaptazione del ^{131}I-ioduro (è soltanto presente un modesto accumulo di radioattività nel fegato, a indicare un minimo grado di captazione e successiva metabolizzazione del radioiodio da parte di tessuto di derivazione tiroidea). **b** La PET/TC con [^{18}F]FDG evidenzia importanti lesioni neoplastiche pleuro-parenchimali, il cui esame istologico dimostrava la natura metastatica da carcinoma tiroideo papillare

l'utilità clinica della PET con [^{18}F]FDG in queste circostanze consiste nel fatto che esiste in generale una correlazione inversa tra aumentata espressione del GLUT-1 e capacità di captare il radioiodio da parte delle metastasi da CTD (fenomeno denominato anche *flip-flop*, Fig. 32.23). È opportuno tuttavia sottolineare che la correlazione inversa fra espressione del sistema GLUT e capacità iodocaptante da parte delle cellule di CTD non è assoluta, tanto che si possono osservare esami PET con [^{18}F]FDG fortemente positivi anche i pazienti con carcinoma tiroideo di derivazione dall'epitelio follicolare con alto grado di differenziazione (Fig. 32.24).

Anche se si sta accumulando crescente esperienza sull'osservazione che la sensibilità diagnostica della [^{18}F]FDG-PET è massima quando l'esame è eseguito con livelli sierici aumentati di TSH, è tuttora dibattuto se le condizioni ottimali di tale stimolazione da parte del TSH siano rappresentate dall'ipotiroidismo (dopo sospensione della terapia tireo-soppressiva) oppure dalla somministrazione di TSH Umano Ricombinante esogeno (rh-TSH). Infatti, se da una parte la stimolazione mediante rh-TSH sembra conseguire valori di SUV più elevati nelle lesioni tumorali, d'altra parte la condizione generale di ipotiroidismo conseguente alla sospensione della terapia con L-Tiroxina sembra ridurre globalmente l'attività metabolica in tutti i tessuti corporei, con il risultato finale di aumentare significativamente il rapporto lesione/fondo.

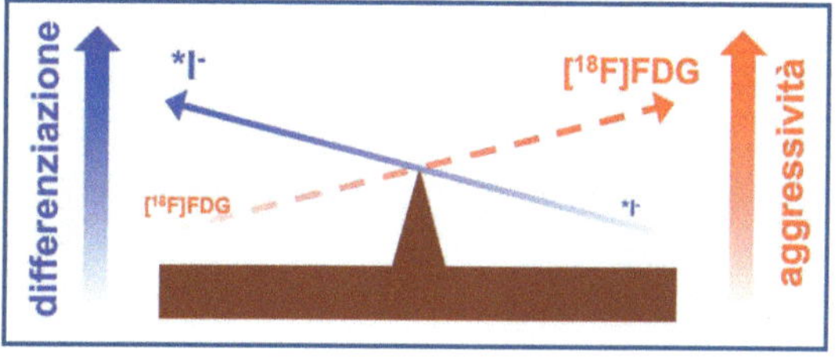

Fig. 32.23 Rappresentazione schematica esemplificativa del fenomeno cosiddetto *flip-flop* talora manifestato dal carcinoma tiroideo differenziato di derivazione dall'epitelio follicolare, con riferimento alla correlazione inversa fra captazione del radioiodio (indice di buona differenziazione cellulare e di relativamente bassa aggressività biologica) e captazione del [^{18}F]FDG (indice di scarsa differenziazione cellulare e di alta aggressività biologica)

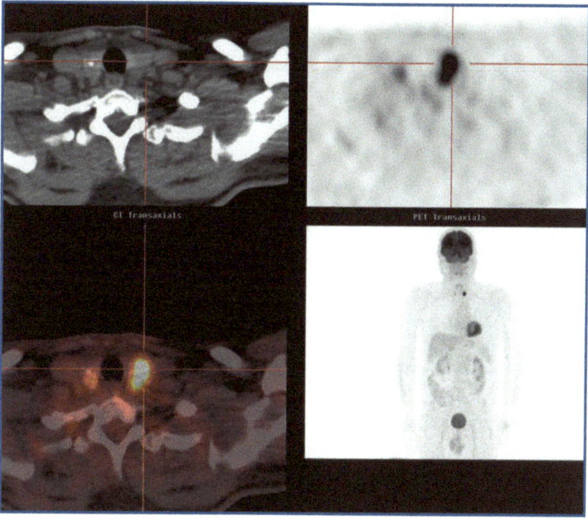

Fig. 32.24 Esame PET/TC con [^{18}F]FDG in un paziente con carcinoma papillare ben differenziato alla base del lobo sinistro della tiroide: l'immagine MIP è riportata in basso a destra, con dettaglio della sezione trans-assiale a livello della lesione (immagine TC, immagine PET, immagine di fusione PET/TC). Nonostante l'elevato grado di differenziazione istologica, il SUV_{max} di questa lesione neoplastica era superiore a 14

Oltre ai tumori tiroidei differenziati sopra citati, altre patologie neoplastiche nelle quali la PET con [^{18}F]FDG può essere di ausilio in fase di stadiazione e di follow-up includono il carcinoma midollare (che origina dalle cellule parafollicolari, cosiddette "C", e che presenta come marcatore sierico tumore-associato la Calcitonina) e il carcinoma tiroideo anaplastico. Per quanto riguarda in particolare quest'ultima forma, è opportuno ricordare che, sebbene origini dall'epitelio follicolare, si tratta di una neoplasia con caratteristiche di elevata aggressività biologica (caratterizzata sia da invasione locale dei tessuti adiacenti, sia da rapida diffusione metastatica a distanza, Fig. 32.25), che ha perduto ogni caratteristica di differenziazione (cioè è del tutto priva di capacità iodocaptante). La prognosi del carcinoma tiroideo anaplastico è altamente infausta, con sopravvivenza media di soli pochi mesi dal momento della diagnosi, nonostante l'attuazione di molteplici strategie di intervento (chirurgia, radioterapia, chemioterapia).

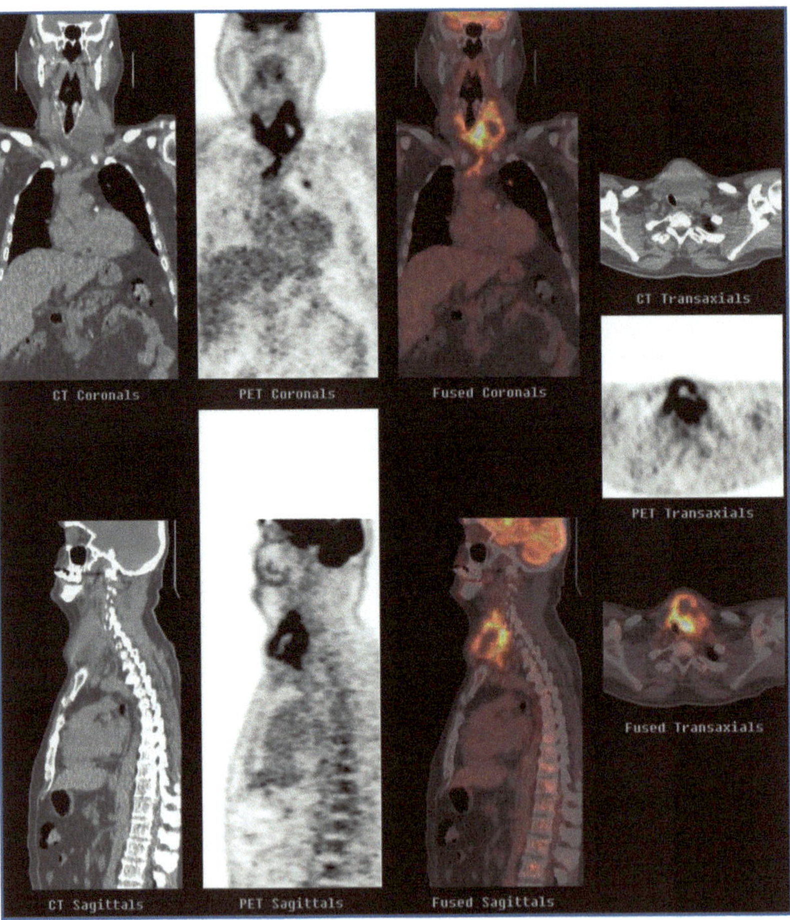

Fig. 32.25 PET/TC con [^{18}F]FDG eseguita per stadiazione iniziale in paziente con carcinoma anaplastico della tiroide. Le immagini TC, PET e PET/TC nei tre piani di sezione caratterizzano l'estensione locale della neoplasia, la cui massa disloca e riduce gravemente il lume tracheale; oltre all'ampia infiltrazione in sede cervicale, è presente anche lesione metastatica in ambito polmonare (in sede parailare sinistra)

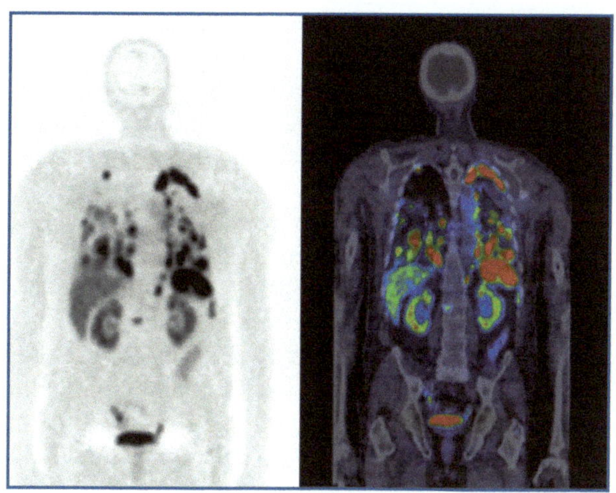

Fig. 32.26 Immagine MIP (*a sinistra*) e di fusione PET/TC in sezione coronale (*a destra*) ottenute con ^{68}Ga-DOTATOC in un paziente già trattato per carcinoma tiroideo papillare, con evidente malattia in progressione (valutata in base ai livelli sierici di Tireoglobulina) ma con progressiva perdita della capacità iodocaptante. L'esame PET mette in evidenza malattia metastatica diffusa in ambito polmonare, con prevalente quadro di macronoduli. (Immagini gentilmente fornite dalla Dott.ssa Diana Salvo, Servizio di Medicina Nucleare, Arcispedale Santa Maria Nuova, Reggio Emilia)

Sia nei pazienti con carcinoma midollare che in quelli con carcinoma anaplastico, la [^{18}F]FDG-PET riveste un ruolo utile nella fase di stadiazione iniziale della malattia; mentre al momento nessuno studio ha dimostrato che il risultato dell'esame PET abbia un reale impatto clinico nella gestione dei pazienti con carcinoma tiroideo anaplastico (data la prognosi estremamente infausta di questo tumore, scarsamente influenzata da qualsiasi terapia messa in atto), nel carcinoma midollare la PET può utilmente guidare la scelta della strategia terapeutica più opportuna nel singolo paziente, ad esempio identificando recidive locali e/o metastasi linfonodali loco-regionali suscettibili di guarigione mediante intervento chirurgico.

Infine, si ritiene opportuno sottolineare che, a causa di alcune peculiarità istologiche e di espressione recettoriale) il carcinoma midollare della tiroide è comunemente classificato fra i tumori neuroendocrini; è quindi possibile caratterizzare queste neoplasie anche mediante esame PET con radiofarmaci analoghi della somatostatina, come il ^{68}Ga-DOTATOC (vedi Capitolo 5). D'altra parte, anche per i tumori differenziati con derivazione dall'epitelio follicolare e che gradualmente perdono la capacità iodocaptante, si manifestano spesso caratteri funzionali comuni con i tumori neuroendocrini, con frequente espressione sulla membrana cellulare di recettori per la somatostatina; anche in questi casi, la PET con ^{68}Ga-DOTATOC può fornire informazioni funzionali non ottenibili mediante scintigrafia con radioiodio (Fig. 32.26), informazioni che possono essere utilizzate anche per programmare eventuale terapia con radiofarmaci recettoriali (ad esempio, ^{90}Y-DOTATOC).

32.5.8 Neoplasie primitive a sede occulta

Le neoplasie primitive a sede occulta rappresentano circa il 3-5% di tutti i tumori, con una frequenza maggiore nel sesso maschile. Sono tra le 10 più frequenti neoplasie in Europa e negli USA rappresentano circa il 2% delle nuove diagnosi (30 000 nuovi casi nel 2003). In una percentuale di pazienti che varia tra il 50 e il 75%, il tumore primitivo è identificato soltanto *post mortem*; le sedi dove più frequentemente il tumore primitivo ha origine sono il polmone (5-35%), il pancreas (15-20%), il fegato e le vie biliari (10-15%), il colon-retto (3-8%), e i reni (3-5%). Gli istotipi più frequenti sono adenocarcinoma (45%), carcinoma indifferenziato (27%) e carcinoma a cellule squamose (15%); i rimanenti casi sono di origine sarcomatosa, a cellule embriogeniche, o altre forme più rare.

Il motivo per cui spesso è difficile identificare e localizzare la sede primitiva di questi tumori risiede in alcuni aspetti biologici che li caratterizza. In particolare, le cellule di queste neoplasie hanno, tipicamente, un'alta velocità di proliferazione associata ad angiogenesi "difettosa"; questa combinazione determina un aumento dei fenomeni di apoptosi all'interno della massa tumorale primitiva (che tende quindi ad "autoeliminarsi"), mentre si selezionano cloni cellulari caratterizzati da spiccata capacità metastatizzante. A loro volta, fra le cellule metastatizzate si selezionano cloni con alta attività angiogenetica, dalle quali si sviluppa la lesione metastatica che è clinicamente rilevante.

Pazienti con neoplasia a sede primitiva ignota hanno generalmente una bassa sopravvivenza; studi retrospettivi stimano la sopravvivenza mediana tra 3 e 6 mesi (con sopravvivenza <20% a 1 anno), mentre studi prospettici indicano una sopravvivenza mediana tra 6 e 13 mesi (con sopravvivenza del 25-53% a 1 anno). La sopravvivenza dei pazienti nei quali si riesce a identificare la sede del tumore primitivo è molto maggiore di quella degli individui nei quali la neoplasia primitiva non è identificata. I criteri in base ai quali è posta la diagnosi di tumore primitivo a sede ignota sono una biopsia positiva nella sede di comparsa clinica del tumore in assenza di primitività certa, esami di laboratorio nella norma inclusi i marcatori tumorali (PSA, AFP, β-hCG) e negatività dell'esame Rx standard del torace, della TC (di collo, torace, addome e pelvi), della mammografia e dell'esame ginecologico nelle donne. Esami aggiuntivi come panendoscopia, laringo-broncoscopia, ecografia, RM e PET/TC sono previsti in base al quadro clinico di presentazione.

Le nuove raccomandazioni sull'impiego della PET/TC con [^{18}F]FDG in tale entità nosologica (con suddivisione dei pazienti in base alla stazione linfonodale di esordio della malattia) sono riportate in Tabella 32.6; l'indagine PET è definita come raccomandata o possibile nel caso di metastasi in sede latero-cervicale da tumore squamocellulare, di metastasi ai linfonodi ascellari, e di metastasi solitarie. Nel caso di metastasi da carcinomi

Tabella 32.6 Appropriatezza della PET/TC con [^{18}F]FDG (e di altre metodiche di indagine) nella ricerca del tumore primitivo a sede ignota

Sede della metastasi	Raccomandazioni
Metastasi ai linfonodi cervicali da carcinoma squamocellulare	TC + RM del collo, PET; panendoscopia ORL e biopsie della lesione (in assenza di lesioni evidenti, biopsia della tonsilla controlaterale).
Metastasi ai linfonodi ascellari in paziente femmina	Mammografia, RM ed ecografia mammaria; PET; immunoistochimica (incluso lo stato dei recettori ormonali e l'espressione del c-erbB2).
Metastasi solitarie in ogni sede	PET (PET/CT preferibile).
Metastasi ai linfonodi inguinali	Esplorazione rettale e proctoscopia; nelle pazienti femmine: esame ginecologico con biopsie di vulva, vagina, e cervice.

neuroendocrini poco differenziati, la PET/TC con [^{18}F]FDG trova limitata applicazione (solo come indicazione prognostica), mentre è preferibile l'impiego della [^{18}F]F-DOPA o del ^{68}Ga-DOTANOC.

La percentuale di successo della PET/TC nell'identificazione e localizzazione del tumore primitivo è riportata tra il 22 e il 73% (con una media pesata del 37%) e con sensibilità e specificità pesate dell'84% (variabili tra 78-88% e, rispettivamente, 78-89%). L'esame PET/TC deve comprendere naturalmente l'esplorazione di tutti i distretti corporei, includendo lo scheletro appendicolare nel caso di metastasi ai linfonodi inguinali o alle ossa lunghe (Figg. 32.27 e 32.28).

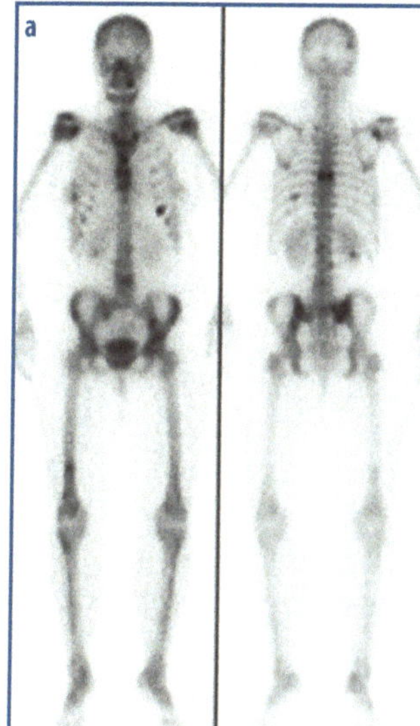

Fig. 32.27 a, b Ricerca di neoplasia primitiva a sede occulta in donna di 42 anni che lamenta rachialgia dorsale alta da alcuni mesi, resistente alla terapia farmacologica. La scintigrafia ossea *total body* con ^{99m}Tc-MDP (eseguita dopo che la RM ha mostrato alterazione del corpo di D7 compatibile con lesione metastatica) evidenzia, oltre a ipercaptazione patologica a livello di D7, anche la presenza di altre lesioni a carico di diversi distretti scheletrici, con un quadro compatibile con metastasi (**a**). L'esame PET/TC con [^{18}F]FDG (**b**) eseguito per la ricerca della neoplasia primitiva evidenzia netta ipercaptazione (SUV_{max} = 5,3) a carico di una massa nel quadrante infero-esterno della mammella destra, con ipercaptazione anche a carico di un linfonodo ascellare omolaterale (SUV_{max} = 7,3, dettaglio non mostrato nella figura). Oltre a questi reperti (che identificano il tumore primitivo come carcinoma mammario), l'esame PET evidenzia un quadro di metastatizzazione scheletrica molto più estesa e diffusa di quanto rilevabile alla scintigrafia *total body* con ^{99m}Tc-MDP

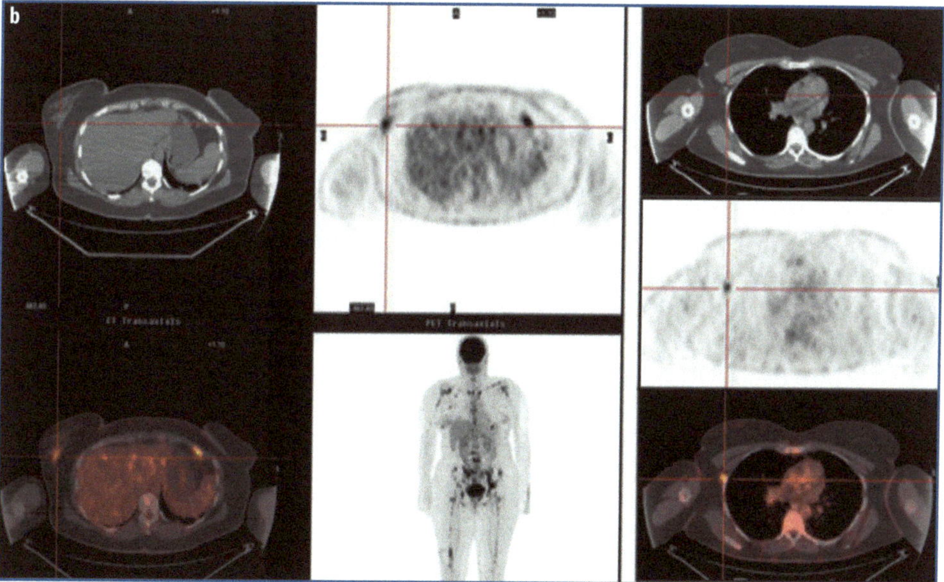

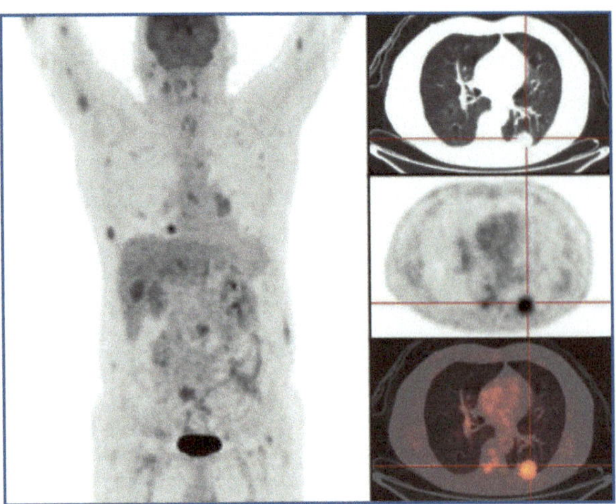

Fig. 32.28 Ricerca di neoplasia primitiva a sede occulta in uomo di 63 anni che lamenta rachialgia lombare da alcuni mesi, resistente alla terapia farmacologica. L'esame PET/TC con [^{18}F]FDG (eseguito dopo che la RM ha mostrato alterazioni a livello di L3 ed S1 compatibili con metastasi) permette di identificare la neoplasia primitiva a livello di una massa polmonare (in regione medio-toracica posteriore sinistra, con SUV_{max} = 8,1), con un quadro di metastatizzazione diffusa sia in ambito toracico che allo scheletro e ai tessuti molli

32.5.9 Tumori di esofago e stomaco

A parte alcune regioni geografiche dove la sua incidenza è particolarmente elevata, il carcinoma dell'esofago occupa mediamente il nono posto in ordine incidenza fra tutti i tumori. Poiché la sopravvivenza è legata allo stadio della malattia al momento della diagnosi, la prognosi è fortemente influenzata dal precoce riconoscimento del tumore stesso e da un'accurata stadiazione iniziale; al momento della diagnosi la maggior parte dei pazienti presentano malattia in stadio avanzato. Considerando che un'accurata stadiazione è determinante ai fini della scelta terapeutica, il fattore prognostico più importante per la sopravvivenza sono l'estensione del tumore primitivo (parametro T, inteso come lunghezza del tratto di esofago interessato dalla neoplasia), il numero di linfonodi metastatici, e la presenza di metastasi a distanza.

Mentre negli stadi I-IIb (e in alcuni casi di stadio III) la resezione chirurgica rimane la terapia di scelta (potenzialmente definitiva), un approccio chirurgico radicale con intenti curativi non è possibile nello stadio IV. Di conseguenza, nella stadiazione clinica del tumore esofageo il principale obiettivo è rappresentato da un preciso riconoscimento della malattia caratterizzata da uno stadio localmente avanzato (T4) e dalla presenza di metastasi a distanza (M1). L'estensione locale della neoplasia è più adeguatamente valutata mediante TC, endoscopia e broncoscopia. La PET con [^{18}F]FDG è applicata prevalentemente in fase di stadiazione (Fig. 32.29), poiché permette di identificare l'interessamento dei linfonodi loco-regionali e, soprattutto, delle metastasi ai linfonodi del tripode celiaco (sensibilità 51 e 67%, con specificità 84 e 97%, rispettivamente). Queste caratteristiche configurano gli stadi avanzati, per i quali non sussiste l'indicazione chirurgica.

Inoltre, la PET con [^{18}F]FDG ha un'importante applicazione per valutare la risposta alla terapia neoadiuvante; il carcinoma esofageo localmente avanzato è infatti trattato con terapia multimodale costituita da chemioterapia, radioterapia e, infine, chirurgia. Questo approccio è, tuttavia, complesso e comporta costi elevati, con un beneficio potenziale che è limitato soltanto a quei pazienti che rispondono favorevolmente alla chemio-

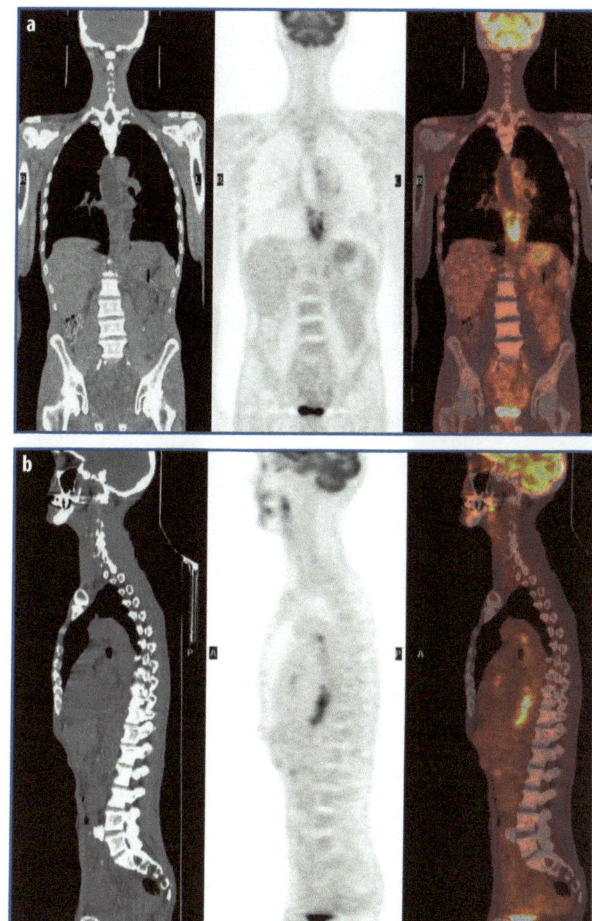

Fig. 32.29 a, b Esame PET/TC con [^{18}F]FDG eseguito per stadiazione iniziale in paziente con carcinoma a carico del terzo distale dell'esofago. Sia nelle sezioni coronali (**a**) che in quelle sagittali (**b**), l'estensione del tumore è ben delineata dalla ipercaptazione del radiofarmaco; è anche rilevabile interessamento metastatico a carico di un linfonodo nella finestra aorto-polmonare

e radioterapia neoadiuvante. In questo ambito, la PET con [^{18}F]FDG è in grado di identificare accuratamente i pazienti nei quali la terapia neoadiuvante permette di ottenere una buona risposta locale. Tuttavia, una [^{18}F]FDG-PET negativa dopo trattamento neoadiuvante non sempre corrisponde a una risposta patologica (cioè basata sulla verifica istologica) completa, dato che il limite di risoluzione spaziale dell'indagine non permette di identificare la persistenza di malattia minima residua.

Recenti studi riguardano infine il ruolo della PET con [^{18}F]FDG nella definizione del piano di trattamento radioterapico, disegnando volumi target che tengano conto della distribuzione spaziale della captazione di [^{18}F]FDG.

Per quanto riguarda il follow-up, non ci sono ancora dati sufficienti per definire il reale ruolo della PET con [^{18}F]FDG nell'identificazione di ripresa di malattia (Fig. 32.30).

Pur con un'incidenza che è andata progressivamente diminuendo nei paesi occidentali, il carcinoma gastrico è la quarta più frequente causa di neoplasia nel mondo, con picchi di incidenza nel continente asiatico (fino a costituire il tumore più frequente in Corea). Le forme diagnosticate precocemente possono essere curate chirurgicamente con

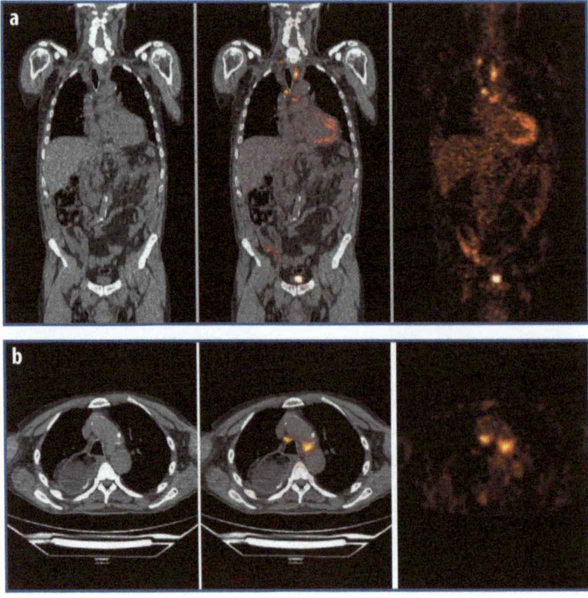

Fig. 32.30 a, b Esame PET/TC con [^{18}F]FDG eseguito per ristadiazione dopo intervento chirurgico per esteso carcinoma esofageo. Mentre non è rilevabile recidiva locale, sia nella sezioni coronali (**a**) che in quella trans-assiale (**b**) è presente interessamento metastatico a multipli linfonodi mediastinici. L'alterata morfologia (particolarmente evidente nelle sezioni trans-assiali) è secondaria all'intervento di esofagectomia quasi completa, con trasposizione dello stomaco nel mediastino

interventi radicali, mentre le forme avanzate hanno prognosi negativa per l'alta frequenza di recidiva (40-60%). La stadiazione pre-chirurgica è tipicamente eseguita con TC di torace, addome e pelvi. Tuttavia, nel 23% dei pazienti con una TC negativa per metastasi a distanza, sono poi al momento dell'intervento riscontrate metastasi. La PET/TC con [^{18}F]FDG non è molto accurata nella diagnosi del tumore primitivo, con sensibilità compresa tra 58 e 94% nei vari studi (media 81,5%) e specificità tra 78 e 100%. Questo risultato è legato alla variabile, a volte molto intensa, captazione di [^{18}F]FDG che si osserva nella parete gastrica normale. Inoltre, la sensibilità della PET con [^{18}F]FDG dipende dalla sede del tumore (migliore nella parte prossimale rispetto alla distale) e dalle dimensioni; in particolare, la sensibilità varia dal 43,5% per il tumore in fase iniziale (SUV_{max} compresa tra 2,1 e 2,8), al 94% per i tumori localmente avanzati (SUV_{max} tra circa 4 e circa 8). Data la correlazione tra metabolismo glucidico e aggressività del tumore, le forme tubulari e moderatamente differenziate presentano valori di SUV_{max} significativamente superiori rispetto al carcinoma mucinoso e a quello a cellule ad anello con castone (7,7-13,2 *vs* 4,1-7,5). La sensibilità per l'identificazione delle metastasi linfonodali è bassa negli stadi N1 (27,5 *vs* 68% della TC, dato che è difficile con la PET distinguere i linfonodi perigastrici dal tumore primitivo e dalla parete gastrica normale) e aumenta poi leggermente per gli stadi N2 (33 *vs* 46,2% della TC) e N3 (44 *vs* 63% della TC). D'altra parte, la specificità della [^{18}F]FDG-PET è alta sia per gli stadi N1 che per quelli N2 (91-100%) rispetto alla TC.

A causa di tale elevata specificità, la PET con [^{18}F]FDG possiede un alto valore predittivo positivo per l'identificazione di metastasi linfonodali, rilievo che si traduce spesso in una variazione nella scelta del trattamento da potenzialmente curativo (stadi N0-N2) a palliativo (stadio N3).

La valutazione delle metastasi a distanza mediante PET con [^{18}F]FDG è sicuramente superiore a quella della sola TC, ma presenta risultati variabili in relazione al distretto interessato (sensibilità di 85% per fegato, 67% per polmone, 24% per ascite, 4% per carcinomatosi e 30% per le metastasi ossee). Tuttavia, questi dati erano validi per la sola PET, mentre l'attuale disponibilità di tomografi PET/TC aumenta l'accuratezza diagnostica in tutti i distretti per qualsiasi parametro considerato (Fig. 32.31).

Anche per il carcinoma gastrico l'impiego della PET con [^{18}F]FDG ha un impatto importante nella valutazione della risposta alla chemioterapia neoadiuvante, con importanti riflessi sulla prognosi; i pazienti con buona risposta metabolica alla PET (riduzione del SUV, eventualmente anche in fase precoce durante il trattamento) dopo terapia neoadiuvante (identificati con accuratezza dell'80%) hanno una sopravvivenza a 2 anni del 90% (rispetto al solo 40% dei pazienti che non mostrano tale risposta). La recidiva nel tumore gastrico, tipica in ambito peritoneale, è direttamente correlata alla mortalità (sopravvivenza <1 anno dal riscontro della ripresa di malattia); la PET con [^{18}F]FDG presenta sensibilità del 70% nel rilievo di tali recidive, con un valore predittivo negativo del 60%. Un possibile radiofarmaco alternativo per lo studio delle neoplasie gastriche è la [^{18}F]FLT che presenta una sensibilità più alta di quella del [^{18}F]FDG (100 *vs* 69%) nell'identificazione del tumore primitivo (60% dei casi nell'istotipo cellule ad anello con castone); questi risultati suggeriscono un possibile ruolo di tale radiofarmaco nella stadiazione delle neoplasie gastriche, soprattutto per gli istotipi con scarsa captazione di [^{18}F]FDG.

Con un'incidenza di circa 1,5 nuovi casi per 100 000/anno, i tumori stromali gastrointestinali (GIST, *Gastro-Intestinal Stromal Tumor*) rappresentano la forma più comune di neoplasie mesenchimali del tratto gastrointestinale. Sembra che queste cellule neoplastiche abbiano origine da elementi progenitori delle cellule interstiziali di Cajal del plesso mioenterico, responsabili del controllo della motilità intestinale. Anche se l'età media di esordio della malattia è intorno ai 55-65 anni, esistono casi sporadici in età infantile e giovanile; l'incidenza negli uomini è superiore rispetto a quella delle donne. Le sedi di origine più comuni sono lo stomaco (50%) e il piccolo intestino (25%), mentre il colon (10%), il mesentere (7%) e l'esofago (5%) sono siti meno frequenti. La metastatizzazione avviene per lo più in cavità addominale e al fegato; meno frequente è

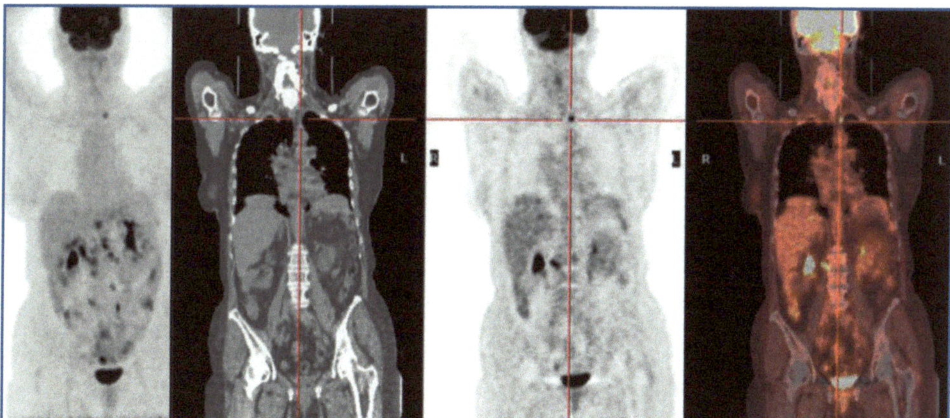

Fig. 32.31 Esame PET/TC con [^{18}F]FDG eseguito per ristadiazione in paziente già operato per carcinoma gastrico. Nell'immagine MIP (a sinistra) sono evidenti metastasi multiple a linfonodi in ambito intra-addominale, mentre le sezioni coronali (TC, PET e fusione PET/TC) evidenziano meglio l'interessamento metastatico di un linfonodo in sede sopraclaveare

l'interessamento linfonodale o in sedi extra-addominali. La diagnosi di GIST può avvenire incidentalmente o in seguito alla comparsa di sintomi aspecifici come dolori addominali, sazietà precoce, distensione addominale, sanguinamento gastrointestinale, astenia (legata all'anemia).

La [^{18}F]FDG-PET in tale patologia è estremamente importante e rappresenta il paradigma dell'impiego di questa tecnica come "marcatore surrogato" per valutare l'effetto della terapia. Il trattamento medico per questi tumori prevede l'impiego di imatinib (Glivec), un inibitore competitivo di una famiglia di molecole (le tirosino-chinasi); una [^{18}F]FDG-PET negativa un giorno dopo la somministrazione della prima dose terapeutica di Glivec indica risposta favorevole al trattamento, e precede in termini temporali le tipiche modificazioni TC e RM che si evidenziano più tardi come risultato del trattamento.

32.5.10
Carcinoma del colon-retto

Il carcinoma del colon-retto rappresenta la terza neoplasia per frequenza in entrambi i sessi; negli USA colpisce il 5% della popolazione, con 135 000 nuovi casi e 57 000 morti ogni anno (10% di tutte le morti per tumore). È uno dei tumori più frequenti nei paesi industrializzati, con una sopravvivenza a 5 anni <60%. Grazie a programmi di *screening* rivolti alla popolazione oltre un certo limite di età, nella maggior parte dei pazienti (circa il 70%) si presenta come una neoplasia chirurgicamente asportabile, con elevate probabilità di guarigione definitiva. Tuttavia, il fattore più importante che condiziona il successo dell'intervento è rappresentato dallo stadio della malattia al momento della diagnosi; pazienti in stadio I presentano una sopravvivenza del 90% a 5 anni, in stadio II del 60-80%, in stadio III del 40-60%, e solo del 4% in stadio IV. La diagnosi è raggiunta tipicamente attraverso colonscopia e biopsia. La stadiazione pre-operatoria loco-regionale con tecniche di imaging ha in generale un ruolo limitato, dato che l'estensione locale della malattia può essere valutata direttamente durante l'intervento chirurgico. Una valutazione con [^{18}F]FDG-PET eseguita al momento della diagnosi come esame basale prima della terapia è generalmente riservata ai pazienti con neoplasia del retto, dato che soltanto per questa localizzazione, quando la neoplasia è in stadio avanzato, è indicata la chemioterapia neoadiuvante. In generale, la stadiazione iniziale mediante [^{18}F]FDG-PET risulta utile in tutte le localizzazioni (colon o retto) per la ricerca di metastasi a distanza (ad esempio, a livello epatico) eventualmente non identificate dalla TC. Quest'informazione è fondamentale per un'adeguata programmazione dell'intervento chirurgico, che può in casi selezionati includere la resezione del tumore primitivo e la contestuale asportazione delle metastasi epatiche sincrone. L'esperienza acquisita nel corso di molti studi ha dimostrato che, in questo contesto clinico, la PET con [^{18}F]FDG può modificare lo stadio (e quindi l'approccio terapeutico) in circa un terzo dei casi (inclusi i pazienti nei quali la presenza di metastasi a distanza non giustifica un intervento chirurgico con intenti curativi, ma soltanto palliativi).

In caso di sospetta ripresa di malattia, ad esempio per un aumento dell'antigene carcino-embrionario - CEA (o di altro marcatore tumorale) con imaging convenzionale dubbio, l'esame PET è un valido strumento per la ristadiazione del carcinoma del colon-retto (Fig. 32.32), con sensibilità superiore rispetto alla TC (89 *vs* 71%), alla RM (76%)

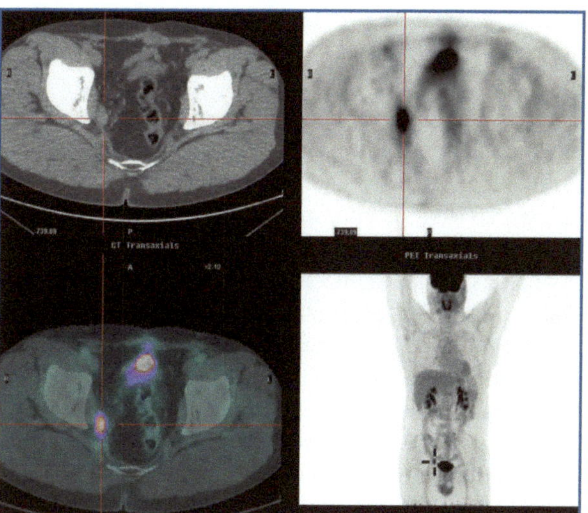

Fig. 32.32 Esame PET/TC con [^{18}F]FDG eseguito per ristadiazione in paziente già operato per carcinoma della giunzione sigma-retto. Paziente asintomatico ma con livelli sierici crescenti del marcatore tumorale (CEA) e imaging convenzionale non diagnostico. La PET evidenzia recidiva tumorale paramediana destra, nello spazio presacrale. (Immagini gentilmente fornite dal Dr. Assuero Giorgetti, Istituto di Fisiologia Clinica CNR e Fondazione Toscana "G. Monasterio", Pisa)

e all'ecografia (55%); la specificità di PET e TC per le metastasi epatiche è equivalente (>70%). La maggiore accuratezza della [^{18}F]FDG-PET rispetto alle altre metodiche è dovuta alla precocità delle alterazioni metaboliche e alla possibilità di individuare la ripresa/recidiva in aree insospettate e inusuali. Quest'informazione è molto importante, in quanto nel 32% dei pazienti candidati alla resezione epatica per la presenza di metastasi, la malattia è in realtà già estesa in sede extraepatica. Tale precocità e accuratezza nell'identificazione di metastasi epatiche da tumore del colon ha un impatto clinico fondamentale, soprattutto considerando l'aumento della sopravvivenza a 5 anni che si ottiene nei pazienti sottoposti a metastasectomia rispetto a quelli non trattati chirurgicamente (33 contro 0%, rispettivamente). Tuttavia, l'accuratezza della PET con [^{18}F]FDG nel rilevare metastasi epatiche da carcinoma del colon-retto è funzione delle dimensioni della lesione, variando dall'84% per le lesioni tra 1,5 e 3 cm al 100% per quelle >3 cm. Un'altra situazione clinica in cui la [^{18}F]FDG-PET risulta fondamentale è la ristadiazione dei pazienti con carcinoma ano-rettale, per differenziare la recidiva di malattia nello spazio pre-sacrale dal tessuto cicatriziale post-radioterapia.

Infine, per quanto riguarda la definizione della risposta alla chemioterapia, anche nei pazienti con carcinoma del colon-retto la valutazione seriale con [^{18}F]FDG-PET attraverso la determinazione delle variazioni di SUV post-terapia rispetto a un'indagine basale rappresenta un parametro prognostico che permette, anche dopo un solo ciclo di trattamento, di distinguere i pazienti con risposta favorevole da quelli senza risposta (concordemente a quanto mostrato dal CEA, con accuratezza superiore rispetto a TC e RM).

La limitazione principale della [^{18}F]FDG-PET riguarda la sensibilità in presenza di istotipi a basso metabolismo glucidico (adenocarcinoma mucinoso, con 41-58% di sensibilità). Occasionalmente, l'accumulo aspecifico del [^{18}F]FDG nel tratto gastrointestinale può causare difficile interpretazione dei reperti scintigrafici, così come alcuni processi patologici non neoplastici (frequentemente osservati in corso di chemioterapia, come ad esempio l'enterite) possono condurre a risultati falsi positivi; in questi casi, l'esame clinico e i dati anamnestici, le caratteristiche dell'iperaccumulo di [^{18}F]FDG e la correlazione con le informazioni anatomiche fornite dalle immagini TC permettono di ridurre l'errore.

32.5.11 Carcinoma del pancreas

Il carcinoma del pancreas (inteso qui come neoplasia originata dalla componente a secrezione esocrina) rappresenta negli USA la quinta più frequente causa di morte, con un'incidenza che è andata progressivamente aumentando in rapporto con l'allungamento dell'aspettativa di vita; in oltre il 98% dei pazienti questo tumore è causa della morte del paziente. Tale elevata mortalità è dovuta sia a una certa aggressività biologica della neoplasia, sia al fatto che, trattandosi di un organo profondo, molto spesso i sintomi legati alla presenza del tumore compaiono soltanto tardivamente (specialmente se la lesione è localizzata in una sede che interferisce poco con il deflusso della bile e dei secreti pancreatici, ad esempio nella coda del pancreas stesso).

La resezione chirurgica completa è l'unica terapia efficace, ma un intervento realmente radicale è possibile solo nel 10-15% dei casi, essendo limitato ai pazienti con tumore della testa del pancreas e precoce comparsa di ittero. Poiché i candidati all'intervento radicale non devono avere metastasi extra-pancreatiche, la resezione con intento curativo è di solito preceduta da una laparoscopia esplorativa, per escludere appunto la presenza di metastasi occulte peritoneali, omentali e/o epatiche. Dopo l'intervento chirurgico il rischio di recidiva rimane comunque alto, specialmente in presenza di metastasi linfonodali o di invasione degli organi adiacenti; i pazienti sottoposti a intervento chirurgico che presentano poi recidiva hanno comunque una sopravvivenza 3-4 volte superiore rispetto ai pazienti non sottoposti a escissione chirurgica.

Una delle problematiche fondamentali per il carcinoma pancreatico è pertanto rappresentata da una diagnosi precoce e da una stadiazione accurata, in modo da poter selezionare correttamente i pazienti candidabili all'intervento chirurgico.

La PET con [^{18}F]FDG riveste un ruolo importante nella diagnosi differenziale tra massa pancreatica benigna e maligna (dilemma diagnostico frequente dopo il rilievo, spesso occasionale, di tumefazione in sede pancreatica, ad esempio in seguito a valutazione ecotomografica eseguita anche in assenza di sintomi specifici); in questa applicazione, la sensibilità della PET può variare dall'80 al 100% e la sua specificità dal 53 al 100% (la specificità è ridotta soprattutto a causa dei risultati falsi positivi legati alla pancreatite cronica o ad altre condizioni infiammatorie). Rispetto alla TC, l'accuratezza della PET è maggiore per le lesioni con dimensioni <2 cm, mentre neoformazioni pancreatiche con dimensioni >4 cm presentano spesso al loro interno aree con bassa attività metabolica; in quest'ultima circostanza l'esame TC risulta quindi più accurato. Anche nelle lesioni cistiche, la PET con [^{18}F]FDG è utile per differenziare un tumore intraduttale papillare mucinoso da una lesione cistica benigna.

Anche se non può sostituire la TC (che fornisce preziose informazioni anatomiche sui rapporti della neoplasia con gli organi circostanti e, quindi, sulla sua resecabilità locale), la [^{18}F]FDG-PET è molto utile nella fase di stadiazione del carcinoma pancreatico (Fig. 32.33), soprattutto nel valutare l'interessamento sistemico della malattia (con sensibilità del 77-82% per lesioni epatiche di dimensioni ≥1 cm, ma ridotta al 33-58% per dimensioni <1 cm). In circa 1 paziente su 6 nei quali la TC non rileva la presenza di metastasi a distanza, la PET evidenzia invece malattia metastatica (soprattutto a livello epatico), dimostrando quindi l'inopportunità di procedere a un intervento chirurgico con intenti curativi radicali. La sensibilità della PET con [^{18}F]FDG non è invece altrettanto elevata per la valutazione di metastasi linfonodali e peritoneali (49 e 25%, rispettivamente).

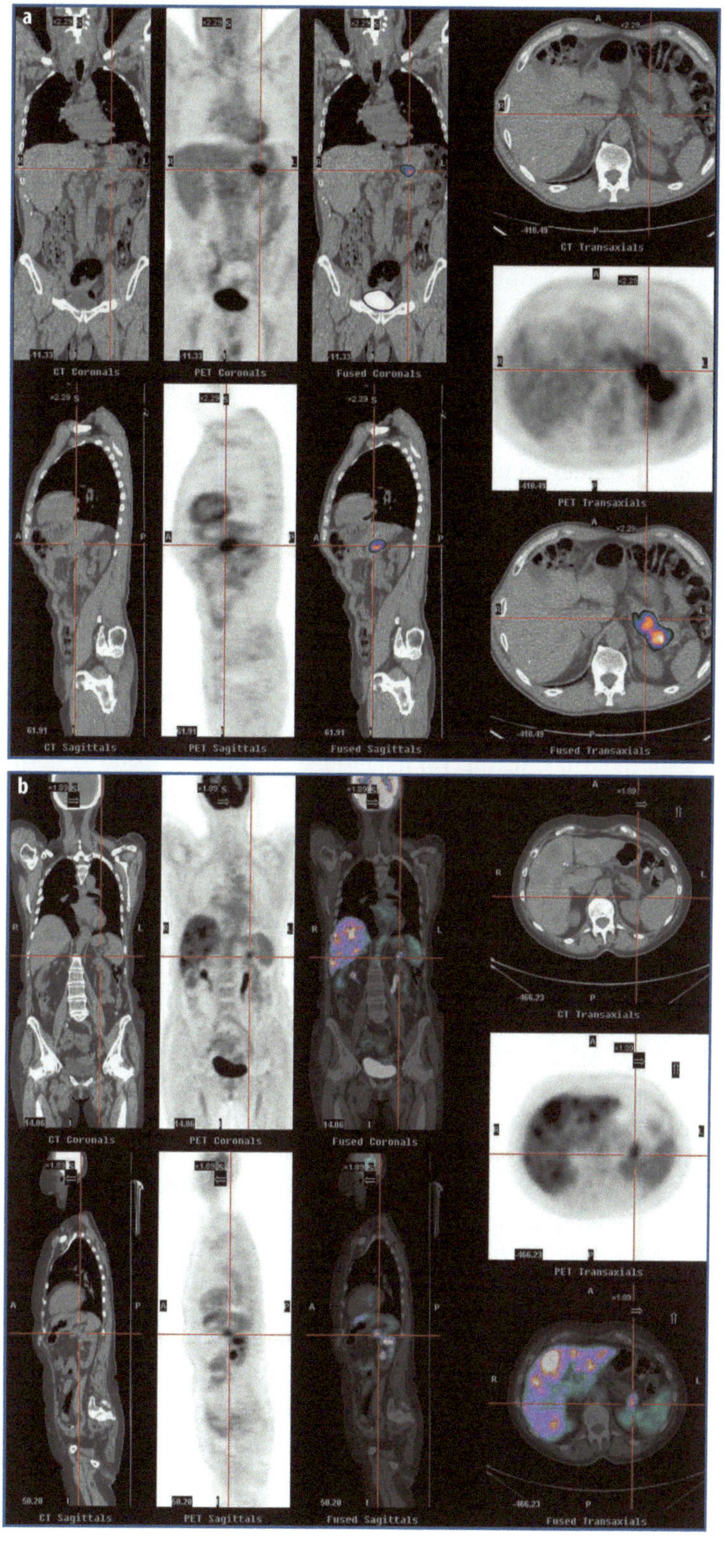

Fig. 32.33 a, b Esami PET/TC con [^{18}F]FDG effettuati per stadiazione preoperatoria in due pazienti diversi con carcinoma pancreatico. Nel primo paziente (**a**) l'esame PET (sezioni TC, PET e fusione PET/TC) evidenzia netto aumento di captazione del radiofarmaco in corrispondenza della coda e del corpo del pancreas, senza tuttavia rilevare altre aree con patologica ipercaptazione: il paziente è quindi candidato all'intervento chirurgico con intenti radicali. Nel secondo paziente (**b**) l'esame rileva la lesione primitiva a livello della coda del panceras (localizzazione che ritarda in genere la diagnosi in quanto i sintomi compaiono soltanto in una fase avanzata), ma anche la presenza di esteso interessamento metastatico del fegato: il paziente non è candidato per l'intervento chirurgico. Immagini gentilmente fornite dal Dott. Assuero Giorgetti, Istituto di Fisiologia Clinica CNR e Fondazione Toscana "G. Monasterio", Pisa

Nei pazienti con carcinoma pancreatico, la PET con [^{18}F]FDG è utile anche per la valutazione della risposta alla chemioterapia neoadiuvante e alla radioterapia intraoperatoria, in quanto è in grado di stimare più accuratamente dell'esame TC la chemiosensibilità della neoplasia, quindi di predire la risposta finale al trattamento.

Infine, sebbene in fase di follow-up l'esame di elezione sia la TC, la [^{18}F]FDG-PET può essere impiegata (con elevata accuratezza diagnostica) nel sospetto di una ripresa locale di malattia post-intervento chirurgico o post-radioterapia, o comunque tutte le volte che la TC abbia fornito un risultato equivoco o negativo in presenza di marcatori tumorali elevati.

32.5.12 Tumori del fegato

I tumori epatici primitivi e secondari rappresentano una tra le principali cause di morbilità e mortalità nel mondo. Il carcinoma epatocellulare, circa il quinto per incidenza, è la terza causa di morte per cancro, ed è tipicamente associato a cirrosi e/o a infezione cronica da HBV o HCV; molto raramente insorge su un fegato sano. Si presenta come una lesione nodulare singola oppure multipla; a causa della patologia di base del fegato che ne altera marcatamente la struttura (epatite cronica o cirrosi), i tumori epatici in fase iniziale sfuggono facilmente alla diagnosi, per cui fino a qualche anno fa si riscontravano solo in stadio avanzato. Alcuni marcatori biochimici possono aiutare nel porre il sospetto di epatocarcinoma, ad esempio un aumento dei livelli di alfa-fetoproteina, che diventano diagnostici solo quando superano 200 ng/mL (in quanto già aumentati rispetto al normale in corso di malattia epatica cronica). Il nodulo primitivo tende ad accrescersi e può dare luogo a una germinazione neoplastica extracapsulare; l'accrescimento per contiguità può coinvolgere il diaframma. Inoltre, più del 25% dei pazienti sviluppa metastasi raramente resecabili, più frequentemente in sede polmonare, meno tipiche a livelli osseo, cerebrale, surrenalico. Nella sua evoluzione la neoplasia invade le vene sovraepatiche e la vena porta, e può determinare trombosi progressive sino alla cava, embolie polmonari, occlusione completa dell'atrio destro, e trombosi del tronco portale con gravi emorragie conseguenti a varici esofagee.

Anche se le possibilità di trattamento sono molteplici (fino a includere anche il trapianto di fegato), la sopravvivenza è fortemente influenzata dalla possibilità di effettuare un intervento chirurgico radicale e dalla gravità dell'insufficienza epatica, quando presente (la sopravvivenza a 5 anni per pazienti sottoposti a epatectomia parziale è del 25-45%). Quando l'intervento chirurgico non è possibile, si possono effettuare trattamenti loco-regionali quali l'alcolizzazione, la termoablazione, la chemioembolizzazione e la radioterapia interna selettiva mediante somministrazione intra-arteriosa di microsfere marcate con Ittrio-90 (vedi Capitolo 16).

L'accuratezza della [^{18}F]FDG-PET nello studio della patologia intraepatica è limitata sia dal fatto che solo il 30-50% degli epatocarcinomi presenta elevato metabolismo glucidico, sia dalla concomitante presenza di epatopatie (come la cirrosi), che inducono modificazioni del metabolismo epatico di [^{18}F]FDG. Tuttavia, la captazione di [^{18}F]FDG è un fattore prognostico molto importante perché è correlata alla proliferazione cellulare o all'aggressività (di osservazione più frequente nelle forme poco differenziate). Per valutare il grado di captazione del [^{18}F]FDG, nel caso di patologia tumorale epatica sarebbe più indicato caratterizzare le lesioni mediante il rapporto $SUV_{lesione}/SUV_{fegato}$, anziché con il

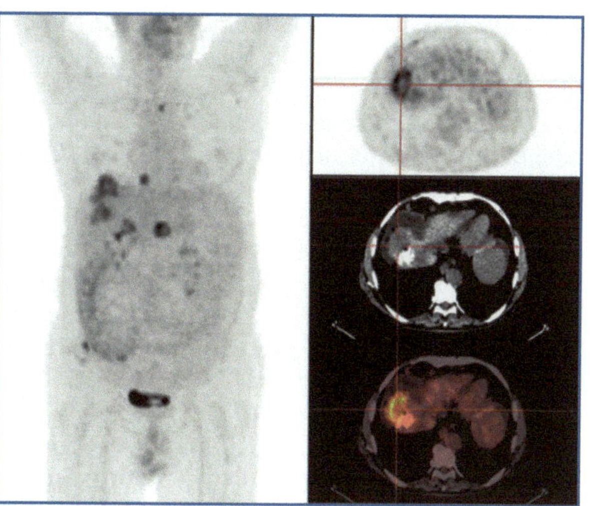

Fig. 32.34 Esame PET con [^{18}F]FDG eseguito per ristadiazione in paziente con esteso carcinoma epatocellulare dopo trattamento mediante chemioembolizzazione (immagine MIP *a sinistra*, sezione trans-assiale PET, TC e fusione PET/TC a destra). Oltre alla voluminosa lesione con ipercaptazione del radiofarmaco a livello della porzione antero-laterale dell'VIII e del V segmento epatico (posta anteriormente rispetto all'opacità TC riferibile al pregresso trattamento con Lipiodol), sono presenti anche lesioni ipercaptanti a livello intra-addominale (in regione celiaca), toracico (linfonodi mediastinici) e scheletrico (bacino)

solo SUV_{max}. Dopo terapia non chirurgica, la PET con [^{18}F]FDG ha un importante ruolo nel monitoraggio della risposta (Fig. 32.34), con accuratezza maggiore rispetto alla sola TC nell'identificazione di recidiva. Anche dopo trapianto epatico il riscontro di una [^{18}F]FDG-PET positiva rappresenta un fattore prognostico negativo indipendente.

Date le limitazioni descritte per il [^{18}F]FDG, è stato proposto di associare a tale radiofarmaco un altro tracciante PET, il [^{11}C]acetato, per migliorare l'accuratezza diagnostica della PET; in base alle esperienze acquisite, l'epatocarcinoma ben differenziato presenta bassa captazione di [^{18}F]FDG e alta di [^{11}C]acetato, il poco differenziato alta captazione di [^{18}F]FDG e bassa di [^{11}C]acetato, mentre il moderatamente differenziato mostra un quadro misto di captazione di [^{18}F]FDG e di [^{11}C]acetato. Anche la ^{18}F-fluorocolina può essere impiegata per la diagnosi di malattia neoplastica sia intra- che extra-epatica, sempre in base alla caratteristica di questo radiofarmaco di localizzarsi nelle sedi ad alto turnover cellulare.

32.5.13 Colangiocarcinoma

Si tratta di una neoplasia derivante dall'epitelio dei dotti dell'albero biliare, sia intra- che extra-epatici; più del 90% dei colangiocarcinomi (che rappresentano il 3% di tutti i tumori del tratto gastrointestinale) è un adenocarcinoma. Questa neoplasia è molto difficile da diagnosticare in stadio precoce, dato che i sintomi si presentano in genere quando la malattia è a uno stadio piuttosto avanzato. I tumori a sede più distale possono manifestarsi con ostruzione biliare, ma quelli che insorgono dai dotti intraepatici si presentano più frequentemente con sintomi aspecifici come malessere generale indefinito, calo ponderale e dolori addominali vaghi. Poiché la maggior parte dei pazienti presenta alla diagnosi uno stadio avanzato non curabile con la chirurgia, la sopravvivenza media è di soli 12 mesi, con una sopravvivenza totale a 5 anni (includendo i pazienti sottoposti alla chirurgia) inferiore al 5%.

Una volta posto il sospetto clinico, la TC con mdc è molto sensibile nel rilevare la presenza di colangiocarcinomi intraepatici di diametro >1 cm, identificando quindi la sede della neoplasia e anche la presenza di linfoadenopatie (sempre se con diametro >1 cm); tuttavia, con questa modalità di imaging la resecabilità chirurgica può essere correttamente definita in meno del 60% dei casi. Grazie alla possibilità di visualizzare le lesioni intraepatiche e di fornire una ricostruzione 3D dell'albero biliare, sia a monte che a valle dell'ostruzione, la colangio-RM definisce invece meglio l'anatomia della lesione e la sua eventuale resecabilità.

Anche se l'esame PET con [^{18}F]FDG presenta un'elevata sensibilità nella rilevazione della neoplasia primitiva, la sua utilità maggiore si esplica comunque nella stadiazione iniziale di malattia; infatti, sebbene non presenti una sensibilità maggiore di quella della TC per quanto riguarda le metastasi linfonodali, la PET è caratterizzata da una più elevata specificità. Inoltre, la PET con [^{18}F]FDG è più sensibile di TC e RM nell'identificazione delle metastasi a distanza, che sono osservate in particolare nelle forme di colangiocarcinoma intraepatico periferico. Studi retrospettivi hanno dimostrato che, rispetto alla sola valutazione con TC o RM, la PET è in grado di modificare correttamente la strategia chirurgica in circa il 30% dei pazienti.

32.5.14
Neoplasie dell'ovaio

Il carcinoma ovarico è la causa principale di morte per neoplasie ginecologiche negli Stati Uniti e rappresenta il 5% di tutti i decessi per neoplasia nel sesso femminile; la sua incidenza aumenta con l'età, raggiungendo il picco nell'ottavo decennio di vita. Nel 90% dei casi si tratta di forme sporadiche, mentre nel rimanente 10% la malattia è legata a sindromi ereditarie.

Nella maggior parte delle pazienti questo tumore è diagnosticato quando si è già esteso oltre la pelvi; la forma localizzata è infatti di solito asintomatica e la sintomatologia compare assieme alla diffusione della malattia. La metastatizzazione segue la diffusione linfatica, ematica, o attraverso il peritoneo (quest'ultima rappresenta la via più comune). Trasportate dalla sierosa peritoneale, le cellule tumorali possono migrare dalla pelvi alle docce parieto-coliche e alle regioni sotto-diaframmatiche, impiantandosi sugli organi addominali. Le sedi più comunemente interessate da metastasi sono la pelvi, l'emidiaframma destro, il fegato, la doccia parieto-colica destra, l'intestino e l'omento. L'approccio per valutare le lesioni metastatiche è rappresentato dall'esame obiettivo, dalla determinazione dei livelli del marcatore tumorale Ca.125, e dall'imaging. Eccetto che nelle fasi più avanzate di carcinomatosi peritoneale, le metastasi sono frequentemente molto piccole, tali da sfuggire alla visualizzazione mediante TC.

In fase di diagnosi iniziale il ruolo fondamentale è rivestito dalle modalità di imaging tradizionale come ecografia, TC, RM. La PET con [^{18}F]FDG ha un'utilità limitata per la diagnosi differenziale delle masse ovariche, sebbene possa fornire informazioni complementari alle altre metodiche in caso di reperti di incerta interpretazione. L'esame PET ha un ruolo limitato anche in fase di stadiazione, applicazione per la quale non sussistono evidenze sufficienti a giustificarne un impiego sistematico.

La PET o PET/TC con [^{18}F]FDG assume invece un ruolo di primaria importanza nella valutazione di pazienti con recidiva di malattia (Fig. 32.35), soprattutto nei casi in cui

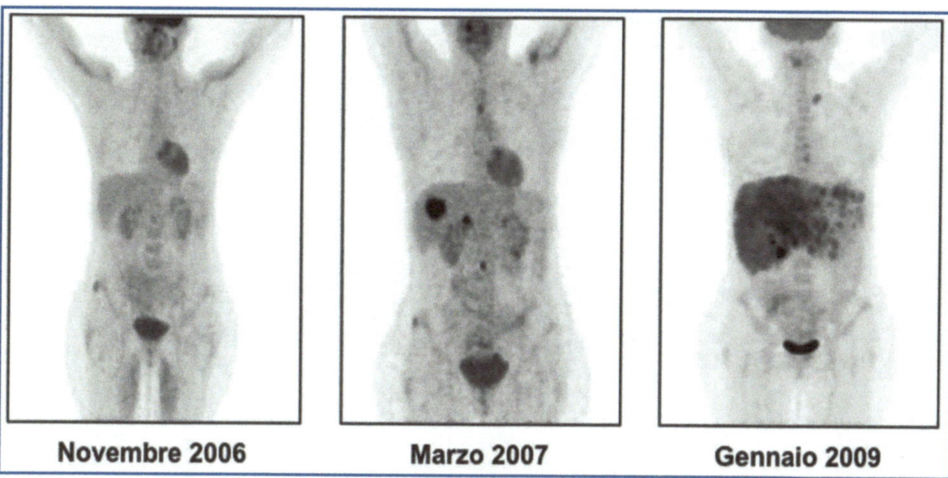

Fig. 32.35 Esami PET con [^{18}F]FDG eseguiti in tre diverse occasioni per ristadiazione in una paziente già sottoposta a intervento chirurgico per carcinoma ovarico (immagini MIP). Mentre nel novembre 2006 (subito dopo intervento chirurgico e chemioterapia adiuvante) l'esame era negativo per lesioni neoplastiche, nel marzo 2007 la PET evidenziava comparsa di una grossa lesione in sede epatica, di alcune altre in ambito addominale (soprattutto linfonodi all'ilo epatico) e di almeno una neoformazione linfonodale mediastinica. Nel gennaio 2009, data l'evidente progressione di malattia nonostante diverse linee di chemioterapia, la paziente era rivalutata mediante PET con [^{18}F]FDG per possibile arruolamento in un protocollo sperimentale di radioimmunoterapia; in quest'ultima occasione, l'estensione della malattia era particolarmente grave soprattutto a livello epatico e la paziente decedeva poi dopo circa due mesi

TC e RM risultano negative ma i marcatori tumorali sono in aumento, come pure nella valutazione di risposta alla terapia (Fig. 32.36). La sensibilità della PET con [^{18}F]FDG per la malattia ricorrente oscilla nei diversi studi tra l'80 e il 100%, a seconda della dimensione delle lesioni (diminuisce per le lesioni <1 cm) e della loro sede (sensibilità inferiore nelle lesioni peritoneali rispetto alle retroperitoneali e in quelle pelviche). Sebbene la sensibilità dell'esame sia elevata, una [^{18}F]FDG-PET negativa con sospetto di ripresa di malattia non evita attualmente l'esecuzione di una laparotomia esplorativa (cosiddetta per *second look*). Tuttavia, a causa del suo valore predittivo positivo particolarmente elevato, un esame PET positivo può rendere non necessario un intervento per *second look*. In particolare, una recente revisione della letteratura ha confermato che, tra le tecniche disponibili per la definizione della ripresa di malattia, il dosaggio del marcatore Ca.125 ha maggiore specificità (93%), mentre la [^{18}F]FDG-PET presenta una sensibilità del 91%, con risultati superiori rispetto a quelli della RM (sia per la sola PET che per la PET/TC).

32.5.15
Carcinoma della cervice uterina

Il carcinoma della cervice era in passato la più comune causa di morte per neoplasia nel sesso femminile, ma nel corso degli ultimi 30 anni la mortalità è diminuita del 50% nei paesi industrializzati grazie all'introduzione del *Pap-test* come metodica di *screening* (e anche per un diffuso miglioramento nelle condizioni igieniche).

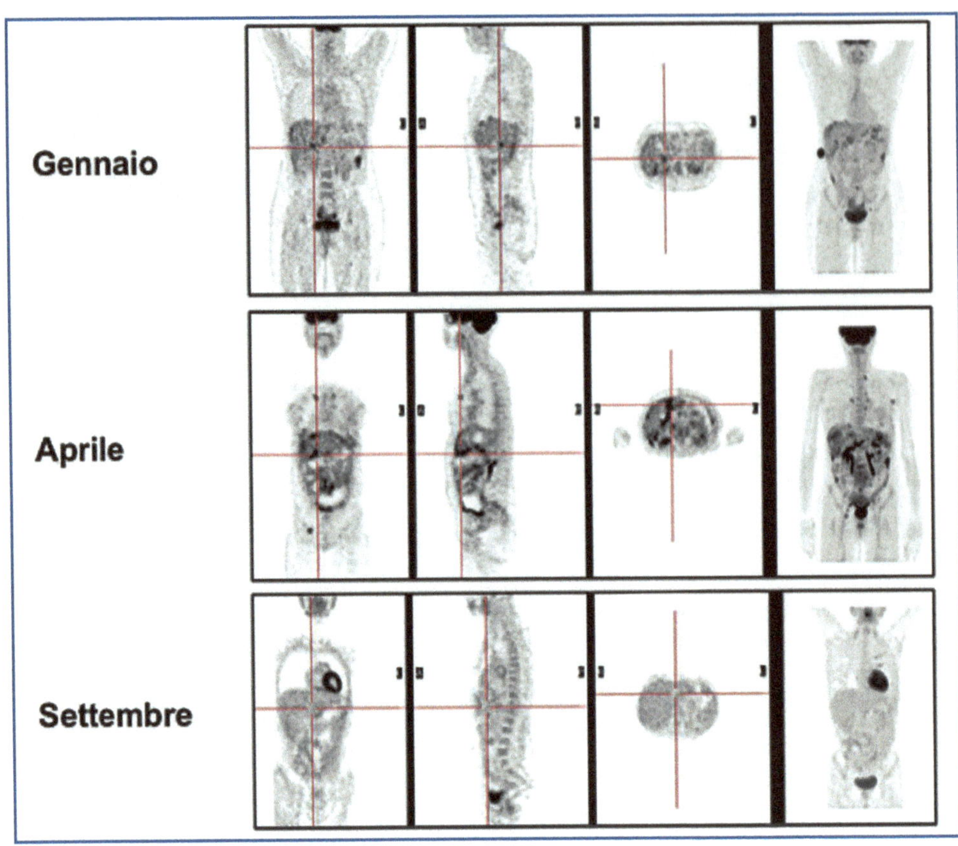

Fig. 32.36 Esami PET con [^{18}F]FDG eseguiti in tre diverse occasioni per ristadiazione in una paziente già sottoposta a intervento chirurgico per carcinoma ovarico (sezioni secondo i tre assi ortogonali nelle prime tre colonne, immagini MIP nell'ultima colonna). L'esame del gennaio 2007 era eseguito come valutazione basale prima di iniziare chemioterapia per recidiva di malattia (evidente sia a livello epatico che come quadro di iniziale carcinomatosi peritoneale) dopo intervento chirurgico e chemioterapia adiuvante. La rivalutazione effettuata a metà trattamento (aprile 2007) mostrava evidente progressione di malattia a livello epatico e peritoneale e anche in ambito toracico; questa osservazione induceva a cambiare lo schema di chemioterapia, con successiva risposta completa al nuovo trattamento

Circa l'80% dei carcinomi invasivi della cervice uterina è costituito da tumori a cellule squamose, il 10-15% da adenocarcinomi, il 2-5% da tumori adenosquamosi con strutture epiteliali e ghiandolari, e circa l'1-2% da tumori mesonefrici a cellule chiare. Il trattamento è basato sulla chirurgia o sulla radioterapia se la malattia è localizzata, sulla chemioterapia se al momento della diagnosi è già presente un interessamento sistemico. Quando la neoplasia è allo stadio precoce, si preferisce utilizzare un solo tipo di trattamento, mentre nello stadio avanzato è molto importante avere informazioni il più possibile precise riguardo al coinvolgimento linfonodale e/o a distanza, per evitare trattamenti impropri. La percentuale delle pazienti guarite in modo definitivo è abbastanza alta se la neoplasia è diagnosticata in fase precoce, ma in circa il 30% dei casi è attesa una ripresa di malattia. Quando il primo trattamento non ha conseguito risultati favorevoli, la probabilità di guarire in modo definitivo con una terapia di salvataggio è scarsa, con percentuali di sopravvivenza a 5 anni molto basse. L'identificazione precoce delle recidive ha quindi un impatto importante sulla sopravvivenza. I marcatori tumorali circolanti (come l'antigene carcinoembrionario, CEA, e l'antigene del carcinoma a cellule squamose, SCC-Ag) sono utili perché riflettono con buona accuratezza lo stato di attività della neoplasia e permettono quindi di monitorare il decorso della malattia e di valutare la risposta al trattamento.

Un parametro prognostico molto importante è costituito dallo stato di interessamento dei linfonodi pelvici e para-aortici, sia perché questo fattore condiziona la sopravvivenza, sia perché può influenzare la scelta della strategia terapeutica ottimale. Fino a oggi le modalità di imaging più ampiamente utilizzate per la stadiazione della malattia sono state la TC e la RM, anche se la loro accuratezza non è ottimale; infatti, essendo basate quasi esclusivamente su criteri dimensionali, TC e RM identificano soltanto circa un terzo delle metastasi ai linfonodi para-aortici e regionali.

La PET con [^{18}F]FDG rappresenta un valido strumento sia per la stadiazione, sia per l'identificazione precoce di recidiva di malattia. In stadiazione iniziale, la valutazione TC/RM è ottimale per valutare l'estensione locale della neoplasia e i suoi rapporti con i tessuti adiacenti (parametro T); tuttavia, grazie a elevata sensibilità (75-91%) nel rilevare eventuali metastasi linfonodali associata ad alta specificità (93-100%), la PET fornisce informazioni aggiuntive nel 43% dei casi, soprattutto per ciò che riguarda localizzazione delle lesioni; inoltre, l'esame PET fornisce un'utile guida per effettuare biopsie mirate, come pure per pianificare interventi terapeutici e definire con maggior precisione un piano di trattamento con radioterapia. È comunque opportuno ricordare che la sensibilità della metodica PET può diminuire nel caso di lesioni dimensioni <5 mm, come pure per la presenza di micrometastasi in piccoli linfonodi pelvici. Rispetto alla valutazione TC/RM, la PET con [^{18}F]FDG è inoltre più sensibile nel rilevare metastasi a distanza.

Grazie alle precise informazioni che riesce a fornire in fase di ristadiazione, la PET è potenzialmente utile anche nel selezionare la terapia di salvataggio più opportuna per i casi di recidiva (Fig. 32.37), con riflessi favorevoli sulla riduzione dei tassi di mortalità e comunque dimostrando eventualmente l'opportunità di evitare alle pazienti trattamenti inutili (perché molto probabilmente saranno inefficaci).

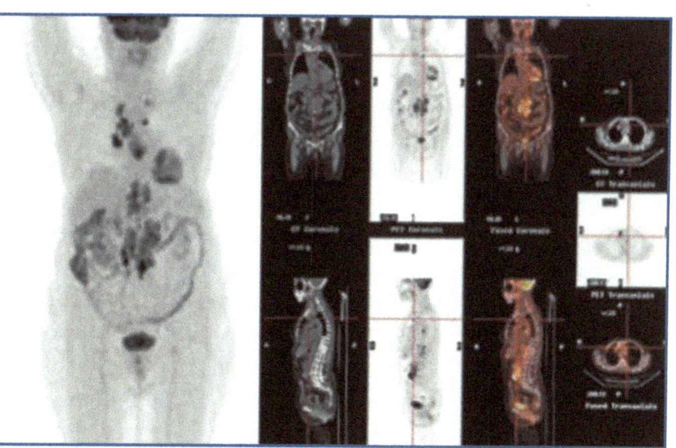

Fig. 32.37 Esame PET/TC con [^{18}F]FDG effettuato per ristadiazione in paziente già sottoposta a isterectomia per carcinoma dell'utero, seguita da chemioterapia e radioterapia adiuvanti. L'esame evidenzia netta ipercaptazione del radiofarmaco in corrispondenza di multiple linfoadenopatie sia addominali (grosso pacchetto linfonodale in sede para-aortica e inter-cavo-aortica bilaterale) che mediastiniche

Infine, la [18F]FDG-PET è potenzialmente utile nella valutazione della risposta al trattamento, dato che la riduzione del SUV correla con la risposta istologica nelle pazienti che sono sottoposte a chemioterapia neoadiuvante prima di un'isterectomia radicale. Al contrario, una persistente iperattività metabolica dopo chemioterapia, in particolare a livello dei linfonodi aortici, correla con una prognosi infausta.

32.5.16
Carcinoma prostatico

L'adenocarcinoma prostatico rappresenta l'11% di tutte le neoplasie maligne, con un'incidenza assoluta che in Europa è stimata in 2,6 milioni di nuovi casi/anno e con una mortalità pari a 30,6/100 000 soggetti/anno. Oltre all'età, altri fattori di rischio per questa neoplasia comprendono i livelli medi di testosterone, la razza (maggiore in quella nera), la familiarità, e una dieta ricca di grassi. Uno dei parametri fondamentali utilizzati per la diagnosi e il follow-up della neoplasia prostatica è rappresentato dai livelli sierici di una glicoproteina denominata "antigene prostatico specifico" (PSA). A seconda di tale valore, si distinguono tre classi di rischio:
1. valori compresi tra 0 e 4 ng/mL (normali): basso rischio;
2. valori compresi tra 4 e 10 ng/mL (zona intermedia): medio rischio;
3. valori >10 ng/mL: alto rischio.

Altri parametri importanti nel sospetto clinico di malattia sono rappresentati dal rapporto PSA-libero/PSA-totale e dalla velocità di raddoppiamento nel livello sierico del marcatore.

Il *grading* (definizione dell'aggressività biologica, *Gleason score*) si fonda sul quadro istologico rilevato in campioni bioptici di tessuto prostatico, e attribuisce punteggi variabili inversamente correlati al grado di differenziazione (da 2 a 10, punteggi maggiori correlano con una prognosi peggiore). Il tumore della prostata ha in genere un'evoluzione relativamente lenta e può essere per lungo tempo del tutto asintomatico o mimare una semplice ipertrofia prostatica benigna (ad esempio, minzione urgente, nicturia, difficoltà a iniziare la minzione, getto urinario debole). In conseguenza della crescita locale, il tumore può infiltrare le strutture pelviche adiacenti (ad esempio, vescichette seminali, muscoli elevatori e/o della parete pelvica, linfonodi regionali, retto e vescica); oltre al frequente interessamento metastatico dei linfonodi pelvici, la metastatizzazione a distanza avviene per via ematogena, con spiccata preferenza per lo scheletro.

Secondo i criteri di appropriatezza sull'uso della [18F]FDG-PET riportati in Tabella 32.2, non vi è indicazione all'esame in questa condizione clinica, poiché le cellule neoplastiche di carcinoma della prostata hanno una bassa attività metabolica glucidica (associata con scarsa espressione del sistema di trasporto GLUT sulla superficie della membrana cellulare). Numerosi studi hanno evidenziato che la captazione di [18F]FDG può presentare intensità analoga nella prostata normale, nell'ipertrofia prostatica benigna e nel carcinoma prostatico. Inoltre, l'escrezione urinaria di [18F]FDG causa un'intrinseca difficoltà nello studio della regione prostatica, a causa dell'elevata attività vescicale che può mascherare la presenza di malattia. Queste osservazioni rendono di scarsa utilità l'uso della [18F]FDG-PET nella diagnosi e nella stadiazione iniziale di malattia clinicamente confinata all'organo; inoltre, in corso di valutazione delle recidive locali, in generale la possibile captazione di [^{18}F]FDG da parte del tessuto cicatriziale post-chirurgico (o per fenomeni flogistici post-radioterapia) diminuisce ulteriormente la specificità della metodica.

Tuttavia, un'elevata captazione di [^{18}F]FDG è presente in tumori scarsamente differenziati con un alto punteggio Gleason e ha, quindi, un'importante valenza prognostica. Inoltre, alcuni studi hanno dimostrato l'utilità della [^{18}F]FDG-PET in particolare nei pazienti che presentano, durante terapia ormonale inizialmente efficace, un nuovo aumento dei livelli di PSA, senza il riscontro di ripresa di malattia con metodiche convenzionali di imaging (Fig. 32.38).

La valutazione delle metastasi ossee con [^{18}F]FDG-PET è limitata dal fatto che le metastasi osteo-addensanti, come tipicamente sono quelle del tumore prostatico, mostrano in genere una bassa captazione del radiofarmaco rispetto a quelle litiche. È stato stimato che la PET con [^{18}F]FDG riesca a identificare solo il 18% delle metastasi osteo-addensanti individuate dalla scintigrafia scheletrica convenzionale. Tuttavia, esistono situazioni in cui la malattia metastatica midollare è all'inizio e non ha ancora indotto reazione ossea; in questi casi, la [^{18}F]FDG-PET (oltre alla valutazione mediante RM) ne permette l'identificazione più precocemente rispetto alla scintigrafia ossea.

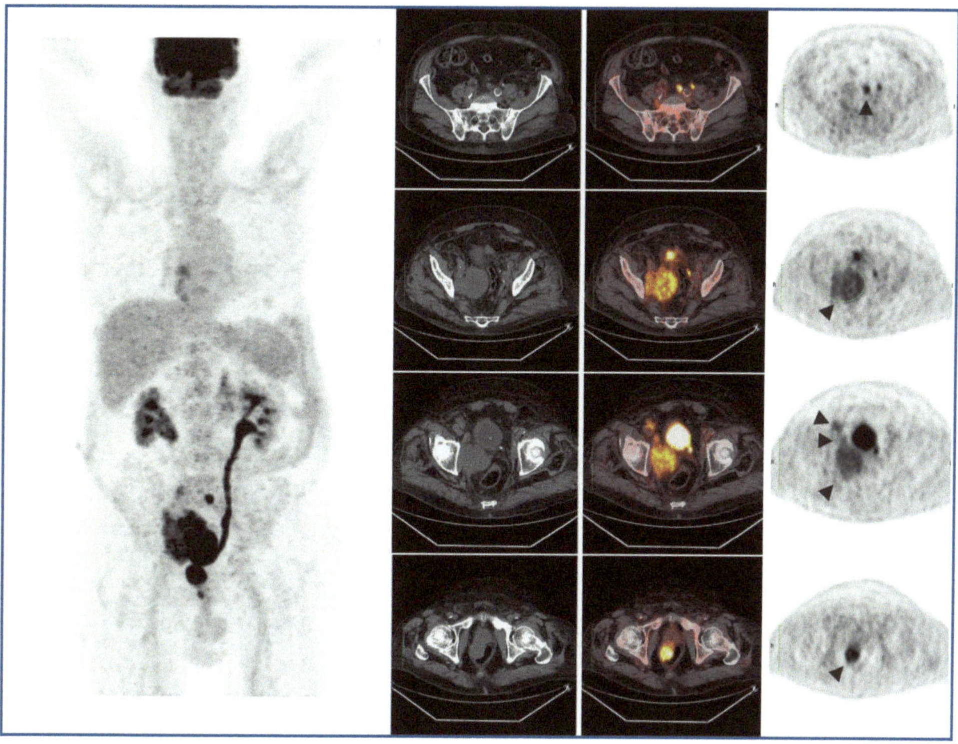

Fig. 32.38 Esame PET/TC con [18F]FDG effettuato per ristadiazione in paziente con carcinoma prostatico (non operato). Le immagini MIP (*a sinistra*) e transassiali (PET, TC e di fusione, *a destra*) evidenziano una formazione espansiva con marcato atteggiamento ipermetabolico (SUV_{max} 22,8) a livello del lobo laterale destro della prostata (*in basso*). Nelle altre immagini si evidenziano una grossolana massa con iperattività metabolica (di verosimile pertinenza linfonodale) in sede otturatoria destra e altre linfoadenopatie satelliti in sede iliaca esterna destra e iliaca comune sinistra

Poiché il metabolismo glucidico nei tumori della prostata è modulato anche dagli androgeni, la [^{18}F]FDG-PET può essere utile nel monitoraggio della risposta alla terapia di deprivazione androgenica. I risultati pubblicati dal Registro Nazionale Oncologico PET Americano (NOPR, http://www.cancerpetregistry.org/index.htm) dimostrano che la PET con [^{18}F]FDG influenza significativamente la gestione clinica del 35,1% dei pazienti con adenocarcinoma prostatico, determinando la variazione da nessun trattamento a trattamento nel 25,3%, e la variazione da trattamento a nessun trattamento nel 9,7% dei casi; nell'8,5% dei pazienti l'esame ha consentito una modificazione del tipo di terapia.

Tra gli altri radiofarmaci PET che possono essere di utilità per la valutazione di neoplasia prostatica, il ^{18}F-fluoruro è il più impiegato per la valutazione delle metastasi scheletriche (vedi Capitolo 15). Tuttavia, i radiofarmaci PET diversi dal [^{18}F]FDG più studiati per il carcinoma prostatico sono [^{11}C]metionina, [^{11}C]colina e [^{11}C]acetato. Il razionale per l'uso della [^{11}C]colina è correlato all'alto turnover cellulare che caratterizza le cellule del tumore prostatico, che la utilizzano quale costituente delle membrane cellulari. In particolare, è stato dimostrato che nel tumore prostatico sono presenti elevati livelli di colina, associati a una *up-regulation* dell'enzima colina-chinasi. La [^{11}C]colina è utilizzata per l'individuazione della recidiva locale e delle metastasi linfonodali (in particolare ai linfonodi pelvici), come pure di quelle ossee. La valutazione del distretto pelvico con questo tracciante è resa più facile dal fatto che l'escrezione urinaria del radiofarmaco è trascurabile. Tuttavia, la [^{11}C]colina si accumula in fegato, reni, milza e pancreas, rendendo così difficile la valutazione dell'addome superiore; inoltre, la sua breve emivita fisica (20 minuti) ne limita l'utilizzo ai soli centri che possiedono il ciclotrone. Recentemente è stato sviluppato un analogo della colina marcato con radionuclide a emivita più lunga, la ^{18}F-colina, che presenta però lo svantaggio di una maggior escrezione urinaria, che ne limita quindi l'accuratezza nella esplorazione della regione pelvica.

Il tracciante [^{11}C]acetato, che è incorporato nei lipidi di membrana delle cellule tumorali, è stato impiegato per la diagnosi differenziale e per la stadiazione del carcinoma prostatico, dimostrando una maggiore sensibilità rispetto al [^{18}F]FDG; tuttavia, la sua accuratezza per la stadiazione delle metastasi ossee è relativamente bassa. Infine, l'uso di analoghi della timidina, come la ^{18}F-fluorotimidina, la cui entità di captazione correla molto bene con la proliferazione delle cellule neoplastiche (fase S), è stato proposto anche per il carcinoma prostatico (analogamente a quanto già in uso per altre neoplasie), con risultati tuttavia controversi, probabilmente a causa del basso tasso di proliferazione cellulare che generalmente caratterizza il tumore prostatico.

32.5.17 Neoplasie nefro-urologiche

Le neoplasie renali (costituite nell'85-90% dei casi dall'adenocarcinoma) rappresentano il 3% di tutti i tumori. Nella maggior parte dei pazienti la presenza di neoplasia renale è attualmente diagnosticata mediante ecografia o TC (ad esempio, dopo uno o più episodi di ematuria). La RM, inizialmente proposta per la definizione della massa e per la stadiazione, è attualmente considerata complementare alla TC, che rappresenta tuttora il *gold standard* per la diagnosi.

Il ruolo della PET con [^{18}F]FDG nella diagnosi del tumore primitivo renale è limitato, sebbene possa questo tumore essere talvolta riscontrato incidentalmente nel corso di un esame PET effettuato per altri motivi. È bene tuttavia sottolineare che, mentre una significativa captazione di [^{18}F]FDG nel contesto di una neoformazione renale indeterminata deponga per elevata probabilità di malignità (alta specificità), una PET negativa non può escluderne a priori la malignità (bassa sensibilità). Inoltre, la fisiologica captazione/escrezione del [^{18}F]FDG a livello del parenchima renale e delle vie escretrici può mascherare la presenza di captazione a livello della neoplasia.

Anche nella stadiazione e ristadiazione del tumore renale, sebbene la PET con [^{18}F]FDG non sia applicata di routine, l'esame può risultare utile nella diagnosi di metastasi a distanza inattese (soprattutto ossee) in soggetti ad alto rischio, come pure nella valutazione di lesioni (ad esempio, linfoadenomegalie) indeterminate in base ad altre metodiche di imaging (Fig. 32.39) e per identificare recidive nella loggia renale dopo nefrectomia radicale. Tuttavia, la PET con [^{18}F]FDG risulta poco utile in caso di neoplasie a basso grado e stadio locale inferiore o uguale a T2; inoltre, a causa della sensibilità relativamente bassa, una PET negativa non esclude la presenza di malattia in fase di stadiazione o di ristadiazione.

Le neoplasie del testicolo sono relativamente rare, rappresentando circa l'1-1,5% di tutti i tumori nel maschio con un'incidenza di circa 3-6 nuovi casi per anno per 100 000 persone. La diagnosi è fondamentalmente su base clinica ed ecografica. Mentre l'orchiectomia radicale è il trattamento di tutte queste neoplasie, la linfoadenectomia retroperitoneale (che ha intenti sia di stadiazione che di cura vera e propria) è eseguita solo dopo orchiectomia e accertamento dell'istotipo. La TC è la metodica migliore per la stadiazione loco-regionale, sebbene la sua sensibilità non superi il 70-80% nell'identifica-

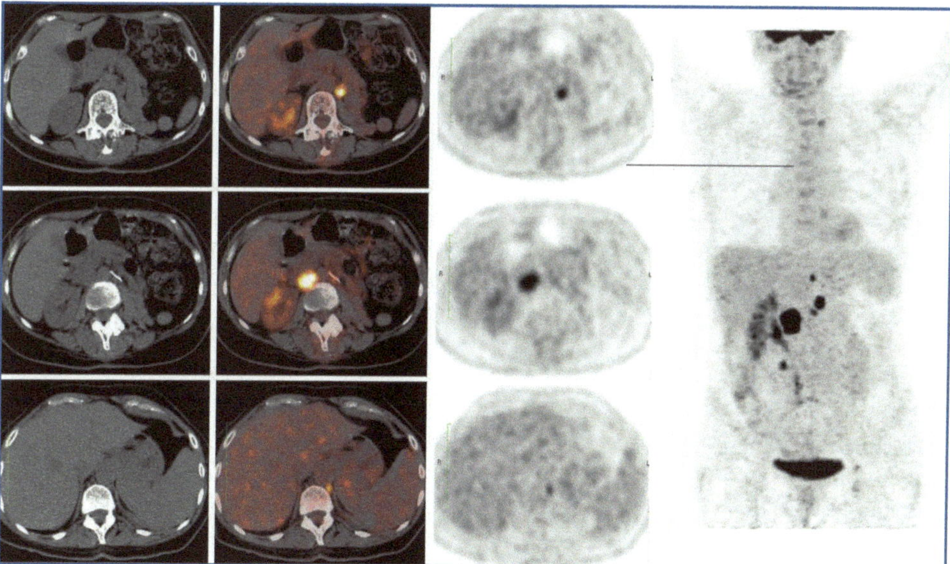

Fig. 32.39 Esame PET/TC con [^{18}F]FDG effettuato per ristadiazione in paziente già sottoposto a nefrectomia sinistra per carcinoma renale (sezioni trans-assiali TC, fusione PET/TC e PET a diversi livelli; immagine MIP *a destra*). L'indagine evidenzia ipercaptazione del radiofarmaco a carico di linfoadenomegalie multiple in ambito addominale

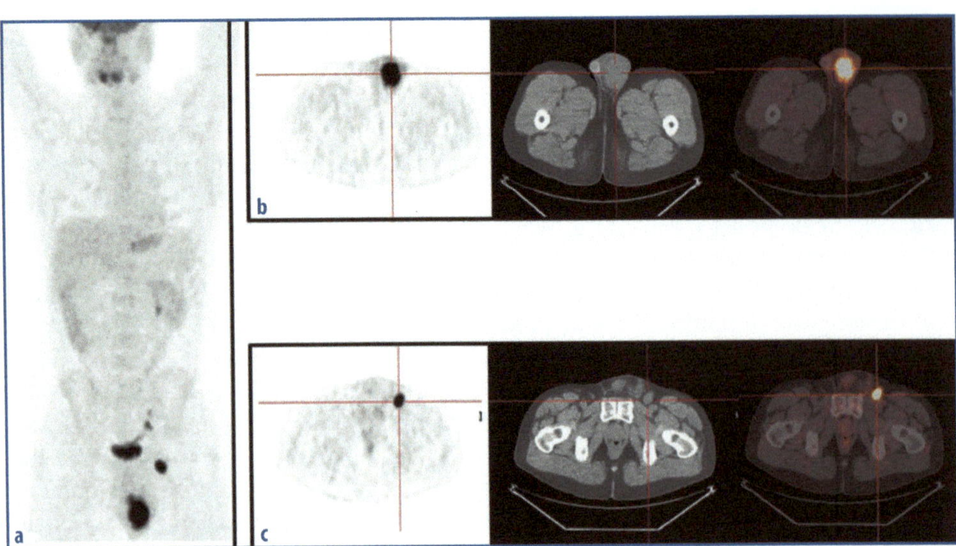

Fig. 32.40 a-c Esame PET/TC con [^{18}F]FDG eseguito per ristadiazione in paziente per aumento dei valori di alfa-fetoproteina in paziente con carcinoma embrionale del testicolo sinistro trattato con chemioterapia e pregressa asportazione del testicolo controlaterale. Le immagini MIP *total body* (**a**) evidenziano patologica ipercaptazione del [^{18}F]FDG che, immagini nelle proiezioni trans-assiali PET, TC e di fusione PET/TC, si localizzano al testicolo sinistro (**b**) e di linfoadeopatie inguinali omolaterali (**c**)

zione dello stato dei linfonodi retroperitoneali (anche con i tomografi di ultima generazione); risultati simili si ottengono anche con la RM. Mentre la PET con [^{18}F]FDG non ha un ruolo definito nella stadiazione di queste neoplasie, l'esame è invece molto utile nella ristadiazione (Fig. 32.40) per valutazione delle recidive e delle masse residue dopo chemioterapia (in quest'ultimo caso, la valutazione PET deve essere effettuata almeno 4 settimane dopo il termine della terapia). Tuttavia, la sensibilità della PET varia a seconda dell'istotipo, risultando ottimale nel caso del seminoma, mentre è piuttosto bassa per le altre neoplasie della linea germinale (ad esempio, il teratoma), che presentano una bassa captazione di [^{18}F]FDG.

Attualmente non sono disponibili dati sufficienti sull'utilità della PET con [^{18}F]FDG nella valutazione locale del carcinoma della vescica, mentre l'esame è utile nello studio delle recidive pelviche e delle metastasi a distanza, come pure per differenziare una massa fibrotica post-terapia da una recidiva neoplastica.

32.5.18 Tumori cerebrali

Sebbene la PET con [^{18}F]FDG non sia indicata in fase di diagnosi iniziale per la maggior parte dei tumori primitivi cerebrali, può in certe situazioni particolari orientare la biopsia, indicando la zona della neoplasia con *grading* metabolico maggiore; è anche possibile con una [^{18}F]FDG-PET stimare il *grading* della neoplasia (più alta l'attività metabolica, peggiore la prognosi, come dimostrato già dallo studio che ha suggerito storicamente per primo l'utilità della PET in ambito oncologico), come pure valutare la

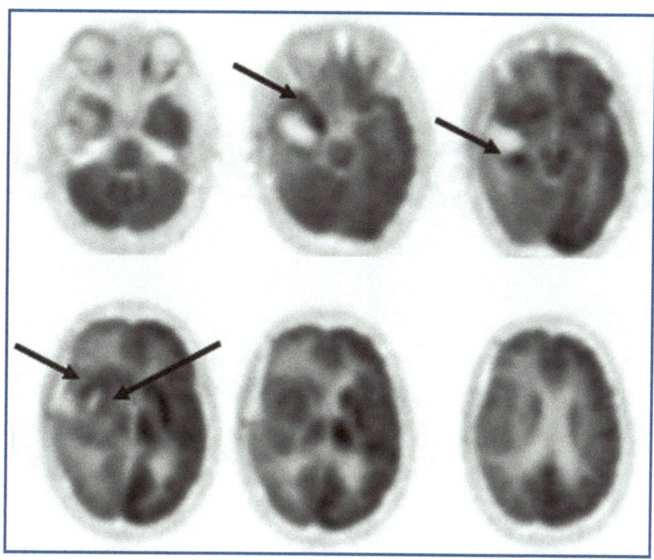

Fig. 32.41 Esame PET con [^{18}F]FDG eseguito per ristadiazione in paziente operata due volte per glioblastoma temporale destro parzialmente esteso alla contigua porzione del lobo frontale (esame TC non conclusivo). L'esame PET (sezioni trans-assiali a diversi livelli) evidenzia due aree di focale ipercaptazione di [^{18}F]FDG perifericamente rispetto alla cavità chirurgica (area fotopenica) in sede temporale destra. Più superiormente, a livello dell'insula, è presente un'altra area di aumentata captazione a forma di cercine con apice che giunge a ridosso dello striato di destra. L'esame indica quindi persistenza/recidiva di malattia. Si osserva anche una generale riduzione del metabolismo glucidico a tutto l'emisfero destro, dovuto all'effetto massa esercitata dalla neoplasia; si noti, viceversa, l'aumentato metabolismo glucidico a livello dell'emisfero cerebellare destro (diaschisi cerebellare)

possibile trasformazione di un glioma a basso grado in uno ad alto grado e, infine, in fase di ristadiazione, ad esempio per stimare la completezza di exeresi dopo trattamento primario (Fig. 32.41). Esiste tuttavia una serie di fattori che limitano l'uso della PET con [^{18}F]FDG in questo contesto; infatti, a causa dell'elevata attività di fondo legata all'avida captazione del tracciante da parte dei neuroni, tumori a basso grado non sono facilmente identificabili con la [^{18}F]FDG-PET. Inoltre, alcuni tumori a basso grado presentano comunque un'elevata attività metabolica e alcune lesioni benigne (ad esempio, il meningioma) possono essere ipermetaboliche. Per quanto riguarda la diagnosi differenziale tra recidiva e radionecrosi si rimanda al Capitolo 20.

I limiti legati all'uso del [^{18}F]FDG per la valutazione dei tumori cerebrali hanno stimolato lo sviluppo di radiofarmaci alternativi, costituiti in particolar modo da aminoacidi. Infatti, la maggior parte delle neoplasie cerebrali presenta elevata captazione di tali traccianti, con un incremento del trasporto carrier-mediato di aminoacidi attraverso la BEE verosimilmente secondario all'aumentato fabbisogno di substrati aminoacidici da parte del tessuto neoplastico in accrescimento. Tra gli aminoacidi radiomarcati, la [^{11}C]Metionina è quella utilizzata da più lungo tempo; tuttavia, poiché l'uso di traccianti marcati con ^{11}C è limitato soltanto ai centri dotati di ciclotrone e di radiofarmacia PET *in loco*, sono attualmente in fase di avanzata sperimentazione clinica alcuni analoghi di aminoacidi marcati con ^{18}F, come la [^{18}F]Fluoro-tirosina (e [^{18}F]Fluoro-etil-tirosina) e la [^{18}F]Fluoro-colina (Figg. 32.42 e 32.43).

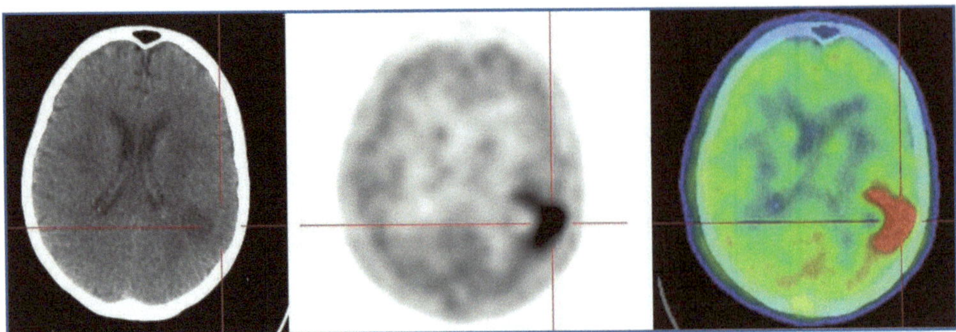

Fig. 32.42 Esame PET/TC con [^{11}C]Metionina eseguito per sospetta recidiva post-trattamento primario in paziente operato per glioma temporo-parietale sinistro (RM non diagnostica). L'esame evidenzia ipercaptazione alla periferia dell'area malacica residua al precedente trattamento: questo reperto indica recidiva/persistenza di malattia. Immagini gentilmente fornite dalla Dott.ssa Cristina Nanni, Servizio di Medicina Nucleare, Policlinico S. Orsola di Bologna

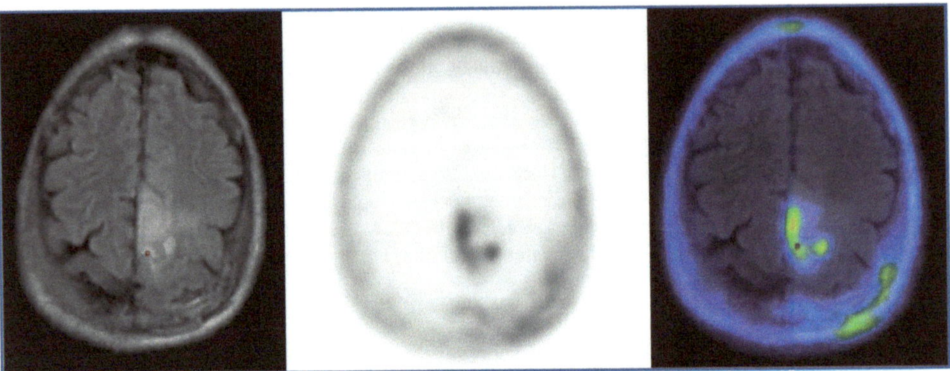

Fig. 32.43 Esame PET con [^{18}F]Fluoro-colina eseguito per programmazione di terapia in paziente con recidiva di glioma parietale paramediano sinistro (immagini co-registrate con corrispondenti sezioni RM, che non discriminano l'area più metabolicamente attiva all'interno di una vasta area con alterato segnale RM). L'esame PET definisce gli esatti contorni della lesione vitale, fornendo anche una utile guida alla successiva biopsia stereotassica. Immagini gentilmente fornite dalla Dott.ssa Diana Salvo, Servizio di Medicina Nucleare, Arcispedale Santa Maria Nuova, Reggio Emilia

Il principale vantaggio dell'imaging tumorale cerebrale con questi radiofarmaci rispetto al [^{18}F]FDG è legato alla loro bassa captazione da parte della sostanza grigia, con notevole incremento del rapporto tumore/fondo. Anche se in linea di principio può essere utilizzata anche in fase di diagnosi iniziale, la PET con [^{11}C]Metionina è impiegata soprattutto nel sospetto di recidiva dopo trattamento (chirurgia, chemio-radioterapia) nei pazienti con glioma. In generale, la captazione di [^{11}C]Metionina è maggiore nelle forme ad alto rispetto a quelle a basso grado, e negli astrocitomi è maggiore che negli oligodendrogliomi. È stata inoltre osservata una correlazione inversa tra entità della captazione e sopravvivenza dei pazienti con gliomi (più elevata la captazione, peggiore la prognosi), anche a parità di grado istologico. Oltre che nei gliomi, la captazione di [^{11}C]Metionina è aumentata anche in diverse altre neoplasie cerebrali sia primitive che secondarie (linfoma, emangiopericitoma, metastasi, carcinomatosi leptomeningea).

32.5.19
Tumori muscolo-scheletrici

Si tratta di un gruppo che comprende molti istotipi differenti (benigni e maligni) di cui l'osteosarcoma, il sarcoma di Ewing, l'osteocondroma e i sarcomi sono le forme più frequenti (Tabella 32.7). La prognosi dell'osteosarcoma, neoplasia con bassa sopravvivenza quando le metastasi sono presenti già alla diagnosi e con un'alta frequenza di recidiva/ripresa di malattia (fino al 35%), dipende fondamentalmente dal sottotipo istologico e dalla sede della lesione (la prognosi per la localizzazione pelvica è molto peggiore di quella per localizzazione nelle ossa lunghe). Anche il sarcoma di Ewing è un tumore a prognosi molto sfavorevole (53,9% di sopravvivenza a 5 anni), con un tempo medio di recidiva di 16 mesi; l'osteosarcoma e il sarcoma di Ewing costituiscono cumulativamente il 6% di tutti i tumori pediatrici. Il condrosarcoma, tumore più tipicamente a esordio nell'età adulta, è generalmente associato a una migliore sopravvivenza (75,2% a 5 anni); il trattamento elettivo è quello chirurgico (quanto più radicale possibile), dato che mostra una tipica resistenza alla chemioterapia e alla radioterapia

Tabella 32.7 Classificazione dei tumori ossei e dei tessuti molli, con relativa incidenza e tipica età di esordio. (Modificata da: Rozeman LB et al (2006) con autorizzazione)

Neoplasia	Incidenza	Età di presentazione
Tumori benigni		
Osteocondroma	45%*	<20 anni
Tumore giganto-cellulare	20%*	20-45 anni
Encondroma	10%*	10-50 anni
Osteoma osteoide	10%*	5-25 anni
Cisti aneurismatica dell'osso	7%*	0-20 anni
Fibroma condromixoide	2%*	10-30 anni
Osteoblastoma	1%*	10-35 anni
Condroblastoma	1%*	10-20 anni
Sarcomi		
Osteosarcoma	21%**	12-20 e 50-70 anni
– Convenzionale		
– Teleangectasico		
– A piccole cellule		
– A basso grado		
Condrosarcoma	20%**	30-60 anni
– Convenzionale		
– Dedifferenziato		
– Mesenchimale		
– A cellule chiare		
Sarcoma di Ewing	5%**	10-30 anni
Istiocitoma fibroso maligno	5%**	>30 anni
Fibrosarcoma	2%**	35-60 anni
Adamantinoma	Estremamente raro**	10-40 anni

* Incidenza calcolata su tutti i tumori benigni dell'osso
** Incidenza calcolata su tutti i tumori maligni primitivi dell'osso

ed è caratterizzato da recidive locali che si presentano con maggiore aggressività della forma primitiva. I sarcomi dei tessuti molli sono un gruppo eterogeneo di tumori (leiomiosarcoma 35%, sarcoma sinoviale 13%, liposarcoma 10%, istiocitoma fibroso maligno 10%), con una sopravvivenza a 5 anni dalla diagnosi che supera il 90% se la diagnosi è tempestiva, mentre non va oltre il 15% nei casi che presentano metastasi già al momento della diagnosi. Tipicamente, per stabilire una diagnosi di natura è necessario eseguire una biopsia che permette, inoltre, di pianificare la terapia più adeguata.

L'imaging riveste un ruolo importante nella valutazione di pazienti con tumori che interessano l'apparato muscolo-scheletrico. Le indagini diagnostiche includono l'esame Rx standard, la TC, la RM e la scintigrafia ossea (vedi anche Capitolo 15). Il problema clinico principale è differenziare le patologie muscolo-scheletriche maligne da quelle benigne e stadiare/ristadiare la malattia prima e dopo trattamento (chirugico + chemioterapia + radioterapia in alcune situazioni). Generalmente, osteosarcomi e sarcoma di Ewing sono caratterizzati da un'intensa captazione di [^{18}F]FDG, il condrosarcoma presenta livelli di captazione intermedi, mentre eccondroma, osteocondromi, cisti ossee, osteoma osteoide ed emangioma hanno captazione di [^{18}F]FDG estremamente bassa (SUV<2).

I sarcomi presentano tipicamente alta captazione di [^{18}F]FDG (SUV >2). Tuttavia, nel liposarcoma il SUV risulta in genere <2, ed è pertanto praticamente impossibile differenziarlo su questa base da forme benigne come lipomi ed emangiomi. In questo caso la PET non aiuta nella diagnosi differenziale, ma può comunque indicare quali cellule sono maggiormente coinvolte nella lesione (ad esempio, cellule istiocitarie e fibroblasti). Spesso, la captazione di [^{18}F]FDG non è omogenea all'interno delle lesioni, soprattutto quando queste raggiungono grandi dimensioni. Tale comportamento è determinato da un'eterogeneità istologica che caratterizza i sarcomi, e in funzione della diversa distribuzione del [^{18}F]FDG è possibile selezionare le aree della neoplasia dove eseguire una biopsia allo scopo di campionare le cellule a maggiore aggressività biologica. Inoltre, la variazione dell'intensità di captazione del [^{18}F]FDG correla significativamente con la risposta istopatologica alla terapia e con la sopravvivenza dei pazienti.

L'imaging con [^{18}F]FDG-PET/TC è quindi impiegato nella pratica clinica in associazione con le metodiche tradizionali, al fine di fornire una stima del *grading* biologico delle lesioni muscolo-scheletriche (e quindi della prognosi), guidare la sede della biopsia a scopo diagnostico, stadiare i pazienti in fase diagnostica, e ristadiarli dopo terapia.

32.5.20 Neoplasie primitive multiple

Dato che nei pazienti oncologici l'attenzione è generalmente focalizzata sul tumore primitivo, la coesistenza incidentale di un'altra neoplasia primitiva può passare inosservata. Tuttavia, in una percentuale non trascurabile di pazienti (5-8%) affetti da un tumore maligno noto, è presente un'altra neoplasia primitiva; a causa dei fattori di rischio che condividono, alcune neoplasie tendono infatti a presentarsi in associazione. I fattori di rischio comuni possono essere di tipo ambientale (come il fumo per i tumori del polmone, del distretto testa-collo, della vescica e del pancreas, oppure i raggi ultravioletti per il melanoma e per altri tumori della pelle, agenti virali per il tumore della cervice uterina e per quelli dell'ano e dei genitali), di tipo iatrogeno (dovuti alla radioterapia o alla chemioterapia) o genetico (ad esempio, mutazioni di BRCA1 o BRCA2 per il tumore della mammella e per quello dell'ovaio oppure la sindrome da neoplasie endocrine multiple).

Dato che, specialmente nei pazienti oncologici, l'esame PET è esteso al corpo intero, una [^{18}F]FDG-PET è in grado di evidenziare tutte le sedi caratterizzate da iperattività metabolica, a prescindere dalla zona oggetto di studio. Questa metodica è stata proposta da qualche Autore per lo *screening* di possibile seconda neoplasia in pazienti oncologici (ma asintomatici per la presenza di un secondo tumore); tuttavia, le lesioni metastatiche della neoplasia già nota possono avere un quadro insolito di distribuzione, e in questo caso differenziare neoplasie primitive aggiuntive da metastasi della neoplasia nota può rappresentare un problema. Inoltre, un'elevata percentuale di risultati falsi positivi alla PET/TC può far sottoporre numerosi pazienti a ulteriori esami inutili, spesso invasivi. Rimane comunque la non rara circostanza in cui una PET con [^{18}F]FDG evidenzia la presenza di un secondo tumore primitivo inatteso (specialmente in corso di ristadiazione dopo trattamento di una determinata neoplasia), talora come evento casuale legato, ad esempio, semplicemente alla nota aumentata incidenza di alcuni tumori con il progredire dell'età; in questi casi, il secondo tumore è identificato quando è ancora in uno stadio precoce, quindi con aumentata probabilità di trattamento con intenti curativi radicali (Figg. 32.44 e 32.45).

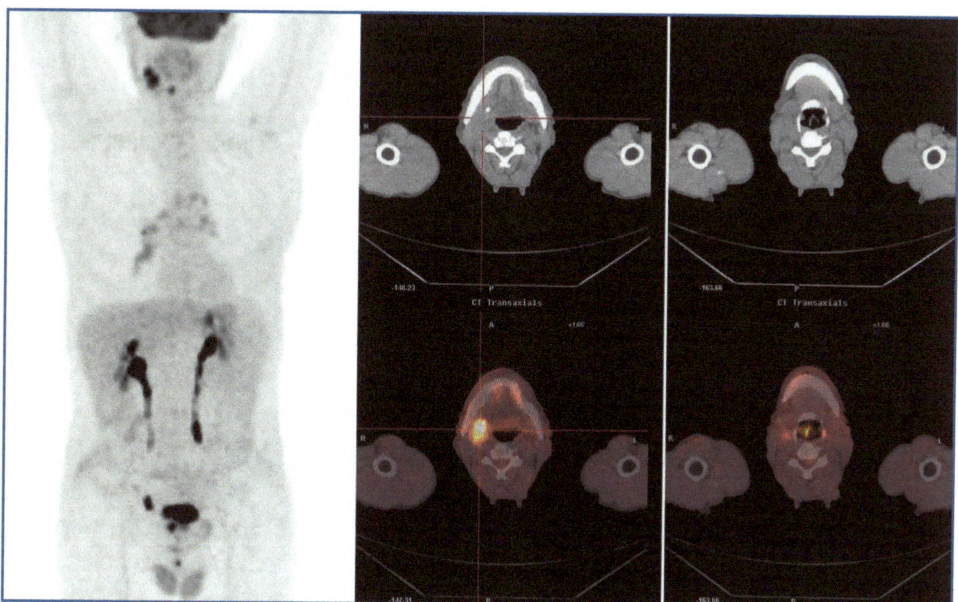

Fig. 32.44 Esame PET/TC con [^{18}F]FDG effettuato per ristadiazione in paziente operato per adenocarcinoma polmonare dopo riscontro di una linfoadenopatia angolo-mandibolare destra positiva per metastasi da carcinoma squamo-cellulare. Le immagini MIP (*a sinistra*) e transassiali (TC e di fusione, *al centro*) evidenziano ipercaptazione del radiofarmaco a livello della linfoadenopatia angolo-mandibolare destra e della laringe (immagini transassiali TC e di fusione *a destra*). La (seconda) neoplasia primitiva è stata poi confermata all'esame bioptico essere tumore laringeo

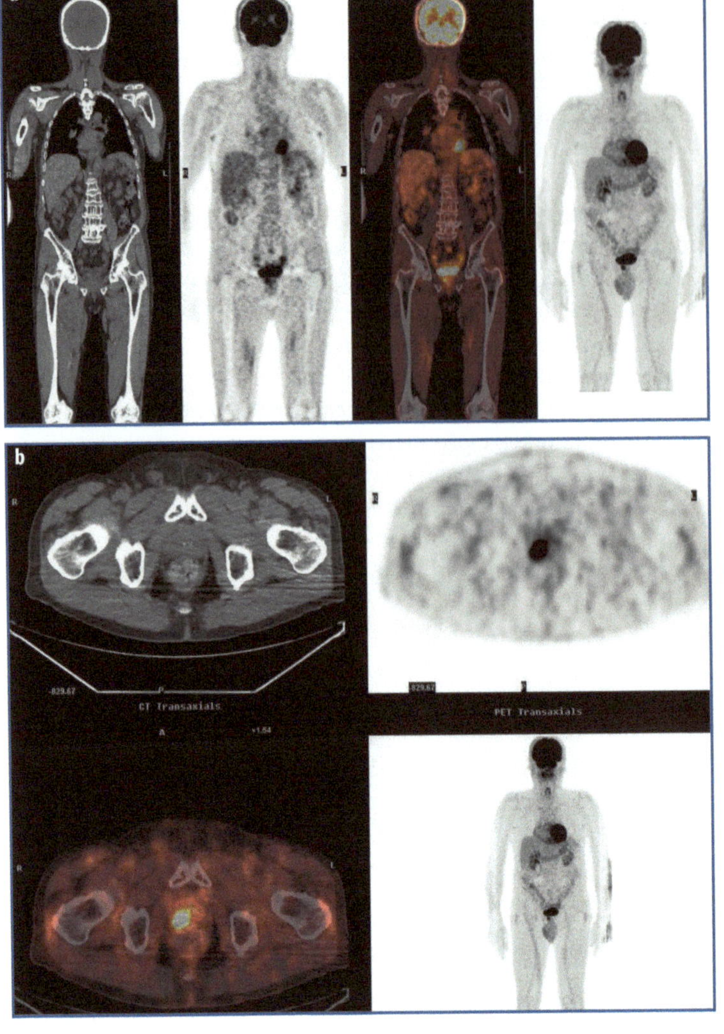

Fig. 32.45 a, b Esame PET/TC con [18F]FDG in paziente con mieloma multiplo e riscontro occasionale di ipercaptazione a livello prostatico. Le immagini coronali (**a**) e transassiali (**b**) evidenziano la presenza di un'area di focale ipercaptazione a livello del lobo laterale destro della prostata (SUV_{max} = 14,8). L'esame istologico ha caratterizzato successivamente la lesione come adenocarcinoma prostatico

32.6 Impiego della PET per una definizione ottimale dei piani di trattamento in radioterapia

Il piano di trattamento radioterapico è tradizionalmente basato sull'imaging 3D prodotto dalla TC e dalla RM, il cui principale vantaggio consiste nell'accurata definizione anatomica del target (tumore) da irradiare. Le tecniche più attuali di radioterapia esterna sono la stereotassica, la radiochirurgia, la *Intensity-Modulated Radiation Therapy* (IMRT) e la tomoterapia, tutte caratterizzate da un'elevata dose al tessuto tumorale, associata però a dose ridotta/assente ai tessuto sani circostanti. I concetti fondamentali nella definizione del volume target sono formulati in base ai seguenti parametri: il *Gross Tumour Volume* (GTV), il *Clinical Target Volume* (CTV), e il *Planning Target Volume* (PTV). Mentre il

GTV definisce il volume macroscopico del tumore, il CTV circonda il GTV con l'aggiunta di un volume che tiene conto della potenziale infiltrazione microscopica dei tessuti sani da parte del tumore; infine, il PTV include il GTV e il CTV, con l'aggiunta ulteriore di un piccolo margine che tiene conto delle possibili inaccuratezze introdotte dal movimento del paziente/organo durante il trattamento radiante. Tuttavia, la vasta esperienza clinica accumulata nel corso degli anni ha messo in evidenza non soltanto i vantaggi, ma anche i limiti dell'imaging anatomico fornito da TC e RM, che non riescono a definire la reale estensione tumorale quando tumore e tessuti circostanti hanno simile densità o intensità o comportamento analogo nei riguardi del *enhancement* contrastografico. Tecniche quali la PET (ma anche SPECT e spettroscopia con RM) permettono di ottenere informazioni addizionali circa il metabolismo e la biologia molecolare del tessuto tumorale; pertanto, in aggiunta ai concetti di GTV, CTV e PTV, sono stati recentemente introdotti il *Biological Target Volume* (BTV) e il *Multidimensional Conformal Radiotherapy* (radioterapia che integra le informazioni anatomiche e biologiche).

Il primo razionale per l'uso della PET nella definizione del target consiste nell'elevata sensibilità e specificità nei riguardi del tessuto tumorale. Diversi studi hanno infatti dimostrato che l'aggiunta della PET permette di delineare con una maggiore accuratezza il volume del tumore "vitale" da irradiare.

Il secondo razionale per l'integrazione della PET nella definizione del piano di trattamento radioterapico consiste nella capacità di visualizzare fenomeni biologici che possono essi stessi costituire e/o modificare il target del trattamento radioterapico. L'imaging di eventi come ipossia, angiogenesi, apoptosi ecc. permette di identificare aree differenti all'interno di una massa tumorale disomogenea, ciascuna delle quali può di per sé costituire un target. Per esempio, aree ipossiche possono essere trattate con dosi più elevate rispetto ad altre non ipossiche. In questi casi i processi biologici visualizzati dai diversi radiofarmaci devono essere specificati, e il BTV deve riportare la denominazione del rispettivo radiofarmaco, ad esempio $BTV_{(FDG\text{-}PET)}$ o $BTV_{(FMISO\text{-}PET)}$.

Per quanto riguarda l'impiego della PET con [^{18}F]FDG, i risultati migliori sono stati ottenuti per il carcinoma polmonare, tanto che il Radiation Therapy Oncology Group raccomanda l'uso combinato della PET/TC quale metodo standard di trattamento. Altri campi di applicazione ancora in fase di studio sono rappresentati dalla determinazione del volume target con [^{18}F]FDG nei tumori del distretto testa-collo, del tratto gastrointestinale, dell'apparato riproduttivo femminile, e dei linfomi.

Una delle problematiche della PET/TC è la scelta del metodo migliore per la delineazione del volume target. Infatti, questa fase può essere basata sull'analisi visiva delle immagini PET (i contorni del target sono definiti manualmente dal medico o dal fisico) oppure utilizzando metodi automatici basati su valori soglia usando vari algoritmi: SUV maggiore di 2,5 per il tessuto tumorale, valore minimo di SUV pari al 40-50% del valore massimo di SUV del tumore, indice tumore/background ecc.

Sebbene i tomografi ibridi PET/TC siano risultati validi nel migliorare l'imaging anche per i piani di trattamento, permane la problematica degli artefatti legati al movimento del paziente (e del tumore). Per quanto riguarda i tumori localizzati nel torace e nell'addome, l'impiego di tecniche di *gating* respiratorio in fase di acquisizione PET/TC e durante il trattamento radiante sembra essere al momento l'approccio che offre i risultati migliori.

Letture consigliate

FDG-PET. https://www.eanm.org/scientific_info/guidelines/gl_onco_fdgpet.pdf. (Ultimo accesso marzo 2010)

http://www.aimn.it/pubblicazioni/LG/LG_FDG_PET_EmiliaRom_07.pdf. (Ultimo accesso marzo 2010)

Lister TA, Crowther D, Sutcliffe SB et al (1989) Report of a committee convened to discuss the evaluation and staging of patients with Hodgkin's disease: Cotswolds meeting. J Clin Oncol 7:1630-1636

Lütje S, de Rooy JW, Croockewit S et al (2009) Role of radiography, MRI and FDG-PET/CT in diagnosing, staging and therapeutical evaluation of patients with multiple myeloma. Ann Hematol 88:1161-1168

Procedure guidelines for tumor imaging with ^{18}F-FDG PET/CT 1.0. http://interactive.snm.org/docs/jnm30551_online.pdf. (Ultimo accesso marzo 2010)

Rozeman LB, Cleton-Jansen AM, Hogendoorn PC (2006) Pathology of primary malignant bone and cartilage tumours. Int Orthop 30:437-444

Tumor imaging using F-18 FDG 2.0. http://interactive.snm.org/docs/pg_ch28_0403.pdf. (Ultimo accesso marzo 2010)

Altre tecniche diagnostiche

33

P.A. Erba, R. Boni, M. Sollini

Indice dei contenuti

33.1 Studio della ferrocinetica

Il metabolismo del ferro nell'uomo è strettamente correlato all'omeostasi dell'eritropoiesi, al metabolismo ossidativo globale, e alla risposta cellulo-mediata del sistema immunitario. La maggior parte del ferro contenuto nel corpo umano (circa 50 mg/kg di peso corporeo) è legata all'emoglobina (65%) e alla mioglobina (10%). La rimanente quota è depositata come ferro di riserva nel fegato (200 mg, sotto forma di ferritina o emosiderina), nei macrofagi del sistema reticolo-endoteliale (500 mg, come prodotto del catabolismo dell'emoglobina), e nel midollo osseo emopoietico (150 mg). L'apporto alimentare è normalmente di circa 15-20 mg al giorno, ma soltanto 1-2 mg sono assorbiti (prevalentemente a livello del duodeno). Poiché il midollo emopoietico necessita di circa 20-30 mg/giorno di ferro per garantire il normale ricambio dei globuli rossi (>100 miliardi di cellule al giorno), ma con fabbisogno aumentato in caso di emorragie o emolisi, il turnover del ferro è strettamente dipendente dalla quota endogena derivante dal catabolismo dell'eme attraverso il "riciclo" del ferro da parte dei macrofagi. Dopo assorbimento intestinale, il ferro circola nel plasma legato a una proteina di trasporto, la transferrina; questa quota circolante (che

Fondamenti di medicina nucleare. Duccio Volterrani, Paola Anna Erba, Giuliano Mariani (a cura di)

normalmente equivale in totale a circa 4 mg) rappresenta il *pool* di ferro dinamico più importante. Infatti, il complesso ferro-transferrina entra nelle cellule mediante endocitosi recettore-mediata, con formazione di siderosomi la cui acidificazione promuove il rilascio del ferro nella forma Fe^{3+}, che è poi rapidamente ridotto a Fe^{2+}.

La principale sede di eritropoiesi è il midollo osseo, dove i globuli rossi maturi si differenziano a partire dalle cellule staminali midollari sotto stimoli endogeni vari e in presenza di nutrienti essenziali: eritropoietina, Vitamina B12, folati, transferrina e ferritina. Nel sangue periferico si ritrovano globuli rossi e reticolociti (globuli rossi immaturi che dopo circa un giorno dalla loro immissione in circolo diventano globuli rossi maturi). L'eritropoiesi extramidollare, fisiologica nel periodo embrionale e fetale, può avvenire in condizioni patologiche in vari visceri anche in età adulta (più frequentemente a livello del fegato e della milza).

L'impiego di radioisotopi del ferro (sotto forma chimica di cloruro o di citrato a seconda delle diverse applicazioni) permette di esplorare le varie fasi del suo metabolismo, come pure del suo accumulo nel tessuto emopoietico e nelle sedi di eritropoiesi. Il Ferro-59 ($T_{1/2}$ = 44,51 giorni) è impiegato (in genere nella forma chimica di citrato di ferro) per caratterizzare i diversi aspetti del metabolismo del ferro e della cinetica dell'eritropoiesi (ad esempio, assorbimento gastrointestinale nella forma chimica di cloruro di ferro, distribuzione e captazione da parte dei vari organi eritropoietici), mentre il Ferro-52 ($T_{1/2}$ = 8,28 ore) è impiegato (nella forma chimica di cloruro di ferro) per identificare le sedi di eritropoiesi nei vari organi (midollo osseo, milza, fegato).

Seppur molto schematico, il modello cinetico descritto da Pollycove e Mortimer nel 1961 (Fig. 33.1) costituisce un'utile base per determinare i ritmi di scambio attraverso i vari compartimenti organici: la riserva, il plasma, le sedi di eritropoiesi, i globuli rossi. In condizioni normali, la curva di scomparsa dal plasma dopo somministrazione e.v. di un bolo di ferro-cloruro marcato può essere descritta come la somma di tre componenti esponenziali, con un andamento finale che tende asintoticamente a una costante:

- il primo esponenziale caratterizza una discesa iniziale molto rapida ($T_{1/2}$ = 1,1-2,3 ore), che riflette l'accumulo del ferro nei globuli rossi immaturi;
- il secondo esponenziale, che si manifesta a 6-8 ore e perdura per 1-2 giorni, è espressione del ritmo di scambio verso i depositi e di rientro dagli stessi verso il *pool* ematico;
- il terzo esponenziale, che si manifesta dal 2° al 10° giorno ($T_{1/2}$ = 2-3 giorni), rappresenta un certo equilibrio di distribuzione tra i diversi compartimenti di deposito (componente lenta).

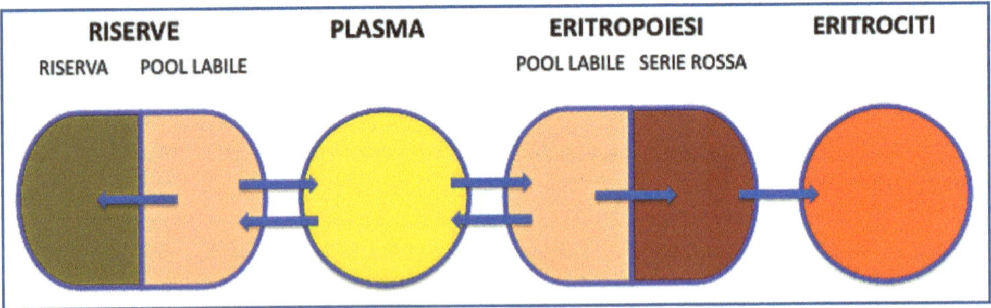

Fig. 33.1 Rappresentazione schematica del modello farmacocinetico per il ferro secondo Pollycove e Mortimer (1961)

L'assorbimento gastrointestinale del ferro può essere valutato dopo assunzione per via orale di una soluzione contenente ferro radiomarcato (^{59}Fe-cloruro), ferro non marcato ($FeSO_4 + 7H_2O$, utilizzato come carrier), e un agente riducente (ad esempio, acido ascorbico). È poi necessario raccogliere le feci del paziente durante i 7 giorni successivi, misurando mediante contatore gamma la radioattività presente in ogni campione e correlando tale misura a quella di un'aliquota dello standard somministrato. L'assorbimento è calcolato come differenza tra la quantità di ^{59}Fe somministrata e la radioattività presente cumulativamente nelle feci; i valori normali sono compresi tra il 10% e il 30% della radioattività ingerita.

La somministrazione per via e.v. del ^{59}Fe-citrato permette invece di ottenere informazioni più accurate sulla cinetica globale del ferro, sulle diverse fasi del suo metabolismo e sul grado di attività, estensione ed efficienza/inefficienza del processo eritropoietico. Dopo iniezione in bolo e.v., una certa quota del ferro è sequestrata dal sistema reticolo-endoteliale (fegato, milza, midollo osseo) e dai reticolociti circolanti. La ferrocinetica fornisce informazioni semiquantitative e quantitative utili per determinare la sua *clearance* plasmatica, la quantità di ferro trasportata e quella utilizzata per formare i globuli rossi, l'ipercaptazione distrettuale e il turnover nei vari organi (quest'ultimo dato richiede tuttavia integrazione con misure *in vivo* mediante gamma-camera). Lo studio completo è basato su campionamento ematico fino a 10-15 giorni dopo l'iniezione del ^{59}Fe-cloruro (74 KBq, o 20 μCi) preventivamente incubato *in vitro* con il sangue del paziente per ottenere un adeguato legame con la transferrina plasmatica. La radioattività nei campioni ematici è misurata separatamente per la componente cellulare e per quella plasmatica, e i risultati sono espressi come curve di attività/tempo che permettono di determinare i parametri biologici di interesse ($T_{1/2}$, consumo di ferro nei globuli rossi, tempo di transito nel midollo, concentrazione sierica e turnover plasmatico) i cui valori normali di riferimento sono riportati nella Tabella 33.1, insieme con quelli tipici per anemia sideropenica. Il valore di $T_{1/2}$ della curva di scomparsa plasmatica del ferro marcato è correlato alle dimensioni del *pool* di cellule eritroidi presenti nel midollo, all'attività eritropoietica e, infine, all'attività del sistema reticolo-endoteliale. Un $T_{1/2}$ breve è indice di un aumento delle massa dei precursori eritroidi, come accade nei pazienti con anemia megaloblastica, con sindrome mielodisplastica, talassemia maggiore e anemia da carenza di ferro. Un $T_{1/2}$ lungo si osserva invece in pazienti con anemia aplastica o iperplastica, che è caratterizzata da una ridotta attività eritropoietica e dalla deplezione dei precursori eritroidi nel midollo (associata o no a riduzione delle componenti delle altre linee cellulari).

Tabella 33.1 Valori normali dei principali parametri di ferrocinetica in pazienti con anemia sideropenica, con riferimento ai valori normali

	Normale	Carenza di ferro
Scomparsa plasmatica del ferro $T_{1/2}$ (min)	60-90	30
Frazione di utilizzo del ferro nell'eritropoiesi (% a 6-10 giorni)	75-85	90-100
Tempo di transito midollare (giorni)	3,5	3,5
Ferro sierico (μg/dL)	30-70	6-22
Turnover del ferro plasmatico (μg/kg al giorno)	14-26	12-37

Per lo studio *in vivo* della cinetica di scambio del ferro tra il midollo e le riserve (fegato e milza), è necessario acquisire immagini scintigrafiche della regione sacrale, della milza, del fegato e dell'area precordiale, a iniziare da 1 ora dopo la somministrazione del radiofarmaco, quindi ogni 24 ore per i successivi 14 giorni. I risultati a ogni tempo (espressi come conteggi normalizzati rispetto al conteggio alla prima ora) sono riportati in un grafico che permette di ottenere le curve attività/tempo per midollo, fegato, milza, e precordio. I dati derivanti dalle immagini dopo 2 e 5 giorni sono i più importanti, in quanto esprimono le variazioni più significative della cinetica; infatti, in condizioni normali si rileva tra il 2° e il 3° giorno una diminuzione dell'attività a livello del sacro e un corrispondente aumento in sede splenica ed epatica, come risultato dell'immissione in circolo dei nuovi globuli rossi radiomarcati *in vivo*. Un aumento precoce della curva dei conteggi sul sacro (tra 1 e 2 giorni) indica un'esaltata sintesi dei globuli rossi, come nel caso delle anemie emolitiche o nelle forme ferro-carenziali. Una curva midollare sul sacro inferiore al normale e rallentata esprime invece una bassa produzione di globuli rossi, come si osserva tipicamente nelle anemie ipoplastiche o aplastiche. La diagnosi differenziale tra un'anemia emolitica e una sideropenica è basata sulla valutazione combinata della curva midollare sul sacro con quelle ottenute su fegato e milza; mentre nell'anemia emolitica la curva epatica è normale e quella splenica è molto aumentata (come risultato del rilascio del ferro marcato conseguente all'emolisi dei globuli rossi), nella forma ferro-carenziale le curve sono entrambe basse (poiché solo una piccola quota del ferro radioattivo raggiunge gli organi di riserva). Nelle patologie da accumulo di ferro per mancato utilizzo (emocromatosi) o per sovraccarico di ferro esogeno (emosiderosi), la curva di radioattività midollare ha ampiezza ridotta, mentre la curva epatica cresce rapidamente e raggiunge un *plateau*; la curva splenica ha un andamento analogo a quella epatica, ma con ampiezza minore.

33.2 Test di Schilling per l'assorbimento della Vitamina B12

Il test di Schilling per valutare l'assorbimento della Vitamina B12 è utilizzato fin dagli anni Cinquanta, con varianti legate all'impiego di radioisotopi diversi del cobalto, come il ^{57}Co e il ^{58}Co (talora contemporaneamente, vedi più avanti). La Vitamina B12 (o cobalamina) è una delle sostanze biologiche più attive, dato che minime quantità sono sufficienti per esplicare importanti effetti biologici; il fabbisogno giornaliero di questa vitamina è molto basso (pochi µg/giorno), mentre le sue scorte totali nel corpo ammontano a soltanto 3-4 mg.

Sebbene una carenza di cobalamina possa essere causata anche semplicemente da ridotta assunzione alimentare, più frequentemente si tratta di una condizione secondaria a ridotto assorbimento (ad esempio, nella celiachia o in malattie localizzate tipicamente all'ileo, coma la malattia di Crohn). Un'altra importante causa di carenza di Vitamina B12 è un'insufficiente produzione del cosiddetto "fattore intrinseco" da parte dello stomaco, come può verificarsi nei pazienti con anemia perniciosa (di origine autoimmune) o dopo intervento di gastrectomia. Anche la condizione cosiddetta di contaminazione del tenue (*bacterial overgrowth*) nella sindrome dell'ansa cieca, o l'infestazione da parte di *Diphillobothrium latum* (tenia) possono causare deficit di Vitamina B12. Altre cause di carenza della Vitamina B12 comprendono la pancreatite cronica (dovuta al fatto che i cosiddetti *R-binders* non degradati sequestrano la cobalamina nel lume intestinale, inibendo il suo legame con il fattore intrinseco), e le diverse condizioni in cui si verifica grave compromissione della digestione (in questi casi, la Vitamina B12 rimane legata alle proteine alimentari e, quindi, non risulta disponibile per l'assorbimento).

33.2.1 Test con tracciante singolo

La cobalamina marcata con ^{57}Co è impiegata come tracciante per misurarne l'assorbimento. L'incorporazione della cobalamina marcata può essere misurata direttamente nel fegato (mediante sonda gamma per conteggio esterno), nel sangue e nel corpo intero, oppure indirettamente mediante misura della radioattività non assorbita presente nelle feci.

Dopo la somministrazione orale di [^{57}Co]cobalamina, si somministra 1 mg di Vitamina B12 non radioattiva (cioè un eccesso della vitamina stessa) per via parenterale (sottocutanea), per saturare i siti di legame della cobalamina stessa nel corpo (come quelli su una proteina plasmatica di trasporto, la Transcobalamina-II); in questo modo, la maggior parte della cobalamina radioattiva assorbita è escreta nelle urine. Le quantità sia della cobalamina non radioattiva che di quella marcata e il protocollo di somministrazione sono rigorosamente standardizzati per aumentare la riproducubilità del test, come segue:

- dopo una notte di completo digiuno, si somministra *per os* [^{57}Co]cobalamina nella quantità di 20 KBq (o 74 μCi), che corrisponde a una massa di 2 μg della vitamina stessa;
- 2 ore più tardi, si somministra la cobalamina non radioattiva (0,5 oppure 1 mg, a seconda dei protocolli) per via sottocutanea;
- si raccolgono quindi le urine per le successive 24 ore (o 48 ore in caso di ridotta funzione renale).

Poiché circa un terzo della cobalamina assorbita è normalmente escreta per via urinaria, se si recupera nelle urine più del 6-9% della quantità di [^{57}Co]cobalamina somministrata si dimostra che non c'è malassorbimento della vitamina e, quindi, si sospetta una carenza di apporto alimentare. Se invece l'escrezione urinaria di [^{57}Co]cobalamina è meno del 6-9% della quantità somministrata, il test dovrebbe essere ripetuto aggiungendo per via orale anche il fattore intrinseco esogeno al tracciante radioattivo, per identificare un possibile malassorbimento dovuto a deficit del fattore intrinseco endogeno. Se anche durante questo test si riscontra ridotta escrezione urinaria di [^{57}Co]cobalamina, il deficit di fattore intrinseco è escluso come causa della carenza di Vitamina B12. Se si sospettano altre cause di malassorbimento (come *bacterial overgrowth*, infestazione da tenia o farmaci interferenti con l'assorbimento), tali fattori dovrebbero essere eliminati prima di ripetere il test definitivo di conferma.

I risultati del test possono talora non corrispondere ai valori tipici osservati in alcuni gruppi ben definiti di pazienti, ad esempio in pazienti con alterazioni lievi dell'assorbimento o con concomitanti patologie multiple. Infatti, la carenza di cobalamina dell'anemia perniciosa può essa stessa causare alterazioni dell'intestino tenue e, quindi, malassorbimento secondario di Vitamina B12.

33.2.2
Test con doppio tracciante

Nel 1963 Katz e collaboratori introdussero una tecnica con doppio tracciante per la misura contemporanea dell'assorbimento di Vitamina B12 sia con che senza aggiunta del fattore intrinseco. Per questo test si usano due traccianti della cobalamina marcati con due radioisotopi diversi del cobalto, cioè il ^{57}Co e il ^{58}Co; uno dei due traccianti è somministrato già legato al fattore intrinseco come complesso saturo (in genere è quello marcato con ^{57}Co), mentre l'altro è somministrato libero (quello marcato con ^{58}Co). In questo modo, con un singolo test si può distinguere un ridotto assorbimento isolato della cobalamina da un diminuito assorbimento dovuto a carente produzione di fattore intrinseco. Inoltre, calcolando il rapporto ^{57}Co/^{58}Co in un singolo campione qualsiasi di urine, si può evitare di raccogliere integralmente le urine delle 24 o delle 48 ore.

I soggetti sani eliminano nelle urine delle prime 24 ore più del 9% della [^{58}Co]cobalamina (somministrata libera) e circa la stessa quantità di [^{57}Co]cobalamina (somministrata già legata al fattore intrinseco). Pertanto il rapporto ^{57}Co/^{58}Co nelle urine è compreso nei soggetti normali fra 0,7 e 1,2; valori superiori a 1,4 indicano anemia perniciosa, mentre una riduzione parallela dell'assorbimento/escrezione di entrambi i traccianti (con valori del rapporto ^{57}Co/^{58}Co pressoché normali) suggerisce malassorbimento come causa della carenza di Vitamina B12; in quest'ultima condizione, il rapporto fra assorbimento ed escrezione dei due traccianti può essere leggermente diverso dall'unità, a causa di una certa migrazione del fattore intrinseco da una forma di cobalamina marcata all'altra.

L'approccio iniziale ai pazienti con sospetta anemia perniciosa è attualmente la misura dei livelli sierici di Vitamina B12 e dei folati; in caso di valori ridotti, si procede con la valutazione nel siero degli auto-anticorpi anti-cellule parietali gastriche e anti-fattore intrinseco. Tuttavia, mentre la positività degli anticorpi anti-fattore intrinseco è altamente specifica per l'anemia perniciosa, la sensibilità di questo test è bassa (pari a soltanto il 50-60%). D'altra parte, la sensibilità degli anticorpi anti-cellule parietali è più alta (85%), a spese tuttavia di una bassa specificità; pertanto, in una notevole proporzione di pazienti con anemia perniciosa i test biochimici sopra citati (titoli anticorpali) sono falsamente negativi o, comunque, non diagnostici. È in questi pazienti che il test di Schilling trova la sua indicazione più appropriata; un risultato normale del test indica la presenza di carenza alimentare, e suggerisce che la semplice terapia con Vitamina B12 *per os* sarà in grado di correggere l'anomalia.

33.3
Cinetica leucocitaria

Oltre alle applicazioni diagnostiche già descritte nel Capitolo 21 per lo studio dei processi infettivi, la possibilità di marcare popolazioni leucocitarie autologhe permette di stimare interessanti parametri semiquantitativi relativi alla dinamica cellulare dei granulociti: massa granulocitaria totale, frazioni circolante e marginata, ritmo di rinnovamento, entità della riserva midollare, tempo di dimezzamento dei granulociti circolanti e sedi di aumentata distruzione leucocitaria. Analogamente a quanto descritto per i globuli rossi, per questa applicazione è impiegata la marcatura con Cromo-51. I granulociti autologhi marcati con ^{51}Cr sono reiniettati nel paziente e si distribuiscono rapidamente nel compartimento circolante e marginato, per cui, applicando il principio di diluizione, è possibile determinare la loro massa. Sottraendo dalla massa granulocitaria totale la quota circolante (stimata in base alla conta leucocitaria rapportata alla volemia), si ottiene la massa marginata. La curva di scomparsa delle cellule granulocitarie marcate *in vitro* e reiniettate nel paziente esprime il ritmo di scomparsa delle cellule marcate che sono sostituite da altre neoformate non radioattive, con un $T_{1/2}$ normale di 6-7 ore (parametro che non esprime in realtà la loro emività biologica, perché non tiene conto della quota sequestrata nello spazio marginato). Conoscendo la massa granulocitaria totale e il $T_{1/2}$, si può determinare il ritmo di rinnovamento giornaliero dei leucociti, cioè il rapporto tra la produzione midollare e il consumo periferico. Inoltre, se si acquisiscono immagini scintigrafiche seriate con modalità analoghe a quanto descritto per gli eritrociti marcati (vedi più avanti), si possono definire la loro distribuzione tessutale e le eventuali sedi di sequestro dei leucociti.

Se invece la marcatura dei granulociti è eseguita direttamente *in vivo* mediante iniezione di di-isopropil-flourofosfato marcato con Fosforo-32 (che marca indistintamente globuli rossi, piastrine e granulociti, inclusi alcuni precursori midollari come mielociti, metamielociti e neutrofili in maturazione), è possibile determinare la quota di radioattività incorporata nella sola frazione granulocitaria mediante prelievi ematici nei quali i granulociti sono separati dagli altri elementi cellulari (sedimentazione e lisi dei globuli rossi). In questo modo si definisce una curva che presenta una prima fase esponenziale di rapida caduta della radioattività (con un $T_{1/2}$ di circa 7 ore), una seconda in cui si osserva un'attività costante per circa 10-12 giorni legata all'integrazione delle cellule marcate che provengono dalla riserva midollare (riserva granulocitaria midollare), e una fase finale di progressivo decremento della radioattività (con $T_{1/2}$ di 3-4 giorni) che corrisponde al *pool* mielocitario (rinnovamento dei granulociti a partire dai mielociti giovani). Questi parametri quantitativi permettono la diagnosi differenziale tra le forme di agranulocitosi e le granulocitopenie vere e apparenti, caratterizzate rispettivamente da un'alterata massa granulocitaria totale e da una conservata massa totale (mentre è modificato il solo rapporto quantitativo tra i granulociti presenti nel compartimento circolante emarginato).

33.4 Misura dei volumi ematici

Come noto, il sangue consiste di due fasi: una solida (rappresentata dagli elementi cellulari) e una liquida (il plasma). Il volume ematico è, quindi, rappresentato dalla somma del volume dei globuli rossi (gli altri figurati, come piastrine e globuli bianchi, occupano volumi trascurabili) e dal volume plasmatico. La misura dei volumi eritrocitario e plasmatico mediante l'impiego di radiofarmaci è basata sul principio della diluizione, secondo il quale l'impiego di un tracciante radioattivo che si distribuisce in modo uniforme in un compartimento (e senza diffondere all'esterno) permette di determinare il suo volume di distribuzione.

Il *volume plasmatico* può essere determinato impiegando albumina umana marcata con Iodio-125 o con Iodio-131 (in alternativa, può anche essere impiegata la transferrina marcata con Indio-111). Rispetto al ^{131}I, il ^{125}I offre il vantaggio di indurre una minore autoradiolisi dell'albumina marcata; inoltre, per le caratteristiche della sua emissione gamma permette la valutazione simultanea in associazione con il Cromo-51 del volume eritrocitario e plasmatico. L'attività di ^{125}I raccomandata è inferiore a 1,85 KBq (0,05 μCi) per kg di peso corporeo e l'esame è effettuato con preliminare blocco della captazione tiroidea di radioiodio (mediante somministrazione di soluzione di Lugol per i due giorni precedenti all'esame e per le due settimane successive). Come per tutti gli studi di farmacocinetica, la quantità di radiofarmaco iniettata (75-150 KBq, o 2-4 μCi) deve essere accuratamente misurata con un contatore gamma a pozzetto (in genere utilizzando un'aliquota di peso/volume noto) prima della somministrazione al paziente. Dopo circa 10, 20 e 30 minuti sono prelevati campioni ematici, e la radioattività di aliquote di plasma di volume noto è misurata mediante con contatore a pozzetto. In base all'attività di radiofarmaco iniettata e alla sua concentrazione misurata dopo che si è uniformemente distribuito, si calcola il volume incognito di distribuzione. Poiché l'albumina tende a diffondere al di fuori dello spazio intravascolare, il campionamento ripetuto ai diversi tempi permette di estrapolare al tempo zero su scala semilogaritmica la curva di concentrazione plasmatica (ipotizzando un andamento mono-esponenziale, almeno nei primi 30 minuti dopo somministrazione del bolo radioattivo) e, quindi, di calcolare il volume plasmatico (incognito) come rapporto fra l'attività iniettata e la concentrazione radioattiva estrapolata al tempo zero.

Il volume plasmatico è alla base della determinazione di alcuni importanti parametri della circolazione sistemica e distrettuale (gittata sistolica, portata cardiaca, volume di sangue polmonare). I valori normali del volume plasmatico sono 35-43 mL/kg di peso corporeo nella donna e 33-44 mL/kg nell'uomo.

Valutando la radioattività contenuta nel sangue intero (anziché quella del plasma) dopo il raggiungimento dell'equilibrio di distribuzione della ^{125}I-albumina, è possibile individuare il *volume ematico totale*.

Tuttavia, il modo più accurato per la determinazione del volume ematico totale è quello di sommare il volume plasmatico (ottenuto come appena descritto) al *volume* o *massa eritrocitaria*, che si ottiene mediante la marcatura *in vitro* dei globuli rossi con Cromo-51 nella forma anionica esavalente di cromato di sodio (vedi Capitolo 4). Circa 20-30 minuti dopo reiniezione di una quantità (radioattività) nota di eritrociti marcati con ^{51}Cr (in una sospensione che contiene comunque una certa quota di ^{51}Cr libero nel plasma), si esegue un prelievo ematico dal braccio controlaterale rispetto a quello della somministrazione (con siringa eparinata). Da questo campione è allestito uno standard di 100 μL di sangue intero e anche un analogo standard di plasma (ottenuto dopo adeguata centrifugazione di una provetta contenente il sangue). Tutti i campioni allestiti in ugual volume (standard dell'attività di ^{51}Cr-eritrociti, standard del ^{51}Cr libero nel plasma reiniettato, standard del sangue intero del paziente e standard del plasma del paziente) sono quindi sottoposti a conteggio mediante contatore gamma a pozzetto. Tenuto conto dell'ematocrito del paziente (al quale è applicato un fattore pari a 0,92 come correzione per il plasma intrappolato fra i globuli rossi) e applicando semplici formule di diluizione è possibile determinare i seguenti parametri:

- volume ematico;
- volume o massa eritrocitaria;
- volume plasmatico;
- massa eritrocitaria/peso del paziente (reale o ideale).

I valori normali del volume o massa eritrocitaria sono <30 mL/kg di peso corporeo nella donna e circa 32 mL/kg nell'uomo, mentre i valori normali del volume ematico totale sono 57-71 mL/kg nella donna e a 60-76 mL/kg nell'uomo.

L'esame è indicato per la diagnosi differenziale delle poliglobulie, ambito nel quale è molto importante distinguere le forme vere (policitemia vera) da quelle fittizie (causate cioè da iperconcentrazione del volume extracellulare, ad esempio per disidratazione cronica).

33.5 Scintigrafia con emazie denaturate e con piastrine marcate

La scintigrafia con emazie denaturate con il calore (vedi Capitolo 4) è indicata per valutare il volume e la funzione splenica (alcune tecniche utilizzano altri insulti tossici, o anche sensibilizzazione immunologica). Con l'impiego di semplici formule matematiche è possibile valutare modeste ipertrofie spleniche, fornendo con buona approssimazione il peso della milza in grammi. Inoltre, l'esame è indicato quando si sospetta la presenza di milze accessorie o intraparenchimali (ad esempio, intrapancreatiche), nel caso di masse del quadrante superiore sinistro dell'addome, soprattutto dopo splenectomia. Un'ulteriore applicazione clinicamente importante è rappresentata dallo studio del flusso ematico distrettuale splenico (600-800 mL/min nei soggetti normali, marcatamente aumentato nel caso di splenomegalia sino a 1500 mL/min) e del sequestro splenico. In alcune situazioni cliniche il flusso e il sequestro splenico dei globuli rossi denaturati sono molto ridotti, come nel caso di grave ipofunzione splenica associata a tubercolosi isolata della milza o ad atrofia nella celiachia dell'adulto. I pazienti con anemie autoimmuni a prevalente sequestro splenico presentano, al contrario, un aumento della funzione cateretica della milza (che elimina i globuli rossi danneggiati dal calore così come in condizioni normali accade per i globuli rossi danneggiati dal legame con gli autoanticorpi). L'esame è effettuato per definire quanto l'iperfunzione splenica contribuisca alla gravità dell'anemia e, quindi, quanto la sua rimozione chirurgica possa essere vantaggiosa per i pazienti.

Lo stesso concetto si applica nel caso delle piastrinopenie autoimmuni, con una valutazione tuttavia basata sull'uso delle piastrine marcate con ^{111}In-oxina. Dopo la marcatura (vedi Capitolo 4), le piastrine autologhe marcate sono reiniettate per via e.v. al paziente, e si acquisiscono immagini scintigrafiche statiche dell'addome in proiezione anteriore e posteriore (l'esame può anche essere completato dall'acquisizione di immagini tomografiche); i tempi di acquisizione sono generalmemte di 5-10 minuti per scansione. L'analisi dei dati scintigrafici presuppone la definizione di regioni di interesse (ROI) a livello della milza, del parenchima epatico, e di un soma vertebrale (sia in proiezione anteriore che posteriore); è importante che le ROI abbiano la stessa area in termini di pixel. I conteggi di ciascuna ROI sono utilizzati per calcolare la media geometrica dell'attività sugli organi *target* e per calcolare la ripartizione funzionale della funzione cateretica dei globuli rossi e delle piastrine, come pure i rapporti di captazione milza/fegato, milza/osso, e fegato/osso. Per quanto riguarda in particolare il rapporto milza/fegato, sono stati riportati i seguenti parametri fisiopatologici: un rapporto >3,45 indica normale funzione (Fig. 33.2), mentre un rapporto <1,22 suggerisce una funzione

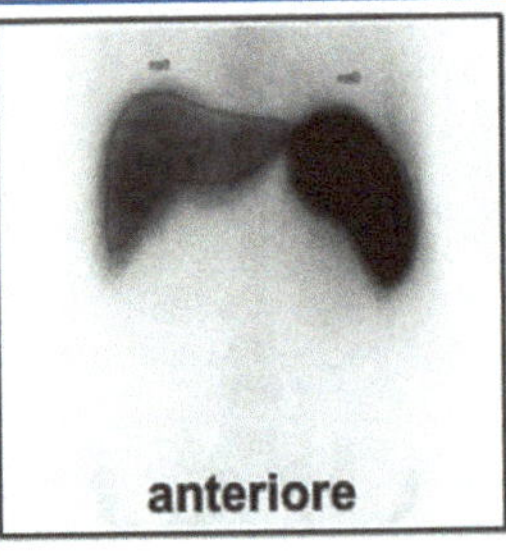

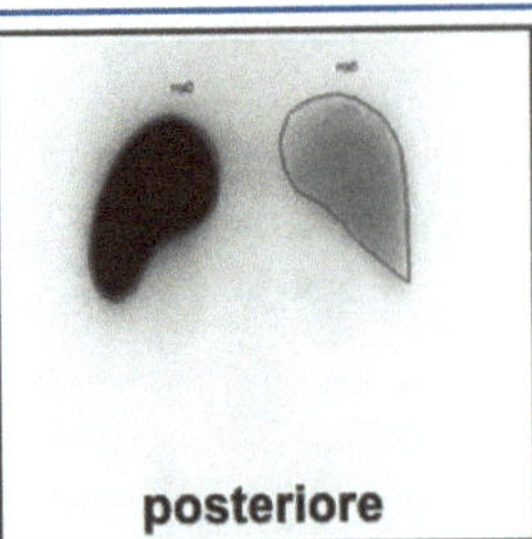

Fig. 33.2 Scintigrafia con emazie denaturate dal calore eseguita per controllo della funzione d'organo in un paziente dopo aneurismectomia dell'arteria splenica; immagini statiche anteriori e posteriori dell'addome con le rispettive regioni di interesse (ROI) che delimitano il fegato e la milza. Il contenuto in conteggi radioattivi nelle due proiezioni è utilizzato per calcolare la media geometrica, quindi per determinare la percentuale di captazione da parte della milza e del fegato (come rapporto fra conteggio in ciascun organo e somma cumulativa dei conteggi nei due organi) e il corrispondente rapporto milza/fegato. In questo caso la milza ha conservato una normale funzione emocateretica anche dopo l'intervento sull'arteria splenica

splenica pressoché assente, e valori compresi fra 1,22 e 3,45 indicano gradi intermedi di compromissione della funzione splenica).

Inoltre, mediante l'acquisizione di immagini dinamiche per i primi 45 minuti dall'iniezione dei globuli rossi denaturati, è possibile determinare le curve che descrivono la *clearance* splenica. È anche possibile eseguire campionamento ematico dopo 3, 10, 20, 30 e 45 minuti dall'iniezione del radiofarmaco; correlando il conteggio radioattivo di tali campioni all'attività iniettata, si ottiene una curva che descrive la *clearance* ematica delle emazie denaturate (il conteggio a 3 minuti è considerato equivalente al 100%). Anche se non esistono valori univocamente accettati di normalità della *clearance* degli eritrociti, tuttavia la maggior parte dei soggetti con una normale funzione splenica mostra una curva con un declino esponenziale abbastanza rapido che raggiunge il 40% dell'attività iniziale entro 45 minuti. Una *clearance* <10% dopo 45 minuti è quindi fortemente indicativa di asplenia.

Quando non è possibile impiegare le emazie denaturate, si possono comunque ottenere informazioni indirette (utili soprattutto nella ricerca delle milze accessorie e di quelle intrapancreatiche) mediante l'impiego di radiocolloidi marcati con ^{99m}Tc. L'informazione derivata da questi radiofarmaci non descrive tuttavia l'attività emocateretica della milza, ma semplicemente la distribuzione corporea del sistema reticolo-endoteliale.

Per quanto riguarda la cinetica delle piastrine autologhe marcate, è comunemente adottato un modello definito come *multiple hit*, in base al quale le piastrine sono eliminate dal compartimento vascolare come conseguenza di un numero variabile di "urti" indipendenti a cui si espongono durante la loro vita in circolo. Questi urti sono tutti considerati della stessa intensità; pertanto, la quota di piastrine residue dipende da un parametro n, che è il numero di urti necessari a eliminare tutte le piastrine a una data distanza μ; in un modello alternativo sono considerati anche fattori endogeni ed esogeni. Nei soggetti normali la vita media delle piastrine secondo il modello *multiple hit* è di 185,3 ore (range 141,2-225,6 ore) con un *recovery in vivo* del 56% (range 42-89%). La curva di scomparsa delle piastrine radiomarcate dal circolo è di tipo lineare; tuttavia, la curva di scomparsa delle piastrine marcate con ^{111}In è meno lineare di quella delle piastrine marcate con ^{51}Cr, probabilmente a causa di una certa eluizione dell'Indio-111 dalle piastrine circolanti. Dopo un iniziale declino fino a raggiungere un *plateau*, la curva mostra un nuovo incremento, come conseguenza di una certa quota di ricircolo delle piastrine inizialmente sequestrate nella milza (che sono circa il 30% del totale già 10 minuti dopo la reiniezione). Inoltre, la milza è responsabile dell'eliminazione di circa il 45% delle piastrine circolanti, il fegato del 25%, e il midollo osseo del rimanente 30%.

33.6 Scintigrafia midollare con ^{99}Tc-Sestamibi

Il ^{99m}Tc-Sestamibi si accumula nei tessuti che presentano alta densità cellulare ed esaltata attività mitocondriale (vedi Capitolo 4); per tale ragione, oltre che nella classica applicazione per miocardioscintigrafia, questo radiofarmaco è stato impiegato con successo nello studio di diverse patologie caratterizzate da alta proliferazione cellulare, come il mieloma multiplo. L'entità di captazione midollare del radiofarmaco (che riflette l'attività della malattia ed è legata all'infiltrazione plasmacellulare che sostituisce il midollo normale) è strettamente correlata con quella del picco della componente monoclonale sul tracciato elettroforetico delle proteine plasmatiche.

Questa metodica di imaging risulta utile sia nella diagnosi differenziale tra le forme di gammopatia a incerto significato (MGUS) e il mieloma, sia nel follow-up dei pazienti con malattia mielomatosa nota. Non è invece utile per la stadiazione iniziale del mieloma, dato che la tecnica scintigrafica planare (la più impiegata per questa applicazione) evidenzia bene alcuni distretti corporei come le ossa lunghe (omeri e femori), ma sottostima la malattia a livello dello scheletro assiale; la sensibilità e la specificità di quest'indagine sono molto elevate (92% e 96%, rispettivamente).

Nel mieloma multiplo si possono osservare diversi quadri di patologica ipercaptazione del radiofarmaco. La classificazione semiquantitativa più diffusa è basata sul rilievo di assente captazione midollare (N), di ipercaptazione focale (F), di ipercaptazione diffusa (D) e di quadro combinato (F + D); altri sistemi di valutazione di gravità della malattia tengono invece conto sia del parametro estensione di captazione (E) che di quello di intensità (I) (Tabella 33.2), con uno score cumulativo ben correlato con lo stadio della malattia. Infatti, esiste una correlazione lineare tra il risultato della biopsia osteo-

Tabella 33.2 Valutazione dello score semiquantitativo di gravità/attività del mieloma multiplo mediante scintigrafia con ^{99m}Tc-Sestamibi (uno score totale pari a 0 corrisponde a malattia assente/inattiva, mentre quello di gravità/attività massima è pari a 6)

Parametro estensione	E0 = captazione midollare assente
	E1 = ipercaptazione della colonna e del bacino
	E2 = ipercaptazione della colonna, del bacino, delle coste o dell'epifisi prossimale di omero/femore
	E3 = ipercaptazione della colonna, del bacino, delle coste o dell'epifisi distale di omero/femore
Parametro intensità	I0 = captazione midollare assente
	I1 = captazione midollare < captazione miocardica
	I2 = captazione midollare = captazione miocardica
	I3 = captazione midollare > captazione miocardica

midollare e lo score scintigrafico con ^{99m}Tc-Sestamibi; inoltre, una scintigrafia positiva per captazione diffusa di intensità modesta-elevata o per la presenza di aree di focale ipercaptazione è correlata con una prognosi peggiore. Tuttavia, la scintigrafia con ^{99m}Tc-Sestamibi è meno sensibile della RM (50,5 *vs* 100%) nell'identificare lesioni focali della colonna vertebrale (in particolare nei pazienti con malattia allo stadio I), principalmente a causa della bassa risoluzione spaziale e della non favorevole biodistribuzione ed escrezione del radiofarmaco (alta captazione epatica ed eliminazione prevalente per via epato-biliare e intestinale). La risoluzione spaziale della scintigrafia con ^{99m}Tc-Sestamibi può essere migliorata mediante acquisizioni con tecnica SPECT. La scintigrafia con ^{99m}Tc-Sestamibi è sempre negativa nei pazienti con MGUS. In alcuni casi, la scintigrafia con ^{99m}Tc-Sestamibi può dare risultati falsi negativi, a causa della possibile iperespressione della P-glicoproteina (associata al fenomeno della *multi-drug-resistance*, che aumenta la velocità di *washout* del ^{99m}Tc-Sestamibi dalle lesioni).

La tecnica prevede l'acquisizione di immagini del corpo intero e di regioni di interesse in proiezione anteriore e posteriore (utilizzando una comune gamma-camera equipaggiata con collimatore per le basse energie) a iniziare circa 10 minuti dopo l'iniezione e.v. di 555 MBq di ^{99m}Tc-Sestamibi. Quest'indagine è semplice e veloce (lo studio dura circa 20 minuti), non particolarmente costosa, e ben tollerata dai pazienti. Le Figure 33.3, 33.4 e 33.5 mostrano esempi di quadri diversi di ipercaptazione midollare in pazienti con mieloma multiplo.

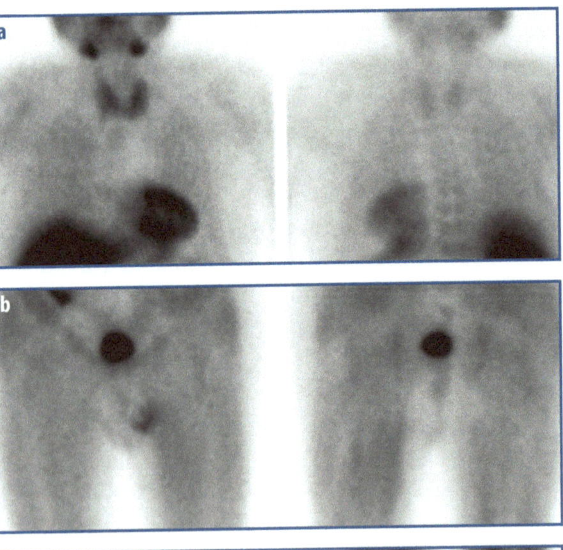

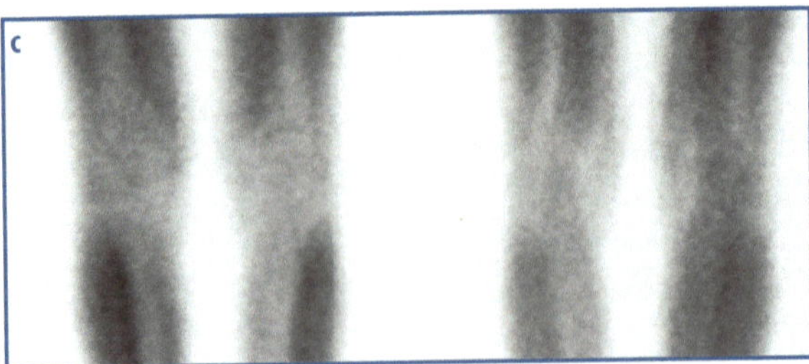

Fig. 33.3 a-c Scintigrafia con ^{99m}Tc-Sestamibi in un paziente con mieloma multiplo in stadio IA, eseguita per valutare il grado di attività della malattia. Le immagini planari (in proiezione sia anteriore che posteriore) del torace (**a**), di entrambi i femori (**b**) e delle tibie (**c**) non evidenziano significative aree di patologica ipercaptazione del radiofarmaco a livello di tali distretti scheletrici

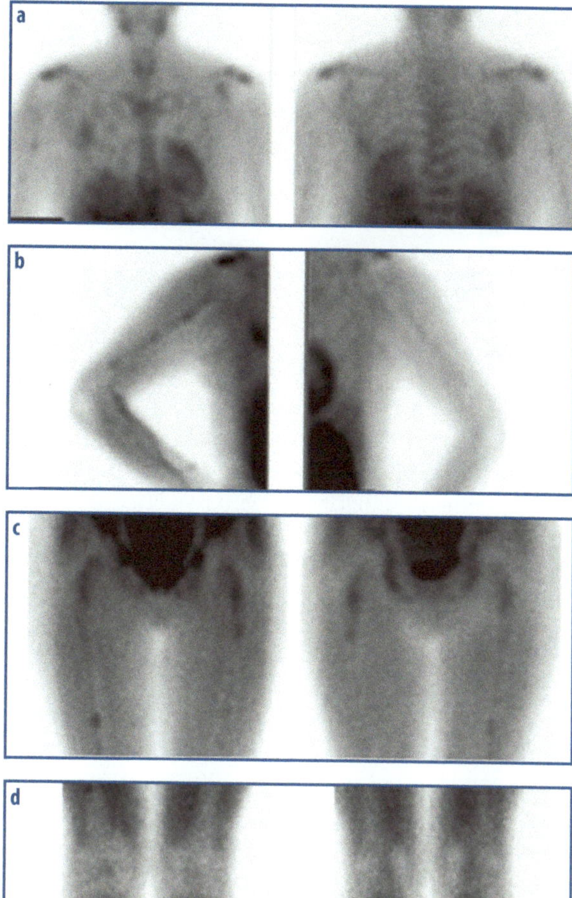

Fig. 33.4 a-d Scintigrafia con ^{99m}Tc-Sestamibi in un paziente con mieloma multiplo eseguita per valutare il grado di infiltrazione midollare prima dell'inizio della chemioterapia. Le immagini planari del torace (**a**), di entrambi gli omeri (**b**, destro e sinistro in sola proiezione anteriore obliqua), dei femori (**c**) e delle tibie (**d**) evidenziano diffusa ipercaptazione del radiofarmaco a livello delle scapole, di multipli metameri vertebrali, di pressoché tutto l'omero destro, e di entrambi i femori con prevalente localizzazione epifisiaria bilaterale e diafisaria destra; questo paziente presenta quindi importante infiltrazione midollare di malattia

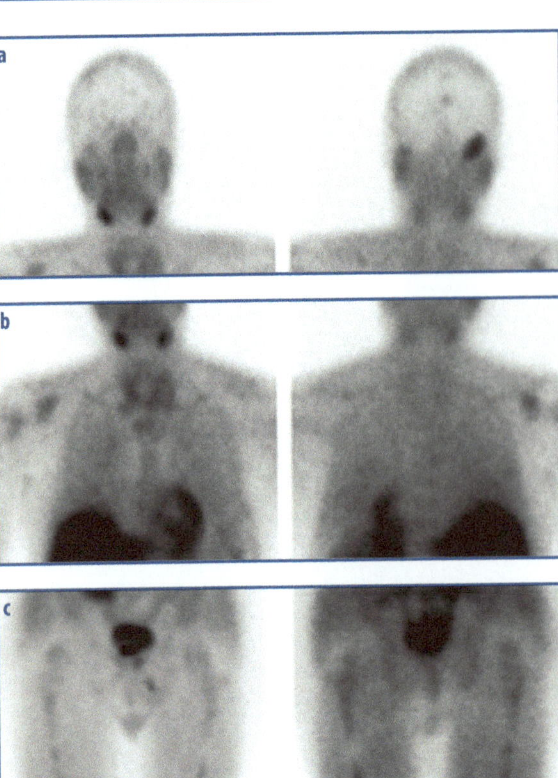

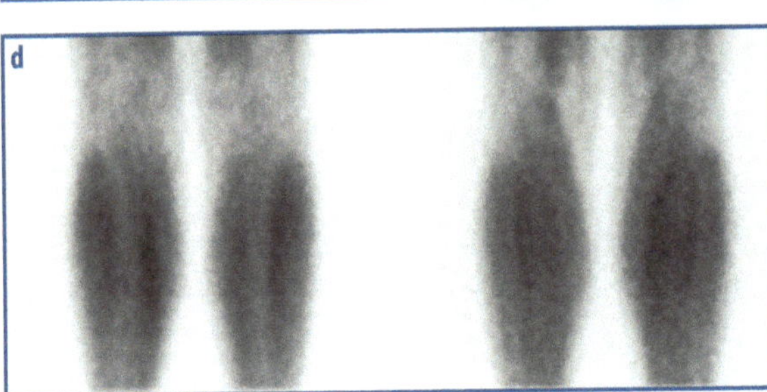

Fig. 33.5 a-d Scintigrafia con ^{99m}Tc-Sestamibi eseguita in un paziente con mieloma multiplo dopo chemioterapia, per valutare la risposta al trattamento. Le immagini planari in proiezione anteriore e posteriore del cranio (**a**), del torace (**b**), dei femori (**c**) e delle tibie (**d**) evidenziano diffusa ipercaptazione del radiofarmaco a livello del cranio, dello sterno, delle epifisi omerali prossimali (con prevalente interessamento a destra), e di entrambi i femori (con localizzazione epifisiaria prossimale e diafisaria bilaterale simmetrica); questo quadro depone per persistenza di importante interessamento midollare da parte della malattia

33.7 Scintimammografia

Il carcinoma mammario è la più frequente causa di morte per neoplasia nella donna. In Italia si annoverano circa 31 000 nuovi casi ogni anno, con un'incidenza di 60-70 nuovi casi/100 000 nelle regioni del Nord e del Centro e con una mortalità complessiva che raggiunge gli 11 000 casi/anno. Attualmente la strategia fondamentale per ridurre il numero di morti da carcinoma mammario è la diagnosi precoce, che rende possibile una adeguata terapia in fase iniziale di malattia. La diagnosi precoce si basa fondamentalmente sull'auto-palpazione e sull'esame mammografico; tuttavia, la mammografia presenta bassa specificità, tanto che solo il 20-25% delle lesioni mammograficamente sospette risulta poi costituita effettivamente da neoplasia. A causa di questa bassa specificità, la mammografia è spesso integrata con metodiche di imaging aggiuntive, come l'ecografia o la RM. Frequenti cause di quadro mammografico dubbio (che può costituire fino al 40% di tutte le mammografie) sono le mammelle con parenchima ghiandolare molto denso, la mastopatia fibrocistica in generale, la presenza di esiti cicatriziali post-chirurgici.

Nelle pazienti con carcinoma mammario, il ruolo della medicina nucleare è stato a lungo limitato alla scintigrafia scheletrica, effettuata a scopo di stadiazione e di follow-up. Questo orizzonte è stato ampliato dall'introduzione di nuove metodiche medico-nucleari in fase di diagnosi (scintimammografia, PET), in fase di intervento chirurgico (biopsia radioguidata del linfonodo sentinella, chirurgia radioguidata delle lesioni non palpabili), di monitoraggio della malattia, e di valutazione dell'efficacia della terapia (PET).

La scintimammografia con ^{99m}Tc-Sestamibi (o con altro analogo radiofarmaco, la ^{99m}Tc-Tetrofosmina) si è dimostrata estremamente utile nella diagnosi differenziale delle lesioni nodulari come tecnica complementare alla mammografia in pazienti selezionate, come quelle con parenchima mammario denso. La scintimammografia è eseguita nella maggior parte dei centri con metodica classica: la paziente è posizionata prona sul lettino (con mammella pendula) e si acquisiscono immagini planari in proiezione anteriore e laterale mediante gamma-camera a singola o a doppia testa. Le immagini sono acquisite circa 10 minuti dopo l'iniezione e.v. di 740 MBq di ^{99m}Tc-Sestamibi nel braccio controlaterale rispetto alla sede della lesione sospetta. Tipicamente si impiega una matrice 128×128, uno zoom di 1,33 o 2 (solo per dettagli si impiega uno zoom maggiore), in modo da includere nel campo di vista sia la mammella "sospetta" sia la regione ascellare (per valutazione delle eventuali linfoadenopatie) (Fig. 33.6). Le acquisizioni SPECT sono utili per valutare noduli mammari in regione profonda e i linfonodi ascellari (possibile sede di metastasi). Quando si utilizza una gamma-camera convenzionale, la sensibilità della scintimammografia con ^{99m}Tc-Sestamibi è fortemente limitata dalla sede e dalle dimensioni delle lesioni: 90-96% per lesioni di dimensioni >1 cm, 46% per lesioni di dimensioni <1 cm, 87% per le lesioni palpabili e 61% per le non palpabili. Fra le lesioni mammarie non palpabili sono particolarmente importanti quelle che si accompagnano a microcalcificazioni; anche in questo caso, l'esame con ^{99m}Tc-Sestamibi risulta particolarmente utile, con un valore diagnostico globale (valutato mediante analisi statistica cosiddetta *Receiver Operating Characteristics* o ROC) superiore a quello della sola mammografia (area sotto la curva ROC pari a 0,86 per la scintigrafia, contro 0,72 per la mammografia, p <0,01); l'accuratezza diagnostica è massima quando i risultati della scintimammografia sono integrati con quelli della mammografia (con un valore predittivo negativo globale pari al 98%), dimostrando così una certa complementarietà fra i due esami. È tuttavia opportuno sottolineare che la specificità della scintimammografia con ^{99m}Tc-Sestamibi è relativamente bassa, dato che alcune patologie nodulari benigne possono comunque mostrare elevata captazione del radiofarmaco; il vantaggio diagnostico principale della scintimammografia è quindi rappresentato dal suo elevato valore predittivo negativo.

L'accuratezza diagnostica della scintimammografia con ^{99m}Tc-Sestamibi (o con ^{99m}Tc-Tetrofosmina) in pazienti con patologia nodulare sospetta può essere aumentata

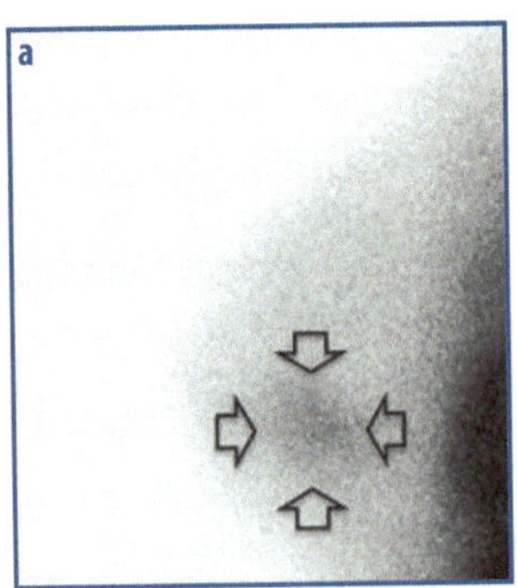

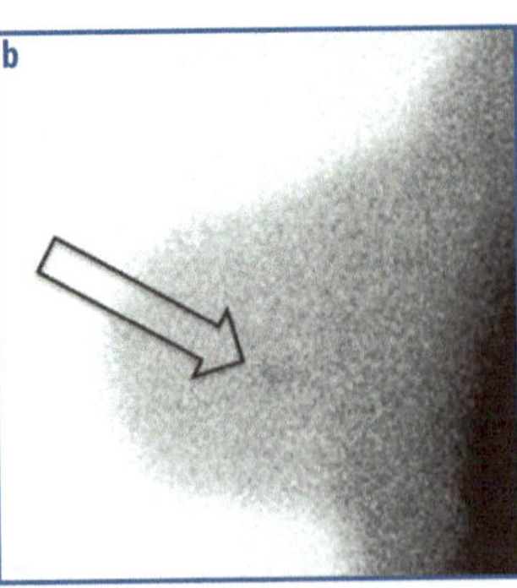

Fig. 33.6 a, b Scintimammografia con ^{99m}Tc-Sestamibi eseguita mediante gamma-camera convenzionale; proiezione laterale con la paziente in posizione prona distesa su un lettino dedicato (mammella pendula). In entrambi i casi rappresentati, si trattava di pazienti con mammella densa, nelle quali la mammografia non era risultata diagnostica. **a** Ipercaptazione del radiofarmaco a carico di un addensamento parenchimale relativamente grosso (massimo diametro 25 mm) localizzato al quadrante inferiore esterno della mammella sinistra, poi risultato essere comedocarcinoma. **b** Ipercaptazione del radiofarmaco a carico di una piccola lesione nodulare (massimo diametro 7 mm) in regione equatoriale esterna della mammella sinistra, poi risultata essere carcinoma duttale infiltrante

ottimizzando la strumentazione utilizzata, ad esempio con l'impiego della SPECT (anche sfruttando la maggiore risoluzione spaziale del collimatore *pin-hole*) oppure utilizzando la nuova strumentazione ibrida SPECT/TC, che consente non solo una migliore correzione dell'attenuazione, ma anche la fusione delle immagini funzionali con quelle morfologiche (co-registrazione), con accurata localizzazione topografica delle aree sospette ipercaptanti. L'impiego della *pin-hole* SPECT e della SPECT/TC è previsto anche per la stadiazione e caratterizzazione delle lesioni mammarie di accertata natura neoplastica, per definire pre-operatoriamente lo stato dei linfonodi ascellari in maniera non invasiva oppure in combinazione con la biopsia radioguidata del linfonodo sentinella. Per ottenere immagini di buona qualità in SPECT, è necessario che l'acquisizione sia effettuata con la paziente in posizione supina (rinunciando quindi al vantaggio dell'acquisizione con mammella pendula).

Sono stati recentemente sviluppati anche nuovi sistemi specifici dedicati alla scintimammografia, costituiti da teste di rivelazione montati su sistemi mammografici, mediante i quali la mammella è compressa, durante la fase di acquisizione, proprio come durante una mammografia. Questi apparecchi hanno un campo di vista di dimensioni piccole o medie (circa 15×20 cm) con risoluzione spaziale anche inferiore a 5 mm. Rispetto alla scintimammografia con gamma-camera convenzionale, l'uso di questi sistemi sembra aumentare l'accuratezza nella diagnosi di lesioni di piccole dimensioni (Fig. 33.7). Recenti sviluppi tecnologici consentirebbero di rendere tali sistemi dedicati capaci anche di acquisizione tomografica, aumentando quindi ulteriormente l'accuratezza diagnostica per tumori di piccole dimensioni. Sono anche in fase avanzata di sviluppo e commericalizzazione tomografi dedicati per applicazioni con radiofarmaci a emissione di positroni (ad esempio, il [^{18}F]FDG), per effettuare la cosiddetta *Positron Emission Mammography* (PEM), con lo scopo di aumentare sia la sensibilità diagnostica sia la risoluzione spaziale. Sono attualmente disponibili due sistemi, con campo di vista rispettivamente di 75×75 mm (risoluzione di 2,05 mm) e di 23×17 mm

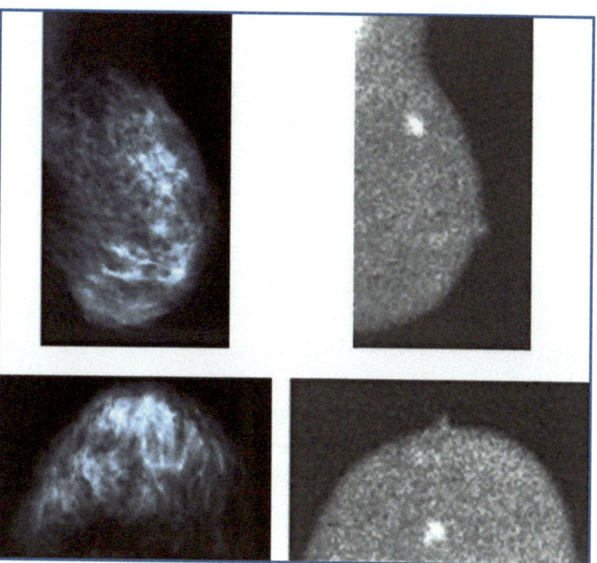

Fig. 33.7 Donna di 50 anni con carcinoma duttale infiltrante non palpabile di 8 mm (T1b) nel quadrante supero-esterno della mammella sinistra, non rilevabile con qualità diagnostica mediante mammografia nelle proiezioni cranio-caudale (*in alto a sinistra*) e medio-laterale (*in basso a sinistra*). La scintimammografia planare ottenuta con un gamma-camera dedicata ad alta risoluzione evidenzia chiaramente ipercaptazione focale del ^{99m}Tc-Sestamibi in entrambe le proiezioni (*a destra*). Immagini gentilmente concesse dalla Prof.ssa Angela Spanu, Servizio di Medicina Nucleare, Università di Sassari

(risoluzione di 2,5 mm). Entrambi i sistemi sono stati convalidati in studi clinici, raggiungendo valori di sensibilità del 71% e specificità variabile dal 91 al 100%, con accuratezza diagnostica globale del 92%.

Possibili strategie alternative per migliorare l'accuratezza diagnostica della scintimammografia sono rappresentate dallo sviluppo di nuovi radiofarmaci, con strumentazione convenzionale e/o in combinazione con strumenti dedicati ad alta risoluzione.

33.8 Studio della circolazione arteriosa epatica

La scintigrafia con ^{99m}Tc-MAA mediante infusione nell'arteria epatica costituisce un'importante indagine preliminare alla terapia delle neoplasie epatiche con microsfere radiomarcate (vedi Capitolo 16), così come pure nella chemioterapia loco-regionale. La somministrazione diretta di radiofarmaci attraverso l'arteria epatica garantisce una modalità selettiva per veicolare un agente terapeutico come, ad esempio, la radiazione che proviene dall'infusione di microsfere radioattive (SIRT). Infatti, mentre il parenchima epatico normale è irrorato principalmente dalla vena porta, le lesioni neoplastiche del fegato (anche di piccole dimensioni) ricevono una vascolarizzazione preferenziale arteriosa (80-100%). La selezione di un paziente per la SIRT prevede l'esecuzione di un'angiografia per lo studio dell'aorta addominale e dell'arteria mesenterica superiore (completata dallo studio in fase venosa per valutare lo stato della vena porta, della celiaca, dell'epatica comune, della gastro-duodenale), e di un'angiografia selettiva delle arterie epatiche destra e sinistra. Queste indagini hanno lo scopo di valutare l'anatomia del sistema vascolare mesenterico ("normale" anatomia presente in circa il 55-65% dei pazienti), fase essenziale per prevenire una localizzazione anomala delle microsfere nei visceri extraepatici (stomaco, duodeno, pancreas) con il conseguente possibile danno da radiazione (gastrite, duodenite, ulcerazione). Sono così identificate le varianti anatomiche e la circolazione arteriosa epatica può essere isolata occludendo i vasi extraepatici (arterie gastrica destra, gastro-duodenale, falciforme, sopraduodenale, retroduodenale, frenica inferiore sinistra, gastrica accessoria sinistra, esofagea inferiore). Infatti, in presenza di tali varianti vascolari, quando possibile si procede all'embolizzazione dei vasi tributari di tali strutture; in alternativa, il catetere per il trattamento può essere posizionato in modo da escludere l'origine di questi vasi "anomali". L'angiografia è sempre seguita dalla quantificazione dell'entità dello *shunt* polmonare dovuto alla presenza di anastomosi artero-venose a livello del letto tumorale, cui consegue il passaggio delle microsfere nel letto venoso (aggirando cioè le arteriole terminali), con conseguente possibile danno polmonare da radiazione. A questo scopo, attraverso il catetere posizionato nell'arteria epatica, sono iniettati 148 MBq (4 mCi) di ^{99m}Tc-MAA. Nel caso di metastasi, l'iniezione è eseguita nella corrispondente arteria epatica, simulando quanto sarà eseguito per la somministrazione delle microsfere (stesso numero di somministrazioni, volume, sequenza ecc.). Nel caso di epatocarcinoma che coinvolge i due lobi epatici, la somministrazione per via arteriosa è possibile solo in assenza di importante *shunt* porto-arterioso e il risultato ottenuto è considerato rappresentativo dell'entità totale dello *shunt* determinato da tutte le lesioni. Nel caso di evidente *shunt* all'angiografia, l'iniezione di ^{99m}Tc-MAA è eseguita prima per un lobo e successivamente per l'altro, così come il successivo trattamento. Nel caso di varianti arteriose, la dose di ^{99m}Tc-MAA è frazionata in più somministrazioni per coprire l'intero parenchima in una sola seduta.

L'acquisizione scintigrafica deve essere eseguita entro 1 ora dalla somministrazione del ^{99m}Tc-MAA, per prevenire risultati falsi positivi determinati dalla dissociazione del Tecnezio-99m dai MAA (con conseguente visualizzazione scintigrafica di tiroide, stomaco, reni). Il calcolo della percentuale di *shunt* polmonare è ottenuto posizionando adeguate regioni di interesse sulle immagini *total body* ottenute in proiezione anteriore e posteriore. Le ROI sono posizionate sui lobi epatici destro e sinistro e su entrambi i polmoni. Il calcolo della media geometrica dei conteggi di ciascuna di esse permette di quantificare l'entità dello *shunt* (frazione di *shunt* polmonare, LSF). In base a questo valore, assumendo che la massa totale del parenchima polmonare sia pari a 1 kg è possibile calcolare la dose massima assorbita al parenchima polmonare (nel caso di trattamento con microsfere marcate con ^{90}Y è di 30 Gy per singola somministrazione e di 50 Gy per somministrazioni multiple) attraverso la seguente formula:

$$\text{Dose cumulativa assorbita nel polmone} = 50 \text{ Gy} \times \text{massa polmonare} \sum_{i=1}^{n} A_i \times LSF_i$$

dove A_i = attività somministrata, LSF_i = frazione di *shunt* polmonare durante la somministrazione, n = numero di somministrazioni.

Secondo un approccio alternativo semplificato, si considera non indicata la SIRT in presenza di LSF >20%, mentre in presenza di valori >10% è possibile eseguire il trattamento con una riduzione di attività somministrata (con LSF = 10-15%, attività ridotta a 0,8 rispetto alla stima basale; con LSF = 15-20%, attività ridotta a 0,6 rispetto alla stima basale).

La scintigrafia con ^{99m}Tc-MAA può essere utilizzata anche per visualizzare altre sedi di accumulo dei macroaggregati al di fuori dei parenchimi polmonare ed epatico. L'impiego di proiezioni planari in questo contesto è molto limitante, soprattutto nei visceri contigui al fegato dove rimane la maggior parte dell'attività iniettata. A tale scopo le acquisizioni SPECT e SPECT/TC sono di estremo ausilio, permettendo di aumentare la capacità di rilevare sedi extraepatiche di accumulo dei ^{99m}Tc-MAA dal 12-17% fino al 42%. Inoltre, i dati SPECT/TC della captazione epatica permettono di determinare la massa epatica normale e quella neoplastica e di quantificare la dose previsionale alle lesioni (dose tipicamente prescritta di 120-150 Gy), nonostante le difficoltà che esistono nella definizione del volume target (ad esempio, in presenza di multiple piccole lesioni diffuse) e le limitazioni nell'uso dei ^{99m}Tc MAA come surrogato per le microsfere.

Letture consigliate

Bird J, Behrens J, Westin J et al, Haemato-oncology Task Force of the British Committee for Standards in Haematology, UK Myeloma Forum and Nordic Myeloma Study Group (2009) UK Myeloma Forum (UKMF) and Nordic Myeloma Study Group (NMSG): guidelines for the investigation of newly detected M-proteins and the management of monoclonal gammopathy of undetermined significance (MGUS). Br J Haematol 147:22-42

Breast scintigraphy 2.0. http://interactive.snm.org/docs/Breast_v2.0.pdf. (Ultimo accesso marzo 2010)

Breast scintigraphy. https://www.eanm.org/scientific_info/guidelines/gl_onco_breast.pdf. (Ultimo accesso marzo 2010)

D'Sa S, Abildgaard N, Tighe J et al (2007) Guidelines for the use of imaging in the management of myeloma. Br J Haematol 137:49-63

Grosso M, Chiacchio S, Bianchi F et al (2009) Comparison between ^{99m}Tc-Sestamibi scintimammography and X-ray mammography in the characterization of clusters of microcalcifications: a prospective long-term study. Anticancer Res 29:4251-4257

Hussain R, Buscombe JR (2006) A meta-analysis of scintimammography: an evidence-based approach to its clinical utility. Nucl Med Commun 27:589-594

International Committee for Standardization in Haematology (1980) Recommended methods for measurement of red-cell and plasma volume. J Nucl Med 21:793-800

International Committee for Standardization in Haematology, Panel on Diagnostic Applications of Radionuclides (1988) Recommended method for indium-111 platelet survival studies. J Nucl Med 29:564-566

McMullin MF, Bareford D, Campbell P et al (2005) General haematology task force of the British Committee for Standards in Haematology. Br J Haematol 130:174-195

Pollycove M, Mortimer R (1961) The quantitative determination of iron kinetics and hemoglobin synthesis in human subjects. J Clin Invest 40:753-782

Snow CF (1999) Laboratory diagnosis of vitamin B12 and folate deficiency. A guide for the primary care physician. Arch Intern Med 159:1289-1298

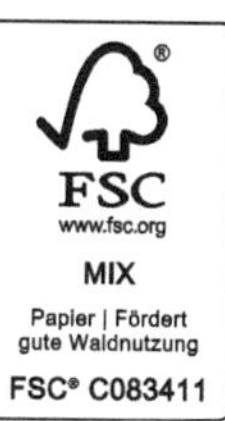

Zeitfracht Medien GmbH
Ferdinand-Jühlke-Straße 7
99095 Erfurt, Deutschland
produktsicherheit@kolibri360.de